Ein Buch – ein Baum: Für jedes verkaufte Buch pflanzt Quintessenz gemeinsam mit der Organisation „One Tree Planted" einen Baum, um damit die weltweite Wiederaufforstung zu unterstützen (https://onetreeplanted.org/).

Originalausgabe:
Mastering Interdisciplinary Treatment. How to Leverage Technology, Clinical Skill, and Technical Artistry to Achieve Exquisite Outcomes
Quintessence of Dental Technology (QDT) 2025, Volume 47

Bibliografische Informationen der Deutschen Nationalbibliothek
Die Deutsche Nationalbibliothek verzeichnet diese Publikation in der Deutschen Nationalbibliografie; detaillierte bibliografische Daten sind im Internet über https://www.dnb.de abrufbar.

QUINTESSENCE PUBLISHING
DEUTSCHLAND

Postfach 42 04 52, D–12064 Berlin
Ifenpfad 2–4, D–12107 Berlin
www.quintessence-publishing.com

Übersetzung: Peter Rudolf, München
Lektorat, Herstellung und Reproduktion: Quintessenz Verlags-GmbH, Berlin

ISBN 978-3-86867-743-0
Printed in Croatia

Cover- und Titelbild mit freundlicher Genehmigung von Taban Milani, DDS, Sieger des QDT-Coverwettbewerbs 2025.

QDT
QUINTESSENCE OF DENTAL TECHNOLOGY

Hochästhetische Restaurationen aus Vollkeramik

Digitale Strategien, Materialien und Workflows in Praxis und Labor

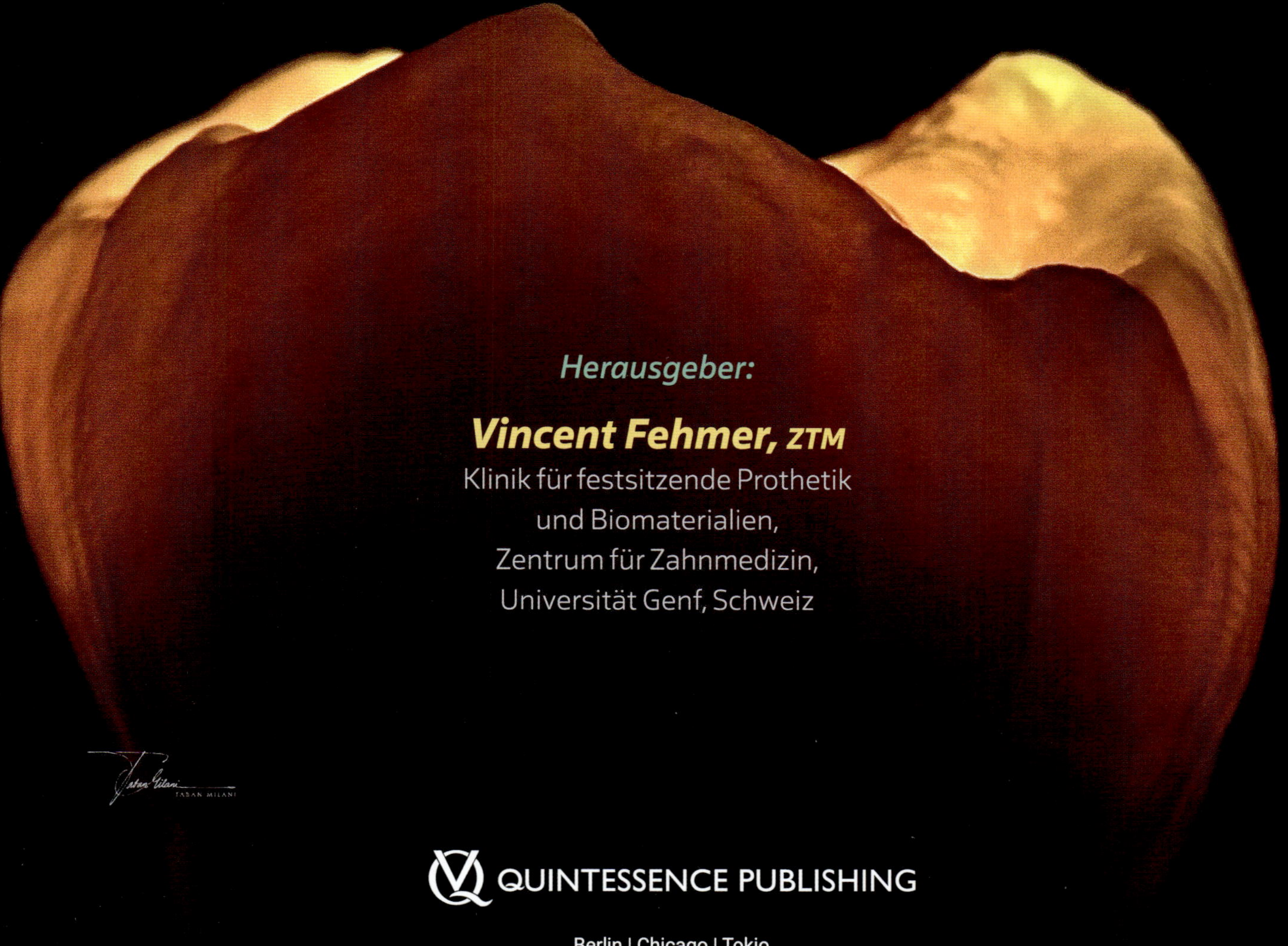

Herausgeber:

Vincent Fehmer, ***ZTM***
Klinik für festsitzende Prothetik
und Biomaterialien,
Zentrum für Zahnmedizin,
Universität Genf, Schweiz

QUINTESSENCE PUBLISHING

Berlin | Chicago | Tokio
Barcelona | London | Mailand | Paris | Prag | Seoul | Warschau
Istanbul | Peking | Sao Paulo | Sydney | Zagreb

Hochästhetische Restaurationen aus Vollkeramik

QDT

Digitale Strategien, Materialien und Workflows in Praxis und Labor

QDT

Editorial:
Keine Angst vor Innovation!

Unsere Zeit ist durch rasend schnellen technischen Fortschritt gekennzeichnet und die Welt der Zahnmedizin durchläuft gegenwärtig eine Phase der Transformation. Unsere Zeitschrift, die *Quintessence of Dental Technology* (QDT), sieht es schon immer als ihre Aufgabe, die Kluft zwischen zahnmedizinischen Innovationen und ihrer Anwendung in der realen Welt der täglichen Praxis zu überbrücken. In der vorliegenden Ausgabe beleuchten wir die transformative Kraft der Technik für unser Fachgebiet und ihre tiefgreifende Auswirkung auf die Patientenversorgung, die Ausbildung und die berufliche Entwicklung.

Die letzten Jahre waren im Bereich der Zahntechnik durch bemerkenswerte Entwicklungen geprägt, von der Integration digitaler Technologie bis zum Aufkommen telemedizinischer Lösungen. Diese Neuerungen erweitern nicht nur unsere diagnostischen und therapeutischen Möglichkeiten, sondern verbessern auch die Behandlungserfahrung der Patientinnen und Patienten und machen deren Versorgung effizienter und zugänglicher. In dem Maße, in dem wir neue Werkzeuge implementieren, müssen wir uns aber auch der Verantwortung bewusst sein, die ihr Einsatz mit sich bringt. Kontinuierliche Weiterbildung und Anpassung sind essenziell, um sicherzustellen, dass wir die neue Technik sinnvoll und ethisch bewusst einsetzen.

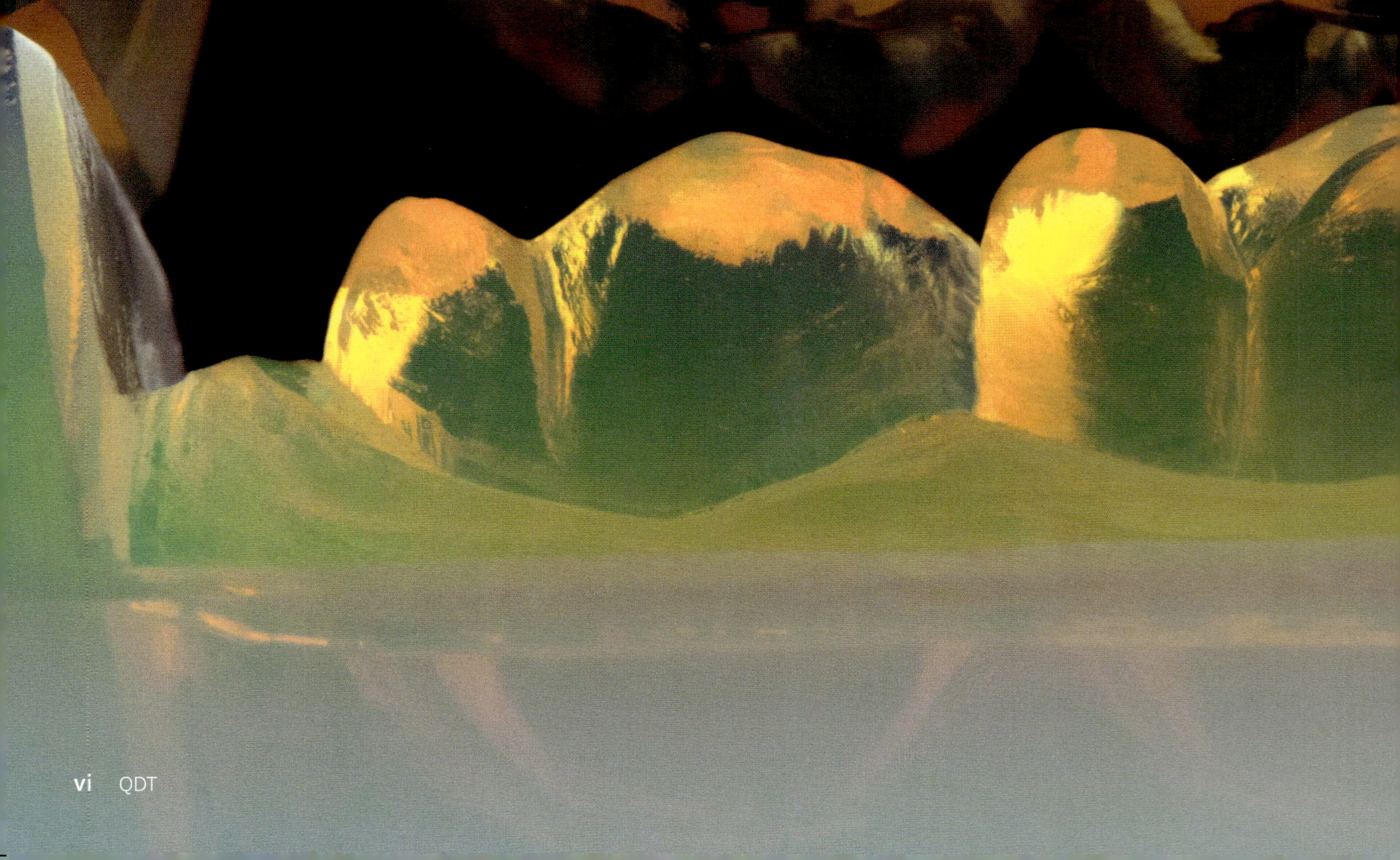

Zusammenarbeit in unserem Fach hatte nie zuvor einen so hohen Stellenwert. Der Austausch von Wissen und Erfahrung mit Fachkolleginnen und -kollegen schafft das nötige Klima für Wachstum und Innovation. Mit unseren Publikationen wollen wir eine Plattform geben, auf der Ideen reifen und Kollegen und Kolleginnen aus der Praxis sich über aktuelle Forschung, Technik und Materialien auf dem Laufenden halten können.

Auch Ihre Beiträge sind in diesem fortlaufenden Dialog wertvoll und willkommen und wir möchten Sie ermutigen, Ihre Erkenntnisse und Erfahrungen mit uns zu teilen!

Mit dem Blick in die Zukunft wird es zudem wichtig, die Folgen unseres technischen Fortschritts ganzheitlich zu betrachten. Wie beeinflussen sie die Ergebnisse in der Wahrnehmung unserer Patientinnen und Patienten? Wie können wir mit ihrer Hilfe Präventionsstrategien verbessern? Die Zukunft der Zahnmedizin darf sich nicht in der Integration neuer Technik erschöpfen, sie muss durch eine Verbesserung der Beziehung zwischen den Patientinnen und Patienten und den Behandelnden geprägt sein.

Während der Lektüre der aktuellen Forschungsergebnisse, Entwicklungen und Erkenntnisse, die wir im vorliegenden QDT-Jahrbuch zusammengestellt haben, möchte ich Sie einladen, darüber nachzudenken, wie Sie diese Innovationen für ihre eigene Praxis nutzbar machen können. Die Herausforderungen und Möglichkeiten, die vor uns liegen, warten darauf, unvoreingenommen und mutig angenommen zu werden, im Streben nach Exzellenz.

Ich danke Ihnen für Ihre Treue und Unterstützung der QDT. Gemeinsam können wir die Zukunft der Zahntechnik gestalten und das Leben unserer Patienten verbessern.

Es grüßt Sie herzlich,

Ihr

Vincent Fehmer

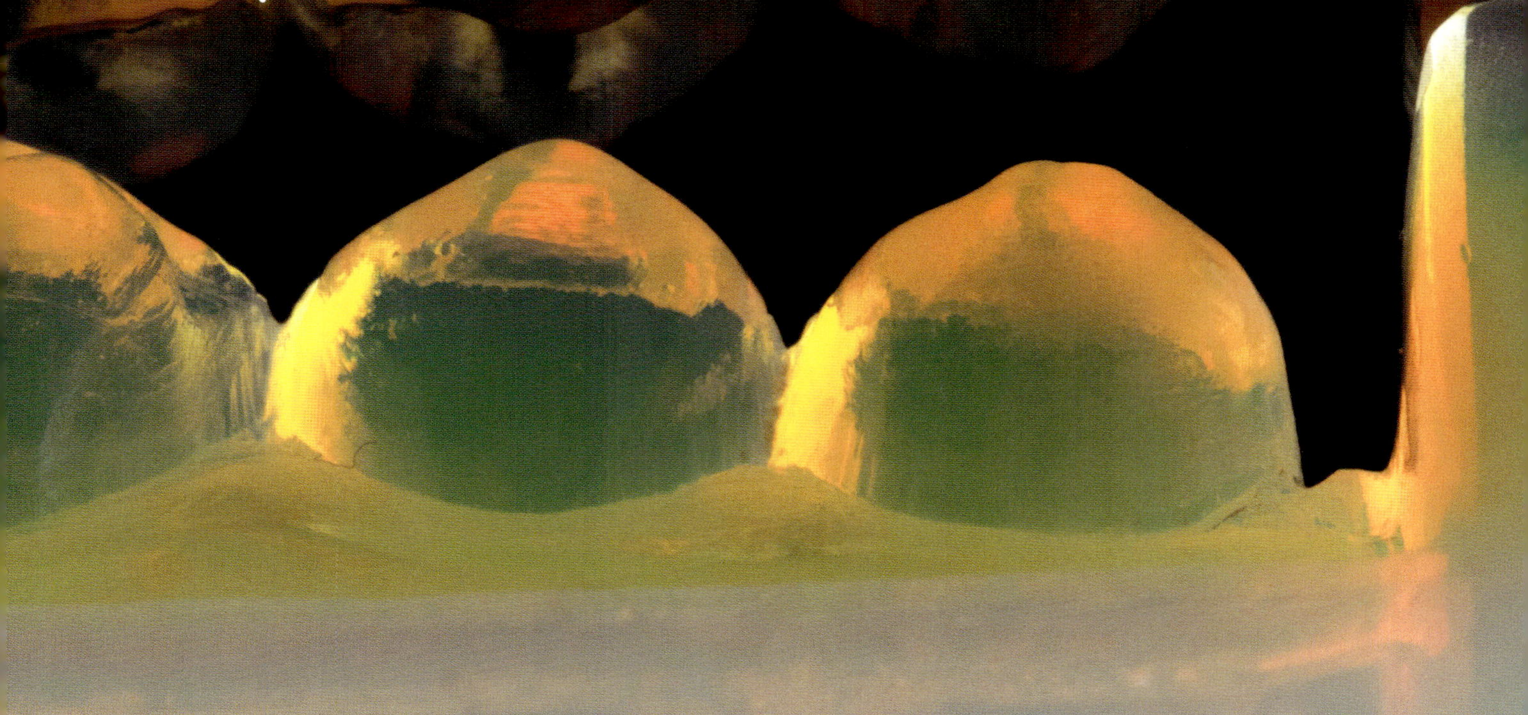

Abbildung mit freundlicher Genehmigung von Luis Quintero, CDT, Zweitplatzierter des QDT-Coverwettbewerbs 2025.

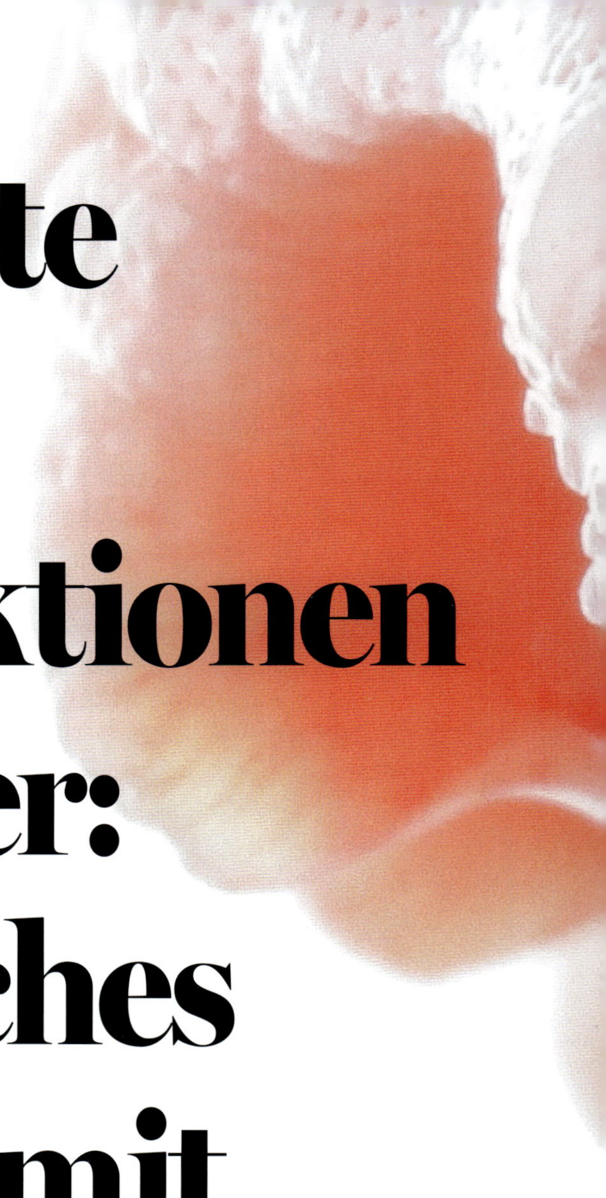

Segmentierte Full-arch-Rekonstruktionen beider Kiefer: monolithisches Zirkonoxid mit Titangerüst

Ein neuer Ansatz

Stavros Pelekanos, DDS, Dr. med. dent.[1]
Emil Bobev[2]
Vassiliki Rizou, CDT[1]
Tanya Spyropoulou, CDT[1]
Panagiotis Ntovas, DDS, MSc[3]

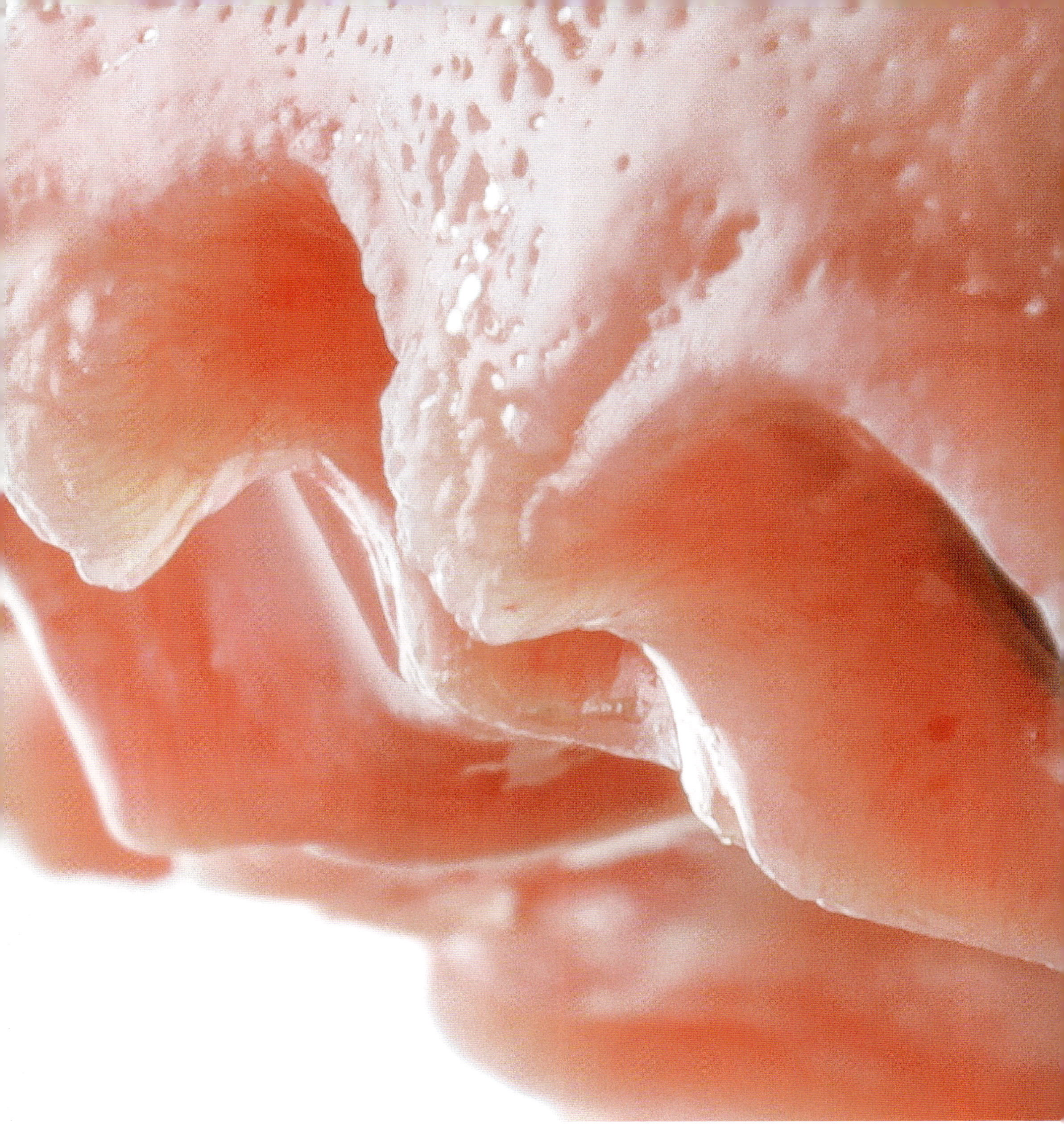

Die implantatgetragene Rekonstruktion des gesamten Kiefers ist heute eine übliche Versorgungsoption für zahnlose Patienten und solche mit nicht zu erhaltender Restbezahnung[1]. Dieser Beitrag beschreibt die Materialwahl und den Einsatz digitaler Verfahren für die Rehabilitation eines Patienten mit extraktionswürdig kariösem und parodontal geschädigtem Restgebiss.

[1]Private Praxis, Athen, Griechenland.
[2]Spezialist für geführte Chirurgie, Berlin, Deutschland.
[3]Wissenschaftlicher Mitarbeiter, Tufts University School of Dental Medicine, Boston, Massachusetts, USA.

Korrespondenz an: Panagiotis Ntovas, pan.ntovas@gmail.com

Patientenvorstellung

Der 59-jährige Patient erschien, weil er mit dem Erscheinungsbild seines Lächelns unzufrieden war und an eingeschränkter Kaufunktion, Halitosis und Schmerzen beim Kauen litt (Abb. 1 bis 3). Er zeigte eine gute Allgemeingesundheit und die medizinische Anamnese war abgesehen davon, dass er täglich 5 Zigaretten rauchte, unauffällig. Dagegen ergaben die klinische und röntgenologische Untersuchung (Abb. 4 und 5) fortgeschrittene Kariesläsionen, nicht erhaltungswürdige Zähne, entzündetes Weichgewebe, Zahnlockerungen, persistierende Wurzelreste und Zahnverluste. Zudem wurde eine generalisierte Parodontitis (Stadium IV, Grad B) diagnostiziert[2].

Ätiologie und Diagnose

Im nicht erhaltungswürdigen Restgebiss (engl. *Terminal Dentition*) sind die vorhandenen Zähne entweder unrestaurierbar zerstört oder parodontal nicht mehr

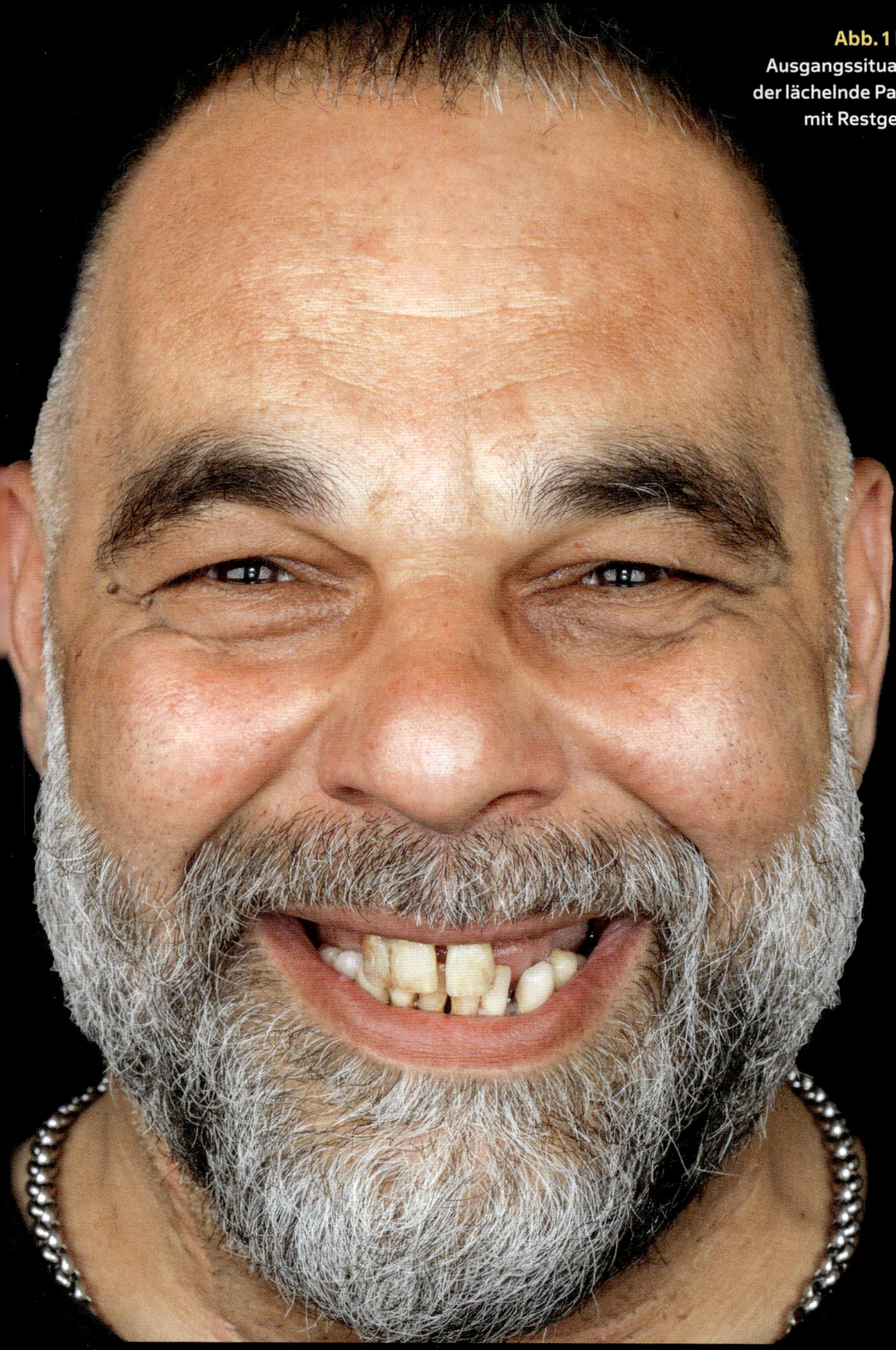
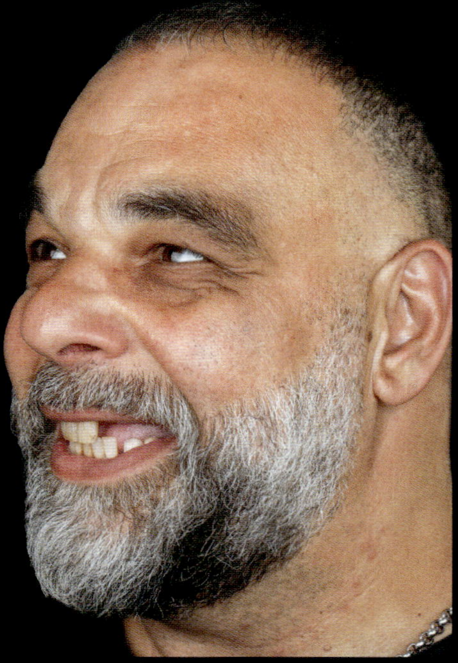
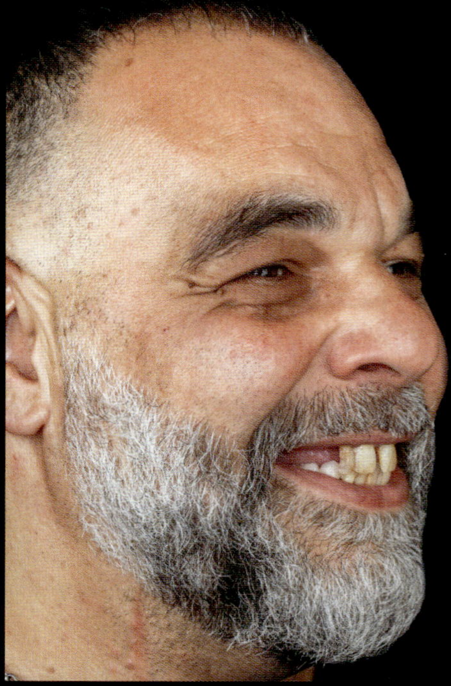

Abb. 1 bis 3 **Ausgangssituation: der lächelnde Patient mit Restgebiss.**

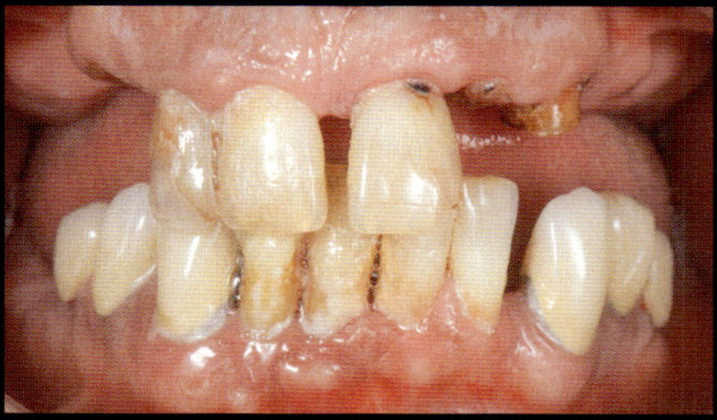

Abb. 4 Intraorale Ausgangssituation, Okklusion.

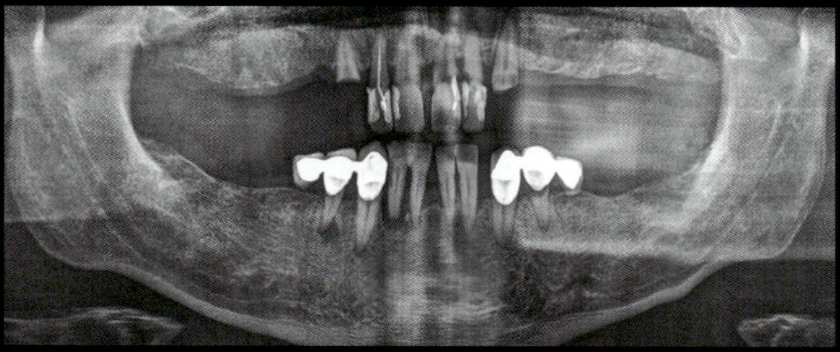

Abb. 5 Panoramaschichtaufnahme der Ausgangssituation.

ausreichend verankert[3]. Die Parameter für die Diagnose einer vollständig extraktionswürdigen Restbezahnung sind nicht leicht zu bestimmen, da die Beeinträchtigung des Gebisses multifaktorieller Natur ist. Ein erfolgreicher Behandlungsplan zeichnet sich dadurch aus, dass sowohl eine Über- als auch eine Unterbehandlung vermieden und Zähne mit günstiger Prognose selektiv erhalten werden.

Behandlungsplan

Im geschädigten Gebiss sind die Restzähne quantitativ und qualitativ zu bewerten. Zu den wichtigsten Punkten, die individuell beurteilt werden müssen, zählen die Zerstörung der Hartsubstanz, die parodontale Schädigung, die Anzahl und Verteilung der Restzähne sowie die dentogingivale und dentofaziale Ästhetik[3]. Neben der oralen Situation sind zudem die Compliance, die finanziellen Möglichkeiten sowie die Erwartungen und Wünsche der Patienten zu berücksichtigen.

Unbedingt sollten die ätiologischen Faktoren identifiziert werden, die zum Versagen der Restbezahnung oder zur Zahnlosigkeit geführt haben, da sie Einfluss auf den Behandlungsplan, die Restaurationsform, die verwendeten Materialien und die Prognose haben. Insbesondere ist zu beachten, dass bei Patienten mit Parodontitis-Vorgeschichte ein erhöhtes Periimplantitisrisiko besteht[4].

Ästhetikanalyse

Die Behandlungsplanung für implantatgetragenen Ganzkiefer-Zahnersatz ist ein anspruchsvoller Prozess[5,6]. Als Ausgangspunkt ist zunächst die angestrebte neue dentolabiale Ästhetik zu definieren (Abb. 6)[7]. Inzwischen stehen künstliche Intelligenz nutzende Softwarelösungen (bspw. Smilecloud, Straumann) bereit, mit denen ein neues, mit dem Gesicht des Patienten harmonierendes Lächeln digital gestaltet werden kann[8]. Im vorliegenden Fall wurden bei der Ästhetikanalyse die Lippenlinien, die inzisale Silhouette, die Zahnlängen, die individuellen Zahnproportionen, die Größenverhältnisse zwischen den Zähnen, die Gingivakonturen und die Füllung der bukkalen Korridore berücksichtigt[6–10].

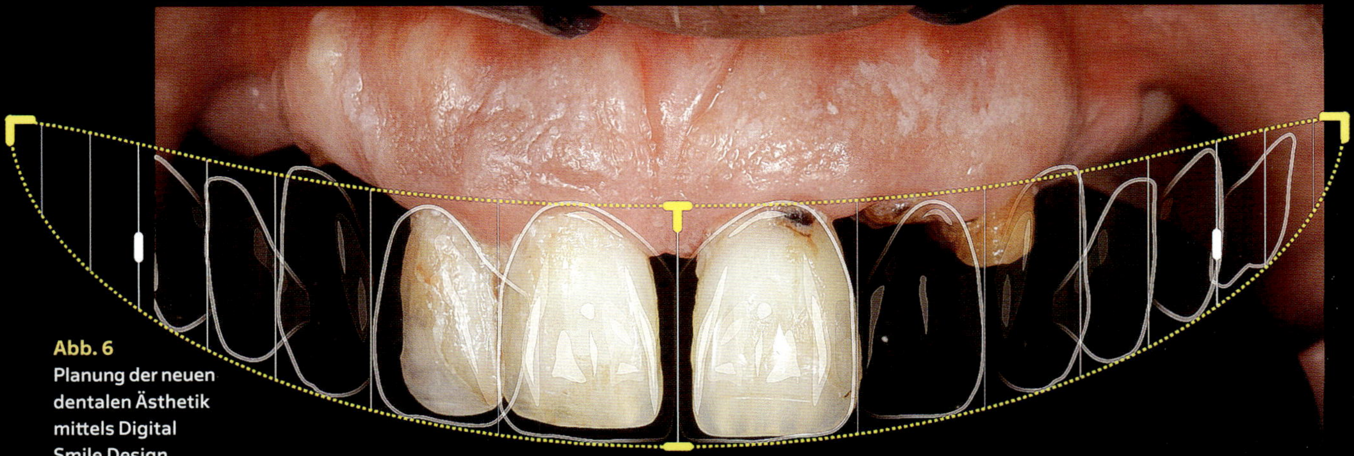

Abb. 6 Planung der neuen dentalen Ästhetik mittels Digital Smile Design.

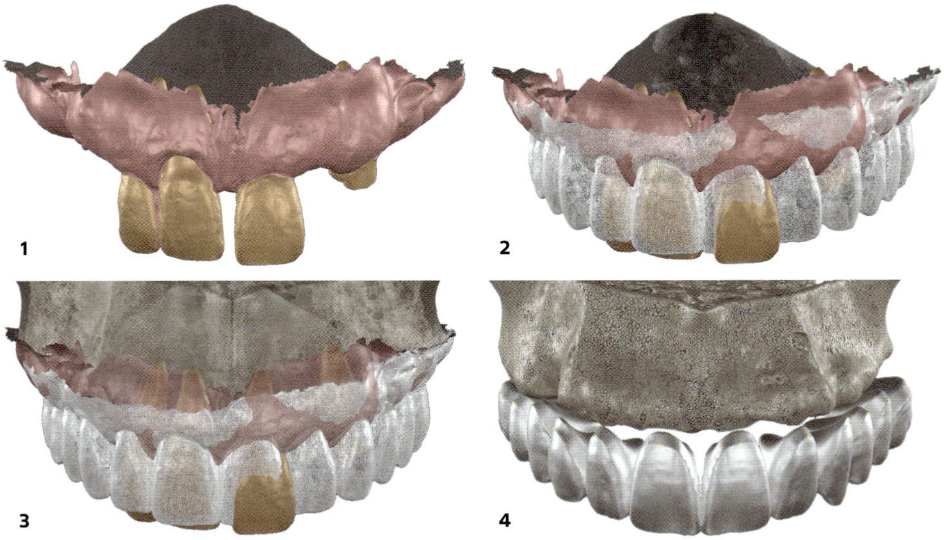

Abb. 7 Virtuelle Konstruktion des Zahnersatzes als FP1-Rekonstruktion der Klassifikation nach Misch (ausschließlicher Ersatz der klinischen Kronen, keine Zahnfleischanteile). *(1)* Ausgangssituation. *(2)* Ausgangssituation und digitaler Entwurf der neuen Zahnformen. *(3)* Ausgangssituation überlagert mit den neuen Zahnformen und der Knochensituation. *(4)* Neue Zahnformen und segmentierter Knochen.

Virtuelle Ästhetikplanung

Erster Schritt ist ein zweidimensionales Digital Smile Design (hier mittels Smilecloud), um die neue dentale Ästhetik beim Lächeln zu definieren. Anschließend kann in derselben Software durch Hinzufügen und Überlagern der Intraoralscan- und DVT-Daten des Patienten ein dreidimensionaler Entwurf für die Full-Arch-Rehabilitation generiert werden. Abbildung 7 zeigt die Datensätze der virtuellen 3D-Planung: Ausgangssituation, Ausgangssituation mit 3D-Planung, Ausgangssituation mit 3D-Planung und Knochen sowie 3D-Planung und segmentierte Knochensituation. Der letzte dieser vier Datensätze bildet die Grundlage für die virtuelle Implantatplanung.

Bei der virtuellen Rehabilitationsplanung müssen die nach Extraktionen zu erwartenden Hart- und Weichgewebeveränderungen beachtet werden[11,12]. Die Autoren haben die Erfahrung gemacht, dass sich die Weichgewebekontur vertikal um weniger als 1 mm reduziert, wenn 5 mm apikal der virtuell geplanten klinischen Kronen die gemeinsame Dicke des Weichgewebes und Knochens 2,5 mm beträgt (Abb. 8). Im vorliegenden Fall

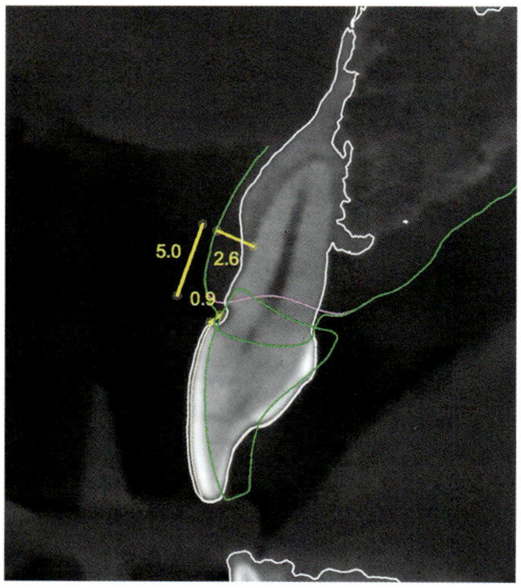

Abb. 8 Analyse der Hart- und Weichgewebesituation mit Messungen für die initiale Dimensionierung der Rekonstruktion.

wurde die klinische Krone daher, weil Knochen und Weichgewebe zusammengenommen 2,6 mm dick waren, ungefähr 1 mm apikal des Gingivarands platziert.

Virtuelle Implantatplanung

Die Planung erfolgte in einer dedizierten Implantatplanungssoftware (MGuide, MIS Dental Implants, Minden, Deutschland), wo zunächst die DVT-Daten und die aus den Intraoralscans generierten virtuellen Modelle registriert bzw. überlagert wurden und die Grundlage für die prothetisch orientierte Planung von 8 Implantaten im Ober- (Abb. 9 und 10) und 6 Implantaten im Unterkiefer (Abb. 11 und 12) bildeten (alle V3, MIS Dental Implants)[13].

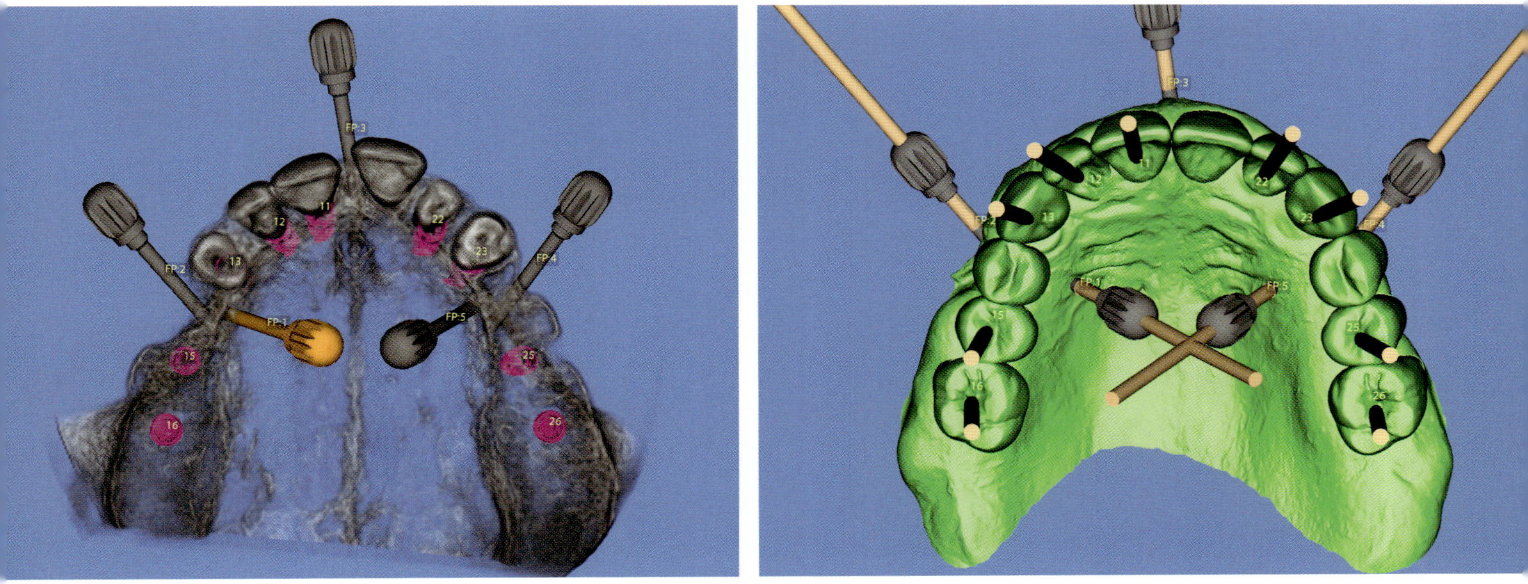

Abb. 9 und 10 Virtuelle Implantatplanung Oberkiefer.

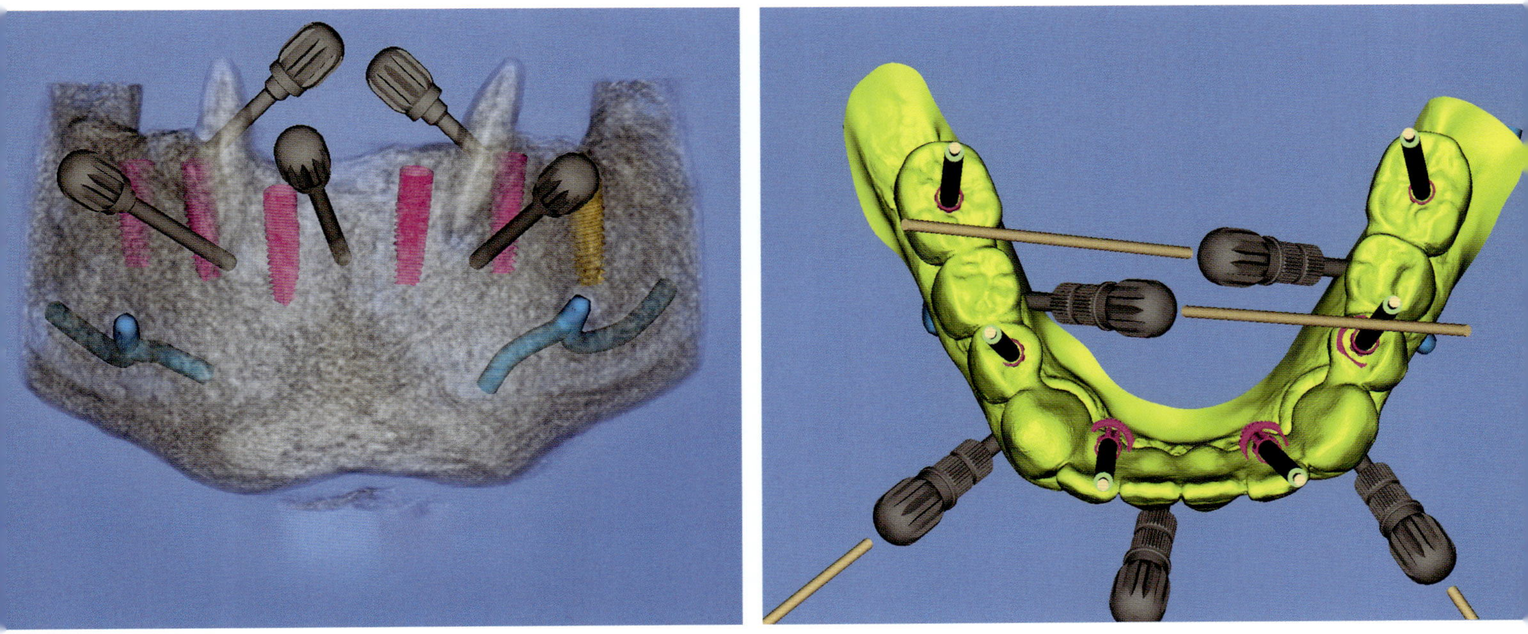

Abb. 11 und 12 Virtuelle Implantatplanung Unterkiefer.

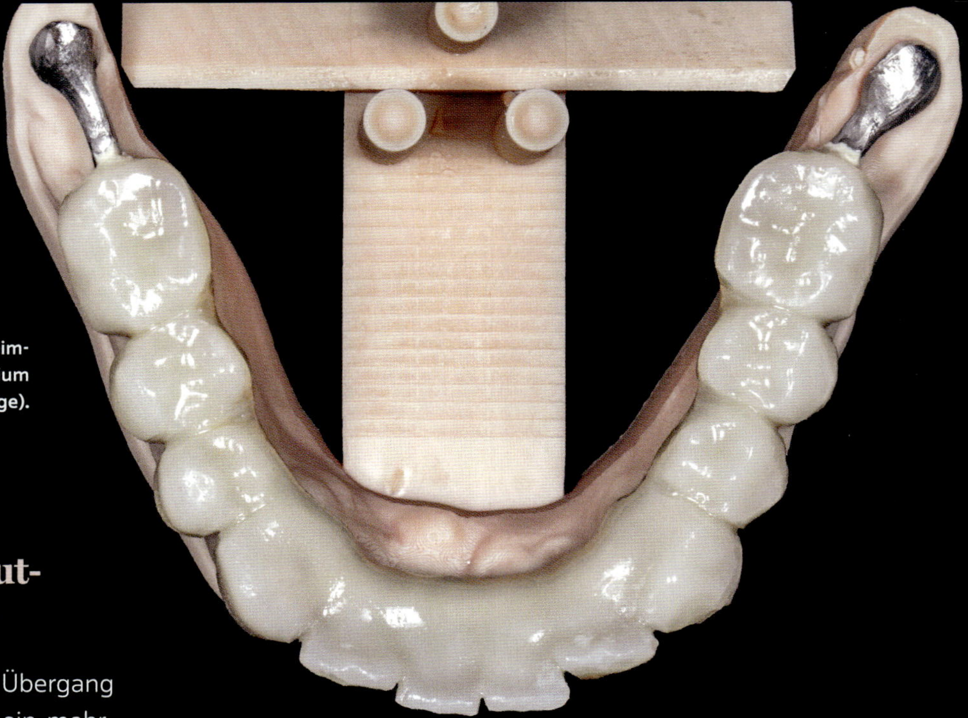

Abb. 13 Zahn- und schleimhautgelagertes Provisorium (Brücke mit Dreipunktauflage).

Zahn- und schleimhautgelagerte Provisorien

Im Unterkiefer wurde ein sanfter Übergang in die neue Kieferrelation durch ein mehrzeitiges Vorgehen sichergestellt. Zunächst wurde eine zahn- und schleimhautgelagerte Restauration (Brücke mit Dreipunktauflage) gefertigt, die aus einem gesinterten Kobalt-Chrom-(CoCr-)Gerüst, verklebt mit einer gefrästen Polymethylmethacrylat-(PMMA-)Verblendung bestand (Abb. 13)[14]. Die nicht erhaltungswürdigen Zähne wurden mit Ausnahme der Eckzähne extrahiert (Abb. 14). Letztere wurden vorübergehend als Pfeiler für das festsitzende Provisorium erhalten (Abb. 15). Bei Patienten mit bilateral verkürzter Zahnreihe sind Brücken mit Dreipunktauflage eine wertvolle provisorische Option. Die Abstützung erfolgt auf den Restzähnen in der Front und den Tubera maxillae bzw. den retromolaren Polstern im Unterkiefer.

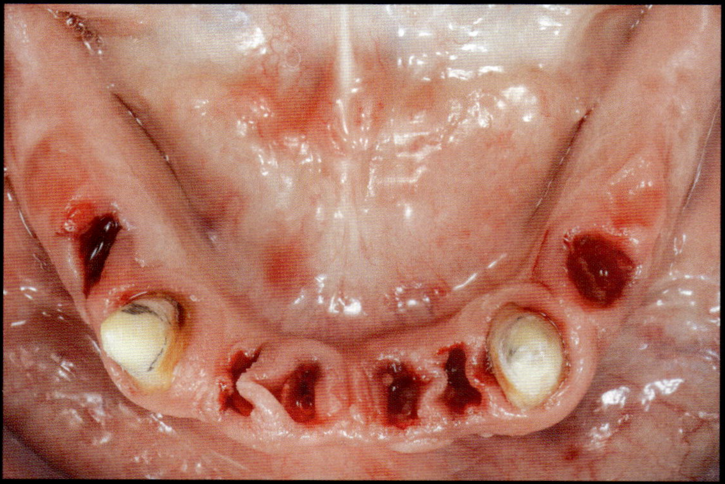

Abb. 14 Okklusalansicht des Oberkiefers nach Extraktion der nicht zu erhaltenden Zähne. Die Eckzähne wurden als Pfeiler für das Provisorium zunächst belassen.

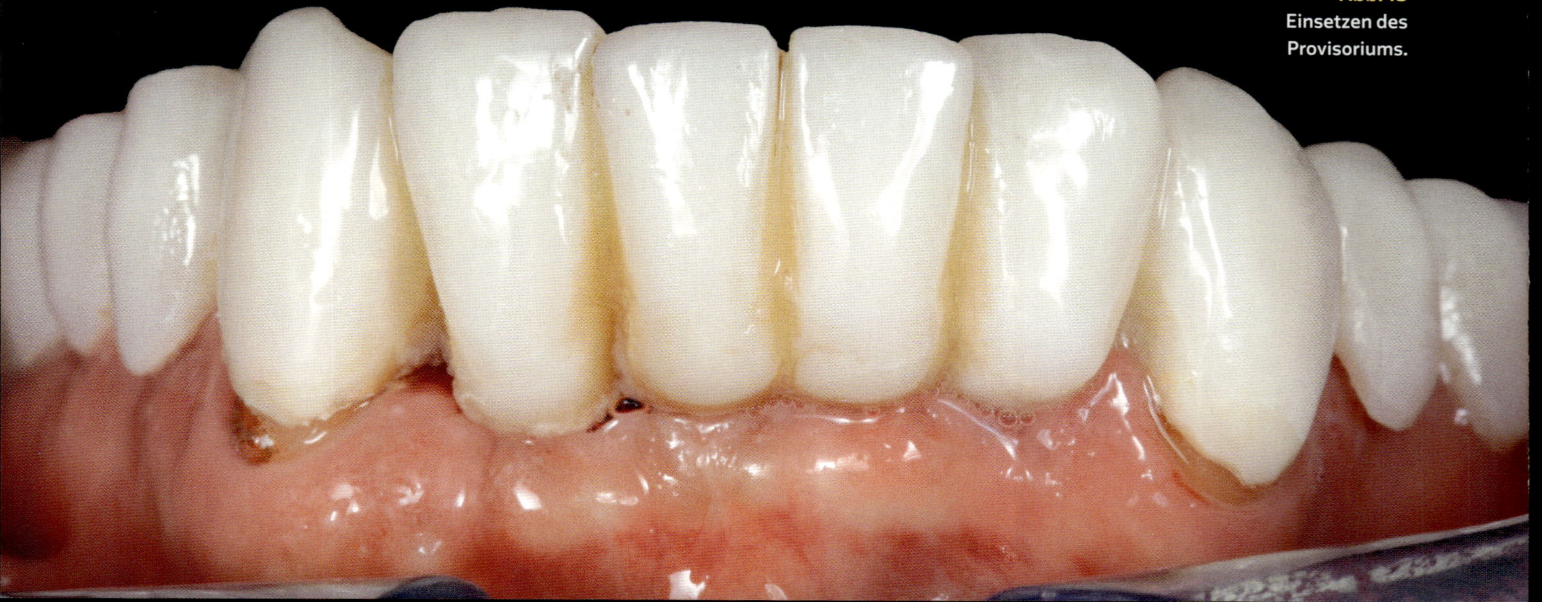

Abb. 15 Einsetzen des Provisoriums.

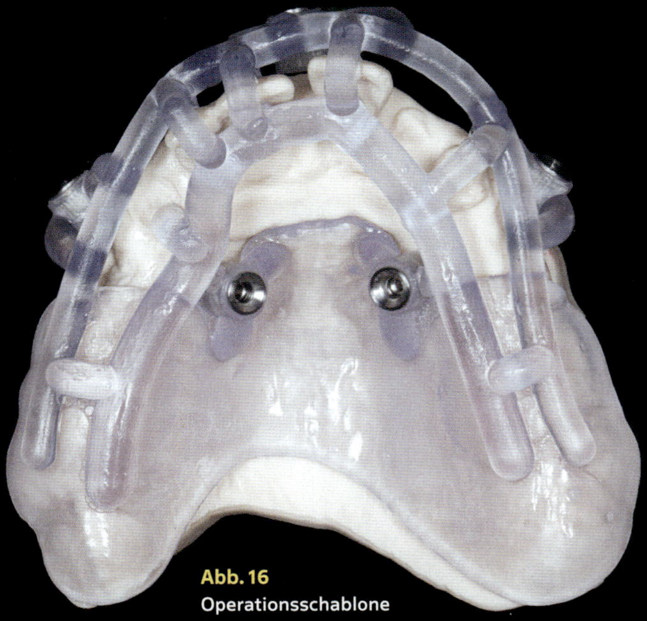

Abb. 16
Operationsschablone für die Positionierung der Ankerschrauben im Oberkiefer.

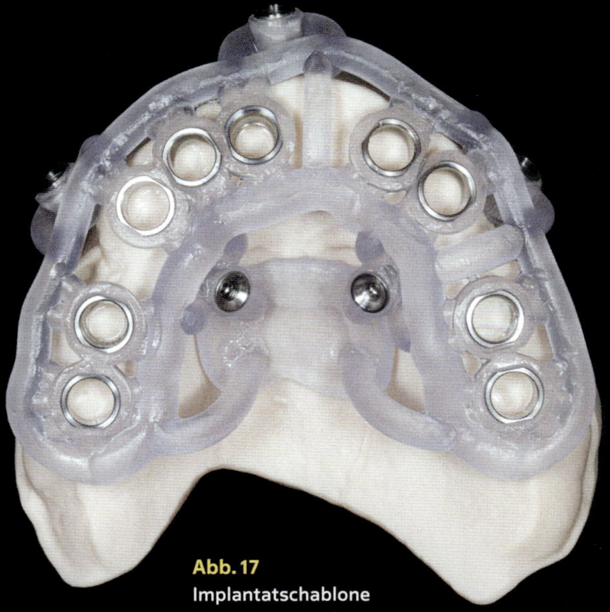

Abb. 17
Implantatschablone für den Oberkiefer.

Herstellung der Operationsschablonen

Die virtuelle Implantatplanung wurde auch genutzt, um zwei Sätze Operationsschablonen für den Ober- und den Unterkiefer herzustellen. Ziel war ein möglichst exakter Transfer der virtuell geplanten Implantatpositionen auf die Implantatstellen beider Kiefer mittels geführter Implantatchirurgie. Zur Anwendung kam das die Restzähne als Referenzen nutzende STAR-Konzept[15]: Die vorübergehend erhaltenen Zähne oder Wurzeln dienen hierbei dazu, die Genauigkeit der statisch geführten, computergestützten Implantatsetzung zu erhöhen. Die Operationsschablonen wurden in einem biokompatiblen Kunststoff (KeyGuide, Fa. Keystone Industries, Gibbstown, NJ, USA) 3D-gedruckt (Asiga Max, Fa. Dentona, Dortmund, Deutschland).

Im Einzelnen wurden für den Oberkiefer eine Schablone zur Positionierung der Fixationspins, eine Implantatschablone und eine Positionsschablone für den vorgefertigten Zahnersatz gedruckt (Abb. 16 bis 18). Im Unterkiefer wurde ein Satz stapelbarer Schablonen genutzt, der eine Basisschablone für die Insertion der Ankerpins, eine Schablone für die initiale Positionierung der Basisschablone und die Implantatinsertion sowie eine Schablone für die Positionierung des vorgefertigten Provisoriums entsprechend der virtuellen Planung umfasste (Abb. 19).

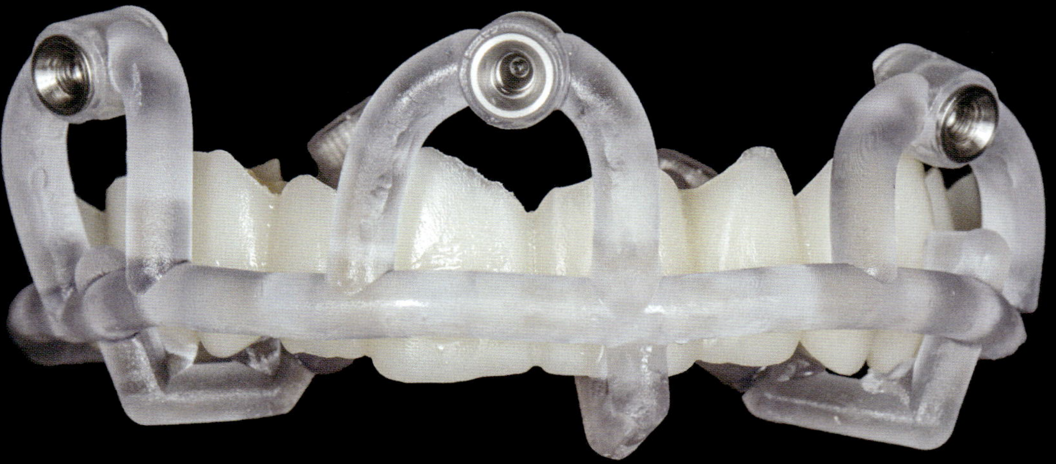

Abb. 18 Positionsschablone für die implantatgetragene Interimsversorgung im Oberkiefer.

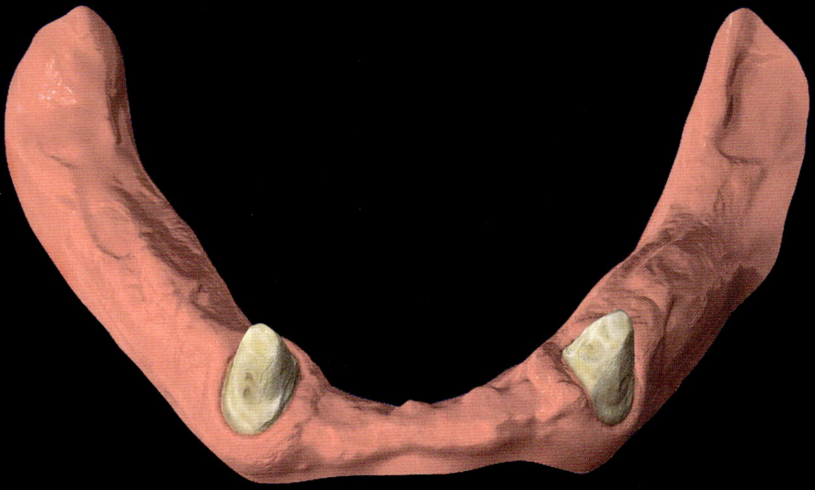

1

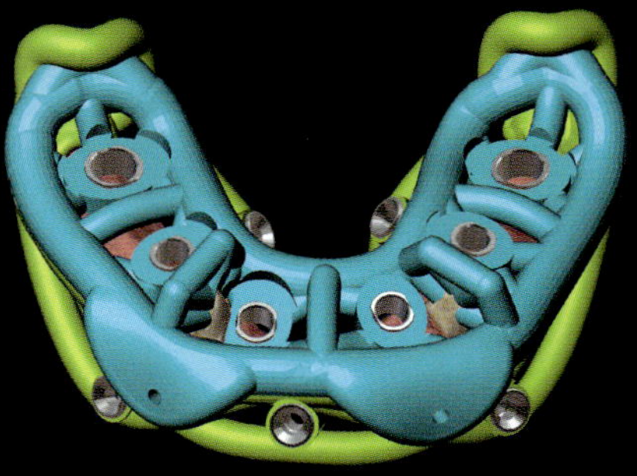

2

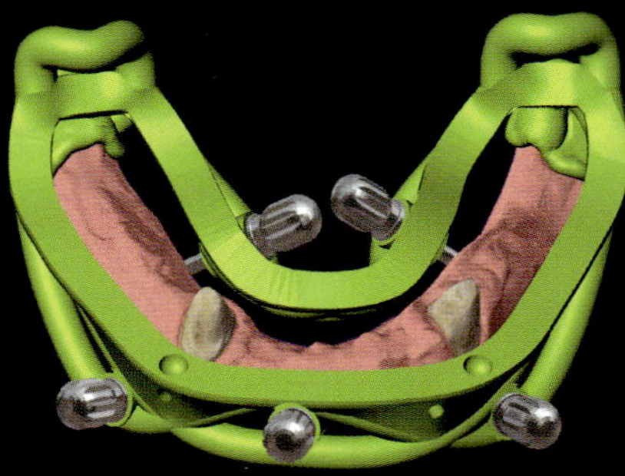

3

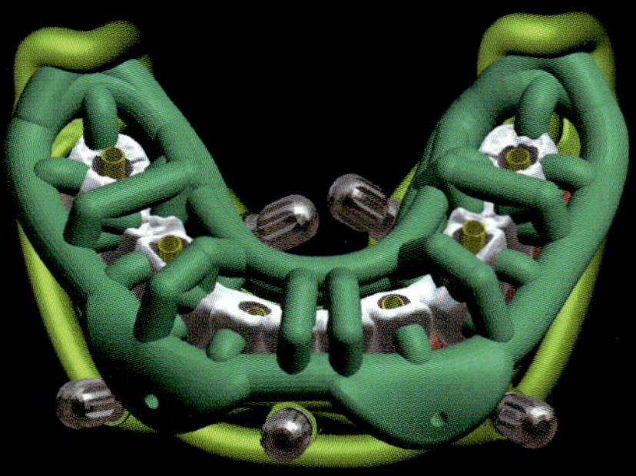

4

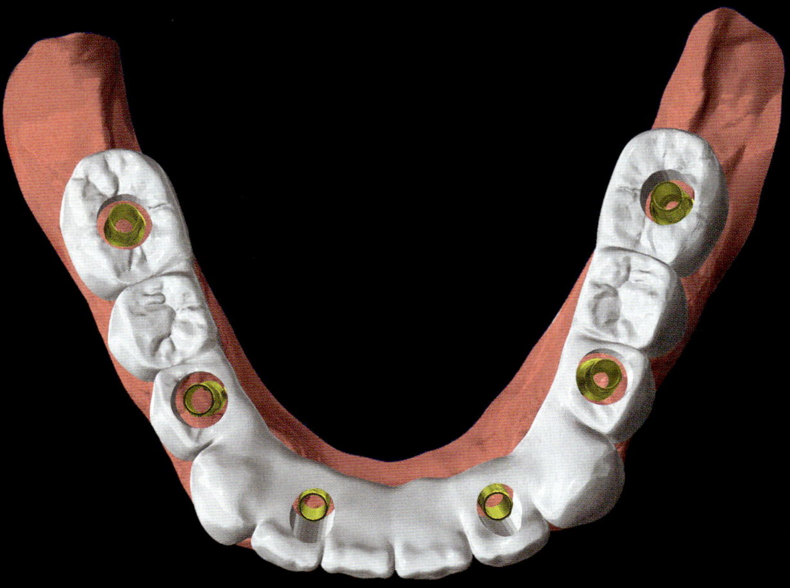

5

Abb. 19 Die stapelbaren Operationsschablonen für den Unterkiefer.
(1) Ausgangssituation.
(2) Basisschablone *(hellgrün)* für die Platzierung der Ankerschrauben, verbunden mit der Implantatschablone *(blau)*, die auch zur Positionierung der Basisschablone dient.
(3) Basisschablone.
(4) Positionsschablone *(dunkelgrün)* für die Interimsversorgung, verbunden mit der Basisschablone.
(5) Implantatgetragenes Provisorium.

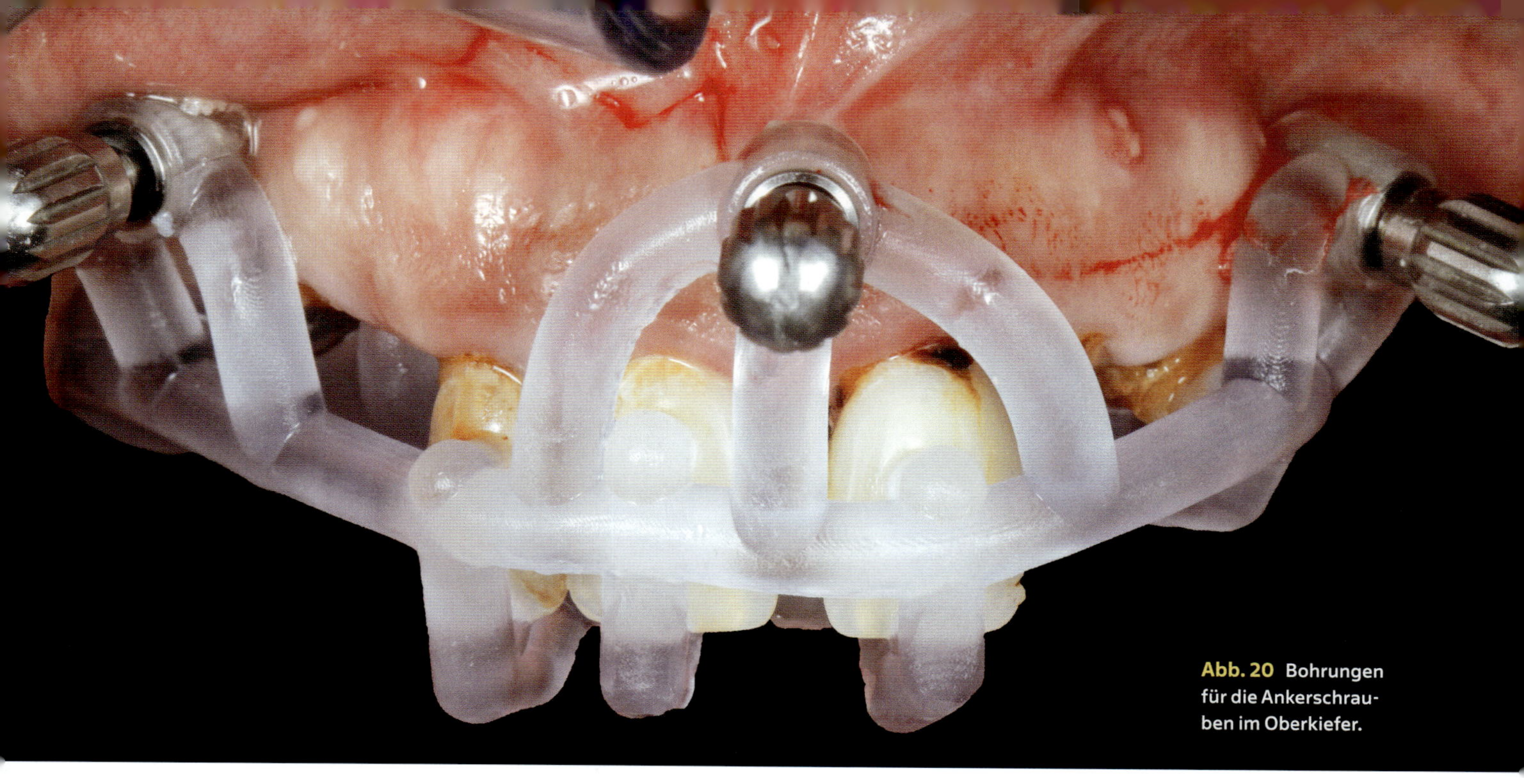

Abb. 20 Bohrungen für die Ankerschrauben im Oberkiefer.

Implantatgetragene Provisorien

Um die Implantate während der Sofortbelastung zu verblocken, wurden einteilige Full-Arch-Versorgungen als Provisorien gewählt. Diese wurden bereits vor der Implantatoperation als FP1-Rekonstruktionen der Klassifikation nach Misch (FP1: festsitzender Zahnersatz, der nur die klinischen Kronen, aber kein Zahnfleisch ersetzt) aus PMMA (Telio CAD LT A1, Fa. Ivoclar, Schaan, Liechtenstein) gefräst und eingefärbt. Im Kunststoff wurden individuelle Kanäle angelegt, in die chairside die temporären Zylinder eingeklebt wurden. Die transmukosalen Abschnitte beider Provisorien wurden digital konstruiert und so auf die Weichgewebe und Knochenarchitektur abgestimmt, dass die Bildung eines skallopierenden Weichgeweberahmens unterstützt wurde[16].

Chirurgische Phase

Schließlich erfolgte die Extraktion der Restzähne und die geführte Insertion der Implantate. Die Extraktionsalveolen im Bereich geplanter Implantatstellen wurden mit einem Mischtransplantat aus allogenem Knochenmineral (Maxgraft, Fa. Botiss Biomaterials, Zossen, Deutschland) und deproteiniertem bovinem Knochenmineral (Cerabone, Fa. Botiss Biomaterials) im Verhältnis von 70 : 30 gefüllt. In Extraktionsalveolen an Pontic-Stellen wurden dagegen Kollagen-Kegel (Collacone, Fa. Botiss Biomaterials) platziert, um das Volumen der jeweiligen Alveole zu erhalten.

Implantatsetzung

Die Implantate wurden entsprechend der virtuellen Behandlungsplanung eingesetzt. Um die geplante Implantatposition möglichst genau auf den Knochen zu übertragen und die Operationsdauer zu verkürzen, kam ein vollgeführtes Operationsprotokoll zur Anwendung[17].

Im Oberkiefer wurde die erste (Positions-)Schablone auf die noch vorhandenen Restzähne gesetzt. Mit ihrer Hilfe wurden die Lager für die Ankerschrauben präpariert (Abb. 20), an denen anschließend die Fixierung der Implantatschablone erfolgte, die zur Führung der Implantatbohrungen und der Implantatinsertion diente (Abb. 21 bis 23).

Im Unterkiefer wurden die Ankerschrauben-Bohrungen durch eine Basisschablone geführt. Diese wurde zur Positionierung mit der Führungsschablone für die Implantatbohrungen und -insertion verbunden, die ihrerseits auf den belassenen Restzähnen abgestützt war (Abb. 14). Nach Präparation der Lager für die Ankerschrauben erfolgte die Fixierung der Basisschablone in situ.

Alle Implantate erreichten eine Primärstabilität von ≥ 35 Ncm. Nach der Entfernung der Implantatschablonen wurden Multi-Unit-Abutments eingesetzt und mit einem Drehmoment von 30 Ncm auf den Implantaten verschraubt.

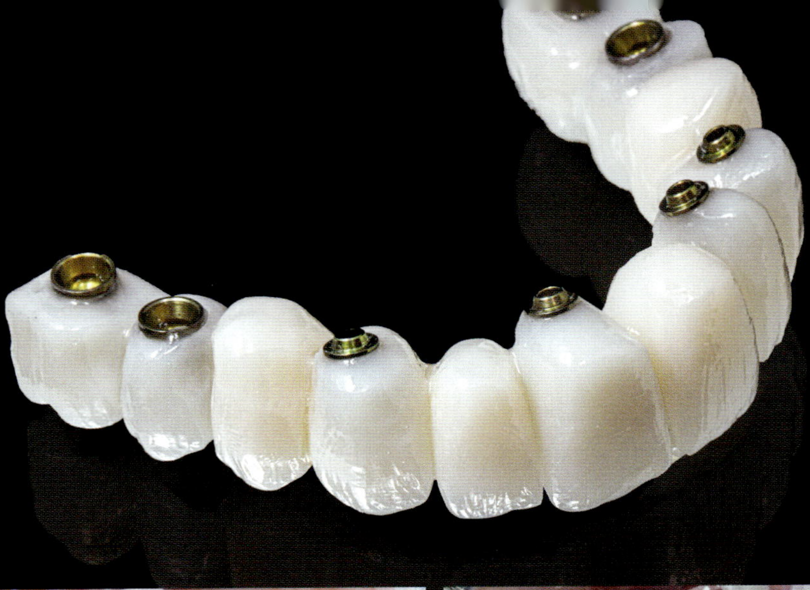

Abb. 21 Implantatgetragenes Provisorium für den Oberkiefer.

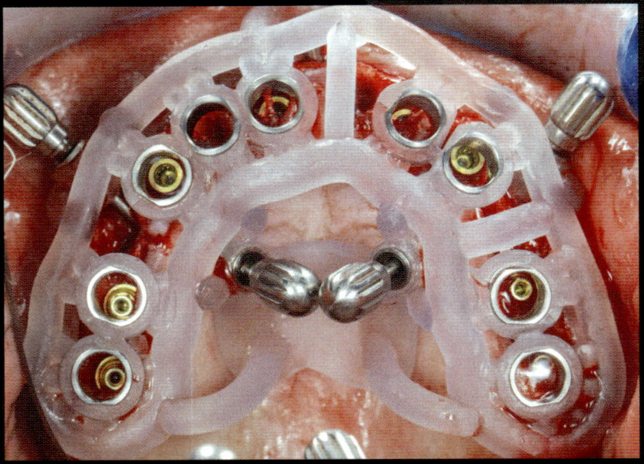

Abb. 22 Implantatsetzung, geführt durch die Implantatschablone.

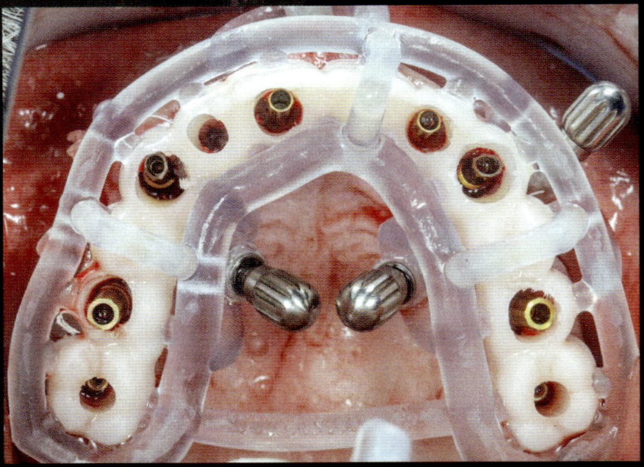

Abb. 23 Positionierung des FP1-Provisoriums mithilfe der prothetischen Positionsschablone.

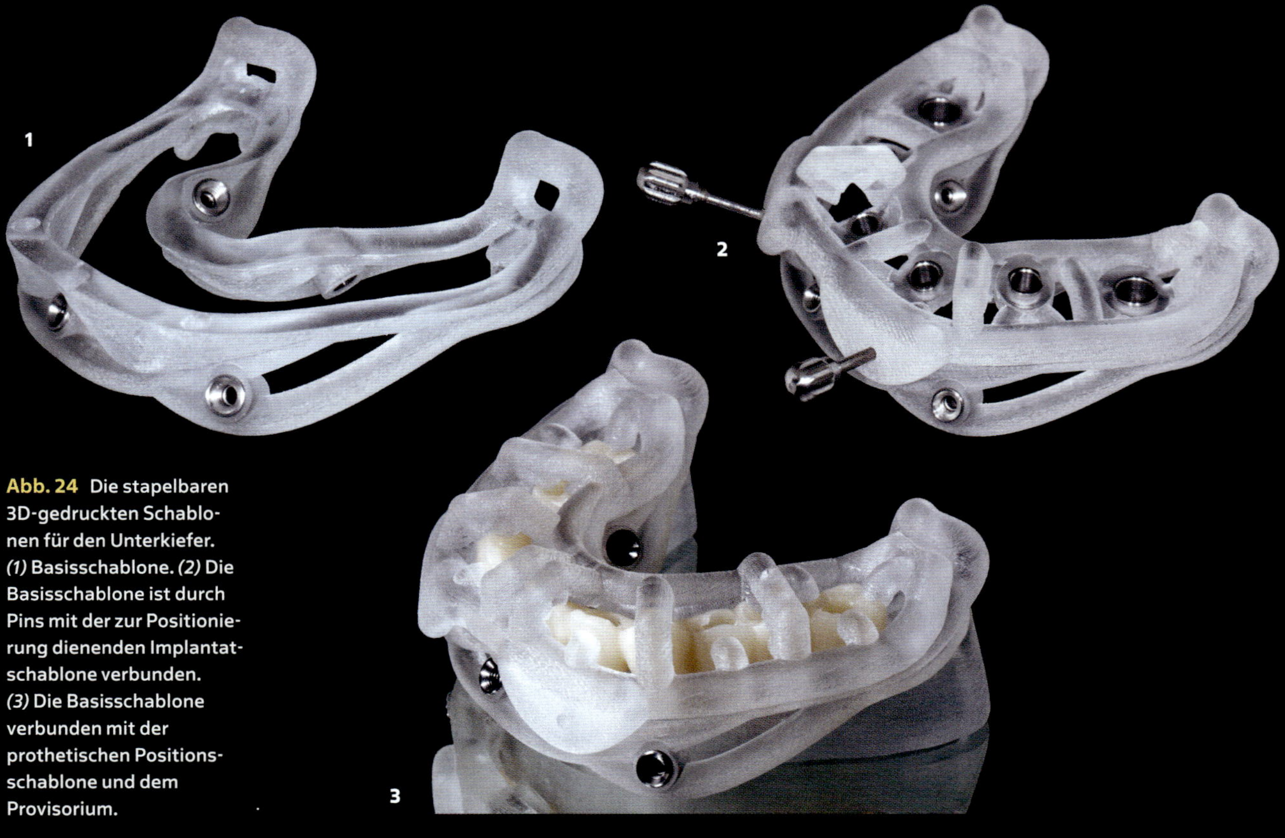

Abb. 24 Die stapelbaren 3D-gedruckten Schablonen für den Unterkiefer. *(1)* Basisschablone. *(2)* Die Basisschablone ist durch Pins mit der zur Positionierung dienenden Implantatschablone verbunden. *(3)* Die Basisschablone verbunden mit der prothetischen Positionsschablone und dem Provisorium.

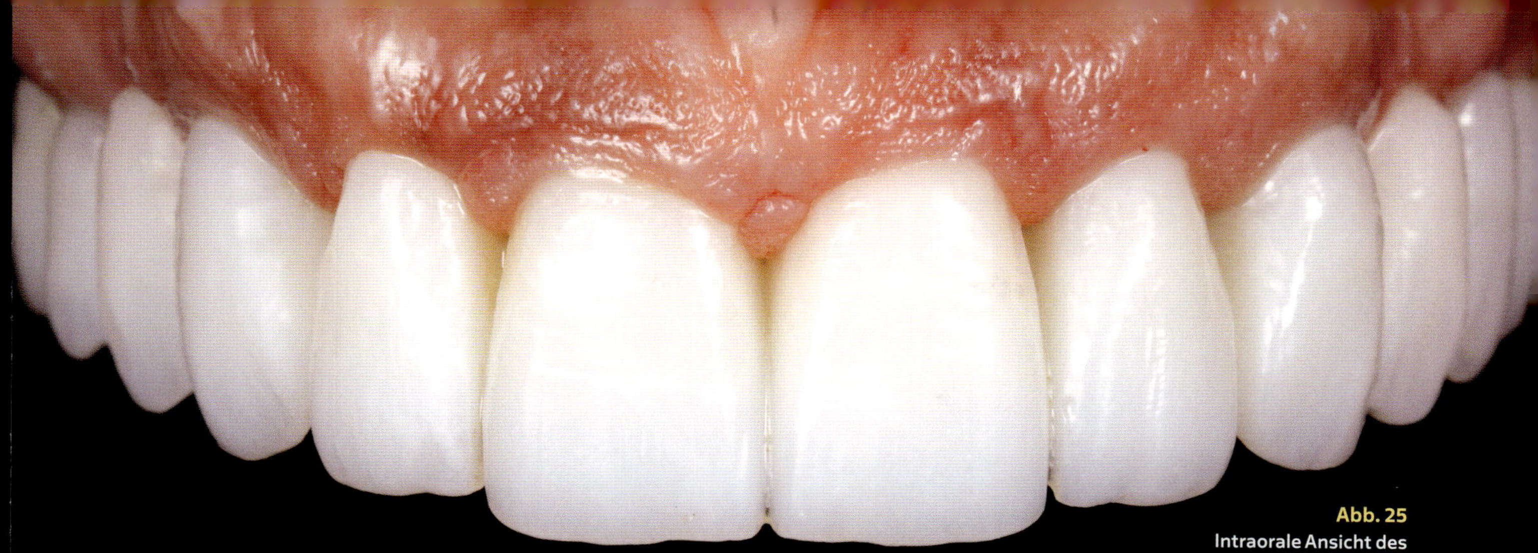

Abb. 25
Intraorale Ansicht des Oberkiefers 4 Wochen nach der Nahtentfernung.

Sofortbelastung

Für die Sofortbelastung von Implantaten mit einer Primärstabilität von mindestens 25 Ncm am Tag der Insertion werden in der Literatur hohe Erfolgsraten berichtet[18,19].

Im gezeigten Fall wurden für die Sofortbelastung temporäre Zylinder auf den eingesetzten Implantaten platziert. Diese wurden anschließend in den vorbereiteten Provisorien (Misch-Klasse FP1) fixiert, die sich hierbei, gehalten durch die entsprechende prothetische Schablone, in der korrekten virtuell geplanten Position befanden.

Konkret wurde im Oberkiefer die Implantatschablone abgenommen und die prothetische Positionsschablone mit denselben Ankerschrauben fixiert (s. Abb. 22), während im Unterkiefer die prothetische Schablone auf die Basisschablone gesetzt und an dieser mit Pins fixiert wurde.

Die Befestigung der temporären Zylinder begann mit dem Abstrahlen der Innenflächen der für ihre Aufnahme vorgesehenen Aussparungen in den Provisorien mit 50-µm-Korundsand bei 2,5 bar und der Applikation eines phosphatmonomerhaltigen Primers (Monobond Plus, Fa. Ivoclar). Dann wurden die temporären Zylinder mit Kofferdam trockengelegt. Schließlich wurde ein fließfähiges Komposit (Tetric A1 Evoflow, Ivoclar) in die Aussparungen gegeben und das jeweilige Provisorium auf die Zylinder gesetzt. Nach der Polymerisation und Überschussentfernung folgte die Ausarbeitung der Emergenzprofile und mechanische Politur der transmukosalen Flächen (s. Abb. 23).

Die Provisorien wurden mit einem Drehmoment von 15 Ncm auf den Abutments verschraubt und der Patient mit Instruktionen zur postoperativen Medikation und Ernährung sowie Terminen für die Nachkontrolle entlassen. Die Abbildungen 25 und 26 zeigen die Weichgewebesituation 4 Wochen nach der Nahtentfernung.

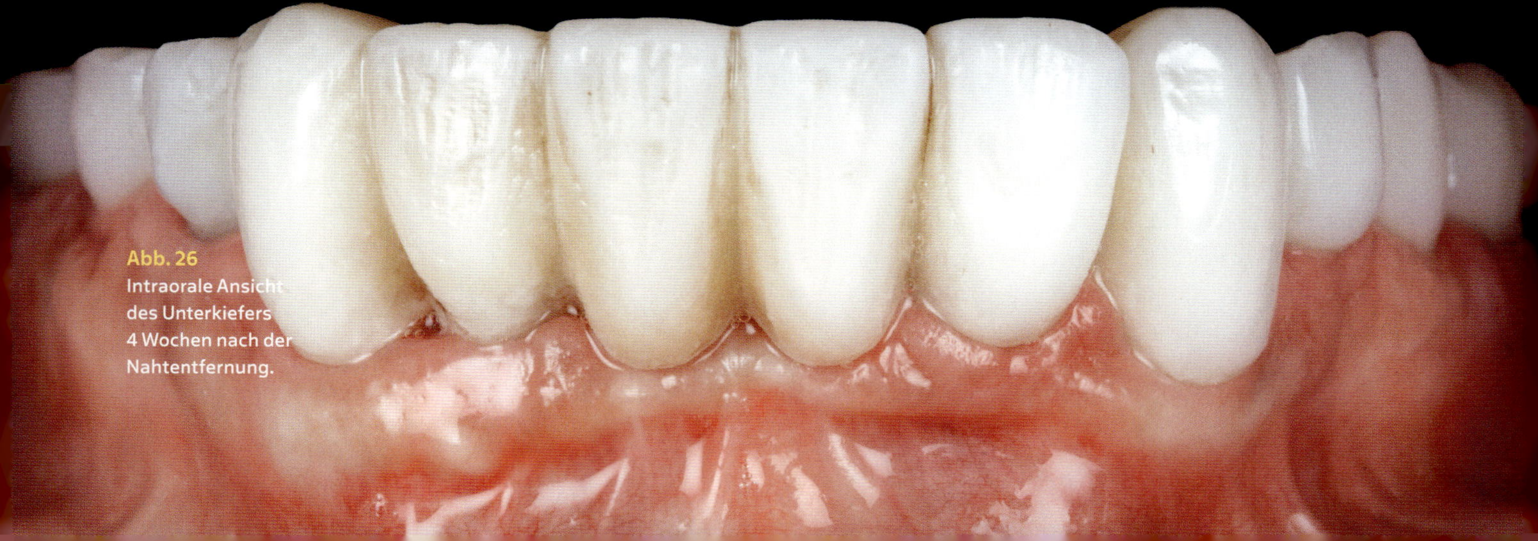

Abb. 26
Intraorale Ansicht des Unterkiefers 4 Wochen nach der Nahtentfernung.

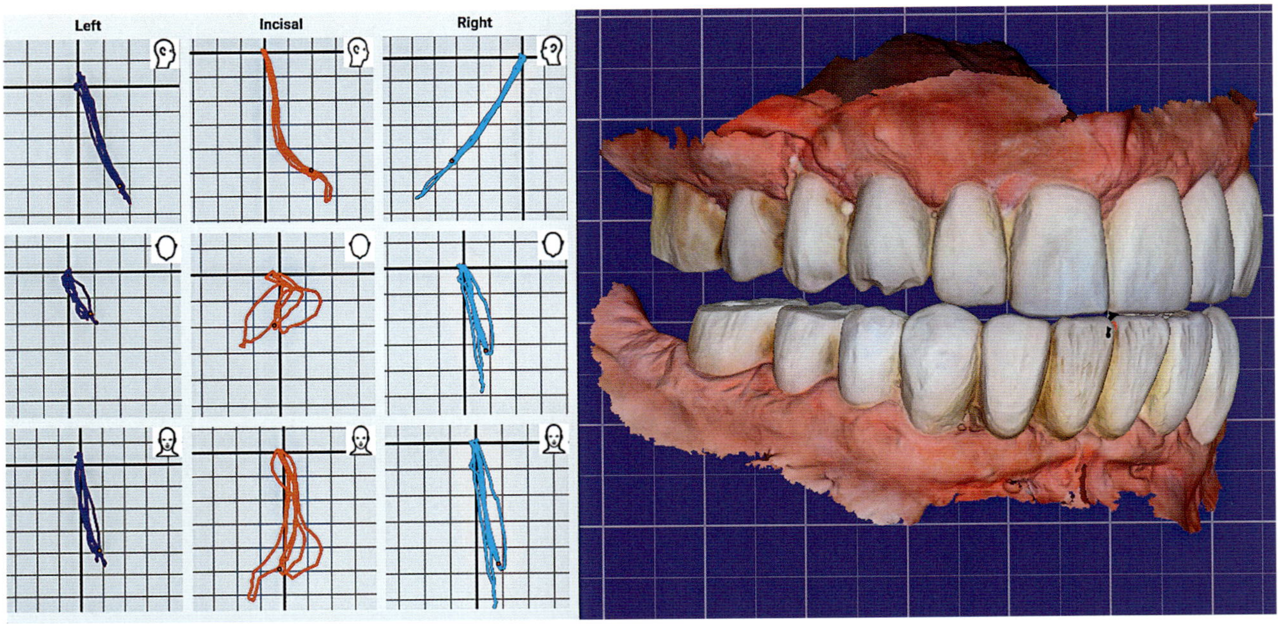

Abb. 27 Bestimmung der Kieferrelation und Grenzbewegungen mit einem optischen Bewegungsanalysesystem (Modjaw).

Funktionsanalyse

Für die definitive Versorgung erfolgte eine Analyse der Kieferrelation und der Grenzbewegungen des Patienten mit einem Bewegungsanalysesystem (ZWIM, Fa. Modjaw, Villeurbanne, Frankreich). Als Zielrelation der Behandlung wurde die zentrische Kondylenposition und als Okklusionsschema eine wechselseitig geschützte Okklusion gewählt. Die Rekonstruktionen der Seitenzahnbereiche wurden so gestaltet, dass die Frontzähne in Zentrik geschützt waren. Zugleich war durch die Frontzahnführung in Einklang mit den Grenzbewegungen des Patienten eine ausreichende Disklusion der Seitenzahnrekonstruktionen gewährleistet, um diese bei Pro- und Laterotrusionsbewegungen zu schützen (Abb. 27). Während der Laterotrusion sorgten neben den Eckzähnen auch die ersten Prämolaren für eine Disklusion[20].

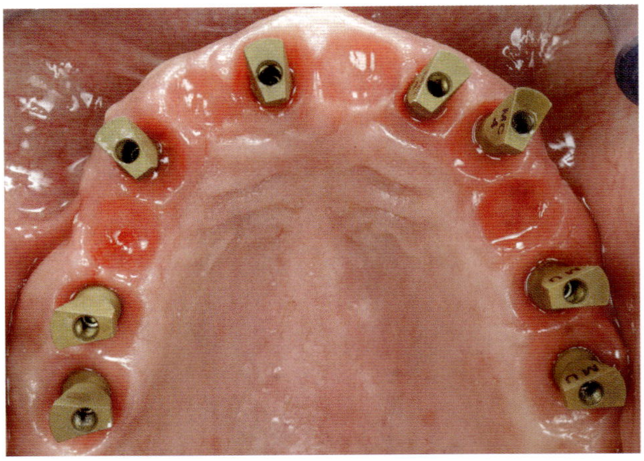

Abb. 28 Okklusalansicht des Oberkiefers mit eingesetzten Scankörpern.

Digitale Implantatabformung

Vier Monate nach der Implantation folgte die optische Abformung der Implantatpositionen mit einem Intraoralscanner (Trios 3, Fa. 3Shape) (Abb. 28 und 29). Insgesamt vier Scans wurden je Kiefer durchgeführt, um die erforderlichen digitalen Datensätze zu gewinnen: *(1)* ein Weichgewebescan nach Entfernung der Provisorien, *(2)* ein Scan mit eingesetzten Scankörpern, *(3)* ein Scan über die im Mund befestigten Provisorien sowie *(4)* ein

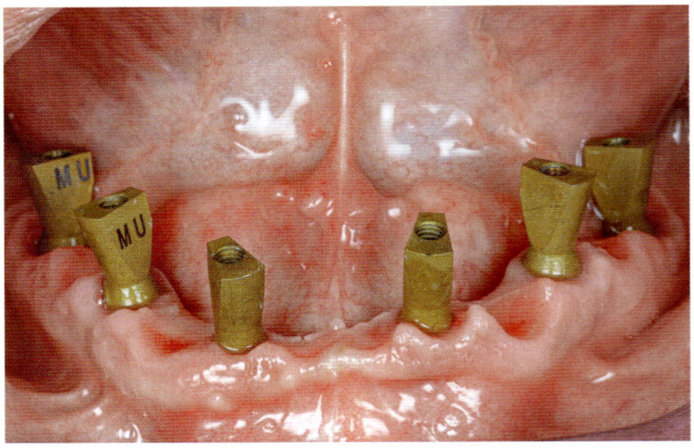

Abb. 29 Frontalansicht des Unterkiefers mit eingesetzten Scankörpern.

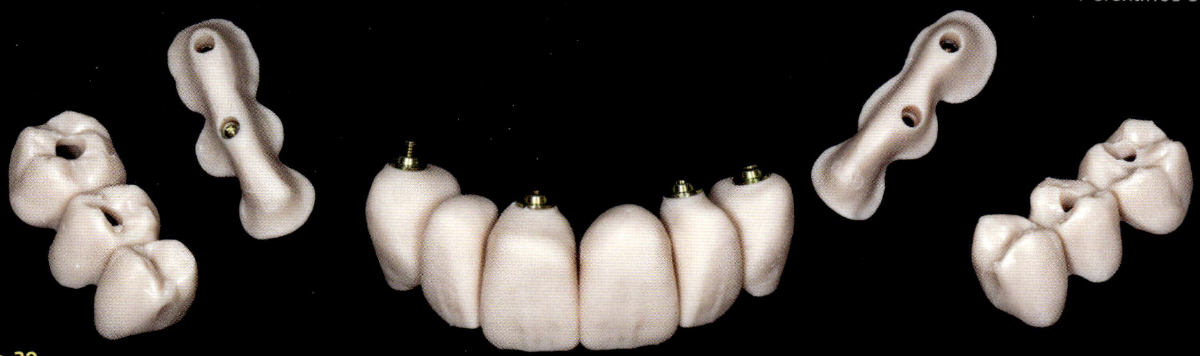

Abb. 30
3D-gedruckter Prototyp der Oberkiefer-Rekonstruktion.

extraoraler Scan der Provisorien. Der intra- und extraorale Scan der Provisorien hatte das Ziel, einerseits die Weichgewebearchitektur im unkollabierten Zustand und andererseits die gesamten Konturen der Restauration, insbesondere die der Mukosa zugewendeten Oberflächen der Pontics und Emergenzprofile, zu erfassen[21].

Auf dieser Grundlage konnte für alle Rekonstruktionen ein spannungsfreier Sitz erreicht werden, der jeweils durch einen Schraubenwiderstandstest bestätigt wurde. Die Ungenauigkeiten intraoraler Ganzkieferabformungen konnten in diesem Fall ausgeglichen werden, da anstelle von kompletten Full-arch-Brücken jeweils aus drei Segmenten bestehende Rekonstruktionen hergestellt wurden.

Material, Gestaltung und Herstellung des definitiven Zahnersatzes

Die definitiven Rekonstruktionen wurden nach der digitalen Vorlage als monolithische Zirkonstücke hergestellt[22,23]. Gewählt wurde eine polychrome Disc mit schichtfreiem Farbgradienten (IPS e.max ZirCAD Prime, Farbe A1, Fa. Ivoclar), die auf der Dentinseite überwiegend aus mit 3 mol-% Yttriumoxid (3Y-TZP) und schmelzseitig aus mit 5 mol-% Yttriumoxid stabilisiertem tetragonalem Zirkonoxid (5Y-TZP) besteht. Auf diese Weise wird die hohe mechanische Festigkeit des opaken 3Y-TZP (Biegefestigkeit laut Herstellerangabe 1 200 MPa) mit dem ästhetischen Potenzial des transluzenten 5Y-TZP (Biegefestigkeit laut Hersteller nur noch 650 MPa) kombiniert. Im Bereich der Freiend-Extensionen wurde das Zirkonoxid durch eine anatomisch geformte Gerüststruktur aus Titan unterstützt[24,25].

Vor der Herstellung der definitiven Stücke wurde zunächst ein Satz Prototypen in einem Try-in-Kunststoff (KeyDenture, Farbe A1, Fa. Keystone Industries) 3D-gedruckt (Asiga Max), um die Formen des definitiven Zahnersatzes zu testen (Abb. 30 und 31). Diese additiv gefertigten Prototypen dienten zum Testen der dentolabialen Ästhetik, Phonetik, Okklusion und Passung der Restaurationen. Für die durch Titangerüste unterstützten Stücke wurden Prototypen der Gerüste und der Zirkonoxidverkleidung 3D-gedruckt und intraoral auf ihre Passung kontrolliert. Nach der Einprobe folgte die extraorale Digitalisierung aller Prototypen mit einem Scanner, um die intraoral vorgenommenen Veränderungen in die virtuelle Planung zu übernehmen[21].

Die definitiven monolithischen Zirkonoxidrekonstruktionen wurden ohne Cutback gefräst, sodass Verblend-

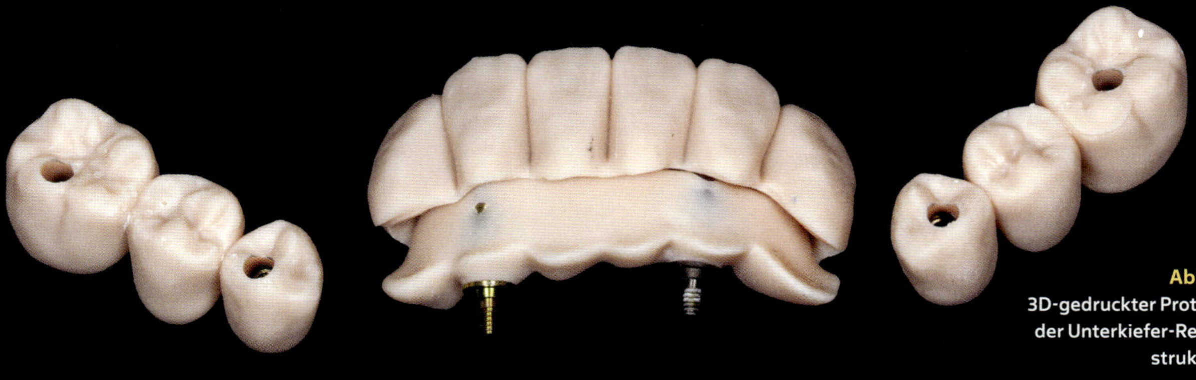

Abb. 31
3D-gedruckter Prototyp der Unterkiefer-Rekonstruktion.

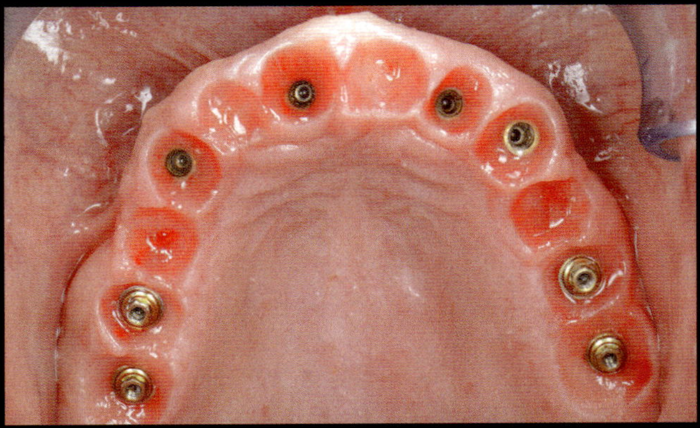

Abb. 32 Okklusalansicht des Weichgewebes im Oberkiefer.

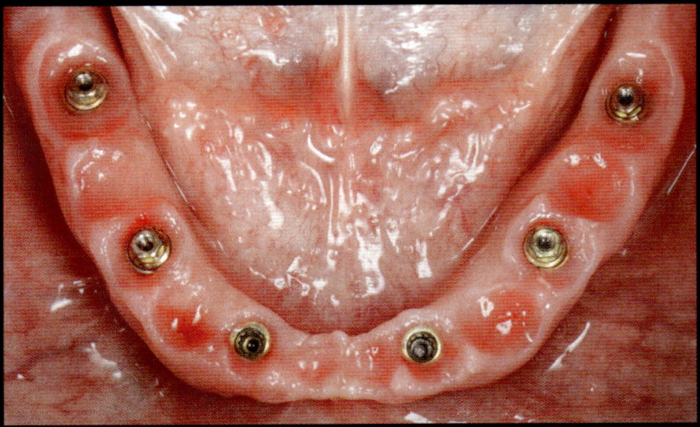

Abb. 33 Okklusalansicht des Weichgewebes im Unterkiefer.

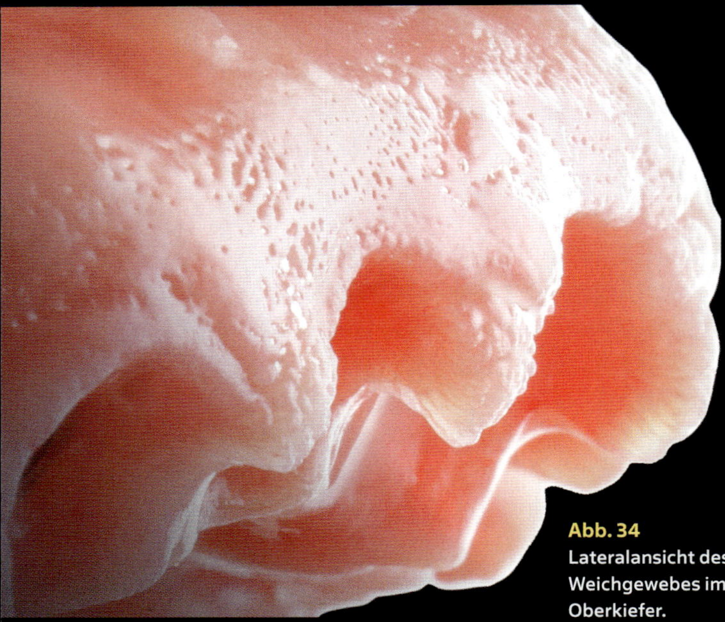

Abb. 34 Lateralansicht des Weichgewebes im Oberkiefer.

keramik-Abplatzungen ausgeschlossen waren[26]. Um eine natürlichere, dreidimensionale Wirkung zu erzielen, wurde das Zirkonoxid lediglich extern mit einer breiten Palette von Farb- und Glasurmaterialien (IPS Ivocolor, Fa. Ivoclar) eingefärbt. Zur Steigerung der Transluzenz und Festigkeit der Stücke durchliefen diese einen 9-stündigen Sinterzyklus[27,28]. Außerdem wurden sie verlangsamt abgekühlt[26]. Die Formgebung der definitiven monolithischen Zirkonoxidrekonstruktionen und Titangerüste basierte auf dem virtuellen Entwurf und den mit den Provisorien ausgeformten Emergenzprofilen. Die Abbildungen 32 bis 35 zeigen den abschließenden Bogenverlauf des Weichgewebes. An der Basisseite wurden die definitiven Rekonstruktionen etwa 1 mm in Richtung des Weichgewebes überkonturiert, um aktiven Druck auf dieses auszuüben und etwaige Volumenverluste durch die mechanische Politur zu kompensieren[29].

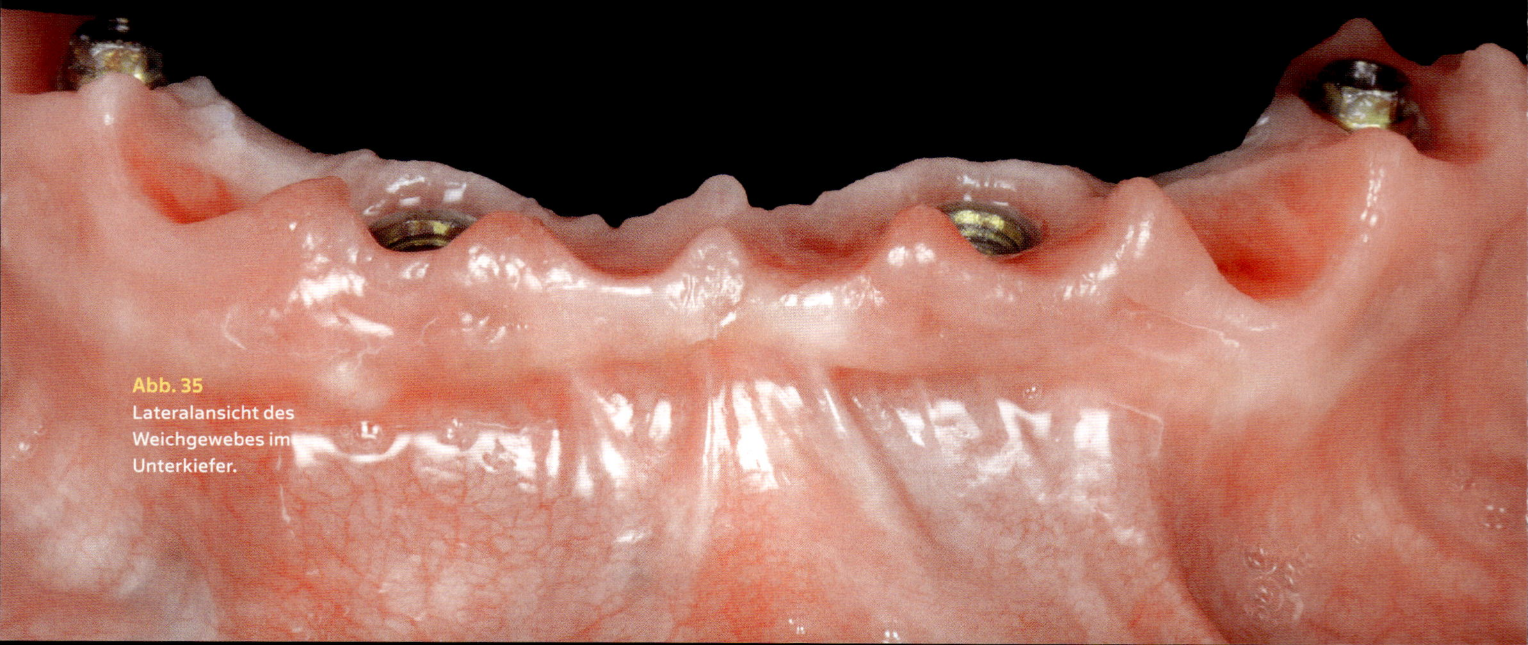

Abb. 35 Lateralansicht des Weichgewebes im Unterkiefer.

Die Verbindung der monolithischen Zirkonoxidrekonstruktionen mit den Implantaten erfolgte über Titanbasen, während bei den Stücken mit Titangerüst die Verbindung direkt über das Gerüst hergestellt wurde. Die aus einem Titanblock (Colado CAD Ti5, Fa. Ivoclar) gefrästen Gerüste waren anatomisch geformt und ließen mindestens 2 mm Raum für die Zirkonoxidhülle. Die Zirkonoxidhüllen waren auf spannungsfreie Passung mit den Gerüsten, exakte Ränder und Freiheit von Unterschnitten ausgelegt (Abb. 36 und 37). Nach ihrer Fertigstellung wurden die Restaurationen intraoral getestet (Abb. 38 und 39).

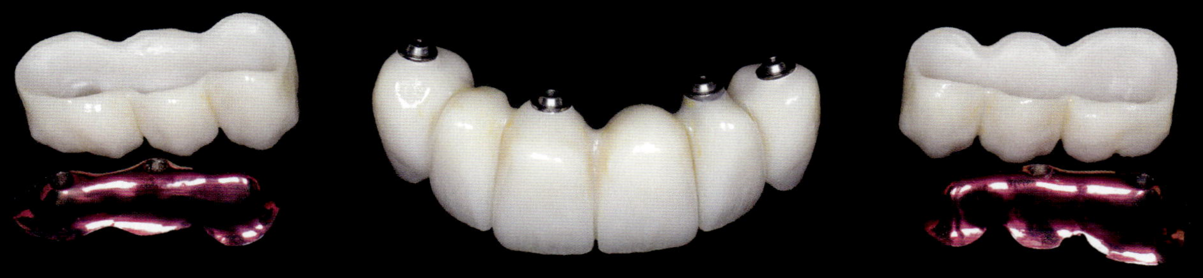

Abb. 36 Die Segmente des definitiven Zahnersatzes im Oberkiefer vor dem Einkleben der Titangerüste in die Zirkonoxidsuprastruktur.

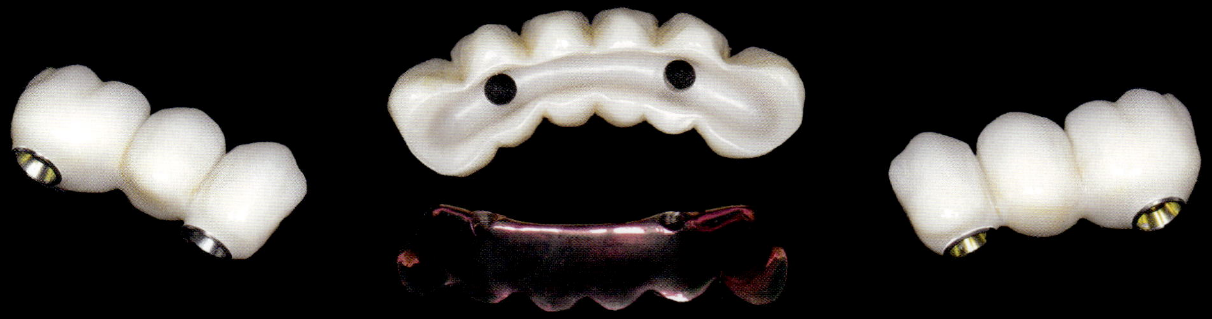

Abb. 37 Die Segmente des definitiven Zahnersatzes im Unterkiefer vor dem Einkleben des Titangerüstes in die Zirkonoxidsuprastruktur.

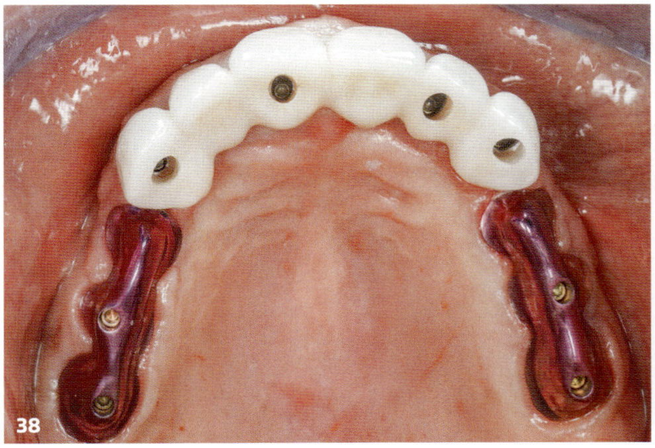

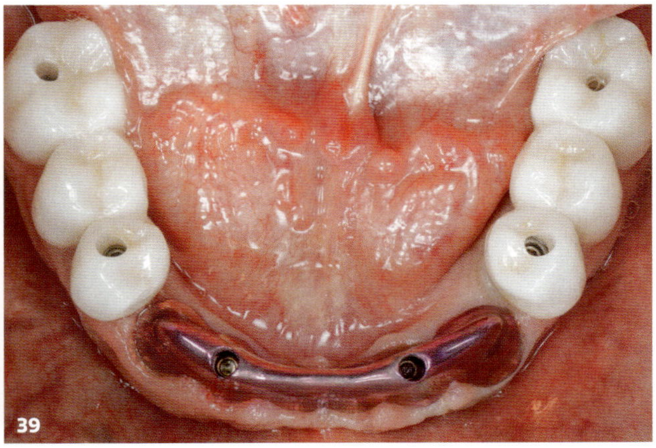

Abb. 38 Einprobe für den definitiven Zahnersatz im Oberkiefer mit monolithischer Zirkonoxidrekonstruktion im Frontzahnbereich und Titangerüsten in den Seitenzahnbereichen.

Abb. 39 Einprobe für den definitiven Zahnersatz im Unterkiefer mit einem Titangerüst im Frontzahnbereich und monolithischem Zirkonoxid in den Seitenzahnbereichen.

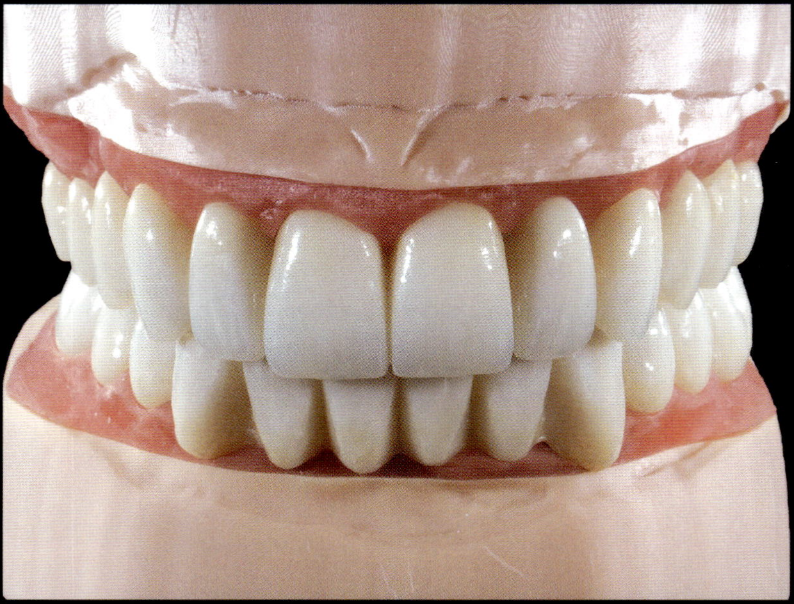

Abb. 40 Die definitiven Rekonstruktionen nach Verklebung der Titangerüste mit den Zirkonoxidsuprastrukturen auf dem 3D-gedruckten Modell mit Zahnfleischmasken.

Die Innenflächen der Zirkonoxid-Suprastrukturen wurden mit 50-µm-Korundstrahlmittel bei einem Druck von weniger als 2 bar aus 2 cm Entfernung abgestrahlt. Das Sandstrahlen der Titangerüste erfolgte mit 110-µm-Korundstrahlmittel unter 2,5 bar Druck. Nach gründlichem Spülen und Trockenblasen beider Komponenten wurden die Klebeflächen mit einem Primer (Monobond Plus) behandelt und die Titangerüste mit einem selbsthärtenden Befestigungskomposit (Multilink Hybrid Abutment, Fa. Ivoclar) eingeklebt[30]. Nach der Verklebung wurden die an der Schnittstelle zwischen beiden Komponenten ausgetretenen Überschüsse entfernt und die Oberflächen sorgfältig poliert (EVE Diacera Diamond Rubber, Fa. Eagle Dental Burs, Kiryat Ata, Israel). Auch die Titanbasen wurden vor dem Einkleben in die monolithischen Zirkonoxidstücke abgestrahlt, wozu 50-µm-Korundstrahlmittel unter einem Druck von 2,5 bar verwendet wurde[31]. Auch hier folgte der Verklebung die Überschussentfernung an den Rändern und eine sorgfältige mechanische Politur. Alle fertiggestellten Rekonstruktionen wurden in einem Isopropanol-Ultraschallbad dekontaminiert und anschließend mit Dampf gereinigt (Abb. 40 bis 42).

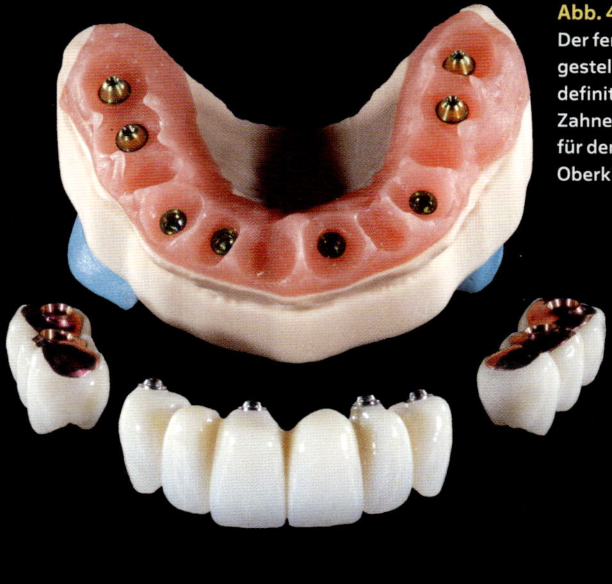

Abb. 41 Der fertiggestellte definitive Zahnersatz für den Oberkiefer.

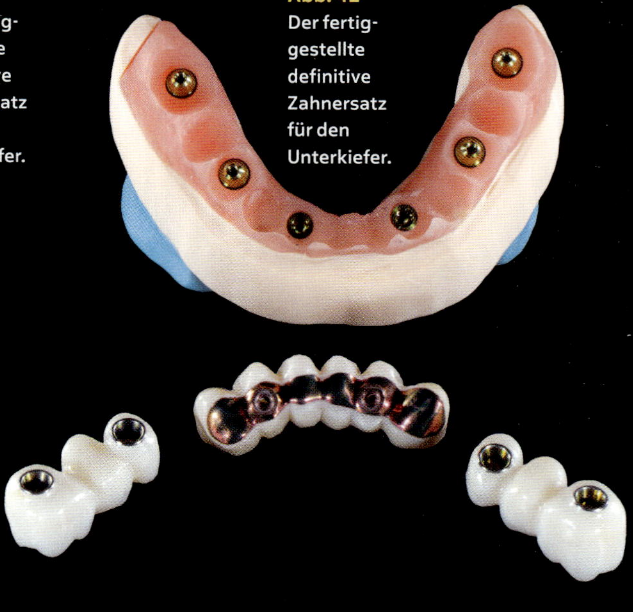

Abb. 42 Der fertiggestellte definitive Zahnersatz für den Unterkiefer.

Eingliederung des definitiven Zahnersatzes und Nachkontrollen

Nach dem Einsetzen und Verschrauben der Rekonstruktionen wurde die Okklusion kontrolliert und justiert. Anschließend wurden die Schraubenzugänge mit medizinisch geeignetem Teflon-Material (i-Plug, Fa. D Surgical, Sunnyvale, CA, USA) gefüllt. Es folgte die Vorbehandlung der entsprechenden Zirkonoxidflächen mit einem Primer (Monobond Plus) und einem Adhäsiv (Adhese Universal, Fa. Ivoclar) und der Verschluss der Öffnungen mit einem Komposit (IPS Empress Direct, Farbe A1, Fa. Ivoclar). Die Abbildungen 43 bis 46 zeigen die Eingliederung des definitiven Zahnersatzes.

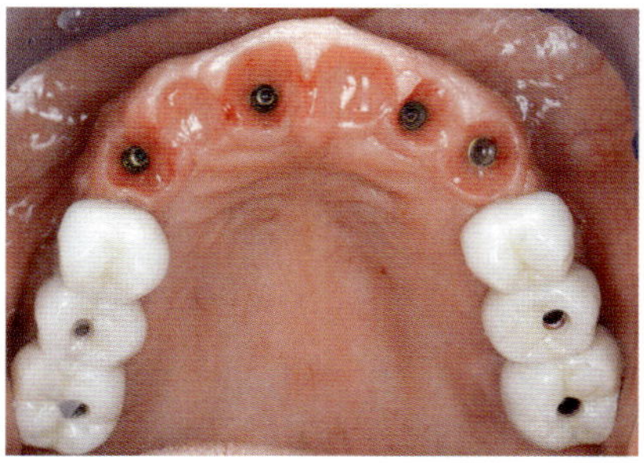

Abb. 43 Okklusalansicht des Oberkiefers nach dem Einsetzen der Seitenzahnrekonstruktionen.

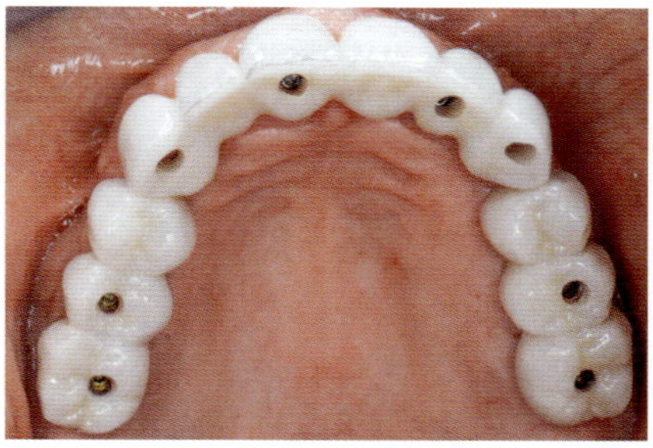

Abb. 44 Okklusalansicht des Oberkiefers nach dem Einsetzen aller Segmente der Full-arch-Rekonstruktion.

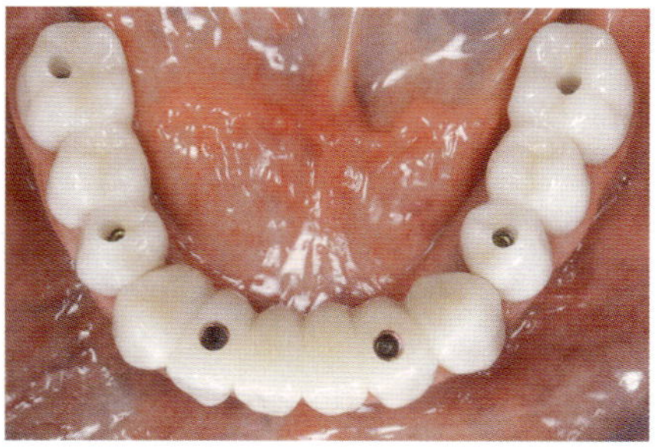

Abb. 45 Okklusalansicht der eingesetzten definitiven Rekonstruktion im Unterkiefer.

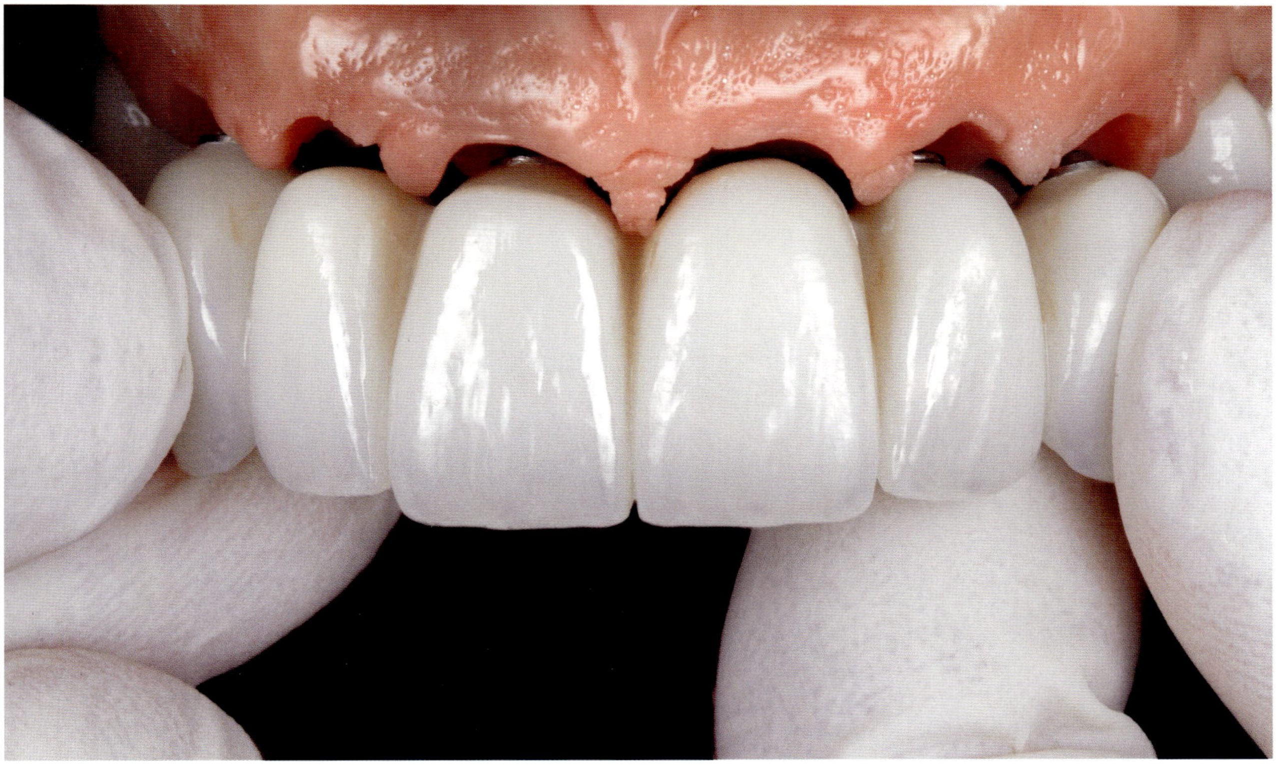

Abb. 46 Schnittstelle zwischen dem Weichgewebe und der monolithischen Zirkonoxidrekonstruktion im Oberkiefer-Frontzahnbereich.

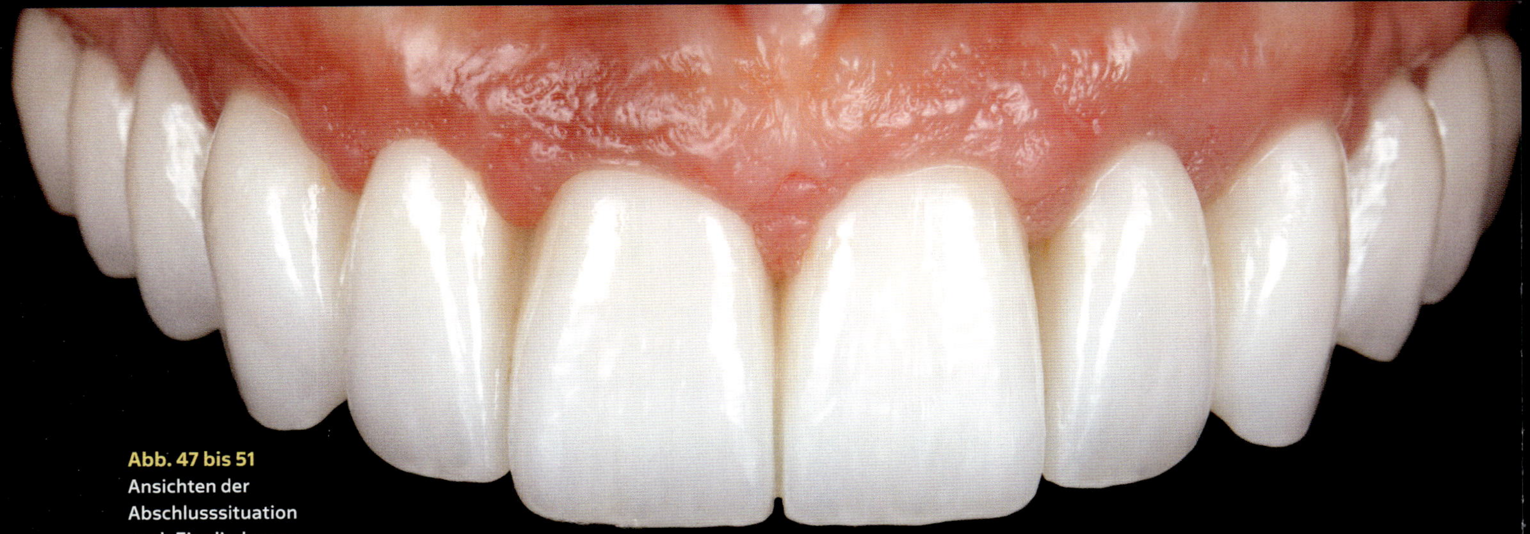

Abb. 47 bis 51
Ansichten der Abschlusssituation nach Eingliederung des Zahnersatzes in beiden Kiefern.

Schließlich wurde die Abschlusssituation intraoral (Abb. 47 bis 51), extraoral (Abb. 52 bis 54) und im Röntgenbild (Abb. 55) dokumentiert. Nach den Kontrolluntersuchungen 1, 4 und 12 Wochen nach dem Einsetzen der Rekonstruktionen wurde der Patient zu Nachsorgeterminen alle 6 Monate einbestellt.

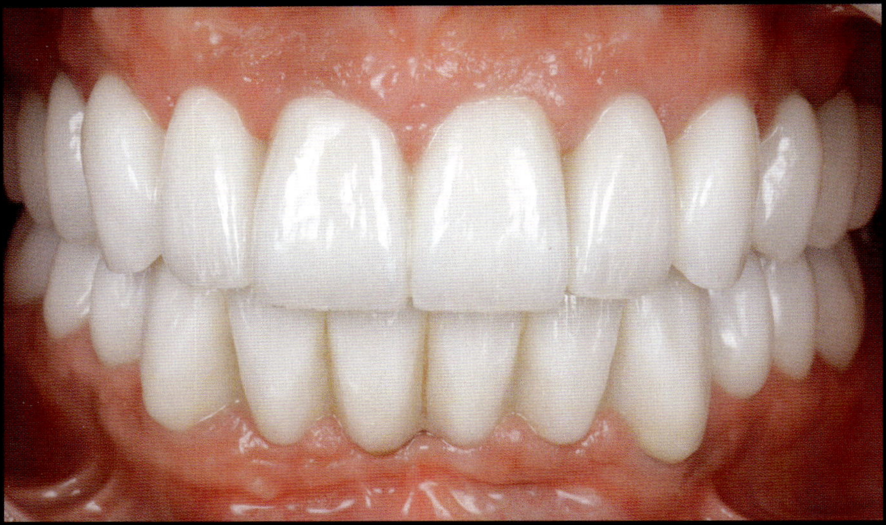

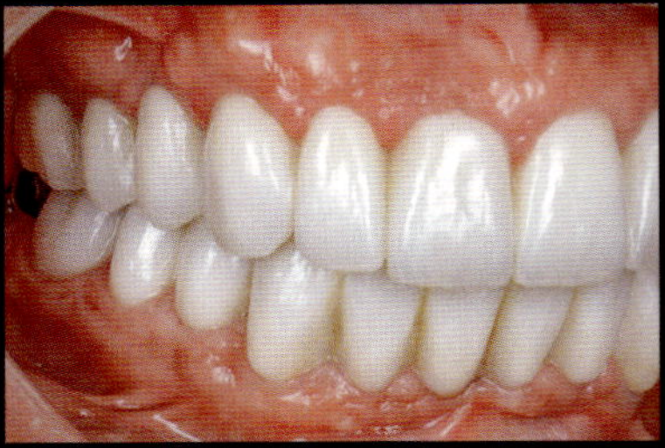

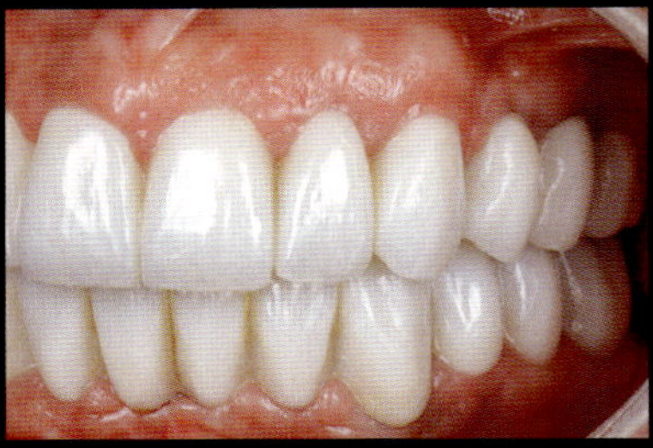

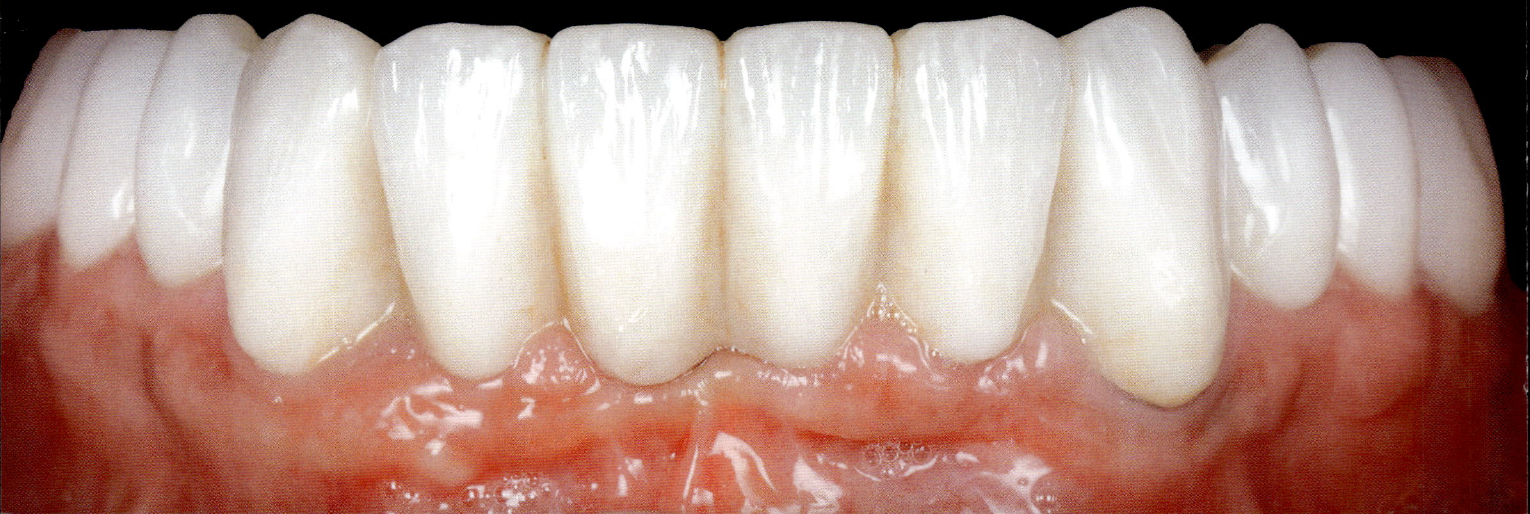

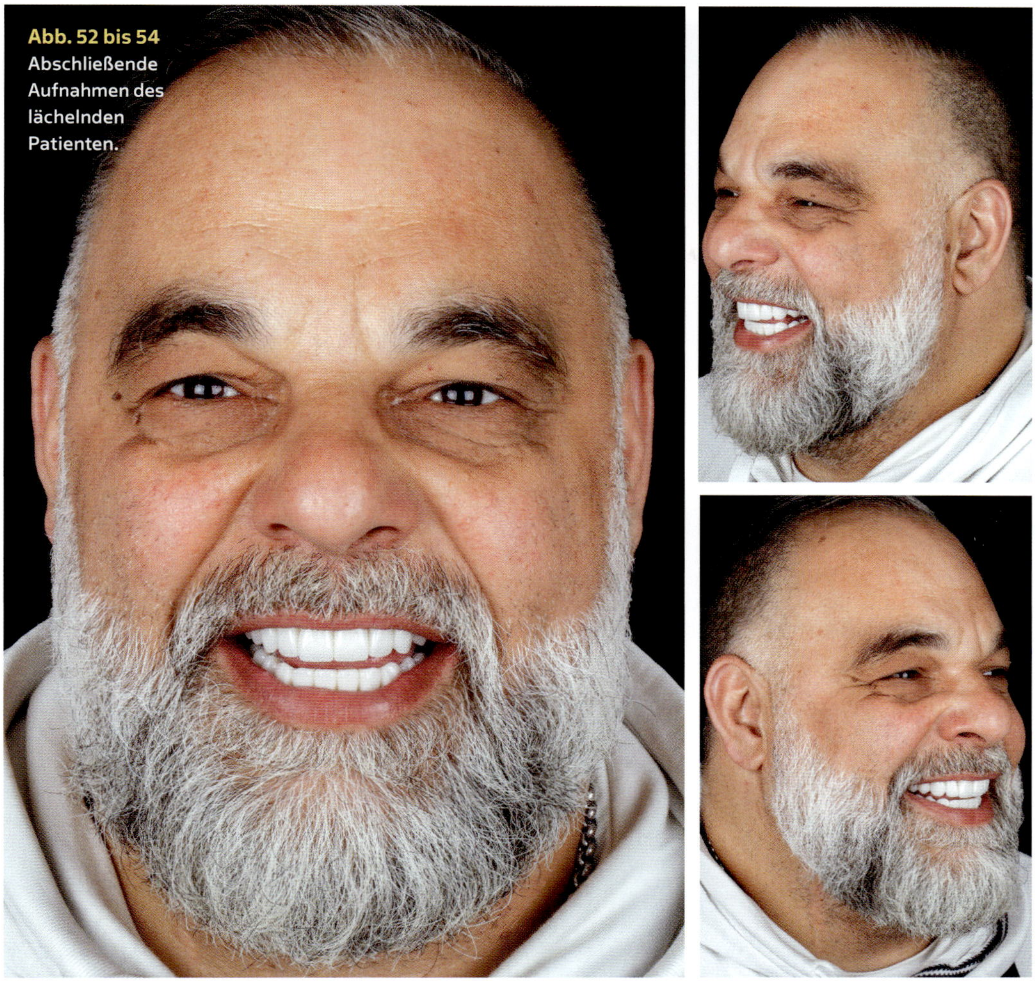

Abb. 52 bis 54 Abschließende Aufnahmen des lächelnden Patienten.

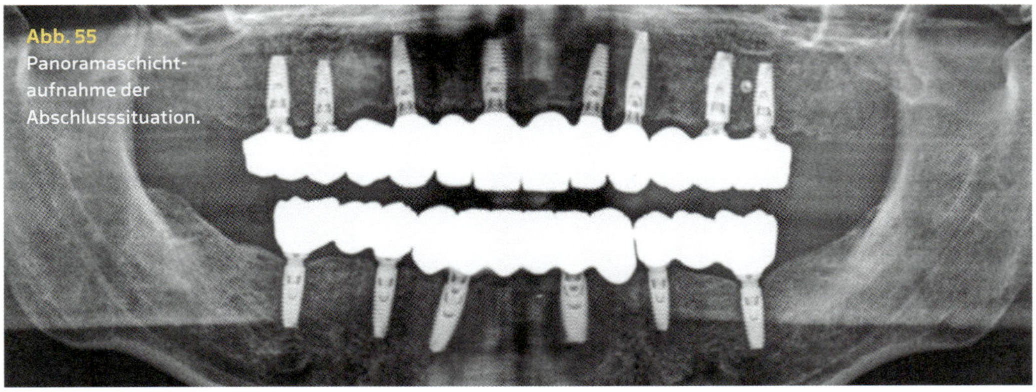

Abb. 55 Panoramaschichtaufnahme der Abschlusssituation.

Schlussfolgerungen

Dank der Entfernbarkeit der verschraubten definitiven Versorgung war ein Monitoring der Schnittstelle zu den natürlichen Geweben im zeitlichen Verlauf möglich[32,33]. Der vorliegende Fallbericht belegt, dass segmentierte Full-arch-FP1-Rekonstruktionen aus monolithischem Zirkonoxid, partiell unterstützt durch Titangerüste, vielversprechende Ergebnisse ermöglichen. Allerdings sind zusätzliche klinische Daten aus Studien mit längeren Nachbeobachtungszeiträumen erforderlich, um die Eignung dieses neuen Konzeptes in der täglichen Praxis beurteilen zu können. Voraussetzung für eine exakte Behandlungsplanung sind die korrekte Diagnostik und Klärung der Ätiologie des bevorstehenden totalen Zahnverlustes. Die Kombination digitaler Ansätze für alle Behandlungsphasen von der Diagnostik bis zur Herstellung des Zahnersatzes mit der Wahl geeigneter Materialien ermöglicht eine hochwertige Behandlung unter Bewältigung aller ästhetischen, funktionellen und biologischen Herausforderungen segmentierter FP1-Rekonstruktionen.

Literatur

1. Morton D, Gallucci G, Lin WS, et al. Group 2 ITI consensus report: Prosthodontics and implant dentistry. Clin Oral Implants Res 2018;29(suppl 16):215–223.
2. Tonetti MS, Greenwell H, Kornman KS. Staging and grading of periodontitis: Framework and proposal of a new classification and case definition. J Periodontol 2018;89(suppl 1):S159–S172 [erratum 2018;89:1475].
3. Mitrani R, Papaspyridakos P, Bedrossian EA, Goldberg J, Tsigarida A, Chochlidakis K. Treatment planning algorithm for patients with a terminal dentition [epub ahead of print 25 May 2024]. J Prosthet Dent doi:10.1016/j.prosdent.2024.04.029.
4. Karoussis IK, Salvi GE, Heitz-Mayfield LJ, Brägger U, Hämmerle CH, Lang NP. Long-term implant prognosis in patients with and without a history of chronic periodontitis: A 10-year prospective cohort study of the ITI Dental Implant System. Clin Oral Implants Res 2003;14:329–339.
5. Lago L, Rilo B, Fernández-Formoso N, DaSilva L. Implant rehabilitation planning protocol for the edentulous patient according to denture space, lip support, and smile line. J Prosthodont 2017;26:545–548.
6. Bidra AS. Three-dimensional esthetic analysis in treatment planning for implant-supported fixed prosthesis in the edentulous maxilla: Review of the esthetics literature. J Esthet Restor Dent 2011;23:219–236.
7. Ntovas P, Grybauskas S, Beiglboeck F, Kalash Z, Aida S, Att W. What comes first: Teeth or face? Recommendations for an interdisciplinary collaboration between facial esthetic surgery and dentistry [epub ahead of print 1 July 2024]. J Esthet Restor Dent doi:10.1111/jerd.13267.
8. Buduru S, Cofar F, Mesaroș A, Tăut M, Negucioiu M, Almășan O. Perceptions in digital smile design: Assessing laypeople and dental professionals' preferences using an artificial-intelligence-based application. Dent J (Basel) 2024;12:104.
9. Ntovas P, Karkazi F, Özbilen EÖ, et al. Perception of smile attractiveness among laypeople and orthodontists regarding the buccal corridor space, as it is defined by the eyes. An innovated technique. J Esthet Restor Dent 2023;35:345–351.
10. Pollini A, Goldberg J, Mitrani R, Morton D. The lip-tooth-ridge classification: A guidepost for edentulous maxillary arches. Diagnosis, risk assessment, and implant treatment indications. Int J Periodontics Restorative Dent 2017;37:835–841.
11. Joda T, Balmer M, Jung RE, Ioannidis A. Clinical use of digital applications for diagnostic and treatment planning in prosthodontics: A scoping review [epub ahead of print 22 December 2023]. Clin Oral Implants Res doi:10.1111/clr.14230.
12. Misch C. Classifications and treatment options of the completely edentulous arch in implant dentistry. Dent Today 1990;9:26,28–30.
13. Flügge T, Kramer J, Nelson K, Nahles S, Kernen F. Digital implantology—A review of virtual planning software for guided implant surgery. Part II: Prosthetic set-up and virtual implant planning. BMC Oral Health 2022;22:23.
14. Partalis C, Kamposiora P, Papavasiliou G, Doukoudakis A. Fabrication of a fixed provisional implant restoration. A report of three cases. Eur J Prosthodont Restor Dent 2010;18:55–59.
15. Norré D, Att W. STAR concept: A technique to improve the predictability of immediate implant placement and loading in edentulous arches. Int J Comput Dent 2022;25:303–323.
16. Pozzi A, Arcuri L, Block MS, Moy PK. Digital assisted soft tissue sculpturing (DASS) technique for immediate loading pink free complete arch implant prosthesis. J Prosthodont Res 2021;65:119–124.
17. Kang S, Hou Y, Cao J, Li S, Xue P, Jiang Y. Comparison of implantation accuracy among different navigated approaches: A systematic review and network meta-analysis. Int J Oral Maxillofac Implants 2024;(3):455–467.
18. Caramês JMM, Marques DNDS, Caramês GB, Francisco HCO, Vieira FA. Implant survival in immediately loaded full-arch rehabilitations following an anatomical classification system—A retrospective study in 1200 edentulous jaws. J Clin Med 2021;10:5167.
19. Gallardo YNR, da Silva-Olivio IR, Gonzaga L, Sesma N, Martin W. A systematic review of clinical outcomes on patients rehabilitated with complete-arch fixed implant-supported prostheses according to the time of loading. J Prosthodont 2019;28:958–968.
20. Dawson PE. Functional Occlusion From TMJ to Smile Design. Mosby, 2007.
21. Agnini A, Romeo D, Giulia B, Tommaso W, Christian C, Agnini A. Copy-paste concept: Full digital approach in the management of gingival emergence profiles. J Esthet Restor Dent 2023;35:222–229.
22. Bidra AS, Rungruanganunt P, Gauthier M. Clinical outcomes of full arch fixed implant-supported zirconia prostheses: A systematic review. Eur J Oral Implantol 2017;10:35–45.
23. AlTarawneh S, Thalji G, Cooper L. Full-arch implant-supported monolithic zirconia fixed dental prostheses: An updated systematic review. Int J Oral Implantol (Berl) 2021;14:13–22.
24. Pelekanos S, Ntovas P, Rizou V, Pozzi A. Translucent monolithic zirconia titanium-supported FP1 full-arch prosthesis: A novel proof of concept to address esthetic, functional, and biologic challenges. J Esthet Restor Dent 2024;36:197–206.
25. Mijiritsky E, Elad A, Krausz R, Ivanova V, Zlatev S. Clinical performance of full-arch implant-supported fixed restorations made of monolithic zirconia luted to a titanium bar: A retrospective study with a mean follow-up of 16 months. J Dent 2023;137:104675.
26. Pjetursson BE, Sailer I, Latyshev A, Rabel K, Kohal RJ, Karasan D. A systematic review and meta-analysis evaluating the survival, the failure, and the complication rates of veneered and monolithic all-ceramic implant-supported single crowns. Clin Oral Implants Res 2021;32(suppl 21):254–288 [erratum in 2021;32:1507].
27. Paula VG, Lorenzoni FC, Bonfante EA, Silva NR, Thompson VP, Bonfante G. Slow cooling protocol improves fatigue life of zirconia crowns. Dent Mater 2015;31:77–87.
28. Cesar PF, Miranda RBP, Santos KF, Scherrer SS, Zhang Y. Recent advances in dental zirconia: 15 years of material and processing evolution. Dent Mater 2024;40:824–836.
29. Gomez-Meda R, Esquivel J, Blatz MB. The esthetic biological contour concept for implant restoration emergence profile design. J Esthet Restor Dent 2021;33:173–184.
30. Blatz MB, Alvarez M, Sawyer K, Brindis M. How to bond zirconia: The APC concept. Compend Contin Educ Dent 2016;37:611–617.
31. Pitta J, Burkhardt F, Mekki M, Fehmer V, Mojon P, Sailer I. Effect of airborne-particle abrasion of a titanium base abutment on the stability of the bonded interface and retention forces of crowns after artificial aging. J Prosthet Dent 2021;126:214–221.
32. Chochlidakis K, Ercoli C, Einarsdottir E, et al. Implant survival and biologic complications of implant fixed complete dental prostheses: An up to 5-year retrospective study. J Prosthet Dent 2022;128:375–381.
33. Al-Radha AS, Dymock D, Younes C, O'Sullivan D. Surface properties of titanium and zirconia dental implant materials and their effect on bacterial adhesion. J Dent 2012;40:146–153.

FP1-Rekonstruktionen zur Rehabilitation bei versagender Restbezahnung:

Ein digitaler parodontologisch-prothetischer Ansatz

Ramon Gomez Meda, DDS[1]
Jonathan Esquivel, DDS[2]

[1]Meda Institut, Ponferrada, Spanien.
[2]Private Praxis, Metairie, Louisiana, USA.

Korrespondenz an:
Jonathan Esquivel,
jesquiveldds@gmail.com

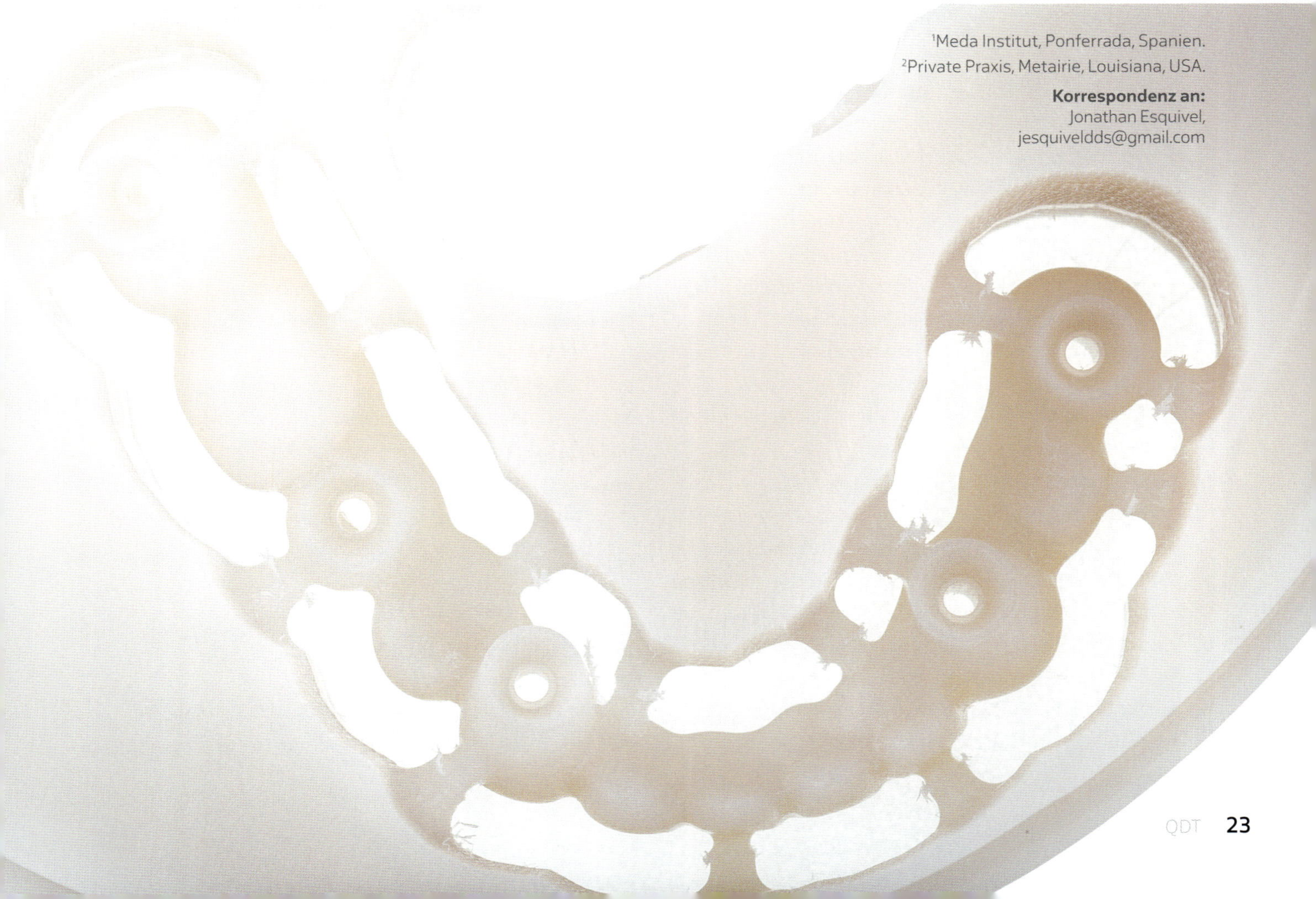

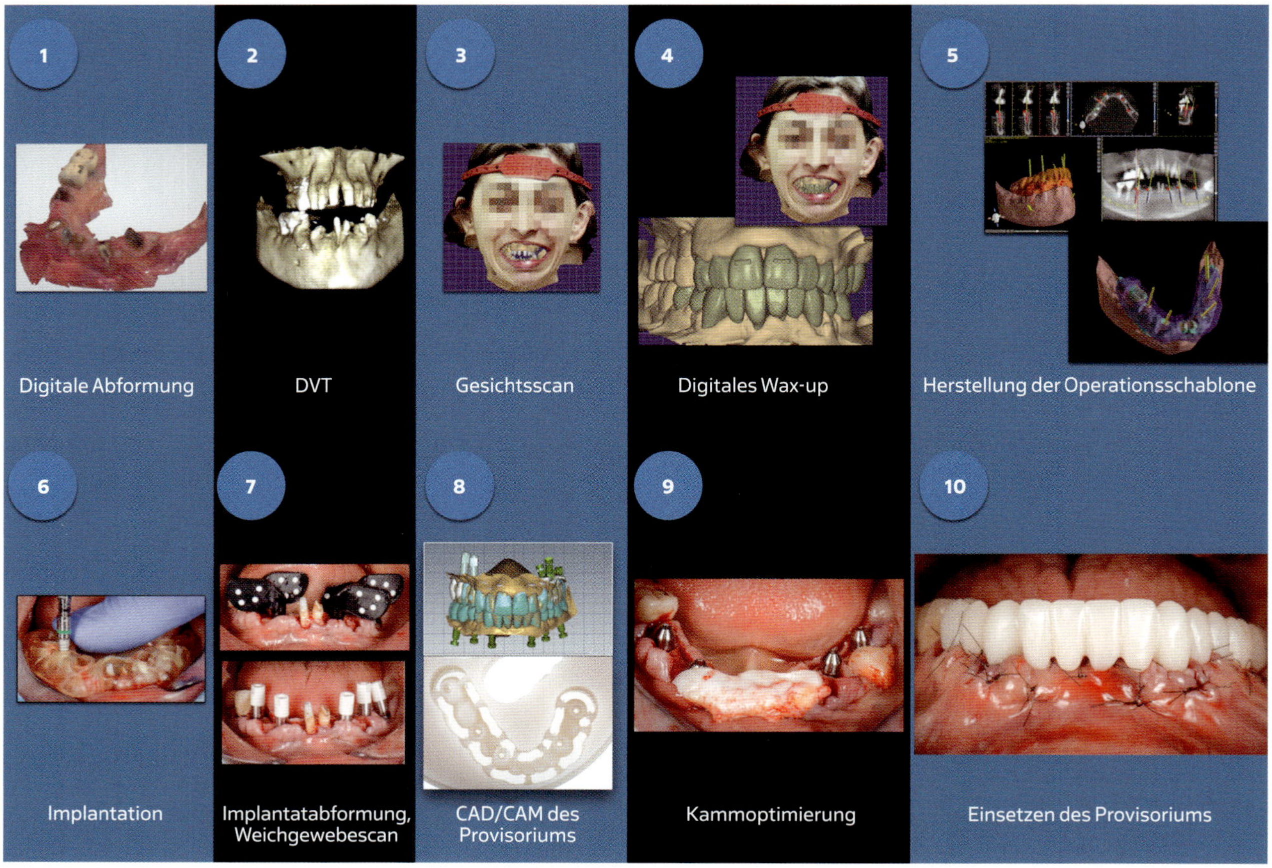

Abb. 1 Workflow des vorgestellten digitalen parodontologisch-prothetischen Ansatzes von der Planung bis zum Einsetzen der Provisorien. Zu beachten ist, dass Schritt 8, die digitale Konstruktion des Provisoriums, nach dem Intraoralscan und der Implantatabformung mittels Stereofotogrammmetrie beginnt und während Schritt 9, der Optimierung der Weichgewebesituation, fortgesetzt wird.

Die implantatgetragene Rehabilitation des gesamten Kiefers ist ein anspruchsvoller, komplexer therapeutischer Ansatz. Bei der Behandlungsplanung ist das faziale Gesamtbild zu berücksichtigen, und es muss eine stabile Funktion, Ästhetik und biologische Integration erreicht werden. Für Behandlungen dieser Art finden sich etliche Vorschläge zu möglichen analogen und digitalen Arbeitsabläufen[1–5]. Analoge Ansätze sind erwiesenermaßen erfolgreich, aber auch zeitaufwendig, techniksensitiv und kostspielig. Das Arbeiten im digitalen Workflow kann die Behandlung demgegenüber effizienter machen[6].

Idealerweise sollten Patienten mit versagender Restbezahnung mit Rekonstruktionen der Misch-Klasse FP1 (normal geformte künstliche Kronen ohne künstliches Zahnfleisch) rehabilitiert werden, da diese die natürliche Situation besser nachbilden als FP2- und FP3-Prothetik (FP2: verlängerte Kronenformen, FP3: Zahnkronen mit rosa Zahnfleischanteil)[7]. Allerdings setzen FP1-Rekonstruktionen eine exaktere Behandlungsplanung voraus. Dieser Beitrag stellt einen digitalen parodontologisch-prothetischen Ansatz vor, um FP1-Versorgungen effizient und mit vorhersagbarem Ergebnis zu realisieren. Das vorgeschlagene Protokoll umfasst die virtuelle Planung eines minimalinvasiven parodontalchirurgischen Eingriffs, die In-House-Planung und -Herstellung von Sofortprovisorien, die Implantation und simultane Weichgewebeaugmentation im Frontzahnbereich sowie Maßnahmen zur Knochenerhaltung oder -rekonstruktion, um die Wahrscheinlichkeit eines guten Ergebnisses zu erhöhen. Abbildung 1 bietet einen Überblick über die einzelnen Arbeitsschritte, die in den folgenden Abschnitten im Detail erläutert werden, um Zahnärzten eine Orientierungshilfe für die erfolgreiche Planung und Durchführung von FP1-Rehabilitationen an die Hand zu geben.

Indikationsstellung und prothetische Planung

Für die Wahl des geeigneten prothetischen Typs einer Full-arch-Rekonstruktion bei Patienten mit versagendem

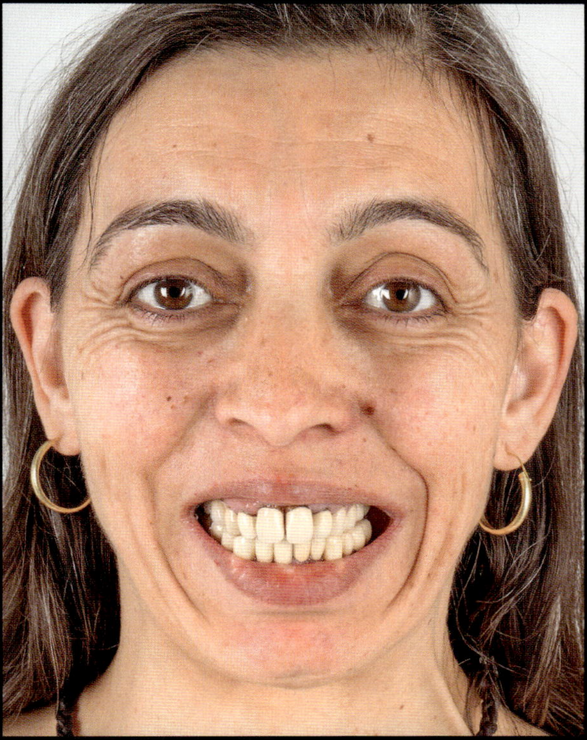

Abb. 2 *Erster Beispielfall.* **Ausgangssituation mit inadäquater dentaler Ästhetik bei einer Patientin mit hoher Lachlinie.**

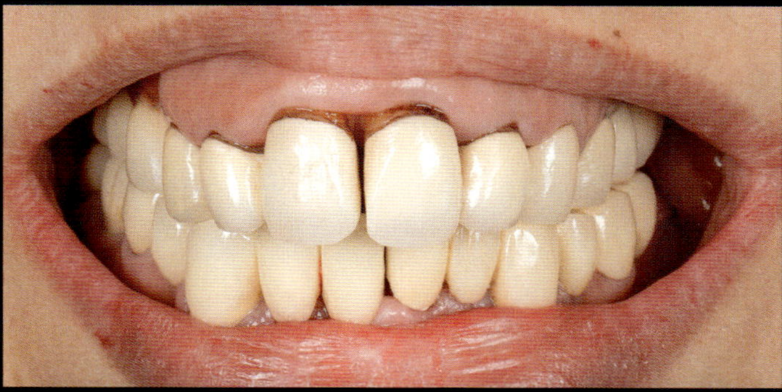

Abb. 3 **Lippenbild, das die insuffiziente Weichgewebeintegration der Restaurationen mit ästhetisch unbefriedigender Wirkung zeigt.**

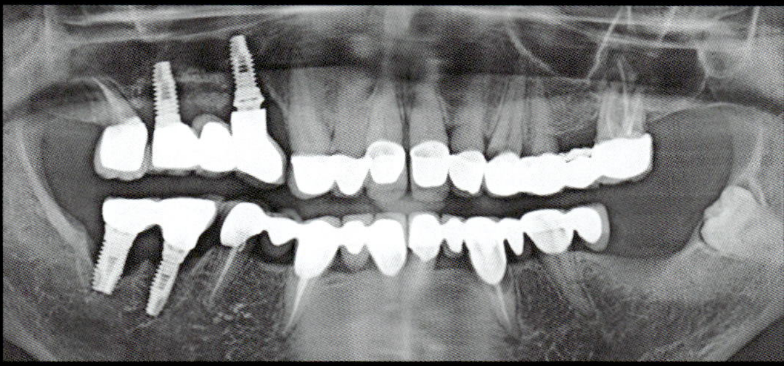

Abb. 4 **Panoramaschichtaufnahme der Ausgangssituation mit versagenden Implantaten, Restaurationen und Zähnen.**

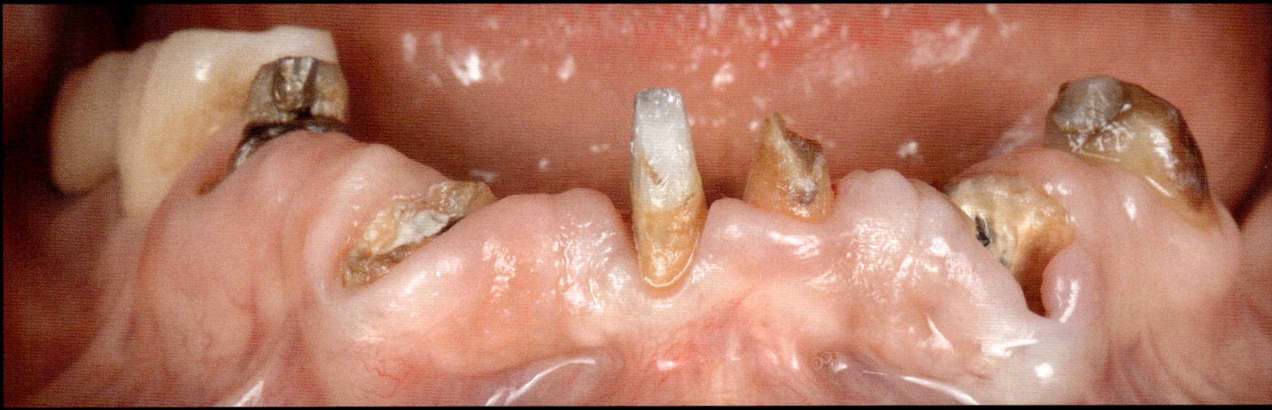

Abb. 5 **Nach Diskussion mehrerer Behandlungsoptionen wurden die alten festsitzenden Rekonstruktionen entfernt und es wurde eine implantatgetragene FP1-Rekonstruktion für den Unterkiefer geplant.**

Restgebiss ist eine korrekte Indikationsstellung wichtig. Die Entscheidung zwischen einem FP1-, FP2- und FP3-Design sollte auf einer umfassenden Analyse beruhen, die das Alter, die Allgemeingesundheit, die Lippenunterstützung und -beweglichkeit, eventuelle Parafunktionen und die ästhetischen Ansprüche des Patienten berücksichtigt (Abb. 2 bis 5)[7–9]. Patienten mit versagenden Restzähnen können rekonstruktiv eine additive oder eine subtraktive Ausgangssituation bieten. Unter einer additiven Situation ist zu verstehen, dass das Weichgewebe, der Knochen und die Zähne apikal eines idealen Niveaus liegen. Haben sich der Knochen und das Weichgewebe weit nach apikal zurückgezogen, kann die Ästhetik einer FP1-Rekonstruktion unbefriedigend bleiben und eine FP2- oder FP3-Lösung angezeigt sein[7,9]. Eine subtraktive Situation ist demgegenüber durch eine koronalere Lage von Knochen, Weichgewebe und Zähnen gekennzeichnet, als ideal wäre, sodass die korrekte Zahnaufstellung und ihre intraorale Kontrolle problematisch werden. Der digitalen Planung kommt also für eine exakte, erfolgreiche Behandlung entscheidende Bedeutung zu.

Der Behandlungsplan sollte sich unbedingt auf digitale Planungshilfsmittel stützen und das gesamte Gesicht berücksichtigen. Durch Fusionieren der STL-Daten eines

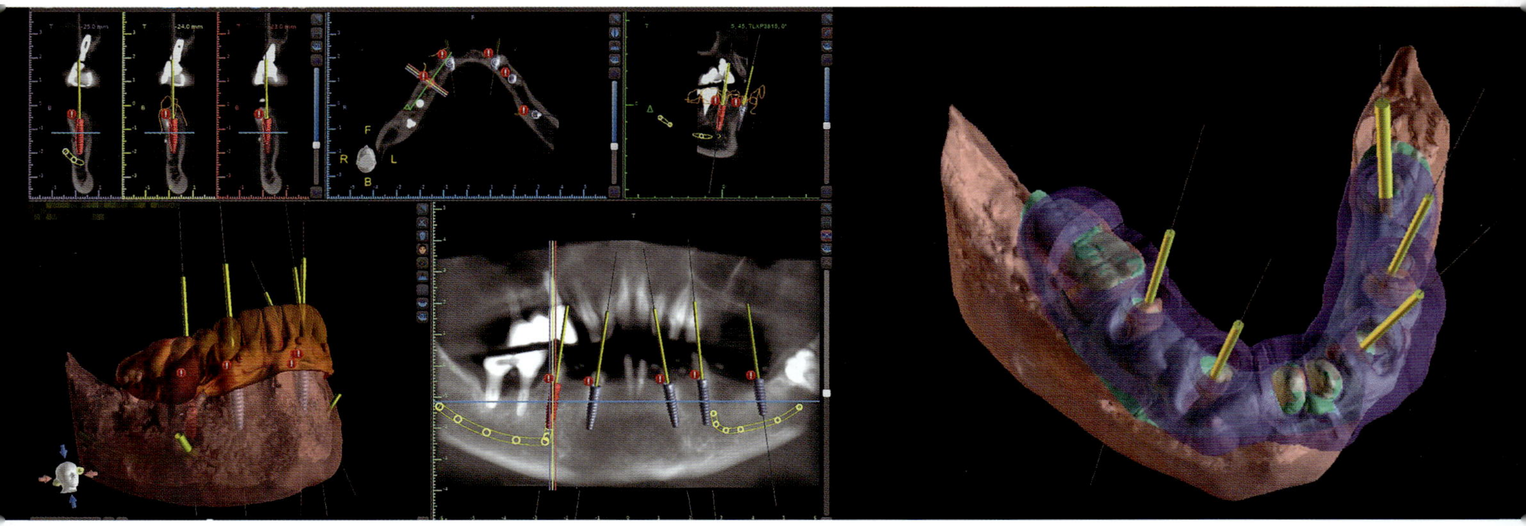

Abb. 6 In einer CAD-Software (Fa. Exocad, Darmstadt, Deutschland) wurde ein digitales Wax-up erstellt und anschließend in eine Implantatplanungssoftware (Fa. Blue Sky Bio, Libertyville, IL, USA) importiert. Nach Überlagerung mit der DVT und dem Intraoralscan folgten die prothetisch orientierte Implantatplanung sowie die Konstruktion und der 3D-Druck einer Operationsschablone.

Intraoralscans mit einer Porträtaufnahme des lächelnden Patienten oder einem Gesichtsscan erhält man einen digitalen Patienten, der eine exakte prothetische Planung ermöglicht. Diese wird in einer Implantatplanungssoftware mit den DICOM-Daten einer digitalen Volumentomografie zusammengeführt, wo die am künftigen Zahnersatz und dem Knochenangebot orientierte Bestimmung der Implantatpositionen erfolgt (Abb. 6)[10,11].

Operationsplanung, Implantatchirurgie, Wahl der Abutments

Entscheidend für FP1-Lösungen ist die Sofortbelastung, das heißt eine hohe Primärstabilität (> 45 Ncm) der Implantate. Der Implantattyp muss daher im Hinblick auf eine hohe Stabilität gewählt werden, und für den ästhetischen und funktionellen Erfolg ist eine exakte dreidimensionale Platzierung wichtig[11]. Dabei muss zwischen benachbarten Implantaten ein ausreichender mesiodistaler Abstand für das interimplantäre Weichgewebe zwingend eingehalten werden. Außerdem sind die Implantate möglichst palatinal zu platzieren, um die mit vestibulären Implantatpositionen verbundene Rezessionsgefahr zu vermeiden[12]. Der wichtigste Parameter ist jedoch die Insertionstiefe der Implantate, da sich für FP1-Lösungen transmukosale Abutments empfehlen, die entsprechend Platz benötigen. Die Höhe und Angulation dieser Abutments hängen von der Tiefe und Neigung des Implantats ab. Allgemein empfiehlt sich auf einem axial eingesetzten Implantat, dessen Plattform 4 mm apikal des vestibulären Kronenrands liegt, ein gerades transmukosales Abutment von 2 mm Höhe. Dagegen wird auf Implantaten, die stark geneigt sind (um anatomischen Strukturen auszuweichen oder der Knochenform im vorderen Oberkiefer zu folgen), eine Abutmentverbindung mit 15° bis 30° Angulation benötigt. Hier ist der koronalste Punkt der Implantatplattform 4 mm apikal des Restaurationszenits zu platzieren, um Platz für den höheren Ansatz des gewinkelten Abutments zu gewinnen (Abb. 7).

Für eine FP1-Rekonstruktion des gesamten Kiefers werden mindestens 4 Implantate benötigt, aber 6 bis 8 Implantate empfohlen. Nach Abschluss der prothetischen und Implantatplanung wird eine hülsenlose Operationsschablone (was Fertigungskosten und -zeit spart) hergestellt[13,14]. Einige möglichst wenig gelockerte Zähne der versagenden Restbezahnung sollten während der Planung behalten werden, um die Schablonen genauer positionieren zu können[15]. Falls möglich sollte der Zahnarzt 3 bis 4 strategisch über den Zahnbogen verteilte Zähne während der chirurgischen Phase belassen (Abb. 8 und 9). Zähne sind auch prothetisch hilfreich, da sie die Überlagerung der prä- und postchirurgischen Intraoralscans für die Provisorienherstellung erleichtern.

Digitale Abformung und Konstruktion der Sofortprovisorien

Provisorien für FP1-Versorgungen lassen sich analog oder digital herstellen. Der analoge Ansatz ist laborintensiv. Die Emergenzprofile und Pontic-Basen werden

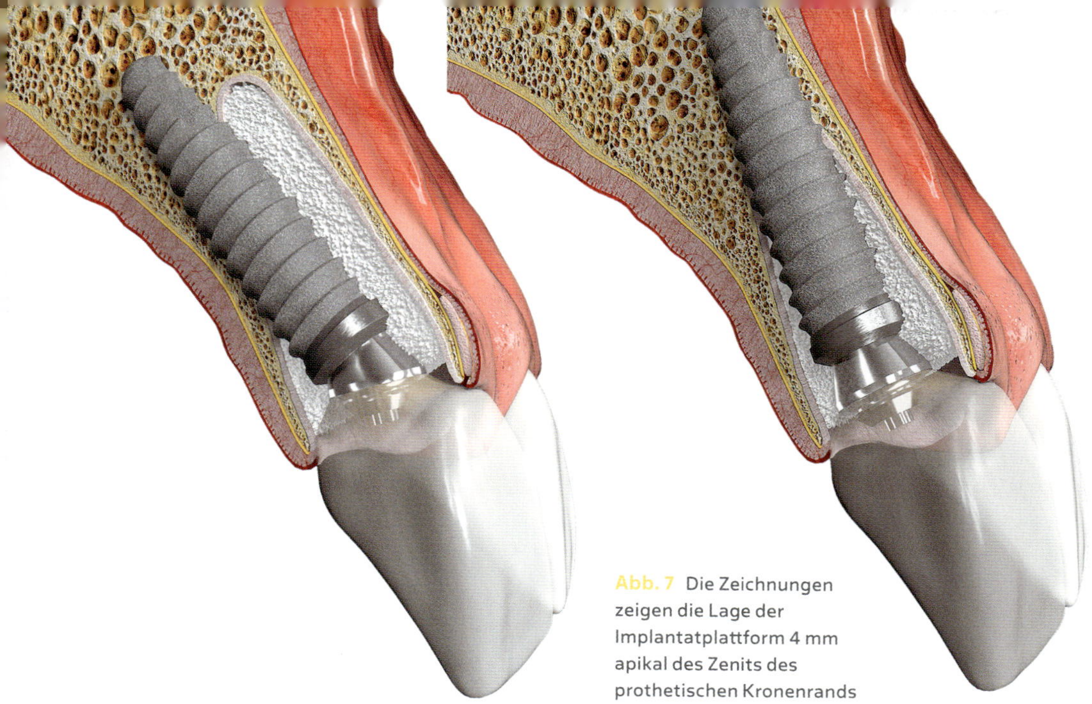

Abb. 7 Die Zeichnungen zeigen die Lage der Implantatplattform 4 mm apikal des Zenits des prothetischen Kronenrands für ein anguliert und ein axial eingesetztes Implantat mit gewinkeltem bzw. geradem transmukosalem Abutment.

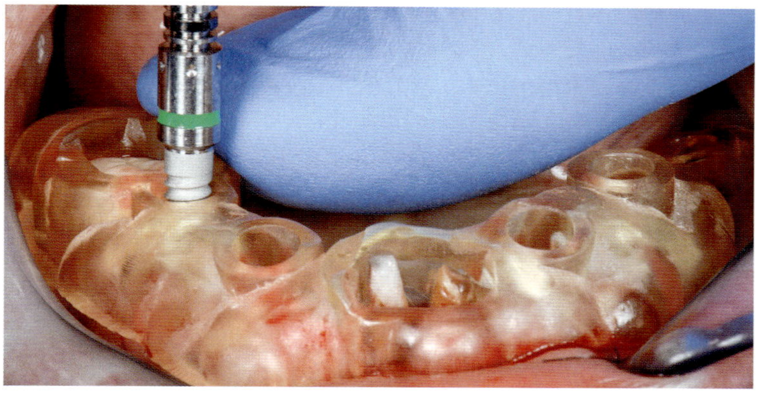

Abb. 8 Implantatinsertion, geführt durch eine zahngelagerte hülsenlose Schablone.

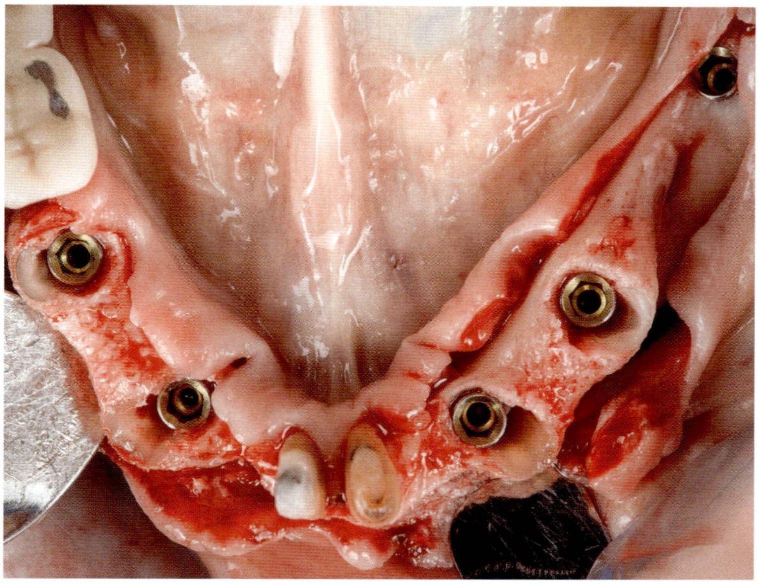

Abb. 9 Sofortimplantationen unter Verwendung der Sockel-Shield-Technik.

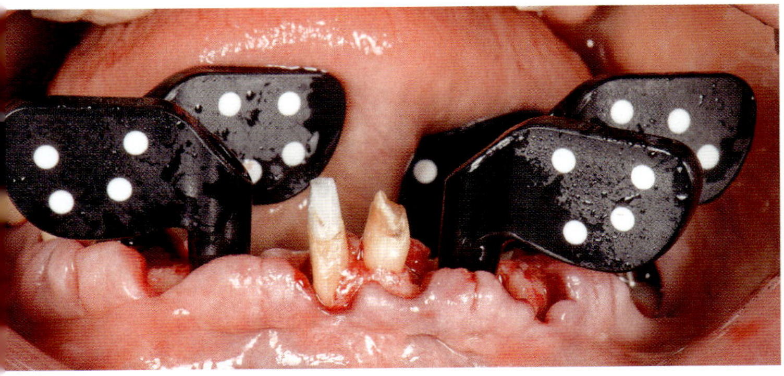

Abb. 10 Ein Stereofotogrammmetriesystem (Fa. PIC dental, Torrelodones, Spanien) wird verwendet, um die Positionen und Neigungen der Implantate mit der für die Full-arch-Rekonstruktion benötigten Genauigkeit zu erfassen.

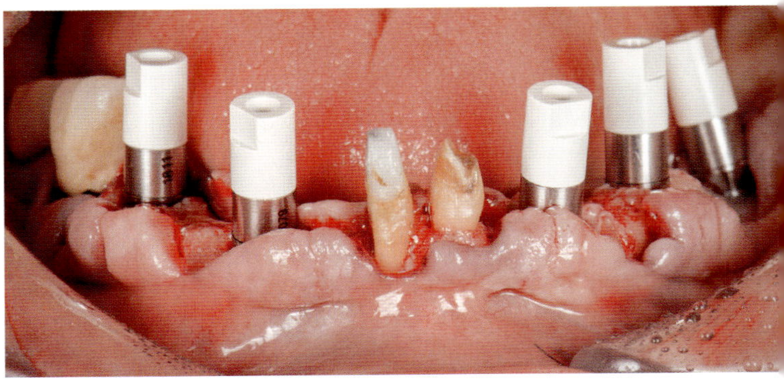

Abb. 11 Zusätzlich wird ein Intraoralscan durchgeführt, um die Weichgewebesituation in Relation zu den Implantatpositionen abzuformen.

arbiträr gestaltet, ohne dass der darunterliegende Knochen direkt berücksichtigt werden kann, was die Eingliederung verkompliziert[16,17]. Eine vorherige Analyse der Knochenposition in Relation zu den Pontic-Basen ist unabdingbar. Pozzi et al. geben an, dass zwischen Pontic-Basis und Knochen 2 bis 3 mm biologischer Raum bleiben müssen, um eine Ausdünnung des Epithels und andere biologisch ungünstige Reaktionen zu vermeiden[18]. Es wurden verschiedene Techniken zur Herstellung dieses Raums mit unterschiedlichen Lappentechniken wie Mikrolappen und piezoelektrischer Chirurgie beschrieben[17,19,20]. Um arbiträre Anpassungen so weit wie möglich zu reduzieren und die Genauigkeit der Implantatsetzung, Knochenrekonturierung und Sofortbelastung zu erhöhen, wird der Einsatz stapelbarer Schablonen empfohlen[21–24]. Nach der Implantatsetzung und Knochenrekonturierung ist bei den meisten Techniken ein intraoraler Pick-up mit Unterfütterung des Provisoriums erforderlich, ein zeitaufwendiger, techniksensitiver Arbeitsschritt.

Wenn geplant ist, ein vorgefertigtes Sofortprovisorium einzusetzen, muss eine sehr genaue Übereinstimmung der realen mit den geplanten Implantatpositionen gegeben sein. Digitale Ganzkieferabformungen sind weniger genau als Intraoralscans für kurzspannige oder Einzelzahnrekonstruktionen, weshalb mehrere Techniken zur Verbesserung ihrer Präzision und Richtigkeit vorgeschlagen werden[25–31]. Eine genauere Erfassung der Plattformposition und Implantatneigung für den gesamten Kiefer ermöglicht die Stereofotogrammmetrie, mit deren Hilfe die Herstellung von Full-arch-Provisorien möglich ist, die ohne Unterfütterung direkt auf den transmukosalen Abutments eingesetzt werden können[25–31]. Hierzu werden nach der Implantatinsertion Fotogrammmetriemarker auf die transmukosalen Abutments geschraubt und die Implantatpositionen und -neigungen mit der Fotogrammmetriekamera erfasst. Allerdings wird hierbei das Weichgewebe nicht abgeformt, weshalb die entsprechenden Oberflächendaten zusätzlich durch einen Intraoralscan bereitgestellt werden müssen (Abb. 10 und 11)[31].

Das so gewonnene digitale Modell wird mit dem prächirurgischen Scan überlagert und das ursprüngliche virtuelle Wax-up wird so modifiziert, dass alle Implantatstellen unterkonturierte Emergenzprofile erhalten (Abb. 12). Die biologische Kontaktzone (B-Zone) des Provisoriums ist möglichst konkav zu gestalten, um Platz für Bindegewebetransplantate (BGT) zu schaffen, die simultan mit der provisorischen Versorgung platziert werden. Die krestale Zone (K-Zone) wird bei FP1-Rekonstruktionen durch die 2 mm hohen transmukosalen Abutments repräsentiert, weshalb hier eine sorgfältige Wahl des Abutmentdesigns dafür sorgen muss, dass Komplikationen durch eine überkonturierte K-Zone vermieden werden[32]. Die digital konstruierte, unterkonturierte Form des Provisoriums dient als Referenz, um das benötigte BGT-Volumen vorab einzuschätzen, und wird intraoral für eine Stabilisierung des BGT, des Koagulums, der Papillen und des Gingivarands sorgen. Die abschließenden Konturen und Emergenzprofile werden durch Anpassungen nach der Osseointegration und Weichgewebereifung hergestellt[32–34]. Die Pontics des Provisoriums können voll- oder unterkonturiert gestaltet werden, je nachdem, ob eine Weichgewebeaugmentation an der Ponticstelle nötig sein wird: Auf augmentierte Stellen sollte zunächst kein Druck ausgeübt werden, um die Weichgewebeheilung nicht zu beeinträchtigen, während mit fortschreitender Reifung des Gewebes die Ponticbasis schrittweise zu

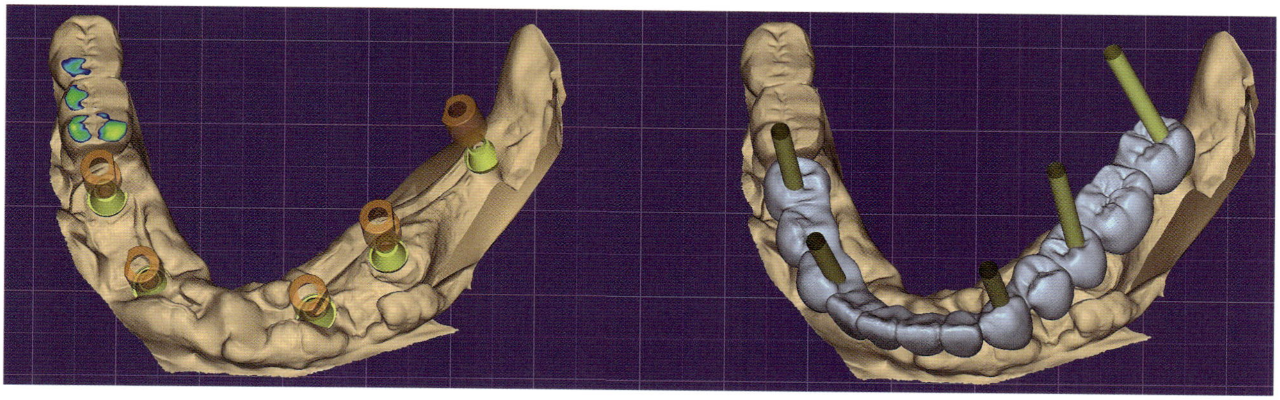

Abb. 12 Beide Datensätze (Stereofotogrammmetrie und Intraoralscan) werden mit dem zuvor erstellten digitalen Wax-up in der CAD-Software überlagert. Die erhaltenen Restzähne dienen hierbei als Referenzstrukturen. Anschließend wird die konstruierte Rekonstruktion mit den Positionen der transmukosalen Abutments fusioniert und das so gewonnene STL-File an die Fräsmaschine gesendet, wo das monolithische Provisorium aus mehrschichtigem PMMA entsteht.

Abb. 13 Die Zeichnungen illustrieren die Optimierung einer Pontic-Stelle durch ein Bindegewebetransplantat (BGT), das zur Augmentation des labialen Kammvolumens platziert wurde. Das provisorische Pontic wird mit voller Kronenlänge konstruiert, aber so, dass während der Einheilung und Reifung kein Druck auf das Transplantat ausgeübt wird.

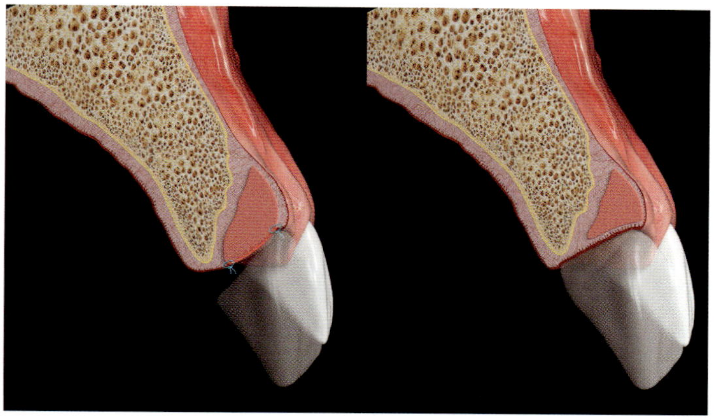

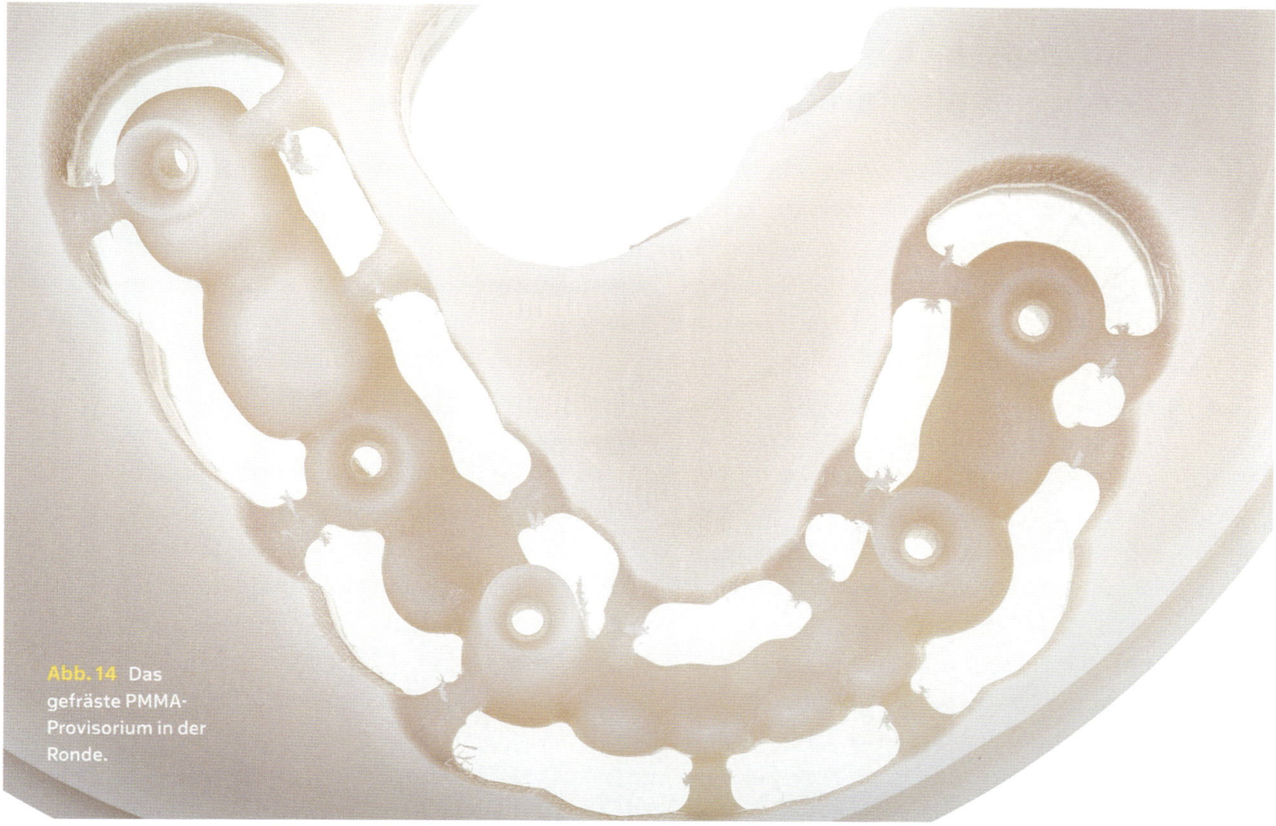

Abb. 14 Das gefräste PMMA-Provisorium in der Ronde.

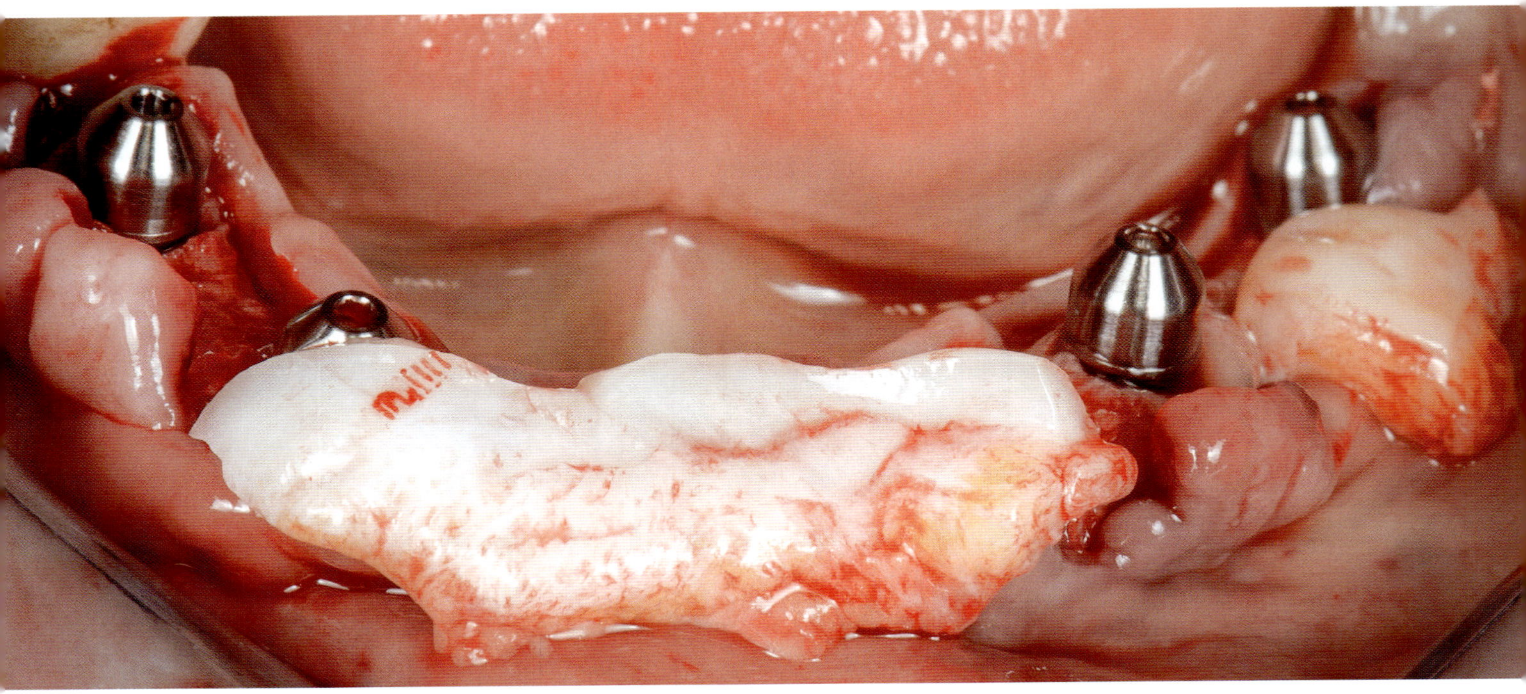

Abb. 15 Alveolenerhaltungstechniken und BGT dienen dazu, das nötige Pontic-Volumen zu ermöglichen und eine ausreichende Weichgewebedicke und Breite des keratinisierten Gewebes herzustellen.

einer flachen, gestuften oder ovalen Form aufgebaut wird (Abb. 13)[35,36]. Nach Abschluss der Konstruktion kann das FP1-Provisorium aus einem hochfesten Kunststoff 3D-gedruckt oder aus Polymethylmethacrylat (PMMA) bzw., für Patienten mit Parafunktion, aus Polyoyxmethylen (POM) gefräst werden (Abb. 14)[37].

Chirurgische Überlegungen und Verbesserung der periimplantären Situation

Primär sieht das beschriebene Protokoll minimalinvasive Extraktionen und ein lappenfreies chirurgisches Vorgehen in Verbindung mit der Implantatsetzung und Weichgewebetransplantation vor. Allerdings wird eine Lappenbildung nötig, wenn umfangreiche Weichgewebe- oder Knochenrekonstruktionen erforderlich sind. Daher ist während der Planungsphase eine gründliche digitale Analyse der Kammdimensionen angezeigt, um günstige Implantatpositionen wählen und evaluieren zu können, ob die entsprechenden Stellen rekonstruiert oder reduziert werden müssen[18,38,39].

Die nach Extraktionen auftretenden Remodellierungsprozesse führen insbesondere bei dünnen parodontalen Phänotypen nicht selten zu einem vertikalen und horizontalen Kollaps des Kamms[40]. Die Kammerhaltung und Rekonstruktion mit (auto-, allo- oder xenogenen) Knochentransplantaten, Teilextraktionstechniken (bspw. Socket-Shield-Technik) oder auch die Transplantation von Bindegewebe können diesem Phänomen vorbeugen oder es korrigieren (Abb. 15)[41–46]. Eine Verdickung des Phänotyps kann die Stabilität des Knochens und die Ästhetik des Weichgewebes und der Papillen auf lange Sicht verbessern[46–48]. Zwar lässt sich zur Verbesserung der Weichgewebesituation auch xenogene Kollagenmatrix verwenden[49], aber BGT liefern bessere Langzeitergebnisse[50]. Für FP1-Rekonstruktionen ist die Optimierung der Kammstellen insofern wichtig, als nach der Gesamtextraktion der Restbezahnung mit erheblichen Dimensionsveränderungen des Kamms zu rechnen ist. Das hier vorgeschlagene Protokoll sieht

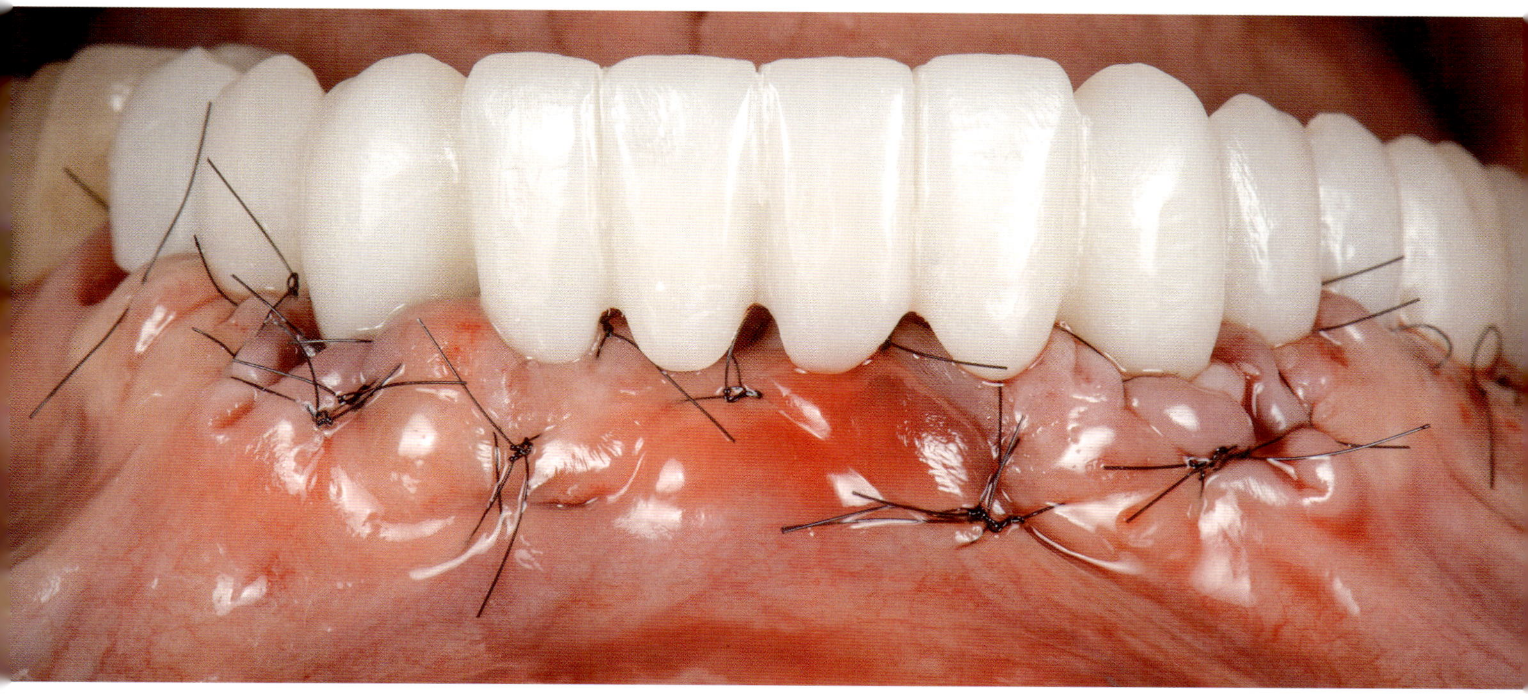

Abb. 16 Sofortbelastung der Implantate mit dem Provisorium, das auf den transmukosalen Abutments eingesetzt wurde.

die Platzierung von BGT an Implantat- und Ponticstellen im Frontzahnbereich simultan mit der Implantatsetzung vor, um die im Zuge der Heilung auftretende Kammschrumpfung auszugleichen und zusätzliche Morbidität zu vermeiden, wie sie mit weiteren Eingriffen verbunden wäre.

Einsetzen des Provisoriums und prothetische Weichgewebekonditionierung

Nach dem Einsetzen des Provisoriums ist den Geweben Zeit zur Stabilisierung zu lassen (Abb. 16)[34]. Die meisten Konzepte sehen eine Provisoriumsphase von 3 bis 4 Monaten vor. Allerdings werden 11 bis 22 % vertikaler Knochenverlust und bis zu 63 % horizontale Dimensionsveränderungen über einen Zeitraum von 6 Monaten nach der Extraktion berichtet und die Remodellierung kann bis zu 12 Monate anhalten[51]. Aus diesem Grund bevorzugt der hier vorgeschlagene digitale parodontologisch-prothetische Ansatz eine provisorische Versorgung über 6 bis 12 Monate, um eine stabilere Gewebesituation abzuwarten und länger Gelegenheit zur Entwicklung der Emergenzprofile von Implantat- und Ponticstellen zu haben. Wird der biologische Raum während der Provisoriumsphase beeinträchtigt, besteht die Möglichkeit, anstelle einer korrigierenden Osteotomie einige Monate auf das Gewebe zu warten, bevor über das endgültige Emergenzprofil entschieden wird, was dem minimalinvasiven Prinzip entspricht[18].

Weichgewebekonditionierung und Eingliederung des definitiven Zahnersatzes

Nach 3- bis 4-monatiger Osseointegration und Weichgewebereifung sollte das Provisorium neu bewertet werden. Die Formen können zu diesem Zeitpunkt durch Antragen oder Entfernen

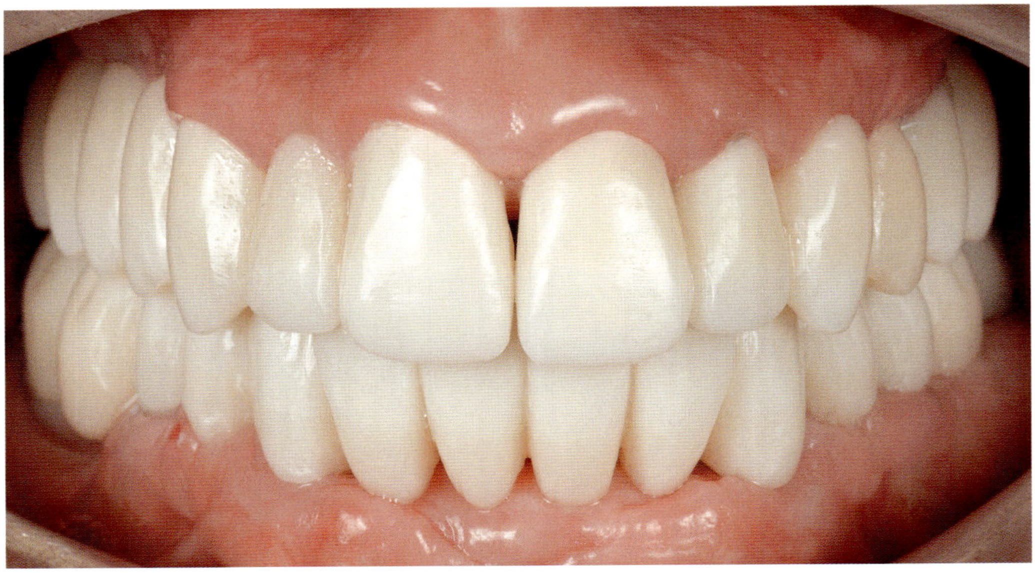

Abb. 17 Oft wird eine zweites Provisorium benötigt, um nach der Heilung den Druck im Bereich der Ponticstellen zu erhöhen und die Ästhetik vor der definitiven digitalen Abformung zu verbessern.

von Restaurationsmaterial in der Emergenzzone (E-Zone) modifiziert werden, um die Position des Weichgewebezenits anzupassen (Abb. 17). Ist das Weichgewebe übermäßig geschrumpft, wird in der B-Zone Material angetragen, um Weichgewebe vestibulär und approximal zu verdrängen und die heilungsbedingte BGT-Schrumpfung zu kompensieren[46]. Bei Patienten mit dünnem Phänotyp, hoher Lippenlinie und gesteigerten ästhetischen Erwartungen ist eine einjährige provisorische Phase anzuraten, um die Geweberemodellierung vollständig abzuwarten, bevor der definitive Zahnersatz hergestellt wird.

Ist das Weichgewebe ausgereift und durch das Provisorium adäquat konditioniert, erfolgt ein dreifacher Scan[52]. Erstens wird das Provisorium intraoral gescannt, zweitens werden extraoral die Emergenzprofile und Ponticformen erfasst und drittens wird ein Scan der Weichgewebeanatomie vorgenommen. Ein erneuter Scan der Implantatpositionen ist nicht erforderlich, da diese bereits mittels Intraoralscan und Stereofotogrammmetrie erfasst wurden. Letztere sind jedoch ebenfalls erneut durchzuführen, wenn transmukosale Abutments gewechselt werden (Abb. 18). Die Zirkonoxidrestauration wird schließlich durch Kopierfräsen nach dem Provisorium gefertigt, um eine Übernahme aller prothetischen, funktionellen und biologischen Informationen sicherzustellen (Abb. 19 bis 22).

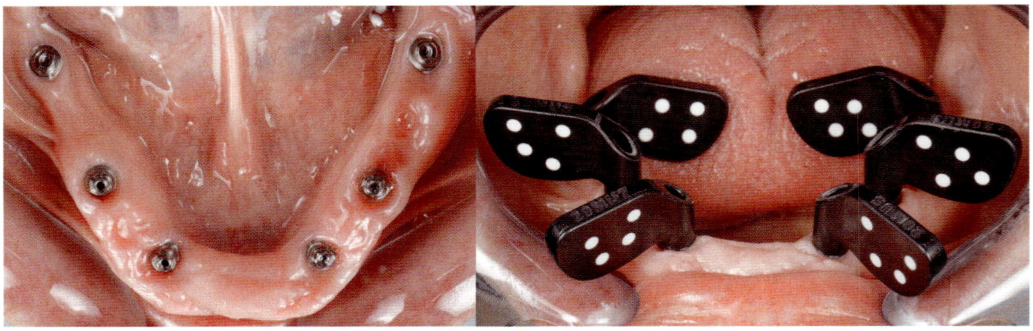

Abb. 18 Wenn weitere Implantate oder transmukosale Abutments mit einer anderen Höhe eingesetzt wurden, ist eine neue stereofotogrammmetrische Abformung erforderlich, um ein exaktes digitales Modell zu erhalten.

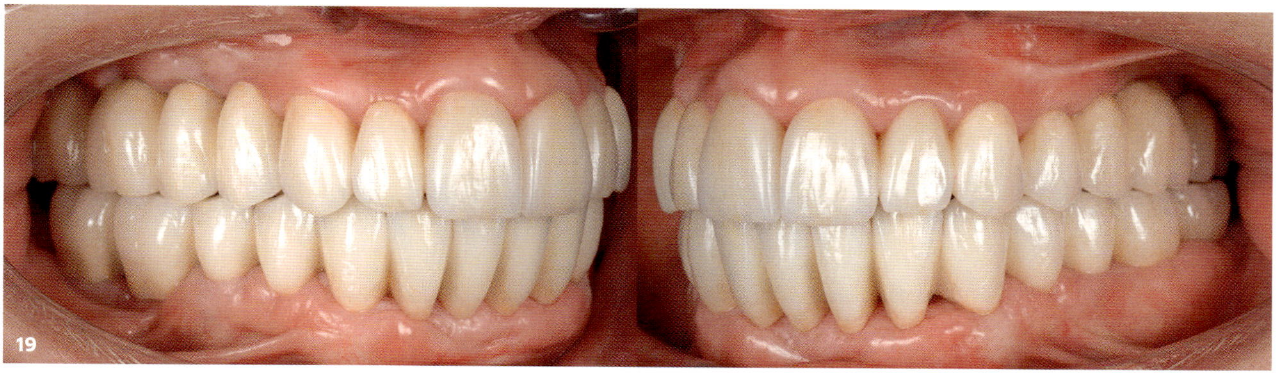

19

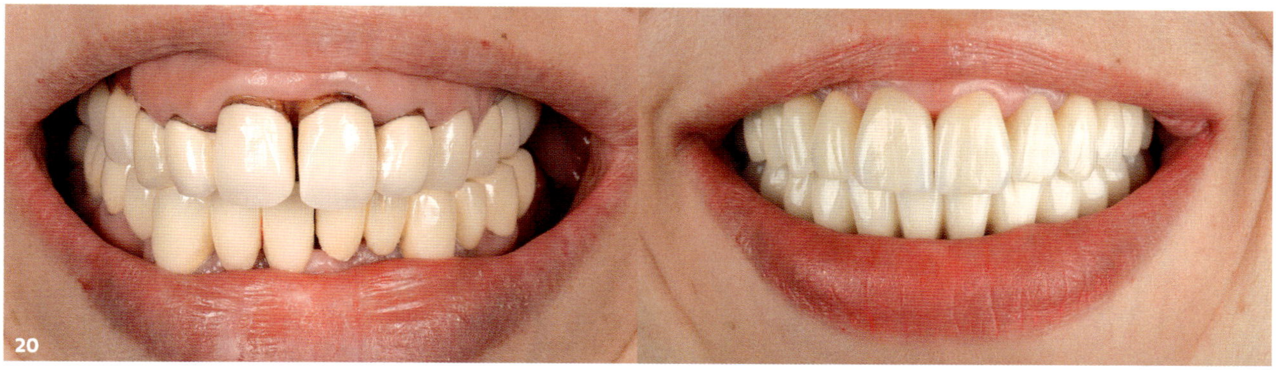

20

21

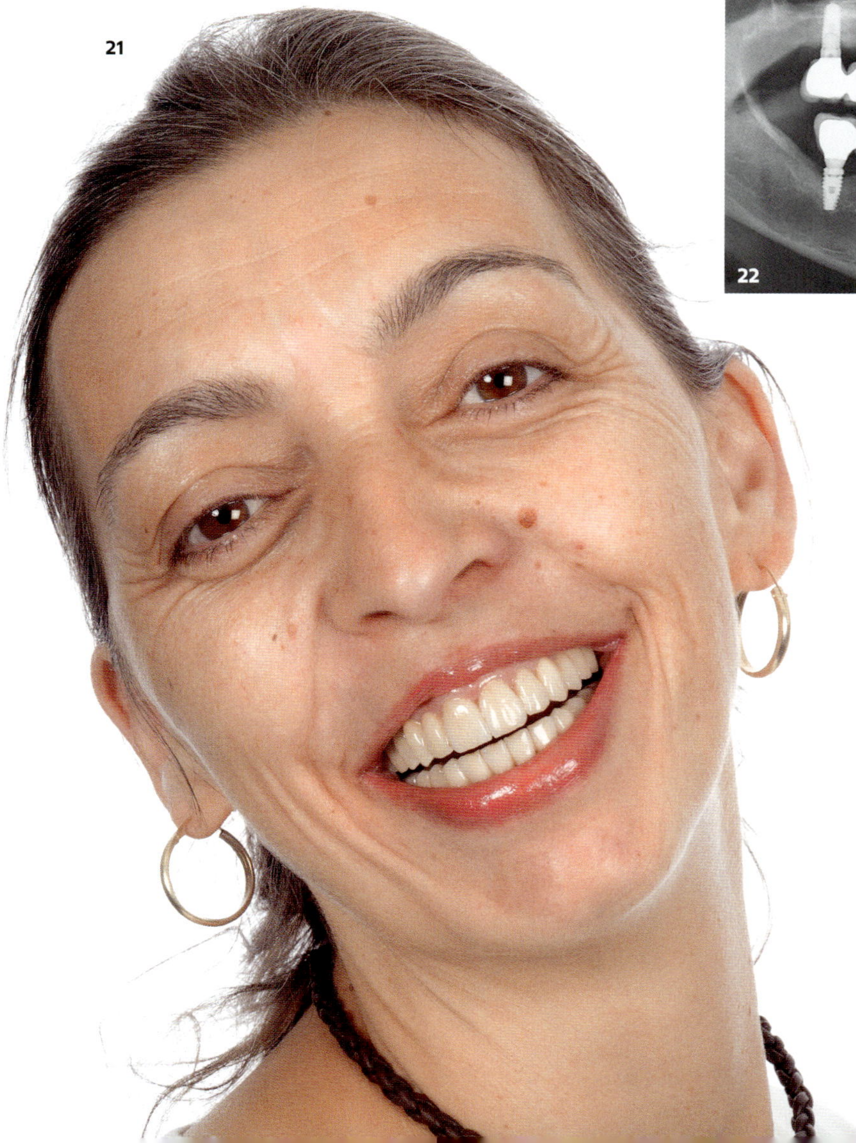

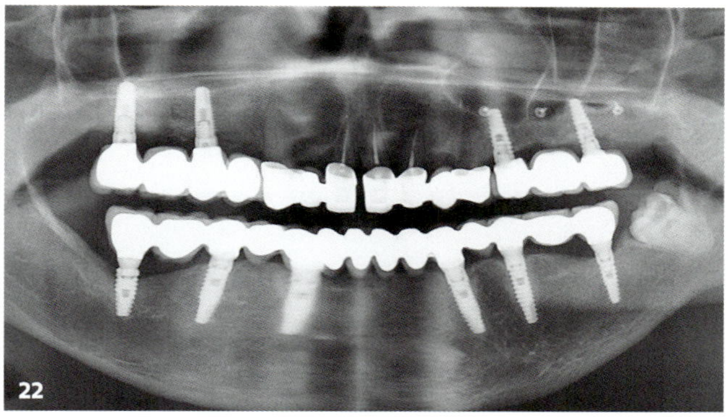

22

Abb. 19 Die Lateralansichten lassen den Unterschied zwischen den Pontics 46 und 36 erkennen. Unter letzterem war ein BGT platziert worden, um das Kammvolumen zu erhöhen.

Abb. 20 Lippenbilder vor und nach der Behandlung.

Abb. 21 Abschließendes Bild der lächelnden Patientin.

Abb. 22 Panoramaschichtaufnahme der Abschlusssituation.

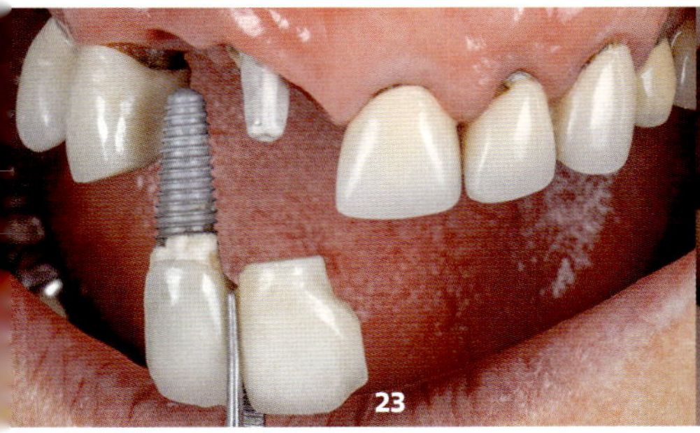

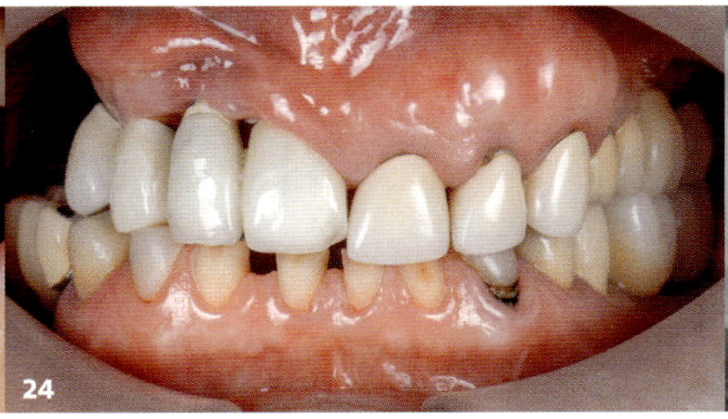

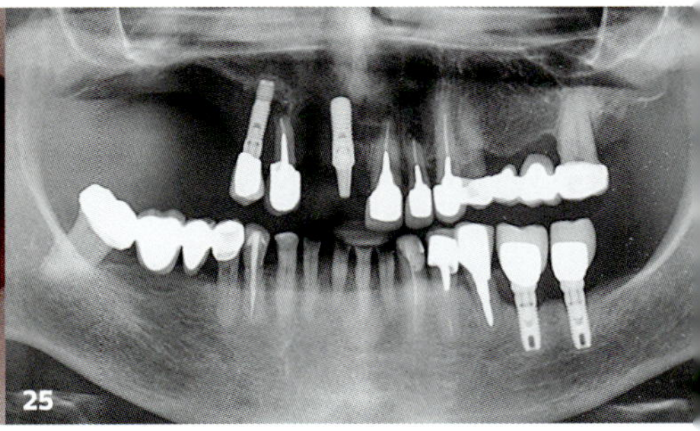

Abb. 23 und 24 *Zweiter Beispielfall.* Ausgangssituation: Implantatverlust sowie schwere Hart- und Weichgewebedefekte infolge früherer Misserfolge.

Abb. 25 Die Panoramaschichtaufnahme zeigt eine versagende Restbezahnung und die Notwendigkeit eines Knochenaufbaus im Oberkiefer.

Diskussion

Wie komplex sich die Behandlung eines Falls mit versagender Restbezahnung gestaltet, hängt vom Zustand des Hart- und Weichgewebes ab. Der erste hier gezeigte Beispielfall (s. Abb. 2 bis 22) bot eine in dieser Hinsicht vorhersagbare Situation. Allerdings wachsen die klinischen und biologischen Herausforderungen deutlich, wenn der Fall, wie im zweiten Beispiel (Abb. 23 bis 41), eine umfangreiche Hart- und Weichgeweberekonstruktion erforderlich macht, um eine FP1-Rekonstruktion realisieren und die Knochenreduktion verhindern zu können, die ein FP3-Design nötig machen würde.

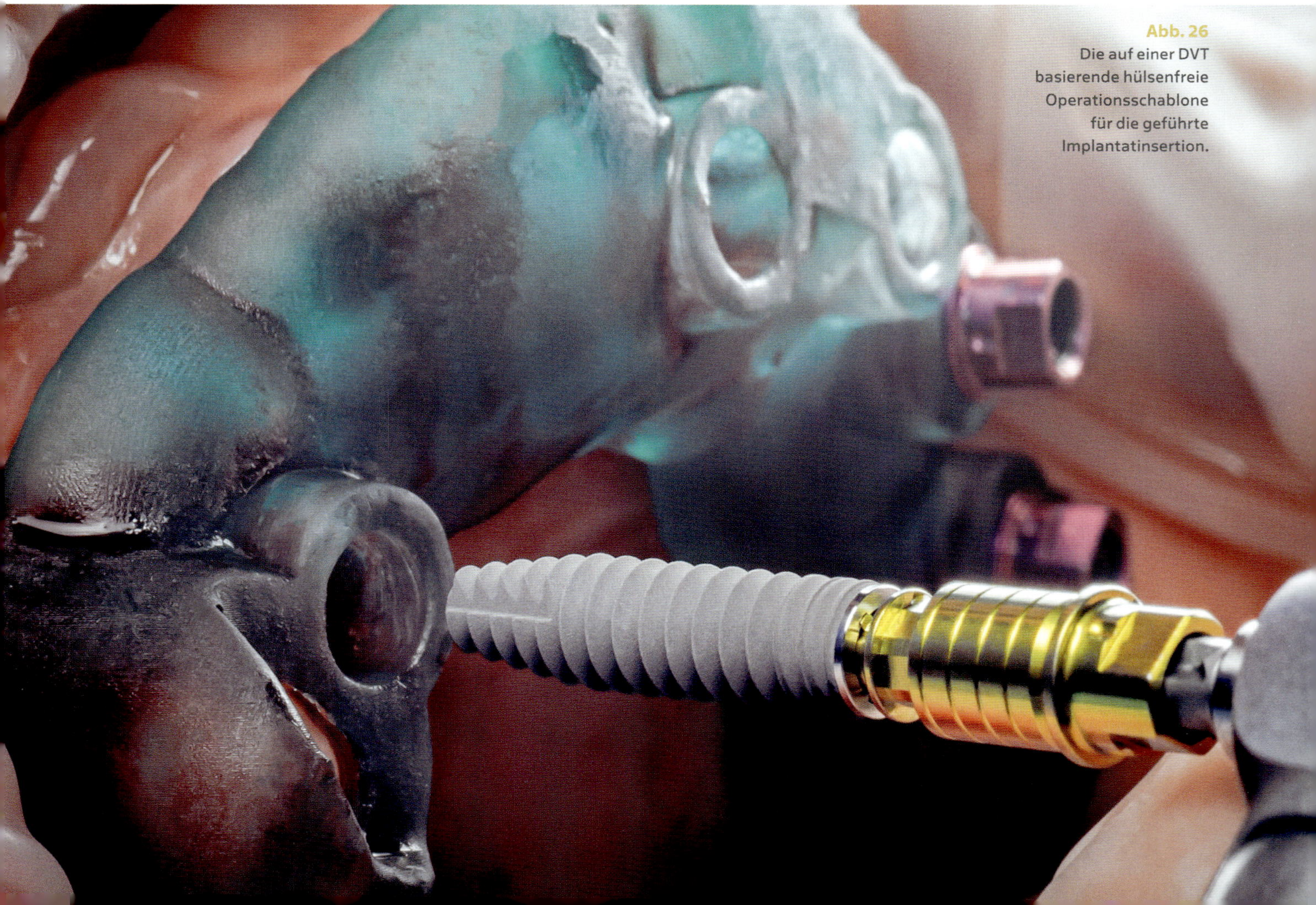

Abb. 26 Die auf einer DVT basierende hülsenfreie Operationsschablone für die geführte Implantatinsertion.

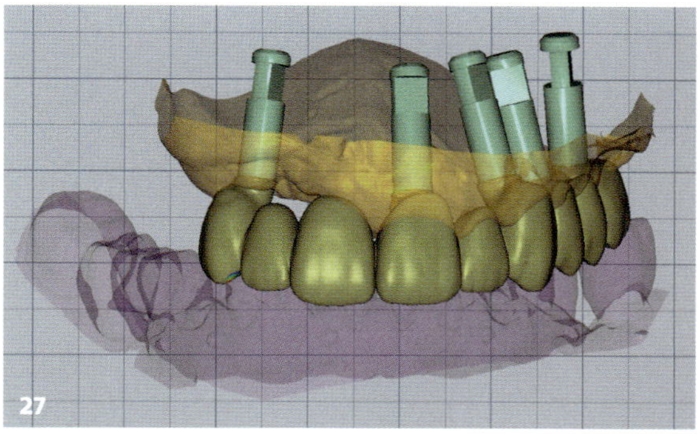
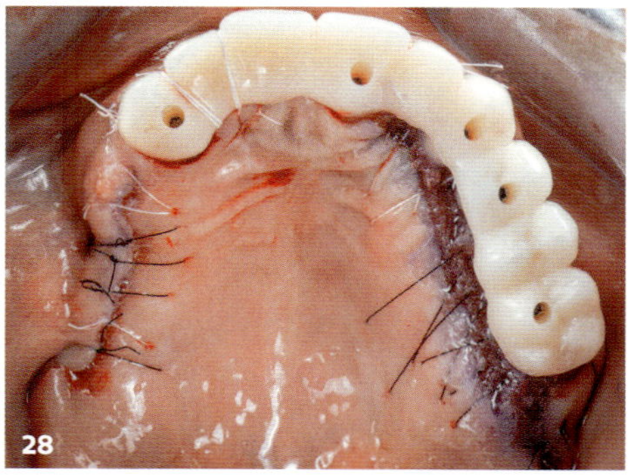
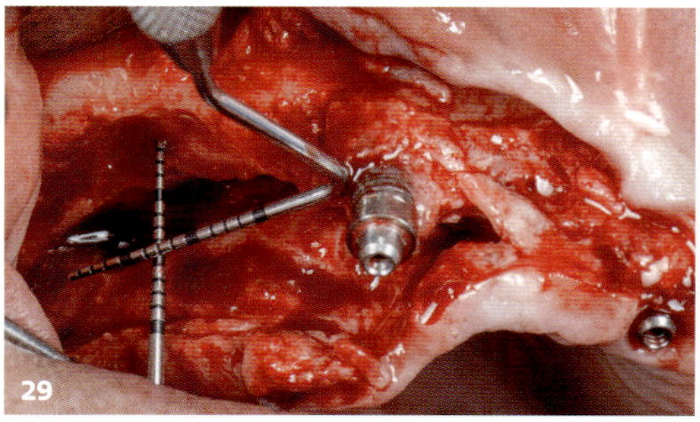
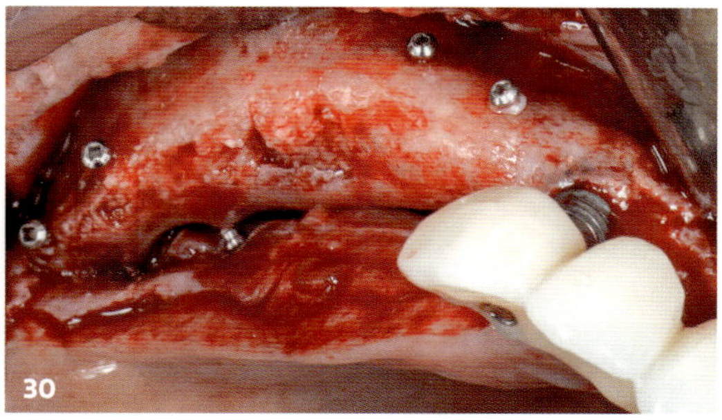
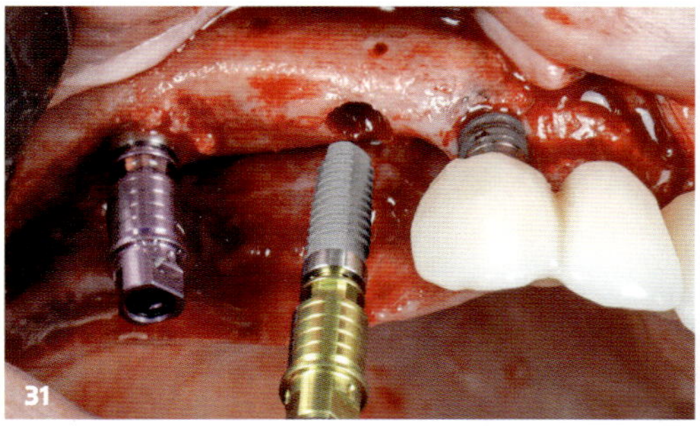
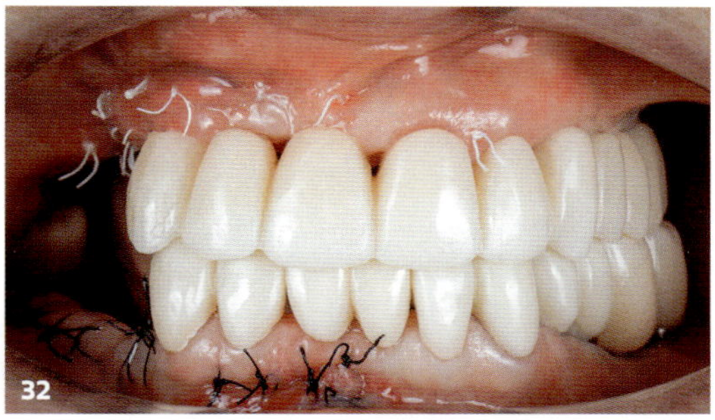
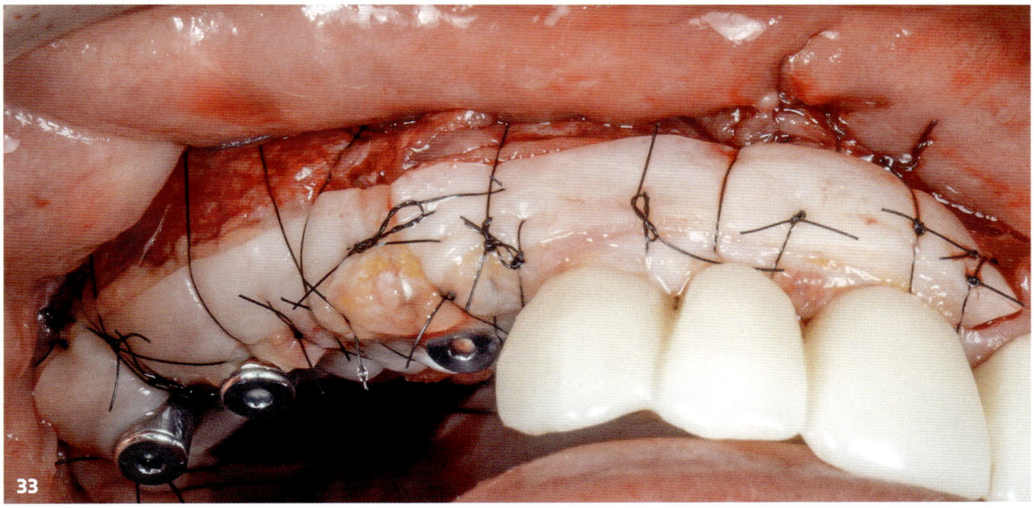

Abb. 27 Digitale Konstruktion des Provisoriums. Das Provisorium umspannt nicht den gesamten Oberkiefer, da im rechten Seitenzahnbereich ein Knochenaufbau erfolgen muss.

Abb. 28 Sofortbelastung der Implantate mit dem gefrästen PMMA-Provisorium.

Abb. 29 und 30 Kammrekonstruktion unter dem Sinus maxillaris im 1. Quadranten durch einen vertikalen Knochenaufbau.

Abb. 31 Implantatsetzung im rekonstruierten Kamm nach der Einheilung des Knochenaugmentats.

Abb. 32 Situation nach Implantatinsertion im 1. Quadranten, BGT im Oberkieferfrontzahnbereich und Implantatinsertion im 4. Quadranten sowie Platzierung der Provisorien.

Abb. 33 Vestibulumplastik und Weichgewebetransplantation zur Optimierung der Weichgewebesituation im 1. Quadranten nach Freilegung der dort eingesetzten Implantate.

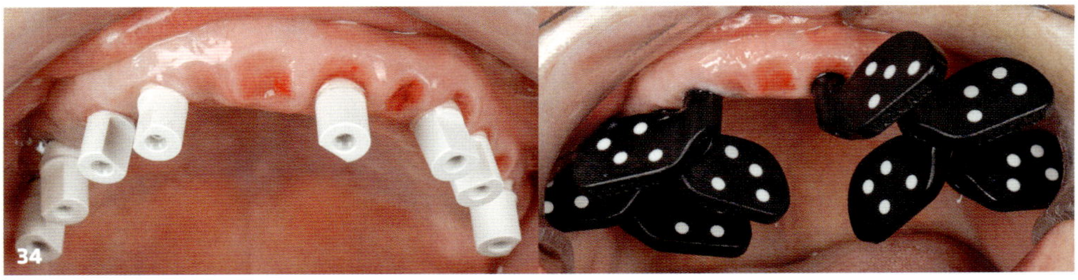

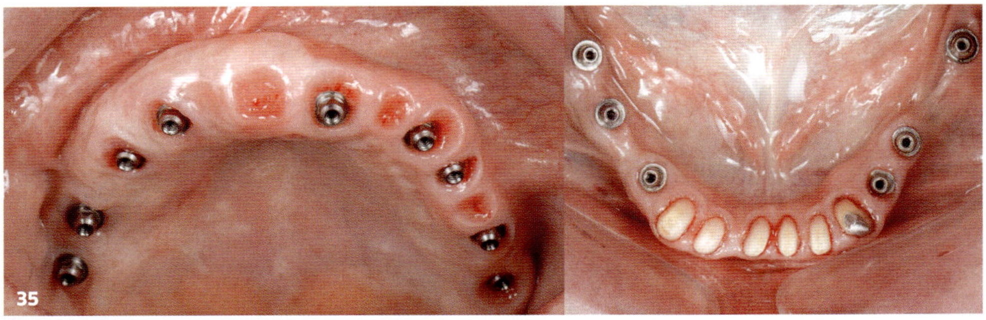

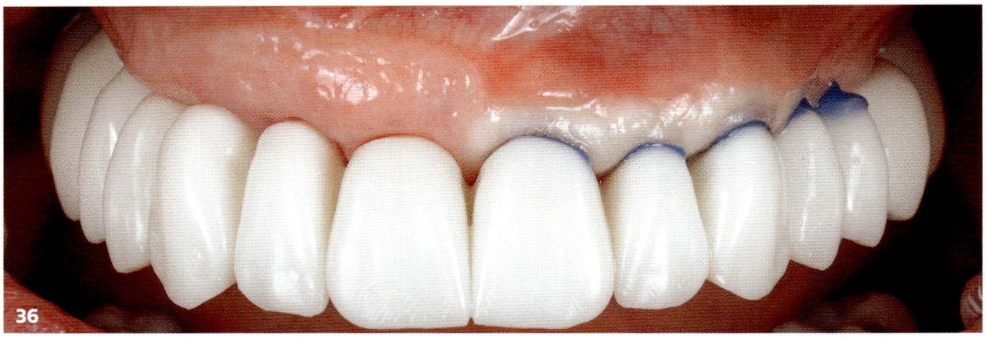

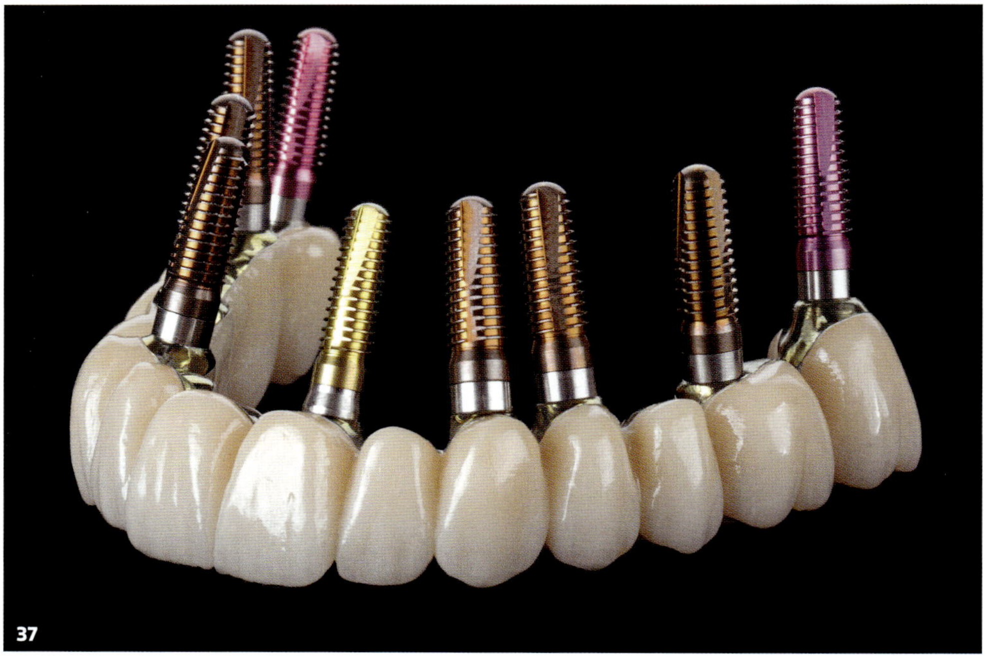

Abb. 34 Nach Reifung des Weichgewebes wurden ein Intraoralscan und eine fotogrammmetrische Erfassung der Implantatpositionen durchgeführt, die zu einem präzisen digitalen Modell überlagert wurden.

Abb. 35 Okklusalansichten beider Kiefer nach Kammrekonstruktion, Implantatsetzung und Provisoriumsphase mit Konditionierung des Weichgewebes.

Abb. 36 Einprobe eines Prototyps, um die Weichgewebeadaptation an den Pontics zu überprüfen und gegebenenfalls vor Herstellung der definitiven Rekonstruktion zu korrigieren.

Abb. 37 Die fertiggestellte FP1-Rekonstruktion für den Oberkiefer.

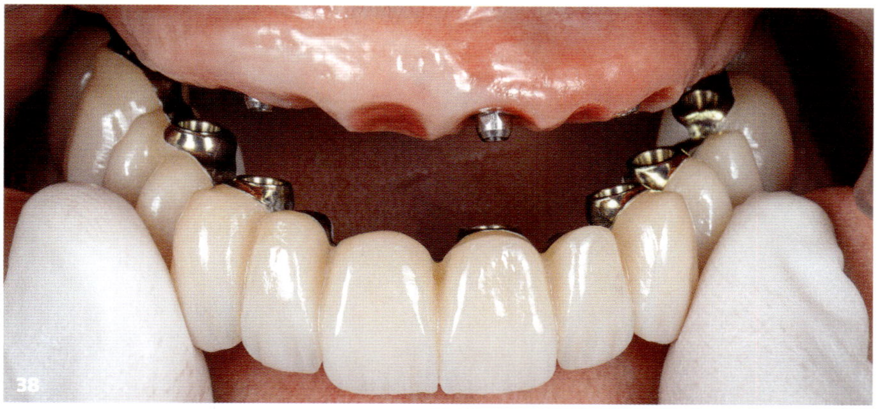

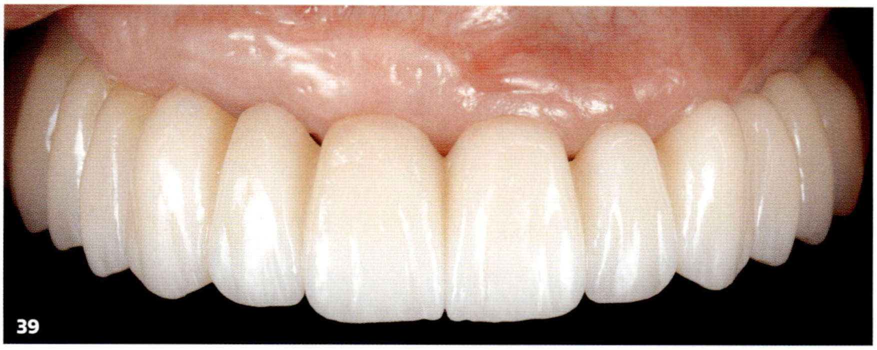

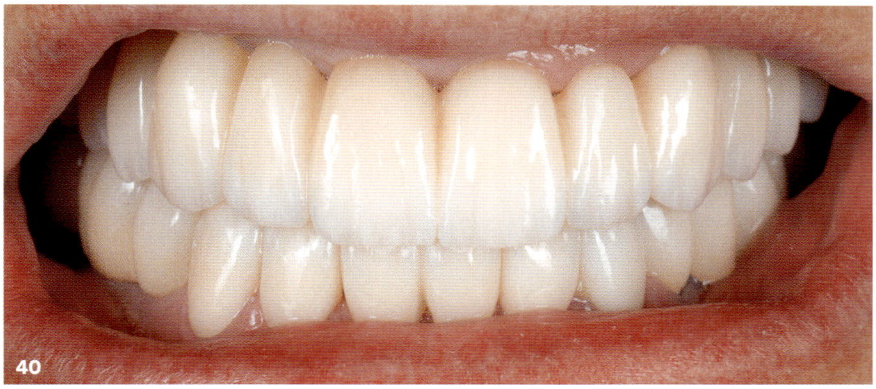

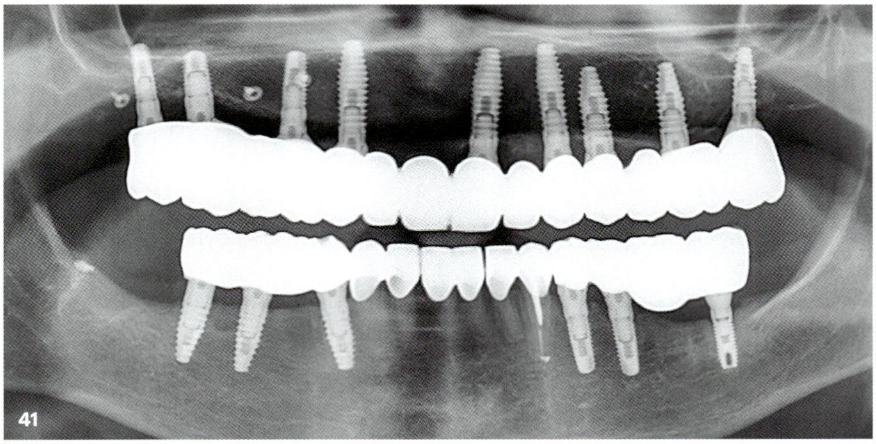

Abb. 38 Eingliederung des definitiven Zahnersatzes im Oberkiefer.

Abb. 39 Endergebnis mit FP1-Rekonstruktion im Oberkiefer in einem Fall mit aufwendiger Hart- und Weichgeweberekonstruktion.

Abb. 40 Lippenbild des Behandlungsergebnisses.

Abb. 41 Abschließende Panoramaschichtaufnahme.

Schlussfolgerung

Der vorgestellte digitale parodontologisch-prothetische Ansatz ist ein zuverlässiges Protokoll, das Prothetik, Parodontologie und digitale Zahnmedizin kombiniert. Gegenüber klassischen Ansätzen bietet er mehrere Vorteile: Die Nutzung digitaler Hilfsmittel, wie Stereofotogrammmetrie, Intraoralscan und geführte Chirurgie, erhöht die Genauigkeit der Behandlungsplanung und Ausführung. Die Weichgewebeoptimierung dank der simultan mit der Implantatinsertion durchgeführten Bindegewebetransplantation verringert die Anzahl chirurgischer Eingriffe und die damit verbundene Morbidität. Ebenfalls von Vorteil ist, dass kein Pick-up mit Unterfütterung des Provisoriums erforderlich ist, was den Behandlungsaufwand verringert. Da Langzeitprovisorien bevorzugt werden, sind prothetische Anpassungen nach Eingliederung der definitiven Rekonstruktion unwahrscheinlicher: Die Emergenzprofile und Ponticformen können einfach mittels Kopierfräsen vom Provisorium auf die definitive Restauration übertragen werden. Um bei Patienten mit versagenden Restzähnen stabile Ergebnisse, eine effiziente Behandlung und eine hohe Patientenzufriedenheit zu erreichen, ist – unabhängig von der Komplexität der klinischen Ausgangssituation – die Anwendung eines durchdachten Protokolls wie des hier gezeigten digitalen parodontologisch-prothetischen Ansatzes unerlässlich.

Literatur

1. Book K, Karlsson S, Jemt T. Functional adaptation to full-arch fixed prosthesis supported by osseointegrated implants in the edentulous mandible. Clin Oral Implants Res 1992;3:17–21.
2. Krämer A, Weber H, Benzing U. Implant and prosthetic treatment of the edentulous maxilla using a bar-supported prosthesis. Int J Oral Maxillofac Implants 1992;7:251–255.
3. Degidi M, Nardi D, Piattelli A. A six-year follow-up of full-arch immediate restorations fabricated with an intraoral welding technique. Implant Dent 2013;22:224–231.
4. Mühlemann S, Kraus RD, Hämmerle CHF, Thoma DS. Is the use of digital technologies for the fabrication of implant-supported reconstructions more efficient and/or more effective than conventional techniques: A systematic review. Clin Oral Implants Res 2018;29(suppl 18):184–195.
5. Bishara M, Miron RJ, Kurtzman GM, Sinada N, Wu DT. A digital approach to immediate-load, full-arch implant dentistry: A case report. Int J Periodontics Restorative Dent 2022;42:587–593.
6. Lo Russo L, Di Gioia C, Salamini A, Guida L. Integrating intraoral, perioral, and facial scans into the design of digital dentures. J Prosthet Dent 2020;123:584–588.
7. Misch CE. Dental Implant Prosthetics. Elsevier Mosby, 2004.
8. Levine R, Martin W. Esthetic risk assessment in implant dentistry. Inside Dent 2012;8:66–71.
9. Pollini A, Goldberg J, Mitrani R, Morton D. The lip-tooth-ridge classification: A guidepost for edentulous maxillary arches. Diagnosis, risk assessment, and implant treatment indications. Int J Periodontics Restorative Dent 2017;37:835–841.
10. Revilla-León M, Raney L, Piedra-Cascón W, Barrington J, Zandinejad A, Özcan M. Digital workflow for an esthetic rehabilitation using a facial and intraoral scanner and an additive manufactured silicone index: A dental technique. J Prosthet Dent 2020;123:564–570.
11. Esquivel J, Meda RG, Blatz MB. The Impact of 3D implant position on emergence profile design. Int J Periodontics Restorative Dent 2021;41:79–86.
12. Evans CD, Chen ST. Esthetic outcomes of immediate implant placements. Clin Oral Implants Res 2008;19:73–80.
13. Mouhyi J, Salama MA, Mangano FG, Mangano C, Margiani B, Admakin O. A novel guided surgery system with a sleeveless open frame structure: A retrospective clinical study on 38 partially edentulous patients with 1 year of follow-up. BMC Oral Health 2019;19:253.
14. Adams CR, Ammoun R, Deeb GR, Bencharit S. Influence of metal guide sleeves on the accuracy and precision of dental implant placement using guided implant surgery: An in vitro study. J Prosthodont 2023;32:62–70.
15. El Kholy K, Lazarin R, Janner SFM, Faerber K, Buser R, Buser D. Influence of surgical guide support and implant site location on accuracy of static computer-assisted implant surgery. Clin Oral Implants Res 2019;30:1067–1075.
16. Gallucci GO, Bernard JP, Bertosa M, Belser UC. Immediate loading with fixed screw-retained provisional restorations in edentulous jaws: The pickup technique. Int J Oral Maxillofac Implants 2004;19:524–533.
17. Rojas-Vizcaya F. Prosthetically guided bone sculpturing for a maxillary complete-arch implant-supported monolithic zirconia fixed prosthesis based on a digital smile design: A clinical report. J Prosthet Dent 2017;118:575–580.
18. Pozzi A, Tallarico M, Moy PK. The implant biologic pontic designed interface: Description of the technique and cone-beam computed tomography evaluation. Clin Implant Dent Relat Res 2015;17:711–720.
19. Pozzi A, Arcuri L, Moy PK. Temporary shell proof-of-concept technique: Digital-assisted workflow to enable customized immediate function in two visits in partially edentulous patients. Compend Contin Educ Dent 2018;39:9–12.
20. Pozzi A, Arcuri L, S Block M, K Moy P. Digital assisted soft tissue sculpturing (DASS) technique for immediate loading pink free complete arch implant prosthesis. J Prosthodont Res 2021;65:119–124.
21. Salama MA, Pozzi A, Clark WA, Tadros M, Hansson L, Adar P. The "scalloped guide": A proof-of-concept technique for a digitally streamlined, pink-free full-arch implant protocol. Int J Periodontics Restorative Dent 2018;38:791–798.
22. García-Sala Bonmati F, Pérez-Barquero JA, Ilzarbe Ripoll LM, Labaig Rueda C, Fernandez-Estevan L, Revilla-León M. An additively manufactured, magnetically retained, and stackable implant surgical guide: A dental technique. J Prosthet Dent 2023;130:444–452.
23. Norré D, Att W. STAR concept: A technique to improve the predictability of immediate implant placement and loading in edentulous arches. Int J Comput Dent 2022;25:303–323.
24. Yang JW, Liu Q, Yue ZG, Hou JX, Afrashtehfar KI. Digital workflow for full-arch immediate implant placement using a stackable surgical guide fabricated using SLM technology. J Prosthodont 2021;30:645–650.
25. Kernen F, Schlager S, Seidel Alvarez V, et al. Accuracy of intraoral scans: An in vivo study of different scanning devices. J Prosthet Dent 2022;128:1303–1309.

26. Retana L, Nejat AH, Pozzi A. Effect of splinting scan bodies on trueness of complete-arch implant impression using different intraoral scanners: An in vitro study. Int J Comput Dent 2023;26:19–28.
27. Papaspyridakos P, De Souza A, Finkelman M, et al. Digital vs conventional full-arch implant impressions: A retrospective analysis of 36 edentulous jaws. J Prosthodont 2023;32:325–330.
28. Revilla-León M, Gómez-Polo M, Kois JC. A guide for selecting the intraoral scan extension when fabricating tooth- and implant-supported fixed dental prostheses. J Esthet Restor Dent 2024;36:85–93.
29. Ender A, Zimmermann M, Mehl A. Accuracy of complete- and partial-arch impressions of actual intraoral scanning systems in vitro. Int J Comput Dent 2019;22:11–19.
30. Pozzi A, Agliardi E, Lio F, Nagy K, Nardi A, Arcuri L. Accuracy of intraoral optical scan versus stereophotogrammetry for complete-arch digital implant impression: An in vitro study. J Prosthodont Res 2024;68:172–180.
31. Pradíes G, Ferreiroa A, Özcan M, Giménez B, Martínez-Rus F. Using stereophotogrammetric technology for obtaining intraoral digital impressions of implants. J Am Dent Assoc 2014;145:338–344.
32. Gomez-Meda R, Esquivel J, Blatz MB. The esthetic biological contour concept for implant restoration emergence profile design. J Esthet Restor Dent 2021;33:173–184.
33. Rungcharassaeng K, Kan JY, Yoshino S, Morimoto T, Zimmerman G. Immediate implant placement and provisionalization with and without a connective tissue graft: An analysis of facial gingival tissue thickness. Int J Periodontics Restorative Dent 2012;32:657–663.
34. Esquivel J, Gomez Meda R, Villarroel M. Timing implant provisionalization: Decision-making and systematic workflow. J Esthet Restor Dent 2024;36:858–867.
35. Gomez-Meda R, Esquivel J. Perio-prosthodontic pontic site management, part I: Pontic designs and their current applications. J Esthet Restor Dent 2023;35:609–620.
36. Gomez-Meda R, Esquivel J. The flat and step (F and S) pontics. Novel pontic designs for periodontally reconstructed sites. J Esthet Restor Dent 2022;34:999–1004.
37. Gómez-Polo M, Gómez-Polo C, Del Río J, Ortega R. Stereophotogrammetric impression making for polyoxymethylene, milled immediate partial fixed dental prostheses. J Prosthet Dent 2018;119:506–510.
38. Cooper L, De Kok IJ, Reside GJ, Pungpapong P, Rojas-Vizcaya F. Immediate fixed restoration of the edentulous maxilla after implant placement. J Oral Maxillofac Surg 2005;63:97–110.
39. Blanco J, Nuñez V, Aracil L, Muñoz F, Ramos I. Ridge alterations following immediate implant placement in the dog: Flap versus flapless surgery. J Clin Periodontol 2008;35:640–648.
40. Cosyn J, De Bruyn H, Cleymaet R. Soft tissue preservation and pink aesthetics around single immediate implant restorations: A 1-year prospective study. Clin Implant Dent Relat Res 2013;15:847–857.
41. Gluckman H, Salama M, Du Toit J. Partial extraction therapies (PET) Part 1: Maintaining alveolar ridge contour at pontic and immediate implant sites. Int J Periodontics Restorative Dent 2016;36:681–687.
42. da Rosa JC, Rosa AC, da Rosa DM, Zardo CM. Immediate dentoalveolar restoration of compromised sockets: A novel technique. Eur J Esthet Dent 2013;8:432–443.
43. Levine RA, Huynh-Ba G, Cochran DL. Soft tissue augmentation procedures for mucogingival defects in esthetic sites. Int J Oral Maxillofac Implants 2014;29:155–185.
44. Bishara M, Sinada N, Wu DT, et al. Partial extraction therapy (Part 1): Applications in full-arch dental implant therapy. Int J Periodontics Restorative Dent 2023;43:443–449.
45. Avila-Ortiz G, Chambrone L, Vignoletti F. Effect of alveolar ridge preservation interventions following tooth extraction: A systematic review and meta-analysis. J Clin Periodontol 2019;46:195–223.
46. Orsini M, Orsini G, Benlloch D, Aranda JJ, Lázaro P, Sanz M. Esthetic and dimensional evaluation of free connective tissue grafts in prosthetically treated patients: A 1-year clinical study. J Periodontol 2004;75:470–477.
47. Linkevicius T, Apse P, Grybauskas S, Puisys A. The influence of soft tissue thickness on crestal bone changes around implants: A 1-year prospective controlled clinical trial. Int J Oral Maxillofac Implants 2009;24:712–719.
48. Kan JY, Rungcharassaeng K, Lozada J. Immediate placement and provisionalization of maxillary anterior single implants: 1-year prospective study. Int J Oral Maxillofac Implants 2003;18:31–39.
49. Gargallo-Albiol J, Barootchi S, Tavelli L, Wang HL. Efficacy of xenogeneic collagen matrix to augment peri-implant soft tissue thickness compared to autogenous connective tissue graft: A systematic review and meta-analysis. Int J Oral Maxillofac Implants 2019;34:1059–1069.
50. Vallecillo C, Toledano-Osorio M, Vallecillo-Rivas M, Toledano M, Rodriguez-Archilla A, Osorio R. Collagen matrix vs. autogenous connective tissue graft for soft tissue augmentation: A systematic review and meta-analysis. Polymers (Basel) 2021;13:1810.
51. Tan WL, Wong TL, Wong MC, et al. A systematic review of post-extractional alveolar hard and soft tissue dimensional changes in humans. Clin Oral Implants Res 2012;23(suppl 5):1–21.
52. Papaspyridakos P, Mariano A, De Souza A, Kotina E, Kudara Y, Kang K. Digital workflow with a triple scanning technique for implant rehabilitation in the esthetic zone. Compend Contin Educ Dent 2020;41:e5–e9.

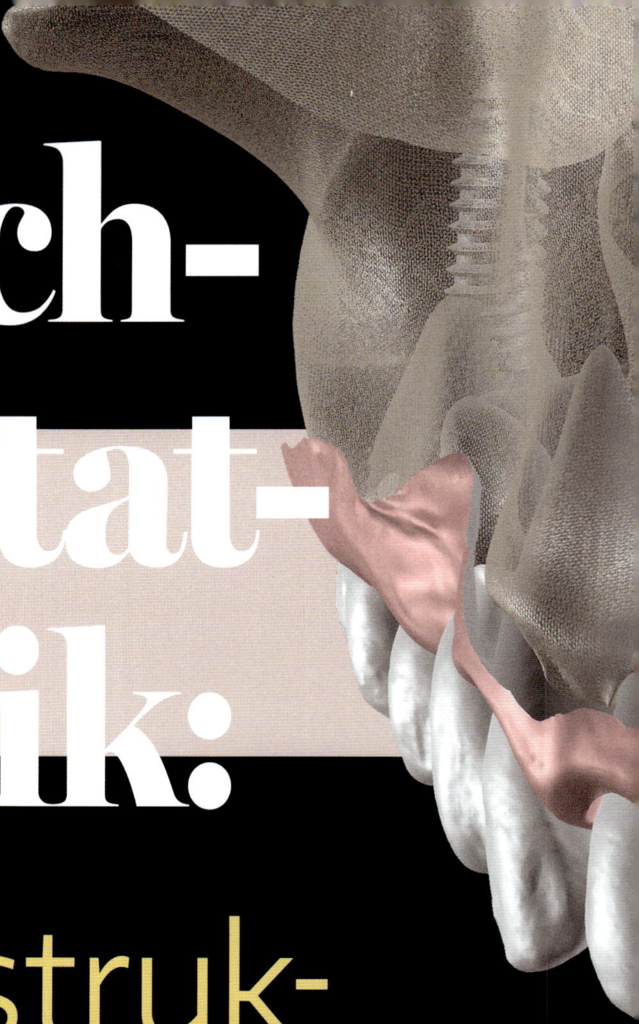

Full-arch-Implantat-prothetik: FP1-Rekonstruktionen digital neu interpretiert

Venceslav Stankov, DDS[1]
Florin Cofar, DDS[2]
David Norré, DDS[3]
Adrian Argint, DDS[2]
Alexander De Greef, DDS, MSc[4]
Ioana Popp, CDT[5]
Alexander Nikolov, DT[6]
Wael Att, DDS, DMD, Prof. Dr. med. dent., PhD[7]
Eric Van Dooren, DDS[8]

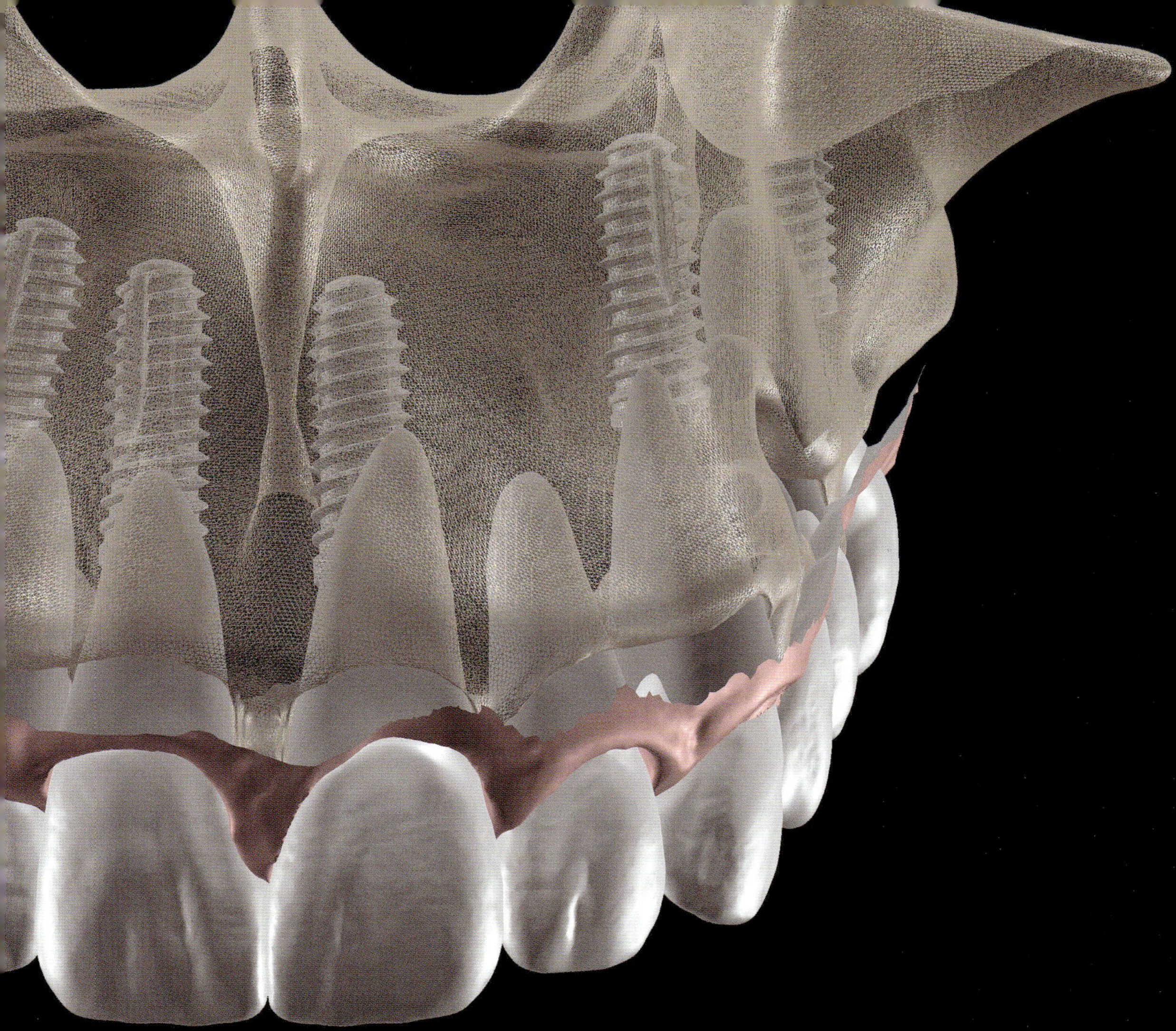

Teil 1: Vorausschauende Planung von FP1-Rekonstruktionen auf digitalen anatomischen Schichtmodellen

Die moderne orale Implantologie profitiert in der Praxis von ausgeklügelten neuen Softwarelösungen für die Planung und Durchführung bogenumspannender Full-arch-Rekonstruktionen. Dieser Beitrag liefert die detaillierte Beschreibung eines speziell auf FP1-Implantatprothetik zugeschnittenen Workflows und zeigt, wie minutiöse proaktive Planung zu bemerkenswerten Ergebnissen führen kann.

[1]Private Praxis, Plowdiw, Bulgarien.
[2]Private Praxis, Temeswar, Rumänien.
[3]Private Praxis, Brüssel, Belgien.
[4]Private Praxis, Merchtem, Belgien.
[5]Zahntechnikerin, Temeswar, Rumänien.
[6]Zahntechniker, Kardschali, Bulgarien.
[7]Department of Prosthodontics, Tufts University School of Dental Medicine, Boston, Massachusetts, USA.
[8]Private Praxis, Antwerpen, Belgien.

Korrespondenz an: Florin Cofar, florin.cofar@dentcof.ro

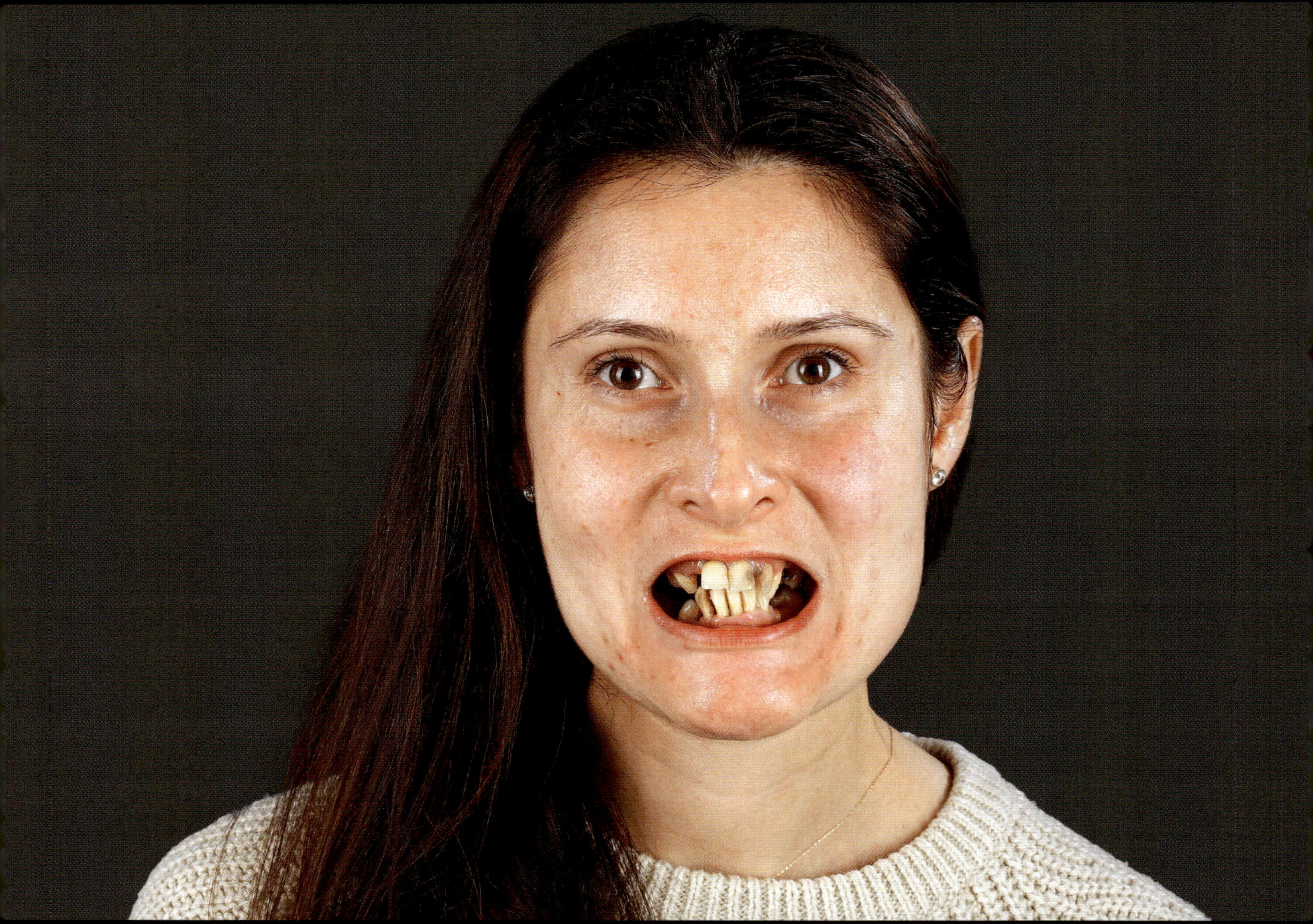

Als FP1 werden (nach Misch) Rekonstruktionen klassifiziert, die die klinischen Kronen der fehlenden Zähne ersetzen, während der natürliche Hart- und Weichgeweberahmen erhalten bleibt. Eine der großen Herausforderungen erfolgreicher Implantatbehandlungen besteht im Erhalt der biologischen Strukturen, insbesondere der Papillen. Letzterer ist in FP1-Fällen sowohl ästhetisch als auch biologisch ein zentrales Erfolgskriterium.

Dieser Beitrag stellt einen neuen Workflow für die Planung und Durchführung von Full-arch-Implantatrekonstruktionen vor und zeigt dabei vor allem, wie leistungsfähige Software den Arbeitsablauf revolutionieren kann. Wir möchten demonstrieren, wie sich eine exakte proaktive Planung auf den Erhalt des natürlichen Gewebes auswirkt, die zahntechnische Arbeit vereinfacht und die langfristige Wahrung des Ergebnisses begünstigt.

Die hier verwendete zukunftsweisende Softwarelösung übernimmt nicht die Funktion klassischer CAD/CAM-Technik im Herstellungsprozess, sondern tritt bei der Rekonstruktionsplanung an deren Stelle. Die neue Software füllt damit eine Lücke in der Frühphase der Behandlung, wo sie eine exakte, vorausschauende Planung ermöglicht, während die klassische CAD/CAM-Software im letzten Schritt zur exakten Reproduktion und Herstellung des virtuell geplanten Zahnersatzes dient.

Umwandeln klassischer Datenformate in virtuelle Anatomie

In der sich rasch entwickelnden Landschaft der digitalen Zahnmedizin ist es aus Gründen der Genauigkeit und Effizienz wichtig, herkömmliche Datenformate in

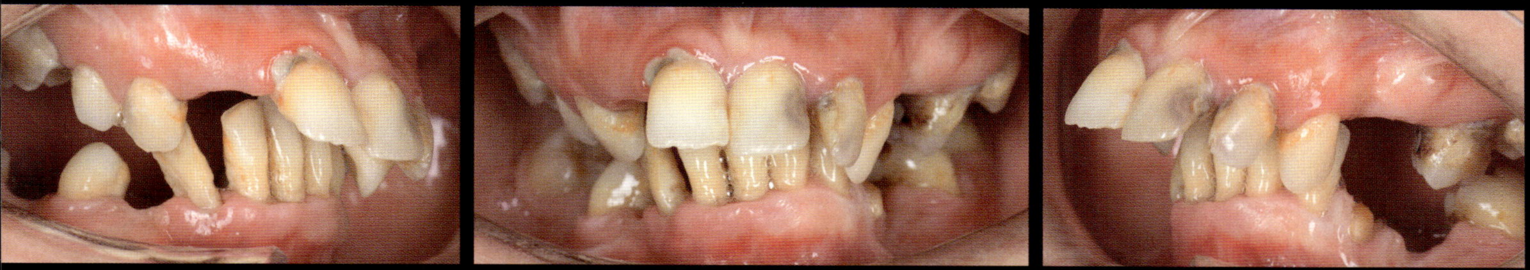

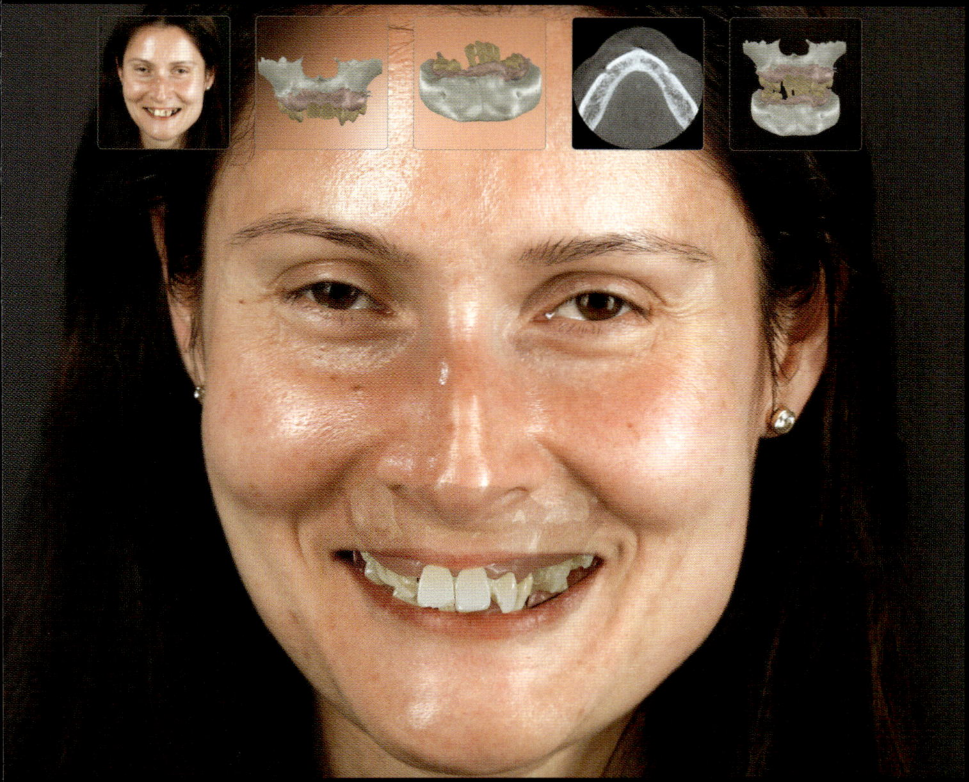

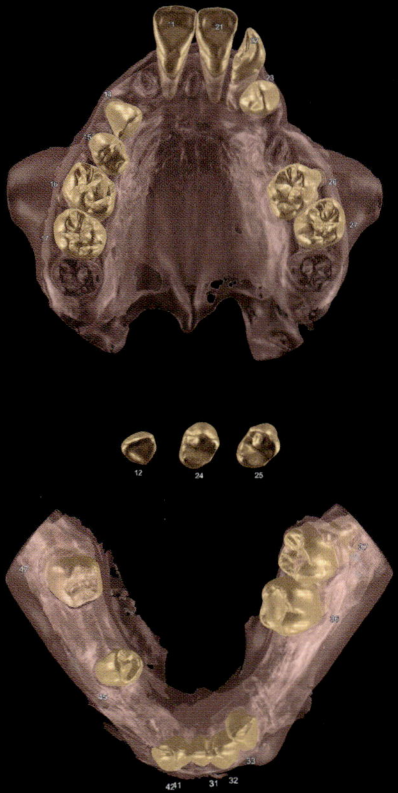

virtuelle anatomische Modelle umzuwandeln. Zu diesen Datenformaten zählen STL (Intraoralscan), DICOM (DVT), JPEG (Fotografie, z. B. Gesichtsaufnahmen) und XML (Bewegungsmuster des Patienten). Jedes einzelne Format ist wichtig, um ein umfassendes virtuelles Modell der oralen Anatomie des Patienten generieren zu können.

- **STL-Daten aus Intraoralscans:** Die von Intraoralscannern generierten STL-Daten liefern eine detaillierte dreidimensionale Wiedergabe dentaler Strukturen. Die Konversion von STL-Datensätzen in virtuelle Modelle ermöglicht die exakte Planung und Individualisierung von Zahnersatz mit hoher Passgenauigkeit und optimaler Funktion.
- **DICOM-Daten aus digitalen Volumentomografen:** DICOM (Digital Imaging and COmmunications in Medicine) ist das von DVT-Geräten gelieferte Datenformat der Volumenröntgendaten, die eine detaillierte Rekonstruktion interner Strukturen (z. B. Leitungsbahnen) und der Knochendichte ermöglichen. Die Integration von DICOM-Daten in das virtuelle anatomische Modell ist für die Implantatplanung unabdingbar, da sie die Knochenstrukturen des Patienten verständlich machen.
- **JPEG-Daten für Informationen zum Gesicht:** Digitale Aufnahmen des Patientengesichts im JPEG-Format (Joint Photographic Experts Group) sind wichtig, um eine ausgewogene Harmonie des Zahnersatzes mit dem Gesicht herstellen zu können. Anhand solcher Bilder können die virtuellen Modelle zu den Gesichtsstrukturen ausgerichtet werden, um natürlich wirkende, ansprechende Ergebnisse zu erreichen.
- **XML-Daten patientenspezifischer Bewegungen:** Patientenspezifische Bewegungsmuster, bspw. die Kieferbewegungen, lassen sich als XML-Daten

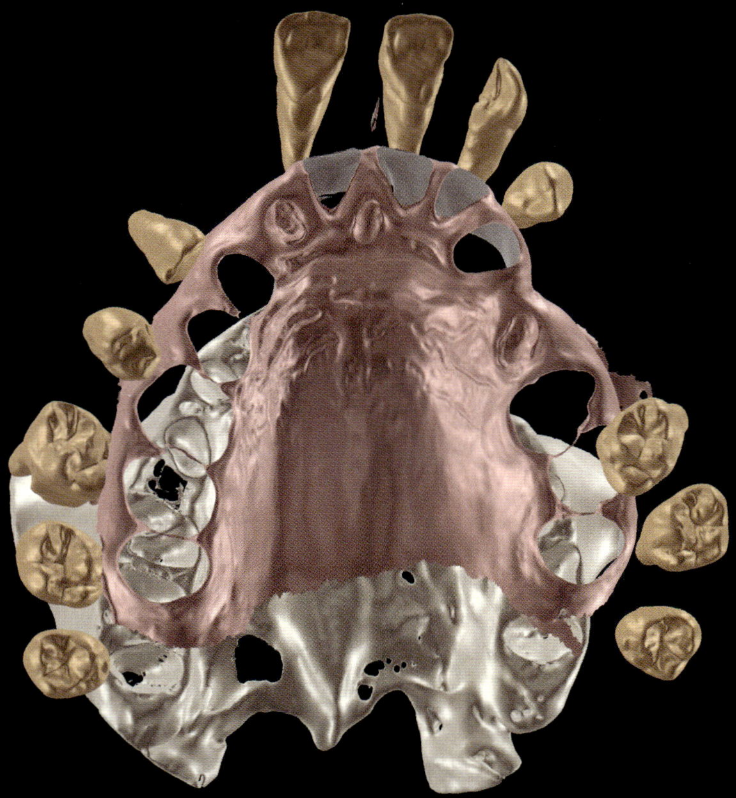

(Extensible Markup Language) speichern. Die Übertragung solcher XML-Daten auf das virtuelle anatomische Modell ermöglicht digitale Set-ups unter Berücksichtigung der natürlichen Kieferbewegungen und kann so den Komfort und die Funktion verbessern.

Überlagern und Zusammenführen zu einem virtuellen anatomischen Modell

Der erste Schritt nach der Digitalisierung ist die Ausrichtung und Überlagerung der erfassten Bilddaten, um ein umfassendes Verständnis vom Patienten zu gewinnen. Neue Softwarelösungen, wie das hier verwendete Smilecloud 3DNA, ermöglichen die nahtlose Fusion der genannten Datenformate zu einem einheitlichen Modell. Um eine hohe Genauigkeit und Geschwindigkeit zu erreichen, erfolgt dieser Prozess automatisiert mithilfe von künstlicher Intelligenz (KI).

Segmentierung: Die nächste Schicht KI-gestützter Automatisierung

Unter Segmentierung ist die Erkennung und Abgrenzung anatomischer Strukturen innerhalb der verschiedenen Bilddaten zu verstehen. Sie bildet einen wichtigen Schritt bei der Umwandlung der herkömmlich formatierten Daten in virtuelle Anatomie. Auch dieser Schritt kann durch KI-Algorithmen automatisiert werden, die unterschiedliche Strukturen wie Zähne, Knochen und Weichgewebe exakt erkennen und separieren. Dies steigert den Detailgehalt des virtuellen anatomischen Modells und macht die Behandlungsplanung effizienter.

Datenfusion und Verwendung des virtuellen Modells

Das Zusammenführen von STL-, DICOM-, JPEG- und XML-Daten sowie ihre KI-gestützte Überlagerung und Segmentierung liefert eine exakte und umfassende virtuelle Darstellung der oralen Anatomie des Patienten. Der gesamte Abschnitt des Prozesses bis hierher ist vollautomatisiert. Der Nutzer muss lediglich die Datensätze bereitstellen, während die Ausrichtung, Überlagerung und Segmentierung von der KI übernommen wird. Als Ergebnis erhält man ein mehrlagiges virtuelles Modell der Anatomie als Grundlage für den Planungsprozess. Dieser hier unter Verwendung von Smilecloud 3DNA illustrierte Ansatz, versetzt den Zahnarzt in die Lage, gründliche Analysen durchführen, Behandlungsoptionen simulieren und Probleme vor der praktischen Ausführung erkennen zu können. Zudem verschlankt er die Arbeitsabläufe im Labor, ermöglicht eine bessere Nachsorge und Erhaltung der Gewebe und führt nicht zuletzt zu einer angenehmeren Behandlungserfahrung für die Patienten.

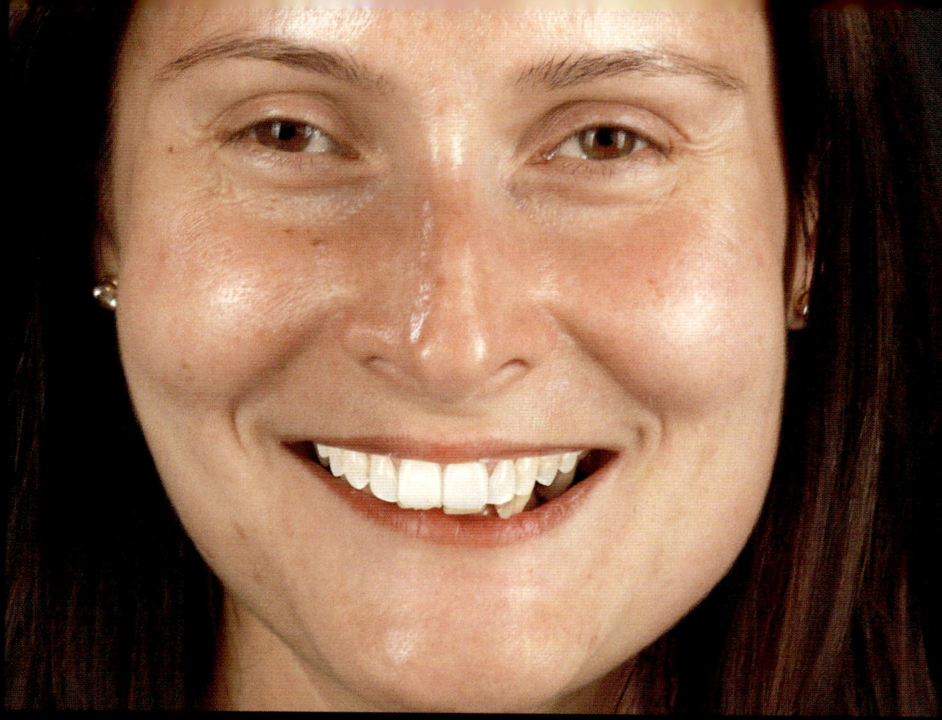

Der Gestaltungsprozess

Smile Design

In seinem 1986 erschienenen Artikel „Facially Generated Treatment Planning“ legte Frank Spear die Notwendigkeit dar, den Gestaltungsprozess ausgehend vom Gesicht des Patienten zu beginnen: „Die Gestaltung [des Zahnersatzes] beginnt mit einer gründlichen Analyse der Gesichtszüge des Patienten, da diese das wichtigste Element für die Definition des optimalen Ergebnisses der Behandlungsplanung bilden.“ Dieser Ansatz stellt sicher, dass die geplanten Maßnahmen zu einer Verbesserung der natürlichen Ästhetik und damit zu mehr Zufriedenheit beim Patienten und einem sehr harmonischen Ergebnis führen.

Unter „Smile Design“ ist die Gestaltung und Positionierung der angestrebten dentalen Anatomie der Frontzähne in Relation zum Gesicht zu verstehen. Zunächst als einfach zu erstellender Ausgangspunkt für die ästhetische Planung gedacht, hat es sich zu einem Echtzeitinstrument für die Visualisierung im fazialen Kontext entwickelt, das den gesamten Gestaltungsprozess begleitet und permanente Anpassungen und Verfeinerungen bis zum optimalen Ergebnis ermöglicht. Durch diese Integration von Smile Design als fortlaufendem Prozess lässt sich eine dynamischere und genauere Abstimmung des Zahnersatzes auf die faziale Ästhetik des Patienten erreichen.

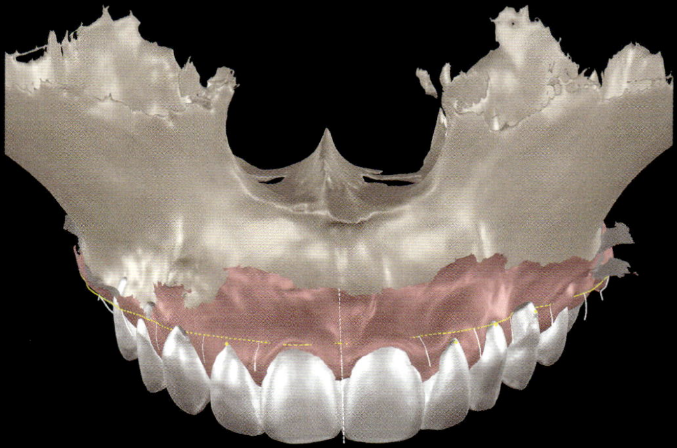

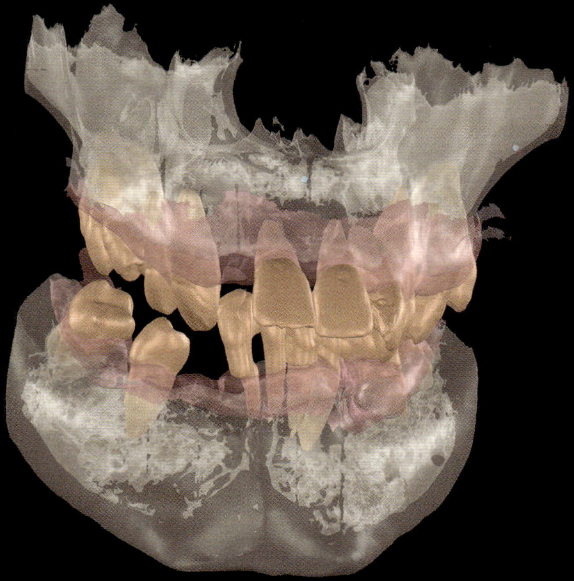

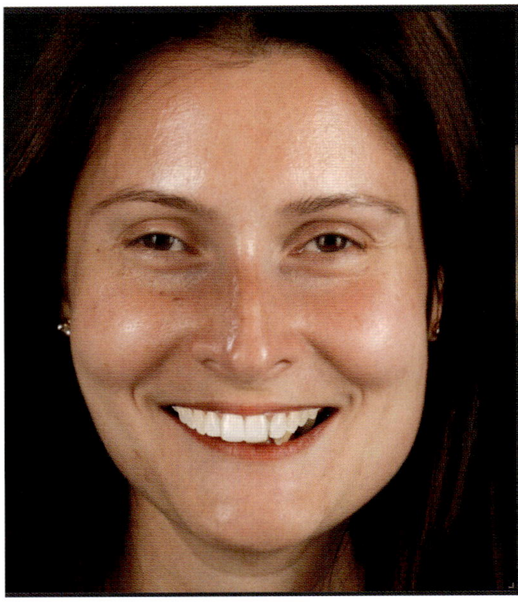

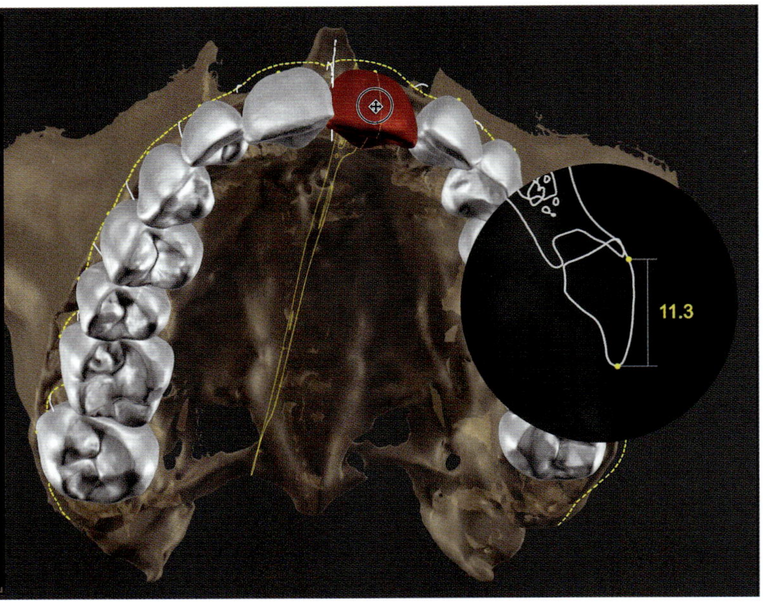

Knöcherner Rahmen und Überlegungen zu den Atemwegen

Im Verlauf der Positionierung der neuen Oberkieferzähne wird zum virtuellen Modell auch der knöcherne Rahmen hinzugefügt, der die anatomischen Grenzen des Falls vor Augen führt. Dieser Ansatz ermöglicht es uns, anatomische Einschränkungen und das Ergebnis in Bezug zum Gesicht virtuell in Echtzeit zu betrachten. Zusätzlich kann während dieses Schrittes der Einfluss auf die Atemwege analysiert werden. Die Integration dieser Elemente in den Planungsprozess ermöglicht eine umfassende und minutiöse Behandlungsplanung, die den ästhetischen und funktionellen Anforderungen gerecht wird und dabei die biologischen Grenzen beachtet.

Segmentierung und patientenspezifische Bewegungen für einen optimalen Behandlungsplan

Die Segmentierung der anatomischen Strukturen ermöglicht eine detaillierte Visualisierung der Kieferrelation und Kondylus-Fossa-Beziehung. Indem hierüber die patientenspezifischen Bewegungsmuster gelegt werden, lässt sich die Visualisierung weiter präzisieren, was die Planung eines funktionell adäquaten Ergebnisses ermöglicht. Die dynamische Visualisierung ist ein wichtiger Schritt zum Verständnis der Okklusion und Zahnaufstellung und erleichtert die praktische Entscheidungsfindung. Sie liefert wichtige Erkenntnisse zur Kondylus-Fossa-Beziehung und Dynamik des Kiefergelenks.

Um diese Analyse zu unterstützen, werden die Kieferbewegungen der Patienten, und hier besonders die Protrusion, aufgezeichnet, wofür die Patienten ihren Kiefer ohne Zahnkontakt nach vorn bewegen. Dabei lassen sich die Kondylenbahnen und wichtige Informationen zu den Kondylusbewegungen innerhalb der Fossa gewinnen.

Anhand einer Analyse des dynamischen Funktionsumfangs dieser aufgezeichneten Bewegungen kann eine Kieferrelation mit optimaler Kondylenposition innerhalb der Fossa, das heißt einer günstigen Kondylus-Fossa-Relation, gewählt werden. Zugleich lässt sich überprüfen, ob die damit verbundene Kieferrelation eine funktionell günstige Okklusion ermöglicht. Beide Relationen lassen sich auf diese Weise simultan optimieren.

Neben der Protrusion wird auch die Rotationskomponente der Kieferöffnungs- und -schließbewegung in die Analyse einbezogen. Informationen zur Rotation sind für die Bestimmung einer für die Behandlung geeigneten Vertikaldimension wichtig. Die Analyse der Rotation ermöglicht die Wahl einer Vertikaldimension, die den funktionellen Anforderungen genügt und auch ästhetisch günstig ist. Auf diese Weise wird eine ausgewogene vertikale Kieferrelation erreicht, die funktionell effizient und für den Patienten angenehm ist.

Die Bilddatensegmentierung und Integration der Bewegungsdaten des Patienten bietet mehrere Vorteile. Erstens gestattet sie eine personalisierte Behandlungsplanung unter Berücksichtigung der individuellen Kieferdynamik, die eine effizientere Behandlung und genauere Ergebnisse ermöglicht. Zweitens hilft sie, eine optimale Kondylus-Fossa- und Kieferrelation herzustellen, und

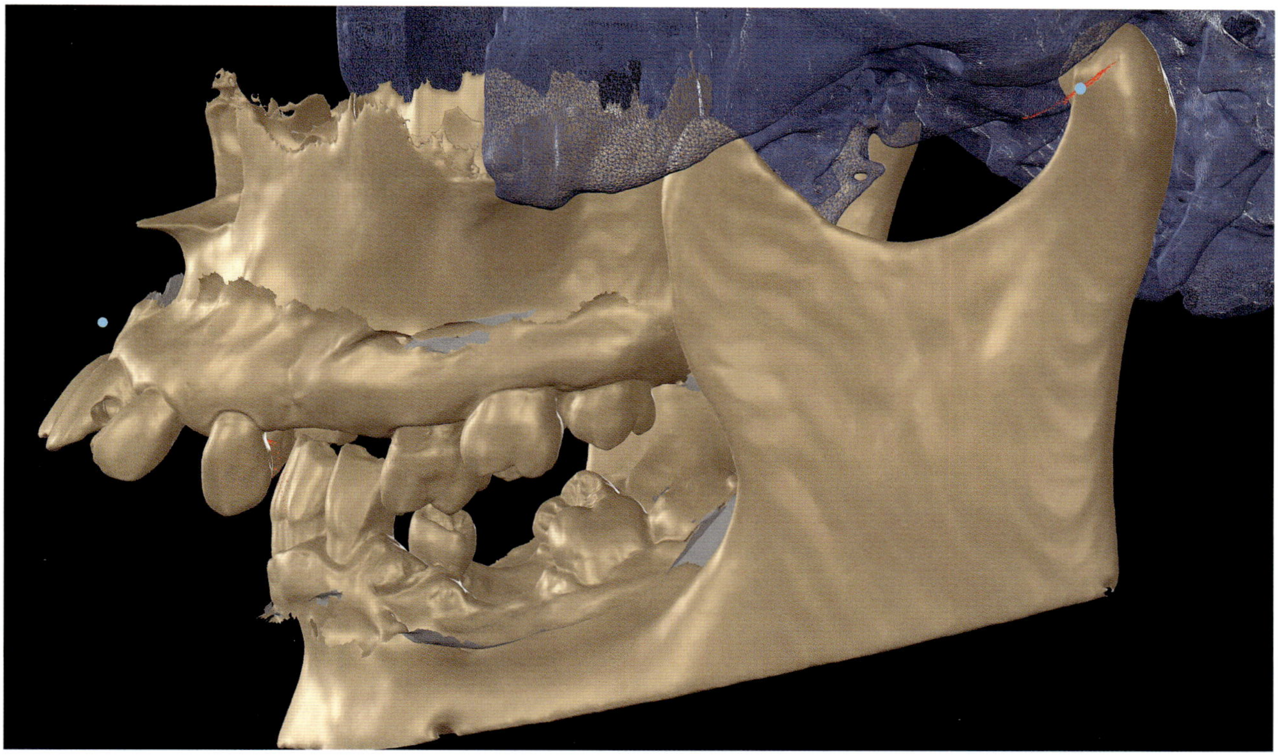

sorgt damit für ein vorhersagbar erfolgreiches funktionelles Resultat. Da der Ansatz eine adäquate Kondylenposition sicherstellt, verringert er drittens auch die Gefahr von Kiefergelenkstörungen und der damit für den Patienten verbundenen Beschwerden.

Unterkieferaufstellung und dynamische Okklusion

Im dritten Schritt folgt die Ausstellung der Unterkieferzähne in stabilem okklusalem Kontakt mit dem Oberkiefer. Je nach den durch die Vertikaldimension bedingten Anforderungen wird entschieden, ob eine FP1-, FP2- oder FP3-Rekonstruktion erforderlich ist. (Im hier gezeigten Fall wurde aufgrund der benötigten vertikalen Höhe für den Unterkiefer eine FP3-Rekonstruktion gewählt.) Zunächst wird analysiert, welche Anforderungen an die neue Vertikaldimension bestehen, wozu die bestehende Bisshöhe gemessen und die erforderliche Erhöhung bestimmt wird. Dann wird, ausgehend von der anatomischen Situation im Oberkiefer und der Kieferrelation, analysiert, wie viel Platz für den Zahnersatz zur Verfügung steht.

Auf Basis dieser Analyse erfolgt die virtuelle Gestaltung der Unterkieferrekonstruktion (hier als FP3), wobei auf stabile Kontakte und eine adäquate Okklusion geachtet wird. Alle nachfolgenden Behandlungsschritte richten sich nach dieser Planung.

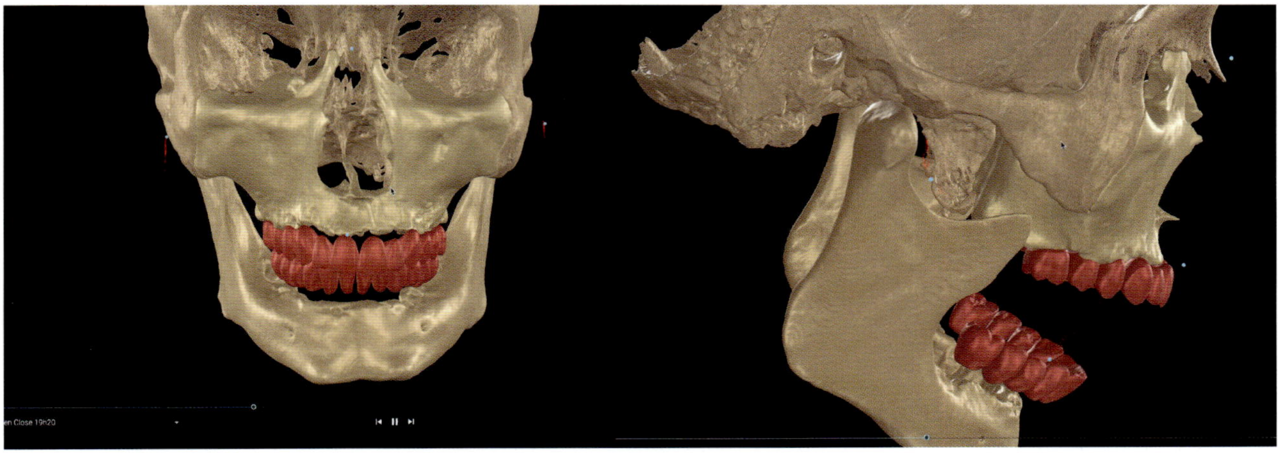

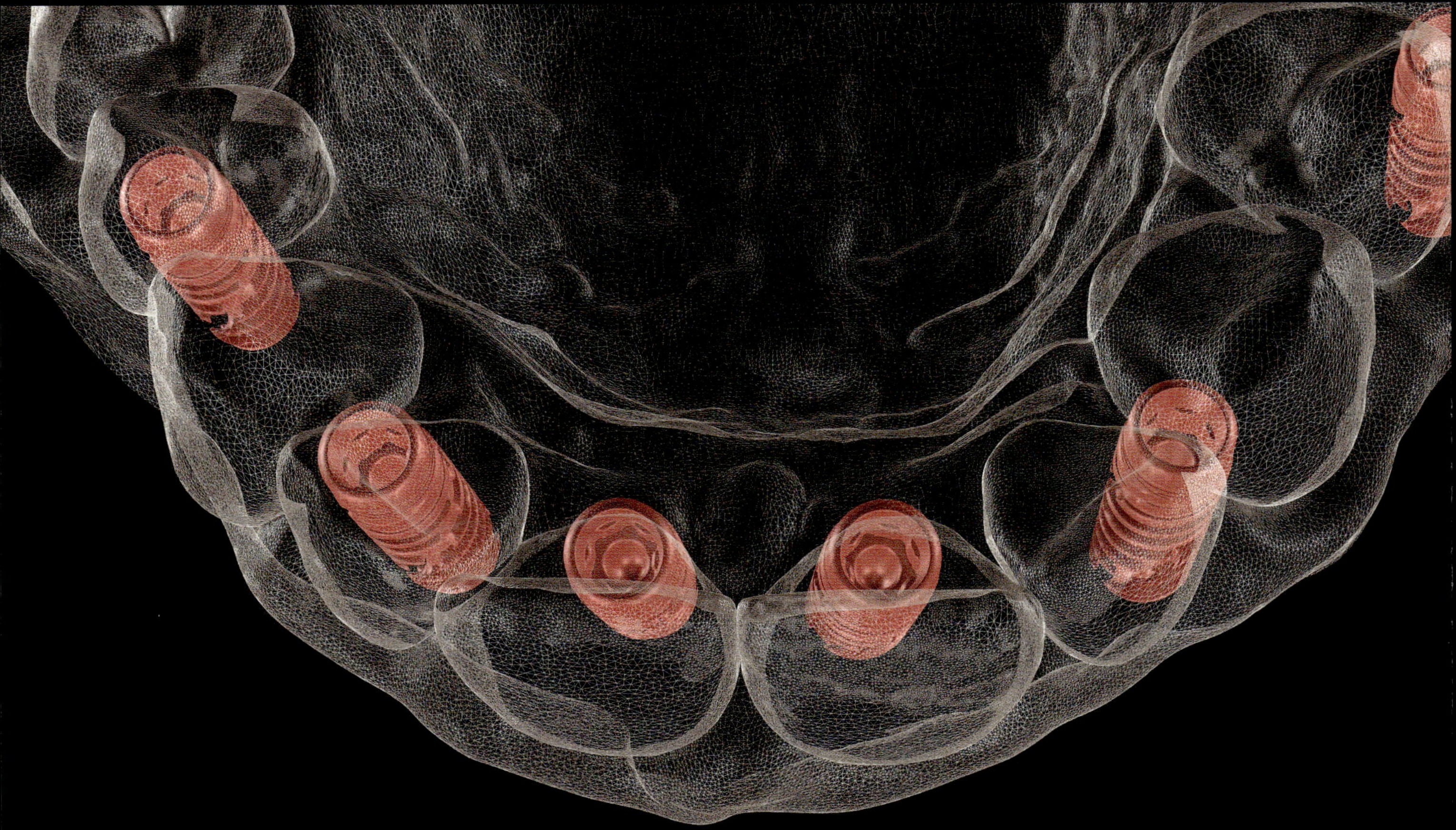

Im letzten Schritt erfolgt die dynamische Feinjustierung der Aufstellung unter Verwendung eines (virtuellen) Artikulators. Hier werden die Kieferbewegungen simuliert und die Formen des Zahnersatzes so angepasst, dass in allen dynamischen Positionen eine optimale, für den Patienten komfortable Funktion sichergestellt ist.

Proaktive versus reaktive Planung

Es ist die feste Überzeugung der Autoren, dass proaktives Planen weitaus zielführender ist als eine reaktive Planung. Ein zu großer Teil des Gestaltungsprozesses findet gegenwärtig am Ende der Behandlung während der zahntechnischen Phase statt, wenn Unzulänglichkeiten, die sich aus einer bis dahin ungenügenden Planung ergeben, ausgeglichen werden müssen. Moderne Softwarelösungen, wie Smilecloud 3DNA, helfen dabei, den größten Teil des Planungsprozesses in die Frühphase der Behandlung zu schieben, und bieten uns, neben einer Vorschau auf das Endergebnis, die Möglichkeit, Stolpersteinen auszuweichen und künftige Probleme proaktiv anzugehen, statt nur auf sie zu reagieren.

Verteilung der Implantate

Klassischerweise werden implantatgetragene Full-arch-Rekonstruktionen als durchlaufende Brücke konstruiert, sodass Materialfrakturen ein wichtiges Problem darstellen. Die Autoren schlagen zu dessen Lösung vor, die Einstück-Brückenversorgung in eine Rekonstruktion aus mehreren Brücken umzuwandeln. Damit wird das Frakturrisiko deutlich verringert und ein spannungsfreierer Sitz auf den Abutments erreicht. Voraussetzung ist eine optimale Verteilung der Implantate.

Nach Ansicht der Autoren ist in den meisten FP1-Fällen eine solche prothetisch optimale Positionierung der Implantate möglich. Allerding sind hierfür meist zusätzliche Implantate, im Durchschnitt zwei, erforderlich, was zusätzliche Kosten für die Patienten bedeutet. Ein Ausgleich für diese Mehrkosten ergibt sich durch die Vereinfachung der zahntechnischen Arbeit und die bessere Nachsorgefähigkeit.

Knochenüberschüsse erkennen

Ein mögliches Problem nach der chirurgischen Vorbehandlung für eine FP1-Rehabilitation ist, dass knöcherne Interferenzen das endständige Einsetzen des Sofortprovisoriums behindern. Der vorgestellte Workflow für die Behandlungsplanung ermöglicht das einfache und intuitive Erkennen von Stellen, an denen der Knochen reduziert werden muss, da das virtuelle mehrschichtige anatomische Modell diese während der Rekonstruktionsplanung sichtbar macht. Der Workflow umfasst hierbei mehrere Schritte:

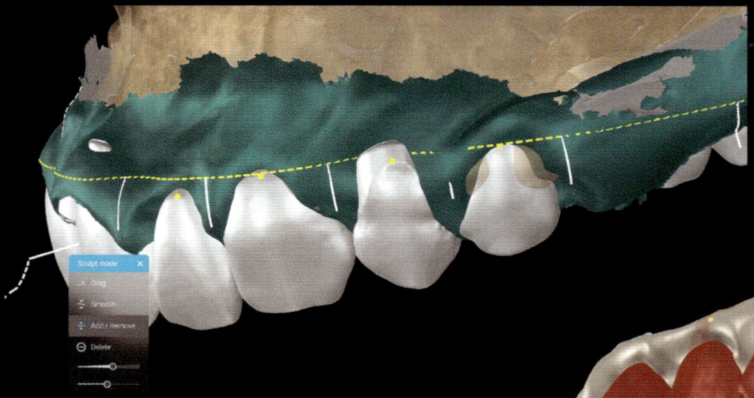

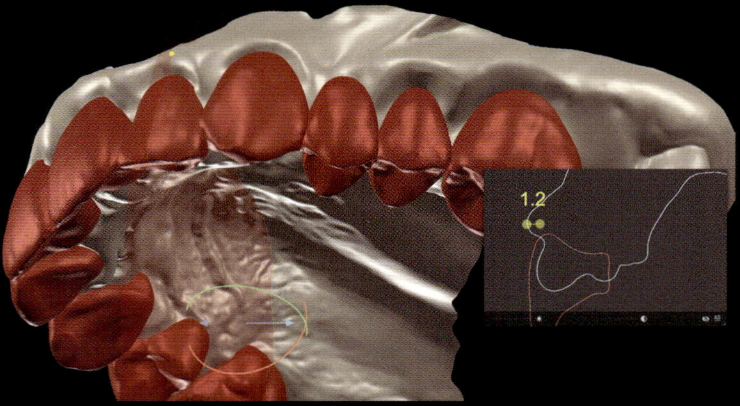

Zunächst werden durch Segmentierung und Überlagerung von Bilddaten mehrschichtige anatomische Modelle generiert. Diese Modelle liefern dann eine detaillierte Visualisierung der Knochenanatomie, des Weichgewebes und weiterer angrenzender anatomischer Strukturen. Dank dieser Darstellungsschichten kann der Chirurg mögliche Interferenzstellen zwischen dem Kammknochen und dem Provisorium leicht erkennen. Der Planungsprozess macht die Interferenzstellen sichtbar, sodass diese weiter analysiert werden können.

Auch die Korrektur der erkannten Interferenzstellen lässt sich planen: Virtuelle Werkzeuge der Planungssoftware simulieren die Knochenreduktion, und anhand des Ergebnisses am virtuellen Modell kann sichergestellt werden, dass das Provisorium korrekt passen wird. Das heißt, die Reduktion und das Einsetzen des Provisoriums lassen sich vor dem realen Eingriff simulieren. Dieser Schritt prüft die Richtigkeit der Planung und ermöglicht Anpassungen, falls erforderlich.

Schließlich können auf Grundlage der virtuellen Planung individuelle Operationsschablonen hergestellt werden, die den Operateur bei der Knochenreduktion führen. Sie stellen sicher, dass der Knochen genau im geplanten Umfang entfernt wird und einem korrekten Einsetzen des Provisoriums nicht im Weg steht. Die Integration dieses Schritts in den FP1-Workflow unterstützt die problemlose Versorgung mit dem Sofortprovisorium, vermeidet Komplikationen und verbessert den chirurgischen Erfolg insgesamt.

Vorausschauende Planung unter Berücksichtigung der Geweberemodellierung

Nach jedem chirurgischen Eingriff ist mit einer physiologischen Schrumpfung der betroffenen Gewebe zu rechnen, vor allem, wenn keine kompensatorischen Maßnahmen wie Weichgewebeaugmentation oder Socket-Shield-Technik zur Anwendung kommen. Unter pragmatischen Gesichtspunkten ist unwahrscheinlich, dass an allen Operationsstellen derartige Maßnahmen durchgeführt werden. Folglich ist von einer Gewebeschrumpfung auszugehen, die es bei der Planung zu berücksichtigen gilt.

Aufgrund der Evidenzlage gehen die Autoren von 1 mm als konservativer Schätzung aus. Das 3D-Design wurde entsprechend apikal und sagittal angepasst. Zur Vereinfachung kann die Position der Rekonstruktion in Bezug auf das Zahnfleisch (bei einer geplanten Transplantation) bzw. in Bezug auf den Knochen (ohne Transplantation) geplant werden.

Wird eine Schrumpfung angenommen und bei der Planung berücksichtigt, kann die Heilung unterstützt und die Gewebestabilität verbessert werden. Von einer palatinaleren Position der Zahnanatomie auszugehen, bedeutet auch, die Implantate weiter palatinal zu platzieren, was seinerseits zwei Konsequenzen hat: eine höhere Festigkeit der Verbinder und eine horizontal weiter ausladende transmukosale Kontur.

Emergenzprofile

Die Autoren schlagen als Ergebnis der eben dargelegten Strategie ein horizontal stärker entwickeltes Emergenzprofil vor. Dies bietet zwei klare Vorteile. Erstens wird weniger Druck auf das approximale Weichgewebe ausgeübt, was zu höheren Papillen führen kann. Zweitens wird die Richtung der Schrumpfung von horizontal *und* vertikal auf lediglich horizontal geändert, was bedeutet, dass die Planung zuverlässiger zum gewünschten Ergebnis führen wird.

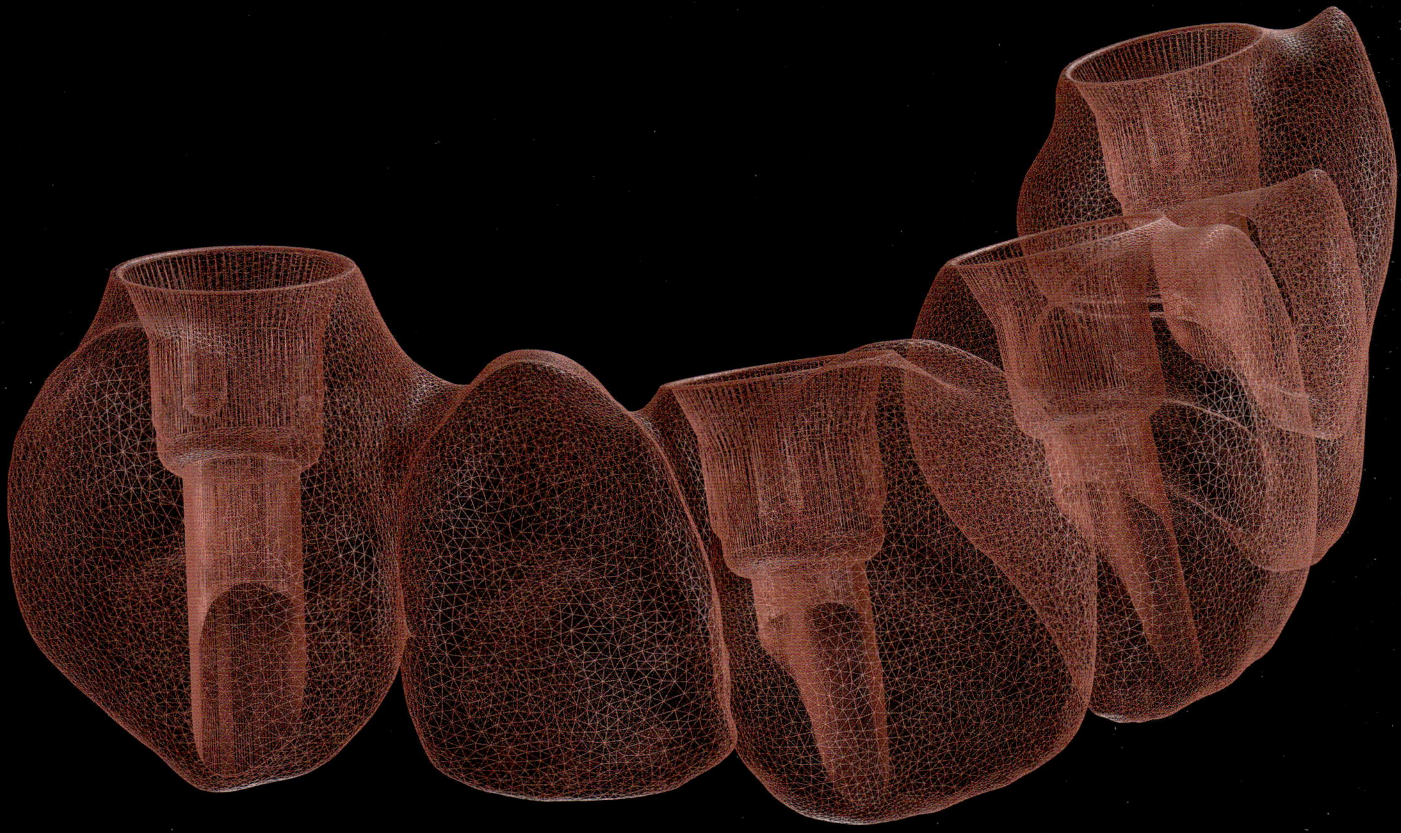

Chirurgische Überlegungen

Als generelle Regel bevorzugen die Autoren, wann immer möglich, einen lappenfreien Ansatz. Insbesondere in Kombination mit geführter Chirurgie ist damit die Wahrscheinlichkeit, dass die Papillen erhalten bleiben, höher als mit einer klassischen Lappentechnik. Vor allem im Frontzahnbereich, wo die Papillen schlanker und länger sind, ist ein lappenfreier Ansatz ästhetisch vorteilhaft. Dagegen müssen in den Seitenzahnbereichen häufiger Lappen gebildet werden, was jedoch aufgrund der flacheren Papillen und geringeren ästhetischen Relevanz weniger ins Gewicht fällt. Im gezeigten Fall wurde durch zwei vertikale Inzisionen eine lappenfreie anteriore Zone von zwei Lappen in den Seitenzahnbereichen abgegrenzt.

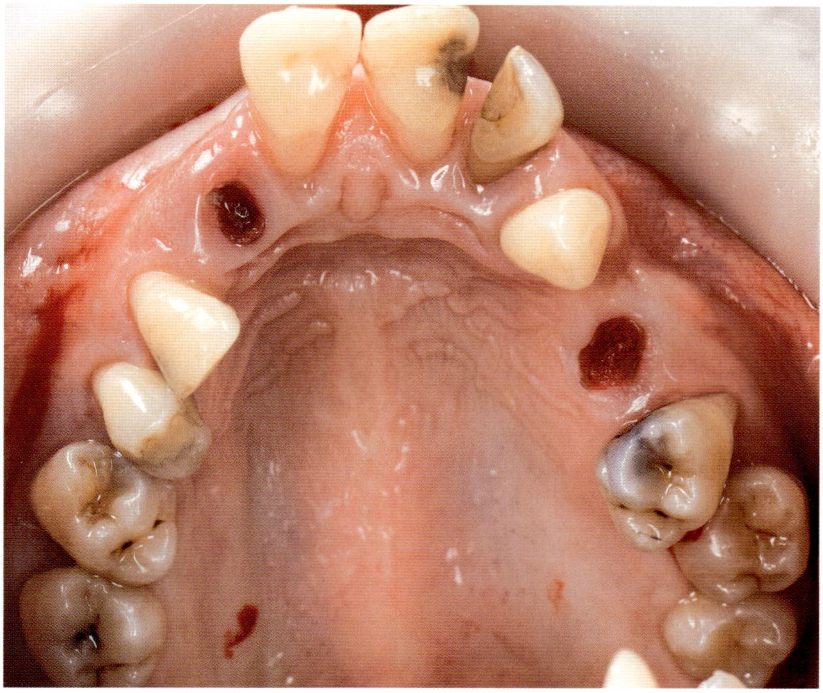

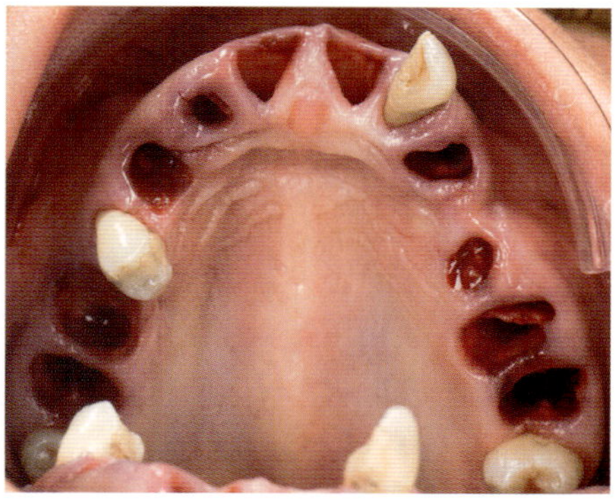

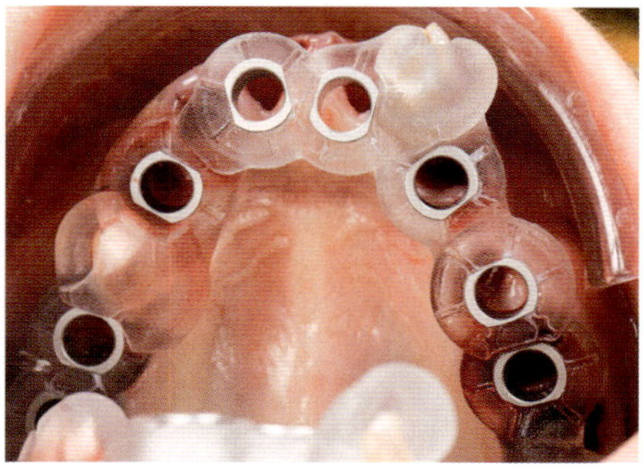

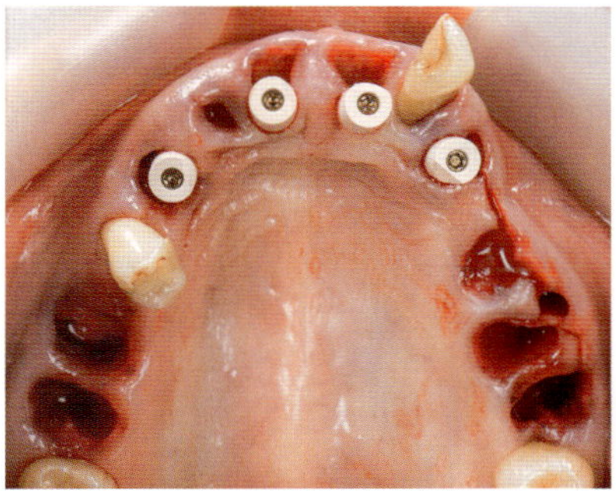

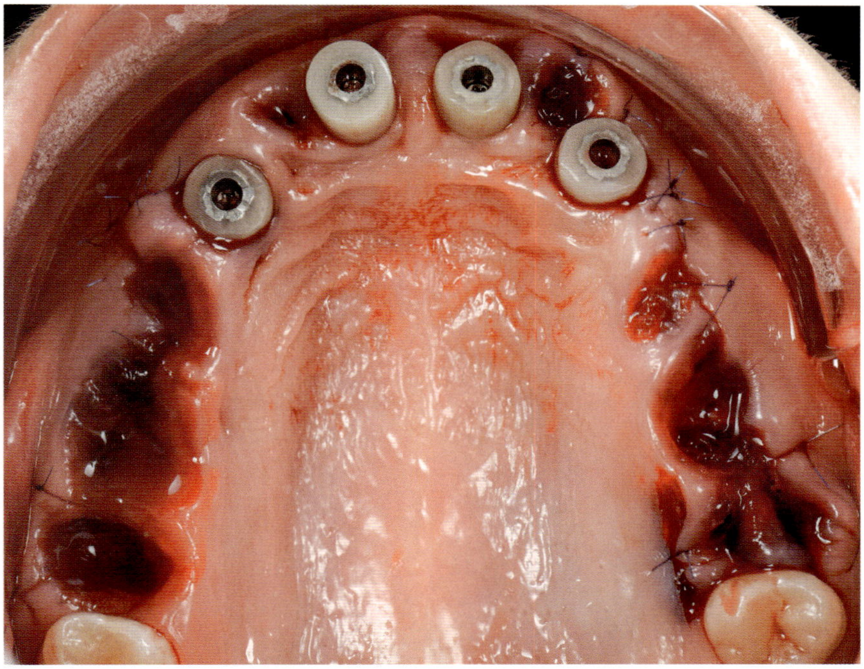

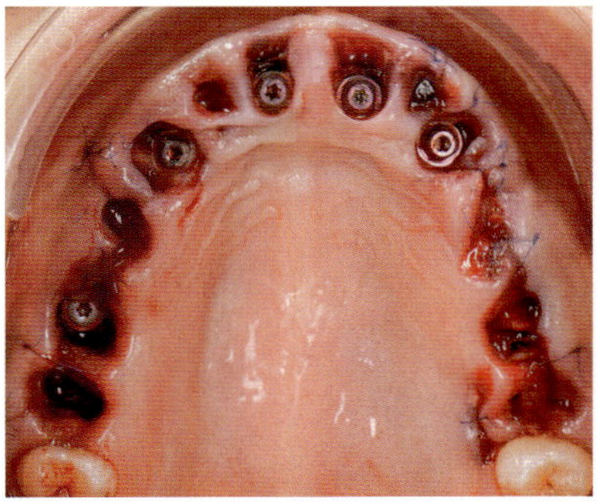

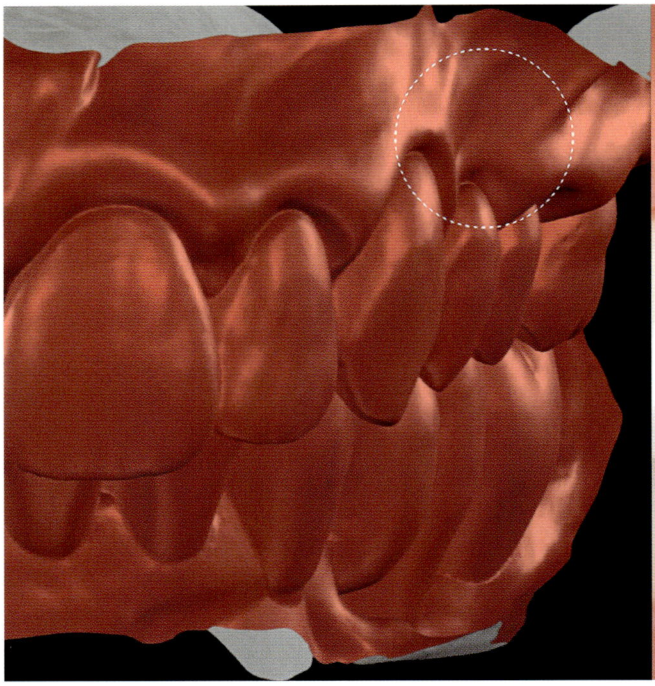

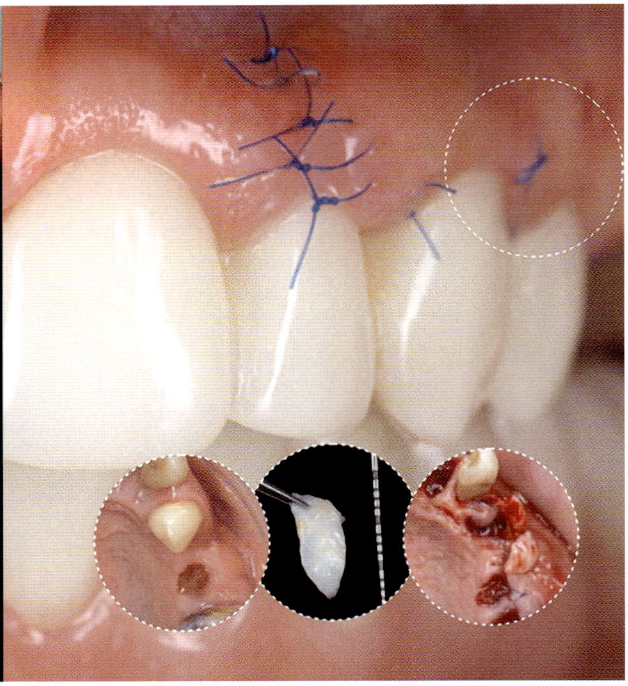

Augmentationsmaßnahmen werden selektiv durchgeführt, und im hier vorgestellten Fall war, wie die Planung zeigte, nur im Bereich der Zähne 23 und 24 eine Transplantation erforderlich. Es sei wiederholt: Eine klare Planung und rekonstruktive Zielvorstellung vor Augen zu haben, gibt dem Chirurgen Sicherheit bezüglich der Operationsziele und vermittelt im multidisziplinären Behandlungsteam eine einheitliche fallbezogene Erfolgsdefinition. An allen Stellen, wo kein Transplantat vorgesehen ist, wird die geplante Rekonstruktion unterhalb der Weichgewebeoberfläche bzw. mit der Knochenoberfläche als Referenz platziert. Die Autoren bezeichnen dies als negative Transplantation, da der Effekt für die Gewebestabilität derselbe ist, wie ihn (bei einer knochenferneren Platzierung der Rekonstruktion) ein Transplantat hätte.

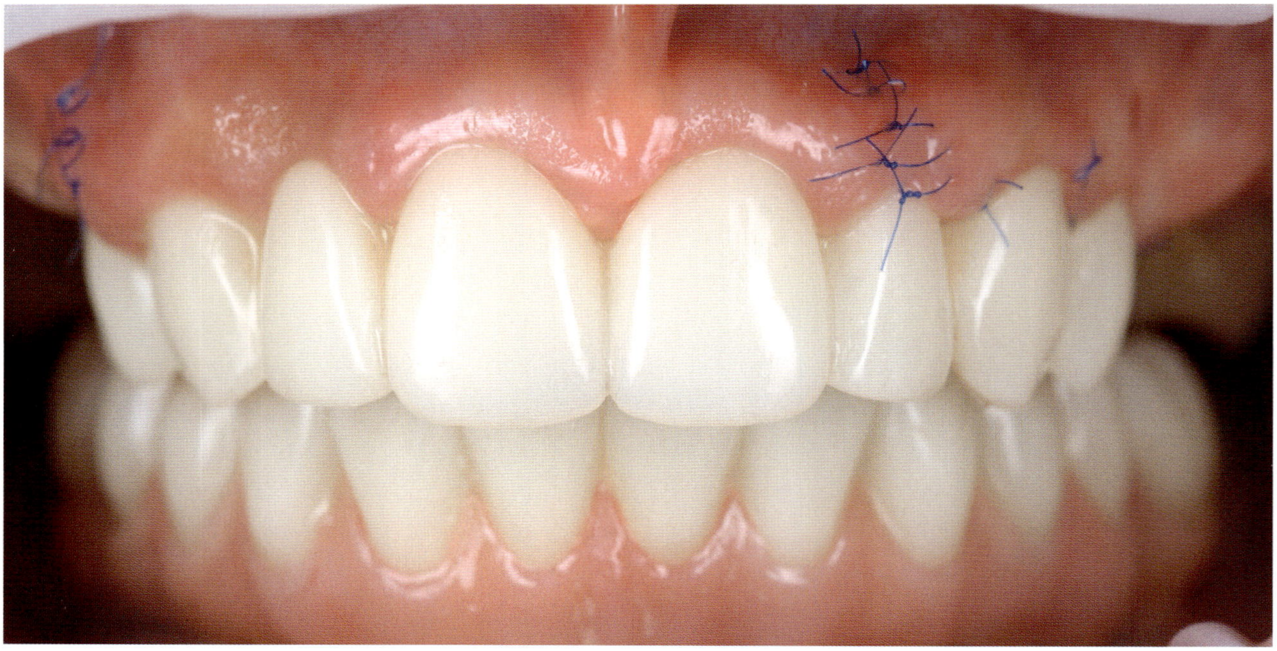

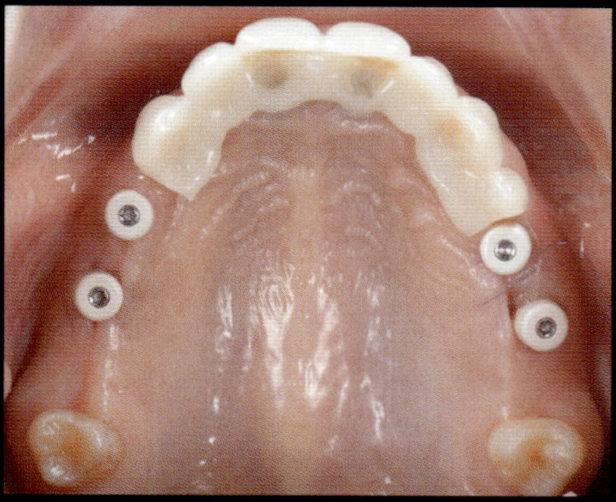

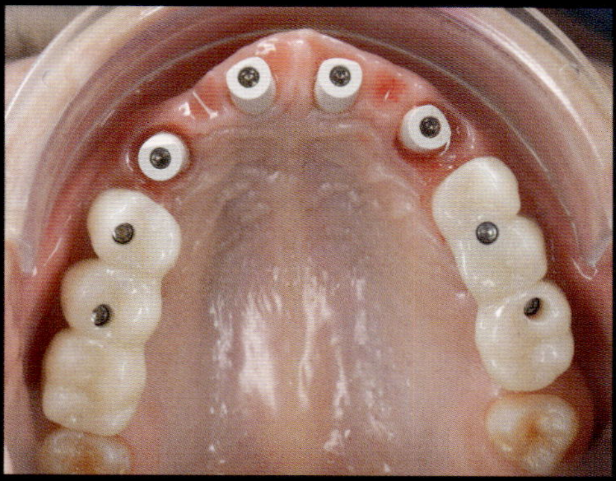

Prothetische Überlegungen

Infolge der Segmentierung der Rekonstruktion in dreigliedrige Brücken genügt ein Intraoralscan, während eine fotogrammetrische oder analoge Abformung der Implantatpositionen nicht nötig ist. Ausgehend von der postoperativen Weichgewebeposition wird die ursprüngliche Rekonstruktionsplanung sagittal repositioniert, um die während der Heilungs- und Osseointegrationsphase zu erwartende Schrumpfung auszugleichen. Die Form der Rekonstruktion selbst wird nicht verändert, sondern lediglich ihre Position sagittal korrigiert. Ein zweiter, abschließender Prototyp wird gefräst, um die Formen des Zahnersatzes intraoral zu testen. Nach der Bestätigung werden die Rekonstruktionen als monolithische Zirkonoxidstücke gefräst. Zur ästhetischen Aufwertung kann eine Individualisierung mit Malfarben oder ein dünne Verblendung mit Keramik vorgenommen werden. Auf den folgenden Seiten sind die Rekonstruktionen für den hier gezeigten Beispielfall abgebildet.

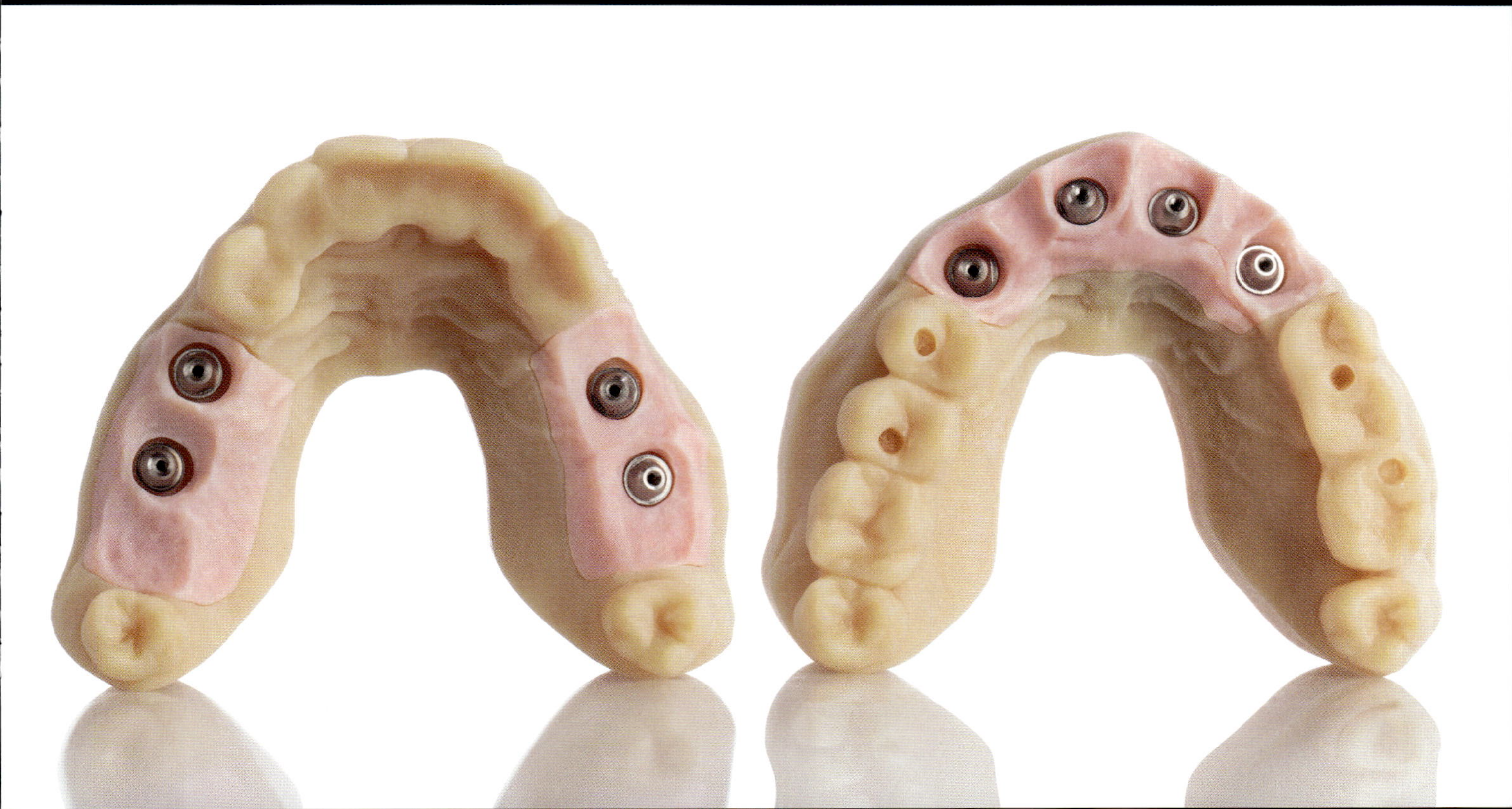

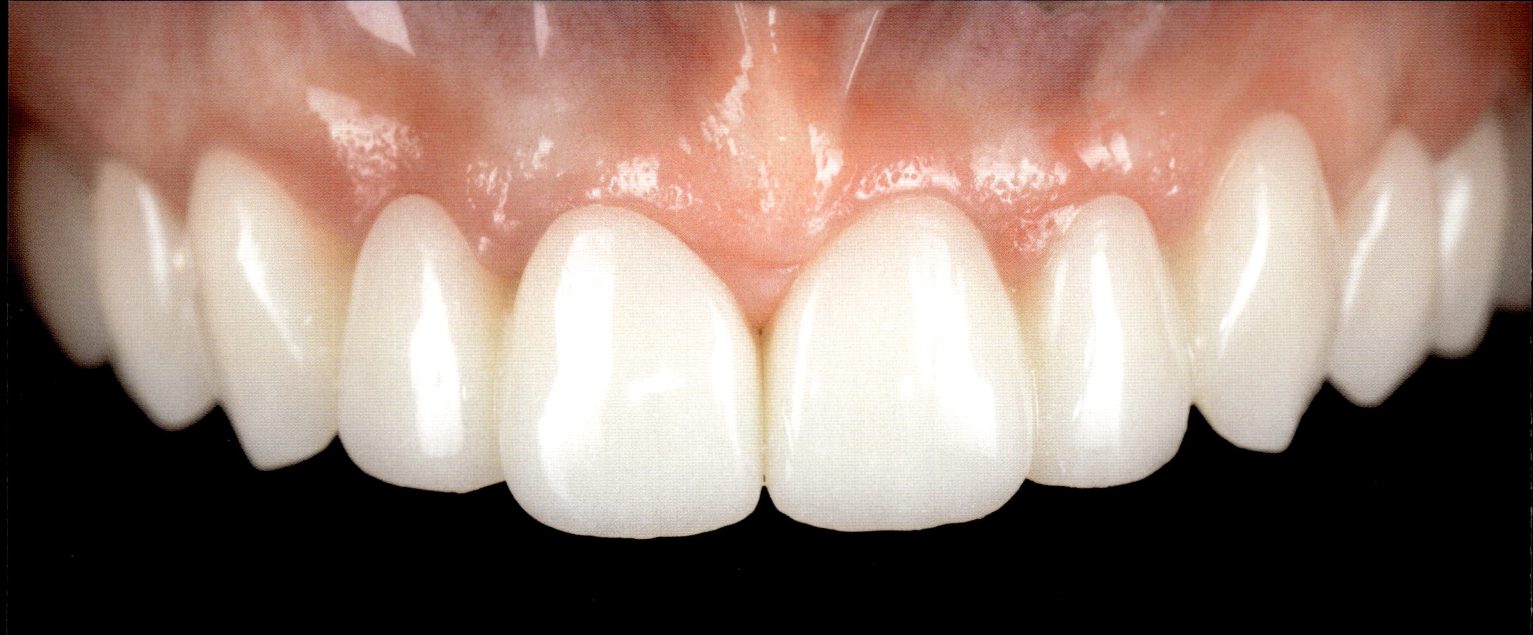

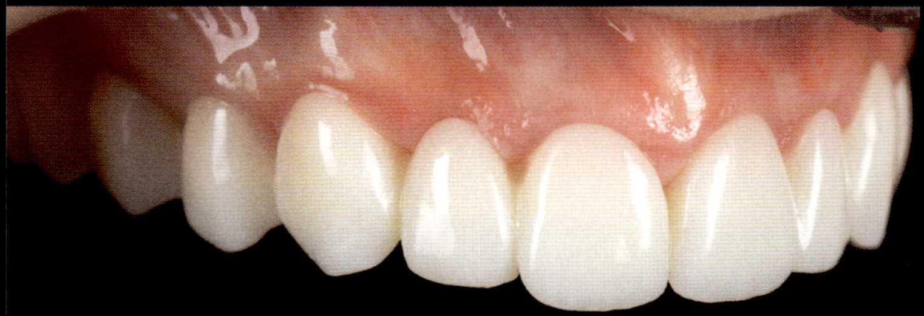

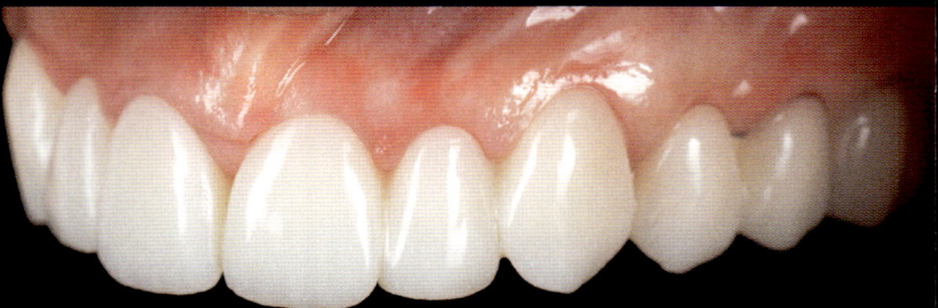

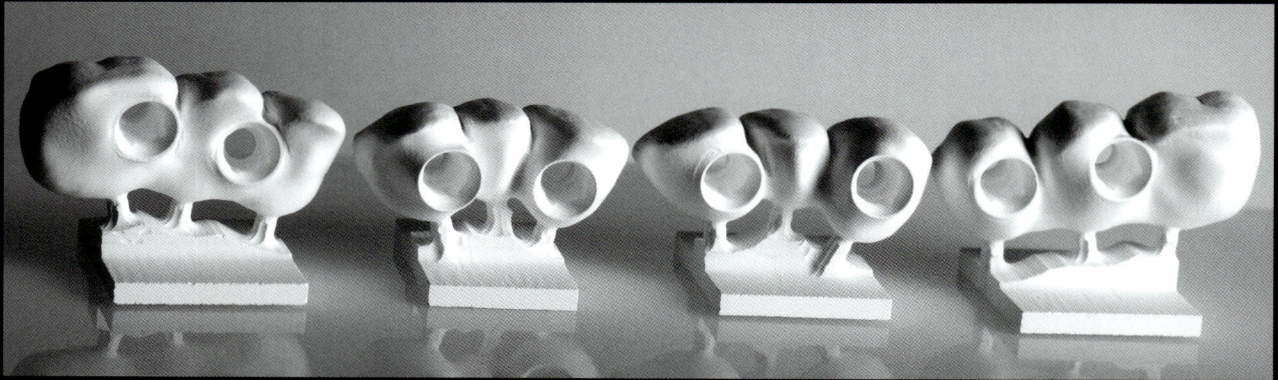

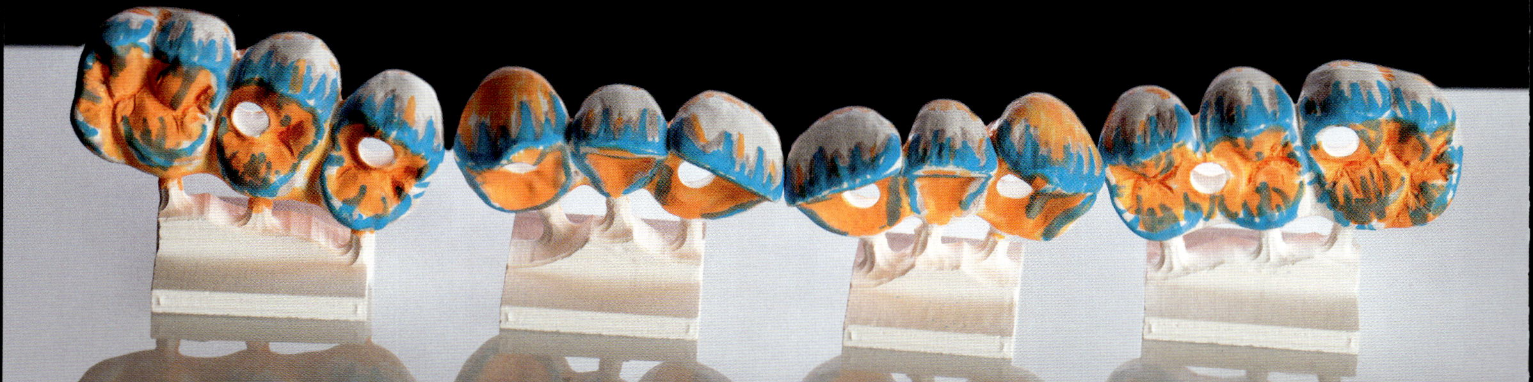

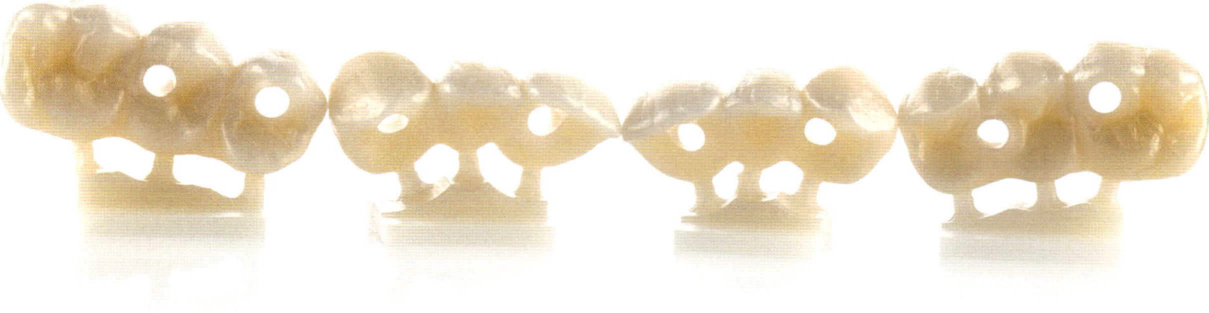

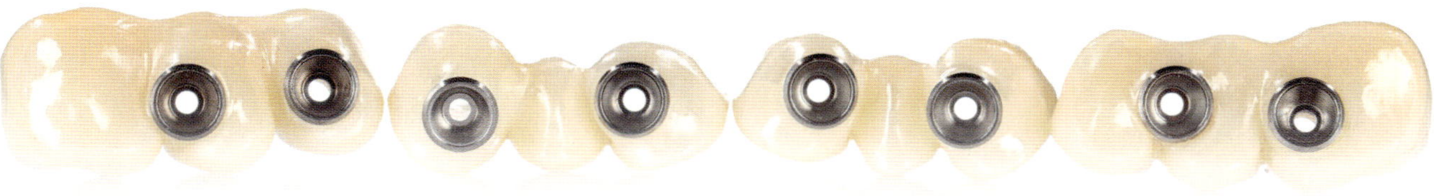

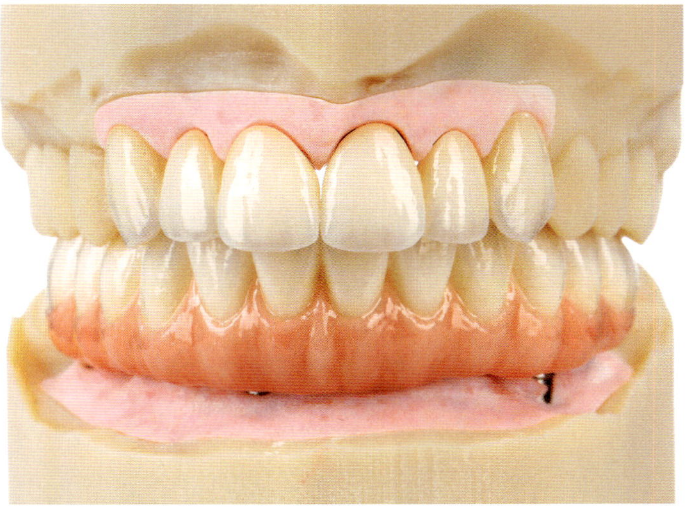

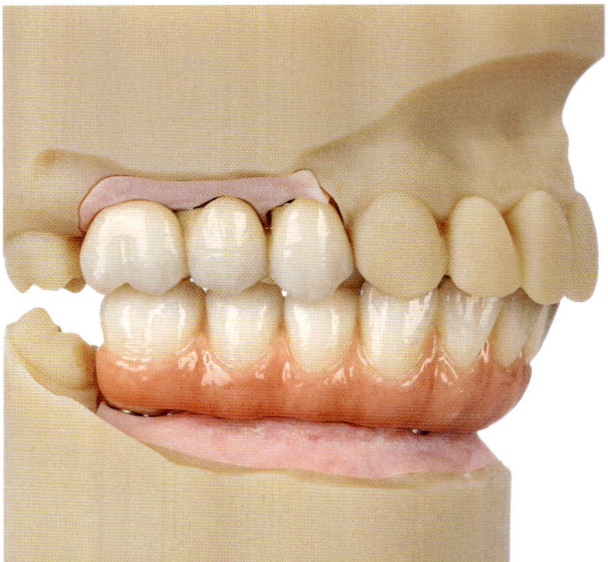

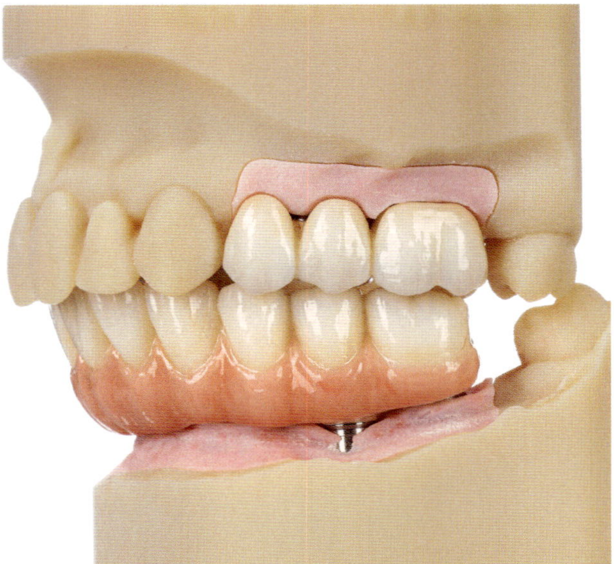

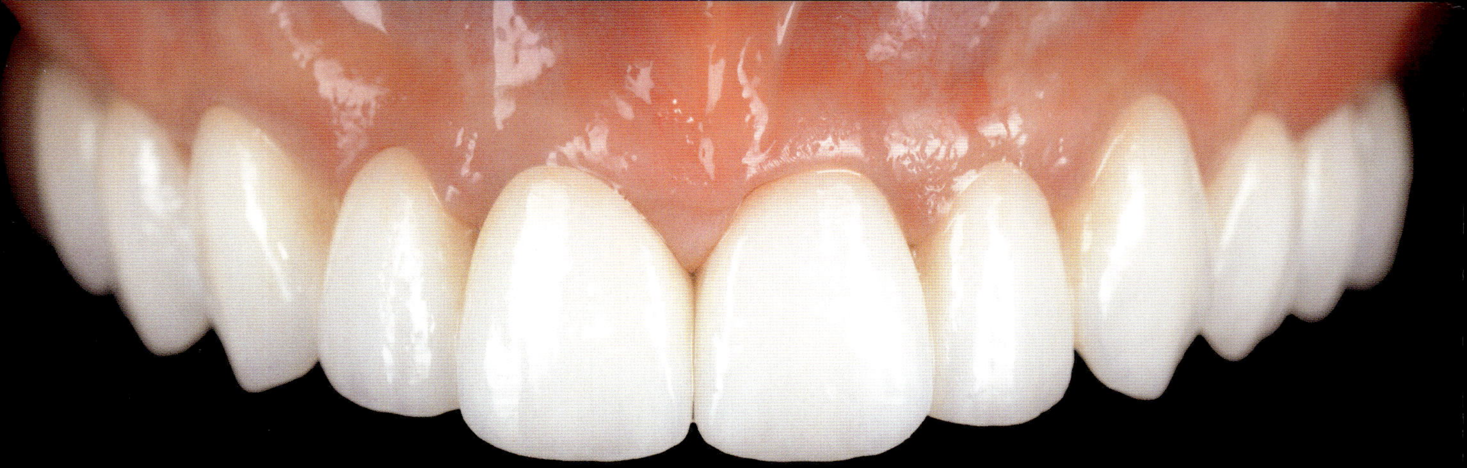

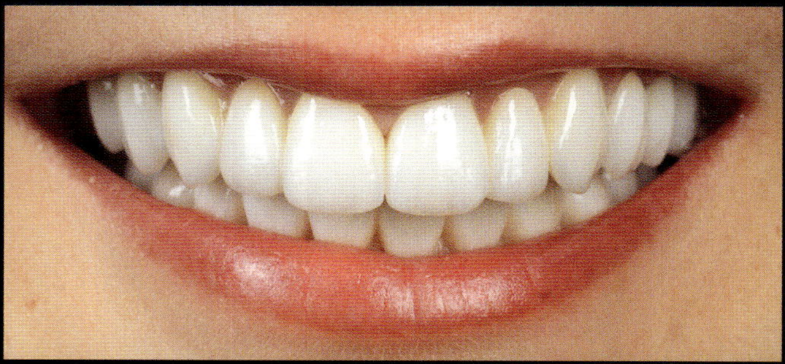

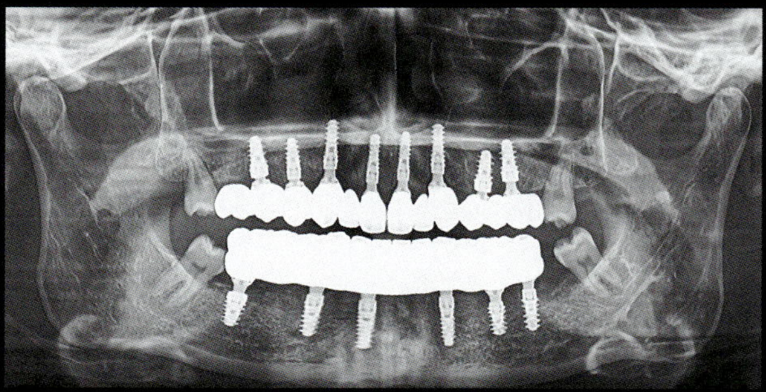

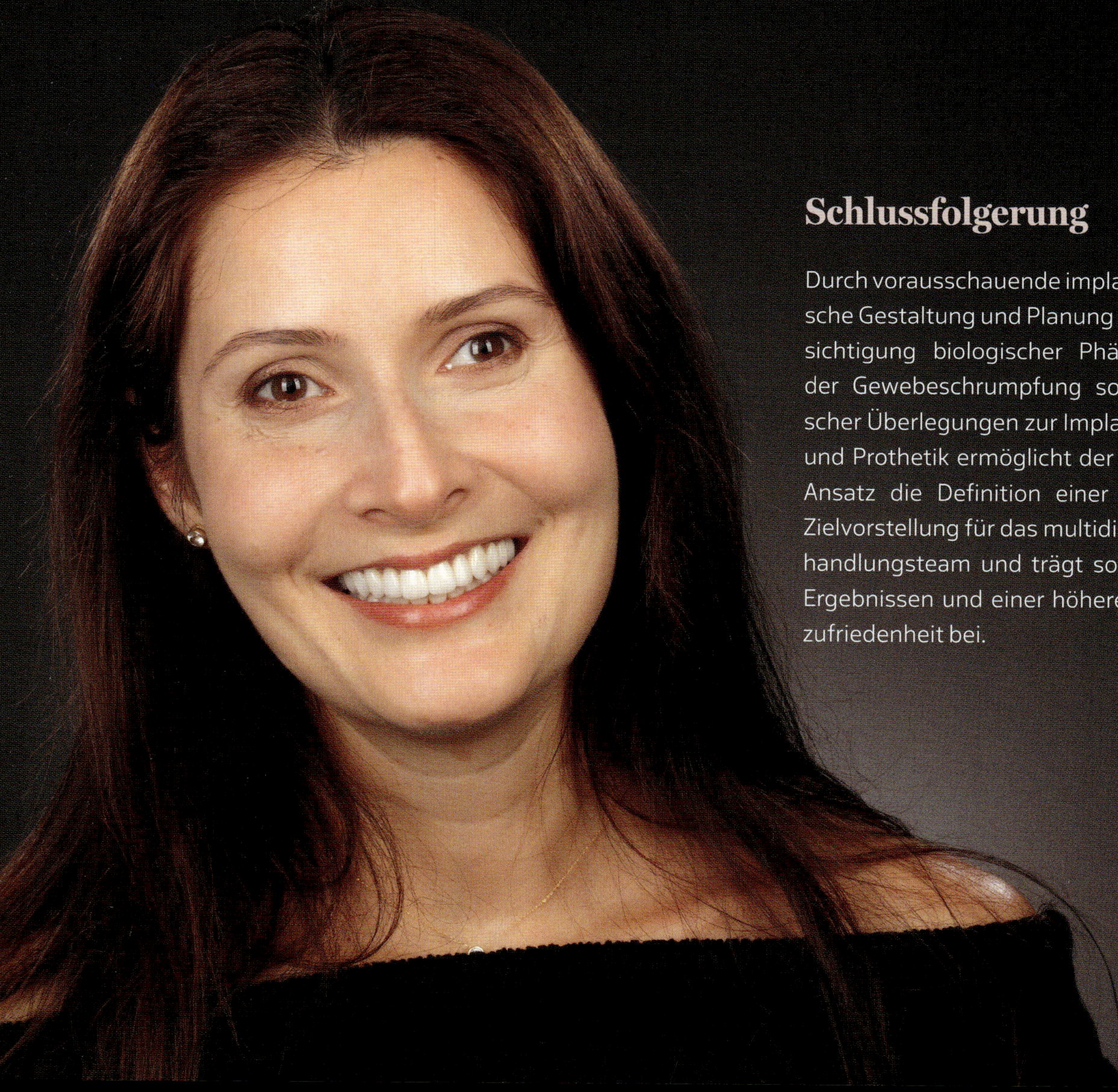

Schlussfolgerung

Durch vorausschauende implantatprothetische Gestaltung und Planung unter Berücksichtigung biologischer Phänomene wie der Gewebeschrumpfung sowie strategischer Überlegungen zur Implantatchirurgie und Prothetik ermöglicht der hier gezeigte Ansatz die Definition einer einheitlichen Zielvorstellung für das multidisziplinäre Behandlungsteam und trägt so zu besseren Ergebnissen und einer höheren Patientenzufriedenheit bei.

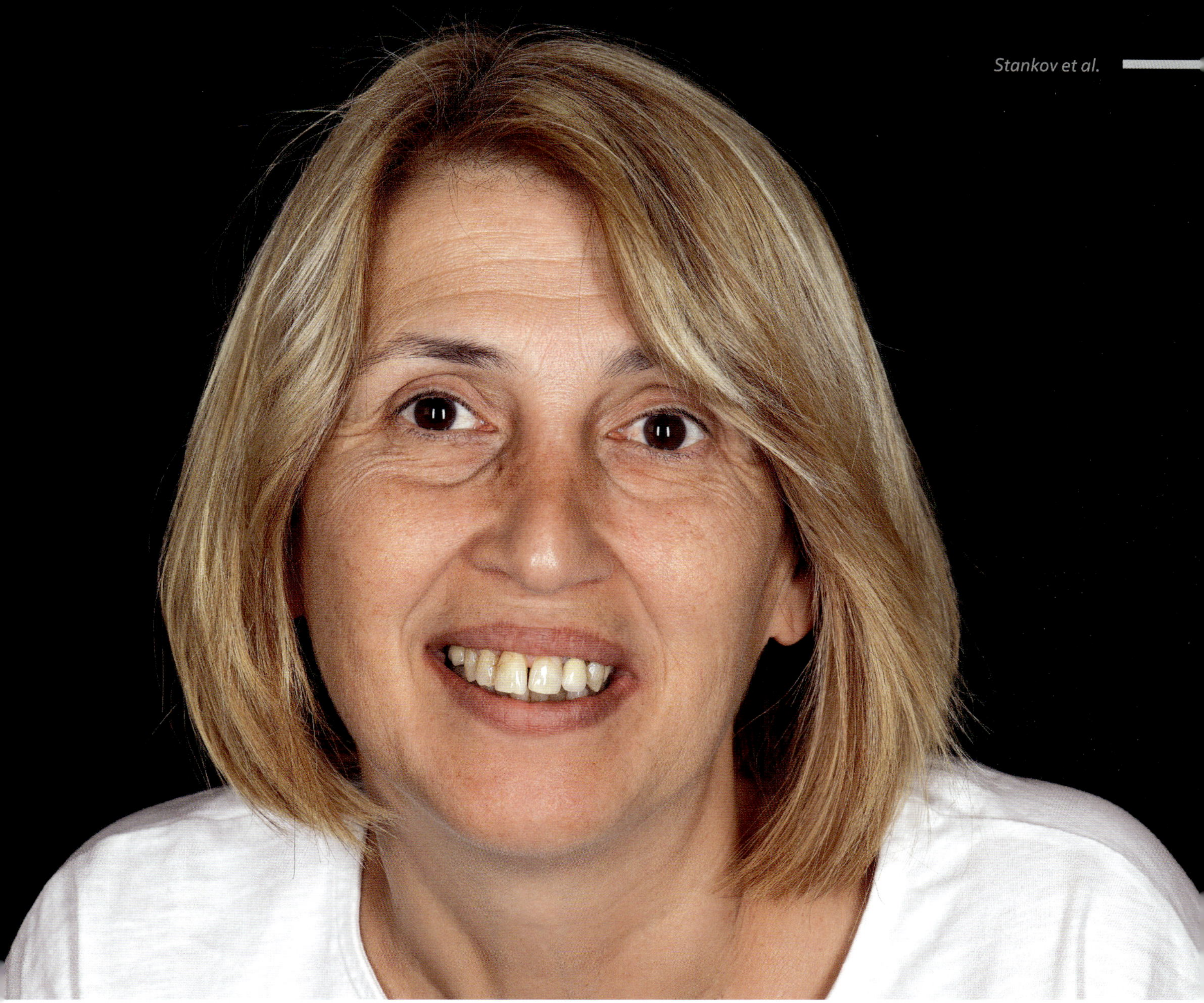

Teil 2: Virtuelles Extraktionsmodell – Erhalt der Gewebearchitektur bei FP1-Rekonstruktionen

Bei FP1-Versorgungen hat der Erhalt der vorhandenen Papillen hohe Priorität, da diese für ein ästhetisch und funktionell gutes Ergebnis eine wichtige Rolle spielen. Daher sind sie besonders für Patienten geeignet, die voll ausgebildete Papillen besitzen. Eine gute Planung muss jedoch auch mit Papillen arbeiten, die bezüglich Größe und Position nicht ideal sind, und sicherstellen, dass die Form des Zahnersatzes nicht zu ästhetischen oder funktionellen Kompromissen führt. Ein solcher Planungsansatz, verbunden mit Überlegungen zum vertikalen Wachstumsüberschuss, einem freien Atemweg sowie adäquater Lippenunterstützung und Zahnsichtbarkeit bildet die Grundlage für eine erfolgreiche FP1-Versorgung.

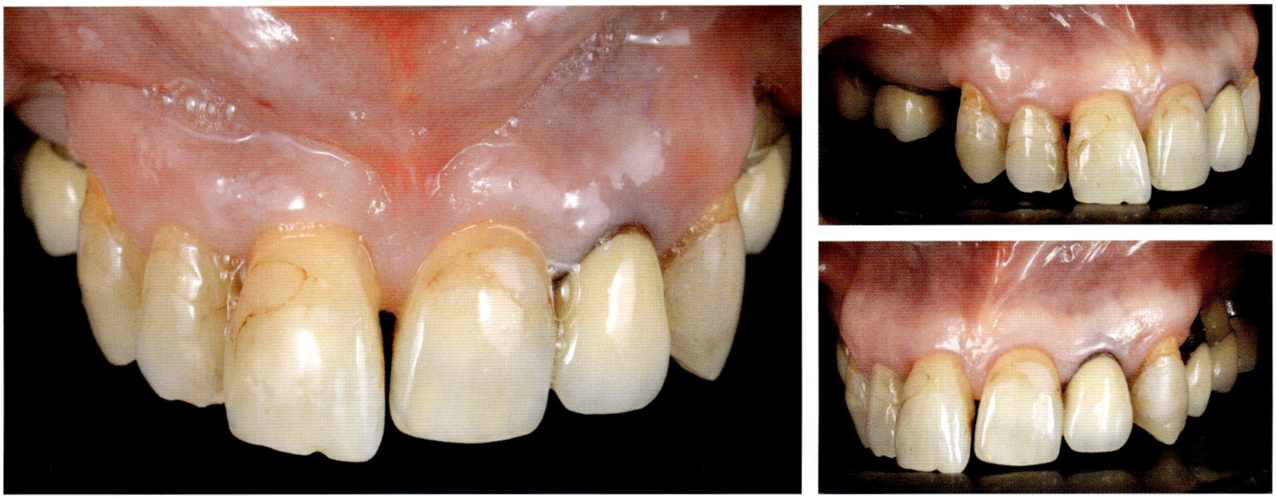

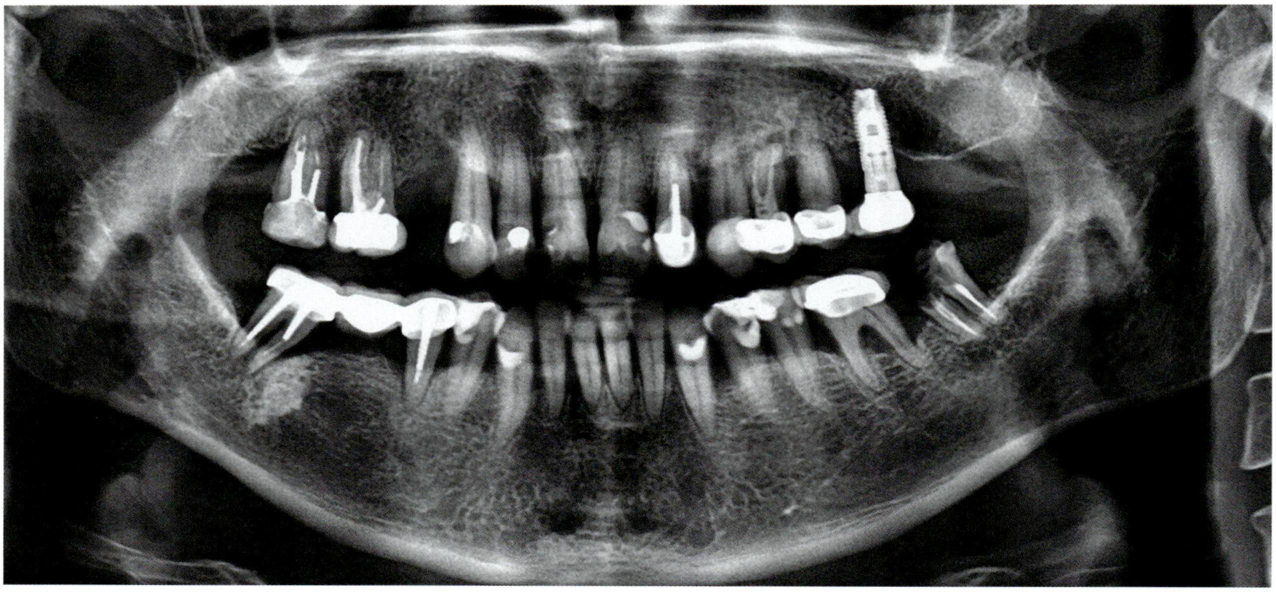

Virtueller Planungsraum

Das in Teil 1 beschriebene digitale anatomische Schichtmodell als virtuelles Extraktionsmodell (VeX-Modell) bildet die Grundlage für die detaillierte und genaue Planung von FP1-Rekonstruktionen. Die Planung anhand dieses mit Smilecloud 3DNA generierten Modells ist mit folgenden Vorteilen verbunden:

- Sie ermöglicht den Erhalt wichtiger Strukturen, insbesondere der Papillen.
- Sie kann auf die transmukosalen Formen der noch vorhandenen Restzähne zurückgreifen, die eine wichtige Vorlage für die Stabilisierung der Gewebe nach der Extraktion bilden.
- Sie liefert genauere Operationsschablonen und stellt so sicher, dass das Weichgewebe respektiert und nicht zu viel Druck ausgeübt wird.

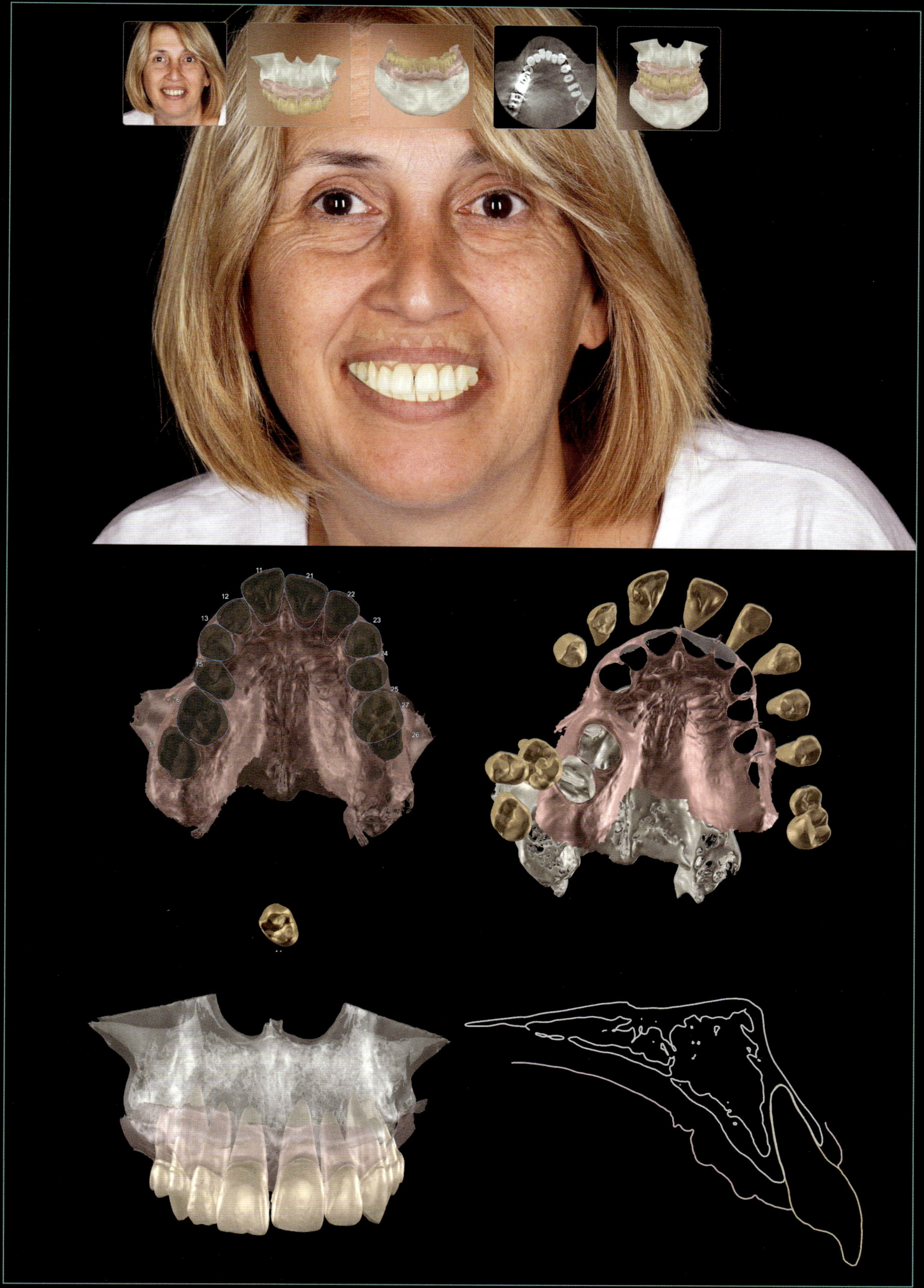

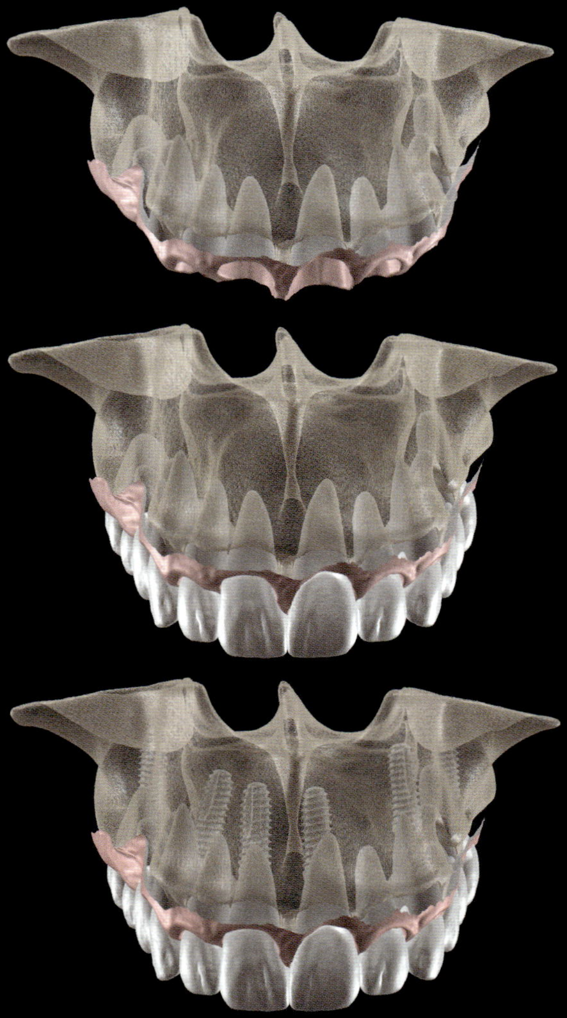

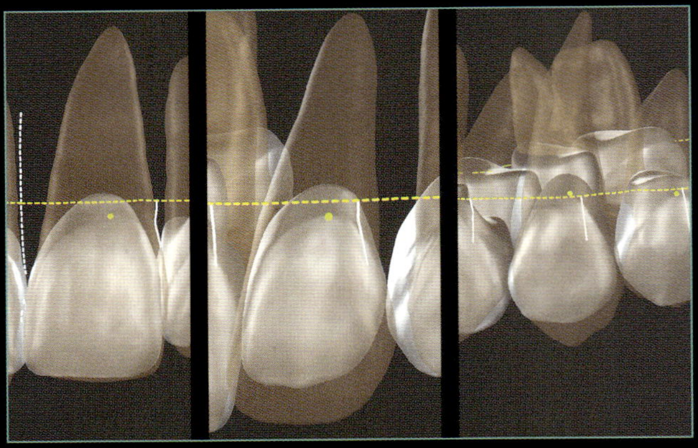

Diese Schrittfolge löst mögliche Probleme im Bereich der Mesokomponenten, bevor die Implantatpositionen geplant werden, und priorisiert damit den Erhalt biologischer Strukturen.

Planungssequenz

Schrittfolge der Implantatplanung

Für die Implantatplanung von FP1-Versorgungen wird eine spezielle Schrittfolge empfohlen, die den Erhalt biologischer Strukturen sicherstellt:

1. **Anatomie der Rekonstruktion planen:** Nach Analyse vorhandener anatomischen Strukturen, vor allem der Papillen, wird die Rekonstruktion im Hinblick auf deren Erhaltung geplant.
2. **Mesokomponenten wählen:** Die zur Unterstützung der geplanten anatomischen Strukturen geeigneten Komponenten werden gewählt.
3. **Implantate wählen:** Abschließend werden Implantate ausgewählt, die gut mit den geplanten Mesokomponenten und dem Erhalt der Gewebeanatomie kompatibel sind.

Überlegungen zur Gestaltung der Rekonstruktion

- **Erhaltung, Größe und Position der Papillen:** Die Gestaltung der Rekonstruktion muss sich an der Papille mit der ungünstigsten Größe und Position als limitierendem Faktor orientieren, damit sichergestellt ist, dass alle biologischen Strukturen ohne Abstriche bei Funktion und Ästhetik unterstützt werden.
- **Vertikaler Überschuss:** Ein vertikal übermäßig entwickelter Kamm bietet einen breiten biologischen Spielraum, der eine flexible Gestaltung der Rekonstruktion ohne die Gefahr einer Verletzung kritischer anatomischer Strukturen ermöglicht.
- **Freier Atemweg:** Es ist wichtig bei der Gestaltung der Rekonstruktion auf einen freien Atemweg zu achten. Ein Abstand von idealerweise etwa 38 mm zwischen den Palatinalflächen der Molaren sorgt dafür, dass keine Verengung eintritt und der Patient sicher und beschwerdefrei atmet.

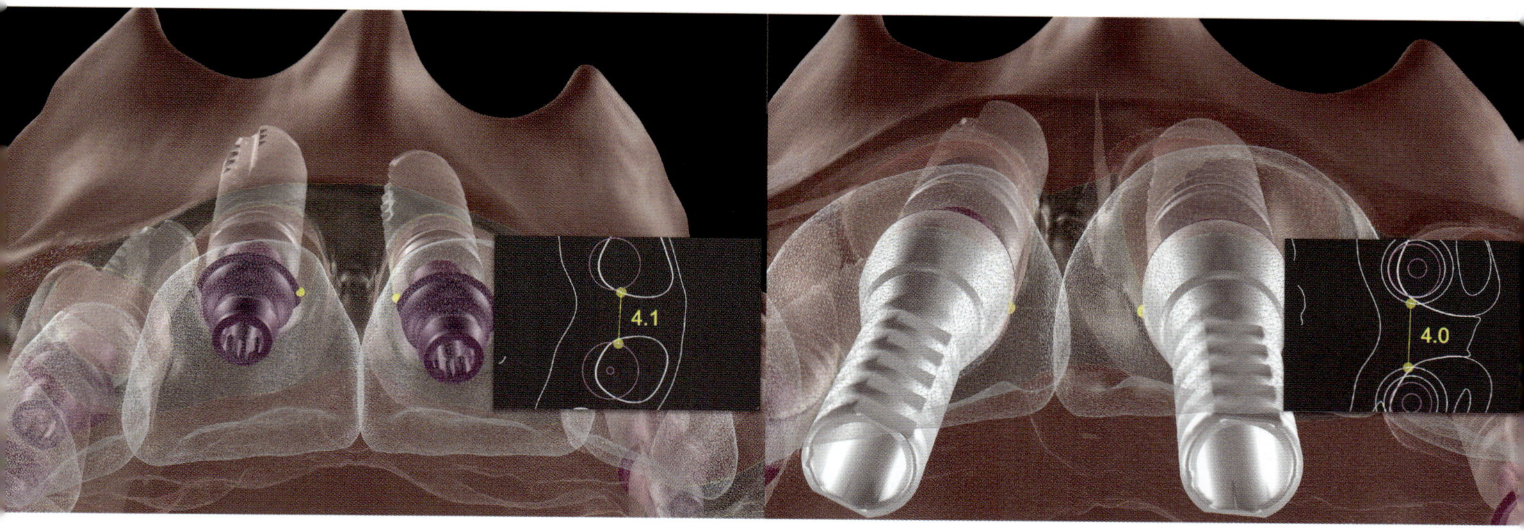

- **Lippenunterstützung und Zahnsichtbarkeit:** Beide Elemente sollten in natürlicher Form erhalten bleiben und sind bei der Gestaltung zu berücksichtigen, da sie für ein funktionell und ästhetisch zufriedenstellendes Ergebnis wichtig sind.
- **Überkompensation der Schrumpfung:** Nach der Gestaltung und Positionierung der Rekonstruktion anhand der genannten Prinzipien wird ihre Position zur Kompensation der postoperativ zu erwartenden Gewebeschrumpfung um 1 bis 1,5 mm überkorrigiert.

Überlegungen zur Implantatplanung

Prothetisch orientierte Positionierung

- **Mehrere Brücken:** Bei prothetisch geeigneter Positionierung der Implantate ist eine aus mehreren Brücken zusammengesetzte Versorgung statt einer Full-arch-Einzelbrücke möglich. Mehrere Brücken vereinfachen die Laborarbeit und die Nachsorge und verringern die Wahrscheinlichkeit von Frakturen oder einem Versagen der Gesamtrekonstruktion. Das Frakturrisiko ist für Full-arch-Einzelbrücken am höchsten, für dreigliedrige Brücken am geringsten. Ferner ist die Spannungsfreiheit bei der Verschraubung auf den Implantaten indirekt proportional zur Implantatanzahl je Einzelbrücke. Daher ist eine günstige Implantatverteilung sehr wichtig.
- **Optimale Implantatpositionierung:** Idealerweise werden Implantate in den Regionen der mittleren Schneidezähne und der Eckzähne platziert, wenn die anatomische Situation dies erlaubt. An den Stellen der seitlichen Schneidezähne sind Implantate zu vermeiden, da hier mit Pontics bessere Weichgewebeprofile erreicht werden. In jedem Seitenzahnbereich sollten zwei weitere Implantate eine Seitenzahnbrücke tragen. Aufgrund anatomischer Einschränkungen kann diese Verteilung auch variieren. Generell gilt jedoch die Faustregel: Vier Brücken sind besser als drei, drei sind besser als zwei und zwei sind besser als eine.

Positionieren der Mesokomponenten

- **Schwerpunkt auf den Mesokomponenten:** Die herkömmliche Operationsplanung konzentriert sich auf die Positionierung der Implantate im Knochen und der Schraubenzugänge der prothetischen Suprastruktur. Aktuelle Ansätze legen jedoch einen Schwerpunkt auf die dazwischen liegenden Komponenten, wie Multi-Unit-Abutments und Titanbasen, um ausreichend Platz für das Weichgewebe zu lassen und damit die gingivale Architektur zu erhalten und zu unterstützen.
- **Schonung der Papillen:** Die Mesokomponenten sind so zu positionieren, dass der Papillenraum nicht verletzt wird. Besondere Bedeutung hat dies in FP1-Fällen, wenn die Implantate in palatinalen Positionen gesetzt werden. Die Frontzahnwurzeln (bzw. -alveolen) mit ihrer dreieckigen Form bieten wenig Raum für die Platzierung der Zwischenkomponenten – in der Regel an der Spitze des Dreiecks.
- **Abstand zwischen den Mesokomponenten:** Um eine Kompression des Weichgewebes und damit

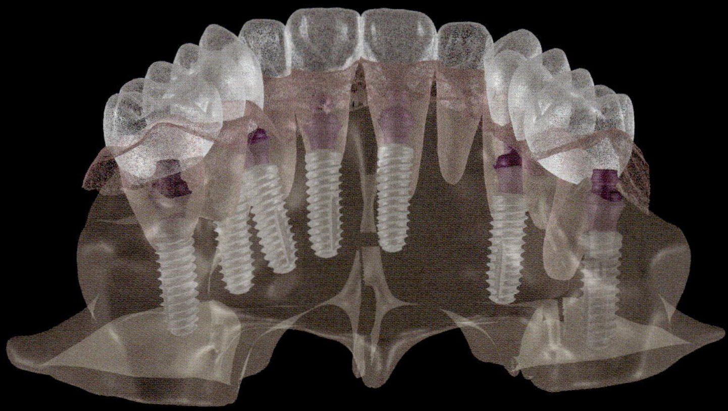

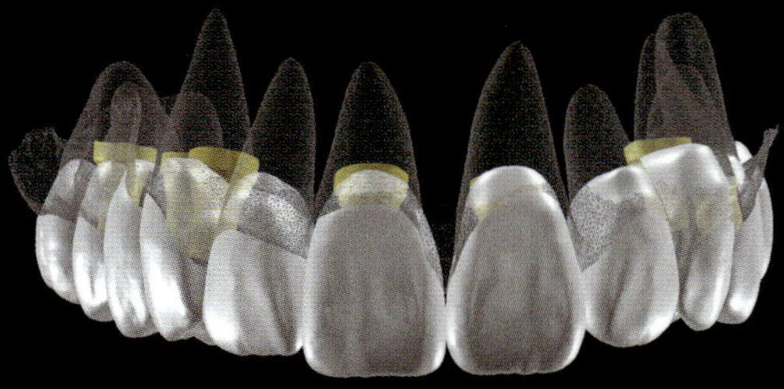

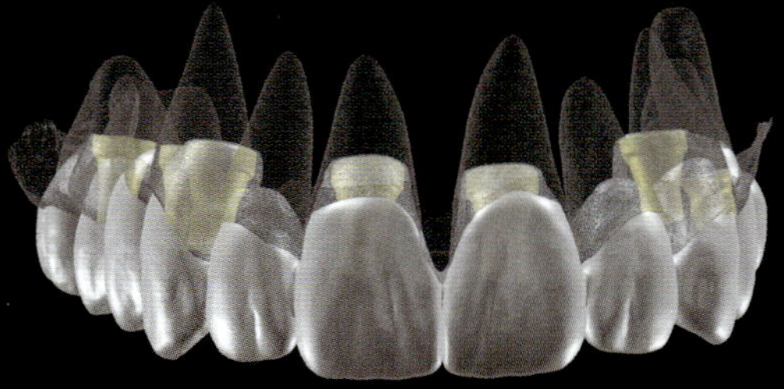

eine Abflachung der gingivalen Architektur zu vermeiden, sind ausreichende Abstände zwischen den Komponenten zu beachten. Multi-Unit-Abutments benötigen, da sie breiter sind, mehr Platz. Die Regel von 3 mm interimplantärem Abstand bezieht sich primär auf die biologische Reaktion des Knochens. Für eine stabile Papillensituation sollten die „Interdentalräume" ein Breiten-Höhen-Verhältnis von mindestens 1 : 1,5 aufweisen.

- **Vorteile des VeX-Modells:** Das VeX-Modell dient zur exakten Simulation der Extraktionen und gibt die im Anschluss daran vorliegende Weichgewebearchitektur wieder. Dies hat den entscheidenden Vorteil, dass bei der Konstruktion der Operationsschablone Interferenzen mit dem Weichgewebe und damit intraorale Verletzungen derselben vermieden werden können.
- **Simulation geführter Extraktionen:** Bei der Rehabilitation im versagenden Restgebiss wird ein Modell benötigt, das den Zustand nach den Extraktionen wiedergibt. Das mittels Smilecloud 3DNA generierte VeX-Modell ermöglicht dies durch eine exakte Simulation der Extraktionen. Damit sorgt es dafür, dass die Operationsschablone exakt den Weichgewebekonturen folgt und eine unbeabsichtigte Entfernung von Gingiva vermieden wird.

Durch Befolgen dieser Empfehlungen und volle Nutzung der Vorteile des VeX-Modells lassen sich zuverlässig erfolgreiche FP1-Rekonstruktionen unter Schonung wichtiger biologischer Strukturen realisieren, die eine langfristige Zufriedenheit der Patienten sicherstellen.

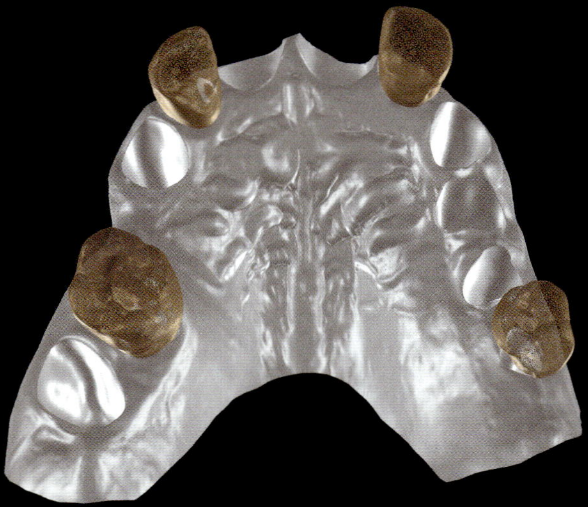

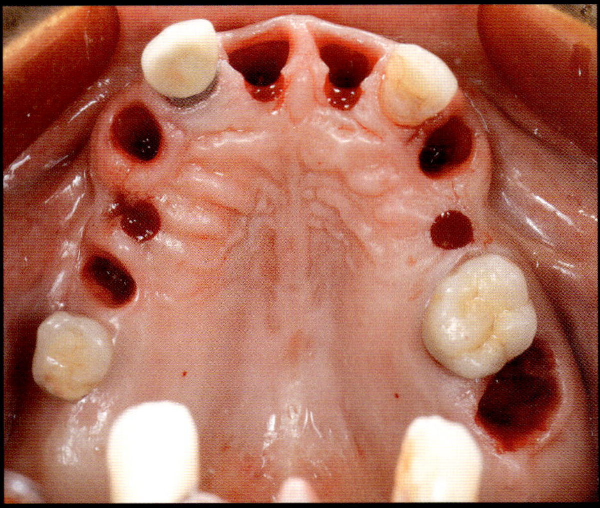

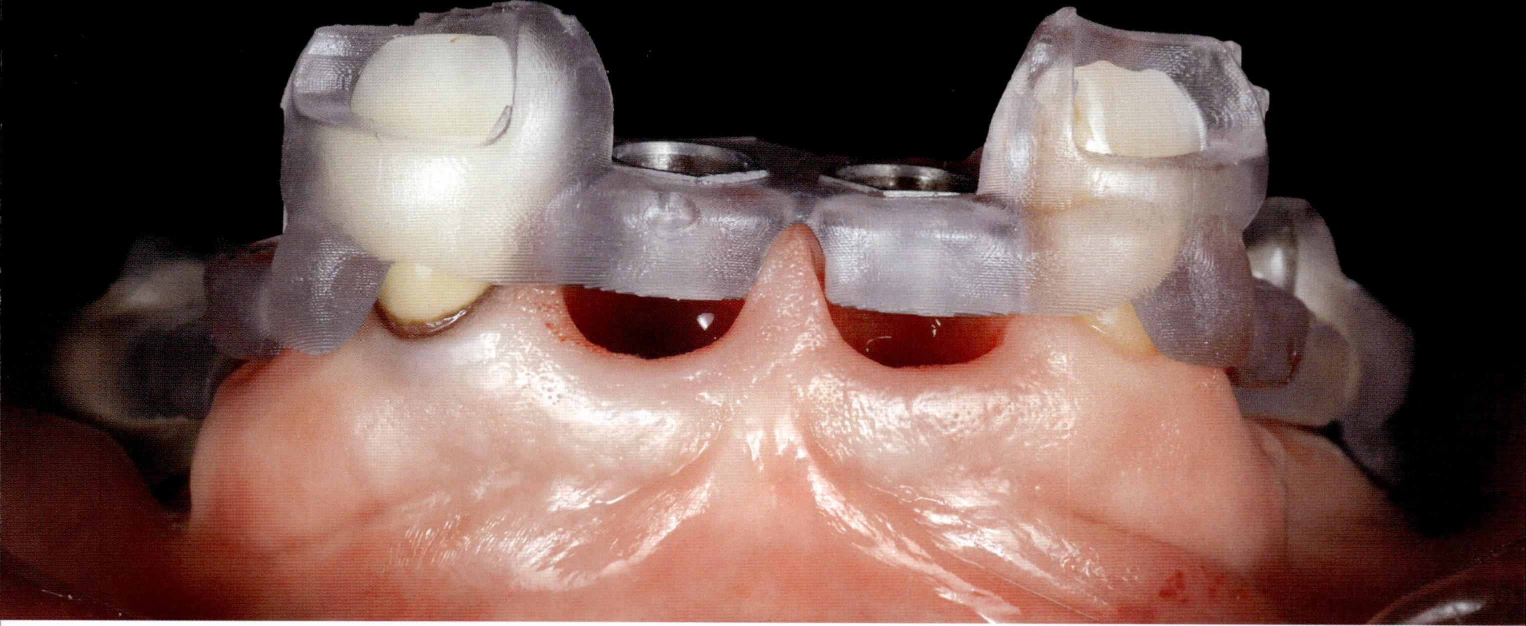

Chirurgische Phase

Im gezeigten Fall wurden unter Lokalanästhesie alle Restzähne mit Ausnahme der zur Stabilisierung der Implantatschablone belassenen atraumatisch extrahiert, gefolgt von einer sorgfältigen Reinigung der Alveolen. Während dieser Prozedur wurde sorgfältig auf den Erhalt der empfindlichen Papillenstrukturen geachtet. Die anschließende Einprobe der Implantatschablone bestätigte deren korrekten statischen Sitz auf den Restzähnen bzw. -restaurationen und einen kompressionsfreien Kontakt mit dem Weichgewebe. Die Implantatsetzung erfolgte gemäß der oben beschriebenen digitalen Planung. Zusätzlich wurden zwei kleine BGT zur Optimierung der Weichgewebearchitektur platziert.

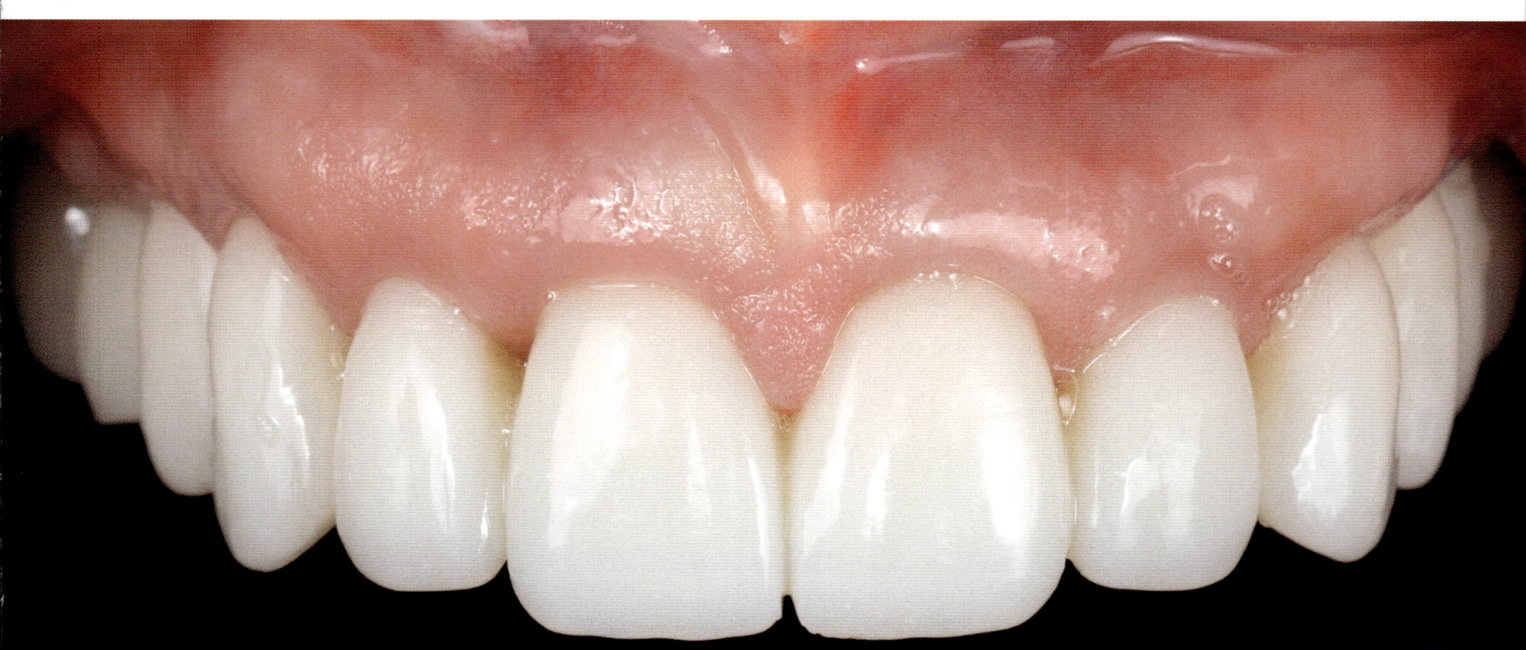

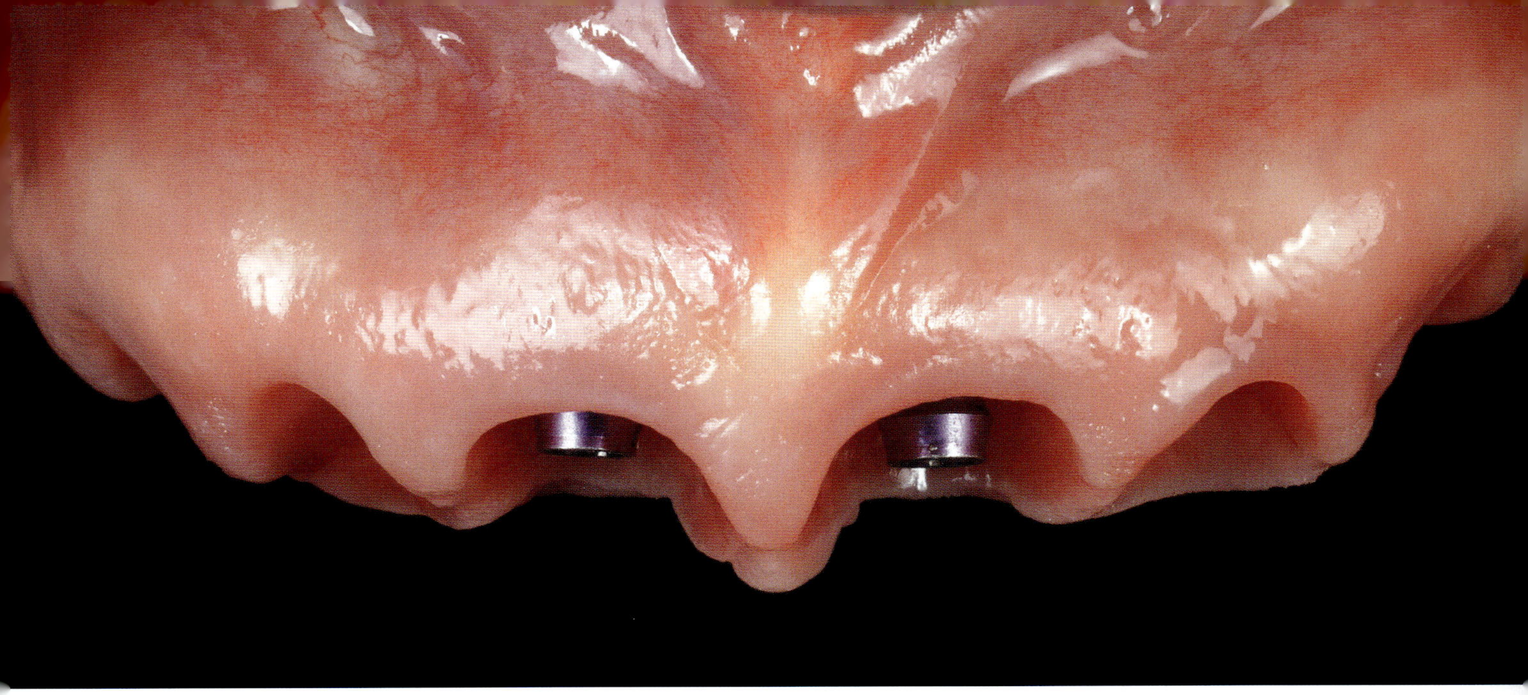

Zahntechnischer Arbeitsablauf

Im Labor muss die virtuell gestaltete Rekonstruktion zu den Implantatpositionen in Beziehung gesetzt werden, die unmittelbar nach der Implantatinsertion abgeformt werden. Eine exakte Ausrichtung beider Modelle zueinander ist über die zur Unterstützung der Schablone belassenen Zähne möglich, von denen drei mit abgeformt werden.

Anschließend werden kleine Anpassungen am Provisorium vorgenommen, die eine optimale Weichgewebeunterstützung sicherstellen. Auch für diesen Schritt spielt das VeX-Modell eine entscheidende Rolle. Während die unmittelbar nach der Implantation genommene Abformung die Implantatpositionen genau wiedergibt, ist das Weichgewebe, vor allem die Papillen, locker und meist bereits kollabiert. Die im VeX-Modell wiedergegebene Architektur des unkollabierten Weichgewebes bildet daher als korrekte Referenz den Schlüssel für die Gestaltung eines Provisoriums, das eine adäquate Unterstützung des Weichgewebes bietet.

Definitiver Zahnersatz: Technik der negativen Abformung

Bei der Technik der negativen Abformung wird zunächst ein Intraoralscan des PMMA-Prototyps im Mund durchgeführt und anschließend dessen Form virtuell subtrahiert. Das Ergebnis ist ein Modell des völlig unkollabierten Weichgewebes. Auf dieser exakten Wiedergabe der Weichgewebeanatomie lässt sich der definitive Zahnersatz mit optimaler Form und Passung gestalten.

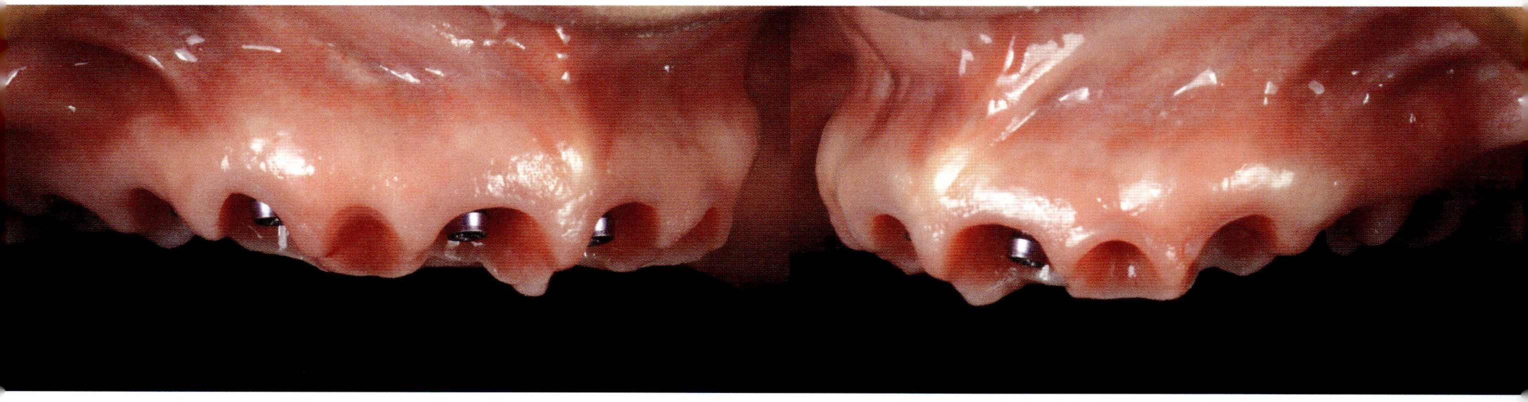

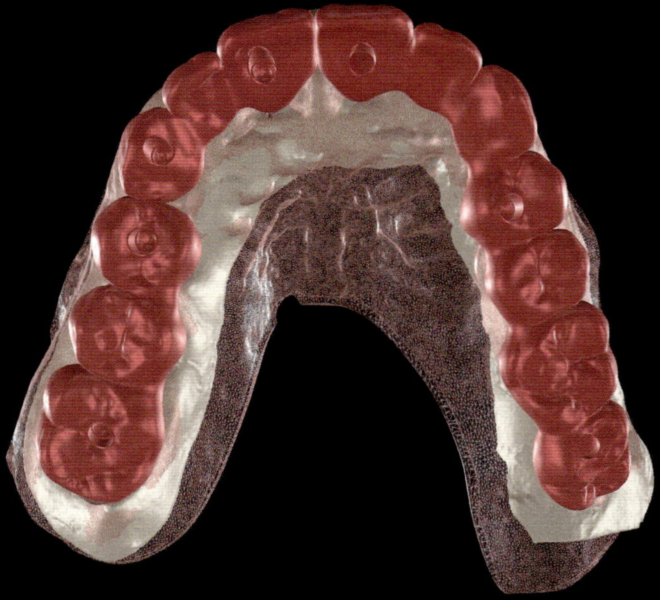

Bei der digitalen Gestaltung ist auf mögliche Veränderungen in den Approximalzonen zu achten, da die Software die Formen hier an den Durchmesser des kleinsten Fräsers anpasst. Diese Kompensation kann zu verdickten approximalen Konturen führen, die unnötigen Druck auf die Papillen ausüben. Es empfiehlt sich, diesem Problem durch regelmäßiges Kontrollieren und manuelle Anpassungen zu begegnen und sicherzustellen, dass der Zahnersatz die biologische Unversehrtheit der Papillen nicht beeinträchtigt.

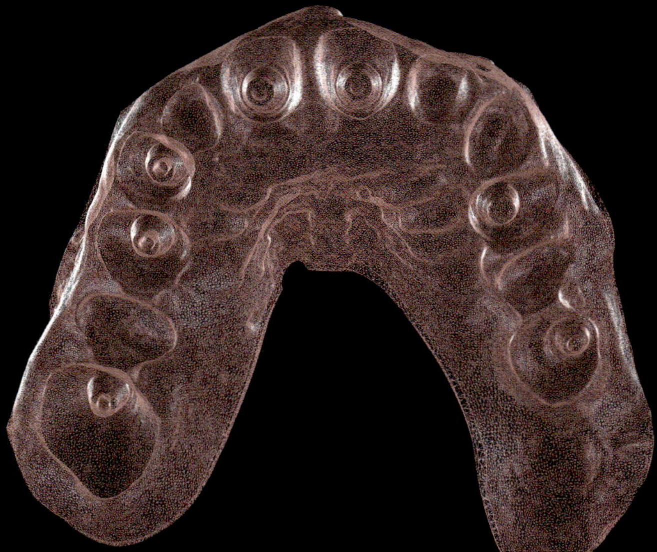

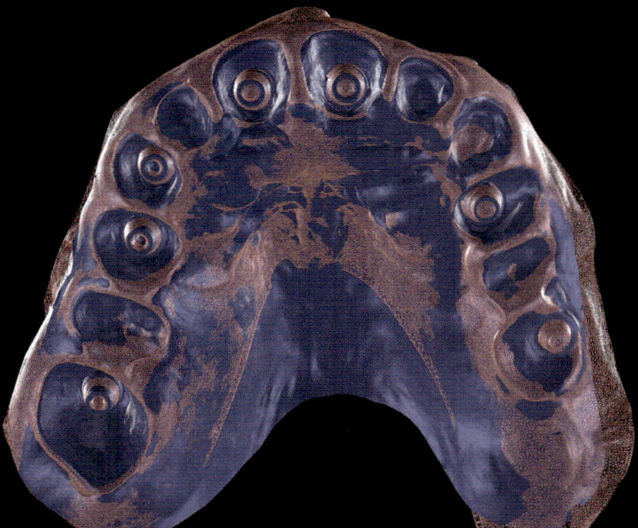

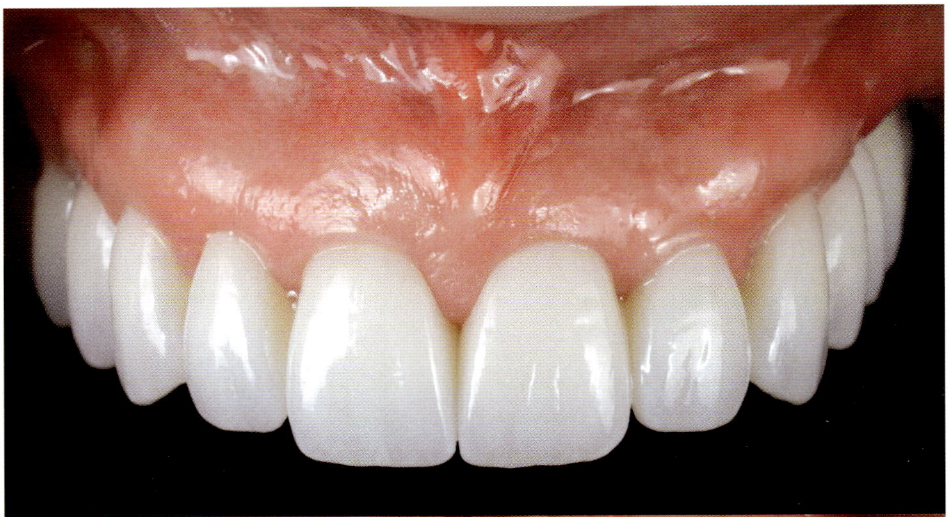

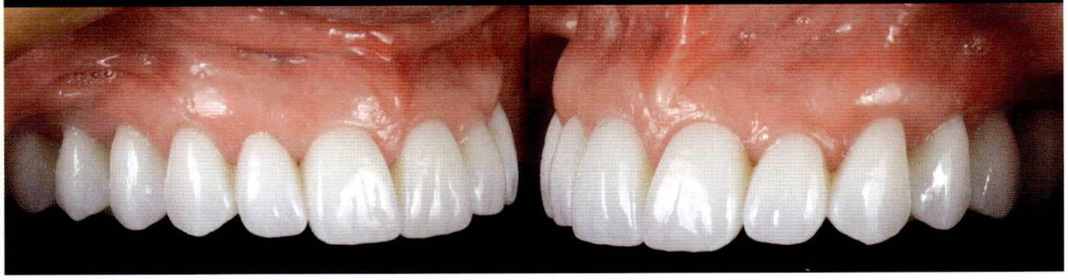

Postoperative Instruktionen

Zum postoperativen Verhalten werden die Patienten mündlich und schriftlich instruiert. Für die ersten 5 Tage werden eine Antibiotikatherapie (Amoxicillin 500 mg, dreimal täglich) und in alternierender Kombination Ibuprofen und Paracetamol (600 mg bzw. 1 g, alle 4 bis 6 Stunden) verschrieben. Außerdem erhalten die Patienten die Empfehlung, Mundspülungen mit Chlorhexidindiglukonat (0,12 %, 3-mal täglich für 1 min, 14 Tage) durchzuführen und kräftiges Kauen oder Zähneputzen während der ersten 6 postoperativen Wochen zu vermeiden. Im gezeigten Fall konnten nach 10-tägiger unauffälliger Heilung die Nähte entfernt und das Ergebnis fotografisch dokumentiert werden. Die Aufnahmen belegen das hervorragende Therapieresultat.

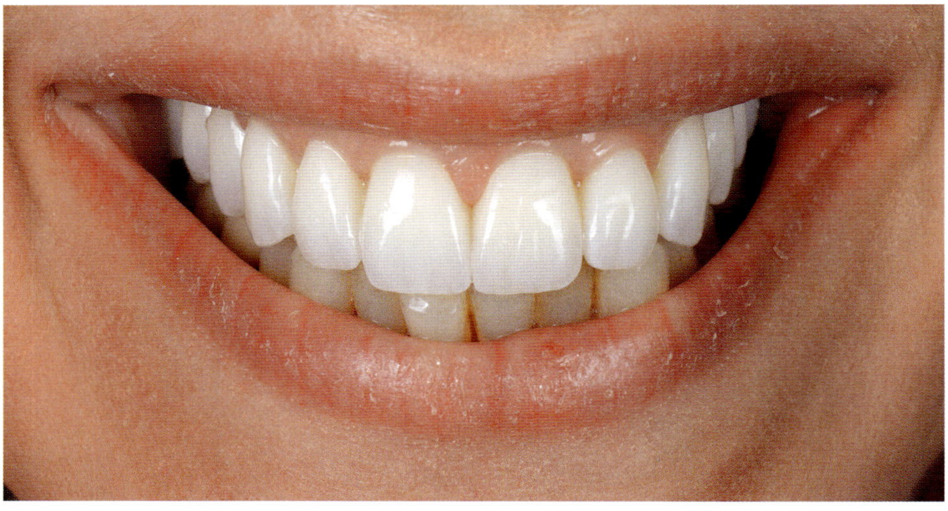

Schlussfolgerung

Die gezeigten Vorteile der Verwendung eines VeX-Modells bei FP1-Rehabilitationen unterstreichen den Wert moderner digitaler Hilfsmittel in der zahnärztlichen Praxis. Das vorgestellte mehrschichtige Modell der oralen Anatomie ermöglicht eine exakte und effiziente Planung, die in einer verbesserten Unterstützung und Stabilität des Weichgewebes insbesondere der Papillen resultiert. Die Integration dieser fortschrittlichen Techniken in den implantatprothetischen Workflow führt zu herausragenden Ergebnissen und langfristig zufriedenen Patienten.

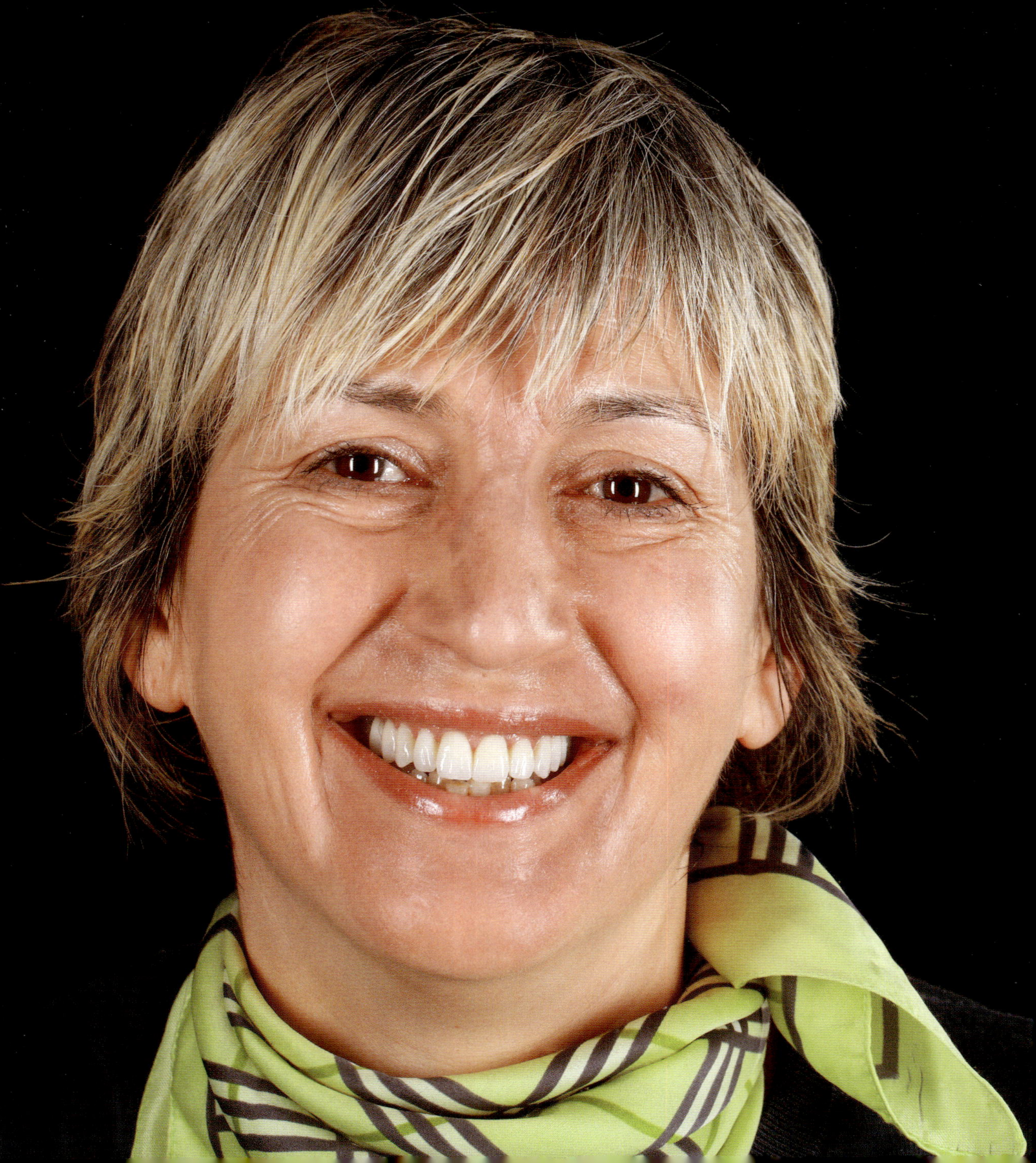

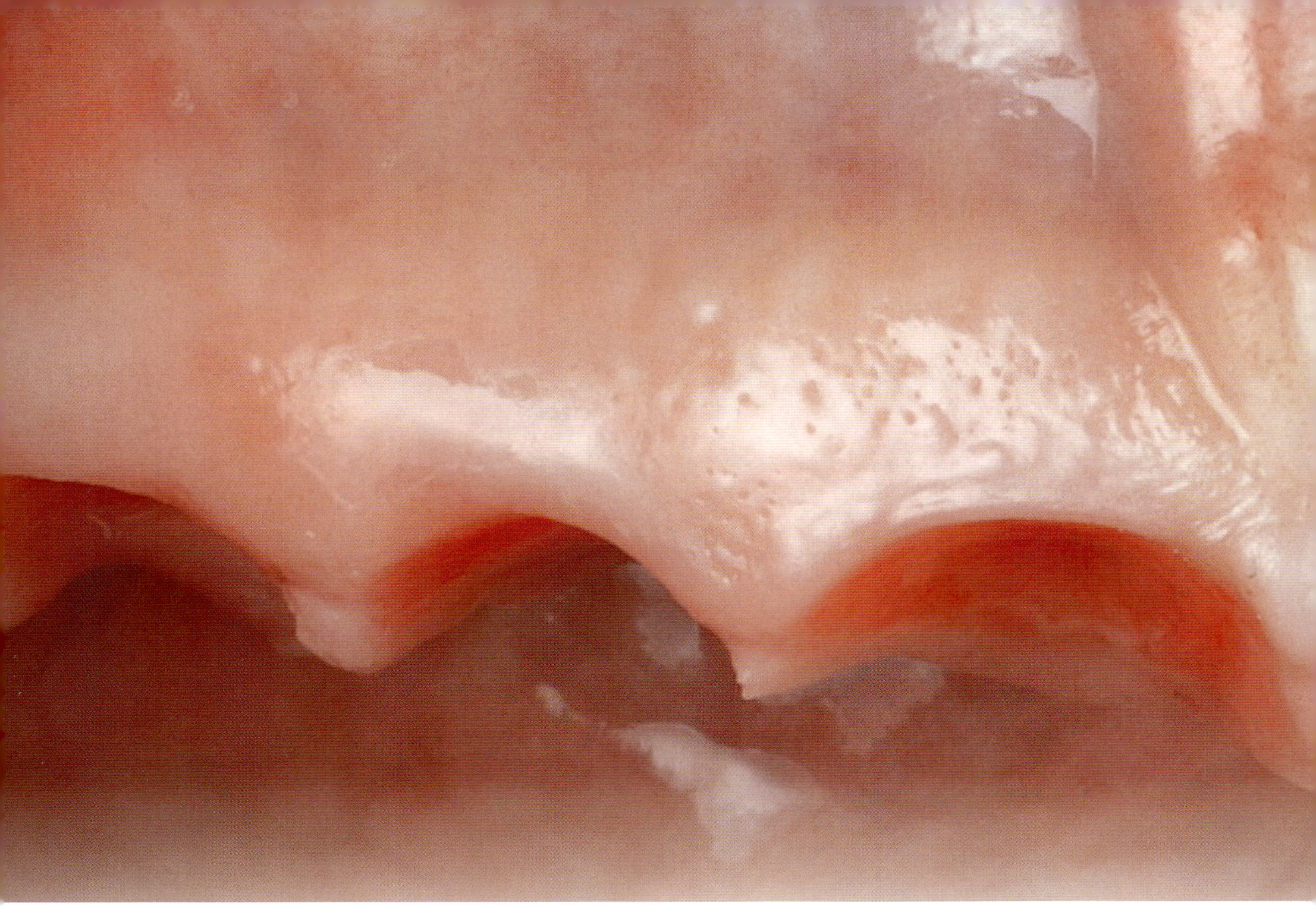

Prothetisch geführte Weichgewebeausformung für FP1-Rekonstruktionen

Naif Sinada, DMD, MS[1]
Christina I. Wang, DMD, MS[2]

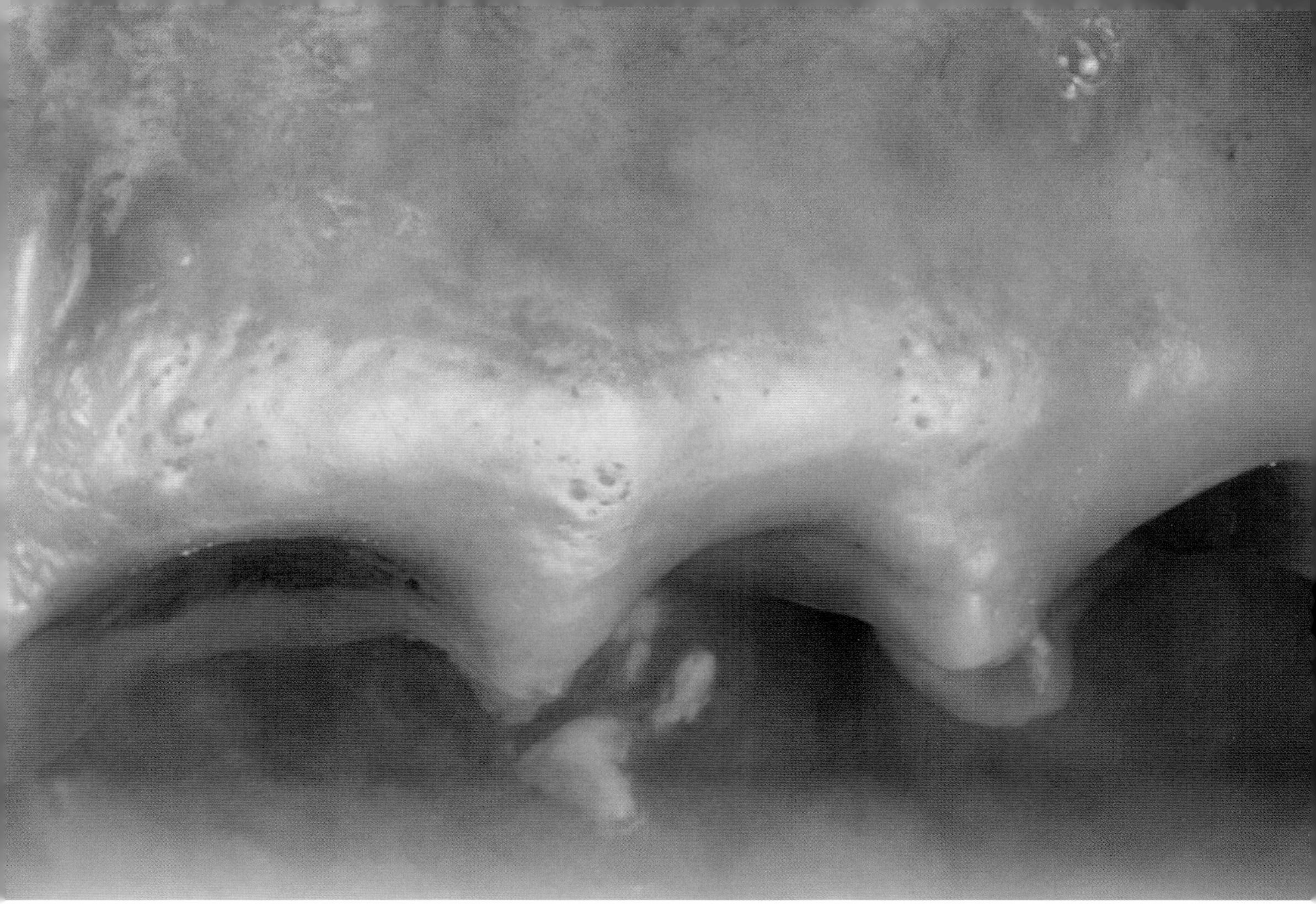

Behandlungskonzepte für das versagende Restgebiss sehen nicht selten irreversible aggressive Knochenreduktionsmaßnahmen vor[1]. Dahinter steht, dass die Behandlungsplanung klassischerweise auf eine implantatgetragene FP3-Rekonstruktion des gesamten Zahnbogens ausgerichtet ist.

Die Klassifikation der verschiedenen Formen von festsitzendem implantatgetragenem Zahnersatz für den gesamten Kiefer stammt von Carl Misch[2]. Er definierte im Jahr 1989 die drei Klassen FP1 bis FP3. Hiervon bezeichnet FP1 einen Zahnersatz, der ausschließlich die klinischen Kronen der fehlenden Zähne ersetzt (Abb. 1 und 2). In die Klasse FP2 fallen Rekonstruktionen, die neben den Kronen auch ein Stück der Wurzel(n) ersetzen (oder aus überlangen klinischen Kronen bestehen) (Abb. 3 und 4). Die Klasse FP3 umfasst Zahnersatz, der zusätzlich zu den klinischen Kronen auch fehlendes Weich- und Hartgewebe ersetzt (Abb. 5 und 6), das heißt Rekonstruktionen, die an den Kronenersatz angefügte rosa Keramik oder rosa Kunststoff enthalten.

[1]private Praxis, Fayetteville, Arkansas, USA.
[2]private Praxis, Washington, District of Columbia, USA.
Korrespondenz an: Naif Sinada, naif.sinada@gmail.com

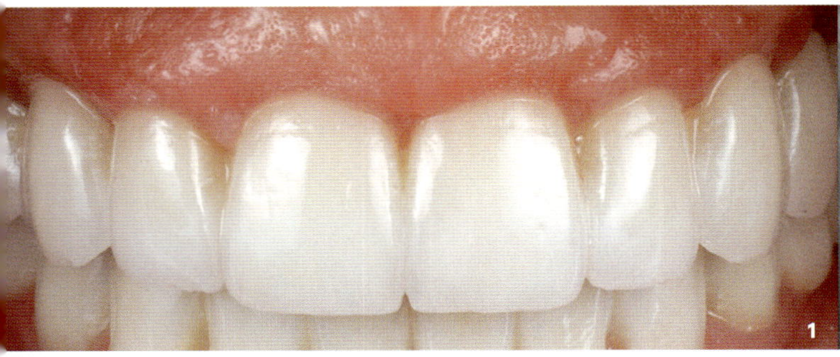
1

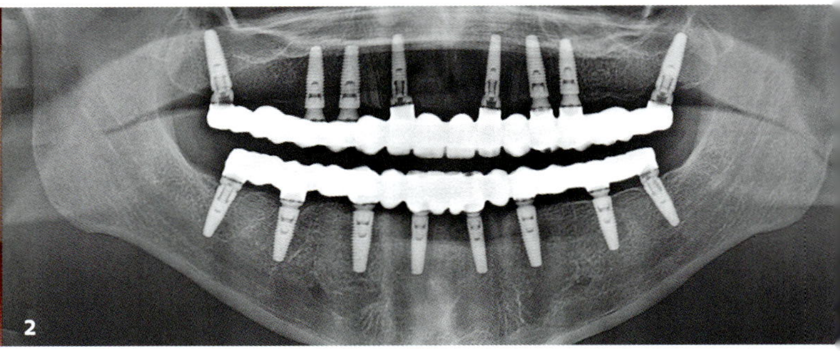
2

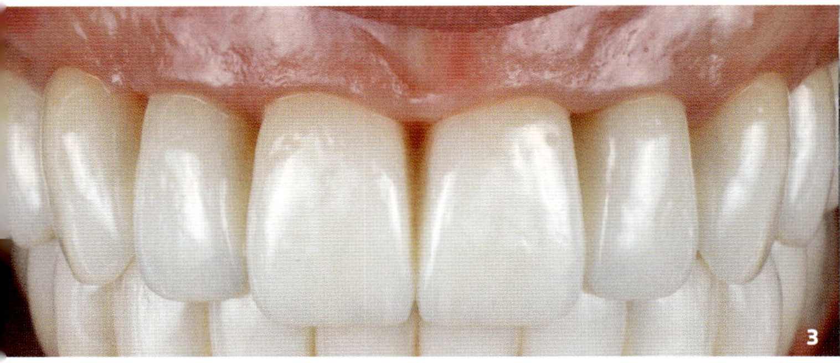
3

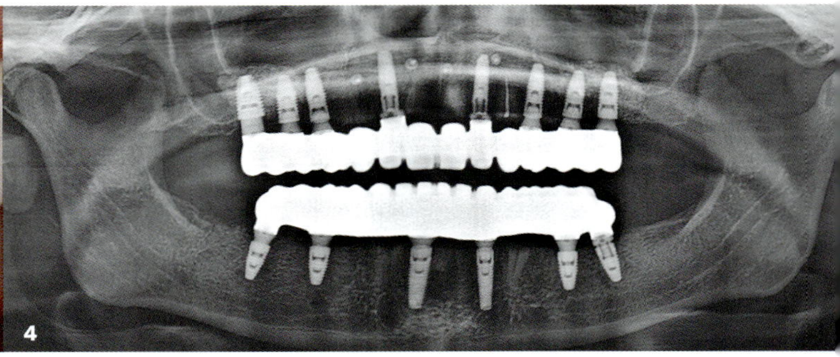
4

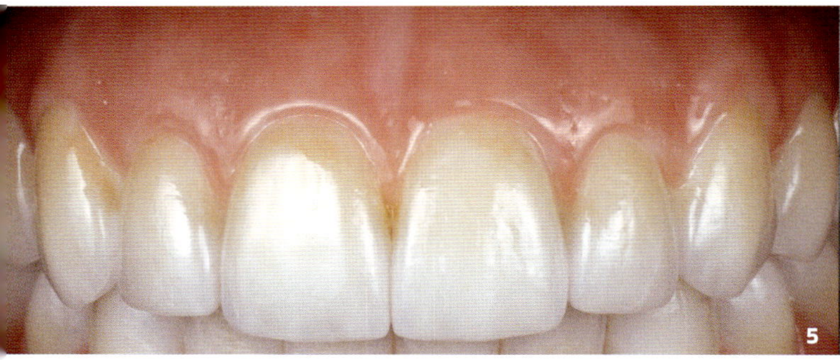
5

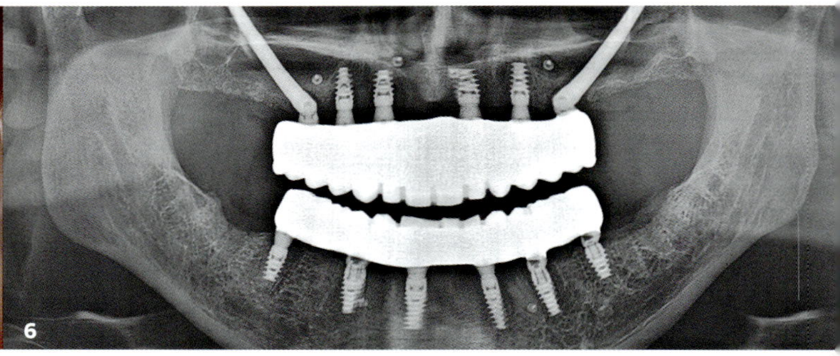
6

Um dem Zahnersatz eine gut zu reinigende, konvexe Unterseite geben zu können, sieht die Behandlungsplanung für eine FP3-Rekonstruktion daher nötigenfalls die Entfernung von nativem Knochen vor. Solche Knochenreduktionen ermöglichen akzeptable Ergebnisse mit FP3-Prothetik, berauben den Zahnarzt aber eines Großteils seiner Optionen, falls eine Revision oder Neuversorgung nötig wird. Daher sollten immer auch Alternativen zur konventionellen implantatgetragenen FP3-Rehablitation, und hier an erster Stelle die FP1-Option, erwogen werden.

Als konservativere Form der Full-arch-Implantatversorgung[3] bieten FP1-Rekonstruktionen dem Zahnarzt mehr Möglichkeiten, wenn zu einem späteren Zeitpunkt eine Revision erforderlich werden sollte. Denn eine FP1-Versorgung *(1)* erhält die noch vorhandene parodontale Struktur, *(2)* nutzt die vorhandene Knochenarchitektur für eine harmonische prothetische Schnittstelle und *(3)* lässt die Möglichkeit offen, zu einem späteren Zeitpunkt nötigenfalls den Knochen für eine FP3-Rekonstruktion zu reduzieren. Wird bei der Rehabilitation im versagenden Restgebiss die FP3-Lösung schon als primäre Option gewählt, kann damit bereits der Weg zu extremen Optionen (wie Implantatrekonstruktionen auf bis zu vier uni- bzw. bilateralen Zygoma-Implantaten) beschritten sein.

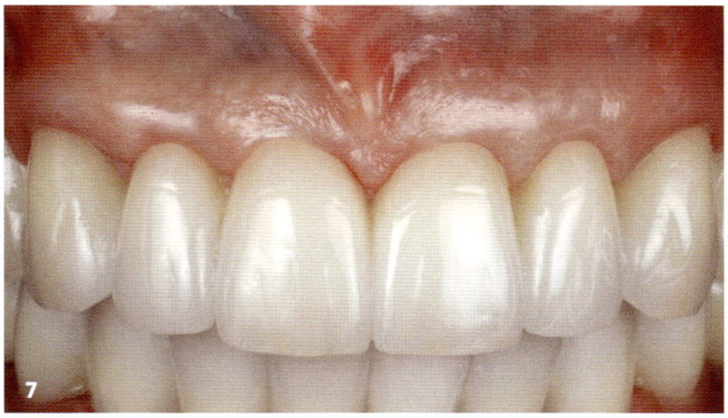
7

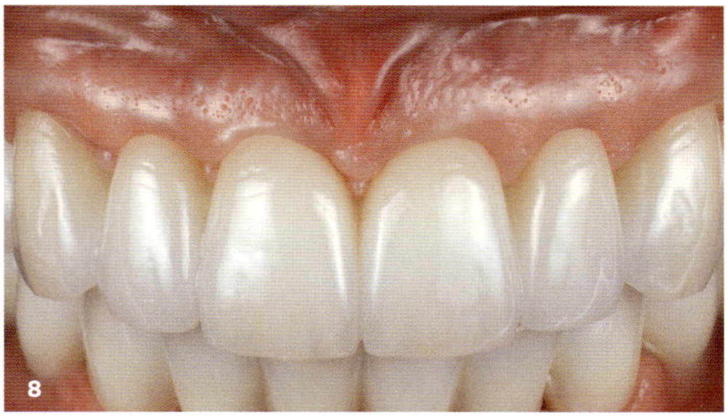
8

Weichgewebeausformung als Schlüssel zum Erfolg von FP1-Lösungen

Ein zentraler Schritt, um vorhersagbare Ergebnisse mit FP1-Rekonstruktionen zu erreichen, ist die Ausformung des Weichgewebes. Diese ermöglicht, korrekt durchgeführt, eine harmonische Integration des Zahnersatzes in die vorhandene Weichgewebearchitektur. Harmonie zwischen Rekonstruktion und Weichgewebe ist der entscheidende Faktor für die langfristige Stabilität implantatgetragener FP1-Versorgungen, die sich durch Proliferation und Wachstum des Gewebes entsteht (Abb. 7 und 8). Eine adäquate Gewebeausformung ist hier also nicht nur wünschenswert, sondern eine *notwendige* Voraussetzung für den Erfolg. Grundsätzlich sind zwei Formen der Gewebeausformung zu unterscheiden: die aktive und die passive.

Aktive Gewebeausformung

Die aktive Ausformung besteht in einer direkten Modifikation der Weichgewebearchitektur durch chirurgische Maßnahmen, sobald die Weichgewebeheilung nach dem Zahnverlust abgeschlossen ist. Die vorhandene Literatur zur Entwicklung von Pontic-Stellen beschreibt überwiegend aktive Techniken. Konkret werden rotierende Instrumente (z. B. kugelförmige Diamanten) bei hohen Drehzahlen verwendet, um das Weichgewebe in die gewünschte Form zu bringen (Abb. 9). Indiziert ist dies vor allem in abgeheilten Lücken und wenn größere Formveränderungen benötigt werden.

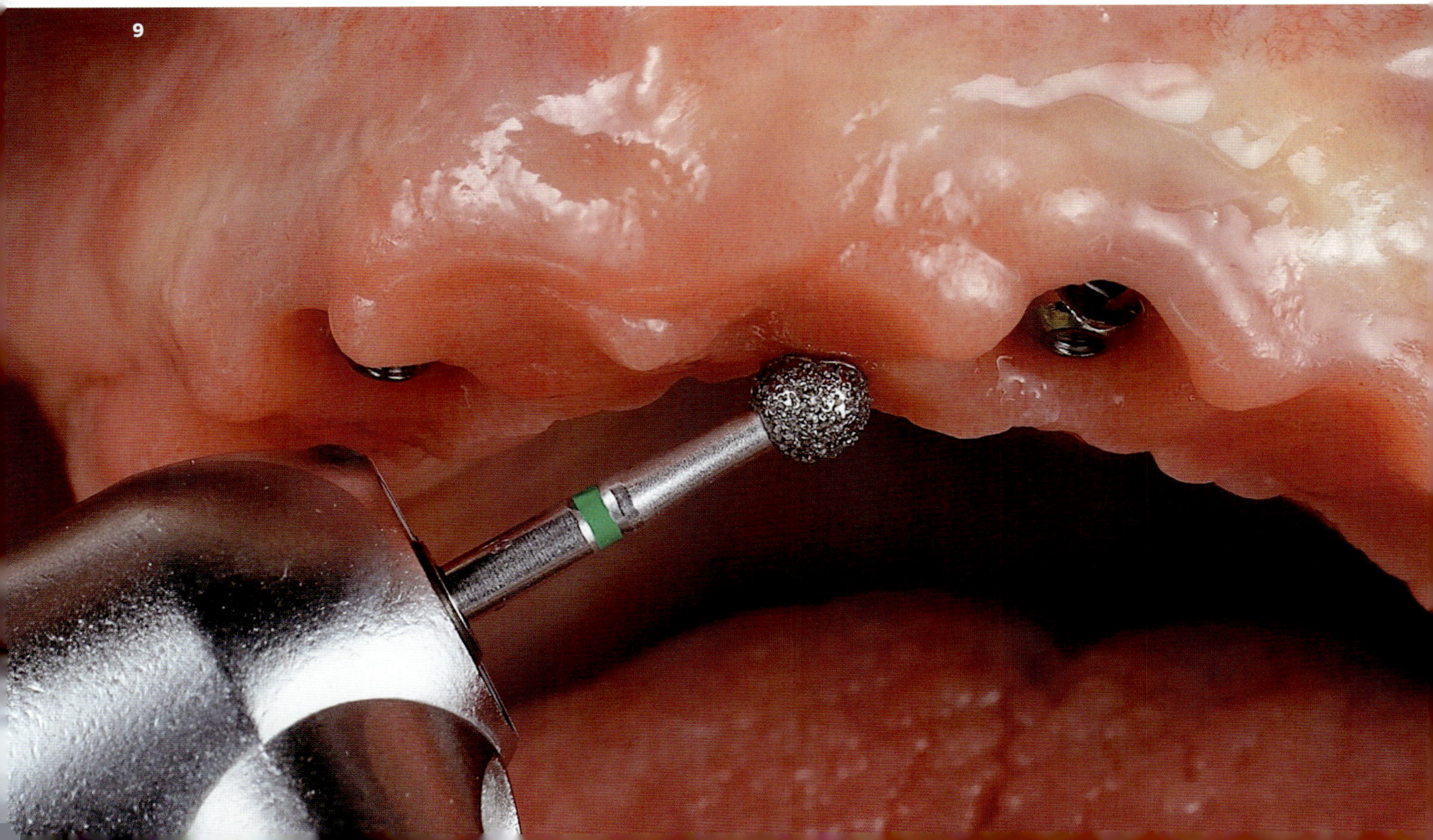
9

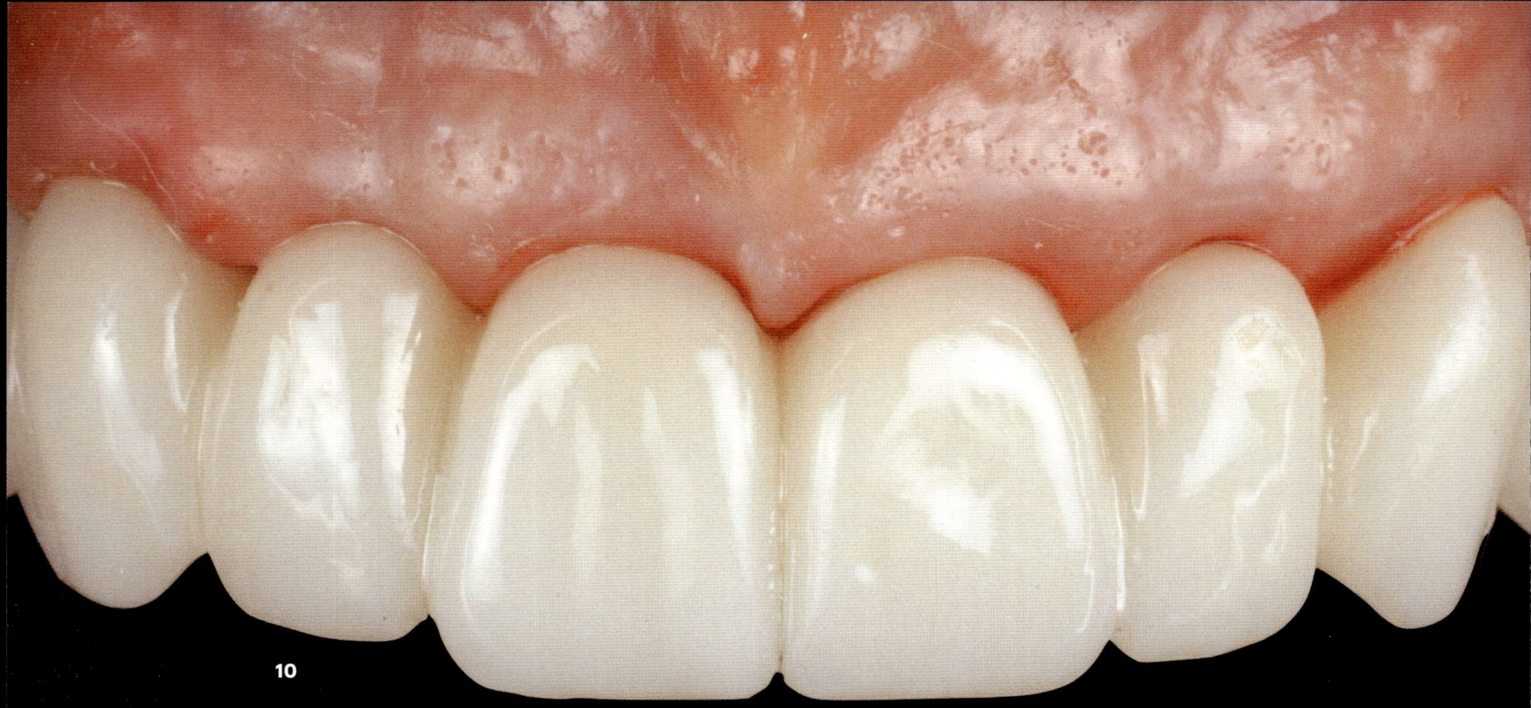

10

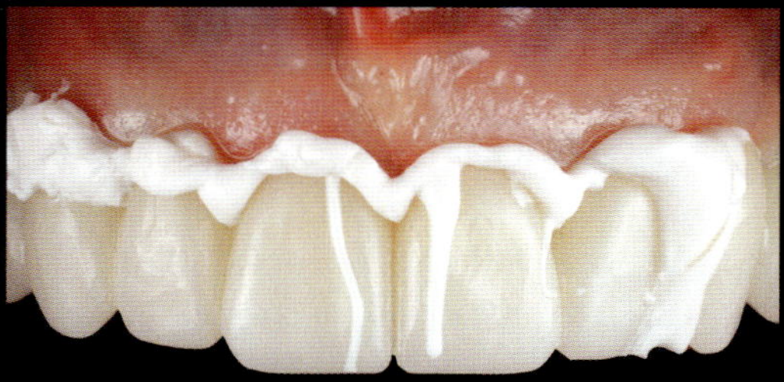

11

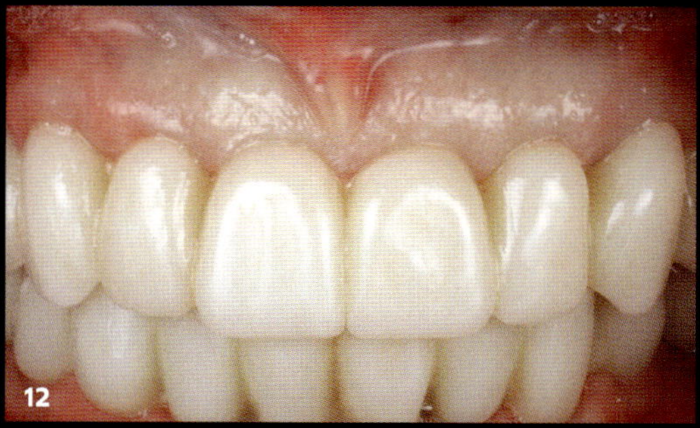

12

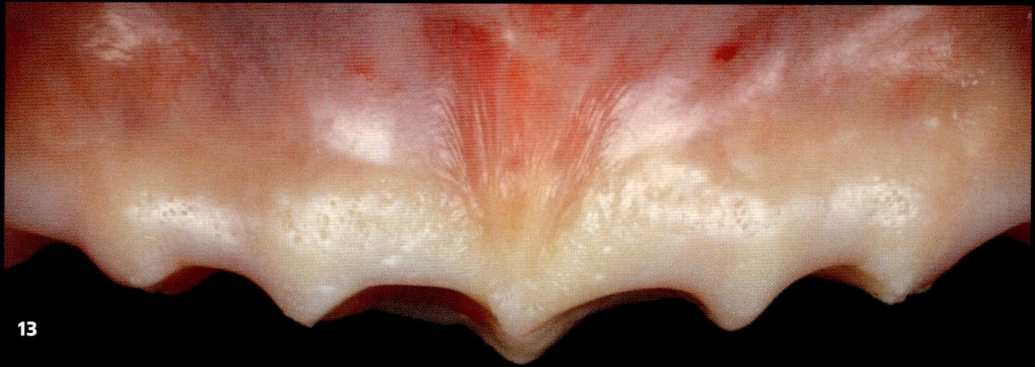

13

Passive Gewebeausformung

Die passive Ausformung erfolgt durch indirektes Konditionieren der Weichgewebearchitektur mit dem Provisorium, also prothetisch geführt. Sie kann entweder nach der Heilung des Weichgewebes oder bereits mit der Sofortbelastung (vor der vollständigen Ausheilung) begonnen werden.

Auch wenn der Kamm bereits abgeheilt ist, aber noch nicht die gewünschten Weichgewebekonturen erreicht sind, ist eine prothetisch geführte passive Gewebeausformung immer noch möglich. Hierzu wird mit dem Provisorium selektiv Druck ausgeübt (Abb. 10). Am zuverlässigsten gelingt dies, wenn im digitalen Workflow gearbeitet wird, um die Stellen zu identifizieren, an denen Druck angewendet werden muss. Am Stuhl können zusätzlich analoge Hilfsmittel (z. B. Fit-Checker) eingesetzt werden, um die Stellen, die selektiven Druck benötigen, direkt in situ zu erkennen (Abb. 11 bis 13).

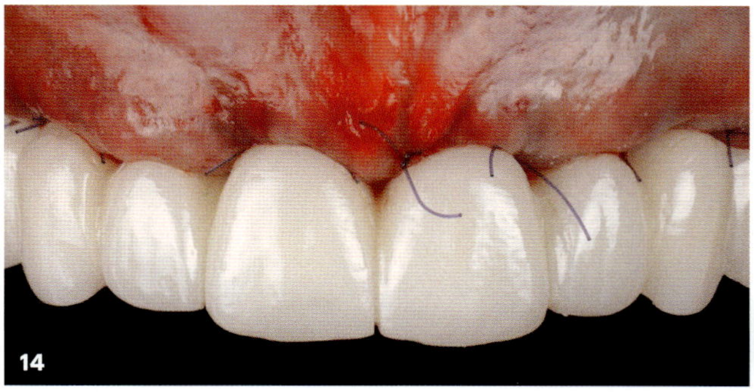

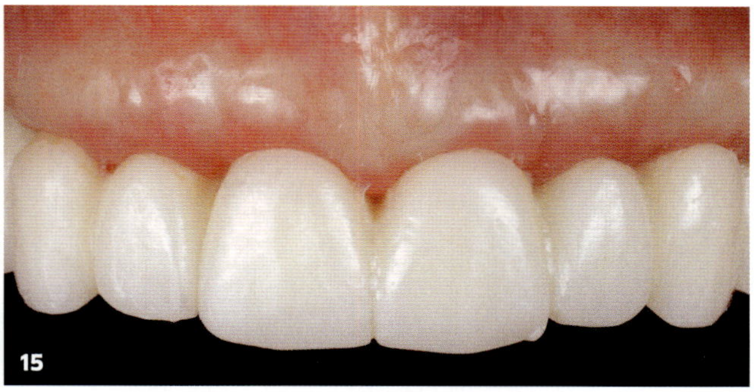

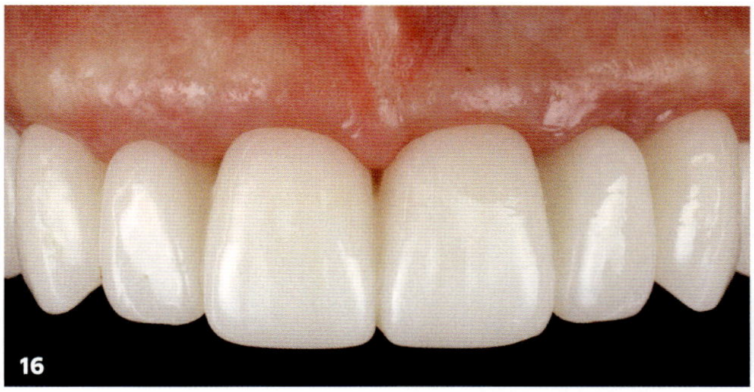

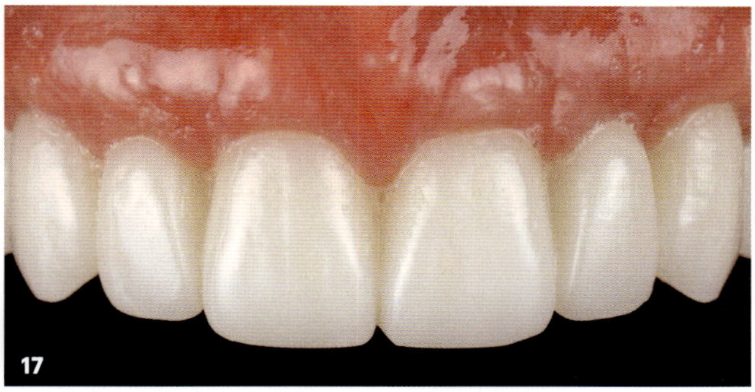

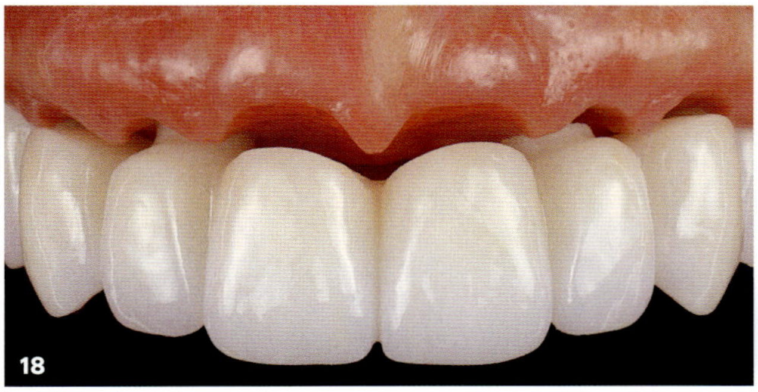

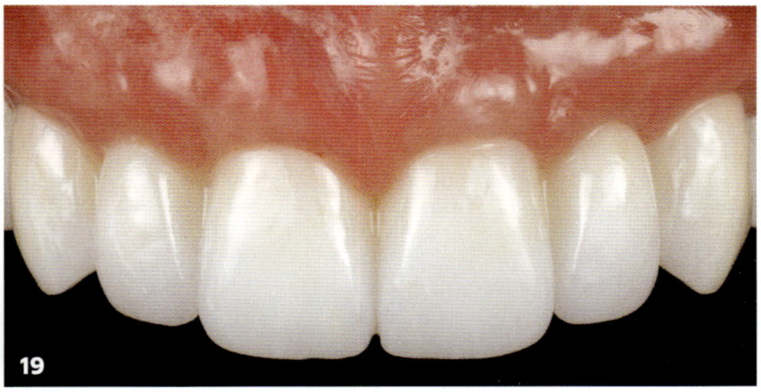

Abb. 14 Sofortbelastung der Implantate und Beginn der Weichgewebeausformung mit einem Sofortprovisorium.

Abb. 15 Weichgewebesituation nach Abschluss der Osseointegration.

Abb. 16 Weichgewebesituation nach Einsetzen eines neu gestalteten Prototypen: Die Papillen sind noch erkennbar zu flach.

Abb. 17 Passive Weichgewebeheilung um den Prototypen: Die Papillen sind inzwischen ausgereift.

Abb. 18 Eingliederung des definitiven Zahnersatzes.

Abb. 19 Bei der Kontrolle nach 1 Jahr hat sich das Weichgewebe passiv um den günstig geformten Zahnersatz entwickelt.

Idealerweise wird mit der passiven Weichgewebeformung jedoch zum Zeitpunkt der Sofortbelastung und vor der Gewebeheilung begonnen (Abb. 14). Die Konturen des Sofortprovisoriums lenken die Heilung des daran anliegenden Weichgewebes in eine optimale Form, ohne dass eine direkte Intervention während der Heilungsphase nötig ist. Im Verlauf dieses Prozesses kann eine schrittweise Optimierung des FP1-Sofortprovisoriums erfolgen, das auf diese Weise als Gerüst für eine vorhersagbare Sekundärheilung des Weichgewebes in die gewünschte Form dient (Abb. 15 bis 19). Somit kann der Zahnarzt schon vor dem chirurgischen Eingriff planen und vorhersagen, wo sich das Weichgewebe schließlich befinden wird.

Die prothetisch geführte passive Gewebeausformung durch ein Sofortprovisorium kann in der Praxis sowohl nach einer lappenfreien Implantatoperation als auch nach Bildung eines Mukoperiostlappens durchgeführt werden. Denn die Formen des Sofortprovisoriums lenken die Weichgewebekonturen an den Implantat- und Pontic-Stellen auch dann, wenn eine Sekundärheilung stattfindet. Die prothetisch geführte Heilung vollzieht sich also unabhängig davon, ob das Weichgewebe vollkommen intakt belassen oder als Vollschichtlappen abgelöst wurde.

Kasuistik

Die folgenden Fallpräsentationen illustrieren die passive Weichgewebeausformung nach beiden chirurgischen Ansätzen: Fall 1 zeigt eine lappenfreie Behandlung, während im Fall 2 ein Mukoperiostlappen gebildet wurde. In beiden Fällen wurden ähnliche Ergebnisse erzielt.

20

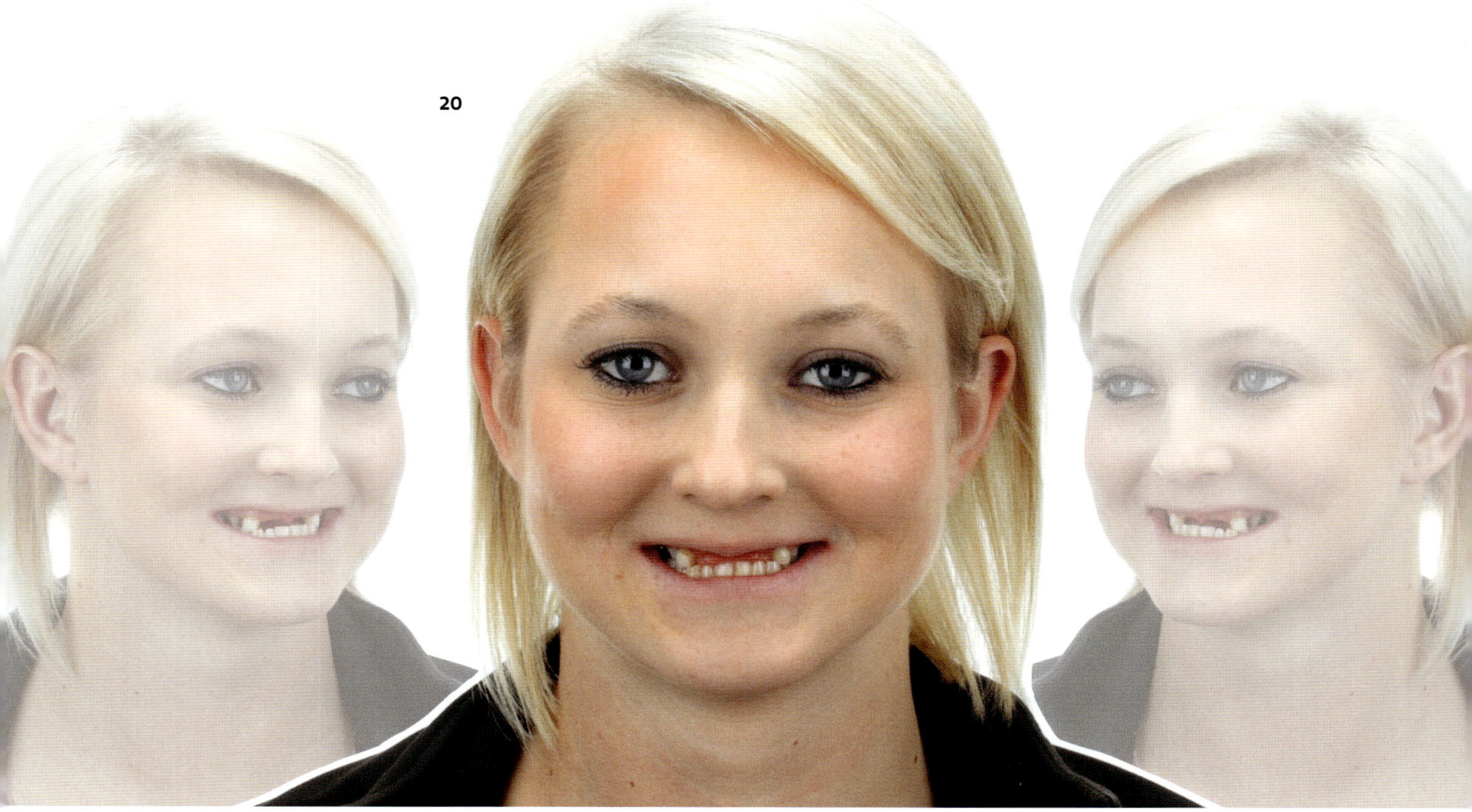

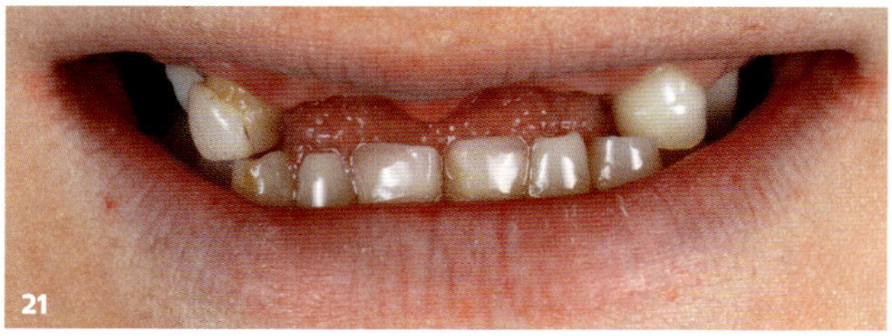

21

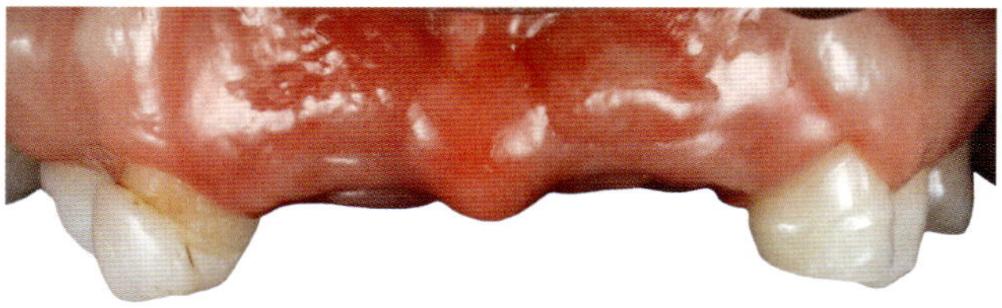

22

Fall 1: Prothetisch geführte passive Weichgewebeausformung nach lappenfreier Implantatinsertion

Die etwa 30-jährige Patientin stellte sich mit multiplen Zahnnichtanlagen (aufgrund einer diagnostizierten ektodermalen Dysplasie), persistierenden Milchzähnen und Zahnverlusten vor (Abb. 20 bis 24). Neben der klinischen Untersuchung wurden zwei- und dreidimensionale Röntgenuntersuchungen und Intraoralscans durchgeführt. Aufgrund der Größenunterschiede und Fehlstellungen sowie des Zustands der Zähne wurde die Restbezahnung als nicht erhaltungswürdig eingestuft.

Die Rehabilitation sollte durch implantatgetragene Full-arch-Rekonstruktionen erfolgen. Parodontale Probleme bestanden nicht und die Analyse des Restknochens ließ den Schluss zu, dass im Oberkiefer eine FP1-Versorgung mit Sofortbelastung der Implantate die am besten geeignete Option war. Das hierzu erstellte virtuelle präoperative Wax-up (Abb. 25) sah nur eine

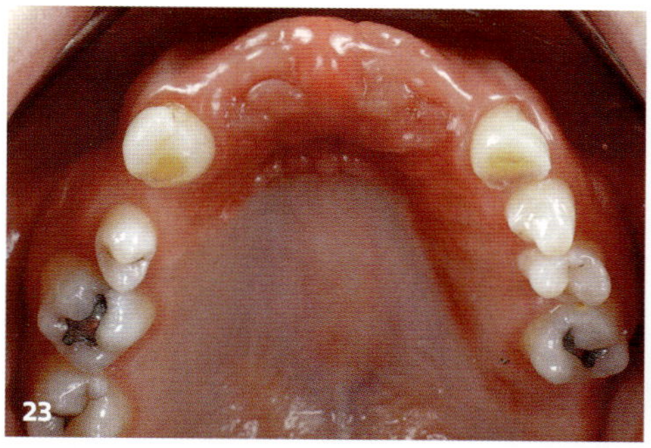

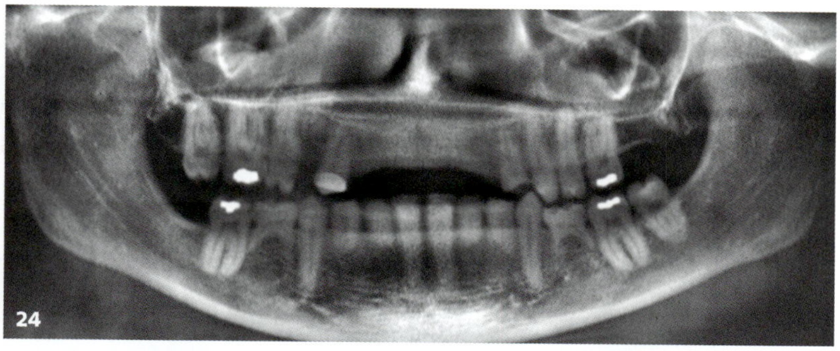

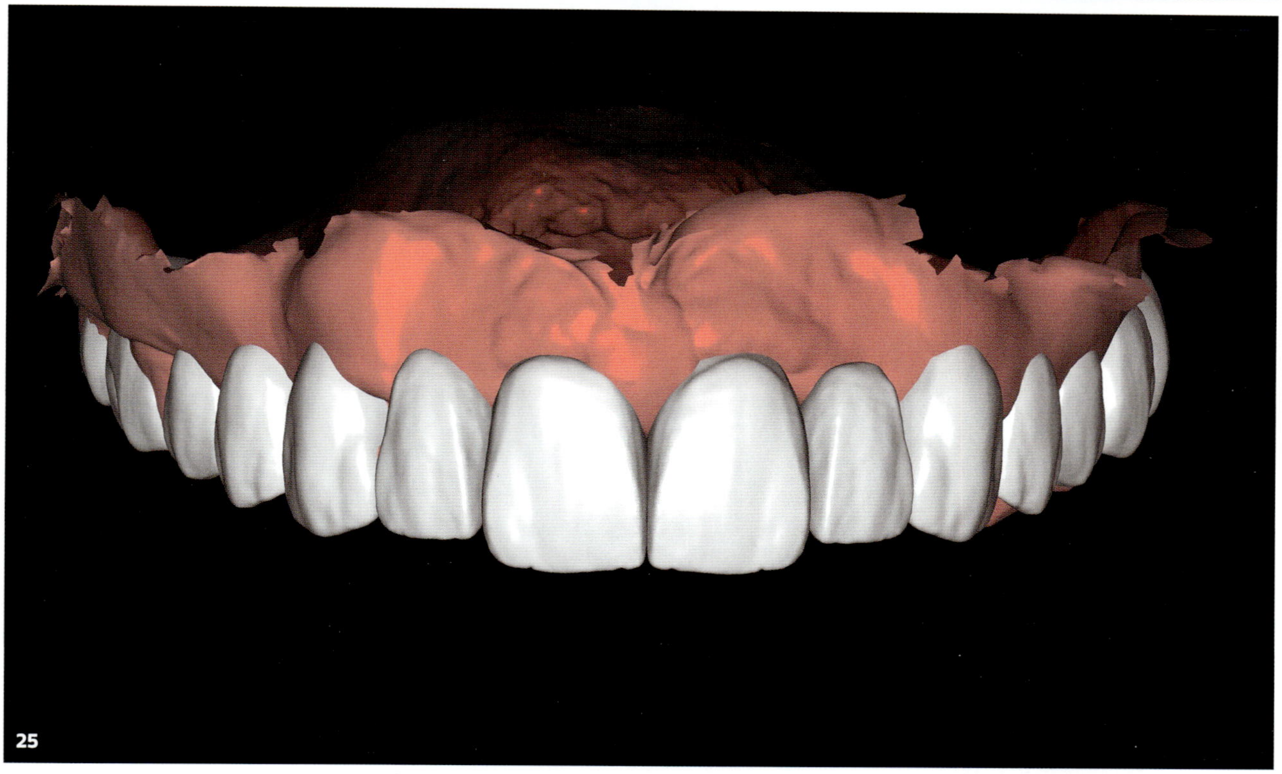

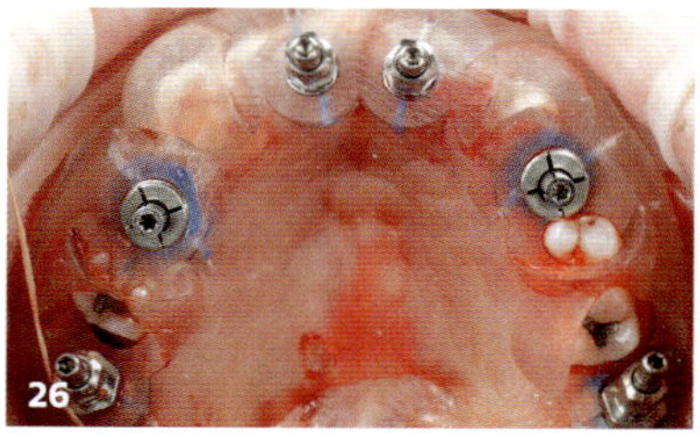

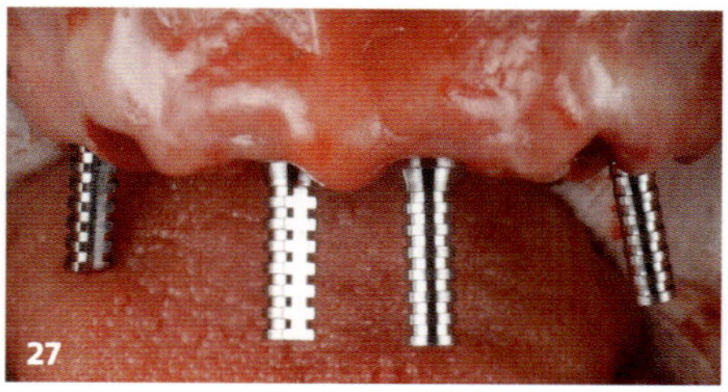

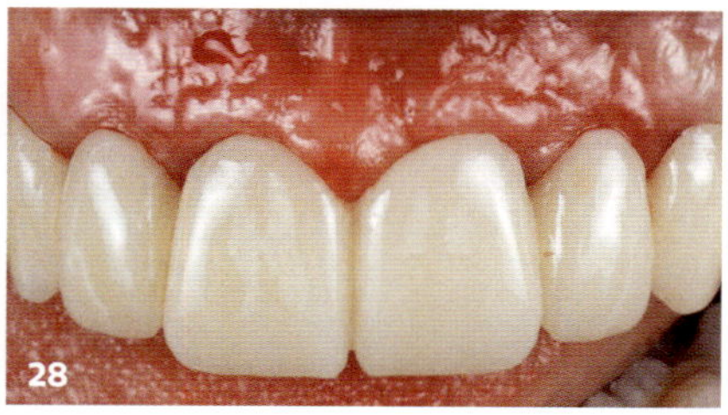

geringe Veränderung der vorhandenen Weichgewebearchitektur vor, weshalb ein lappenfreies implantatchirurgisches Vorgehen gewählt wurde.

Zur Führung des lappenfreien Eingriffs diente eine Operationsschablone. Die mit adäquater Primärstabilität eingesetzten Implantate wurden provisorisch sofortbelastet (Abb. 26 bis 28): Mit einem Schalenprovisorium, hergestellt anhand des präoperativen Wax-ups, wurde der Pick-up der auf die Multi-Unit-Abutments geschraubten temporären Zylinder durchgeführt. Die Kronenformen des Wax-ups wurden im Provisorium reproduziert, um die passive Ausformung der FP1-Weichgewebearchitektur zu erreichen.

Nach einer Heilungsphase von 4 Monaten erschien die Patientin zur definitiven Abformung: Die Implantatpositionen wurden mittels Fotogrammmetrie exakt erfasst und das Provisorium samt Weichgewebearchitektur mithilfe eines Intraoralscanners abgeformt (Abb. 29 und 30). Dann wurde das präoperative Wax-up virtuell mit dem passiv ausgeformten Weichgewebe fusioniert und die

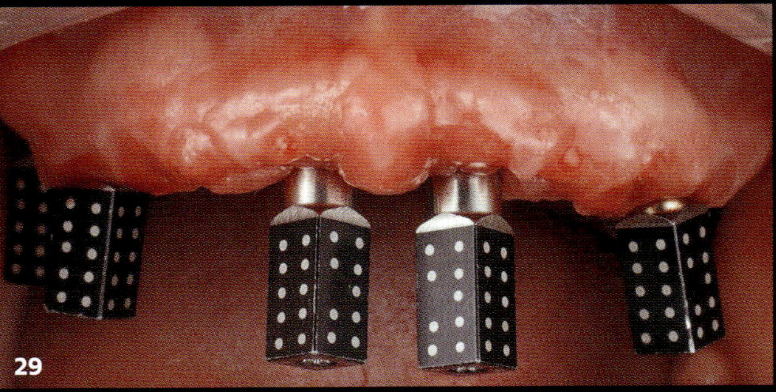

29

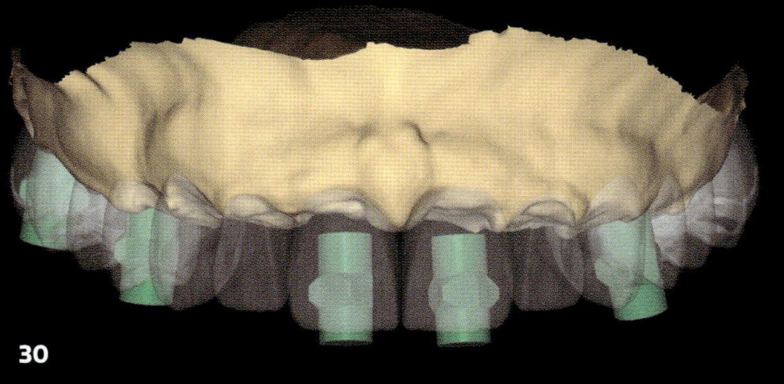

30

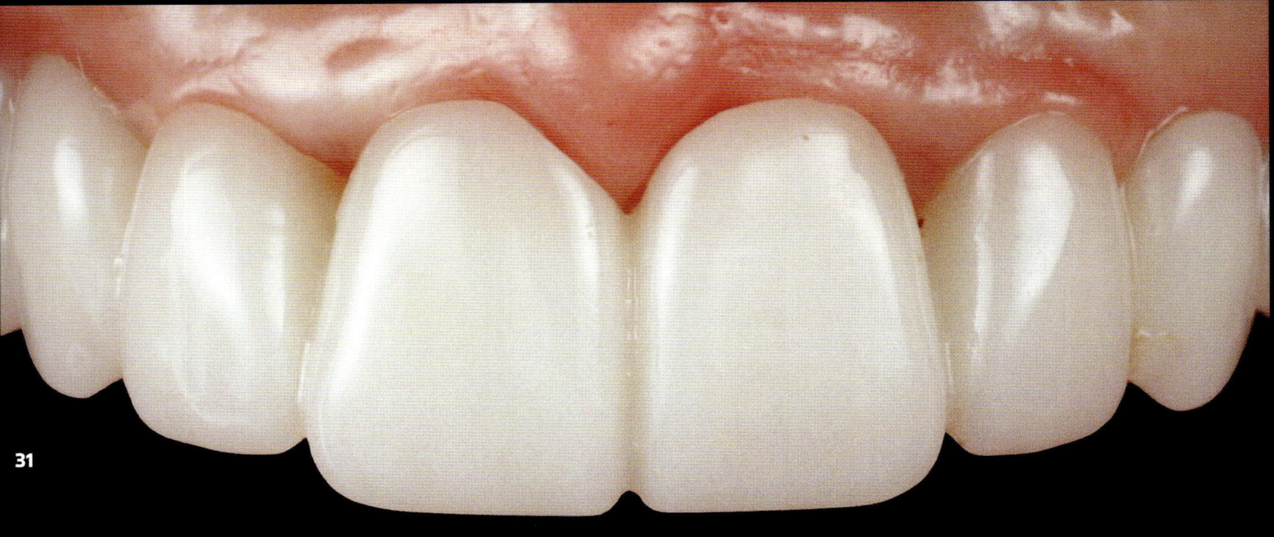

31

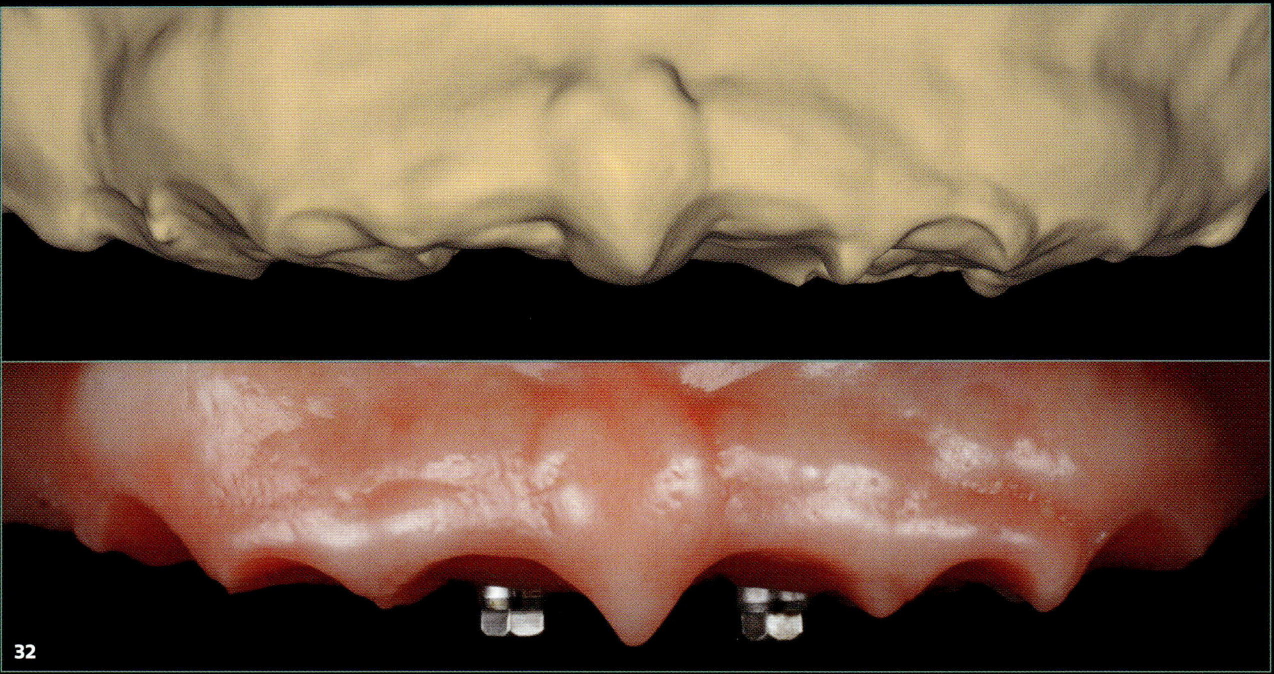

32

Konturen in eine für die endgültige Weichgewebearchitektur günstigere Form gebracht. Es folgte das Fräsen von Prototypen der definitiven Rekonstruktion, die provisorisch bei der Patientin eingesetzt wurden, um die Ästhetik, Phonetik und Okklusion zu testen (Abb. 31). Nach einer weiteren Weichgewebereifungs- und ausformungsphase (Abb. 32) begann die Anfertigung des definitiven Zahnersatzes. Die Gestaltung der definitiven Rekonstruktion

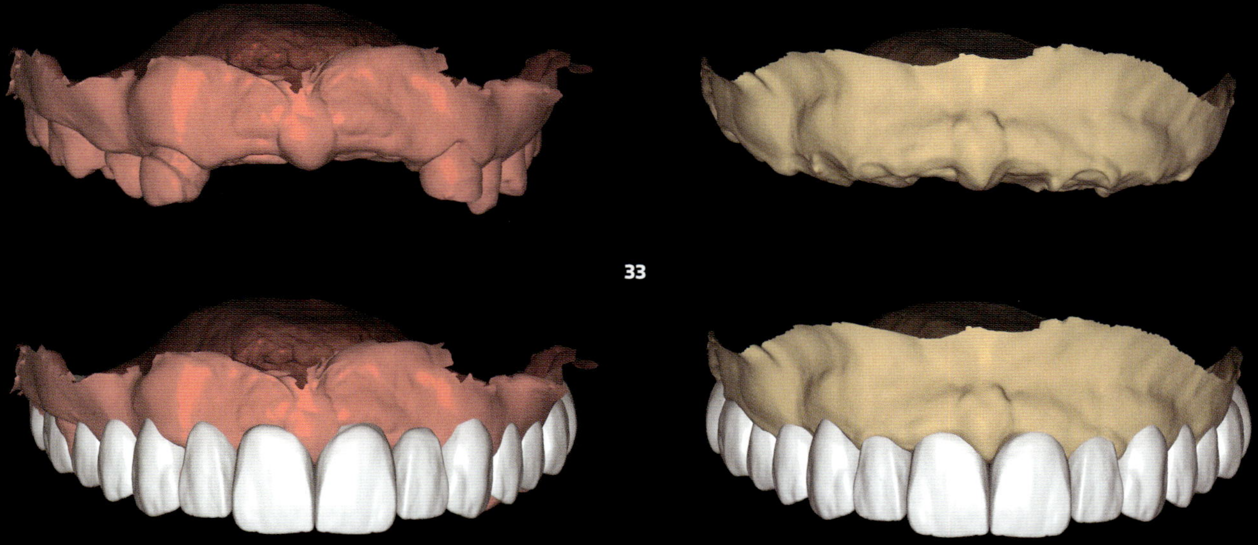

33

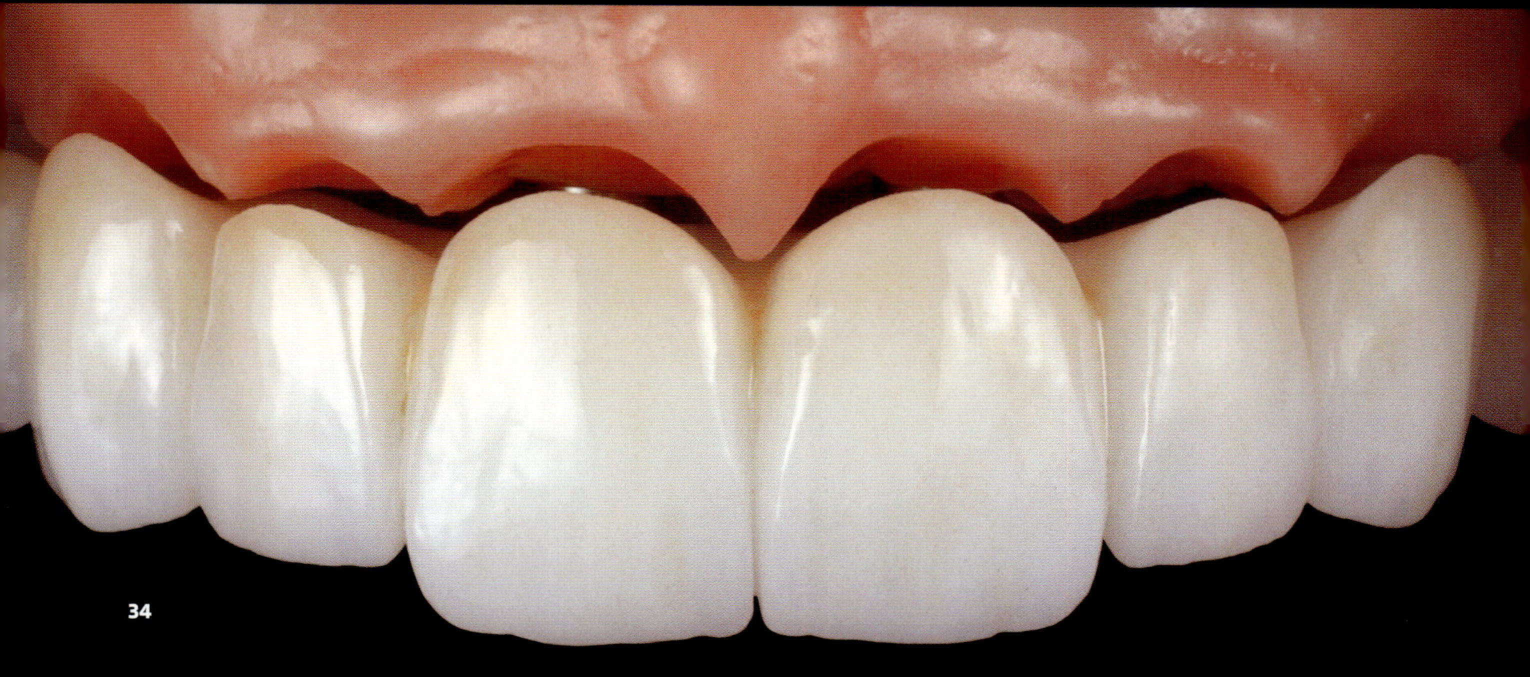

34

ist mit dem initialen Wax-up nahezu identisch; geringfügige Veränderungen verbessern die Unterstützung und Einfassung des Weichgewebes (Abb. 33). Die definitive implantatgetragene FP1-Brücke aus monolithischem Zirkonoxid wurde basierend auf dem bestätigten Prototypen mit den endgültigen Zahnformen hergestellt und bei der Patientin eingegliedert (Abb. 34). Die Abbildungen 35 bis 39 zeigen das abschließende Behandlungsergebnis.

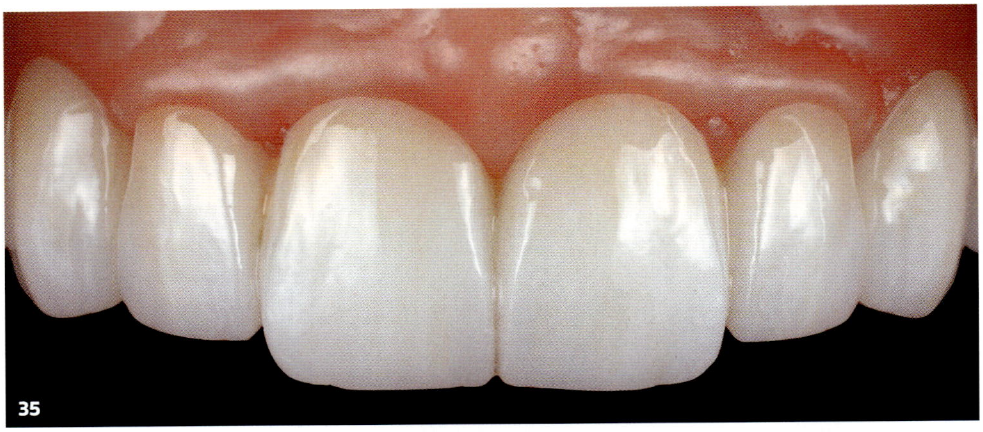

35

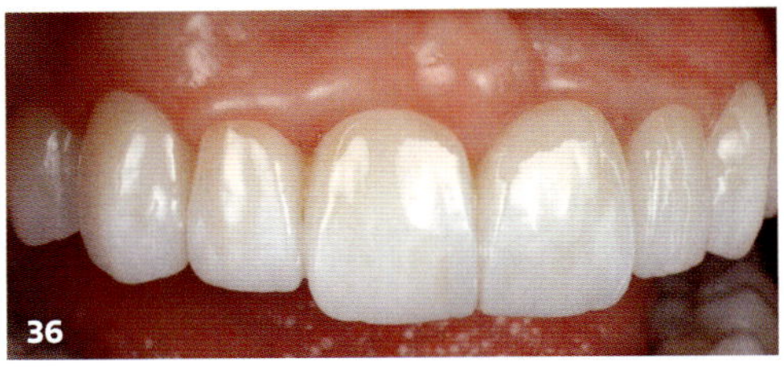

36

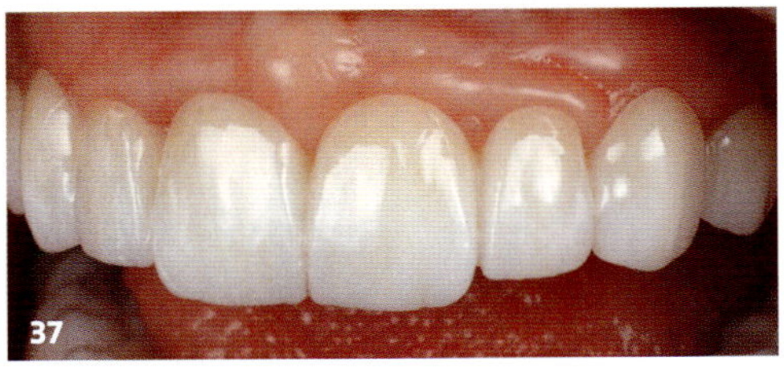

37

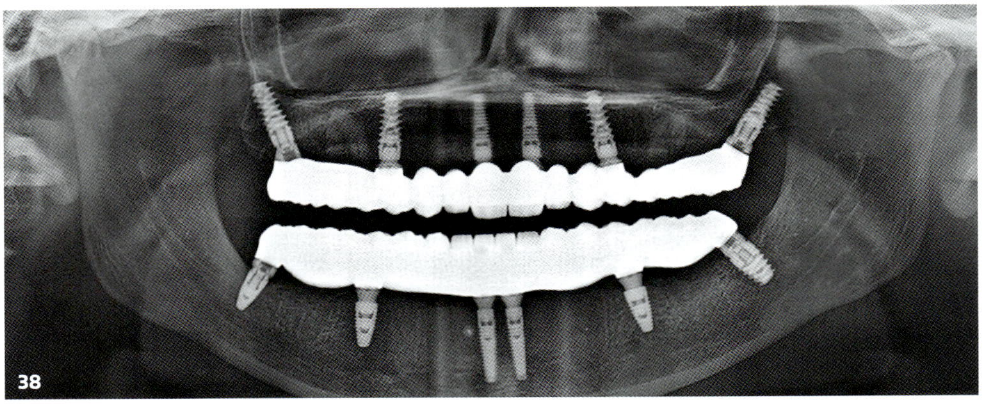

38

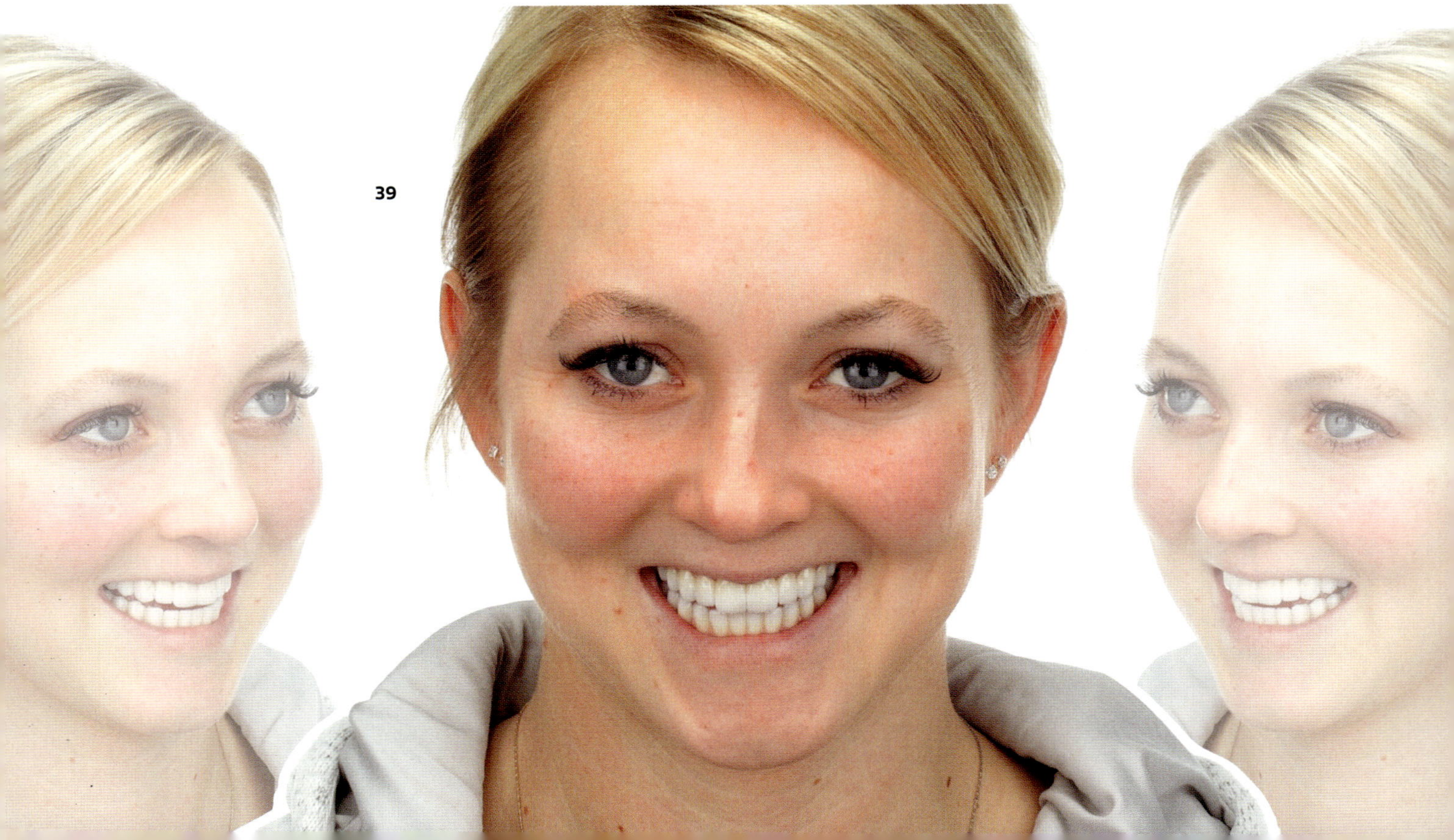

39

Fall 2: Prothetisch geführte passive Weichgewebeausformung nach Implantatinsertion mit Mukoperiostlappen

Die über 40-jährige Patientin wurde mit Zahnverlusten, generalisierter Karies, apikalen Infektionen und pneumatisierten Kieferhöhlen vorstellig (Abb. 40 bis 42). Sie gab an, dass der Zusammenbruch ihres Gebisses nach einer Jahre zuvor durchgeführten Magenbypass-Operation begonnen hatte. Die Restbezahnung war nicht erhaltungswürdig.

Es wurden implantatgetragene Full-arch-Rekonstruktionen geplant. Parodontale Probleme bestanden nicht, und die Analyse des Restknochens sprach im Oberkiefer für eine FP1-Versorgung mit Sofortbelastung der Implantate. Das präoperativ erstellte Wax-up umfasste nur minimale mesiodistale Verschiebungen der vorhandenen Weichgewebearchitektur (Abb. 43 bis 45). Anders als in Fall 1 überschnitten sich die apikalen Konturen des vorgeschlagenen Wax-ups jedoch mit dem Weichgewebe (Abb. 45). Somit war eine intraoperative Reduktion des Hart- und Weichgewebes indiziert, weshalb ein chirurgisches Vorgehen mit Bildung eines Mukoperiostlappens gewählt wurde.

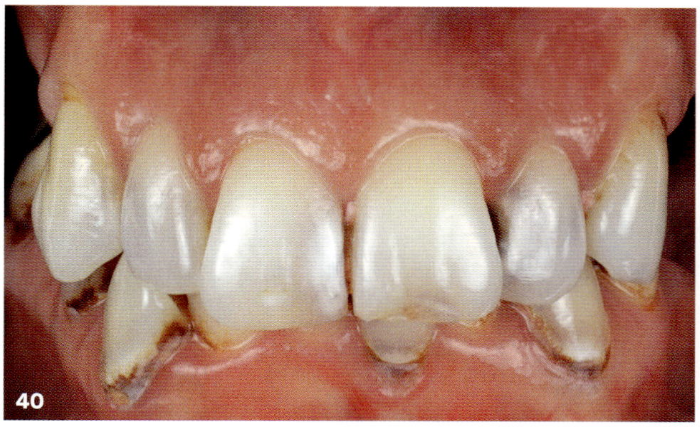
40

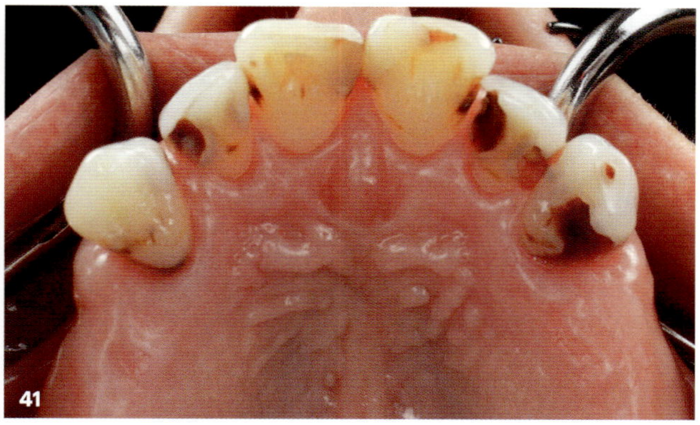
41

42

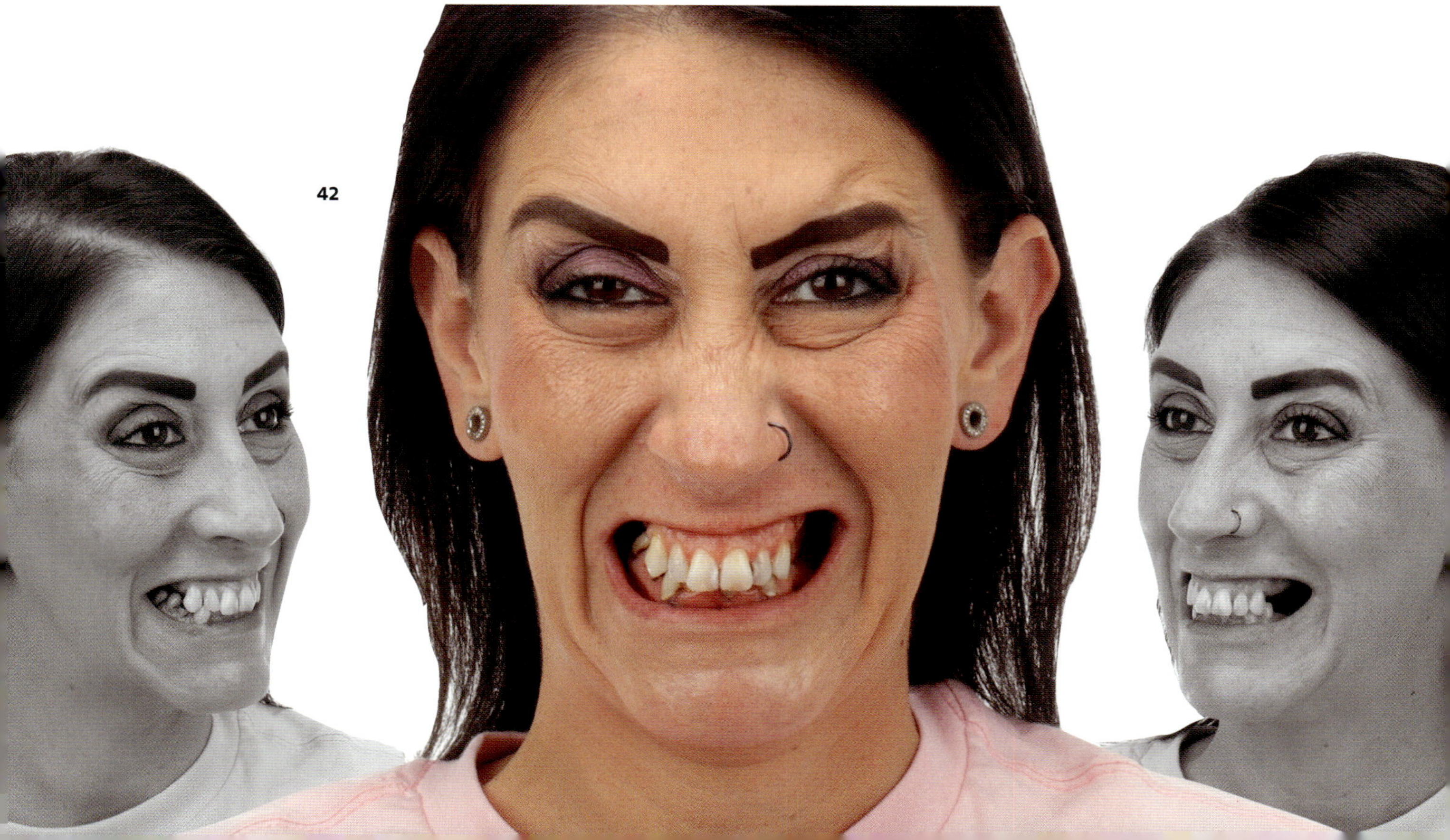

43

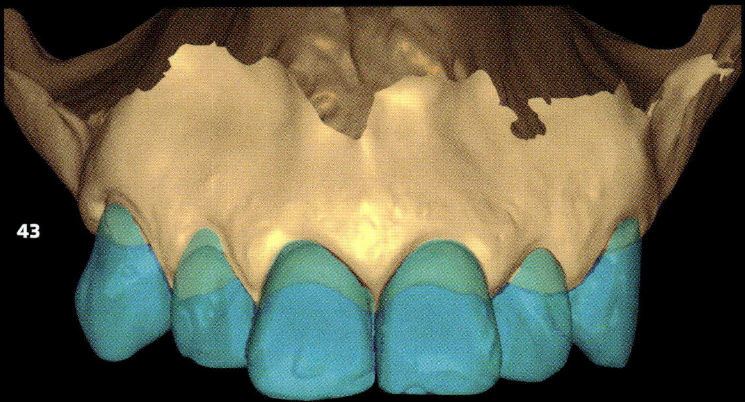

44

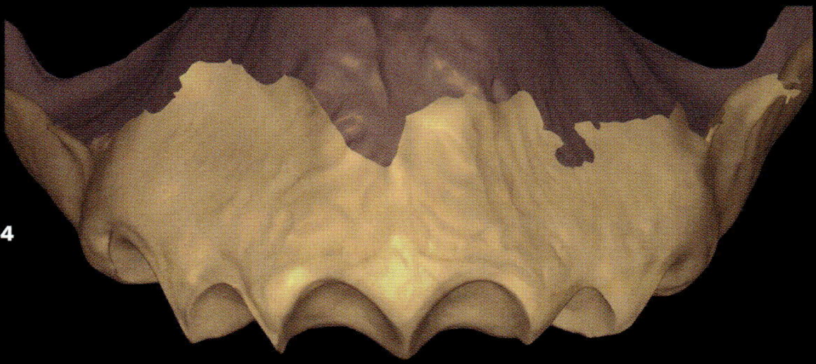

45

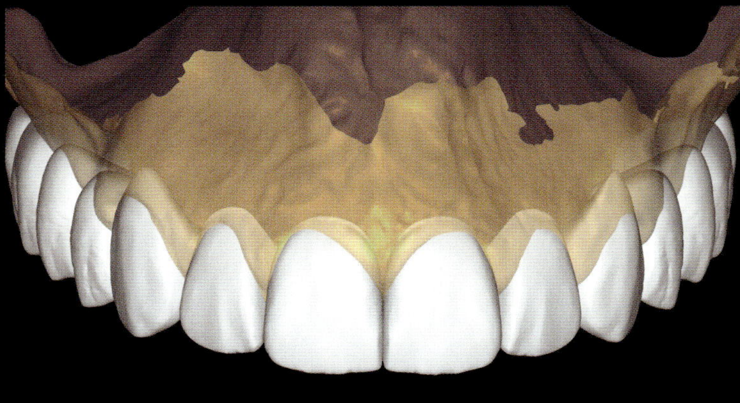

Die Implantatinsertion erfolgte schablonengeführt (Abb. 46 und 47) und die primärstabil eingesetzten Implantate wurden sofort mit einem Provisorium belastet: Mit einem entsprechenden Schalenprovisorium, das anhand des initialen Wax-ups hergestellt worden war, erfolgte der Pick-up der auf Multi-Unit-Abutments geschraubten Zylinder (Abb. 48 bis 50). Währenddessen wurde der Mukoperiostlappen abgehalten, um den Abstand zwischen Provisorium und Knochen sichtbar zu machen und Interferenzen zu verhindern. Nach der anschließenden Ausarbeitung der basalen Konturen wurde das Sofortprovisorium auf die Abutments geschraubt und der Lappen um das Provisorium vernäht (Abb. 51). In der Folge konnte das Weichgewebe sekundär an den idealen Konturen des Provisoriums heilen und reifen, was zu einer optimalen passiven Gewebeausformung führte. Bei der Nahtentfernung nach 2 Wochen zeigte das Gewebe um das Provisorium bereits eine vielversprechende Heilung (Abb. 52).

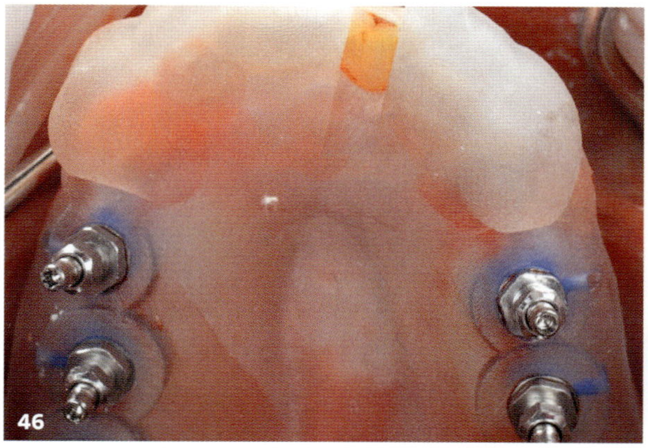
46

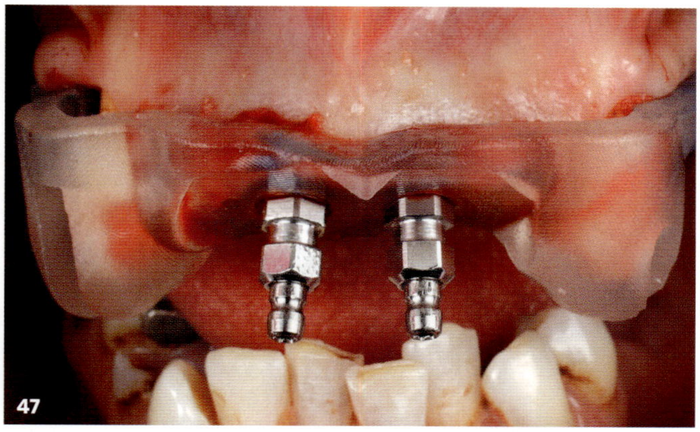
47

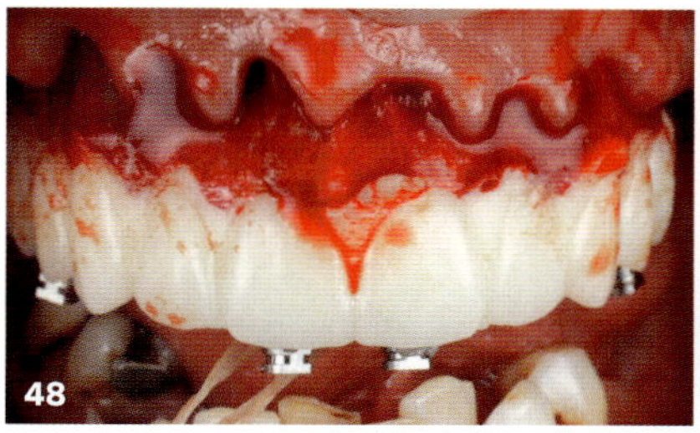
48

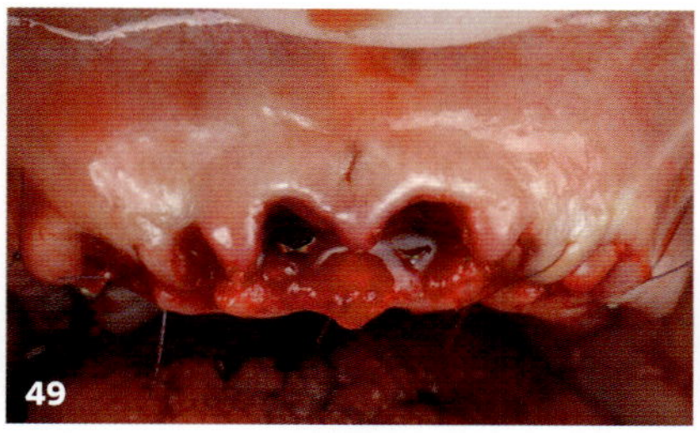
49

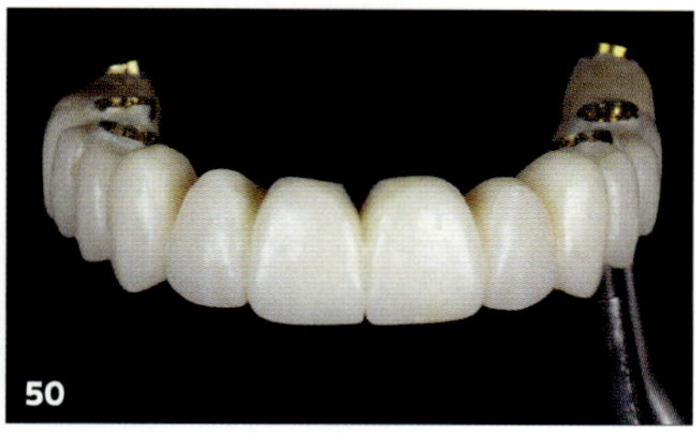
50

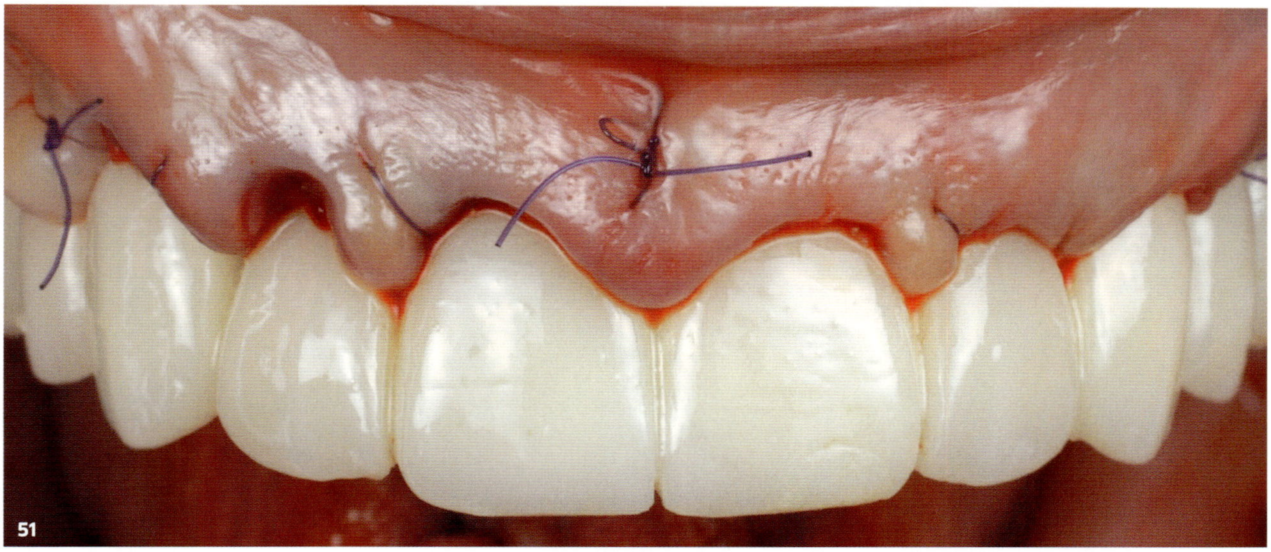
51

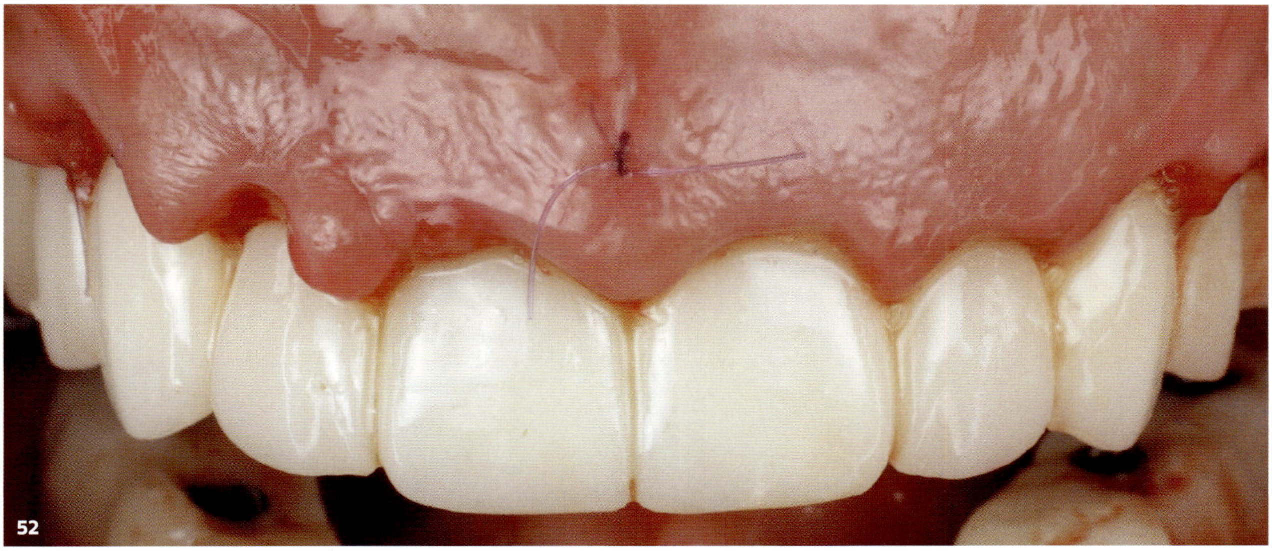
52

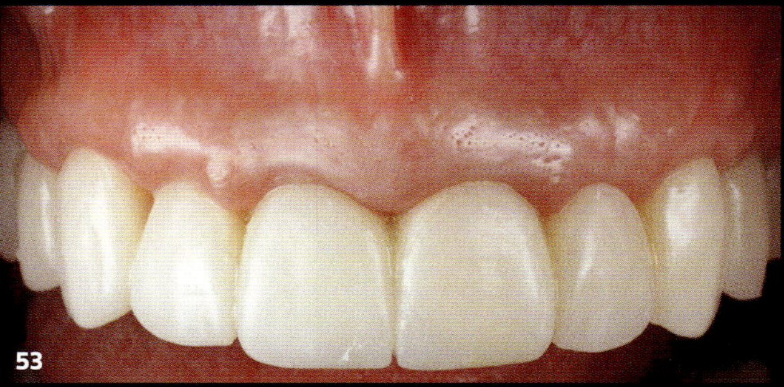

53

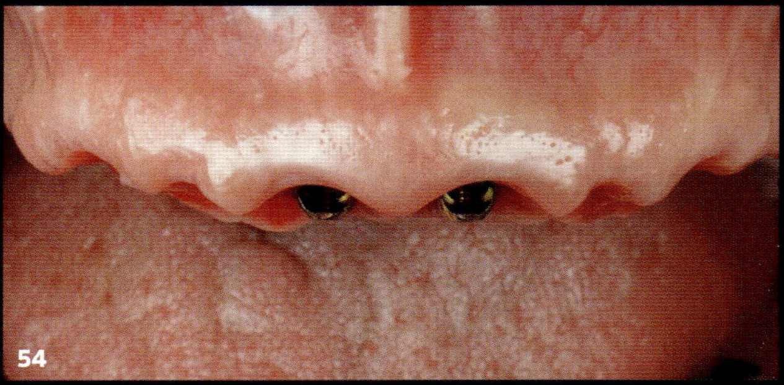

54

Nach 4-monatiger Heilung erschien die Patienten zur definitiven Abformung, wobei der Zustand der Provisorien, die Implantatpositionen und die Weichgewebearchitektur erfasst wurden (Abb. 53). Das Gewebe war adäquat ausgeformt und erforderte nur minimale Korrekturen an der Weichgewebearchitektur. Daher wurden Prototypen des definitiven Zahnersatzes gefräst und zum Testen der neuen Ästhetik, Phonetik und Okklusion bei der Patientin eingesetzt.

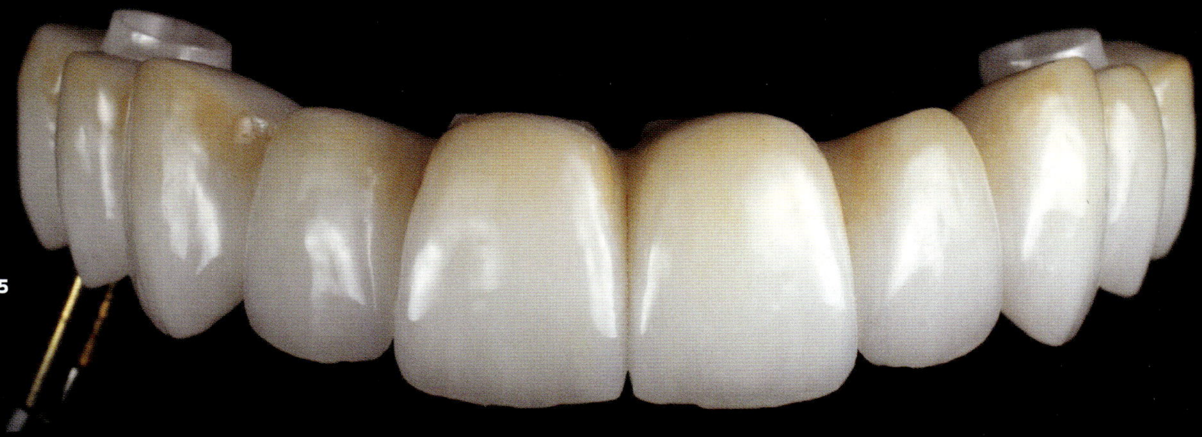

55

Schließlich wurde, basierend auf den Formen des bestätigten Prototyps, der definitive Zahnersatz (im Oberkiefer als FP1-Rekonstruktion) aus monolithischem Zirkonoxid hergestellt und bei der Patientin eingegliedert (Abb. 55). Die Abbildungen 57 bis 60 zeigen das abschließende Behandlungsergebnis.

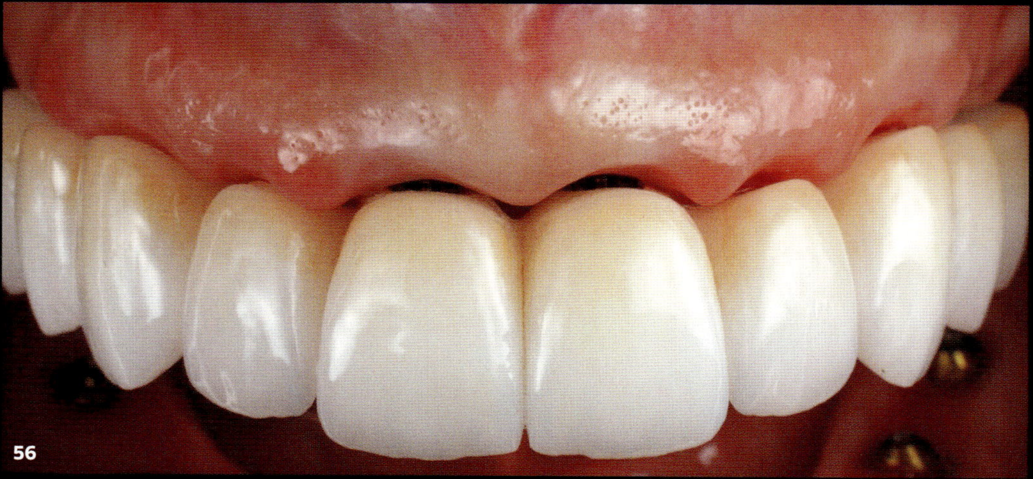

56

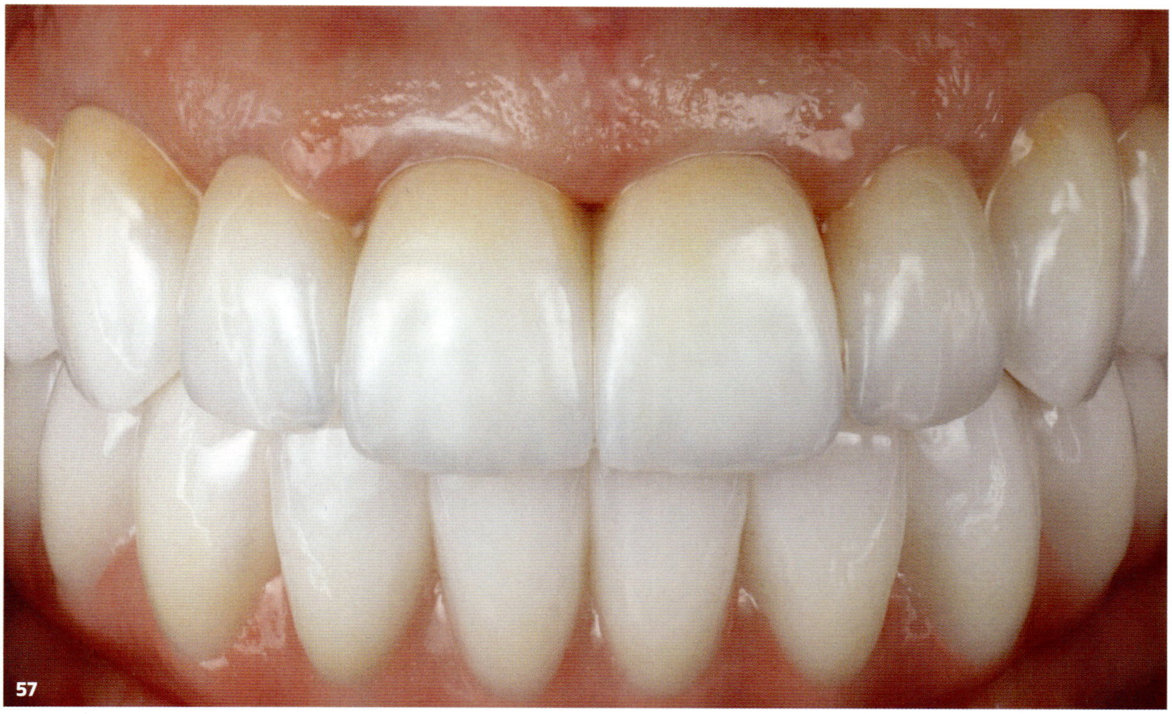

57

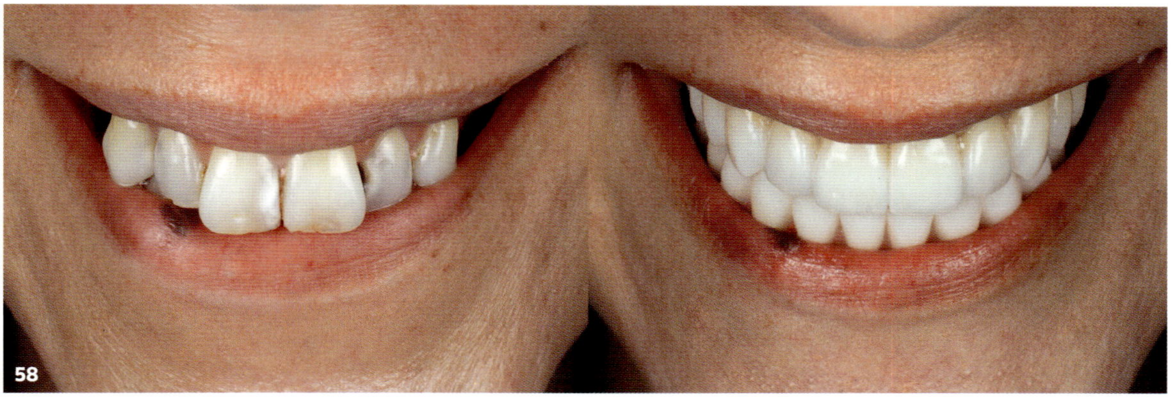

58

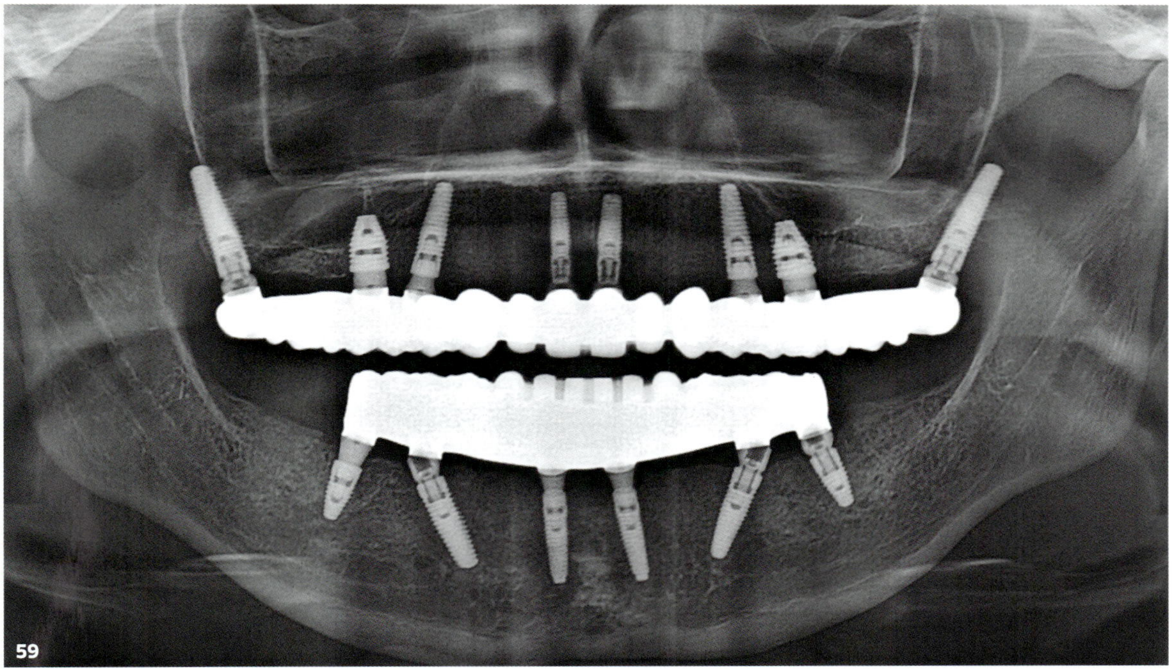

59

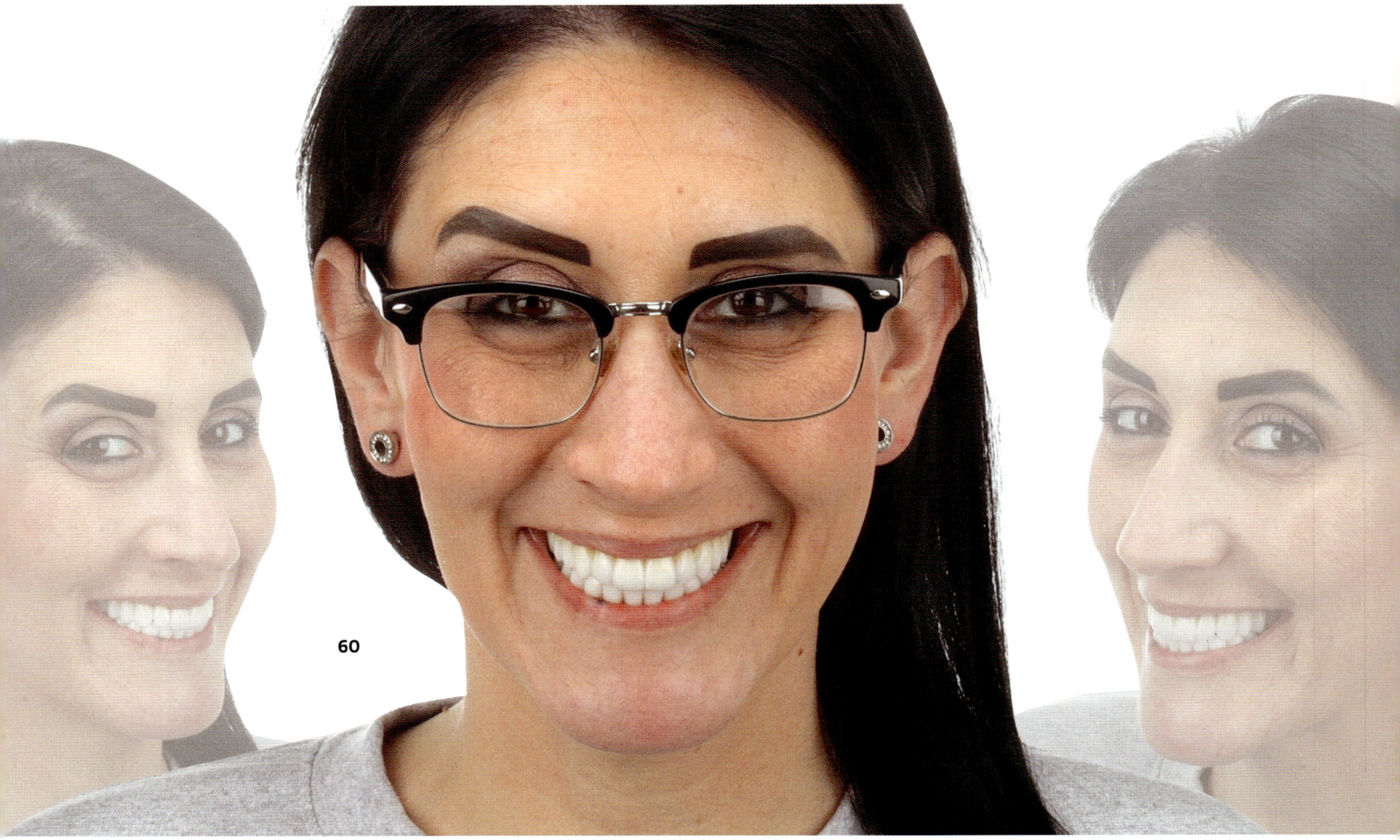

60

Schlussfolgerung

In der Zahnärzteschaft sollte das Bewusstsein dafür geschärft werden, dass nicht alle implantatgetragenen Full-arch-Versorgungen als FP3-Rekonstruktionen gestaltet werden müssen. Mehr noch: Bei einem Teil der Patienten ist dieser Typ gar nicht primär geeignet. Vielmehr bleiben diesen Patienten nach einer FP1-Versorgung für die Zukunft alle Optionen einer Neuversorgung oder Revision erhalten. Besonders bei jungen Menschen, die eine implantatgetragene Rehabilitation des gesamten Kiefers benötigen, ist dies wichtig.

Der Erfolg von implantatbasierten FP1-Rekonstruktionen beruht auf der Harmonie zwischen Knochen, Weichgewebe und Zahnersatz. Diese harmonische Beziehung lässt sich zum Zeitpunkt der Implantatchirurgie (passiv) oder zu einem späteren Zeitpunkt (aktiv) herstellen. Unabhängig davon, ob ein lappenfreier Ansatz, ein Vorgehen mit Volllappen oder der verzögerte Ansatz gewählt werden, sind vorhersagbare Ergebnisse erreichbar, wenn die oben dargelegten Prinzipien befolgt werden.

Hinweis

Die Autoren danken den Dentalkeramikern Kite Saito und Mike Abraham für ihre Akribie und die gute Zusammenarbeit.

Literatur

1. Alzoubi F, Massoomi N, Nattestad A. Bone reduction to facilitate immediate implant placement and loading using CAD/CAM surgical guides for patients with terminal dentition. J Oral Implantol 2016;42:406–410.
2. Misch C. Classifications and treatment options of the completely edentulous arch in implant dentistry. Dent Today 1990;9:28–30.
3. Pelekanos S, Ntovas P, Rizou V, Pozzi A. Translucent monolithic zirconia titanium-supported FP1 full-arch prosthesis: A novel proof of concept to address esthetic, functional, and biologic challenges. J Esthet Restor Dent 2024;36:197–206.

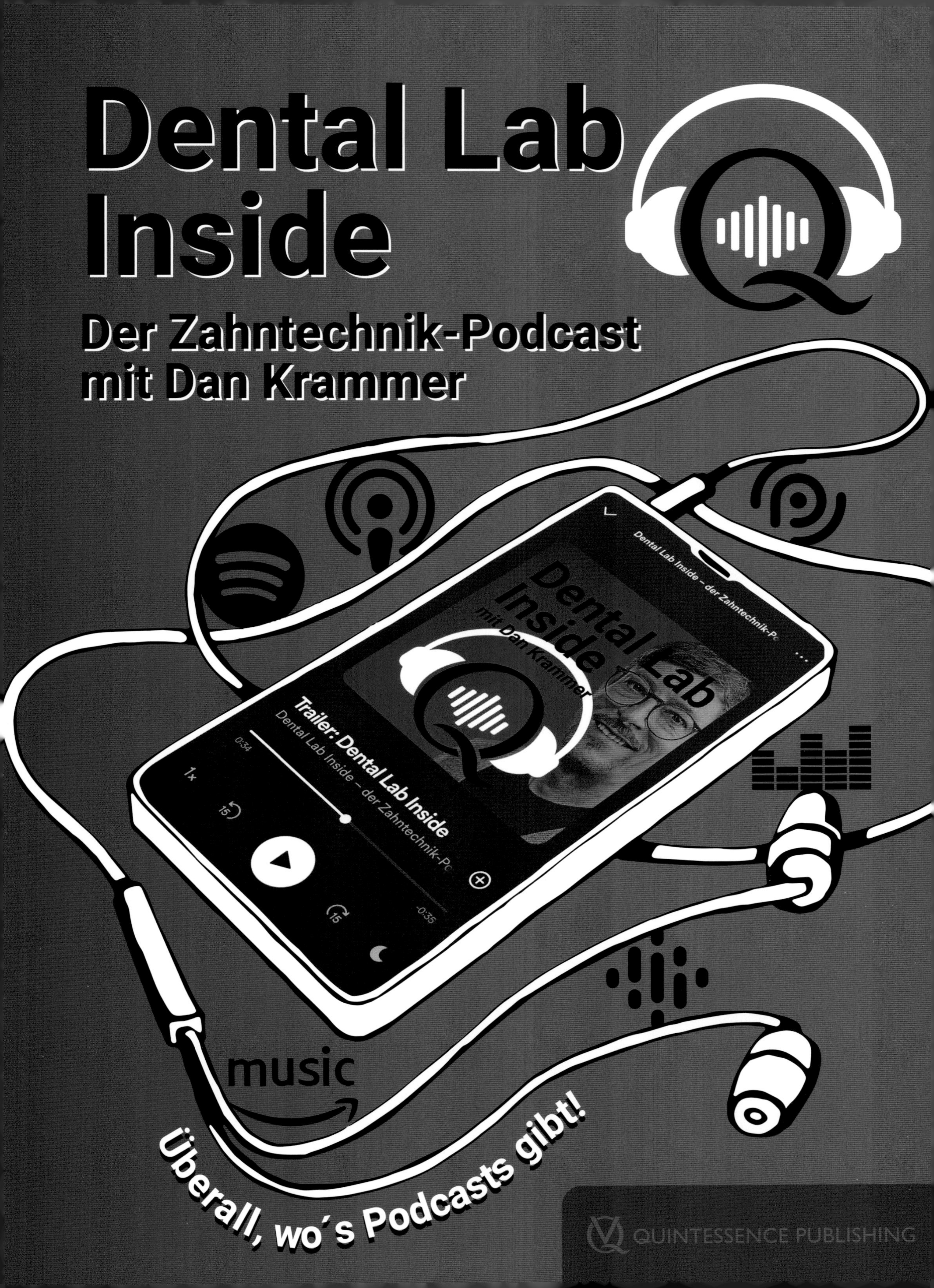
Dental Lab Inside
Der Zahntechnik-Podcast mit Dan Krammer
Dental Lab Inside – der Zahntechnik-Pc
Dental Lab Inside mit Dan Krammer
Trailer: Dental Lab Inside
Dental Lab Inside – der Zahntechnik-Pc
0:34
-0:35
1x
15
15
music
Überall, wo´s Podcasts gibt!
QUINTESSENCE PUBLISHING

Die Referenzprothesentechnik:

Ein Paradigmenwechsel in der modernen Totalprothetik

Eric D. Kukucka, DD[1]
Nelson R.F.A. Silva, DDS, CDT, PhD[2]

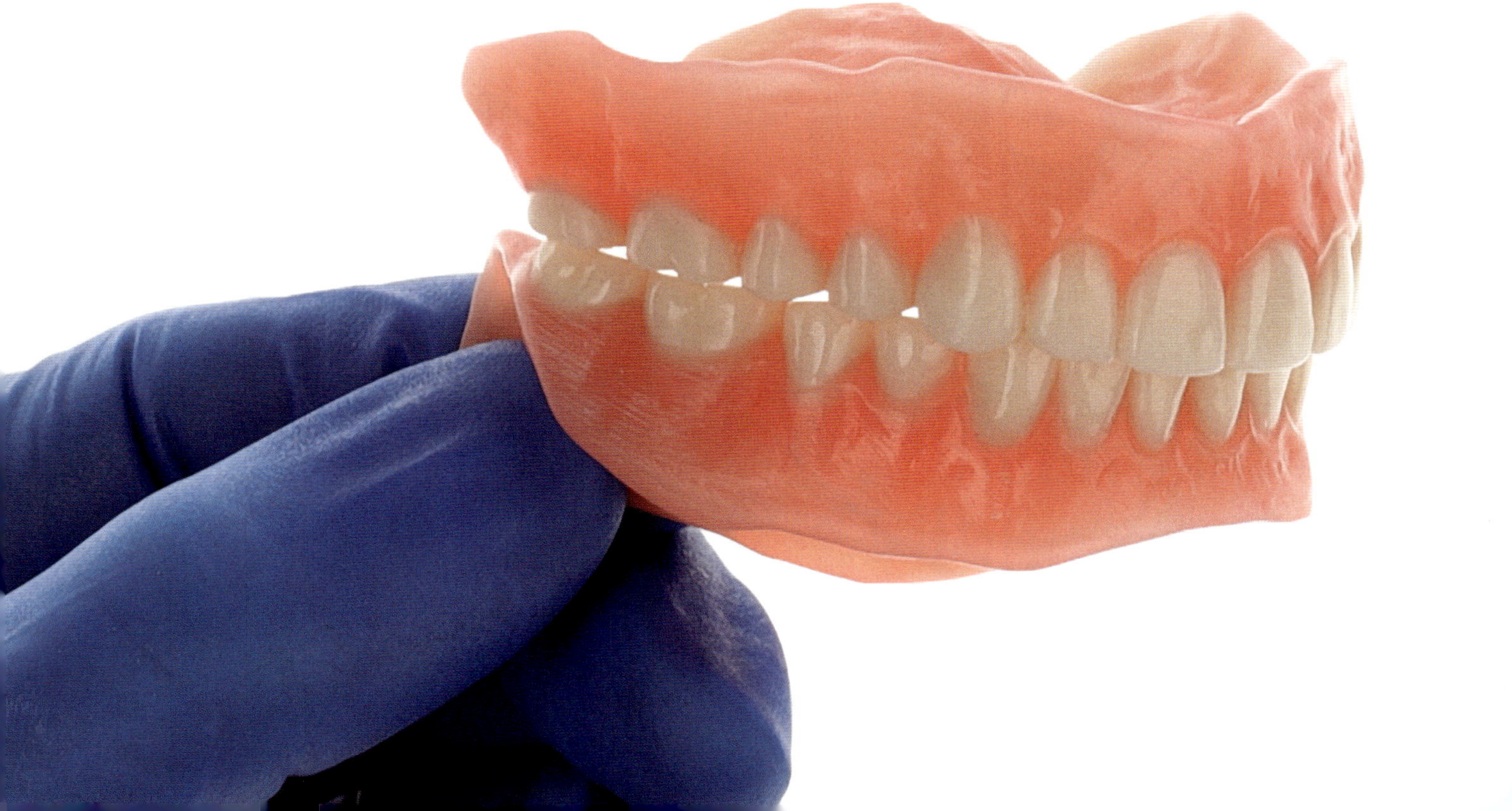

Die Rehabilitation unbezahnter Patienten kann sehr anspruchsvoll und mitunter auch entmutigend sein. Glücklicherweise sind verschiedene erfolgssichere Workflows für die Versorgung dieser Patientenkohorte mit herausnehmbaren Totalprothesen etabliert – aber unglücklicherweise stehen einer optimalen Behandlung zahnloser Patienten häufig fehlendes Grundlagenwissen, Verständnis und/oder klinisches Können im Weg[1].

Viele Jahrzehnte lang wurde herausnehmbarer Zahnersatz aufbauend auf den Erkenntnissen und Werten wegweisender Theoretiker, Denker, Akademiker, Ingenieure, Zahnärzte und Zahntechniker wie Gerber, Pound, Boucher, Payne, Ghysi, Bonwell, Strack, Fisher, Frush, Carlson, Zarb, Brewer und Abe hergestellt. Inzwischen jedoch haben viele (wenn nicht die meisten) Hoch- und Berufsschulen herausnehmbaren Zahnersatz in ihren Lehrplänen zurückgefahren oder völlig gestrichen. Dies bedeutet, dass neue Absolventen mit sehr geringer formaler Übung im Bereich der herausnehmbaren Prothetik in die Arbeitswelt eintreten. Im realen Leben ist herausnehmbarer Zahnersatz allerdings eine elektive Option, die in privaten Praxen selten gewählt wird. Diese ungünstige Situation führt dazu, dass viele Patienten nur begrenzten Zugang zu einer geeigneten Versorgung haben[1–8].

Diese Tendenz ist vor allem in Anbetracht der allgemein angenommenen Inzidenz von Zahnlosigkeit besorgniserregend. Unter einem gewissen Blickwinkel betrachtet scheint der Bedarf an Totalprothesen abzunehmen: Eine vielzitierte Studie von C. W. Douglass dokumentierte einen Rückgang zahnloser Patienten um 10 % pro Jahrzehnt über einen Zeitraum von 30 Jahren[3], und ein wichtiger Artikel aus dem Jahr 2004 sagte einen 60%igen Rückgang des Bedarfs an Totalprothesen in Finnland, Schweden und dem Vereinigten Königreich vom Zeitpunkt seiner Publikation bis Mitte der 2030er-Jahre voraus[9]. Allerdings gab Douglass zu bedenken, dass zwar der Prozentsatz zahnloser Erwachsener in den USA sehr wahrscheinlich abnehmen, zugleich jedoch die Bevölkerung immer älter wird. Diese demografische Verschiebung wird durch das Anwachsen der höchsten Altersgruppen den Prothesenbedarf hoch halten, während die bereits vorhandene zahnlose Bevölkerung nach wie vor regelmäßig Ersatz für ihre Prothesen benötigt.

Inzwischen arbeiten wir in einer digitalisierten Umgebung, die grundlegende Veränderungen bei der Versorgung zahnloser Patienten mit sich gebracht hat. Sich hieraus ergebende Fragen im Zusammenhang mit Prothesen sind: Was hat sich von analog hin zu digital realisierten Totalprothesen geändert? Was ist am sinnvollsten, wenn ein digital hergestellter herausnehmbarer Zahnersatz die Behandlung der Wahl ist?

[1]Denturist, Chicago, Illinois, USA.
[2]Universidade Federal de Minas Gerais, Belo Horizonte, Brasilien.
Korrespondenz an: Nelson R. F. A. Silva, nrfa.silva@icloud.com

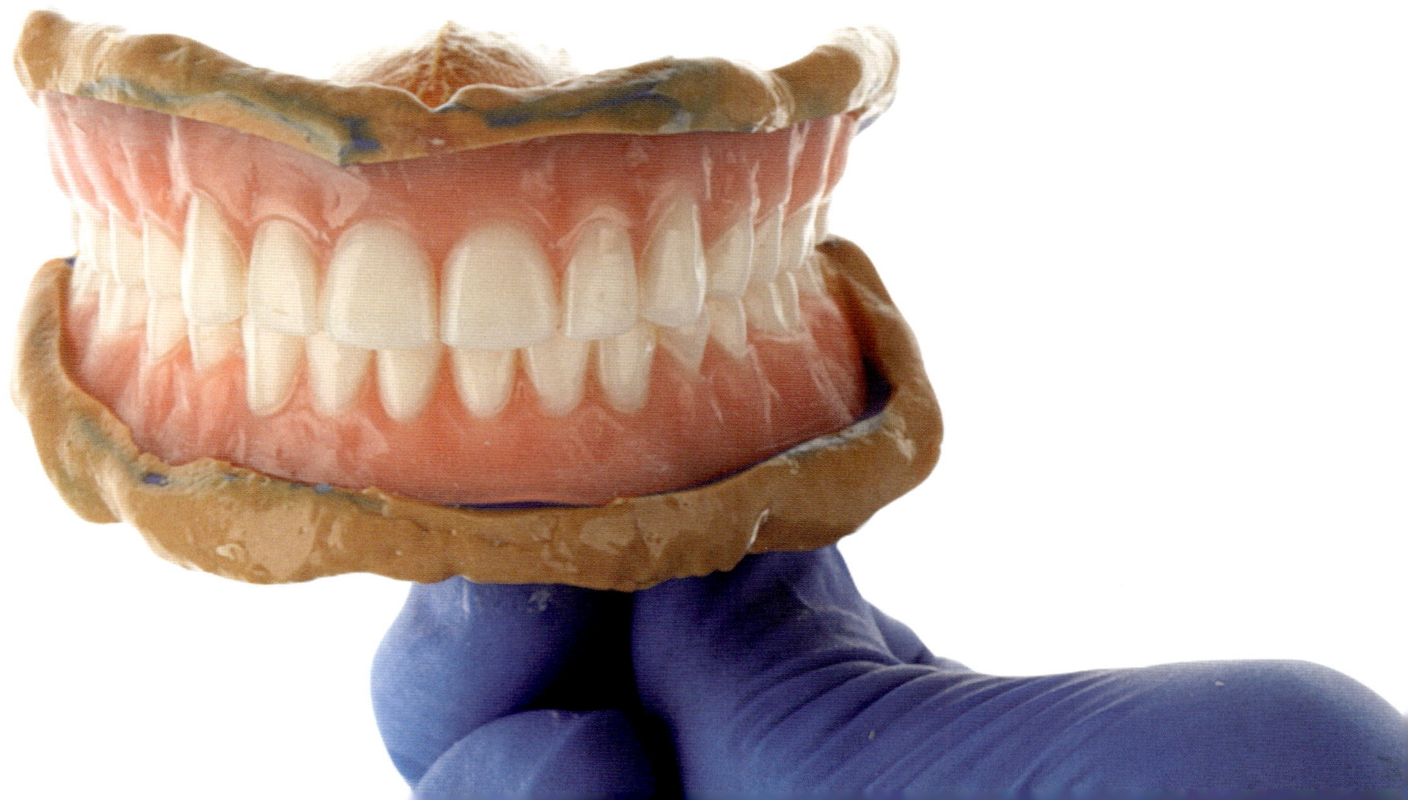

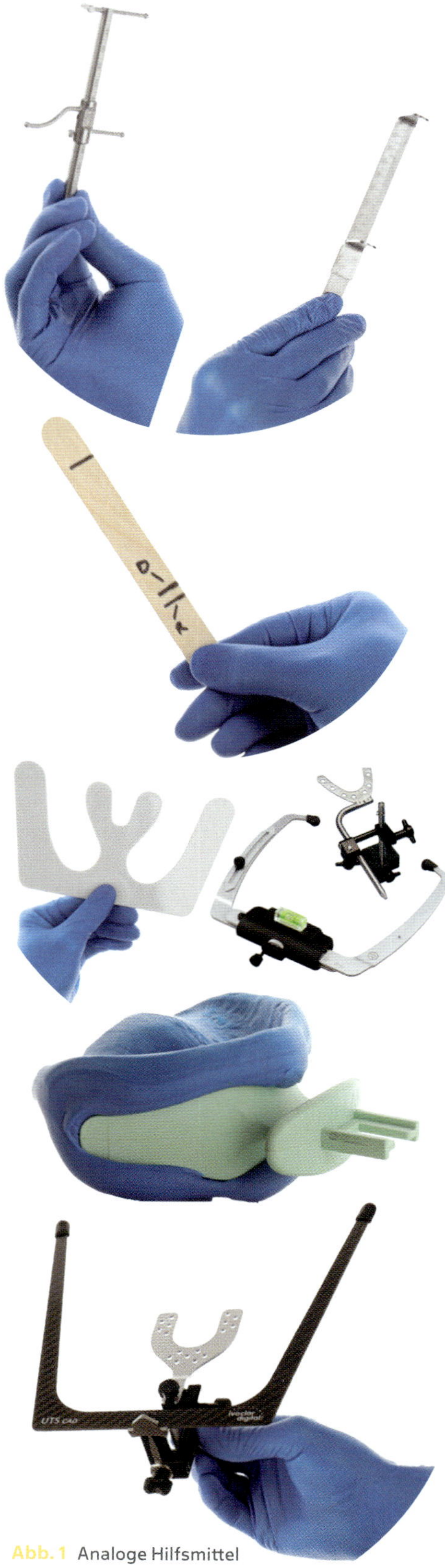

Abb. 1 Analoge Hilfsmittel für die digitale Totalprothesenherstellung: Conmetior-Lehre, Willis-Bite-Gauge, Holzspatel, Fox-Plane, Gesichtsbogen, Zentrik-Löffel, Bissgabel des UTS.

Der vorliegende Beitrag erkundet, welche Optionen für die digitale Rehabilitation zahnloser Patienten zur Verfügung stehen, und stellt eine Technik vor, die hochgradig vorhersagbare und reproduzierbare Ergebnisse liefert.

Vom analogen zum digitalen Weg

Die Rehabilitation unbezahnter Patienten unter Verwendung herkömmlicher analoger Techniken kann sich als komplex, techniksensitiv und zeitaufwendig erweisen und erfordert meist mehrere Behandlungssitzungen. Außerdem ist der konventionelle Ansatz für Studenten weder attraktiv noch angenehm zu erlernen, was ein gesteigertes Desinteresse gegenüber diesem Teil der Ausbildung zur Folge hat.

Die Einführung digitaler Techniken hat den Prozess der Versorgung mit Totalprothesen sowohl auf zahnärztlicher als auch auf zahntechnischer Seite revolutioniert. Eine entscheidende Rolle bei der Prothesenherstellung insgesamt wie auch beim Behandlungserfolg spielt zunächst die Erfassung digitaler Daten. Die Datenerfassung für die digitale Herstellung von Totalprothesen kann sich vom klassischen Vorgehen unterscheiden, aber es gibt gegenwärtig noch keinen Konsens zur Frage, welche Daten die größte Relevanz für digital zu fertigende Totalprothesen haben. Diskussionen zu dieser Thematik offenbaren häufig divergierende Meinungen. Hängt die Datenerfassung von der klinischen Situation und den Patientenbedürfnissen ab? Spielt der angedachte oder bevorzugte Workflow des Zahnarztes eine Rolle? Unsere beste Antwort lautet: Es könnte sein.

Die verwendeten Methoden der Datenerfassung und der Umfang der gewonnenen Daten hängen von Faktoren wie der Verfügbarkeit und Zugänglichkeit der nötigen Technik und Instrumente, der regional üblichen Berufsausbildung sowie allgemeinen Kenntnissen und dem Verständnis der relevanten Prozesse ab. Einen Überblick über die verfügbaren Werkzeuge und Techniken zu haben, ist ebenso wichtig, wie das kollektive Wissen und die Erfahrung anderer Berufskollegen zu nutzen, um die Prozesse zu meistern und einen sinnvollen und verlässlichen Workflow zu finden, der das Wohl des Patienten in den Vordergrund stellt.

Welches ist der schnellste und beste Weg zu fallbezogenen Behandlungsplänen für herausnehmbare Totalprothesen? Im Folgenden soll zunächst betrachtet werden, was nötig ist, um unbezahnte Patienten erfolgreich zu behandeln. Anschließend werden verschiedene Optionen erwogen, bevor die Autoren den aus ihrer Sicht effizientesten Workflow vorstellen.

Welche Geräte und Instrumente werden benötigt?

Abbildung 1 zeigt die analogen Hilfsmittel, die nötig sind, um eine Totalprothese im digitalen Workflow herzustellen. Was neben geeigneten

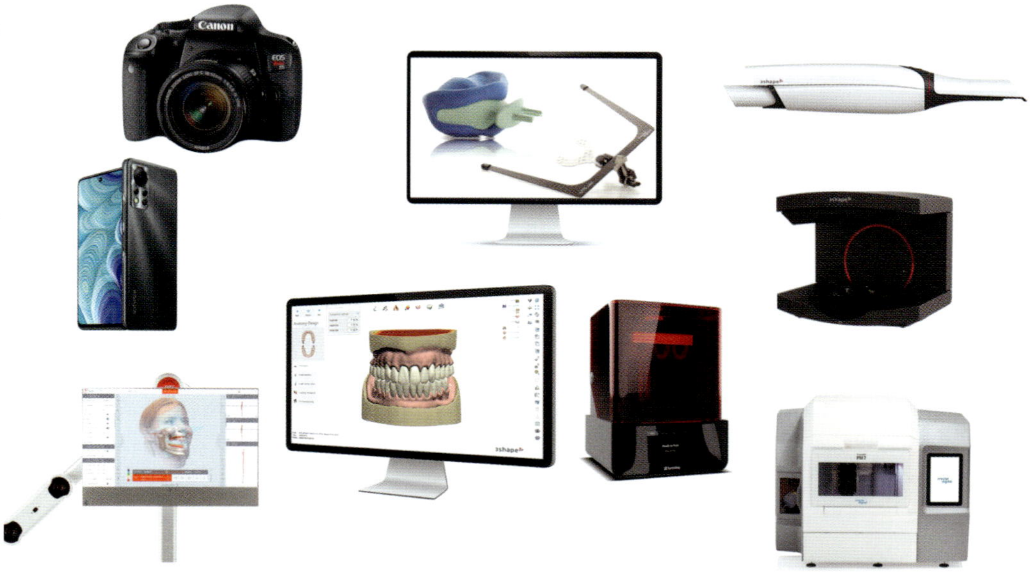

Abb. 2 Digitale Hilfsmittel für die Totalprothesengestaltung und -fertigung: Digitalkamera, Smartphone, Intraoralscanner, Tischscanner, spezielle CAD-Software, digitales System zur Kieferrelationsbestimmung (bspw. Modjaw, Fa. Modjaw, Villeurbanne, Frankreich), 3D-Drucker, Fräseinheit.

Werkzeugen jedoch in erster Linie benötigt wird, ist Wissen. Ein gründliches Verständnis der für den optimalen Workflow notwendigen Arbeitsschritte ist extrem wichtig. Die erforderliche Ausrüstung kann in zwei Kategorien unterteilt werden: analog und digital.

Analoge Instrumente

Die Grundlage der Okklusion/Funktion bleibt bei analogen wie auch bei digitalen Ansätzen für jede Totalprothese dieselbe. Die orale Funktion darf niemals vernachlässigt werden – sie lässt sich am besten durch die Arbeit menschlicher Hände erreichen. Eine Kombination aus DVT und Gesichtsscanner wird bereits von einem Teil der Zahnärzte genutzt, aber nach Meinung der Autoren sind Gesichtsscanner noch weit von einem routinemäßigen Einsatz in der Totalprothetik entfernt.

Das heißt, zunächst muss die Vertikaldimension der Okklusion mit einer Conmetior-Lehre, der Willis-Bite-Gauge oder einem gewöhnlichen Holzspatel bestimmt werden, da das Definieren einer adäquaten Vertikaldimension auch für die Rehabilitation mit herausnehmbaren Totalprothesen ein unverzichtbarer Schritt ist[10]. Die Fox Plane (Bissgabel) wird bei der Prothesenherstellungen eingesetzt, um eine korrekte Okklusionsebene (Camper-Ebene und Gesichtsbogen) zu etablieren[11,12]. Klassischerweise wird auch ein Gesichtsbogenregistrat erstellt, um die Lagebeziehung des Oberkiefers zum Kiefergelenk zu bestimmen[13]. In der digitalen Welt erfolgt die Planung von Totalprothesen jedoch auf Grundlage der Daten zur Vertikaldimension, zentrischen Kondylenposition und Okklusionsebene.

Auch die Instrumente des Universal Transfer System (UTS, Fa. Ivoclar, Schaan, Liechtenstein), mit denen eine individuelle schädel- bzw. gelenkbezogene Ausrichtung der Modelle möglich ist, können verwendet werden. Der UTS-CAD-Transferbogen kann die Okklusionsebene bezogen auf die Frankfurter Horizontale oder auf die Camper-Ebene registrieren und lässt sich dank seines modularen Aufbaus mit den meisten aktuell am Markt befindlichen Artikulatorsystemen verwenden. Wichtig ist, dass der Gesichtsbogen und/oder das UTS-System in der CAD-Software berücksichtigt sind, damit die virtuelle räumliche Positionierung für die CAD-Phase erfolgen kann.

Digitale Geräte

Abbildung 2 zeigt die für einen digitalen Totalprothesen-Workflow benötigten digitalen Werkzeuge:

- Digitale Spiegelreflexkameras und/oder Smartphones mit adäquater digitaler Foto- und Videoleistung sind wichtige Hilfsmittel im digitalen Prozess – nicht nur für die fazial orientierte Planung des neuen Lächelns, sondern auch für die intraorale Bewertung.
- Intraoral- und/oder Tischscanner sind eine Schlüsselkomponente des digitalen Workflows. Welcher Scanner für einen bestimmten Fall geeignet ist, hängt von mehreren Faktoren, wie der vom Zahnarzt angestrebten Wirtschaftlichkeit, der Entfernung von Praxis und Labor, persönlichen Präferenzen und dem gewünschten Workflow, ab. (Auch Gesichtsscanner können zum Einsatz kommen. Diese werden später separat besprochen.)

- Die CAD-Software hat erheblichen Einfluss auf den Gestaltungs-, Herstellungs- und Kommunikationsprozess in der digitalen Totalprothetik.
- Fräseinheiten und/oder 3D-Drucker sind als Komponenten des Herstellungsprozesses ebenfalls zu berücksichtigen.

Welche Workflows gibt es?

Zur Erfassung und Digitalisierung der intraoralen Situation eines Patienten gibt es verschiedene Ansätze. Hierzu gehören unter anderem die analoge Abformung mit und ohne anschließende Herstellung eines Gipsmodells, die Kieferrelationsbestimmung mit Bisswällen, die anschließend auch als Löffel für eine mundgeschlossene Abformung verwendet werden können, bereits vorhandene und/oder Duplikatprothesen, Intraoralscans (teil- und unbezahnte Fälle), die Abformung und/oder Herstellung eines Meistermodells für herausnehmbare Teilprothesen sowie der Intraoralscan und 3D-Druck von Modellen für herausnehmbare Teilprothesen. Ausgehend von den mit diesen Verfahren gewonnenen Daten lassen sich verschiedene Workflows nutzen, von denen die Referenzprothesentechnik im Hinblick auf den Übergang von der herkömmlichen zur digitalen herausnehmbaren Prothetik die beste Option darstellt.

Um die Versorgung für alle Patienten sicherstellen zu können, sollte der gesamte Herstellungsprozess für Totalprothesen so einfach und ergebnissicher wie möglich gestaltet und sowohl für Zahnärzte, Studierende und zahnmedizinische Hilfsorganisationen direkt umsetzbar sein. Die effizienteste Möglichkeit besteht darin, bereits vorhandene Prothesen als Grundlage für die initiale Datenerfassung zu nutzen (Abb. 3). Soo und Cheng legen dar, dass die vorhandenen Prothesen unserer Patienten, selbst wenn sie nicht mehr zufriedenstellend sind, für die Diagnostik, Planung und Durchführung der Versorgung mit neuen Totalprothesen genutzt werden können[14]. Eine solche Referenzprothesentechnik bedeutet von der Diagnose bis zur Herstellung einen Paradigmenwechsel für die funktionelle Totalprothetik.

Bevor wir ins Detail gehen, soll noch einmal betont werden, dass die Kohorte der unbezahnten Patienten keine homogene Masse bildet. Die einzelnen Patienten zeigen ausnahmslos individuelle Verhaltensweisen, Charakterzüge und Vorlieben[15,16], und nur durch Würdigen und Beachten des jeweiligen psychologischen Profils des Patienten sind wir in der Lage, „fehlerfreie Prothesen" (wie die Autoren dies gern nennen) herzustellen. Es liegt in der Verantwortung des Zahnarztes, die (vergangenen und gegenwärtigen) Probleme der Situation der Patienten zu verstehen. Um nichts dem Zufall zu überlassen, sollten wir alle gesammelten Informationen zur vorhandenen Situation nutzen, um unser Wissen und Verständnis zu erweitern[17]. Auf Basis dieser Evidenz sollten wir dann „unseren Fall definieren".

Die Motivation unserer Patienten für die Behandlung zu verstehen, ist ebenfalls sehr wichtig. Es gibt Fälle, in denen die Patienten selbst überhaupt keinen neuen Zahnersatz wünschen, sondern sich vom Partner oder von Familienmitgliedern unter Druck gesetzt fühlen, die Prothesen ersetzen zu lassen. Patienten in Pflegeeinrichtungen können von den Betreuern oder dem Hausarzt zur Neuversorgung bewogen worden sein. Daher sollte man darauf gefasst sein, dass einige Patienten neuen Prothesen skeptisch oder ablehnend gegenüberstehen und sich nur widerstrebend an den fremd wirkenden neuen Zahnersatz gewöhnen. Hier ist ein behutsames Vorgehen wichtig. Idealerweise lässt sich die „alte", gewohnte Prothese durch geeignete Maßnahmen aufwerten und korrigieren[17–21]. Bei Patienten, die aufgrund einer genetischen oder degenerativen Erkrankung geistig oder körperlich eingeschränkt sind, ist es dagegen wichtig, dem behandelnden Arzt bzw.

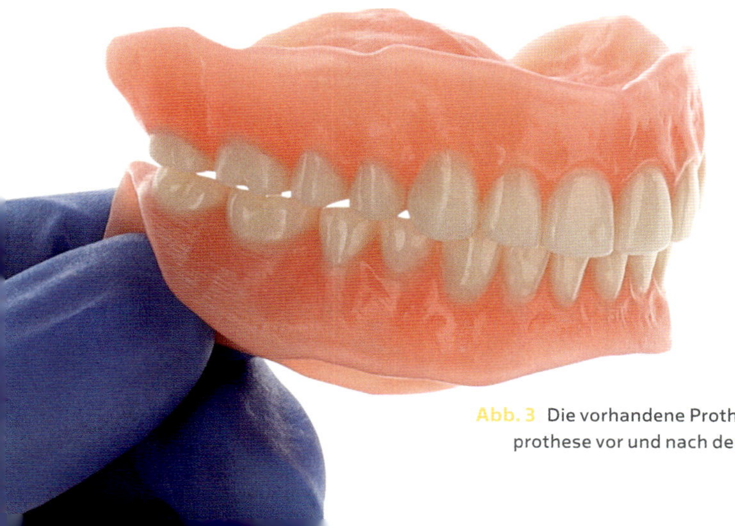

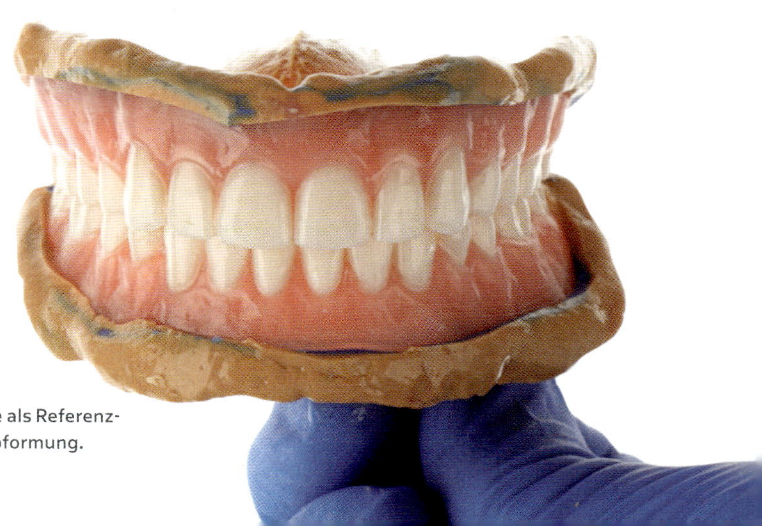

Abb. 3 Die vorhandene Prothese als Referenzprothese vor und nach der Abformung.

den Angehörigen klarzumachen, dass Totalprothesen vor allem durch neuromuskuläre Kontrolle und nicht durch einen inhärenten Mechanismus in situ gehalten werden[22]. Allerdings lässt sich mithilfe einiger gezielter Fragen zur dentalen Anamnese leicht ermitteln, welche Einstellung die Patienten zu ihrem Zahnersatz haben, was anschließend bei den Behandlungsentscheidungen berücksichtigt werden kann. Beobachtungen zu Parafunktionen und nervösen Angewohnheiten lassen ebenfalls Schlüsse auf die künftige Intensität der Nutzung und Belastung der Prothesen zu[23].

Im Bereich der herausnehmbaren Prothetik verstehen die Autoren unter Erfolg „die verlässliche Umsetzung von Arbeitsschritten". Einen komplizierten Workflow ein- oder zweimal durchzuführen, kann das eigene Portfolio um einige beeindruckende Fälle ergänzen, aber ein wirklich erfolgreicher Zahnarzt zeichnet sich durch die Verinnerlichung der Prozessabläufe und die Fähigkeit aus, diese trotz unterschiedlichster Ausgangssituationen zuverlässig umzusetzen. Der Erfolg einer Prothesenversorgung wird allerdings nicht ausschließlich durch den Abformlöffel, die Materialien, den Artikulator oder das Okklusionsschema determiniert, die gewählt wurden. Der wichtigste Erfolgsfaktor ist, wie sich der Patient mit der Prothese fühlt[24,25].

Vorteile digital hergestellter Prothesen

Die analoge Referenzprothesentechnik ist zum Teil deshalb populär, weil sie die Arbeitsschritte verdichtet und die Nutzung bereits vorhandener Erfahrungen ermöglicht, was die Vorhersagbarkeit des Ergebnisses messbar erhöht[26]. Allerdings gelingt es mit konventionellen Labortechniken oft nicht, komplizierte Prothesen exakt zu reproduzieren. Außerdem wird hierfür zusätzliche Zeit benötigt, in der den Patienten keine Zähne zur Verfügung stehen, falls keine Duplikatprothese genutzt wird[27].

Viele erfahrende Zahnmediziner scheuen vor einer Behandlung mit herausnehmbaren Prothesen einfach deshalb zurück, weil ihnen die nötigen Kenntnisse fehlen und/oder sie eine solche noch nie durchgeführt haben. Darüber hinaus sind die Ergebnisse des konventionellen Laborprozesses nicht immer genau vorhersagbar. Zwar stehen heute bessere Herstellungsmethoden bereit als je zuvor, aber viele Zahnärzte sind aus Angst vor Misserfolg gehemmt. In vielen Fällen haben ansonsten sehr kompetente Fachleute nicht das nötige Vertrauen in ihre Fähigkeiten, allen anderen beruflichen Verantwortlichkeiten ausgewogen nachzukommen, während sie lernen, prothetische Versorgungen nach allgemeinem Standard durchzuführen[28]. Gleichzeitig tragen viele zahnlose Patienten ihre Prothesen länger als sie sollten, da sie fürchten, ein neuer Zahnersatz könnte weniger bequem und ästhetisch ansprechend sein oder sich einfach von den so lang gewohnten Prothesen unterscheiden[29].

Die konventionelle Herstellung klassischer Prothesen verlangte von Generationen von Zahnärzten und Zahntechnikern eine hervorragende Hand-Auge-Koordination und motorische Geschicklichkeit im Umgang mit anspruchsvollen Hydrokolloid-, Silikon-, Gips-, Wachs- und Polymethylmethacrylat-(PMMA-)Materialien[30]. In der herausnehmbaren Prothetik war damit unvermeidlich erhebliches Potenzial für menschliche Fehler verbunden. Außerdem geht die Zahl geschickter, mit herausnehmbarem Zahnersatz erfahrener Zahntechniker weltweit zurück[31], was mit einem besonders großen Qualitätsverlust verbunden ist. Wenn es nicht gelingt, diesen Abwärtstrend durch schlanke, ergebnissichere Workflows verbunden mit besseren Materialien, Geräten, Softwares und digitalen Verfahren umzukehren, wird es bald nicht mehr möglich sein, zahnlosen Patienten eine qualitative zahnmedizinische Versorgung anzubieten.

Alleinstellungsmerkmale der Referenzprothesentechnik

Zur Bezeichnung für die Technik bzw. den Workflow der Referenzprothese werden auch die Begriffe „Duplikatprothese", „Ersatzprothese" oder „Kopieprothese" verwendet[27,32,33]. Aber gleichgültig unter welchem Namen: Das Verfahren ist ein anschaulicher Weg hin zur digitalen Prothese[34,35]. Nach Überzeugung der Autoren gibt sie Zahnärzten ein handwerkliches Mittel an die Hand, um großen Gruppen von Patienten Zugang zu zahnmedizinischer Versorgung zu ermöglichen. Korrekt und effizient ausgeführt kann diese Technik herausragende Ergebnisse liefern und die Einstellung sowie die Lebensqualität der Patienten verändern[28].

Leider ist dieses vielseitige Behandlungskonzept noch nicht als allgemeiner Standard für herausnehmbare Prothetik anerkannt. Als Folge hiervon sind viele Zahnärzte nicht praktisch damit vertraut und fühlen sich verständlicherweise nicht wohl mit der Anwendung. Mitunter werden das Konzept und der Nutzen des Workflows auch

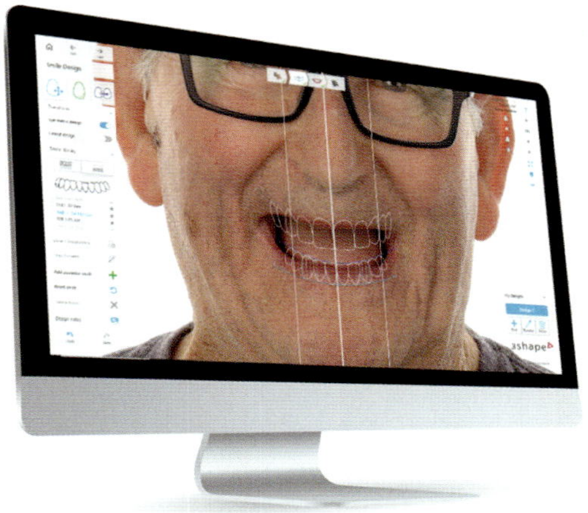

Abb. 4 Ästhetikplanung (Digital Smile Design, DSD) für einen unbezahnten Patienten.

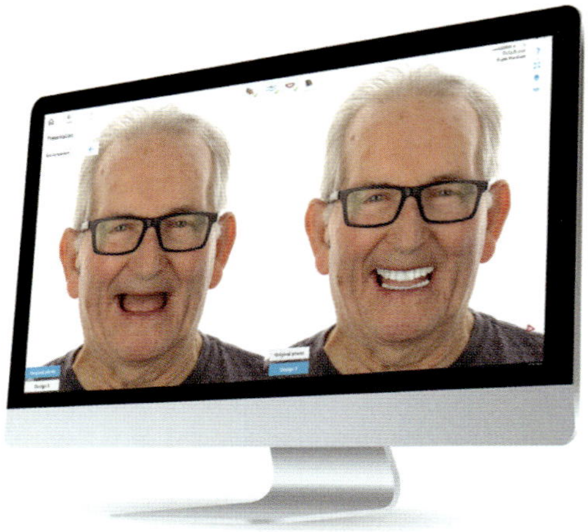

völlig missverstanden. So war es zu einem bestimmten Zeitpunkt in Teilen der Fachwelt Konsens, dass solche Prothesen nur zu diagnostischen Zwecken verwendet werden sollten[36].

Wie jedes andere sensible Verfahren kann die Technik bei unsachgemäßer Umsetzung unbeabsichtigt mehr Schaden anrichten, als Nutzen bringen, wie auch der herkömmliche Workflow schädliche Folgen haben kann, wenn die vorhandenen Prothesen Defekte aufweisen. Außerdem sollte besonders darauf geachtet werden, vorhandene Unterschnitte der alten Prothese und ihre Extensionen zu belassen. Veränderungen an diesen Aspekten vorhandener Prothesen sind nicht anzuraten. In solchen Fällen ist daher ein Verfahren zum Dublieren der Prothesen gefragt, um das Frakturieren des Gipsmodells beim Abnehmen der Prothese zu vermeiden[37].

Unabhängig vom jeweiligen Workflow beginnt man am besten mit dem gewünschten Ergebnis vor Augen: Wie stellen wir uns die Positionen, Größe und Form der Frontzähne, die inzisale Länge, die Form des Zahnbogens und/oder der bukkalen Korridore usw. vor? An diesem Punkt kommen digitale Smile-Design-Werkzeuge ins Spiel, um einen Teil der ästhetischen Richtwerte festzulegen (Abb. 4)[38–40].

Wird ein Patient ohne jeden derartigen Anhaltspunkt (komplett zahnlos) vorstellig, werden Basisplatten und Wachswälle genutzt, um die künftige orale Situation mit der herausnehmbaren Prothese zu simulieren. Sind dagegen bereits Prothesen vorhanden, liegt, unabhängig von deren Zustand, bereits ein erheblicher Teil der genannten Informationen vor. Vereinfacht gesprochen sollte der Zahnarzt die Ausgangssituation beim Patienten (vorhandene Prothesen oder natürliche Zähne) so bewerten, wie er es im Fall einer Wachs-Einprobe, Testprothese oder Protheseneinprobe in Bezug auf die Ästhetik, Phonetik und Zahnstellung tun würde[41].

Zudem sollte sich der Zahnarzt fragen, welche Veränderungen er klinisch angehen und was er bezüglich Zahnstellungen dem Zahntechniker vorgeben möchte. Die Kommunikation zwischen Zahnarzt und Zahntechniker spielt eine entscheidende Rolle im Prozess der prothetischen Versorgung[36]. Ganz offensichtlich benutzen viele Prothesenträger ihren Zahnersatz länger, als sie sollten[42], da sie ein gute, bequeme Prothese nicht gegen eine vermeintlich schlechtere tauschen wollen[43]. Hier kommen die Vorteile der Digitaltechnik und des digitalen Workflows ins Spiel.

Die meisten Leser dürften mit dem herkömmlichen, fünf Termine umfassenden analogen Workflow gut vertraut sein[44,45]. Inzwischen ermöglichen ausgeklügelte Scantechnik und Konstruktionssoftware jedoch die digitale Reproduktion der vorhandenen Prothese eines Patienten mit sehr hoher Genauigkeit. Darüber hinaus lassen sich digital die ästhetischen Eigenschaften eines Zahnersatzes verändern, sein Sitz und seine Funktion verbessern, was oftmals bereits genau das ist, was der Patient wünscht. Wird die Referenzprothesentechnik korrekt angewendet, kann der Patient mit einer funktionell vollwertigen und psychisch, physisch und neuromuskulär angenehmen neuen oralen Situation rechnen[46].

Die vier Säulen der herausnehmbaren Prothetik

In den Augen der Autoren stützt sich die herausnehmbare Prothetik auf vier Säulen: Abformung, Vertikaldimension, Bissnahme (Zentrikregistrat) und Kommunikation. In Verbindung mit der Referenzprothesentechnik bilden diese vier Säulen das konzeptionelle Fundament für den Behandlungserfolg.

Abformung

Jede Abformtechnik, die nicht den (im Rahmen gesunder und funktioneller Gewebe) größtmöglichen Teil der Fläche des Prothesenlagers erfasst, bleibt hinter dem Optimum zurück. Leider machen viele Zahnmediziner keinen vollen Gebrauch von diesen anatomischen Informationen und formen nicht so gut ab, wie sie könnten. Tatsächlich fällt es schwer, unbezahnte Kiefer mit konfektionierten Löffeln abzuformen, da hieraus meist zu weit oder zu eng gefasste Abformungsränder resultieren. Schließlich gilt: „der Löffel ist die wichtigste Komponente einer Abformung“ (Dayton Dunbar Campbell, zitiert bei Carl Boucher[47]).

Demgegenüber liefern bereits vorhandene Prothesen einen „Abformlöffel“ der viel enger auf den individuellen Patienten zugeschnitten ist, als ein konfektionierter Löffel dies je sein könnte. Die Abformung in einer vorhandenen Prothese durchzuführen, kann daher viel Zeit sparen und die Genauigkeit der Abformung verbessern. Wenn jedoch, wie oben erwähnt, die vorhandene Prothese verändert werden müsste, um den Anforderungen an einen idealen Löffel mit der gewünschten Ausdehnung zu entsprechen, sollte die Prothese zunächst dubliert und entsprechend angepasst werden[47].

Andere Autoren, allen voran Lucio Lo Russo, haben sich detaillierter mit den Unterschieden zwischen mukostatischen und mukodynamischen Abformungen sowie den relevanten Abformmaterialien und -techniken beschäftigt[48]. Zuverlässige praktische Lösungen, um selektiv den Druck zu reduzieren, müssen erst noch gefunden werden, weshalb die Diskussion hierzu kontrovers geführt wird. Nach Meinung der Autoren liefert die mundgeschlossene Funktionsabformung die genauere Wiedergabe der prothesentragenden Oberflächen und damit auch bessere prothetische Ergebnisse[49–52].

Vertikaldimension

An dieser Stelle soll ein kurzer Blick auf die Vertikaldimension in Okklusion und in Ruhe(schwebe)lage geworfen werden. Vieles hierzu verdanken wir dem grundlegenden Artikel Carl Bouchers aus dem Jahr 1975[45]. Kaum jemand bestreitet, dass die Bestimmung der korrekten vertikalen Kieferrelation für die Okklusion entscheidende Bedeutung hat. Das nach vieljähriger Forschung immer noch ungelöste Problem ist die zuverlässigste Methode für diesen Schritt. Es ist viel leichter zu behaupten, dass ein bestimmter interokklusaler Abstand gegeben sein muss, wenn der Unterkiefer sich in seiner physiologischen Ruheschwebelage befindet, als diesen Abstand konkret zu bestimmen. Tatsächlich ist es schwierig, den interokklusalen Abstand überhaupt zu beobachten oder zu messen, da entsprechende Maßnahmen die physiologische Ruheposition der Kaumuskulatur stören. Sobald der Patient versucht, zu reagieren und dem Behandler zu „helfen“, ist die Muskulatur nicht mehr im Ruhezustand. Für die vertikale Kieferrelation in Okklusion gibt es mehrere Anhaltspunkte. Hierzu zählen der Tastsinn des Patienten in der von Lytle vorgeschlagenen Form[53] und die Lagebeziehung der Frontzähne beim Sprechen, insbesondere bei der Bildung der Laute „s“, „tsch“ und „dsch“. Bei der Aussprache dieser Laute sollten die Schneidezähne beider Kiefer in eine Kopfbissrelation treten, ohne sich jedoch zu berühren. Auch im Rahmen der Referenzprothesentechnik liefert die Methode von Lytle eine exakte Analyse der vertikalen Relation. Sie ist jedoch, wie alle anderen Vorgehensweisen auch, nicht unfehlbar. Einige Patienten zeigen ungewöhnliche Lautbildungsmuster, andere haben ein erstaunliches Vermögen, sich temporär an die einprobierten Basen anzupassen, und kehren später zu ihren früheren Gewohnheiten und Kieferstellungen zurück, sodass die ermittelte VDO nicht korrekt ist. In einigen Fällen schließlich sind die Zahnpositionen der vorhandenen Prothese nicht repräsentativ für eine physiologische Situation.

Bissnahme (zentrische Kondylenposition)

Es gibt kaum einen Aspekt der klinischen Zahnmedizin, der nicht durch eine bestehende Disharmonie zwischen der Okklusion der Zähne und der zentrischen Relation (horizontale Kieferrelation bei zentrischer Kondylenposition) negativ beeinflusst würde. Als zentrische Relation wird die retralste Position des Unterkiefers zum Oberkiefer bei Einnahme der zuvor etablierten vertikalen Kieferrelation verstanden[54]. Das Konzept scheint verständlich genug, das Registrieren dieser Position unproblematisch, aber beides ist Gegenstand einer anhaltenden Kontroverse.

Die zentrische Relation stellt nach dieser Definition die unter zwei einfachen Bedingungen bestehende horizontale Lagebeziehung des Unterkieferknochens zum Oberkieferknochen dar. Die erste Bedingung ist, dass der Unterkiefer so weit zurückliegt wie möglich, das heißt sich in einer Referenzposition befindet, in die

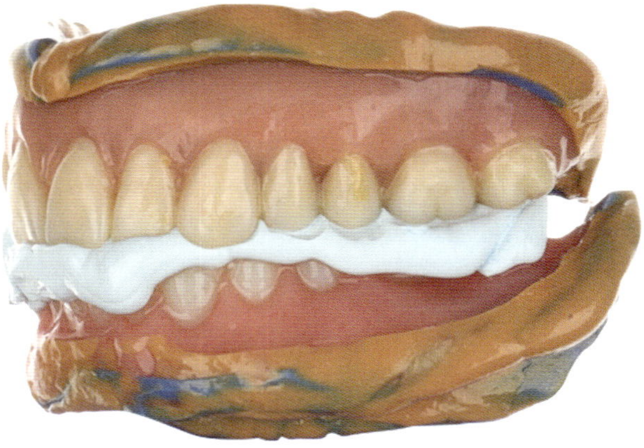

Abb. 5 Bissnahme.

er eindeutig zurückgeführt werden kann, wann immer dies nötig oder erwünscht ist. Die Kontroverse beginnt, sobald Detailfragen gestellt werden: Zieht der Patient seinen Kiefer zurück oder drückt ihn der Zahnarzt nach hinten? Mit wie viel Kraft sollte der Kiefer zurückgezogen oder -geschoben werden? Es wurde gezeigt, dass Anästhetika und Muskelrelaxantien eine Bewegung des Kiefers durch den Zahnarzt in eine retralere Position zulassen, als ohne diese Medikamente möglich wäre. Sollte diese Position dann als die in der Definition bezeichnete zentrale Kondylenposition betrachtet werden? Liegen die Kondylen in Zentrik hoch oder tief in der Gelenkgrube? Ist die terminale Scharnierachsenposition dasselbe wie die zentrische Relation? Stimmt letztere mit dem Pfeilwinkelregistrat der Unterkieferposition überein[55,56]?

Bedauerlicherweise resultieren die meisten dieser Fragen aus den zur Bestimmung der zentrischen Kondylenposition genutzten Techniken oder stehen mit diesen in Zusammenhang. Die meisten Fragesteller verfehlen jedoch den Zweck des Konzeptes, der darin besteht, die Kieferrelation unter physiologischen Bedingungen zu registrieren. Es macht keinen Sinn, den Unterkiefer in irgendeine andere Position zu zwingen als die, die der Patient selbst unter Normalbedingungen einnehmen kann. Die genaue Kondylenposition in zentrischer Relation ist zwar offenkundig eine rein theoretische Angelegenheit, da die Kondylen nicht sichtbar sind, aber sie ist für das Programmieren einiger Artikulatoren wichtig. Die genaue Lage hat also eher technische als konzeptuelle Bedeutung.

Die aus der genannten Definition folgende zweite Bedingung ist, dass die vertikale Kieferrelation etabliert sein muss, bevor die zentrische Relation aufgezeichnet werden kann. Diese Bedingung trägt dem Umstand Rechnung, dass die horizontale Lagebeziehung zwischen Unter- und Oberkiefer sich mit jeder Veränderung der vertikalen Kieferrelation ebenfalls verändert. Der Grund hierfür ist, dass die Öffnungsachse des Unterkiefers kranial der Ebene des Unterkieferkörpers liegt. Daher wird sich das die Zähne tragende Corpus mandibulae auch nach anterior bewegen, wenn der vertikale Abstand zwischen beiden Kiefern abnimmt, obwohl die Kondylen in ihrer retralsten Lage verbleiben.

Um den Diskussionsstand zur zentrischen Relation zusammenzufassen, lässt sich festhalten: Es bestehen deutliche Meinungsverschiedenheiten darüber, was die zentrische Relation ist, wie sie registriert werden sollte und wie sie in der Prothetik genutzt werden soll. Manche Prothetiker visualisieren sie als Punkt eines Pfeilwinkelregistrats, andere eher als kleines Areal denn als Punkt. Wieder andere stellen sie sich eher im Mund vor, da sie die Zähne betrifft – was vor allem für diejenigen Zahnärzte gilt, die den Begriff der „Okklusion in zentrischer Relation" (Centric Relation Occlusion) geprägt haben und verwenden[57]. Leider erschwert diese Auffassung das Verständnis.

Die exakte Kieferrelationsbestimmung ist eine anspruchsvolle Aufgabe. Herkömmlicherweise werden die Registrierbasen auf Modellen mit ausgeblockten Unterschnitten hergestellt und bestehen aus elastisch verformbaren Materialien. Der Zahnarzt nimmt die Kieferrelationsbestimmung also mit instabilen, nicht retentiven Basen vor[58]. Die Kieferrelationsbestimmung mit den zur Abformung verwendeten Referenzprothesen kann diesen schwierigen Arbeitsschritt daher deutlich erleichtern (Abb. 5).

Zur Anhebung der Vertikaldimension und zum Registrieren, das wie mit den Wachswällen der klassischen Technik erfolgt, kann thermoplastisches Abformmaterial (grüne Impression-Compound-Stangen) oder Silikon (Blue Bite) verwendet werden. Ist eine der Referenzprothesen ungeeignet oder vertikal zu hoch oder zu niedrig, können die Kauflächen durch Wachs erhöht werden oder in Teilen bzw. komplett durch einen Wachswall ersetzt werden (Abb. 6)[59].

Kommunikation

Kommunikation ist der „Prozess, durch den Individuen mittels eines gemeinsamen Systems von Symbolen, Zeichen oder Verhaltensweisen Informationen miteinander austauschen"[60]. Aber wie kommunizieren wir im Kontext der herausnehmbaren Prothetik? Zunächst erfordert

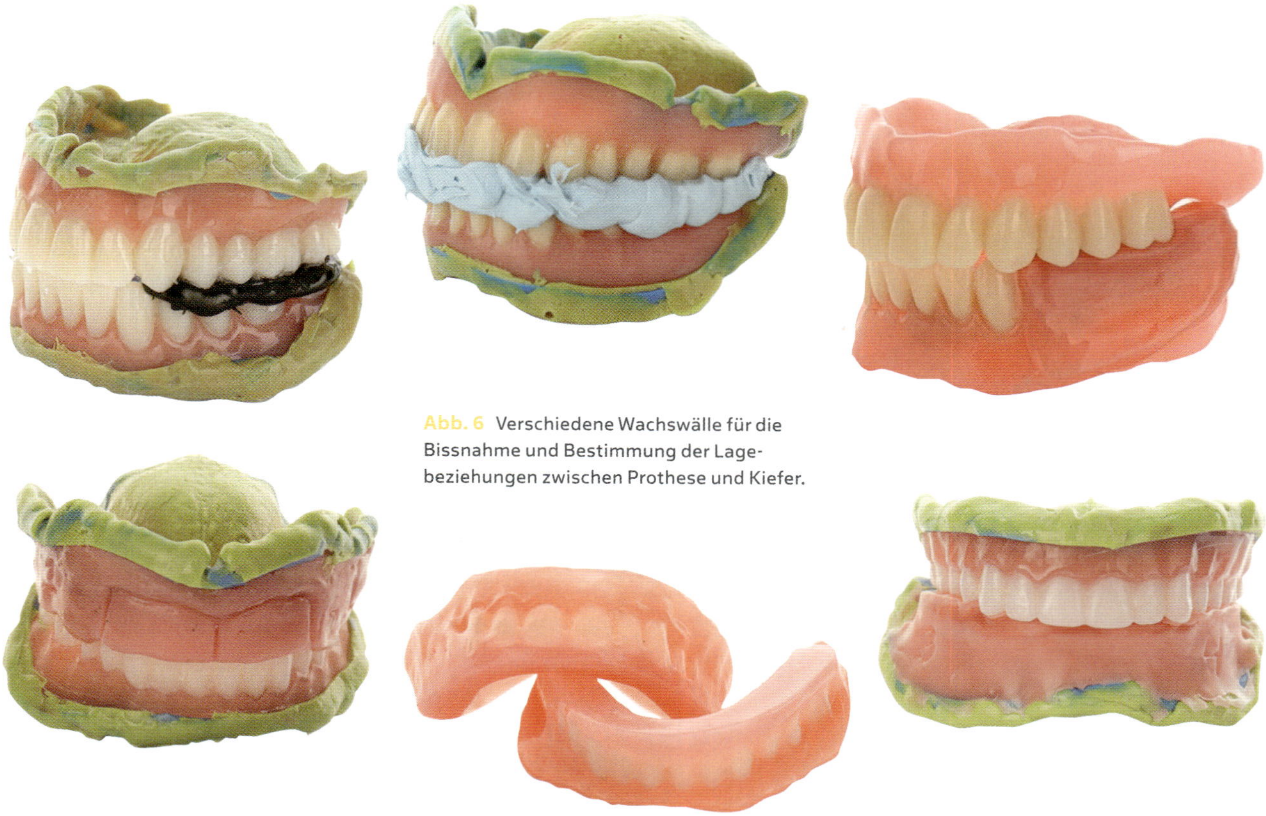

Abb. 6 Verschiedene Wachswälle für die Bissnahme und Bestimmung der Lagebeziehungen zwischen Prothese und Kiefer.

die Kommunikation genaues Zuhören, wenn die Patienten ihre aktuelle Situation insgesamt beschreiben. Ein guter Gesprächspartner ist vor allem auch in guter Zuhörer, und wir sollten anhören, was unsere Patienten uns sagen, um die oben diskutierten „fehlerfreien Prothesen“ herstellen zu können.

Als Zahnmediziner kommunizieren wird dann unsere Befunde, die bestehenden Behandlungsoptionen sowie die erwartbaren Ergebnisse, Kontraindikationen und möglichen Nebeneffekte der gewählten Behandlung an den Patienten zurück. Die Kommunikation sollte klar und eindeutig sein. Zusätzlich müssen wir mit unserem Behandlungsteam kommunizieren. Für eine erfolgreiche herausnehmbare Versorgung sind viele Kommunikationskanäle wichtig. Hierbei sollten subjektive Parameter und Bewertungen gemieden werden. Innerhalb der Praxis empfiehlt sich eine detaillierte Kommunikation in Form von streng standardisierten Notizen und Laboranweisungen, unabhängig davon, ob der Fall einen analogen oder einen digitalen prothetischen Ansatz erfordert.

Die Referenzprothesentechnik bietet interessante Kommunikationsmöglichkeiten. Der Zahntechniker hat Zugriff auf eine einzigartige Form der Kommunikation, die aus den Referenzprothesen selbst spricht: Diese geben in eindeutiger Form spezifische Merkmale ihrer gegenwärtigen Situation wieder. Nicht wiedergeben kann die Prothese ihre genaue Lage in situ: Ist die Okklusionsebene gekippt? Stimmen die dentale und die Gesichtsmittellinie überein? Ist die Lippenunterstützung ausreichend oder nicht? Wie stellt sich der bukkale Korridor dar? Wie sieht es mit der inzisalen Länge und Position der Frontzähne, wie mit der Beziehung zur Frankfurter Horizontalen aus? Gibt es berücksichtigenswerte Informationen zur vertikalen Relation? Anhand dieser Fragen muss der Zahnarzt dem Zahntechniker die nötigen Veränderungen an der Referenzprothese kommunizieren, sofern sie über das hinausgehen, was die Prothese selbst mitteilt. Fotos sind eine der effizientesten Formen statischer Kommunikation. Anhand von Fotos können sich die Praxis und das Labor über die In-situ-Lagebeziehung von Wachswällen oder Referenzprothesen verständigen.

Protokoll der digitalen Referenzprothesentechnik

Ausgehend von all diesen Überlegungen wagen die Autoren die Behauptung, dass die digitale Referenzprothesentechnik das Potenzial bietet, herausnehmbaren Zahnersatz für einen Großteil der zahnlosen Patienten zugänglich zu machen. In den richtigen Händen liefert dieser Praxis und Labor nahtlos integrierende Workflow

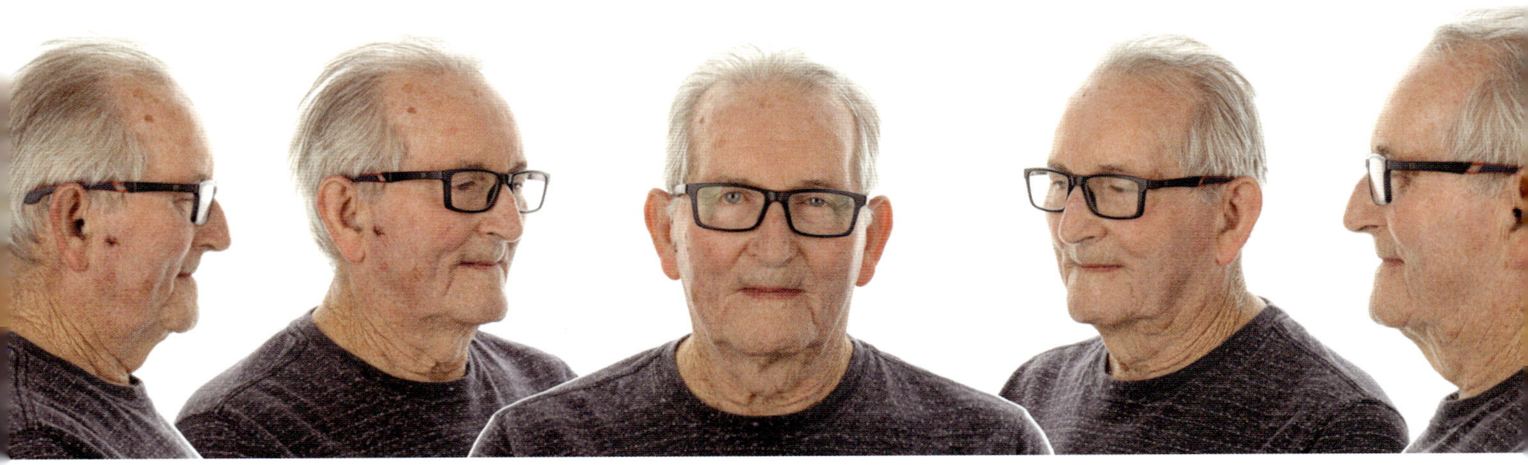

Abb. 7 *(oben)* Ausgangssituation ohne Prothesen im entspannten Zustand. *(unten)* Ausgangssituation ohne Prothesen beim Lachen.

einen höchstmöglichen Standard an Zuverlässigkeit und Versorgungsqualität. Den Rest des vorliegenden Beitrags bildet daher die detaillierte Beschreibung eines klinischen Falles, an dem die Schrittfolge der Referenzprothesentechnik illustriert wird.

Ausgangssituation

Der 80-jährige, unbezahnte Patient erschien zur Kontrolle und Erneuerung seines Zahnersatzes (Abb. 7). Die vorhandenen Totalprothesen waren 5 Jahre alt und wiesen keine ausreichende Retention und Stabilität mehr auf. An beiden Prothesen hatten die Funktionsränder eine zu geringe Ausdehnung. Die Vertikaldimension des bestehenden Zahnersatzes lag im normalen Bereich, aber der Patient war mit dem Erscheinungsbild der Prothesen unzufrieden, da diese beim Lächeln eine leicht inverse Inzisallinie zeigten und zu viel Zahnfleischanteil sehen ließen (Abb. 8). Bei der gegebenen Vertikaldimension wies der Patient ausreichend intermaxillären Abstand auf, während zwischen den Kiefern eine skelettale Klasse-II-Beziehung bestand[61].

Nach gründlicher Diskussion aller Behandlungsoptionen mit ihren Vor- und Nachteilen entschied sich der Patient für eine Neuversorgung mit herausnehmbaren Totalprothesen in beiden Kiefern unter Verwendung einer Kombination aus analogen Schritten und digitaler CAD/CAM-Technik.

Untersuchung

Zunächst wurden die Vertikaldimension, Phonetik, Ästhetik und Ränder der vorhandenen Prothesen bewertet. Beide zeigten eine Passung innerhalb der normalen Grenzen, okklusalen Verschleiß der Prothesenzähne und eine zu geringe Ausdehnung der Prothesenbasen (Abb. 9), wie bei der initialen Ausformung der Ränder für die Funktionsabformung deutlich wurde[62]. (Ist die vorhandene Prothese zu groß, können die Ränder vor der Abformung reduziert werden.)

Es ist wichtig, dem Patienten mitzuteilen, dass seine Prothesen modifiziert werden. Wenn gewünscht, kann am Ende der ersten Sitzung eine weiche Unterfütterung (Coe-Soft, Fa. GC, Luzern, Schweiz) erfolgen, um den

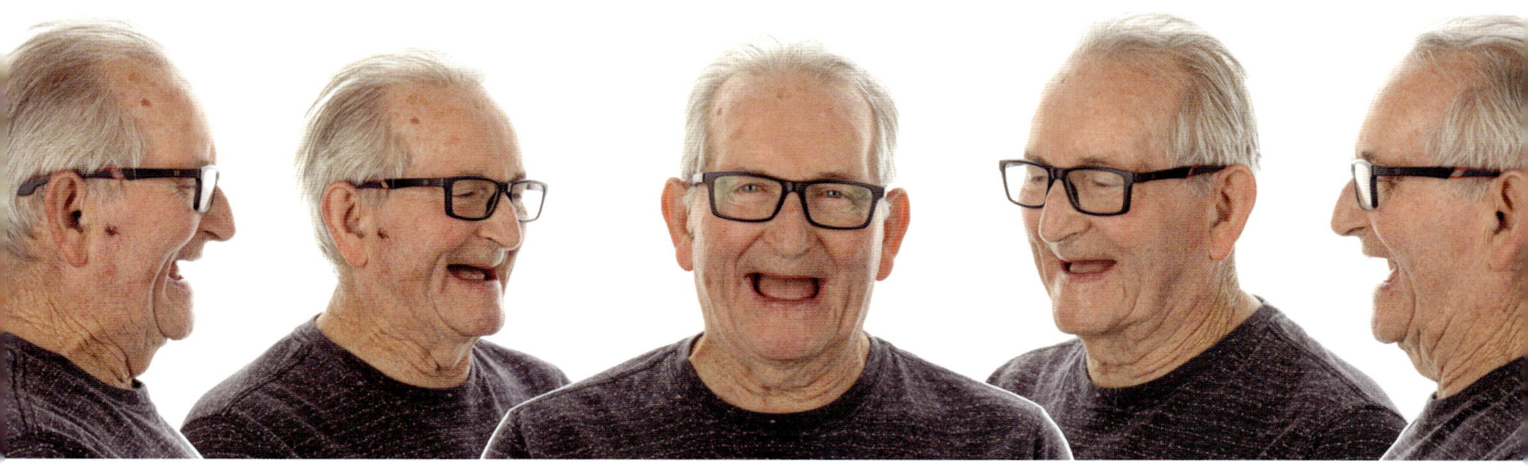

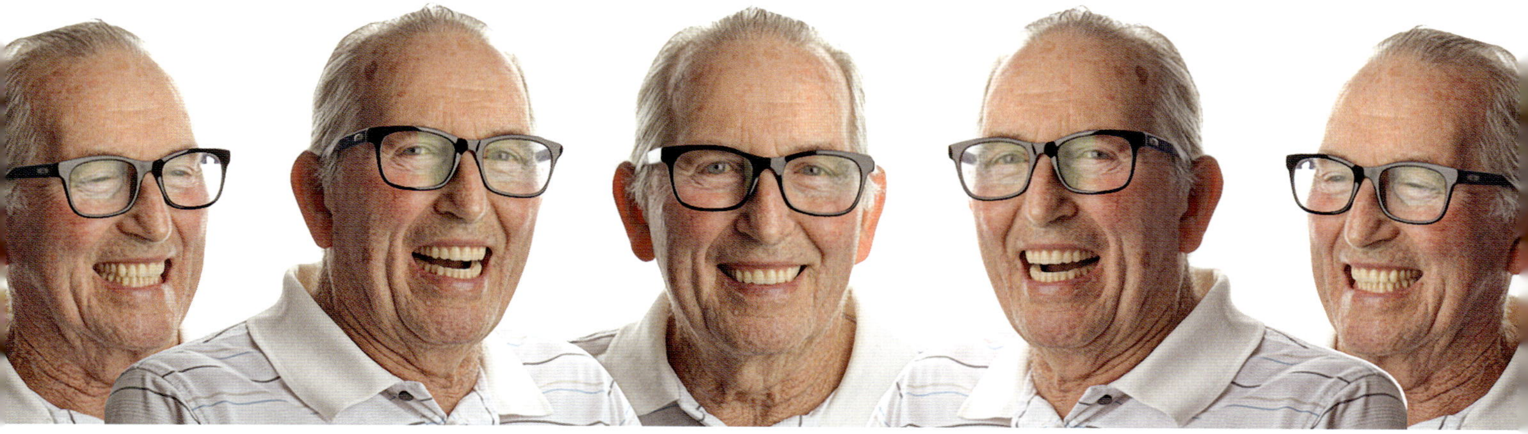

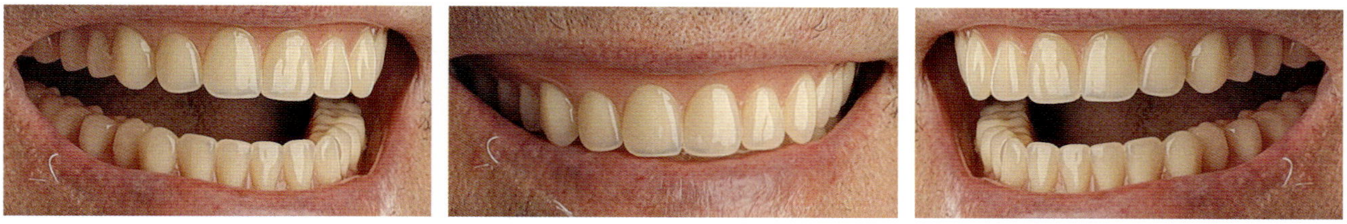

Abb. 8 Intra- und extraorale Situation mit den vorhandenen Prothesen.

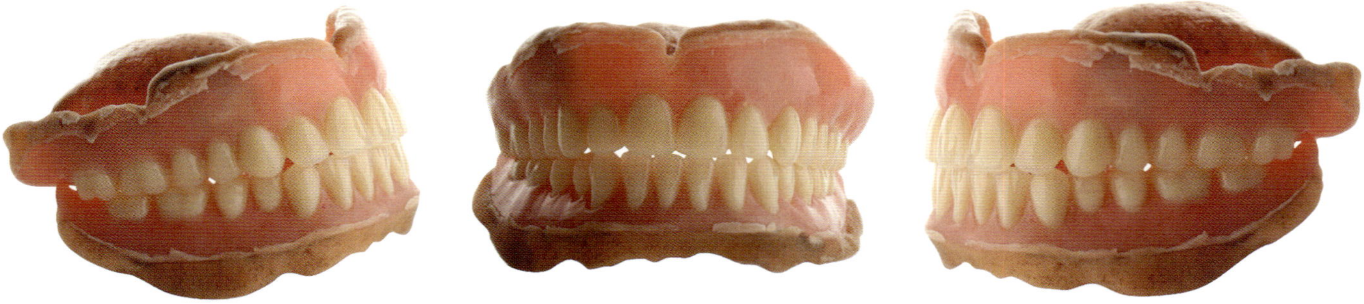

Abb. 9 Die alten Prothesen des Patienten.

vorhandenen Zahnersatz zu stabilisieren, während der neue angefertigt wird. Zu beachten ist, dass der Patient auch für Modifikationen der vorhandenen Prothese, einschließlich der Applikation weichbleibender Unterfütterungen, bezüglich der Details der Änderungen mündlich und schriftlich aufgeklärt werden und eine Einverständniserklärung unterzeichnen sollte. Es werden Fälle berichtet, in denen eine Unterfütterungsbehandlung vor der prothetischen Rehabilitation notwendig erschien[63,64]. Wie oben erwähnt, kann die Herstellung von Duplikatprothesen angezeigt sein, wenn erhebliche Änderungen an den Prothesen vorgenommen werden müssen. Im digitalen Workflow werden hierzu die vorhandenen Prothesen mit einem Tischscanner oder Intraoralscanner zur Gänze (360°) einschließlich aller Auflageflächen gescannt, um einen STL-Datensatz der vorliegenden Situation zu gewinnen. Mit diesen Daten kann die Kopie aus Kunststoff gefräst oder 3D-gedruckt werden. Sie lässt sich in verschiedenen Punkten modifizieren, entweder in der Software oder durch analoge Methoden während der physischen Duplikation: So können die Ausdehnung der Prothesenbasis bzw. -ränder, die Schneidezahnlängen, die Kauflächen der Seitenzähne und die vestibulären Konturen angepasst werden (Abb. 10).

Im gezeigten Fall soll die vorhandene Prothese als individueller Löffel für die mundgeschlossene Funktionsabformung und das Zentrikregistrat genutzt werden. Zunächst wird die aktuelle Vertikaldimension erfasst, um sie nach der Abformung und Bissnahme reproduzieren zu können (Abb. 11). Im nächsten Schritt kann die Abformung beginnen, nachdem zuvor die Prothese vollständig von Speichel und Ablagerungen gereinigt und getrocknet wurde. Eine geringe Menge Löffeladhäsiv (VPS Tray Adhesive, Fa. Solventum, Kamen, Deutschland) wird mit einem Microbrush oder Wattestäbchen auf die Ränder der Referenzprothesen für den Ober- und Unter-

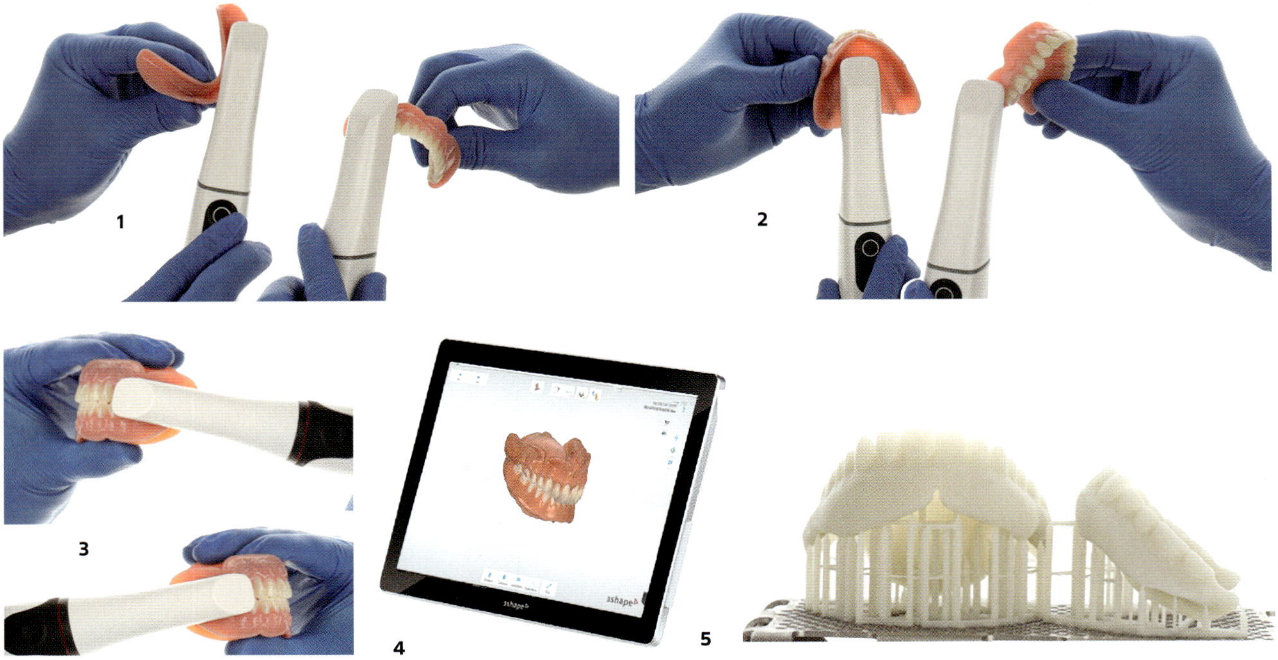

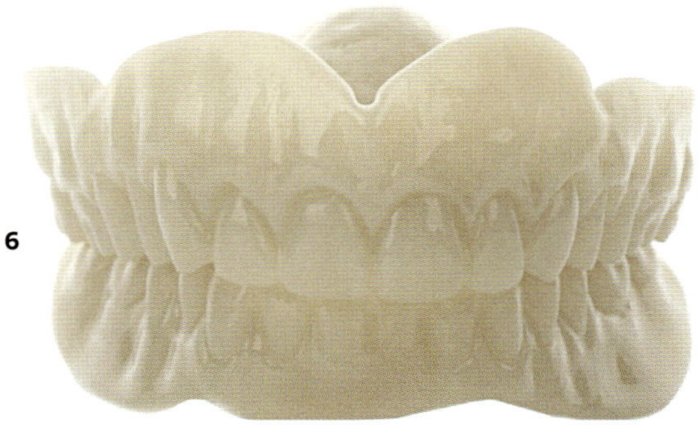

Abb. 10 *(1)* Scannen der vorhandenen Unterkieferprothese. *(2)* Scannen der Oberkieferprothese. *(3)* Biss-Scan 1 und 2. *(4)* Bilder der gescannten Prothesen. *(5)* 3D-Druck der Duplikatprothesen. *(6)* Die fertig ausgearbeiteten und polierten Duplikatprothesen.

Abb. 11 Die Vertikaldimension wird mit einem Zungenspatel oder einer Lehre bestimmt.

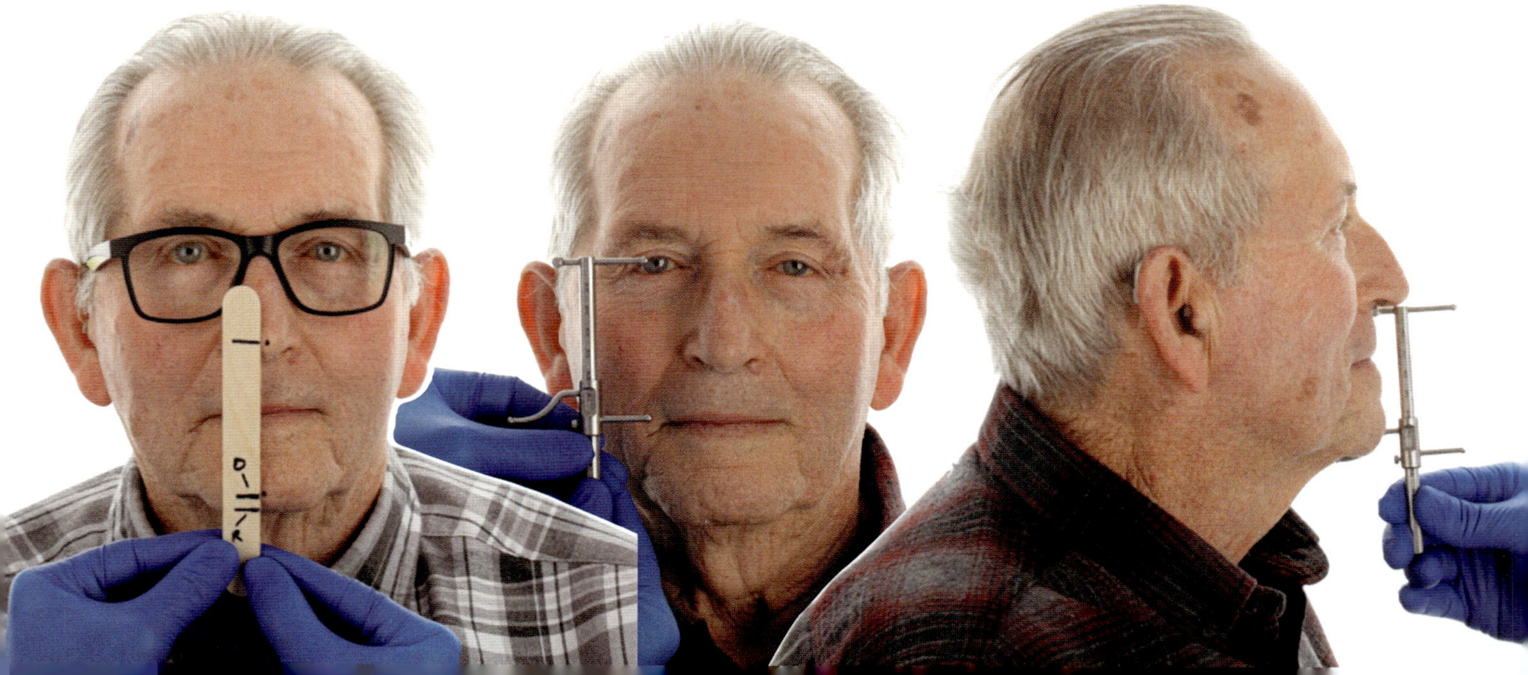

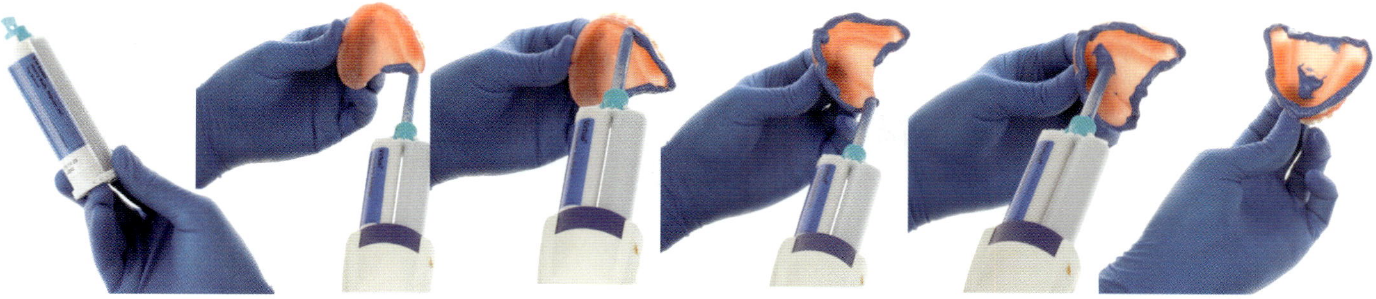

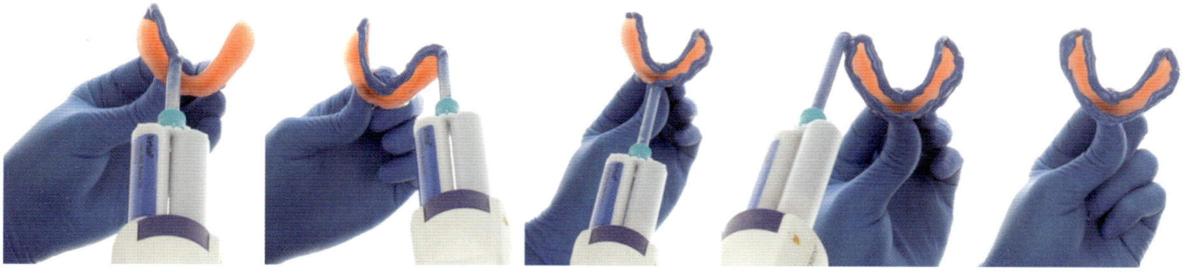

Abb. 12 *(oben)* Beginnend von der Mitte des Gaumenrands der Oberkieferprothese wird das Heavy-Body-Material gleichmäßig entlang des gesamten Rands appliziert. *(unten)* Für die Unterkieferprothese wird das Material beginnend an einem der retromolaren Ränder entlang des gesamten Prothesenrands aufgetragen.

kiefer aufgetragen (Achtung: Kein Löffeladhäsiv auf die Innenflächen auftragen!).

Dann wird ein hydrophiles A-Silikon (Virtual Heavy Body, Fa. Ivoclar, Schaan, Liechtenstein) peripher entlang der Ränder beider Prothesen platziert. Eine zusätzliche Portion wird am Gaumen im Bereich der Rugae palatinae aufgetragen, um die Rugae während der Abformung mit dem Light-body-Material zu stabilisieren und als Relief zu erhalten (Abb. 12).

Nun werden die obere und die untere Prothese gleichzeitig eingesetzt, wobei darauf geachtet wird, dass der Patient in die Okklusion beider Prothesen schließt. Außerdem werden verschiedene Funktionsbewegungen der Kaumuskeln und mimische Muskelbewegungen ausgeführt[65]. Nachdem die den peripheren Rand betreffenden Bewegungen erfasst sind, wird überschüssiges Randmaterial von den Außen- und Innenflächen entfernt, bis entlang des gesamten Ventilrands eine

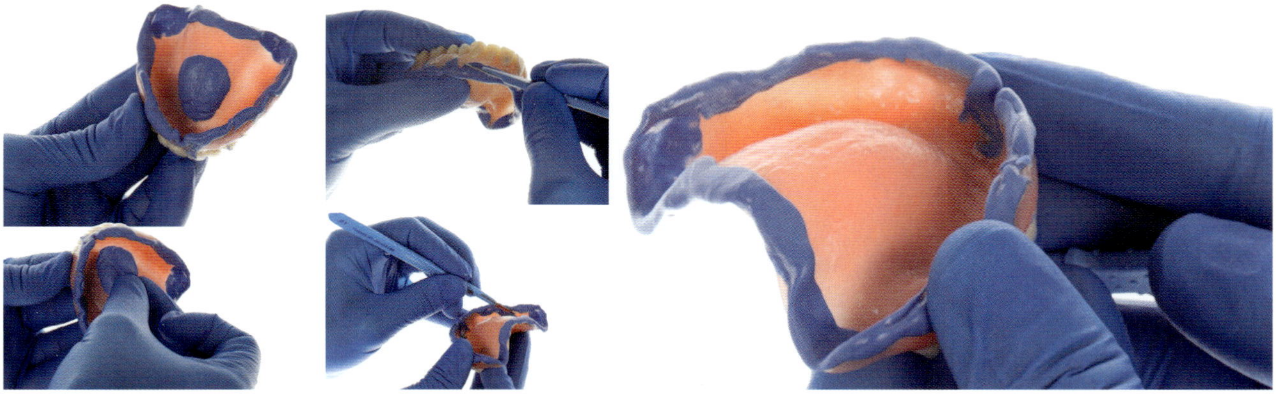

Abb. 13 *(oben)* Entfernung des im Bereich der Rugae palatinae platzierten Gewebestopps und Trimmen der Funktionsrand-Abformung im Oberkiefer von der Innen- und der Außenseite. *(unten)* Trimmen der Randabformung im Unterkiefer. An beiden Prothesen sollten 2 bis 3 mm des Abformmaterials am Rand verbleiben.

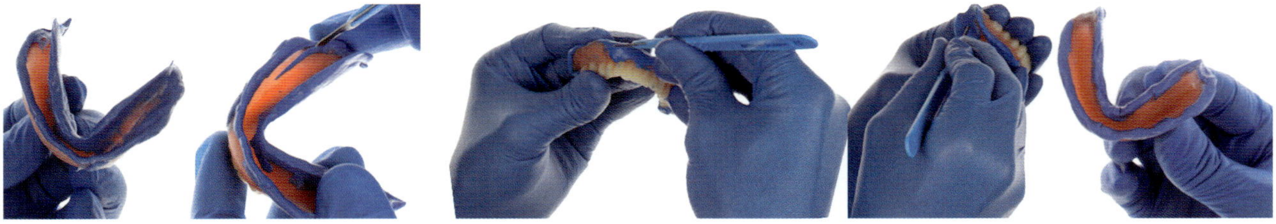

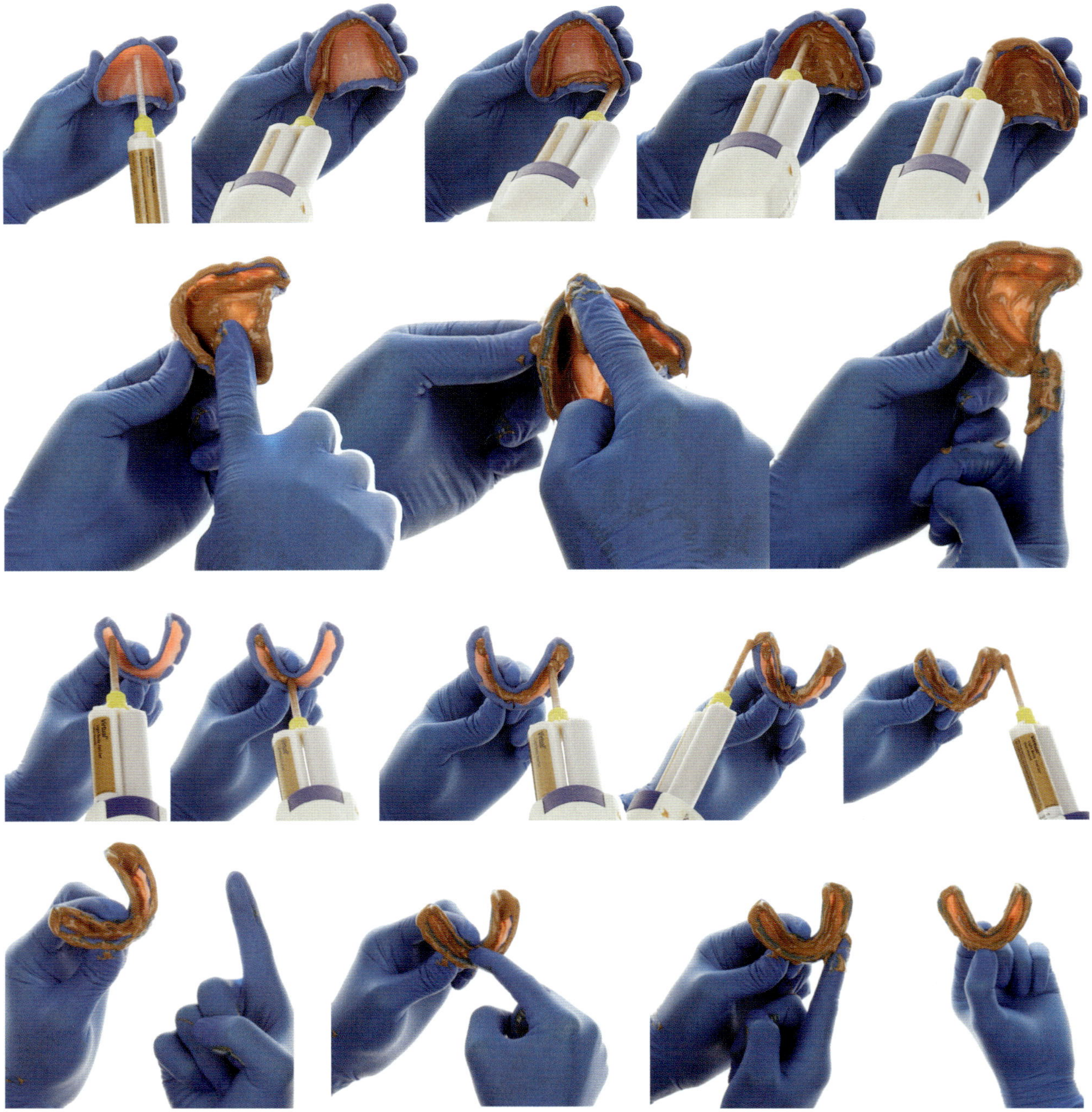

Abb. 14 *(oben)* Beschichten der Oberkieferprothese mit dem Light-Body-Material. Das Material wird mit dem Zeigefinger verteilt und muss die gesamte Schleimhautseite einschließlich der Gaumengewölbe und des peripheren Rands bedecken. *(unten)* Auftragen des Light-Body-Materials auf die Unterkieferprothese. Das Material muss entlang des gesamten lingualen, vestibulären und retromolaren Rands platziert werden und wird mit dem Zeigefinger auf der Innenfläche und den Rändern verteilt.

2 bis 3 mm dicke Rolle übrig ist, die eine optimale periphere Abdichtung erzeugt (Abb. 13).

Vor der Beschickung mit dem Light-Body-Material müssen die Schleimhautflächen der Prothese vollständig von Materialüberschüssen, Speichel und Feuchtigkeit gereinigt werden. Dann werden die Prothesen für die Abformung mit dem dünnfließenden Material vorbereitet, das alle Kamm- und Weichgewebedetails mit hoher Genauigkeit erfasst. Wieder wird ein hydrophiles A-Silikon (Virtual Light Body Material, Fa. Ivoclar) verwendet (Abb. 14).

Das dünnfließende Material wird aufgetragen und möglichst homogen verteilt, dann erfolgt die mundgeschlossene Funktionsabformung, wobei der Patient dieselben Bewegungen wie bei der oben beschriebenen Abformung der Funktionsränder durchführt. Nach der Aushärtung wird alles über die peripheren Rollen hinausgehende Material von den Außenflächen entfernt,

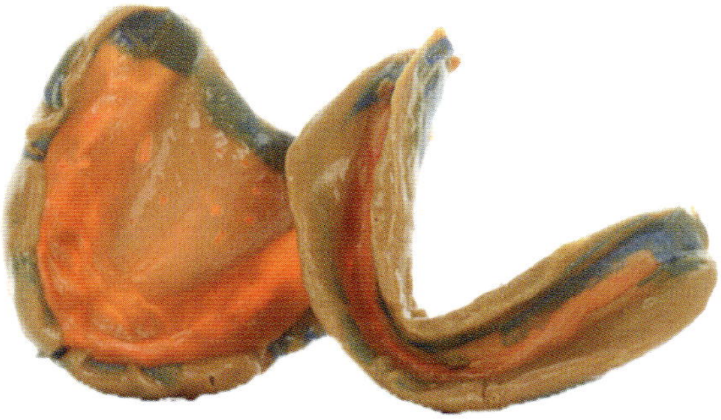

Abb. 15 *(links)* Ergebnisse der Wash-Abformung. *(unten)* Abformmaterial, das sich auf die Vestibulär- und Okklusalflächen ausgebreitet hat, wird zurückgeschnitten, um nicht mit den Fotoaufnahmen, der Bissnahme und dem Scan zu interferieren. *(unten rechts)* Endzustand nach dem Entfernen aller Überschüsse.

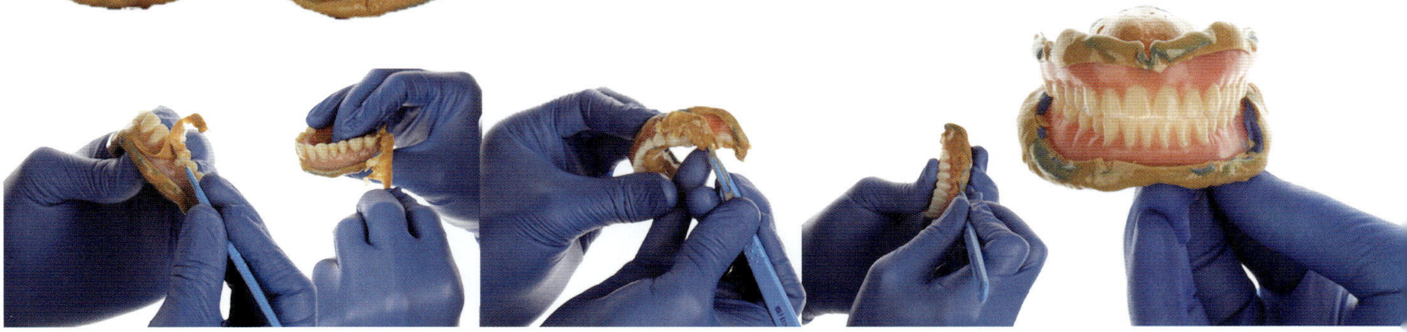

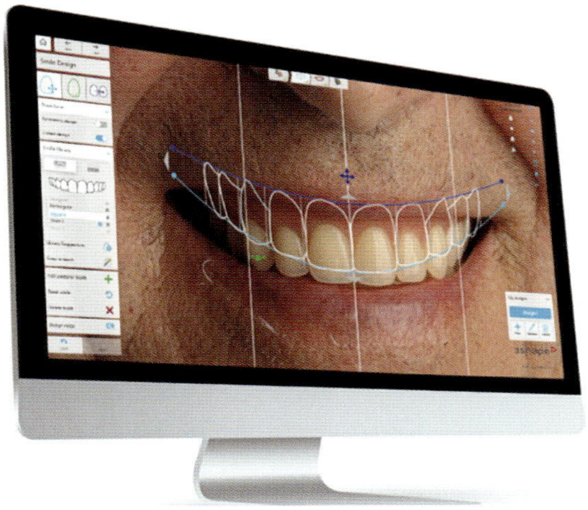

Abb. 16 Digitale Gestaltung des neuen Lächelns (DSD) ausgehend von der bestehenden Situation. Das DSD wird zusammen mit Fotos der bestehenden Situation an den Zahntechniker geschickt (s. Abb. 8).

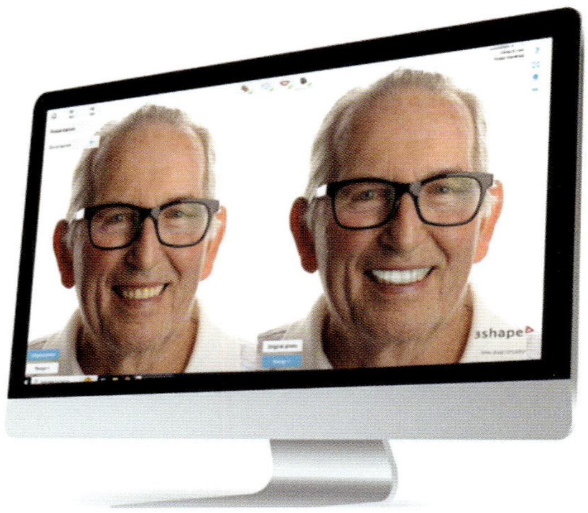

um das vestibuläre Profil der Prothese komplett freizulegen und zu verhindern, dass Materialüberschüsse das Bissregistrat stören. Es ist unbedingt darauf zu achten, dass in Zentrik keinerlei Interferenzen durch das Abformmaterial auftreten. Nach Fertigstellung der Abformung (Abb. 15) wird die vertikale Kieferrelation erneut getestet und verifiziert. Dann wird über die Notwendigkeit einer Erhöhung, Beibehaltung oder Verringerung der gegebenen Vertikaldimension entschieden. Im vorliegenden Fall war eine Absenkung der Vertikaldimension um 1 mm nötig, die im virtuellen Artikulator vorgenommen und während der Funktionseinprobe bestätigt werden sollte. Außerdem erfolgt eine fotografische Dokumentation der gegebenen Situation, die, in Verbindung mit detaillierten schriftlichen Anweisungen, zur Kommunikation mit dem Zahntechniker dient, der die digitalen Arbeitsschritte durchführt (Abb. 16, s. auch Abb. 8).

Die zentrische Relation wird mit Blu-Bite Fast Set (Fa. Henry Schein, Melville, NY, USA) durchgeführt. Das Zentrikregistrat wird mit klinischer Genauigkeit daraufhin kontrolliert, dass es (nach der Definition von Palaskar et al.[54]) „die retralste wiederhol- und registrierbare Position des Unterkiefers zum Oberkiefer bei einer vorgegebenen vertikalen Relation" wiedergibt. Als optionaler Schritt kann eine kleine Menge monophasisches Material im Bereich des palatinalen Ventilrands platziert werden, das nach Durchführung des Zentrikregistrats sicherstellt, dass mögliche Abweichungen in dieser Region kompensiert wurden. Schließlich wird das Registriermaterial so getrimmt, dass die Bukkalflächen materialfrei

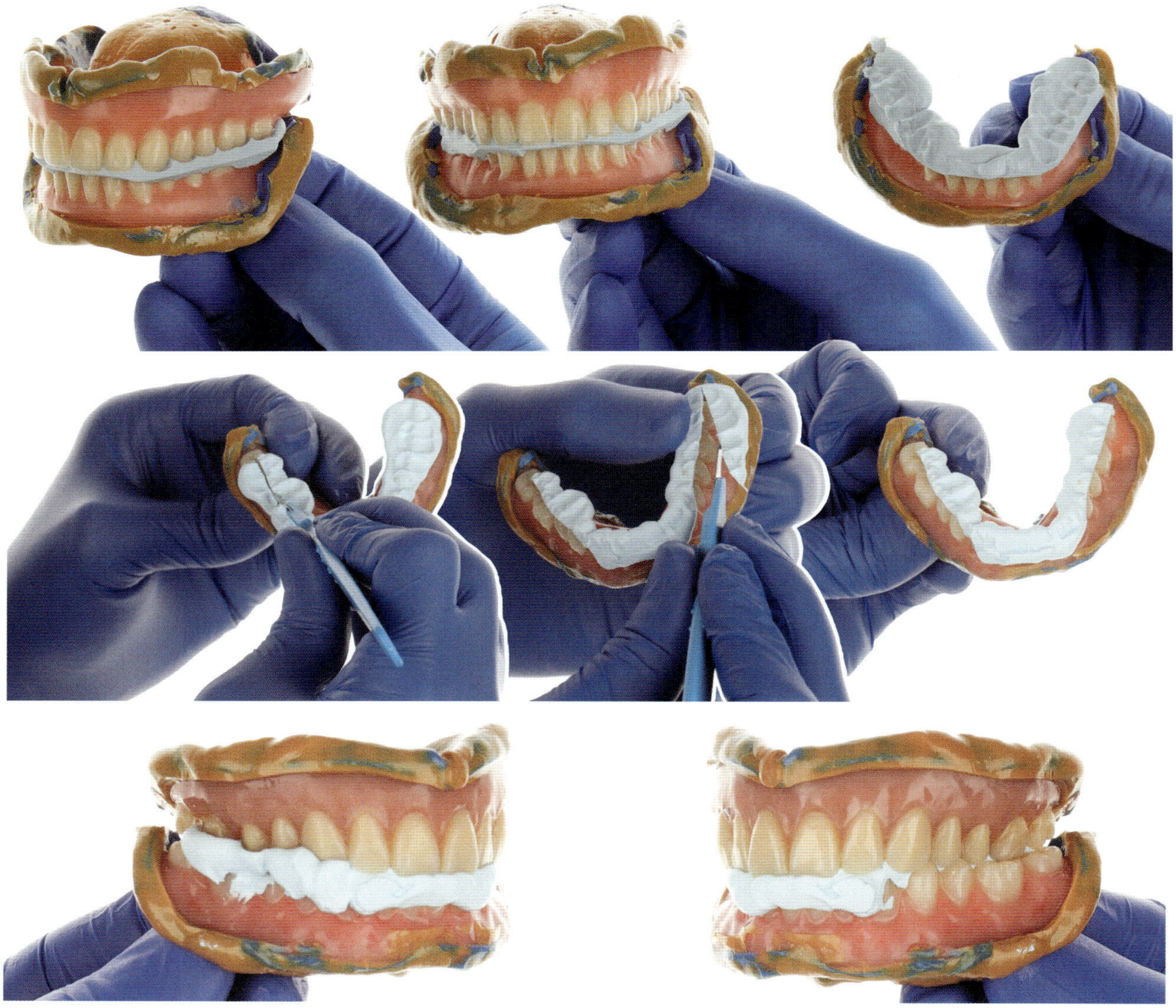

Abb. 17 *(oben)* Bissnahme mit Blue Bite. Auf den Vestibulärflächen finden sich Materialüberschüsse. *(Mitte)* Das Registriermaterial auf den Bukkalflächen wird bis zu den zentralen Fossae getrimmt, sodass ein exakter Scann durchgeführt werden kann. *(unten)* Das fertige Bissregistrat.

sind. Dann werden die Referenzprothesen wieder eingesetzt, um die zentrische Relation zu bestätigen. Auf diese Weise lässt sich das Bissregistrat (Biss 1 und Biss 2) unverdeckt von Registriermaterial scannen (Abb. 17).

Alternativ bevorzugen einige Zahnärzte einen Scan der Referenzprothesen in zentrischer Relation direkt im Mund und ohne Verwendung eines Registriermaterial. Diese Variante ist nicht zu empfehlen, da die Patienten den Unterkiefer lateral bzw. pro- oder retrusiv verschieben können, was zu Problemen während der Funktionseinprobe oder der Eingliederungssitzung führt.

Hier als Beispiel die im gezeigten Fall an den Zahntechniker übermittelten Vorgaben:

- Gesamten Oberkiefer um 2 mm anheben, obere Frontzähne 1 mm palatinal der gegenwärtigen Position aufstellen
- Biss um 1 mm senken, um die Positionsänderungen des Oberkiefers auszugleichen
- „Maskulinere" Zahnaufstellung unter Verwendung quadratischer Zahnformen
- Dentale Mittellinie um 0,5 mm auf die vom Patienten aus gesehen rechte Seite verschieben.
- Zahnstellung der rechten Seitenzähne korrigieren: ist zu eng (inadäquater bukkaler Korridor)
- Okklusionsebene korrigieren (ist gegenwärtig nach rechts geneigt) und Kompensationskurven verbessern.
- Fotos als Referenz nutzen und bitte Rücksprache, um den Fall durchzusprechen, sowie bei eventuellen Fragen.

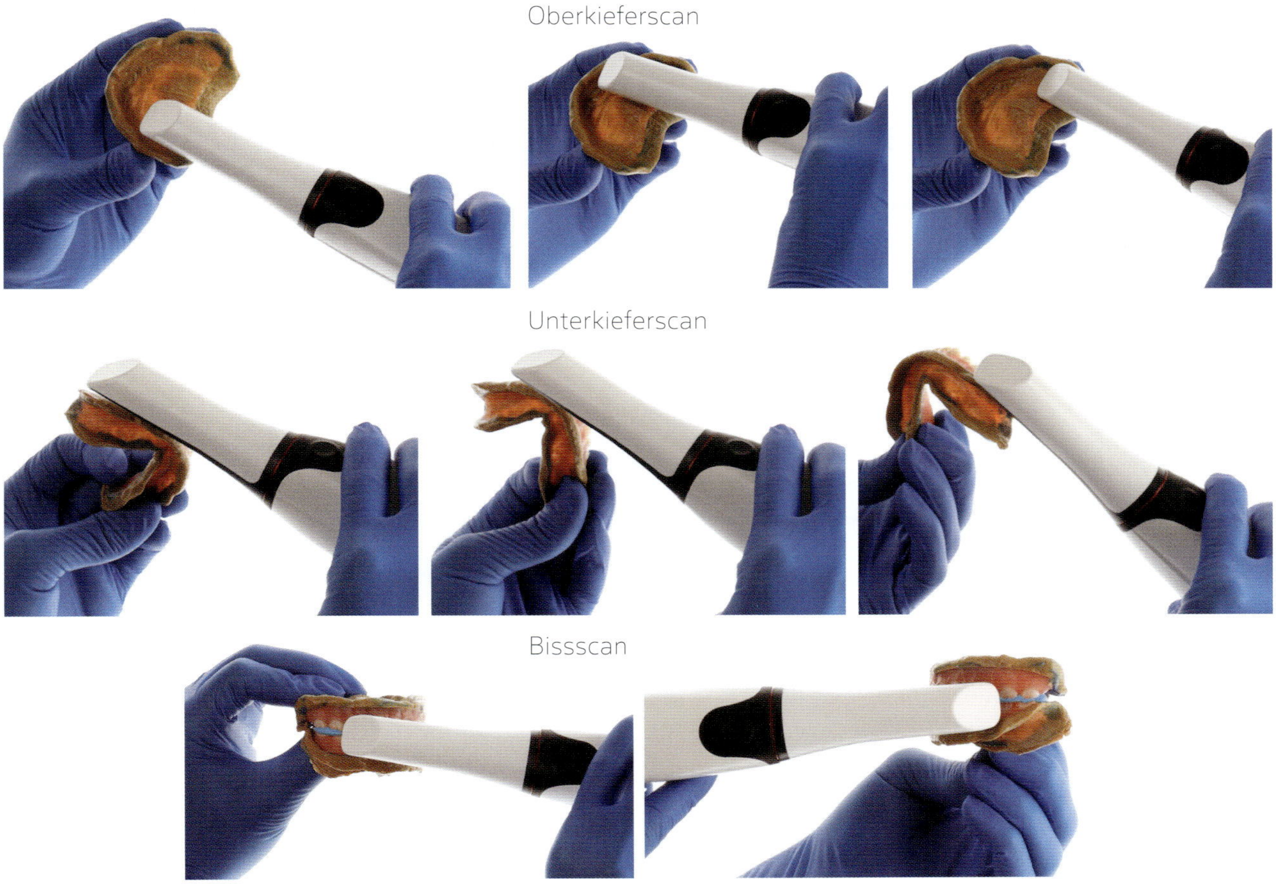

Abb. 18 Schritte des Scanprozesses. *(oben)* Oberkiefer: 1. Der Scan beginnt im Tuberbereich einer Seite und wird entlang der Kammmitte bis zum Tuber der Gegenseite kontinuierlich fortgeführt. 2. Der Scanner wird wieder über die Mittellinie gebracht und der gesamte Gaumen mit sanften Bewegungen von einer zur anderen Seite abgefahren. 3. Die Vestibulärflächen des Kamms werden mit dem im Winkel von 45°gehaltenen Scanner gescannt. 4. Der Scanner erhält Zeit zur Verarbeitung der Daten. 5. Die peripheren Ränder sowie die Vestibulär- und die Okklusalflächen der Zähne werden gescannt. *(Mitte)* Unterkiefer: Beginnend im Bereich des ersten Molaren der einen Seite fährt der Scanner zum retromolaren Dreieck und von hier unter rotierenden Bewegungen entlang der Kammmitte zum retromolaren Polster der Gegenseite. 2. Verarbeitung durch den Scanner abwarten. 3. Fortsetzen des Scans beginnend am retromolaren Dreieck, Rotieren auf den lingualen Rand und Scannen des gesamten lingualen Rands. 4. Der Scanner wird erneut über dem Trigonum retromolare platziert und auf den vestibulären Rand rotiert, woraufhin der gesamte vestibuläre Rand und die labialen Anteile der Prothese gescannt werden. 5. Schließlich werden die Vestibulär- und Okklusalflächen der Zähne und der Rest der lingualen Außenfläche abgefahren. *(unten)* Bissscan: Der Biss wird gescannt, um die die Ober- und Unterkieferreferenzprothese in zentrischer Okklusion zueinander ausrichten zu können. Hierzu wird der registrierte Biss von vestibulär mit dem Scanner abgefahren. Zur Erinnerung: Auf den Bukkalflächen der Zähne sollte sich kein überschüssiges Registriermaterial befinden. 1. Die rechte Seite wird gescannt, wobei der Scanner zur Hälfte über der Oberkiefer-, zur Hälfte über der Unterkieferzahnreihe platziert wird. Der Bissscann wird weitere 3 Sekunden fortgesetzt, nachdem die Ausrichtung des Bisses erfolgt ist. 2. Der Vorgang wird auf der linken Seite wiederholt.

Schritte in der CAD-Software

Wie bereits erwähnt sind exakte optische Abformungen eine zentrale Voraussetzung für den Erfolg der Versorgung mit herausnehmbarem Zahnersatz. Um Scans mit hoher Richtigkeit und Präzision zu erhalten, sollten die vorgegebenen Scanpfade befolgt werden. Die Referenzprothesen beider Kiefer werden „in der Hand" (extraoral) mit einem drahtlosen Intraoralscanner (Trios 4, Fa. 3Shape, Kopenhagen, Dänemark) gescannt. Dabei wird sorgfältig darauf geachtet, dass die Innenflächen, Ränder, Zähne und Sichtflächen mit der empfohlenen Scanstrategie abgefahren und erfasst werden (Abb. 18)[33]. Dieser Schritt stellt sicher, dass der Zahntechniker alle nötigen Informationen erhält, um die Prothese in Anlehnung an die vorhandenen Zahnpositionen aufzustellen. Alternativ können die Referenzprothesen auch mit einem Tischscanner (E-F-D-Serie, Fa. 3Shape) digitalisiert werden.

Diese technologische Entwicklung ist durchaus faszinierend. Nie zuvor konnten so viele Informationen zur individuellen oralen Situation in digitaler Form gewonnen und derart feine Details einer prothetischen Versorgung noch bis zu so einem späten Zeitpunkt gestaltet werden. Mit der Referenzprothesentechnik lassen sich die Zähne auf sensible Weise anatomisch korrekt

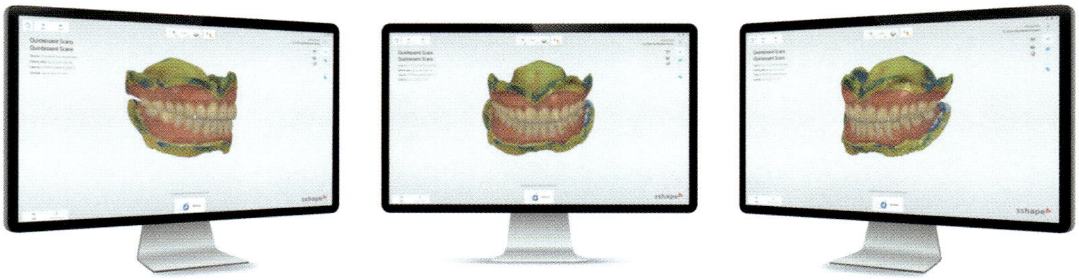

Abb. 19 Darstellungen der abgeschlossenen Scans.

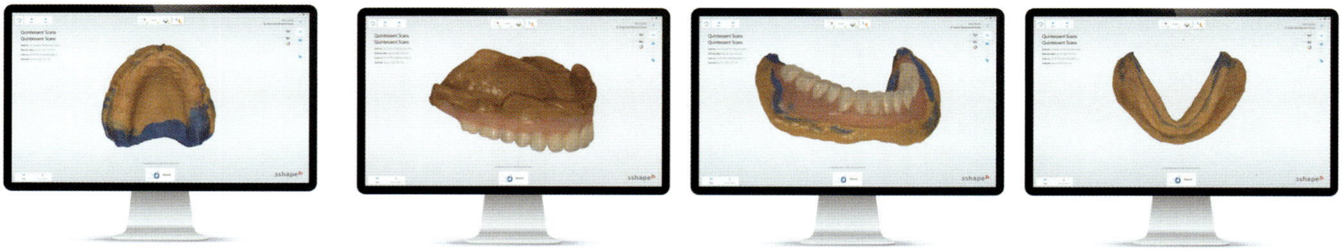

repositionieren und dabei die individuellen Präferenzen des Patienten berücksichtigen (Abb. 19).

Die bei der ersten Sitzung erfassten Datensätze (STL sowie ggf. DICOM) werden als Grundlage für die digitale Gestaltung und Zahnaufstellung an das Labor gesendet. Mittels entsprechender Software (3Shape Dental System 2023, Fa. 3Shape) kann die gegebene Ausgangssituation der Prothesen visualisiert werden. Die 3Shape-Software bietet zudem einen komplexen, aber sehr anwenderfreundlichen Prozess für die virtuelle Gestaltung und Aufstellung von Totalprothesen. Der Zahntechniker kann die genaue Kammposition analysieren und eine anatomisch und physiologisch adäquate Zahnaufstellung nach etablierten Prinzipien vornehmen[66–68]. Von den initialen Scans der Referenzprothesen und ihren Lagebeziehungen auszugehen, macht es für den Zahntechniker leichter, die Kommunikation vonseiten des Zahnarztes wie des Patienten eindeutig und korrekt zu interpretieren. Damit ist zugleich sichergestellt, dass die für die neue Prothese gewünschten Änderungen der Zahnaufstellung genau und effizient umgesetzt werden. Die Aufstellung wird mit den gewünschten Zahnformen und -farben durchgeführt und für die neue Vertikaldimension optimiert[68]. Im vorliegenden Fall wurde ein lingualisiertes Okklusionsschema realisiert. Alternativ sind auch andere Okklusionskonzepte möglich (z. B. halbanatomische oder monoplane Kauflächen).

Anschließend werden die Konturen der künstlichen Zahnfleischanteile gestaltet, die Okklusion feinjustiert und die Daten für den Herstellungsprozess vorbereitet. Alle vom Zahnarzt angefragten Änderungen sind nun im virtuell gestalteten Zahnersatz umgesetzt, wobei die (DICOM- und STL-)Daten der Ausgangssituation mit den bisherigen Prothesen als Referenz zur Kontrolle aller Parameter und Änderungswünsche fungieren. Schließlich wird das CAD der Prothese mit hinzugefügten Gingivakonturen in einen STL-Datensatz übersetzt und als Prototyp für die Funktionseinprobe hergestellt. Die STL-Daten können zur „zentralen" Fertigung an ein kommerzielles Labor gesendet oder „dezentral" in der Praxis als Prototyp gedruckt werden.

Monoblock-Prototyp (Funktionseinprobe)

Im vorliegenden Fall wurde nach Abschluss der digitalen Konstruktion ein (monolithischer) Monoblock-Prototyp in Kunststoff (SprintRay Try-in, Fa. SprintRay, Weiterstadt, Deutschland) 3D-gedruckt (SprintRay Pro 95 S, Fa. SprintRay). Auch bei der Funktionseinprobe findet gegenwärtig ein Paradigmenwechsel statt: Einige Labore stellen bereits 3D-gedruckte Prototypen her, die aus einem rosa Material für die Basis und einem weißen für die Zähne (jeweils in der gewünschten Farbe) bestehen. Die Funktionseinprobe dient dazu, den Ventilranddeffekt, die Okklusion, die Ästhetik, die Phonetik, die Kieferrelation und die Vertikaldimension zu testen (Abb. 20).

Dieser Schritt kann in manchen Fällen als „fakultativ" betrachtet werden, aber es empfiehlt sich, grundsätzlich eine Funktionseinprobe durchzuführen. Schließlich ist man als Zahnarzt immer nur so gut wie seine nächste Prothese, und diese kann, verglichen mit der

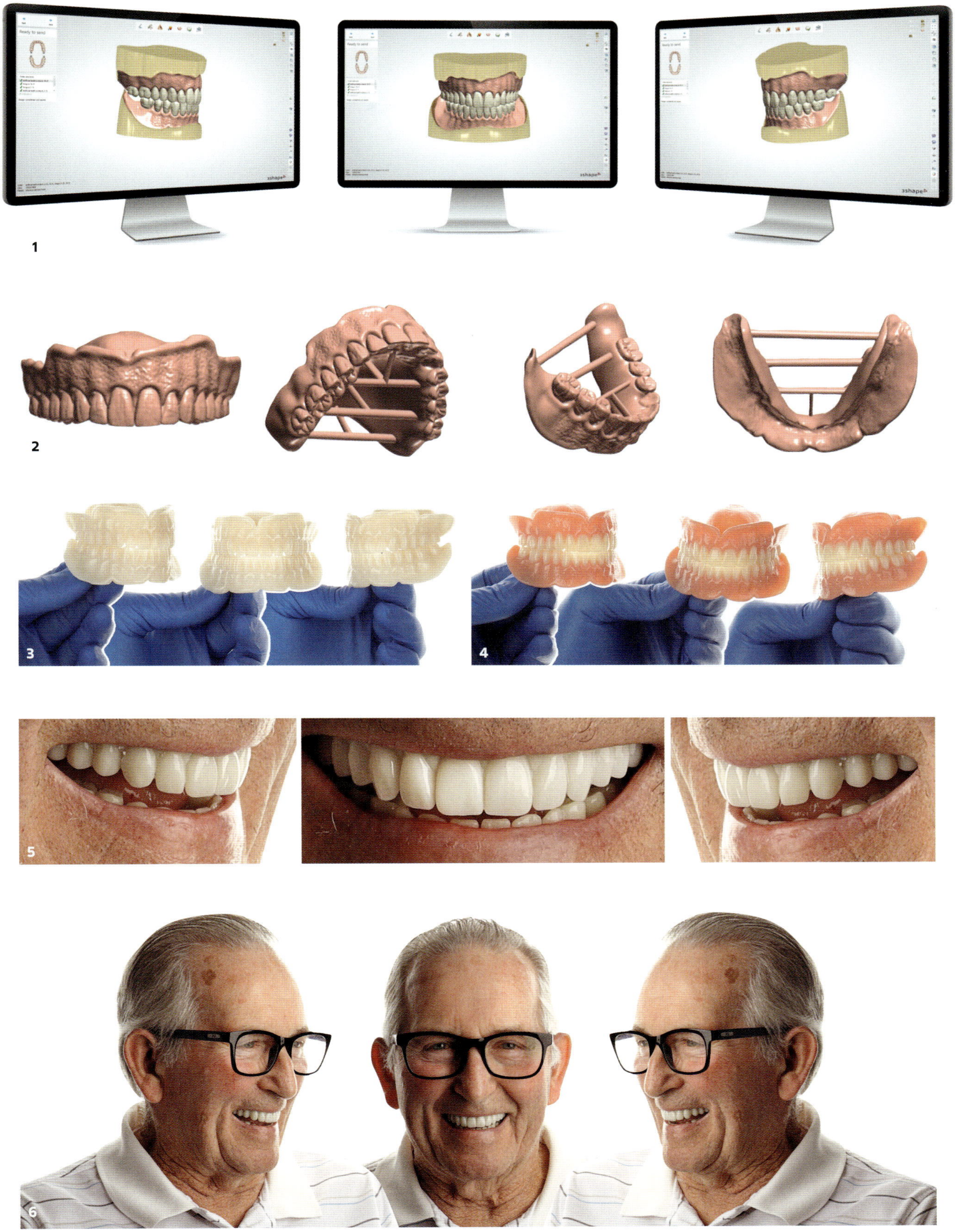

Abb. 20 *(1)* Die virtuelle Prothesenaufstellung ist abgeschlossen und bereit für die CAM-Fertigung. *(2)* 3D-Darstellung der CAD-Daten für den Monoblock-Prototypen (Funktionseinprobe). Die Daten für die Basis und die Zähne können auch separat bereitgestellt werden. *(3)* Der Monoblock-Prototyp. *(4)* Zweifarbiger Prototyp für die Einprobe. *(5 und 6)* Einprobe und Evaluation des Prototypen.

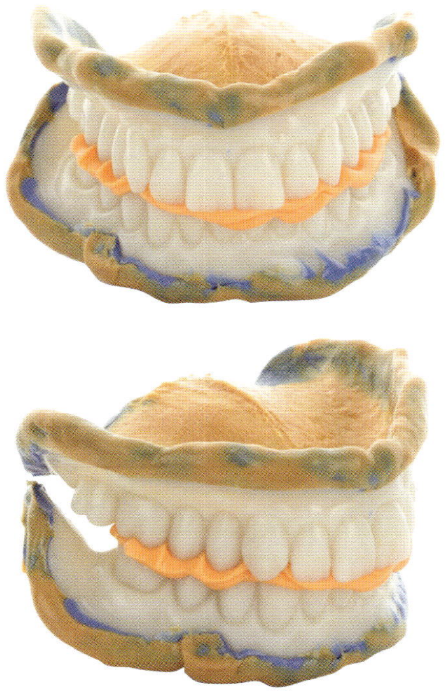

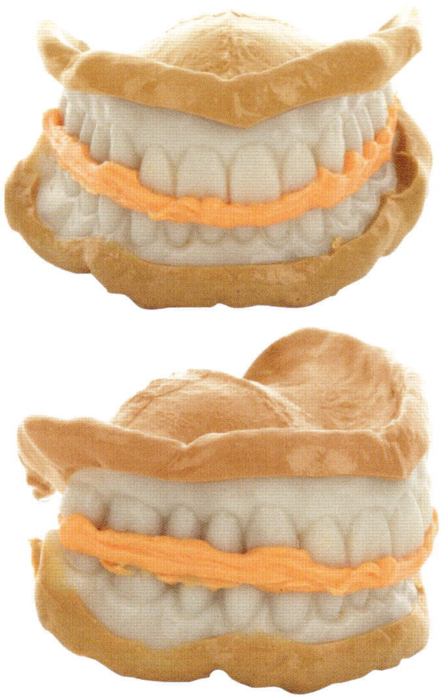

Abb. 21 *(links)* Der Ober- und Unterkieferprototyp nach (korrigierender) zweiphasiger Abformung. *(rechts)* Abformung mit den beiden Prototypen ausschließlich unter Verwendung des Light-Body-Silikons.

Funktionseinprobe, nur besser sein. Die Einprobe wird praktisch immer einige Elemente erkennen lassen, die noch nicht perfekt sind, aber leicht geändert und angepasst werden können. Während 3D-gedruckte Monoblock-Prototypen Korrekturen bei der Zahnlänge, Zahnform und okklusalen Anatomie ermöglichen, besteht ein Nachteil darin, dass die Zahnpositionen (anders als bei der Einprobe einer klassischen Wachs-Aufstellung) nicht am Stuhl verändert werden können. Dafür kann der 3D-gedruckte Prototyp beschliffen und anderweitig physisch modifiziert werden, was eine zuverlässigere Bestätigung kritischer Informationen und der bislang erfassten Daten ermöglicht. Sind Anpassungen an der Basis erforderlich, kann mithilfe des Prototyps auch eine erneute Korrekturabformung vorgenommen werden. Allerdings sollte nur dünnfließendes Abformsilikon verwendet werden, da die Funktionsabformung in Zweiphasentechnik bereits stattgefunden hat und es zu einer Erhöhung der Vertikaldimension bzw. zu tiefen Funktionsrändern führen könnte (Abb. 21). Eine solche erneute Wash-Abformung kann auch dazu dienen, den Ventilrandeffekt und die Auflage der Schleimhautflächen zu optimieren. Schließlich wird der physisch angepasste Prototyp ins Labor zurückgeschickt oder gescannt und in digitaler Form an das Labor übermittelt, wo die erste Funktionsabformung mit der neuen Innenfläche überlagert wird.

Darüber hinaus kann, falls erforderlich, auch ein erneutes Zentrikregistrat erstellt werden. Anschließend werden die Prototypen gescannt und die Situation in der CAD-Software entsprechend neu ausgerichtet. Dies entspricht der digitalen Version einer Artikulator-Remontage anhand eines Zentrik-Kontrollregistrats[69]. Harmonieren die Prothesenpassung und die zentrische Relation nicht miteinander, kann an diesem Punkt eine erneute dünnfließende Abformung in Verbindung mit einem Zentrikregistrat (Schritte 1 und 2) durchgeführt werden. Die gewonnenen Daten werden mit den ursprünglich erfassten Daten überlagert und die Situation neu ausgerichtet. Typischerweise sind von diesem Punkt an nur noch geringe Veränderungen nötig. Diese Modifikationen können in der Software, das heißt rein digital, vorgenommen werden, bevor der definitive Zahnersatz zur Herstellung geht. So lässt sich bspw. die dentale Mittellinie durch einige wenige Klicks anpassen, um in Harmonie mit der Gesichtsmittellinie gebracht zu werden. Veränderungen der Zahnpositionen können ohne großen Aufwand in allen Dimensionen mit hoher Genauigkeit durchgeführt werden. Die Richtigkeit dieser Änderungen hängt jedoch stark davon ab, wie gut sie vom Patienten und Zahnarzt kommuniziert werden.

Herstellung

Sowohl klassisches Fräsen als auch der 3D-Druck sind gängige Optionen für die Prothesenherstellung im digitalen Workflow. Beim Fräsen als subtraktivem Fertigungsverfahren werden die Prothesenbasis und

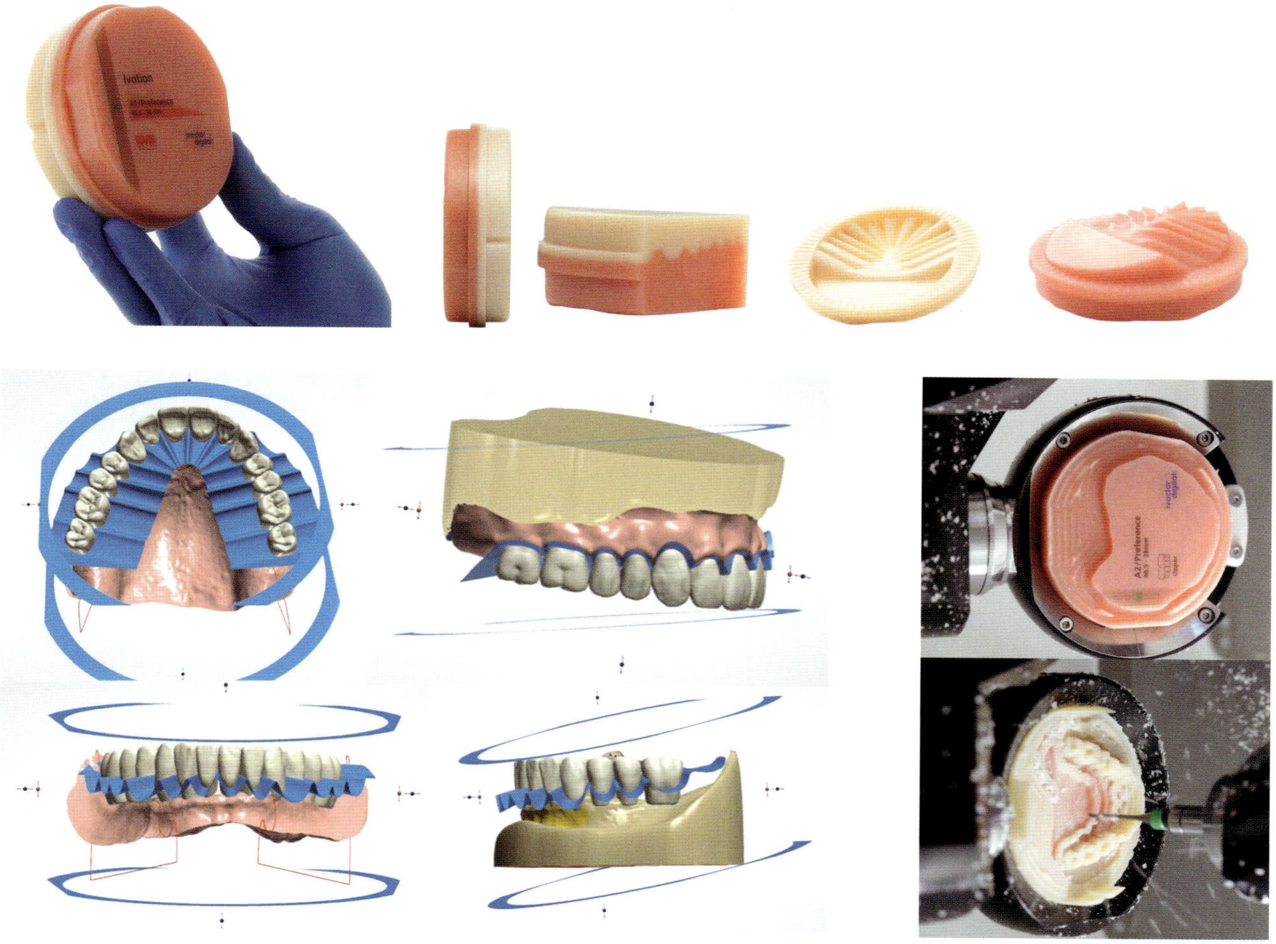

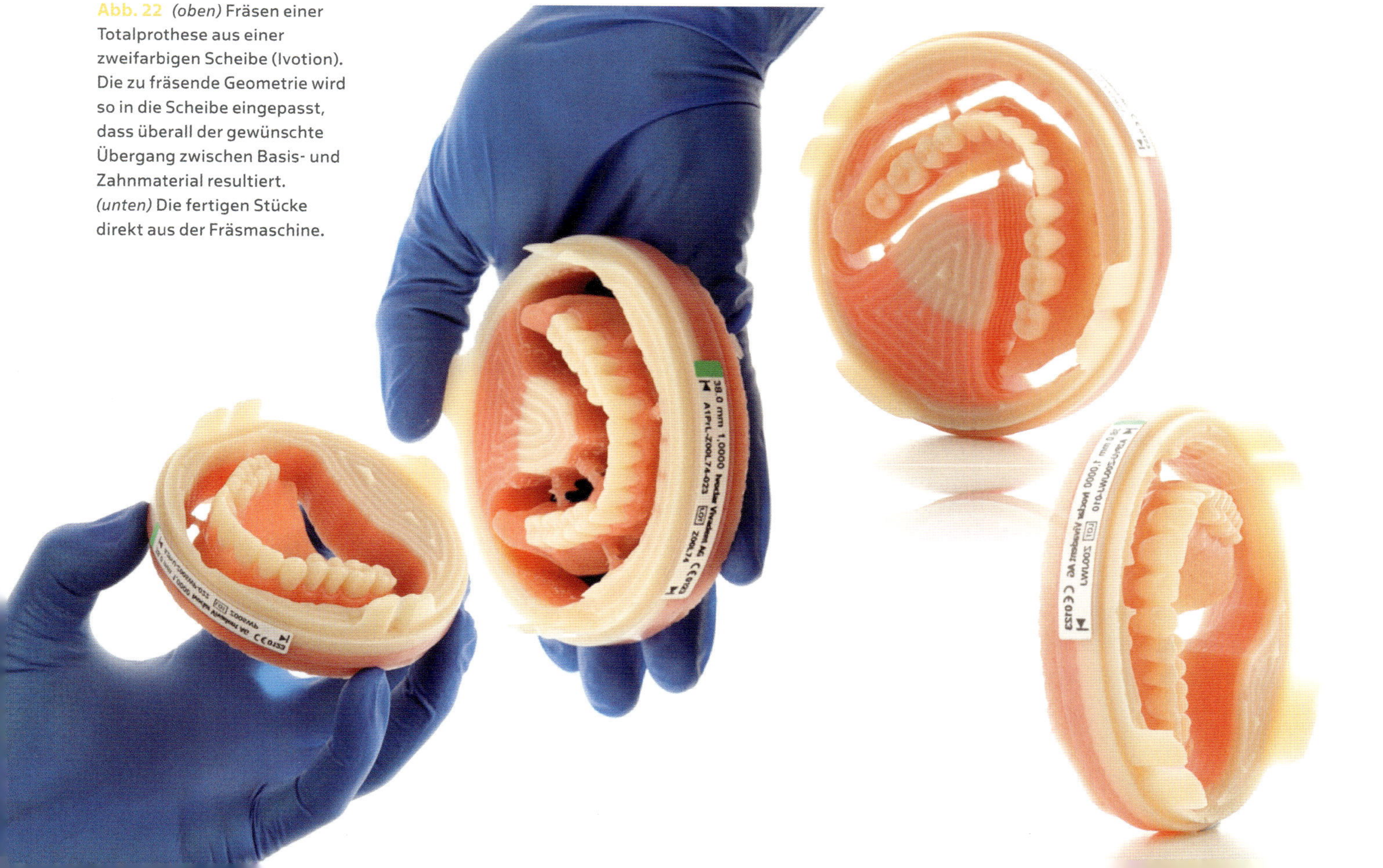

Abb. 22 *(oben)* Fräsen einer Totalprothese aus einer zweifarbigen Scheibe (Ivotion). Die zu fräsende Geometrie wird so in die Scheibe eingepasst, dass überall der gewünschte Übergang zwischen Basis- und Zahnmaterial resultiert. *(unten)* Die fertigen Stücke direkt aus der Fräsmaschine.

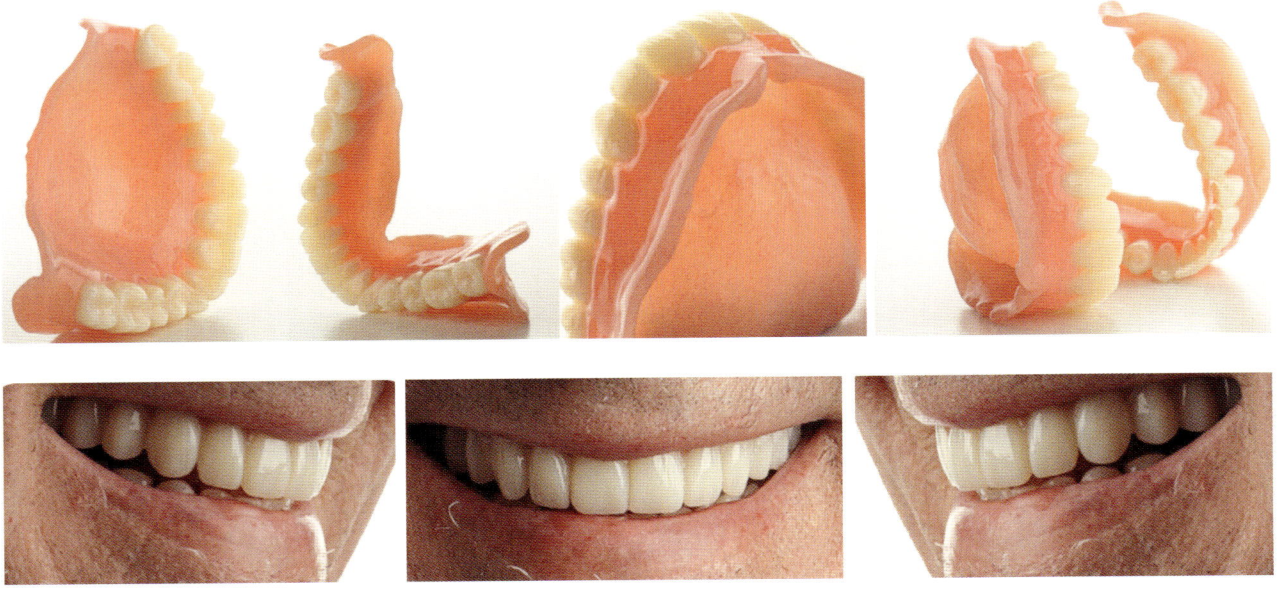

Abb. 23 *(oben)* Die fertig ausgearbeiteten und polierten Ivotion-Prothesen.
(Mitte) Intraorale Ansichten der Ivotion-Prothesen beim Lächeln.
(unten) Extraorale Aufnahmen des lächelnden Patienten mit eingesetzten Ivotion-Prothesen.

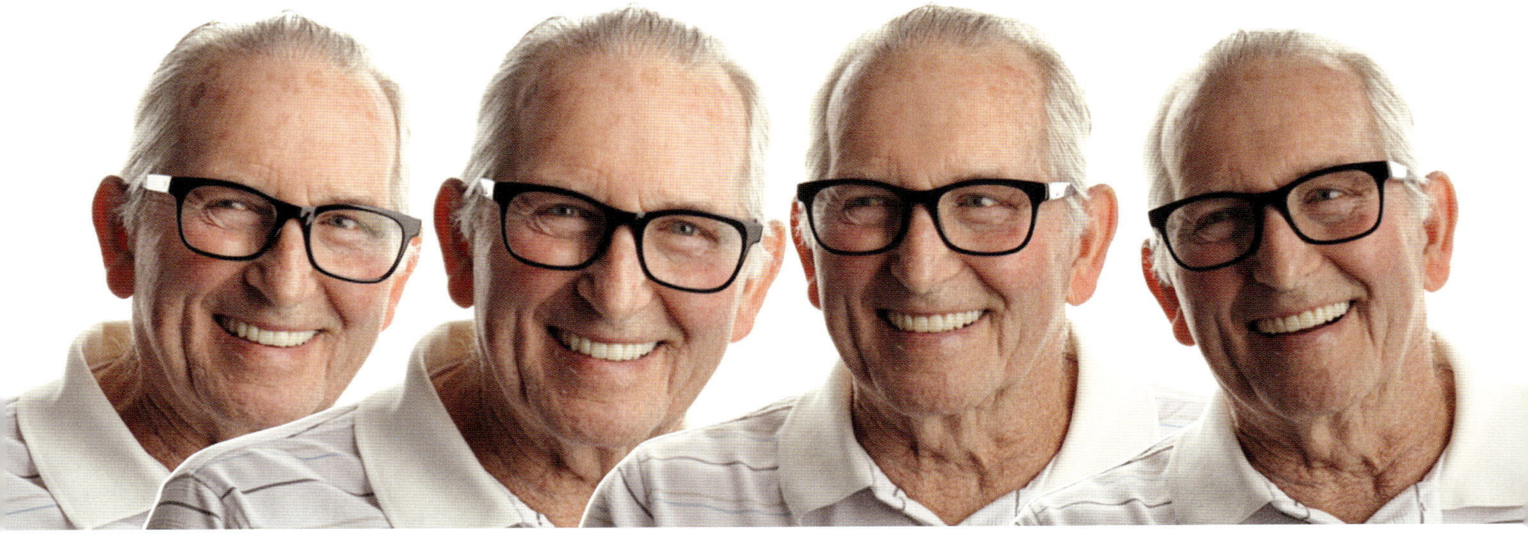

-zähne in einem CAM-System (Fräsmaschine) aus einem Materialblock gearbeitet. Der 3D-Druck als additives Verfahren baut die Prothese aus speziellen Kunststoffen auf. Beide Methoden haben Vorteile: Das Fräsen liefert eine präzise Detailwiedergabe und hohe Oberflächengüte, während im 3D-Druck Individualisierungen und eine hohe Herstellungsgeschwindigkeit möglich sind. Die Wahl zwischen beidem hängt von Faktoren wie Präferenzen bezüglich des Prothesenmaterials, der Effizienz im verwendeten Workflow und der angestrebten Ästhetik ab. Sowohl Fräsen als auch 3D-Druck sind sinnvolle Optionen in der modernen Totalprothetik. Beide Technologien unterliegen einer beständigen Weiterentwicklung, und inzwischen stehen verschiedene Fräs- und 3D-Druck-Materialien für verschiedene Fertigungsprozesse zur Verfügung. Abbildung 22 zeigt den Herstellungsprozess einer zweifarbigen gefrästen Prothese (Ivotion, Fa. Ivoclar), die aus einer einzelnen Scheibe, die sowohl Basis- als auch Zahnmaterial umfasst, in einem kontinuierlichen Prozess gefräst wird. Die resultierende monolithische Prothese weist einen starken chemischen Verbund zwischen dem Zahn- und dem Basismaterial

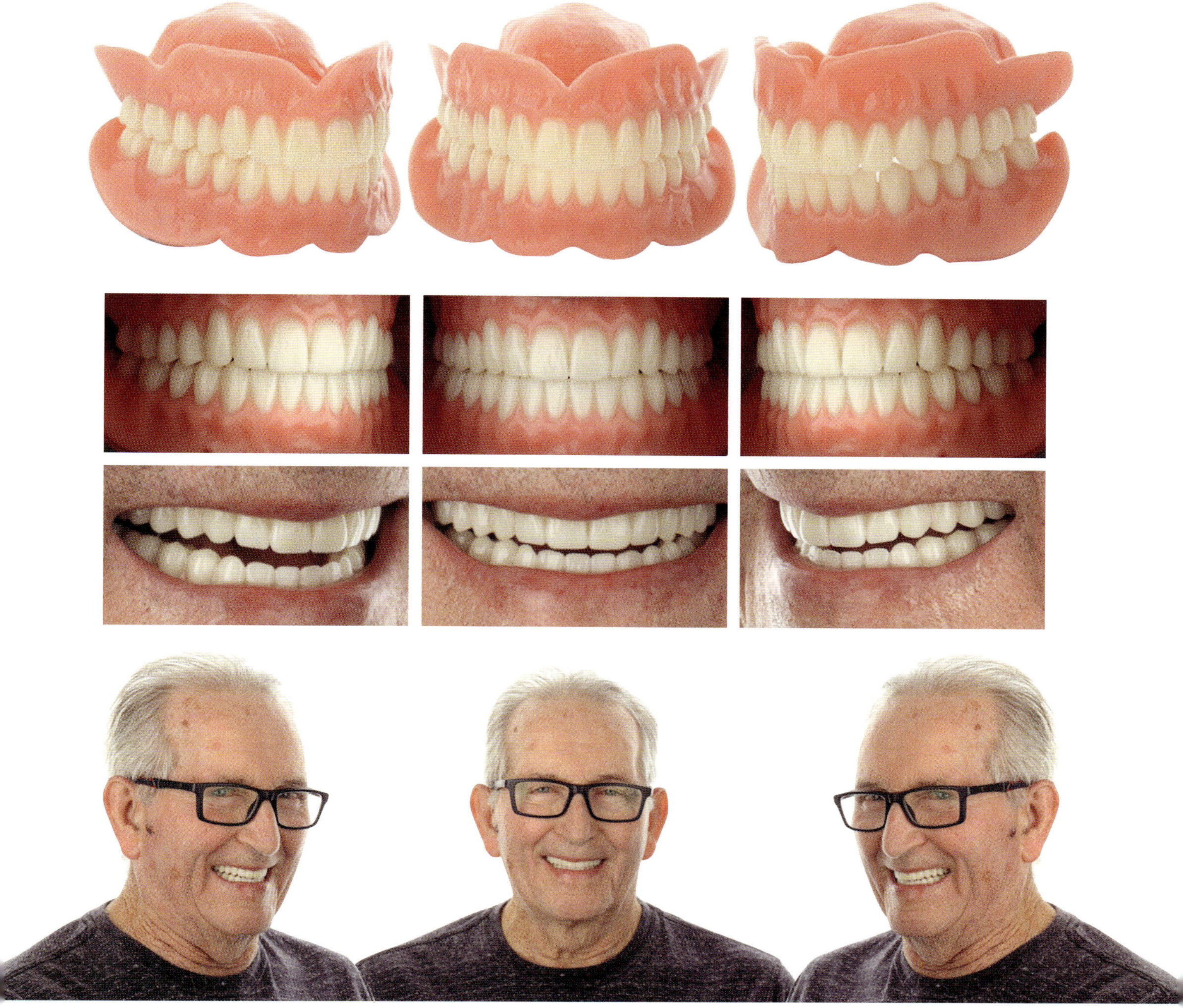

Abb. 24 *(oben)* Die fertiggestellten 3D-gedruckten Prothesen (SprintRay High Impact), bereit zur Eingliederung. *(Mitte)* Die SprintRay-Prothesen in zentrischer Okklusion und beim Lächeln. *(unten)* Extraorale Bilder des Patienten mit eingesetzten SprintRay-Prothesen.

auf. Nach dem Fräsen lässt sich die Prothese zudem hervorragend mit speziellen rotierenden Polierkörpern und -scheiben sowie geeigneter Paste polieren. Die dabei erzeugte Individualisierung und Texturierung der Oberflächen sind wichtig, um ein natürliches Erscheinungsbild zu erreichen (Abb. 23).

Für den dentalen 3D-Druck stehen mehrere Systeme bereit. Eines von ihnen ist Lucitone Digital Print Denture (Fa. Dentsply Sirona, Bensheim, Deutschland). Dieses Systems liefert leistungsfähige Prothesen, die fest, haltbar, ästhetisch ansprechend und biokompatibel sind, und es gilt als gut geeignet für digitale Workflows[70]. Ein weiteres System ist SprintRay High Impact Denture (Fa. SprintRay), das ein spezielles Kunststoffmaterial aus Methacrylat-Monomeren, Fotoinitiatoren, Zusätzen und Füllstoffen verwendet. Das wissenschaftlich optimierte Resin (APEX Resin, Fa. SprintRay) bietet nach der Polymerisation hervorragende mechanische Eigenschaften sowie eine gute Biokompatibilität und Ästhetik und ist für die Herstellung hochwertiger Prothesen im 3D-Druckverfahren hervorragend geeignet (Abb. 24). Die genannten 3D-Druckmaterialien lassen sich in

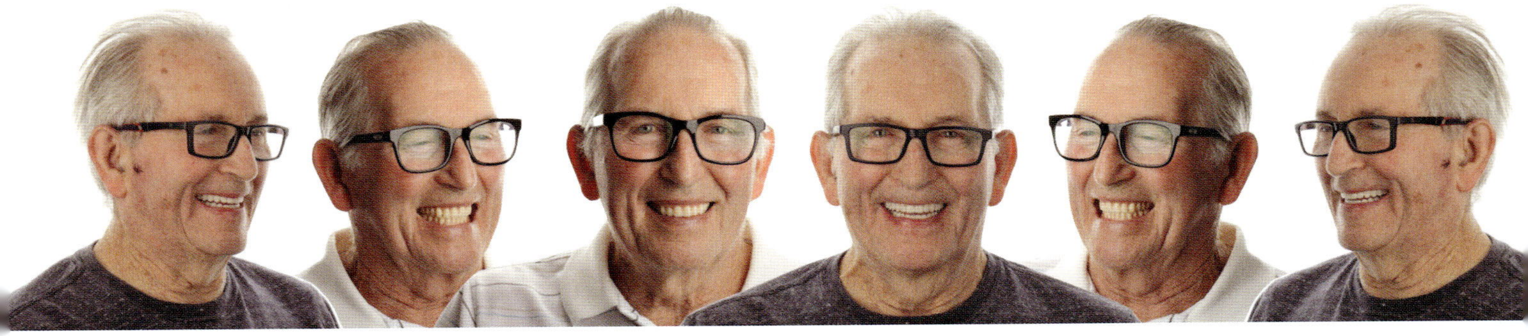

Abb. 25 *(oben)* Gegenüberstellung der neuen und alten Prothesen. *(unten)* Vergleich der Situationen ohne Zahnersatz und mit den neuen Prothesen beim Lächeln.

validierten Workflows für die Herstellung 3D-gedruckter Prothesen verwenden[71–74].

Unter ästhetischen Gesichtspunkten liefern das Fräsen und der 3D-Druck von Totalprothesen ähnlich ansprechende Ergebnisse (vgl. Abb. 23 und 24). Unabhängig vom gewählten Material und Fertigungsverfahren ist die Referenzprothesentechnik daher in der Lage, die Patienten zuverlässig mit attraktiven Totalprothesen zu versorgen. Auch herausnehmbarer Zahnersatz kann die Lebensqualität nachhaltig verbessern (Abb. 25), und wir Zahnmediziner schulden es unseren Patienten, die entsprechenden Prozesse gut zu verstehen und zu beherrschen.

Eingliederung

Zum Zeitpunkt der Eingliederung steht die genaue Ausführung aller bisherigen Schritte der Rehabilitation mit herausnehmbarem Zahnersatz auf dem Prüfstand. In der gesamten Reihe der Arbeitsschritte ist das Einsetzen der definitiven Prothesen der für alle Beteiligten wichtigste Moment. Eine Kontrolle der Retention und Stabilität in Funktion sowie der Ästhetik der Prothesen bilden den vorletzten Schritt der Prozesskette[75]. Schließlich werden die Prothesen eingesetzt und auf Passung, Form, Funktion und Phonetik getestet. Die Kontrolle mit einem Druckstellenindikator (weißes Silikonspray) kann anzeigen, dass minimale Anpassungen der Innenfläche nötig sein. Nach dem abschließenden Test der Okklusion, Stabilität und Retention wird der Patient zur Mundhygiene und Prothesenpflege instruiert und in eine regelmäßige Nachsorge aufgenommen.

Schlussfolgerungen

Die Integration digitaler Technik in das klassische Referenzprothesenverfahren ist ein vielversprechender Weg, um die vielfältigen Bedürfnisse unbezahnter Patienten effizient zu erfüllen. Im digitalen Workflow hergestellte Prothesen sind präzise individualisiert, sehr passgenau und ästhetisch hochwertig. Diese hohe Qualität schlägt sich in höherem Tragekomfort, einer besseren

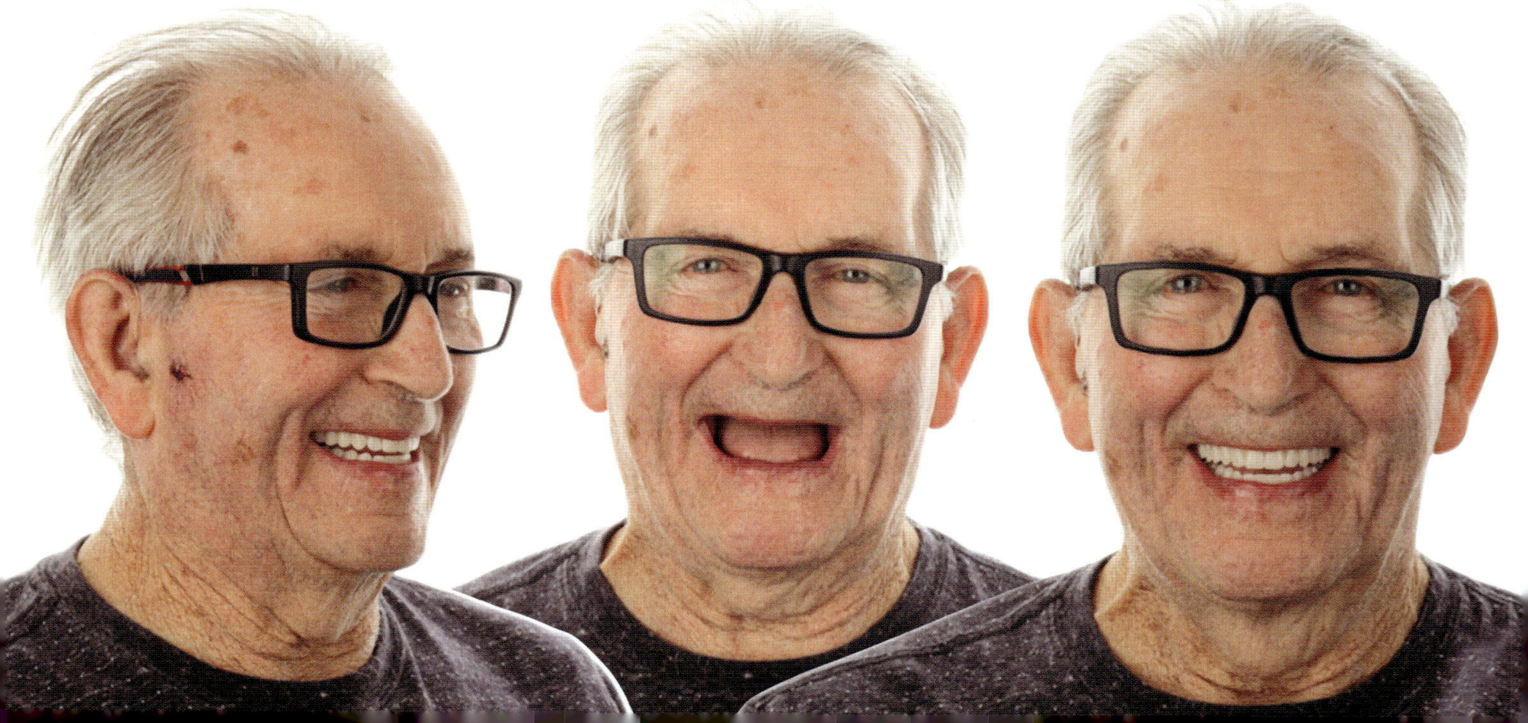

Kaufunktion und größerer Zufriedenheit der Patienten mit ihren Prothesen nieder. Gleichzeitig bietet die Referenzprothesentechnik eine wertvolle Bezugsgröße für den Vergleich und die Validierung im digitalen Workflows, um sicherzustellen, dass der definitive Zahnersatz den gesetzten Vorgaben entspricht. Durch Kombinieren der Stärken digitaler und herkömmlicher Methoden steht dem Zahnarzt ein umfassender Werkzeugkasten für die optimale Versorgung seiner Patienten zur Verfügung. Das umfasst einen schnelleren Wechsel zwischen Praxis und Labor, geringeren Anpassungsbedarf am Stuhl und die Möglichkeit, komplexe Fälle mit größerer Präzision zu behandeln. Die Synergie zwischen digitaler Vollprothetik und der Referenzprothesentechnik erhöht nicht nur die Effizienz der Praxis- und Laborarbeiten, sondern verbessert auch die Lebensqualität unbezahnter Patienten, indem sie ihnen eine dauerhafte, bequeme und ästhetisch ansprechende Lösung bietet, die genau auf ihre individuellen Bedürfnisse zugeschnitten ist.

Hinweise

Der Erfolg jeder Behandlung verdankt sich einer Teamleistung. Die Autoren danken den Firmen Ivoclar Vivadent, SprintRay, 3Shape, Dentsply Sirona, GC, Aspen Dental, The Denture Center CA und UFMG Brasilien für ihr unbedingtes Vertrauen, das diesen Beitrag erst ermöglicht hat. Ein besonderer Dank geht an Julia Green, Nina James, Nassif Youssef, Jesse Ziter und Greg Edwards für ihre Unterstützung bei der Manuskripterstellung und den Abbildungen.

Literatur

1. Christensen GJ. Removable prosthodontics: A forgotten part of dentistry. Alpha Omegan 2006;99:26–28.
2. Waldman HB, Perlman SP, Xu L. Should the teaching of full denture prosthetics be maintained in schools of dentistry? J Dent Educ 2007;71:463–466.
3. Douglass CW, Shih A, Ostry L. Will there be a need for complete dentures in the United States in 2020? J Prosthet Dent 2002;87:5–8.
4. Puryer J, Woods K, Terry J, Sandy J, Ireland AJ. The confidence of undergraduate dental students when carrying out prosthodontic treatment and their perception of the quality of prosthodontic education. Eur J Dent Educ 2018;22:e142–e148.
5. Yarborough AB, Clark WA, Givan DA, De Kok IJ. Laboratory trends for removable prosthodontics: A comparison of two surveys. J Prosthodont 2021;30:264–270.
6. Wieder M, Faigenblum M, Eder A, Louca C. An investigation of complete denture teaching in the UK: Part 1. A survey of undergraduate teaching. Br Dent J 2013;215:177–181.
7. Johnson GM, Halket CA, Ferguson GP, Perry J. Using standardized patients to teach complete denture procedures in second year of dental school. J Dent Educ 2017;81:340–346.
8. Gysi A. Practical application of research results in denture construction. J Am Dent Assoc 1929;16:199–223.
9. Mojon P, Thomason JM, Walls AW. The impact of falling rates of edentulism. Int J Prosthodont 2004;17:434–440.
10. Ladda R, Kasat V, Bhandari AJ. A new technique to determine vertical dimension of occlusion from anthropometric measurement of interpupillary distance. J Clin Exp Dent 2014;6:e395–399.
11. The Glossary of Prosthodontic Terms: Ninth Edition. J Prosthet Dent 2017;117(5S):e1–e105.
12. Sears VH. Thirty years of nonanatomic teeth. J Prosthet Dent 1953;3:596–617.
13. Thorp ER, Smith DE, Nicholls JI. Evaluation of the use of a face-bow in complete denture occlusion. J Prosthet Dent 1978;39:5–15.
14. Soo S, Cheng AC. Complete denture copy technique—A practical application. Singapore Dent J 2014;35:65–70.
15. Koper A. Difficult denture birds. J Prosthet Dent 1967;17:532–539.
16. Winkler S. House mental classification system of denture patients: The contribution of Milus M. House. J Oral Implantol 2005;31:301–303.
17. Smith DE, Toolson LB, Bolender CL, Lord JL. One-step border molding of complete denture impressions using a polyether impression material. J Prosthet Dent 1979;41:347–351.
18. Ivoclar Vivadent. Removable Denture Prosthetics Clinical Protocol: Principles According to the BPS Concept. https://ivodent.hu/__docs/702_6e5e0998586a9e0565b25d44e5951ae0.pdf. Letzter Zugriff am 16.08.2024.
19. Scott BJJ, Forgie AH, Davies DM. A study to compare the oral health impact profile and satisfaction before and after having replacement complete dentures constructed by either the copy or the conventional technique. Gerodontology 2006;23:79–86.
20. Murray ID, Wolland AW. New dentures for old. Dent Pract 1986;24:1–6.
21. Scher EA, Ritchie GM. Prosthodontic treatment of the elderly by incremental modifications to old dentures. Quintessence Int 1978;8:47–53.
22. Haralur SB. Clinical strategies for complete denture rehabilitation in a patient with Parkinson disease and reduced neuromuscular control. Case Rep Dent 2015;2015:1–5.
23. Boos RH. Physiologic denture technique. J Prosthet Dent 1956;6:726–740.
24. Carlsson GE, Ortorp A, Omar R. What is the evidence base for the efficacies of different complete denture impression procedures? A critical review. J Dent 2013;41:17–23.
25. Vig RG. Taking advantage of existing dentures. J Prosthet Dent 1971;26:247–250.
26. Clark RK, Radford DR, Fenlon MR. The future of teaching of complete denture construction to undergraduates in the UK: Is a replacement denture technique the answer? Br Dent J 2004;196:571–575.
27. Kippax A, Watson CJ, Basker RM, Pentland JE. How well are complete dentures copied? Br Dent J 1998;185:129–133.
28. Clark WA, Brazile B, Matthews D, Solares J, De Kok IJ. A comparison of conventionally versus digitally fabricated denture outcomes in a university dental clinic. J Prosthodont 2021;30:47–50.
29. Friedman N, Landesman HM, Wexler M. The influences of fear, anxiety, and depression on the patient's adaptive responses to complete dentures. Part III. J Prosthet Dent 1988;59:169–173.
30. Gad MM, Fouda SM, Al-Harbi FA, Näpänkangas R, Raustia A. PMMA denture base material enhancement: A review of fiber, filler, and nanofiller addition. Int J Nanomedicine 2017;12:3801–3812.
31. Westgarth D. Dental labs and technicians: The last ones to fall? BDJ In Pract 2020;33:14–18.
32. Silva NRFA, Kukucka ED. Innovative subtractive production of a digital removable complete denture from start to finish: A JPD Digital video presentation. J Prosthet Dent 2022;127:1–5.
33. Kukucka E. Reference Denture Scan Strategy. 3Shape. https://www.sadent.com/img/cms/Eric%20D-%20Kukucka%20—%20Reference%20Denture%20Scan%20Strategy%202021%20A4%20EN.pdf. Letzter Zugriff am 01.09.2023.

34. Heath JR, Davenport JC. A modification of the copy denture technique. Br Dent J 1982;153:300–302.
35. Heath JR, Johnson A. The versatility of the copy denture technique. Br Dent J 1981;150:189–193.
36. Hobkirk JA, Zarb G. Prolonging the useful life of complete dentures: Relines, repairs, and duplications. In: Zarb G, Hobkirk J, Eckert S, Jacob R (eds). Prosthodontic Treatment For Edentulous Patients: Complete Dentures and Implant-supported Prostheses. Elsevier, 2013:303–314.
37. Lindquist TJ, Narhi TO, Ettinger RL. Denture duplication technique with alternative materials. J Prosthet Dent 1997;77:97–98.
38. Hoffman W Jr, Bomberg TJ, Hatch RA. Interalar width as a guide in denture tooth selection. J Prosthet Dent 1986;55:219–221.
39. Frush JP, Fisher RD. Dentogenics: Its practical application. J Prosthet Dent 1959;9:914–921.
40. Ibrahimagic L, Jerolimov V, Celebić A. The choice of tooth form for removable dentures. Acta Stomatol Croat 2001;35:237–244.
41. Jamieson CH. A modern concept of complete dentures. J Prosthet Dent 1956;6:582–592.
42. Taylor M, Masood M, Mnatzaganian G. Longevity of complete dentures: A systematic review and meta-analysis. J Prosthet Dent 2021;125:611–619.
43. Tuminelli FJ, Cooper LF, Campbell SD, et al. The Frequency of Denture Replacement: Position Statement of the American College of Prosthodontists. https://www.prosthodontics.org/about-acp/position-statement-the-frequency-of-denture-replacement/. Letzter Zugriff am 16.08.2024.
44. Castelin C. Clinician Perspectives on Current Implementation of Digitally Fabricated Complete Dentures: A Survey of Prosthodontists [thesis]. University of North Carolina at Chapel Hill, 2020.
45. Boucher CO. Complete denture prosthodontics—The state of the art. J Prosthet Dent 1975;34:372–383.
46. Kelly E. Centric relation, centric occlusion, and posterior tooth forms and arrangement. J Prosthet Dent 1977;37:5–11.
47. Chen L, Li D, Zhou J, Lin WS, Tan J. Duplicating complete dentures with conventional and digital methods: Comparisons of trueness and efficiency. Dent J 2022;10:35.
48. Lo Russo L, Caradonna G, Troiano G, Salamini A, Guida L, Ciavarella D. Three-dimensional differences between intraoral scans and conventional impressions of edentulous jaws: A clinical study. J Prosthet Dent 2020;123:264–268.
49. Kresnoadi U, Rostiny R. Closed mouth method with dynamic and muco compressive impression on upper and lower jaw flat ridges for aid full denture retention. Dent J (Majalah Kedokteran Gigi) 2007;40:193.
50. Chandra D, Chairunnisa R, Nasution ID. Modification closed mouth functional impression technique for flabby and flat ridge: A case report. Indonesian J Prosthodont 2021;2:41–45.
51. Lee SH, Leesungbok R, Lee SW. Complete denture made with closed-mouth impression technique on severely atrophied edentulous jaw. J Korean Acad Prosthodont 2019;57:195.
52. Jung S, Park C, Yang HS, et al. Comparison of different impression techniques for edentulous jaws using three-dimensional analysis. J Adv Prosthodont 2019;11:179–186.
53. Lytle RB. Vertical relation of occlusion by the patient's neuromuscular perception. J Prosthet Dent 1964;14:12–21.
54. Palaskar JN, Murali R, Bansal S. Centric relation definition: A historical and contemporary prosthodontic perspective. J Indian Prosthodont Soc 2013;13:149–154.
55. Honorato Villa A. Gothic arch tracing. J Prosthet Dent 1959;9:624–628.
56. El-Gheriani AS, Winstanley RB. The Gothic arch (needle point) tracing and condylar inclination. J Prosthet Dent 1987;58:638–642.
57. Avant WE. Using the term "centric." J Prosthet Dent 1971;25:12–15.
58. Mansuri M, Bhandari A, Prajuli PK, Singh RK. Rehabilitation of an edentulous mouth with severe mandibular ridge resorption using neutral zone impression technique: A case report. Bangladesh J Med Sci 2014;13:477–480.
59. Basker RM, Davenport JC, Thomason JM. The relevance of existing dentures. In: Prosthetic Treatment of the Edentulous Patient, ed 5. Blackwell, 2011.
60. Merriam-Webster.com Dictionary. https://www.merriam-webster.com/dictionary/communication. Letzter Zugriff am 31.08.2023.
61. McGarry TJ, Nimmo A, Skiba JF, et al. Classification system for complete edentulism. J Prosthet Dent 1999;81:27–39.
62. Qanungo A, Aras M, Chitre V, Coutinho I, Rajagopal P, Mysore A. Comparative evaluation of border molding using two different techniques in maxillary edentulous arches: A clinical study. J Indian Prosthodont Soc 2016;16:340.
63. Prasad D, Prasad BR, Shetty V, Shastry CS, Prasad D. Tissue conditioners: A review. J Health Allied Sci NU 2014;4:152–157.
64. Baslas V, Singh SV, Aggarwal H, Kaur S, Singh K, Agarwal KK. A technique for using short term soft liners as complete dentures final impression material. J Oral Biol Craniofac Res 2014;4:204–207.
65. Abe J, Kokuko K, Sato K. Mandibular Suction-Effective Denture and BPS: A Complete Guide: 4 Steps from Start to Finish. Quintessence, 2012.
66. Al-Magaleh WR, Swelem AA, Abdelnabi MH, Mofadhal A. Effect on patient satisfaction of mandibular denture tooth arrangement in the neutral zone. J Prosthet Dent 2019;121:440–446.
67. Roraff AR. Arranging artificial teeth according to anatomic landmarks. J Prosthet Dent 1977;38:120–130.
68. Engelmeier RL, Phoenix RD. The development of lingualized occlusion. J Prosthodont 2019;28:e118–e131.
69. Cheng CH, Atsuta I, Koyano K, Ayukawa Y. Hypothetical model of how a clinical remount procedure benefits patients with existing dentures: A narrative literature review. Healthcare (Basel) 2022;10:1067.
70. Dentsply Sirona. Lucitone Digital IPN 3D Premium Tooth. https://www.dentsplysirona.com/en-us/discover/discover-by-brand/lucitone-digital-print-denture-system/lucitone-digital-ipn.html. Letzter Zugriff am 01.09.2023.
71. Rungrojwittayakul O, Kan J, Shiozaki K, et al. Accuracy of 3D printed models created by two technologies of printers with different designs of model base. J Prosthodont 2020;29:124–128.
72. Kensara AA. Static and Cyclic Loading Effects on Fracture Toughness of Contemporary CAD/CAM Restorative Materials [thesis]. Boston University, 2016.
73. Mann RS, Ruse ND. Fracture toughness of conventional, milled and 3D printed denture bases. Dent Mater 2022;38:1443–1451.
74. Wachter W, Thews O, Zappini G, Kammann A. Impact strength, fracture toughness, and brittleness of nine denture acrylics. Presented at the IADR Conference, 2007.
75. Loney RW. Complete Denture Manual. Dalhousie University, 2019.

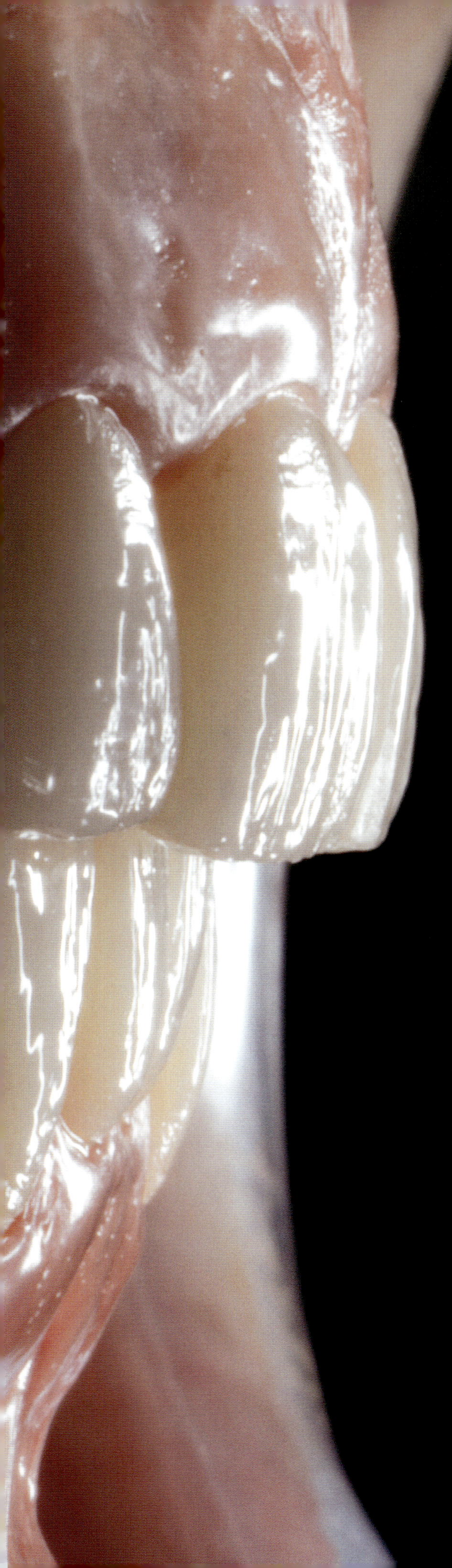

Zuverlässige digitale Workflows in der rekonstruktiven Zahnmedizin

Juan Legaz, Dr. med. dent., MAS[1]

Die entscheidenden Voraussetzungen für langfristig stabile restaurative Behandlungsergebnisse sind eine umfassende Diagnostik und Behandlungsplanung sowie die effiziente Kommunikation zwischen Zahnarzt, Zahntechniker und Patient. Mit der Entfaltung der digitalen Zahnmedizin in den letzten Jahren wurden Werkzeuge und Materialien entwickelt, die die Planung und Ausführung von Zahnbehandlungen revolutionieren. Zahnärzte können heute mithilfe fortschrittlicher Technik präzise, zuverlässig planbare Behandlungen anbieten, die gut vorhersagbare Ergebnisse liefern und die Patienten mit genau zugeschnittenen funktionellen und ästhetischen Restaurationen versorgen. Dieser Beitrag zeigt an zwei Fällen, wie sich mithilfe dentaler Digitaltechnik vorhersagbare Ergebnisse erreichen lassen.

---

[1]Spezialist für rekonstruktive Zahnmedizin, Genf, Schweiz.

Korrespondenz an: Juan Legaz, juan.legaz@unige.ch

Fall 1

Die 45-jährige Patientin wünschte eine Behandlung zur Verbesserung der Funktion und Ästhetik, da ihre orale Situation sich aufgrund von fortschreitendem generalisiertem Zahnverschleiß in den letzten Jahren zunehmend verschlechtert hatte (Abb. 1 bis 3). Nach der klinischen Untersuchung und fotografischen Dokumentation wurden die weiße und rosa Ästhetik analysiert und mit der Patientin diskutiert. Bezüglich ihrer durch gingivale Rezessionen beeinträchtigten rosa Ästhetik war die Patientin unentschlossen, weshalb eine mögliche Rezessionsdeckung auf später verschoben wurde. Vor der Behandlung wurden in Abständen Intraoralscans durchgeführt, um die Verschleißprogression zu überwachen (Abb. 4 und 5)[1].

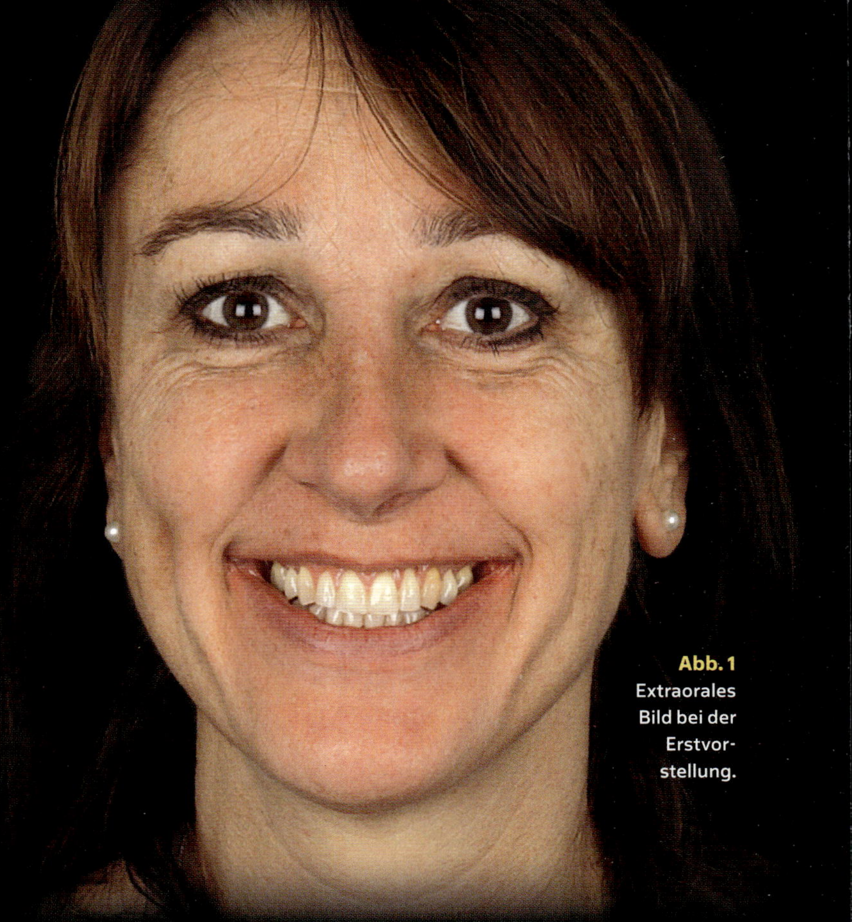

Abb. 1 Extraorales Bild bei der Erstvorstellung.

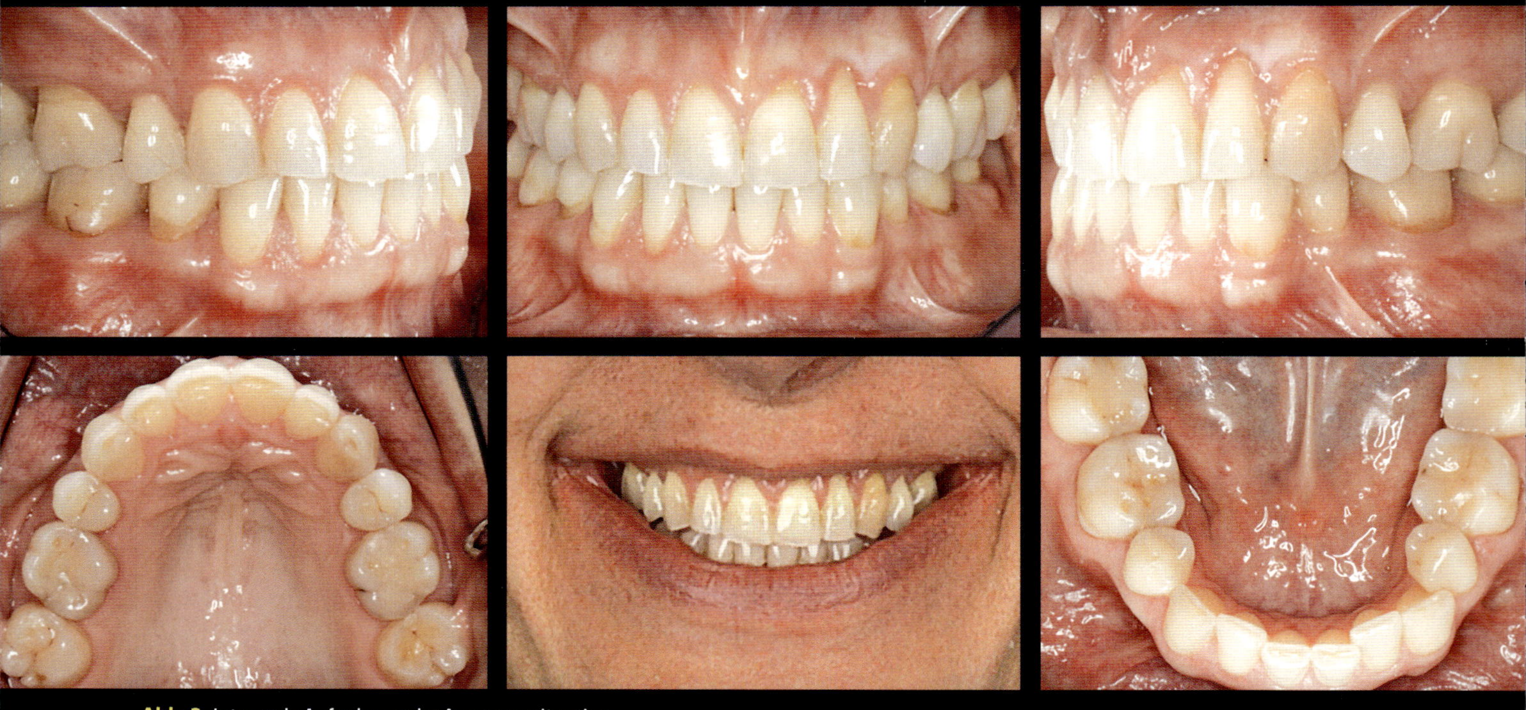

Abb. 2 Intraorale Aufnahmen der Ausgangssituation.

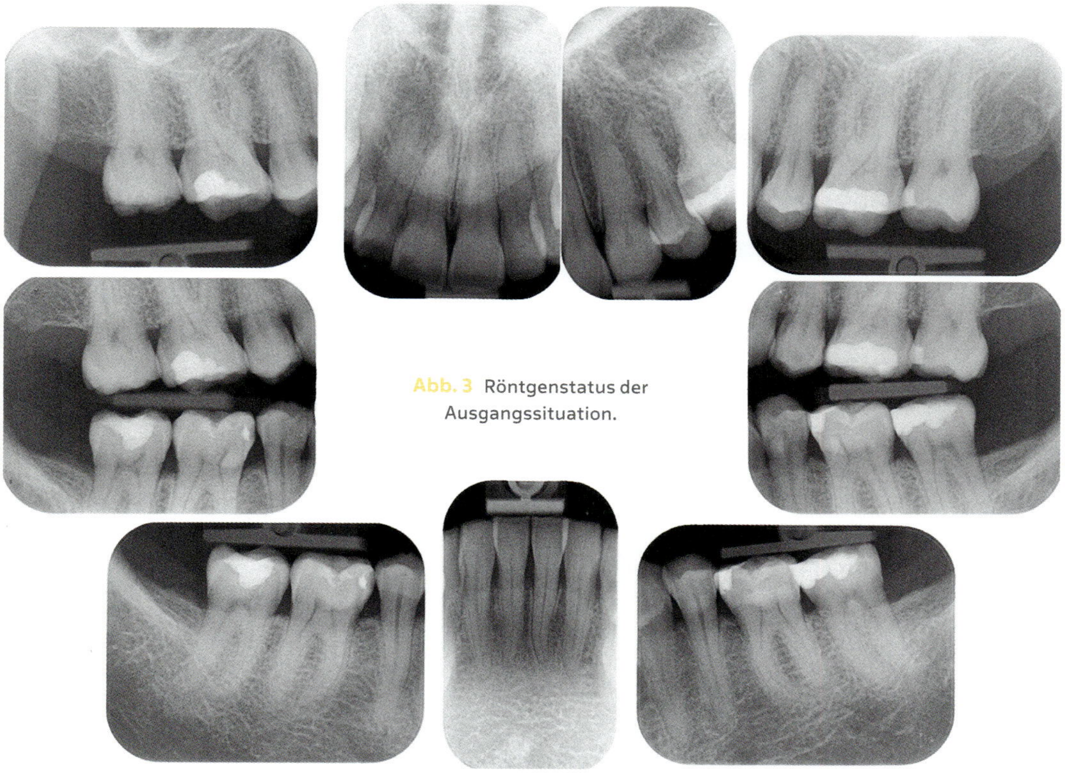

Abb. 3 Röntgenstatus der Ausgangssituation.

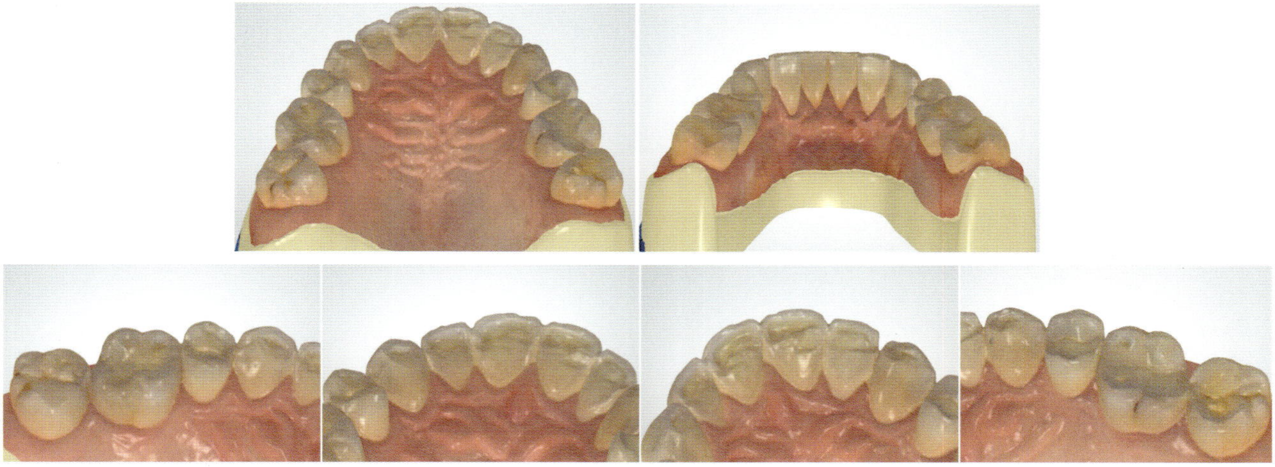

Abb. 4 Die Intraoralscans zeigen den Umfang des generalisierten okklusalen und inzisalen Zahnverschleißes.

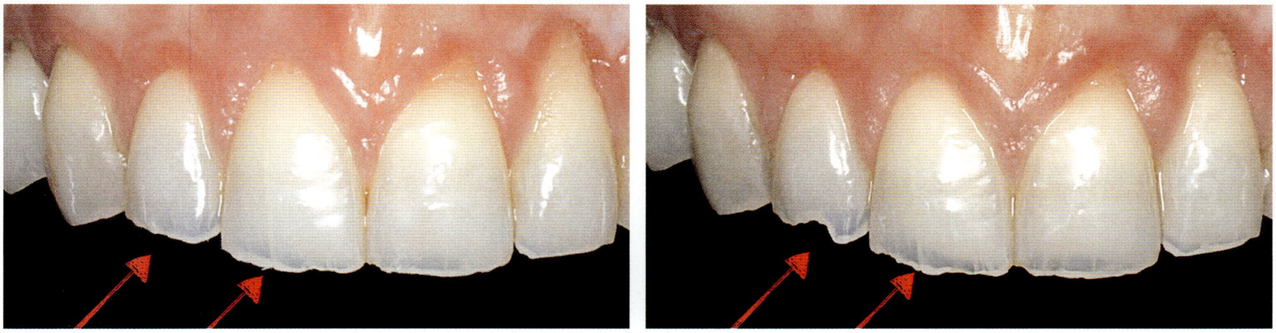

Abb. 5 Klinisches Monitoring des Zahnverschleißes. Vor allem der dünne inzisale Schmelz neigt zu Absplitterungen.

Bei der Planung einer Gesamtrehabilitation sind zunächst drei Schlüsselparameter zu berücksichtigen: die Schneidekantenposition, die Lage der Okklusionsebene und die Vertikaldimension der Okklusion. Diese klinischen Parameter wurden durch eine virtuelle Simulation determiniert, an deren Ende ein am fazialen Kontext orientierter Behandlungsplan stand (Abb. 6 und 7)[2].

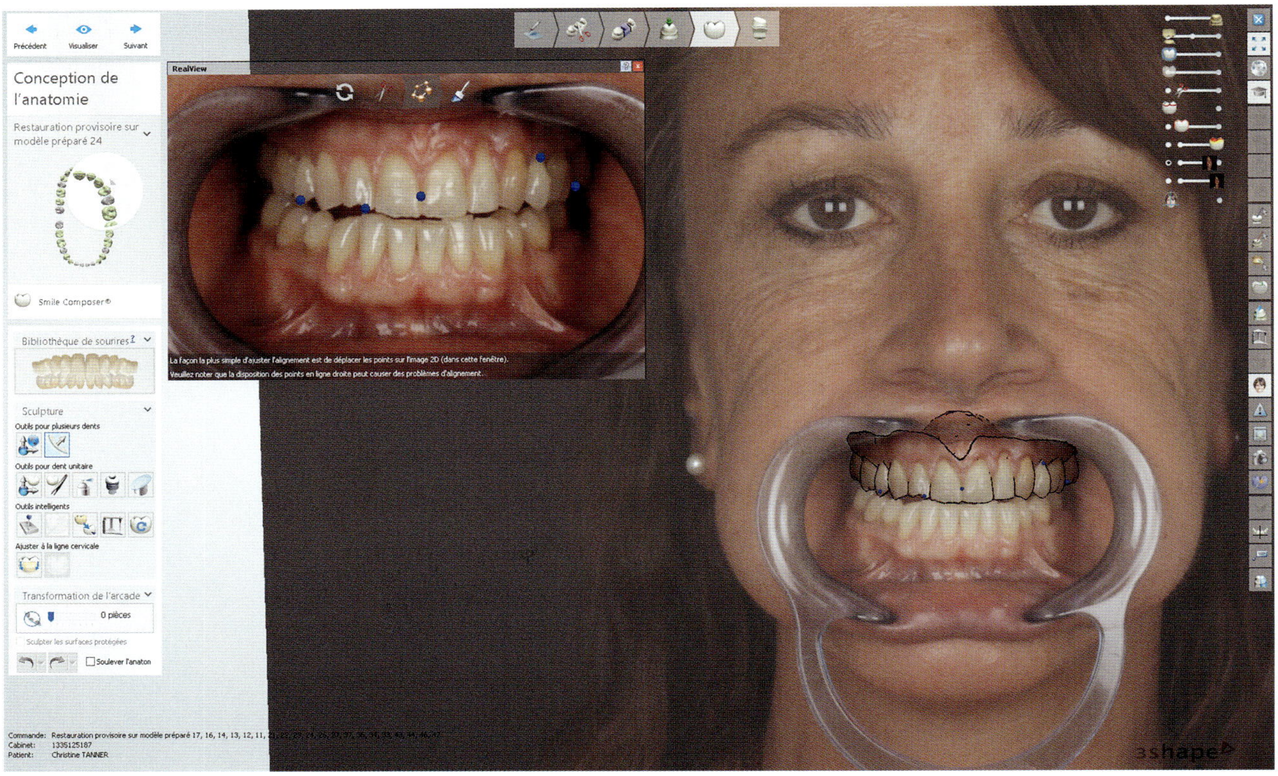

Abb. 6 und 7 Am fazialen Kontext orientierte Ästhetikplanung.

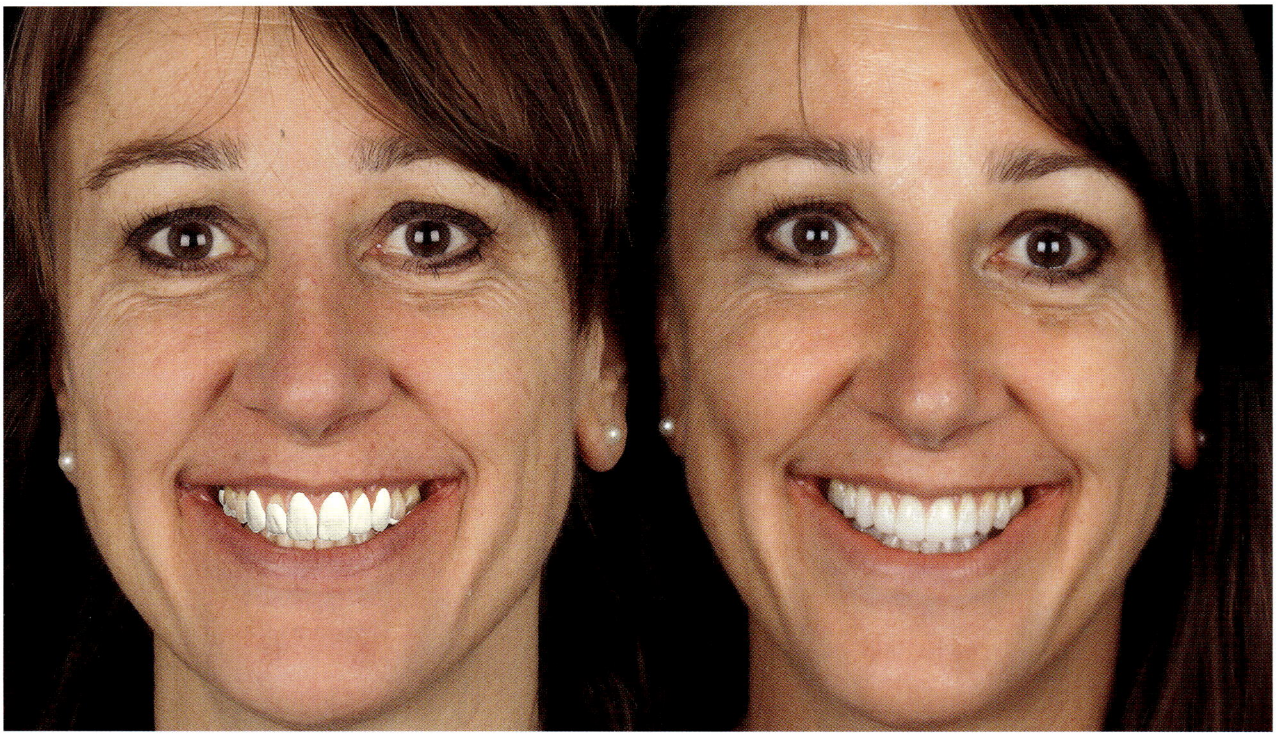

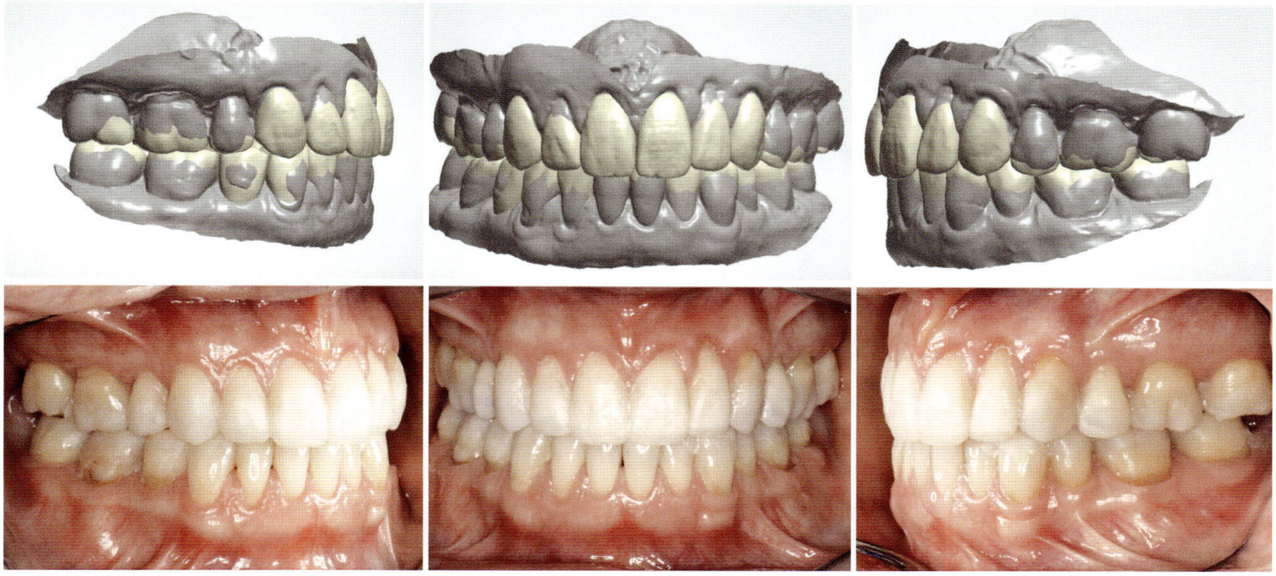

Abb. 8 Virtuelle Simulation des vorgeschlagenen Behandlungsplans und intraorales Mock-up.

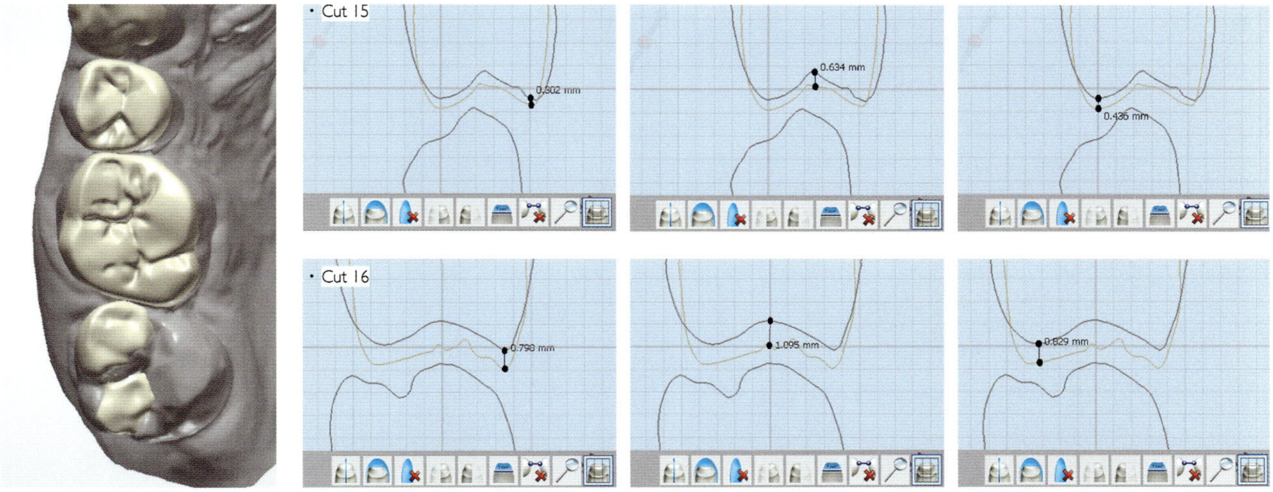

Abb. 9 Virtuelle Simulation der geplanten Behandlung mit Darstellung der mindestens erforderlichen Menge an zusätzlichem Material, um die gewünschte Vertikaldimension zu erreichen.

Im nächsten Schritt wurde ein digitales diagnostisches Gesamt-Wax-up erstellt und als Modell 3D-gedruckt (P30 Rapidshape; Fa. Straumann, Basel, Schweiz). Dieses Modell diente zur Herstellung von Silikonschlüsseln aus zwei Materialphasen (knetbares Silikon und dünnfließendes Silikon, um mehr Details zu erfassen) für die Übertragung des Wax-ups in den Mund. Mit den Schlüsseln wurde ein intraorales Mock-up aus einem temporären Bisacryl-Komposit (Protemp 4, Fa. Solventum, Kamen, Deutschland) realisiert und anschließend bezüglich seiner (intraoralen und extraoralen) Ästhetik und Funktion evaluiert (Abb. 8)[3].

Nach der Bewertung und Diskussion mit der Patientin wurde die minimalinvasive, additive Gesamtrehabilitation des abgenutzten Gebisses mit einer Kombination aus direkten und indirekten Restaurationen aus Komposit und Keramik beschlossen (Abb. 9).

Basierend auf der durch das Mock-up bestätigten Restaurationsplanung wurden in einer Open-Source-Software (Meshmixer, Fa. Autodesk, München, Deutschland)[4] digital vier Schlüssel für die Seitenzahnbereiche (jeweils Zähne 4 bis 7) konstruiert (Abb. 10). Eine Absicht hinter dieser innovativen Methode ist die verbesserte Entfernung von Kompositüberschüssen bei der Wax-up-basierten Übertragung einer erhöhten Vertikaldimension in direkter Komposittechnik. Üblicher ist die Übertragung mithilfe transparenter Silikonschlüssel, wobei Kompositüberschüsse austreten können, die sich im Nachgang nur schwer entfernen lassen. Ein weiterer Vorteil dieser Technik ist die Möglichkeit der exakten Übertragung der

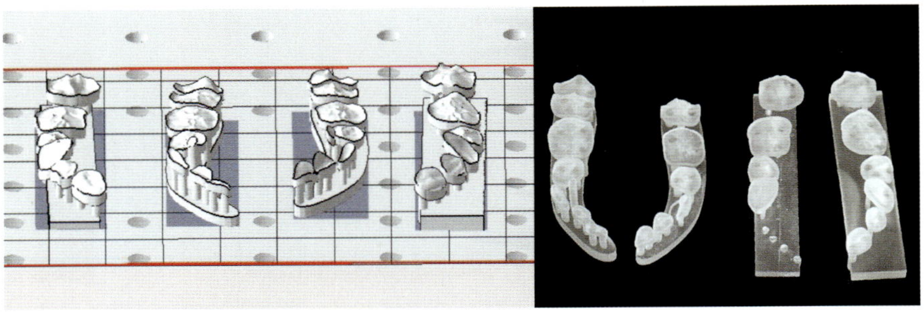

Abb. 10 Herstellung der 3D-gedruckten Schlüssel für die Seitenzahnbereiche.

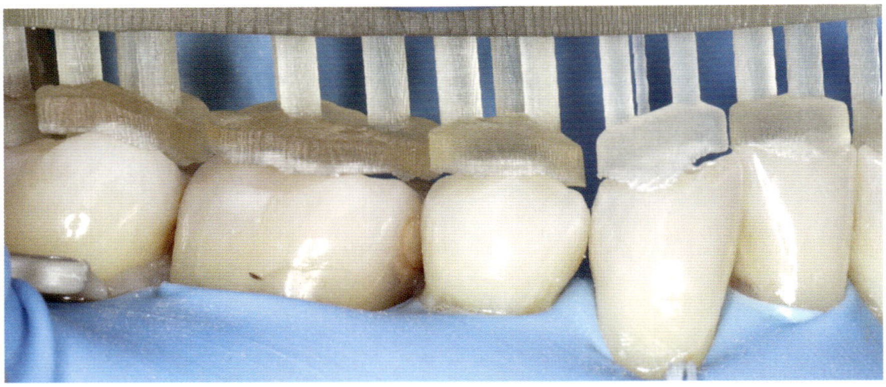

Abb. 11 Die 3D-gedruckten Schlüssel in Mund der Patientin.

Formen eines digitalen Modells, das bereits als Mock-up intraoral getestet wurde, in die klinische Realität. Die vier Transferschlüssel wurden in einer Slicer-Software verarbeitet (Netfabb, Fa. Autodesk) und in einem biokompatiblen Kunststoff (Sheraprint SG, Fa. Shera, Lemförde, Deutschland) gedruckt (P30 Rapidshape) (Abb. 11).

Direkte Seitenzahnrestaurationen

Nun wurden die Zähne unter Kofferdam mit einer Polierpaste (Depurdent, Fa. Wild Pharma, Muttenz, Schweiz) gereinigt. Alte störende Restaurationen wurden entfernt. Nach zusätzlicher Isolation der jeweiligen Nachbarzähne mit Teflonband erfolgten eine 30-sekündige Ätzung der Schmelzflächen mit 37%iger Orthophosphorsäure mit anschließender Spülung und Lufttrocknung sowie das Auftragen eines Adhäsivs (OptiBond FL 2, Fa. Kerr, Herzogenrath, Deutschland). Schließlich wurde mit den 3D-gedruckten Schlüsseln ein vorgewärmtes Komposit (Tetric EvoCeram, Fa. Ivoclar, Schaan, Liechtenstein) aufgepresst, das die validierte Planung (Wax-up) in den Mund übertrug (Abb. 12). Die Technik kann auf Einzelzähnen oder simultan auf mehreren Zähne angewendet werden.

Nach erfolgreichem Aufbau aller vier Seitenzahnbereiche folgten die Ausarbeitung mit Diamantschleifern und sorgfältige Politur mit Strips und rotierenden Scheiben. Auf den ersten Molaren musste ungefähr 1 mm Material hinzugefügt werden, weshalb das Komposit hier nur provisorisch mit der Punkt-Ätztechnik befestigt wurde. Die direkten Restaurationen sollten hier später durch indirekte Keramikonlays ersetzt werden.

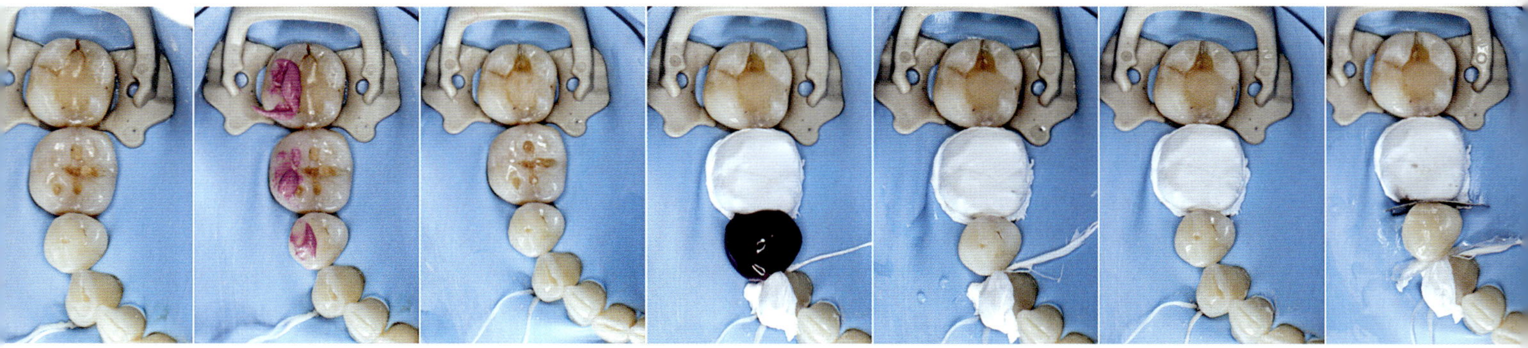

Abb. 12 Repräsentative Darstellung der Arbeitsschritte in einem Quadranten (Reinigung der Zähne, Entfernen alter Restaurationen, Isolieren mit Teflonband, Säureätzung, Auftragen des Adhäsivs und Aufpressen des Komposits mithilfe des 3D-gedruckten Schlüssels).

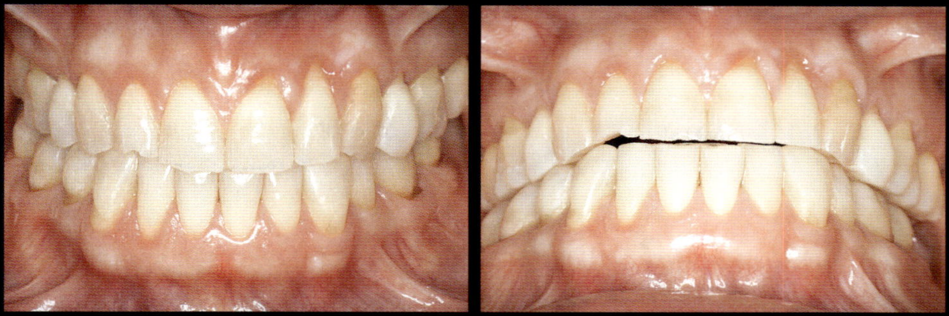

Abb. 13 Bisslage nach dem Anheben der Vertikaldimension.

Die Patientin war auf der wiederhergestellten Vertikaldimension stabil (Abb. 13). Da ein Test der neuen Situation über 4 bis 6 Wochen erforderlich war, währenddessen sich die Patientin an die neue Vertikaldimension gewöhnen konnte, wurden für die Frontzähne „Snap-on"-Provisorien aus einem Polycarbonat (Tizian, Fa. Schütz Dental, Rosbach, Deutschland) nach den Formen des bereits validierten ästhetischen Mock-ups hergestellt und am Ende der Sitzung bei der Patientin eingesetzt (Abb. 14). Diese Snap-on-Provisorien dienten ästhetischen Zwecken und wurden nicht mit den Zähnen verklebt (Abb. 15).

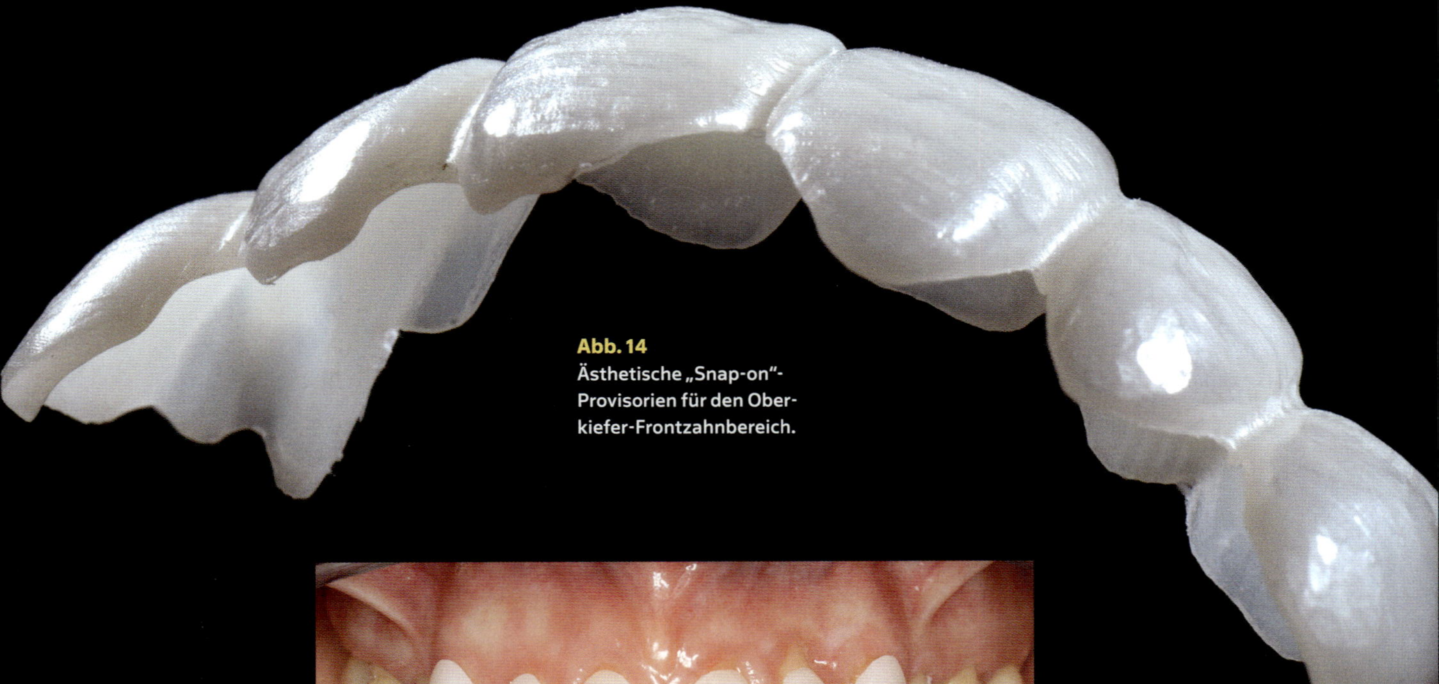

Abb. 14
Ästhetische „Snap-on"-Provisorien für den Oberkiefer-Frontzahnbereich.

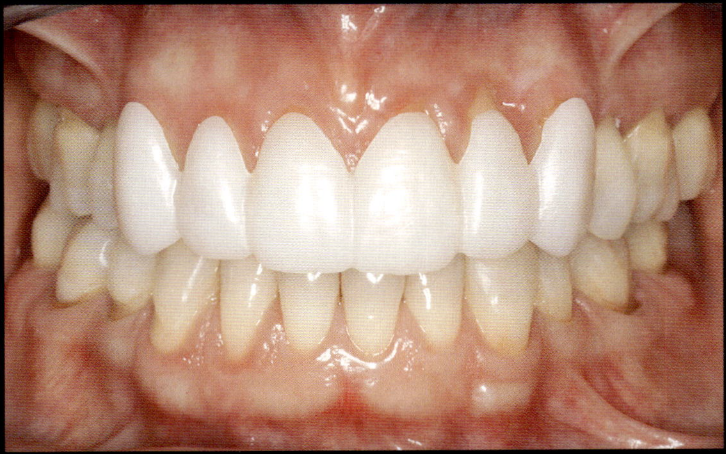

Abb. 15 Situation mit eingesetztem Snap-on-Provisorium.

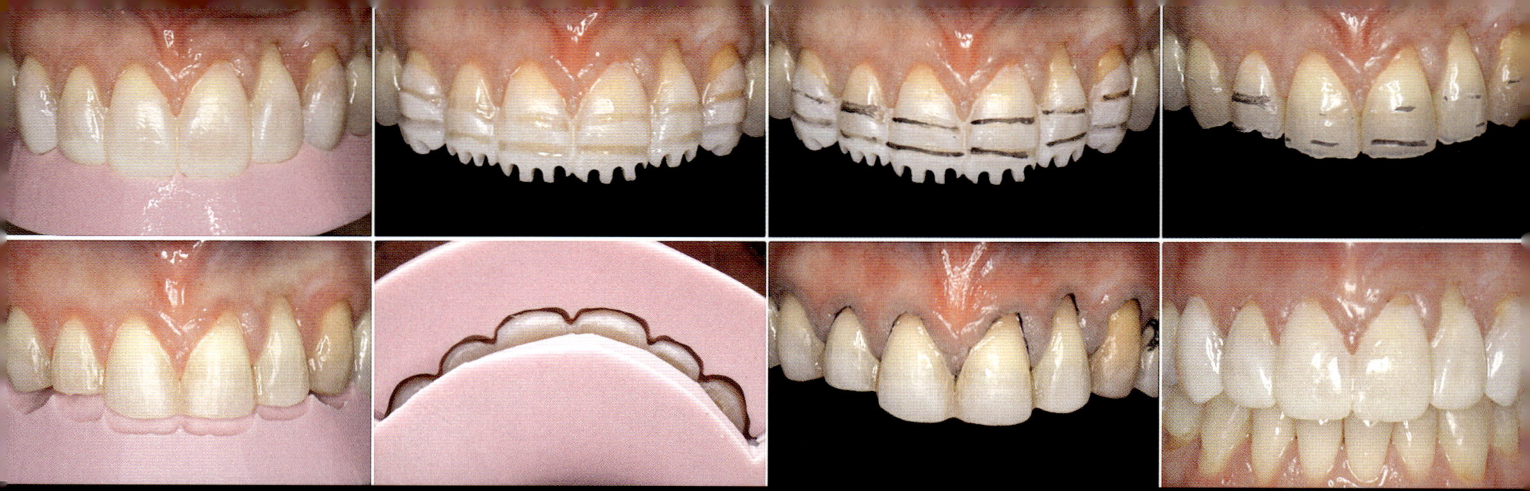

Abb. 16 Arbeitsschritte der minimalinvasiven Veneerpräparation der Frontzähne.

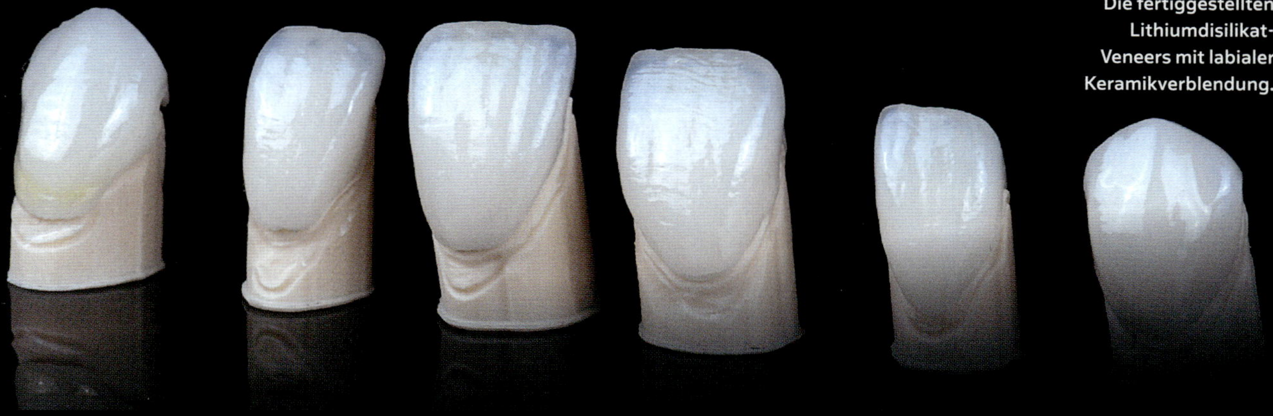

Abb. 17 Die fertiggestellten Lithiumdisilikat-Veneers mit labialer Keramikverblendung.

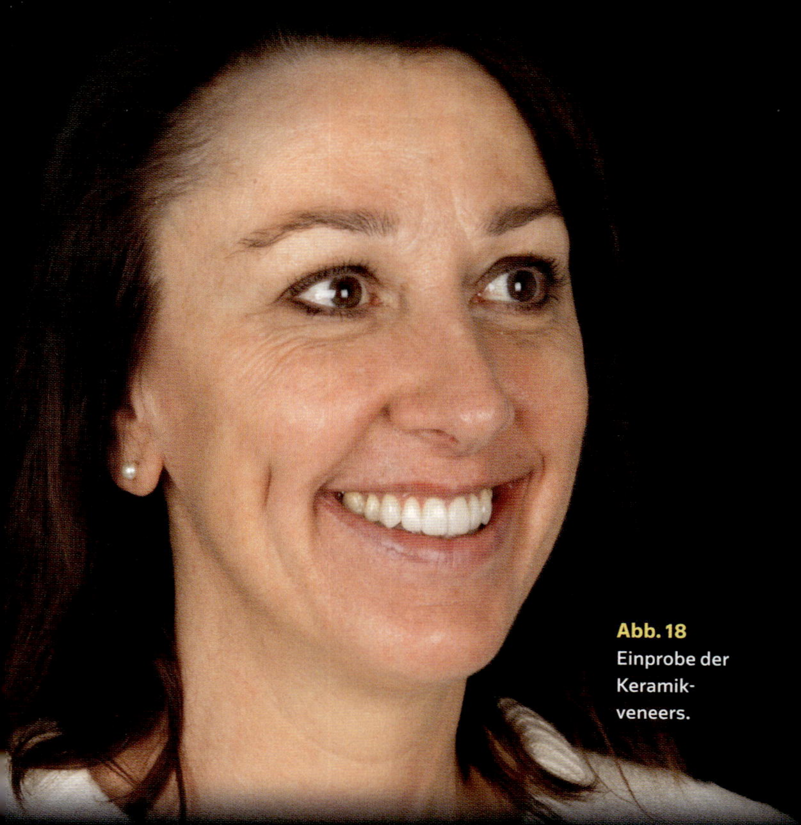

Abb. 18 Einprobe der Keramikveneers.

Indirekte Frontzahnrestaurationen

Zur Präparation für die definitiven Restaurationen wurden alle Innenkanten und -ecken abgerundet und sämtliche Unterschnitte entfernt. Außerdem wurden die Labialflächen und Inzisalkanten (unter Kontrolle durch Silikonschüssel) minimal reduziert.

Im Anschluss an die Präparationen erfolgte eine behutsame Gingivaretraktion mit der Doppelfadentechnik sowie die optische Abformung (Trios 3, Fa. 3Shape, Kopenhagen, Dänemark). Die Zähne mit Gingivarezessionen erhielten eine supragingivale Präparationsgrenze in Symmetrie mit der Schmelzzementgrenze des entsprechenden kontralateralen Zahns, um Platz für eine mögliche künftige Wurzeldeckung zu lassen, falls die Patienten sich zu einer Rezessionsbehandlung entschließen würde (Abb. 16). Die Keramikveneers wurden aus Lithiumdisilikat-Blöcken (IPS e.max CAD, Fa. Ivoclar) gefräst, manuell reduziert und mit einer Feldspatkeramik (IPS e.max Ceram, Fa. Ivoclar) verblendet (Abb. 17 und 18)[4].

Bei der adhäsiven Befestigung der Keramikveneers kam folgendes Protokoll zur Anwendung:

1. Zunächst wurden die Zähne einzeln unter Kofferdam korundgestrahlt (27 µm), mit einer Polierpaste gereinigt und 30 Sekunden mit 37%iger Orthophosphorsäure geätzt. Kurz vor der Verklebung wurde dann das Adhäsiv (OptiBond FL 2) aufgetragen, das unpolymerisiert blieb.
2. Die Restaurationen wurden individuell mit einem Reinigungsmittel (Ivoclean, Fa. Ivoclar) vorbehandelt, 90 Sekunden mit 9%iger Flusssäure geätzt, 4 Minuten in einem Ultraschallbad gereinigt und dann 60 Sekunden mit einem Silan-Haftvermittler (Monobond Plus, Fa. Ivoclar) behandelt.
3. Die Verklebung erfolgte mit einem dualhärtenden Befestigungskomposit, das gründlich lichtgehärtet wurde (30 Sekunden je Fläche). Alle Kompositüberschüsse wurden mit einem Skalpell entfernt und die Ränder sorgfältig poliert (Abb. 19).

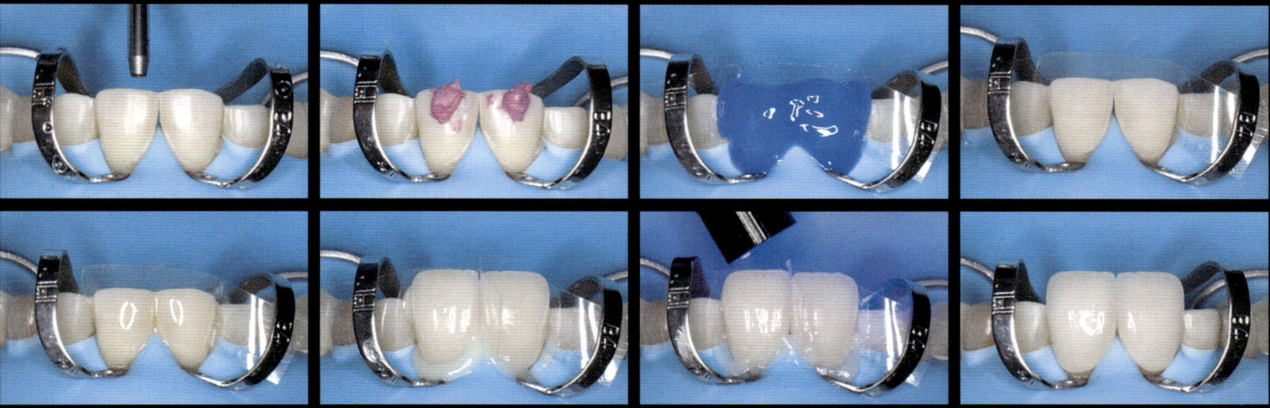

Abb. 19 Arbeitsschritte bei der adhäsiven Befestigung der Frontzahnrestaurationen.

Indirekte Seitenzahnrestaurationen

Die Herstellung der Keramikonlays auf den ersten Molaren folgte demselben Workflow wie die der Frontzahnveneers. Die indirekten Restaurationen wurden vom Autor in einer CAD-Software (Dental Designer, Fa. 3Shape) jeweils mit einer Dicke von 1 bis 1,5 mm konstruiert (Abb. 20).

Gefräst (Cerec MCXL, Fa. Sirona, Bensheim, Deutschland) wurden die Onlays aus Lithiumdisilikat-Blöcken (IPS e.max CAD HT A2, Fa. Ivoclar) im vorkristallisierten Zustand („Blauling") (Abb. 21). Die Adaptation auf den 3D-gedruckten Modellen und abschließende Formgebung erfolgte manuell mit Diamantschleifkörpern vor dem Kristallisationsbrand. Dann wurde, ohne Anwendung von Effektfarben oder Glasur, die Hochglanzpolitur durchgeführt.

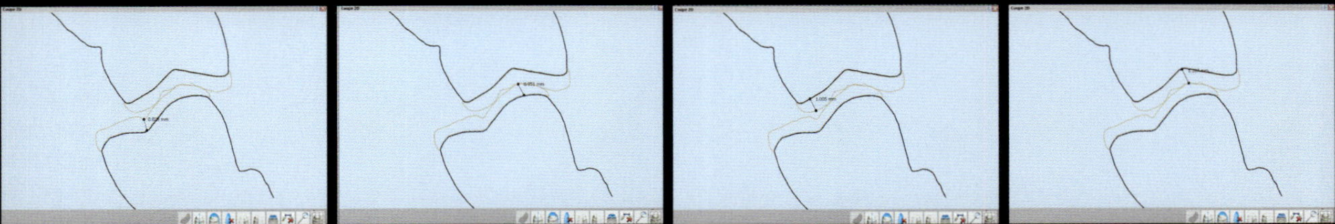

Abb. 20 Planung der indirekten Keramikrestaurationen für die Seitenzähne (erste Molaren).

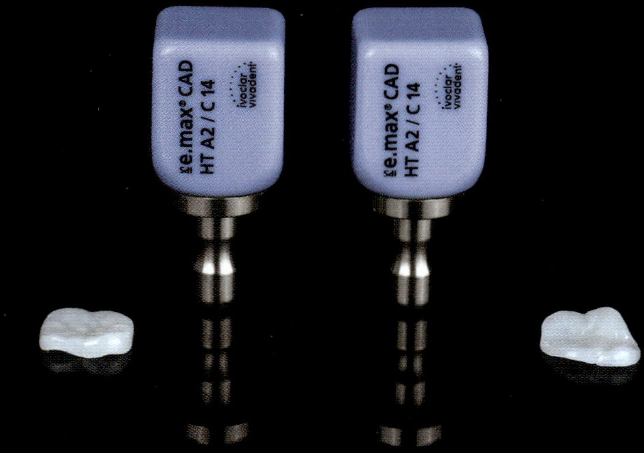

Abb. 21 Die zum Fräsen der Seitenzahnonlays verwendeten Keramikblöcke.

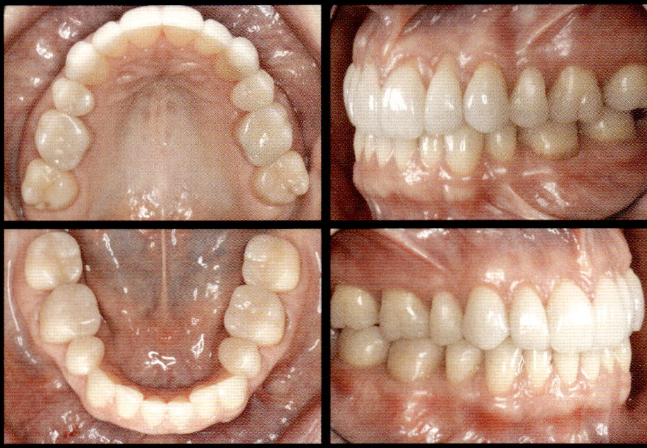

Abb. 22 Intraorale Ansichten nach dem Einsetzen der Restaurationen.

Die Patientin zeigte sich mit dem minimalinvasiven Behandlungskonzept und dem Endergebnis hoch zufrieden (Abb. 22 bis 24). Da sie sich gegen eine anschließende mukogingivalchirurgische Behandlung zur Rezessionsdeckung entschied, sind die Gingivarezessionen auf den Bildern noch sichtbar.

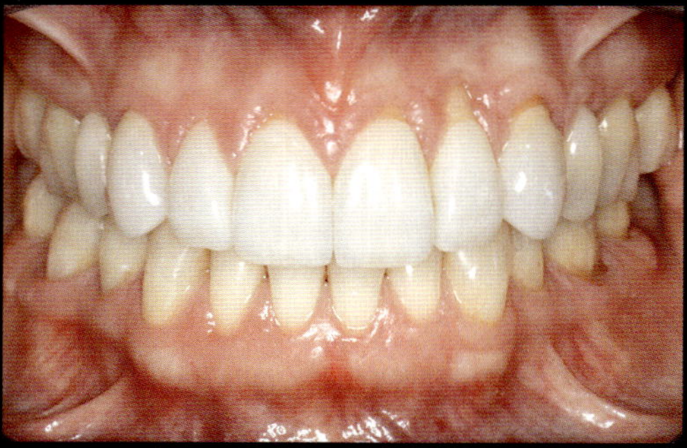

Abb. 23 Intraorale Situation 2 Jahre nach Abschluss der Behandlung.

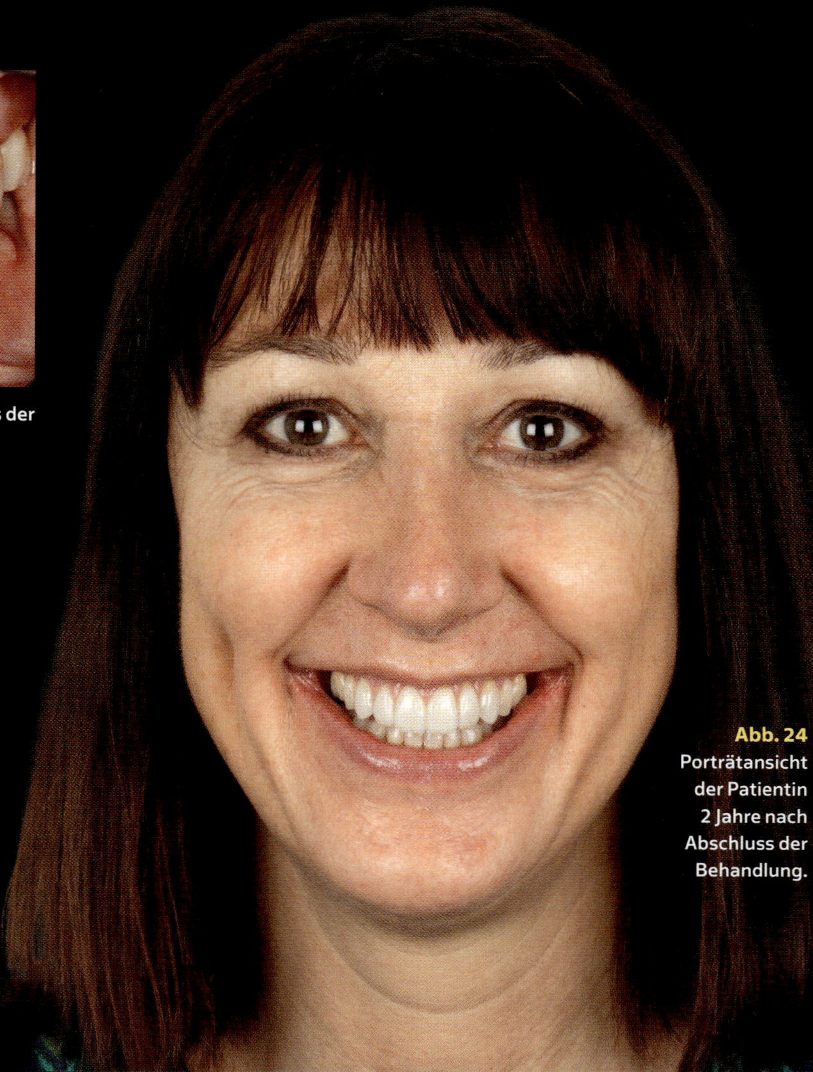

Abb. 24 Porträtansicht der Patientin 2 Jahre nach Abschluss der Behandlung.

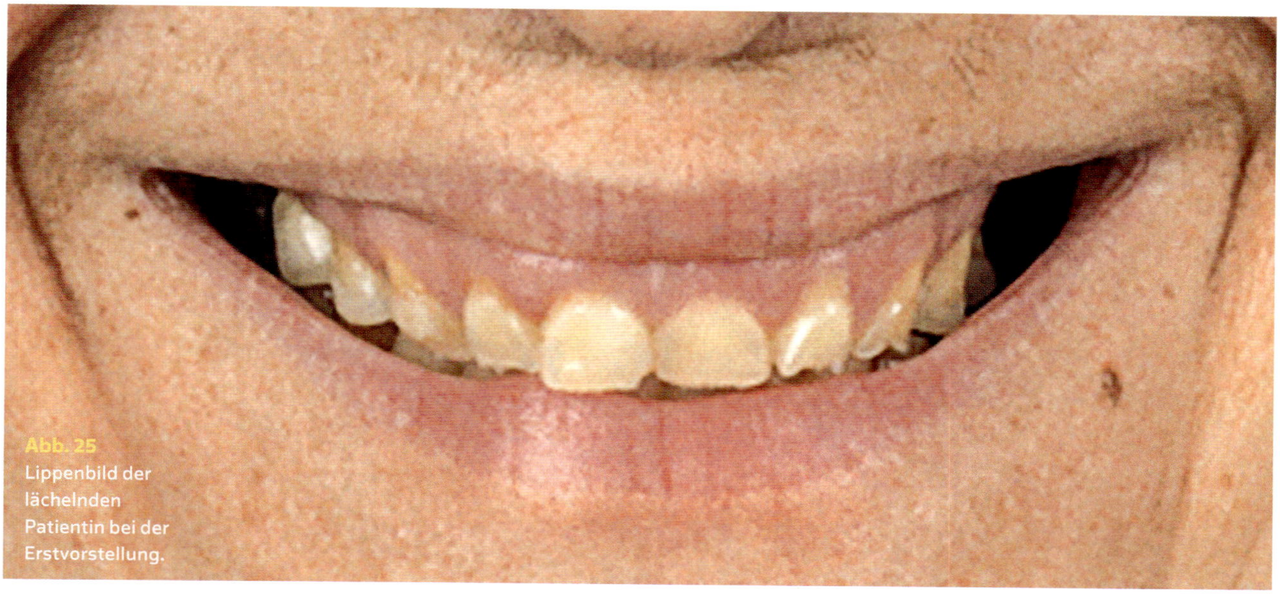

Abb. 25 Lippenbild der lächelnden Patientin bei der Erstvorstellung.

Fall 2

Die 56-jährige Patientin stellte sich mit generalisiertem Zahnverschleiß vor (Abb. 25 bis 27). Nach einer umfassenden klinischen Untersuchung und fotografischen Dokumentation wurden die weiße und rosa Ästhetik analysiert und Behandlungsoptionen mit der Patientin erörtert. Da sie zögerte, die Zahnfleischsichtbarkeit beim Lächeln etwas reduzieren zu lassen, wurde ein Gesamt-Wax-up erstellt, das zwei Behandlungslösungen gegenüberstellte. Auf einer Seite wurde die rosa Ästhetik so korrigiert, dass ästhetisch gefällige Breiten-Längen-Verhältnisse der Zahnkronen resultierten[5], während auf der Gegenseite die Gingivahöhen nicht verändert wurden (Abb. 28 und 29). Nach sorgfältiger Betrachtung stimmte die Patientin einigen kleineren parodontalchirurgischen Korrekturen zu, um die weiße und rosa Ästhetik zu harmonisieren. Deshalb wurde eine Operationsschablone konstruiert und 3D-gedruckt (P30 Rapidshape) (Abb. 30), an der sich die minimalinvasive Kronenverlängerung und Entfernung des überschüssigen Weichgewebes orientieren konnte (Abb. 31).

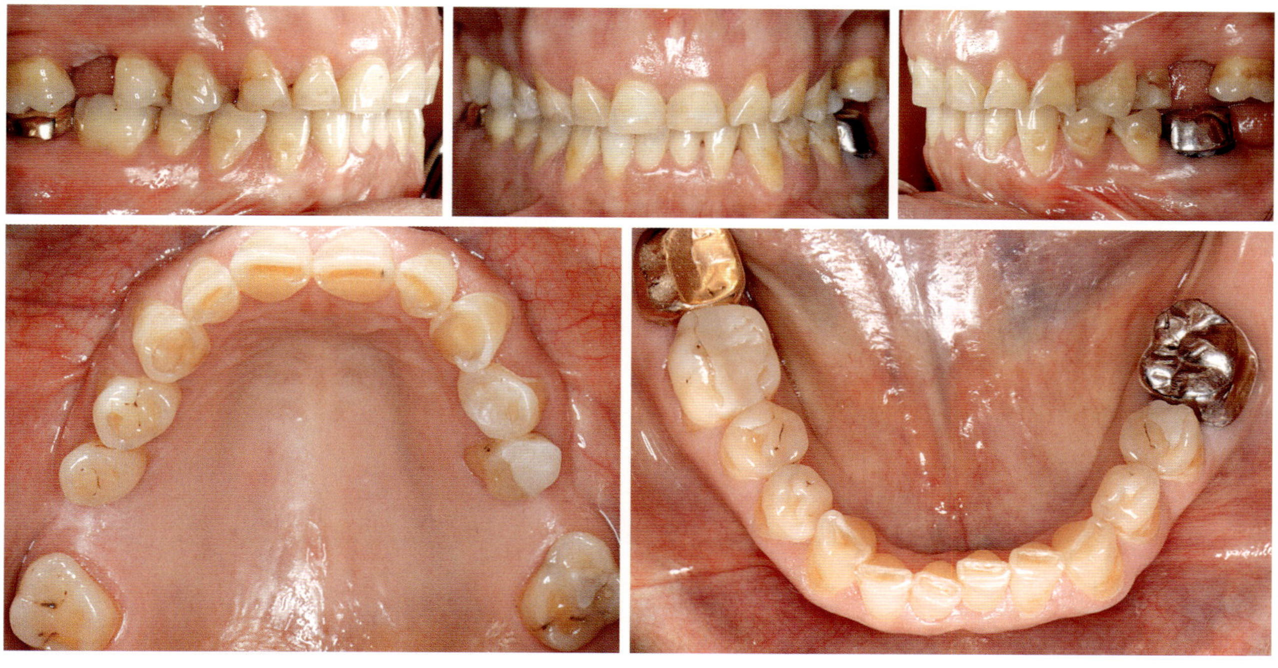

Abb. 26 Intraorale Aufnahmen der Ausgangssituation.

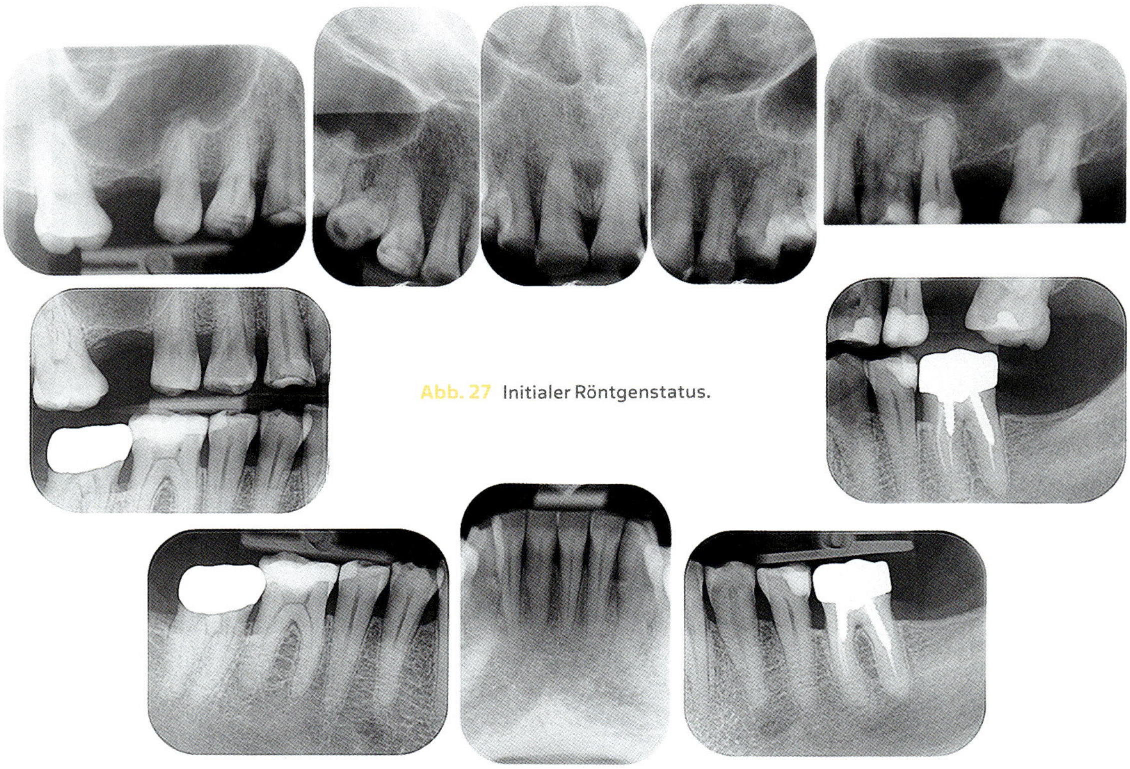

Abb. 27 Initialer Röntgenstatus.

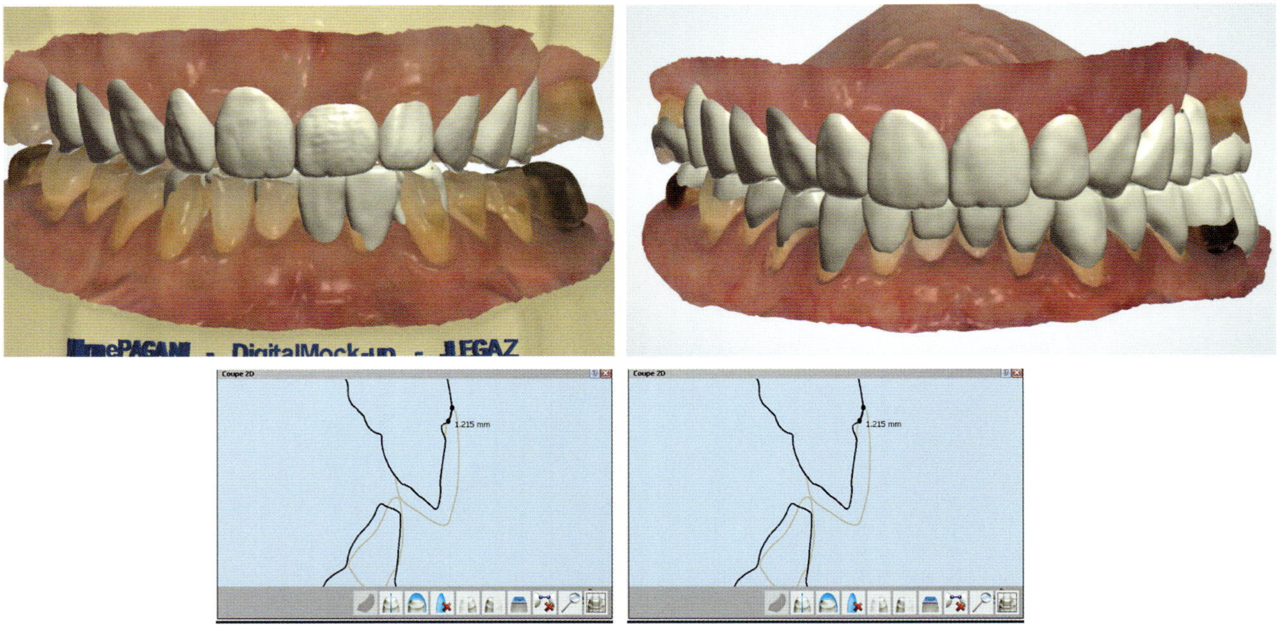

Abb. 28 Virtuelle Behandlungsplanung mit Gegenüberstellung zweier Behandlungsoptionen.

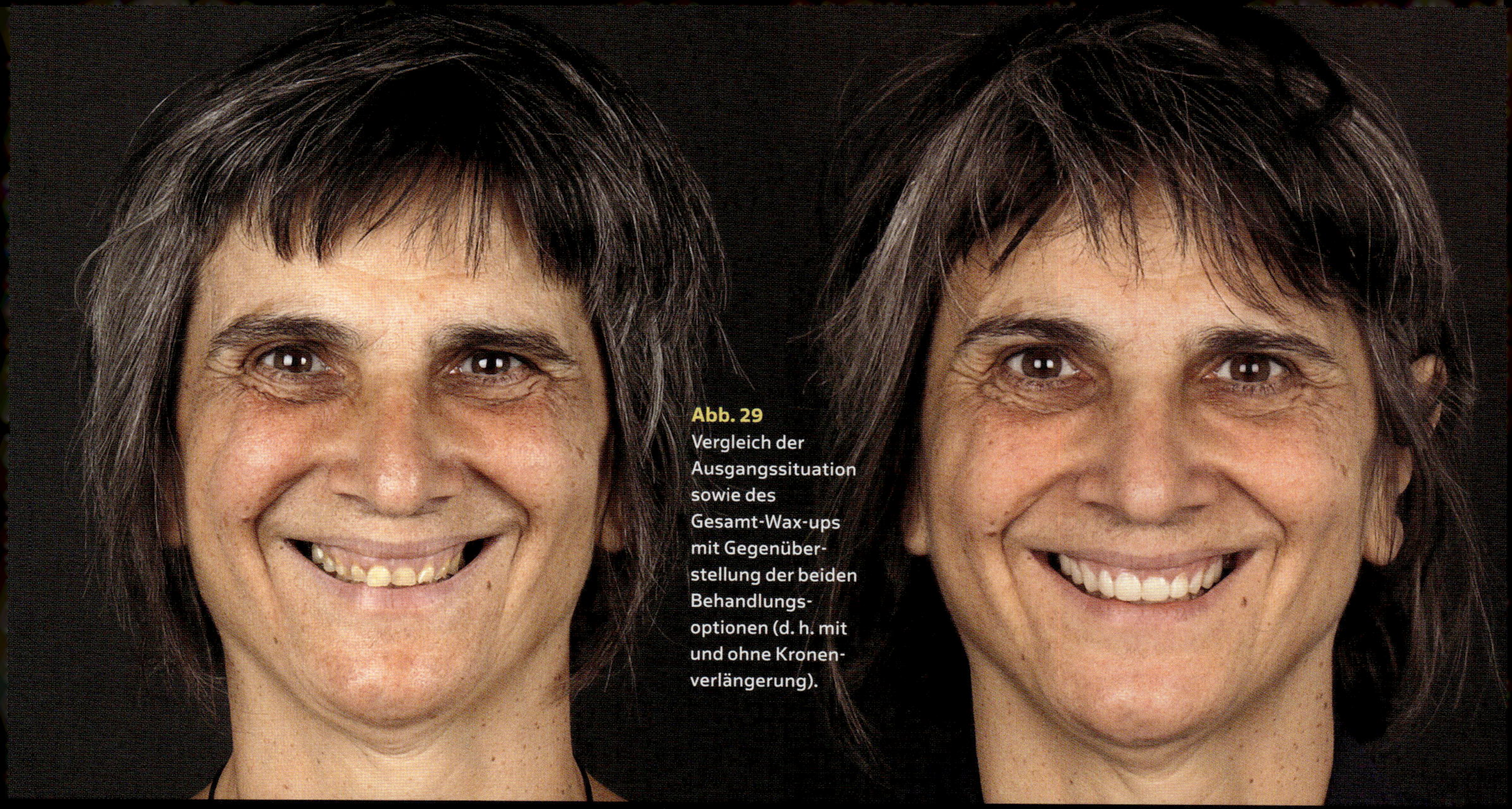

Abb. 29 Vergleich der Ausgangssituation sowie des Gesamt-Wax-ups mit Gegenüberstellung der beiden Behandlungsoptionen (d. h. mit und ohne Kronenverlängerung).

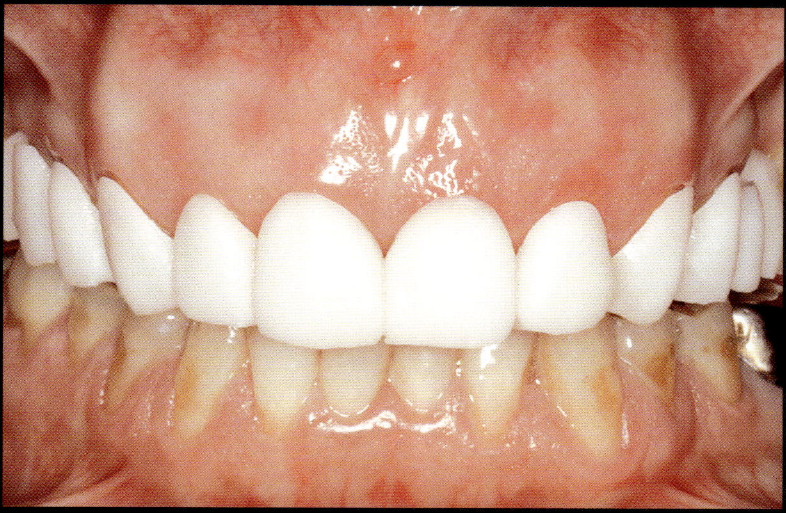

Abb. 30 Übertragen der virtuellen Planung auf die intraorale Situation mithilfe einer 3D-gedruckten Operationsschablone.

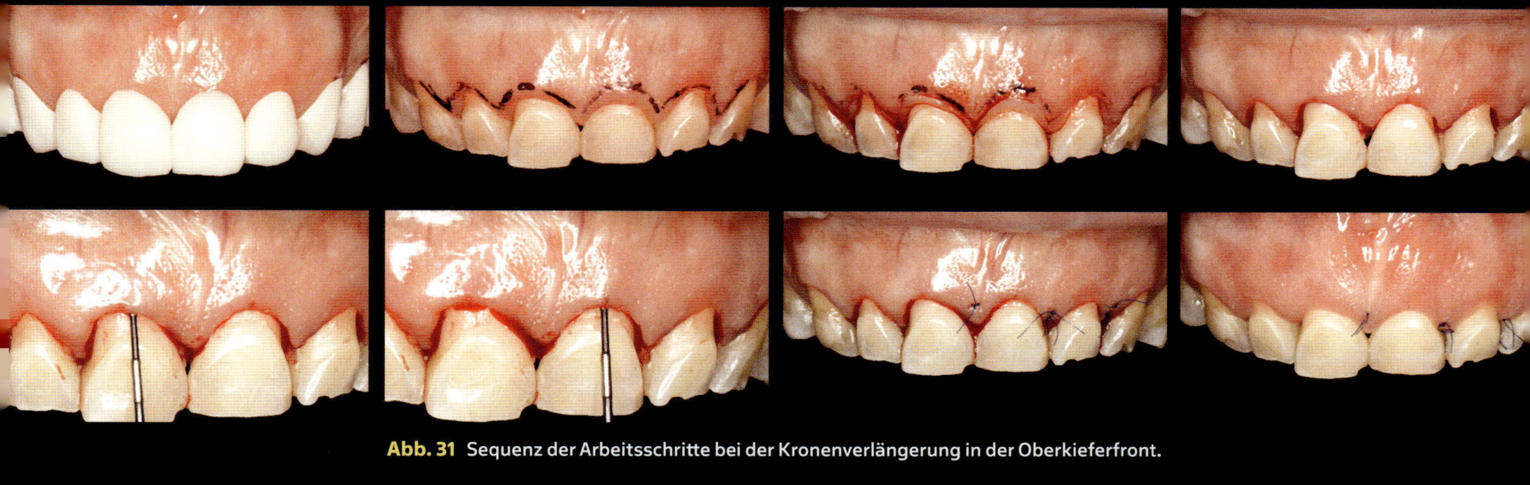

Abb. 31 Sequenz der Arbeitsschritte bei der Kronenverlängerung in der Oberkieferfront.

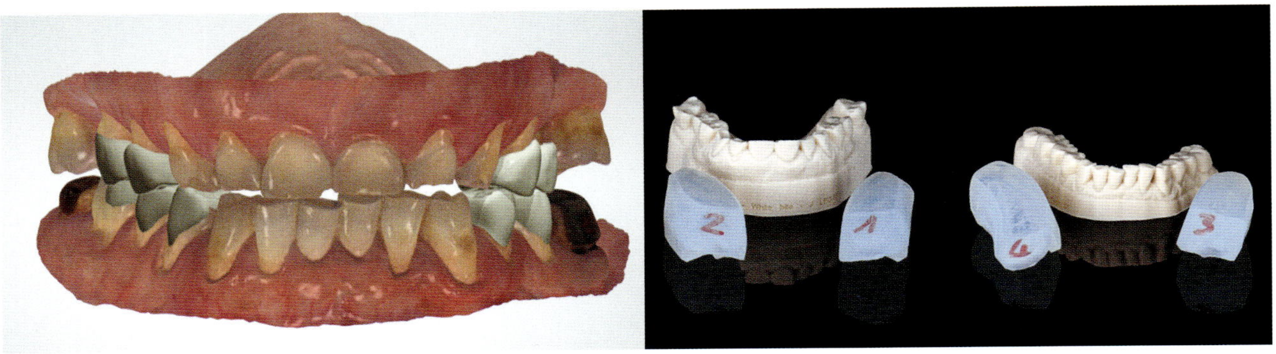

Abb. 32 Digitale Planung und Herstellung von Silikonschlüsseln für den Transfer der geplanten Restaurationsformen in den Mund.

Während der 6-wöchigen Heilungsphase wurden, basierend auf dem initialen Mock-up, die vier transparenten Silikonschlüssel (Elite Transparent, Fa. Zhermack, Badia Polesine, Italien) zur präzisen Übertragung der digitalen Planung in den Mund hergestellt (Abb. 32)[6–8]. Die Zähne in den Stützzonen wurden gereinigt, geätzt und wieder aufgebaut, bis die Patientin auf der neuen Vertikaldimension stabilisiert war (Abb. 33). Die neue Situation wurde anschließend 4 bis 6 Wochen getestet, während sich die Patientin an die neue Vertikaldimension gewöhnte. Deshalb wurden, wie im ersten Fall, für die Frontzahnbereiche Snap-on-Provisorien aus einem Polycarbonat (Tizian) nach den Formen des validierten ästhetischen Mock-ups hergestellt und am Ende der Sitzung eingesetzt. Da diese Provisorien rein ästhetischen Zwecken dienen, erfolgt keine Verklebung mit den Zähnen (Abb. 34)[9].

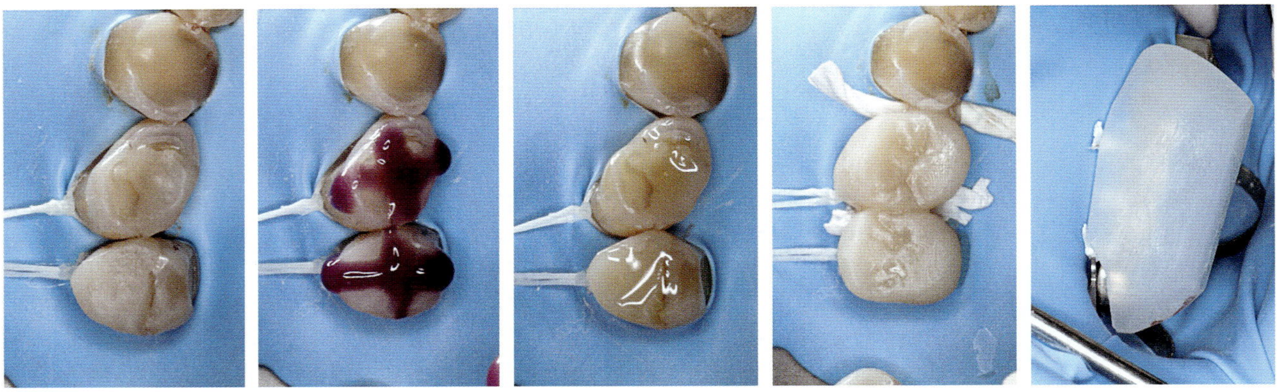

Abb. 33 Arbeitsschritte der Restaurationsherstellung mithilfe der Silikonschlüssel.

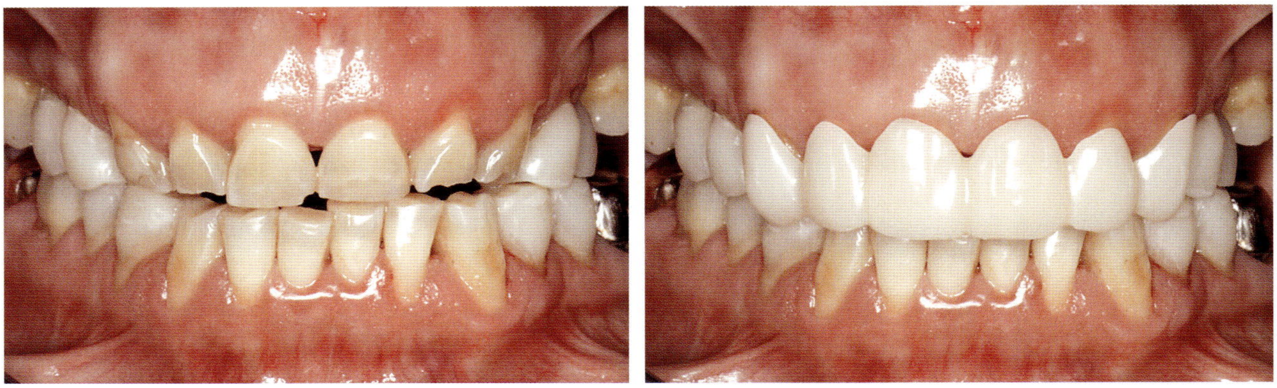

Abb. 34 Neue Vertikaldimension und intraorales Bild nach Einsetzen eines ästhetischen Snap-on-Provisoriums auf den Frontzähnen.

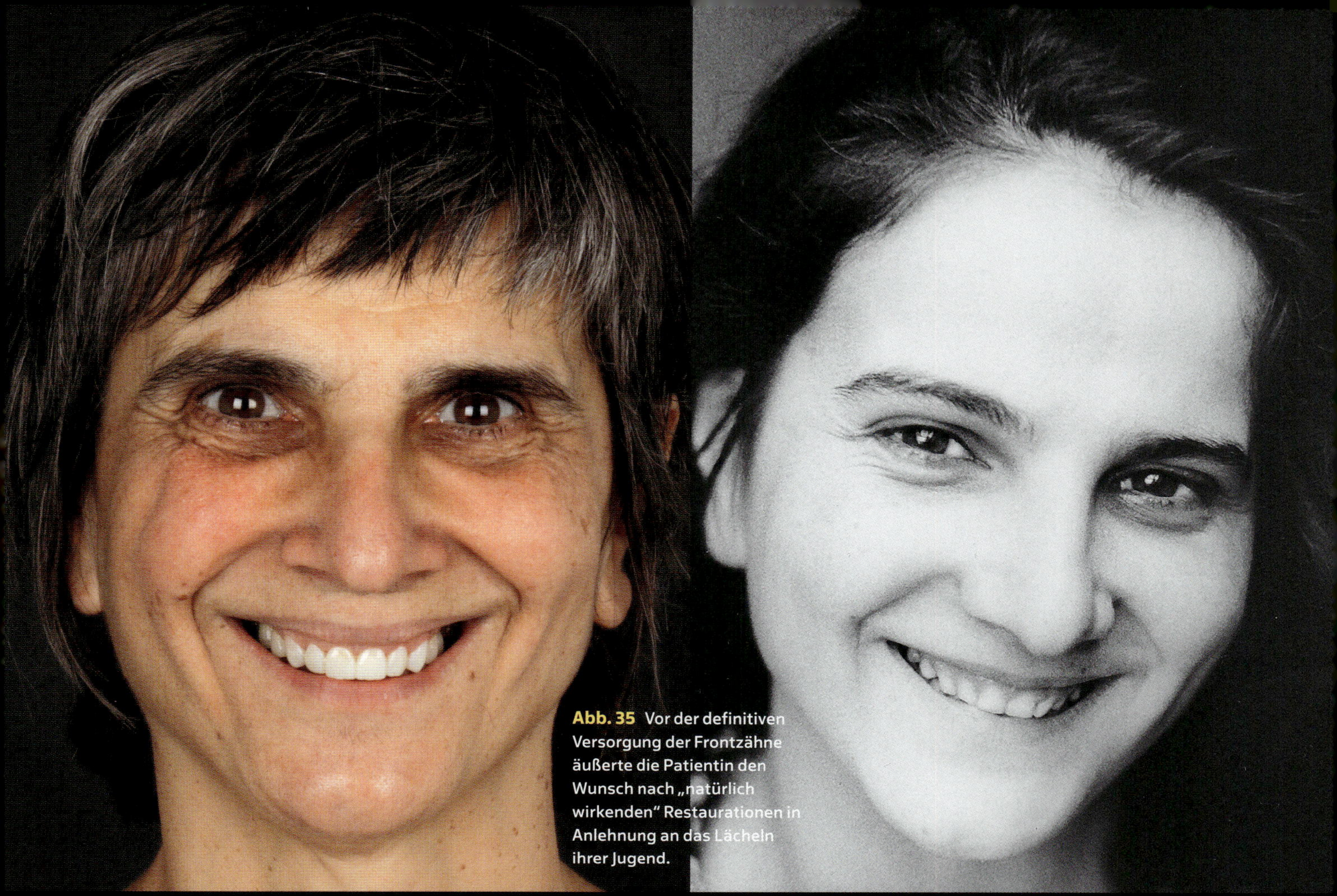

Abb. 35 Vor der definitiven Versorgung der Frontzähne äußerte die Patientin den Wunsch nach „natürlich wirkenden" Restaurationen in Anlehnung an das Lächeln ihrer Jugend.

Nach 6 Wochen begann die definitive prothetische Versorgung. Allerdings wünschte die Patientin vor der abschließenden Rehabilitation eine Anpassung der bereits bestätigten Planung: Durch Hinzufügen kleiner Unregelmäßigkeiten sollte ein natürlicheres dentales Erscheinungsbild erreicht werden, das dem Lächeln in ihrer Jugend ähnlich war (Abb. 35). Um einen exakten Transfer der Ästhetik, Funktion und Okklusion sicherzustellen, wurden daher zunächst 3D-gedruckte Prototypen hergestellt und getestet (Abb. 36)[10]. Erst dann wurden die definitiven Restaurationen aus Lithiumdisilikat-Blöcken (IPS e.max CAD) gefräst und dünn verblendet (Abb. 37 und 38). Die Abbildungen 39 und 40 zeigen das ästhetische Endresultat der Gesamtrehabilitation.

Abb. 36 Vor dem Fräsen der definitiven Restaurationen wurden zunächst Kunststoffprototypen gedruckt.

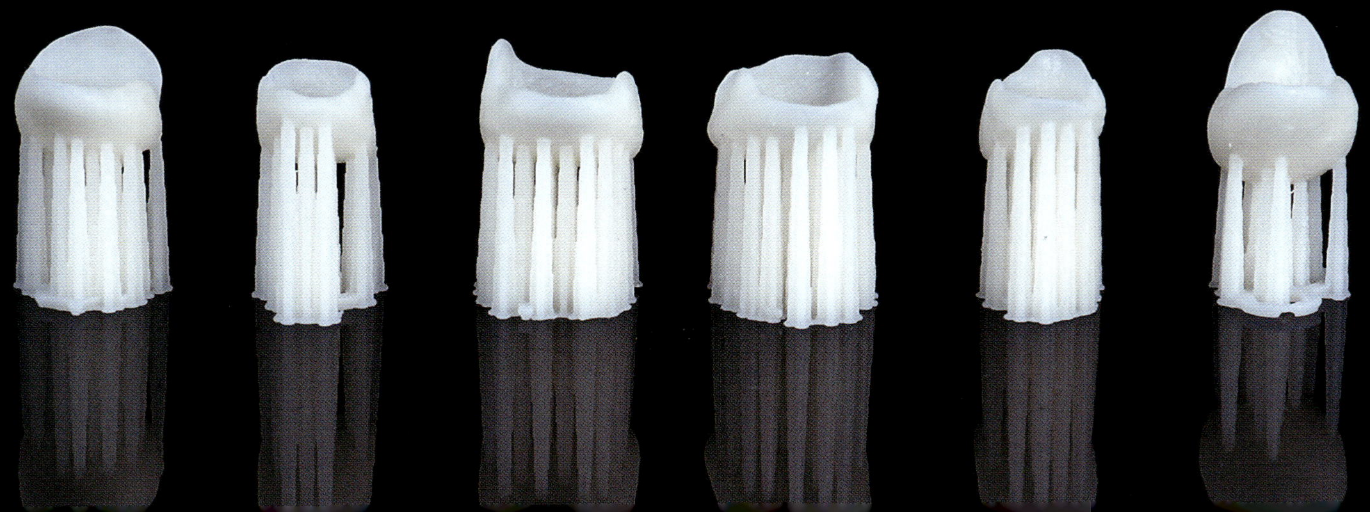

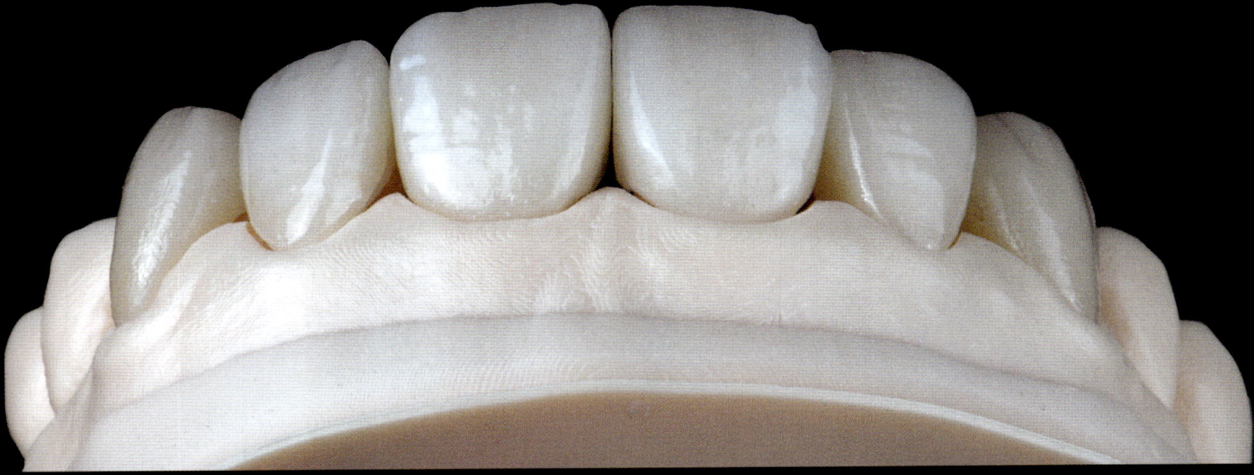

Abb. 37 und 38
Die fertiggestellten definitiven Lithiumdisilikatrestaurationen mit Mikroverblendung der Labialflächen.

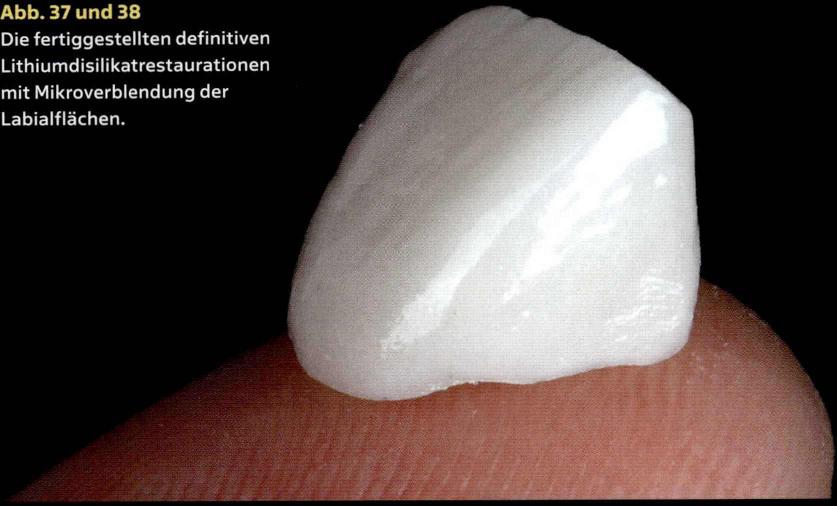

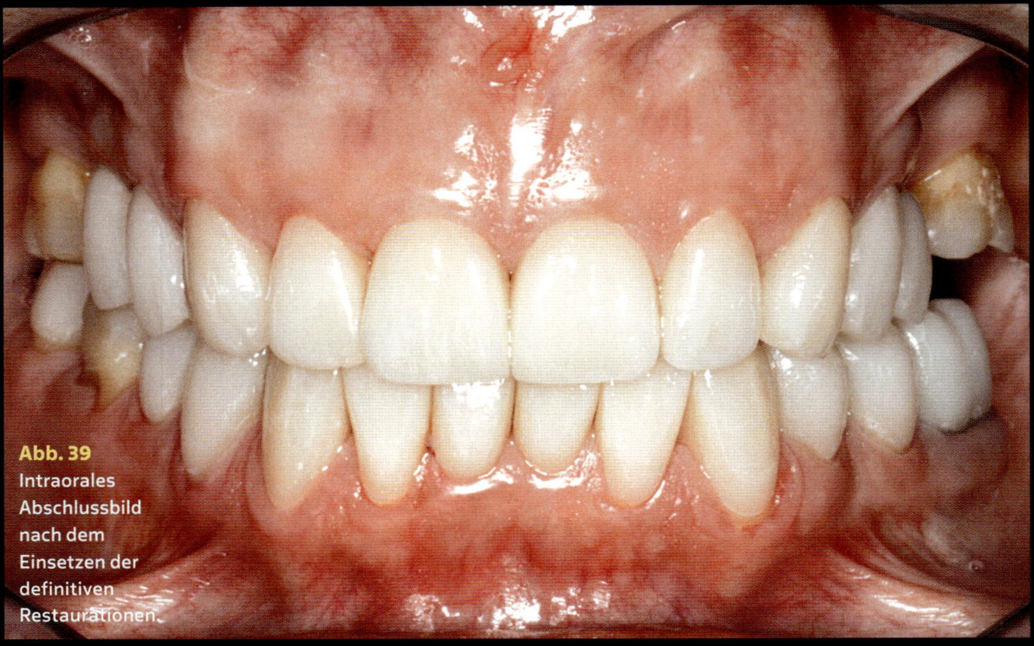

Abb. 39
Intraorales Abschlussbild nach dem Einsetzen der definitiven Restaurationen.

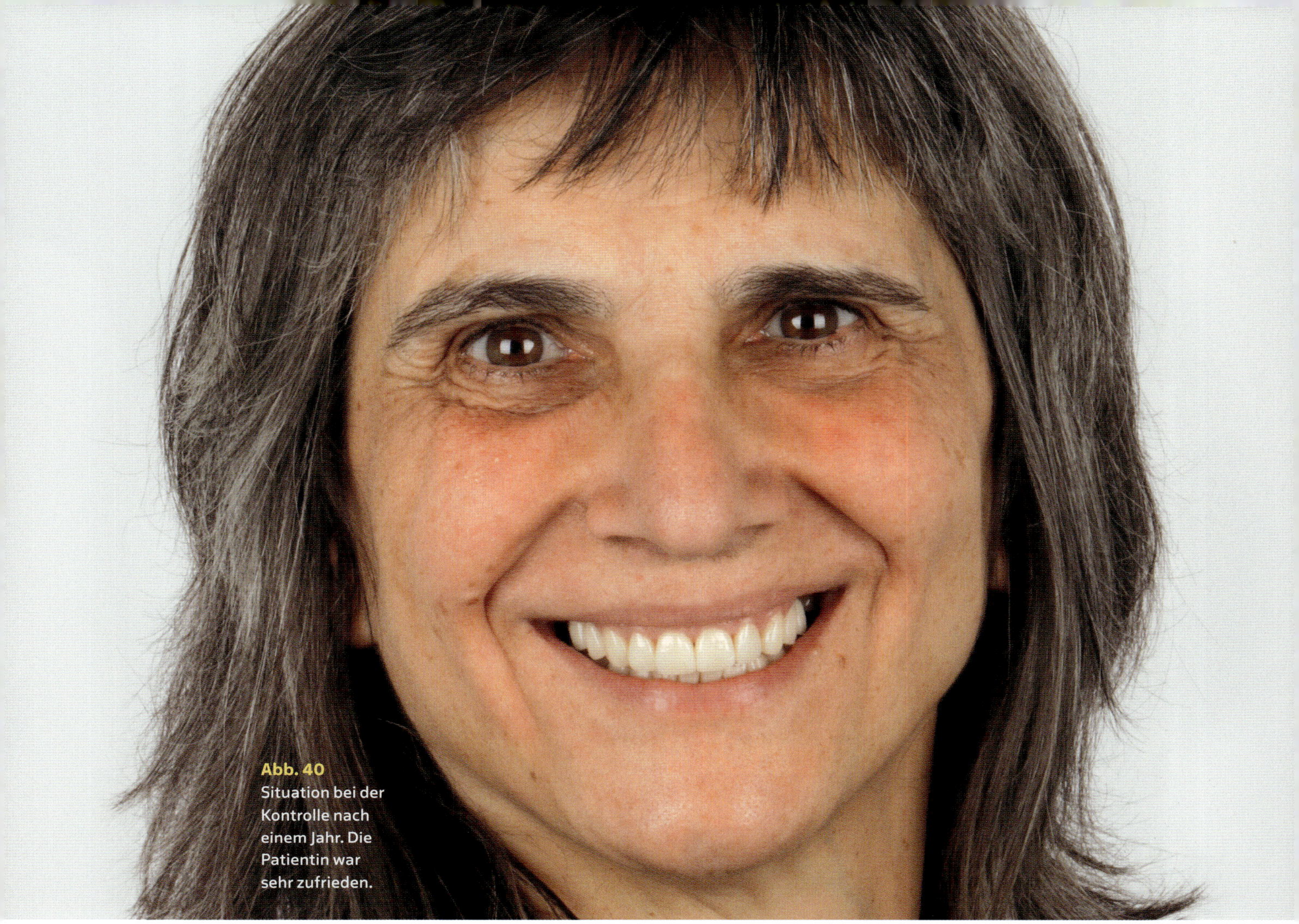

Abb. 40 Situation bei der Kontrolle nach einem Jahr. Die Patientin war sehr zufrieden.

Schlussfolgerung

Die sinnvolle Nutzung und Kombination digitaler Techniken kann die Kommunikation zwischen dem Zahnarzt, dem Zahntechniker und dem Patienten verbessern und die Effizienz und Zuverlässigkeit der Behandlung erhöhen.

Dank

Ein besonderer Dank geht an die ZTM Domenico Vinci und Vincent Fehmer für die Anfertigung der wunderschönen Restaurationen in den beiden gezeigten Fällen sowie an Félix Burkhardt für die Konstruktion der 3D-gedruckten Schlüssel für den ersten Fall.

Literatur

1. Wetselaar P, Lobbezoo F. The tooth wear evaluation system: A modular clinical guideline for the diagnosis and management planning of worn dentitions. J Oral Rehabil 2016;43:69–80.
2. Sancho-Puchades M, Fehmer V, Hämmerle C, Sailer I. Advanced smile diagnostics using CAD/CAM mock-ups. Int J Esthet Dent 2015;10:374–391.
3. Simon H, Magne P. Clinically based diagnostic wax-up for optimal esthetics: The diagnostic mock-up. J Calif Dent Assoc 2008;36:355–362.
4. Pitta J, Romandini P, Cantarella J, et al. Extended porcelain veneers in the maxillary anterior region. A retrospective study with an up to 27-year follow-up. Int J Esthet Dent 2024;19:46–58.
5. Margossian P, Laborde G, Koubi S, Tardivo D, Magne P. Determination of facial references for esthetic restorative treatment. Int J Periodontics Restorative Dent 2021;41:113–119.
6. Vailati F, Belser UC. Full-mouth adhesive rehabilitation of a severely eroded dentition: The three-step technique. Part 1. Eur J Esthet Dent 2008;3:30–44.
7. Vailati F, Belser UC. Full-mouth adhesive rehabilitation of a severely eroded dentition: The three-step technique. Part 2. Eur J Esthet Dent 2008;3:128–146.
8. Vailati F, Belser UC. Full-mouth adhesive rehabilitation of a severely eroded dentition: The three-step technique. Part 3. Eur J Esthet Dent 2008;3:236–257.
9. Edelhoff D, Liebermann A, Beuer F, Stimmelmayr M, Güth JF. Minimally invasive treatment options in fixed prosthodontics. Quintessence Int 2016;47:207–216.
10. Legaz J, Karasan D, Fehmer V, Sailer I. The 3D-printed prototype: A new protocol for the evaluation and potential adaptation of monolithic all-ceramic restorations before finalization. Quintessence Int 2020;51:538–544.

Keramik-veneers:

Kombination moderner Technik und evidenzbasierter Workflows in Praxis und Labor

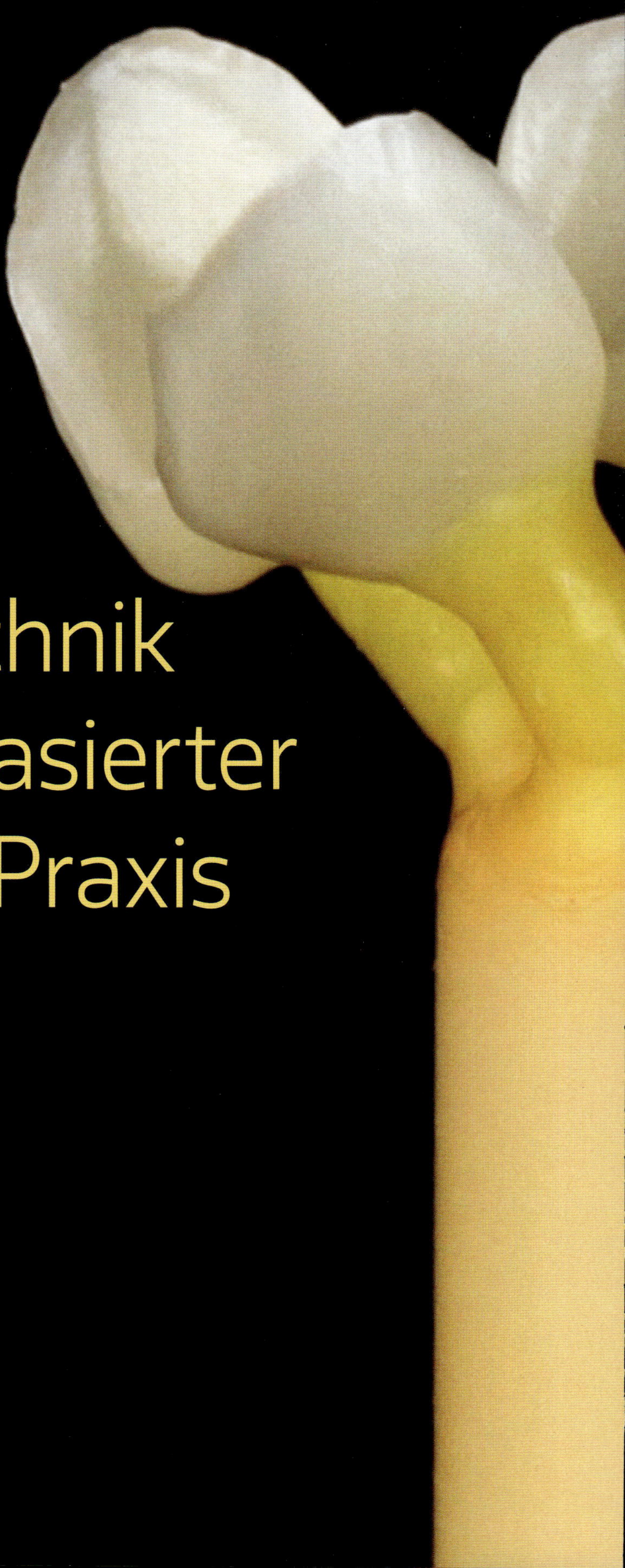

Julian Conejo, DDS, MSc[1]
Sergio Losas, CDT[2]
Telmo Santos, CDT[3]
Markus B. Blatz, DMD, PhD[1]

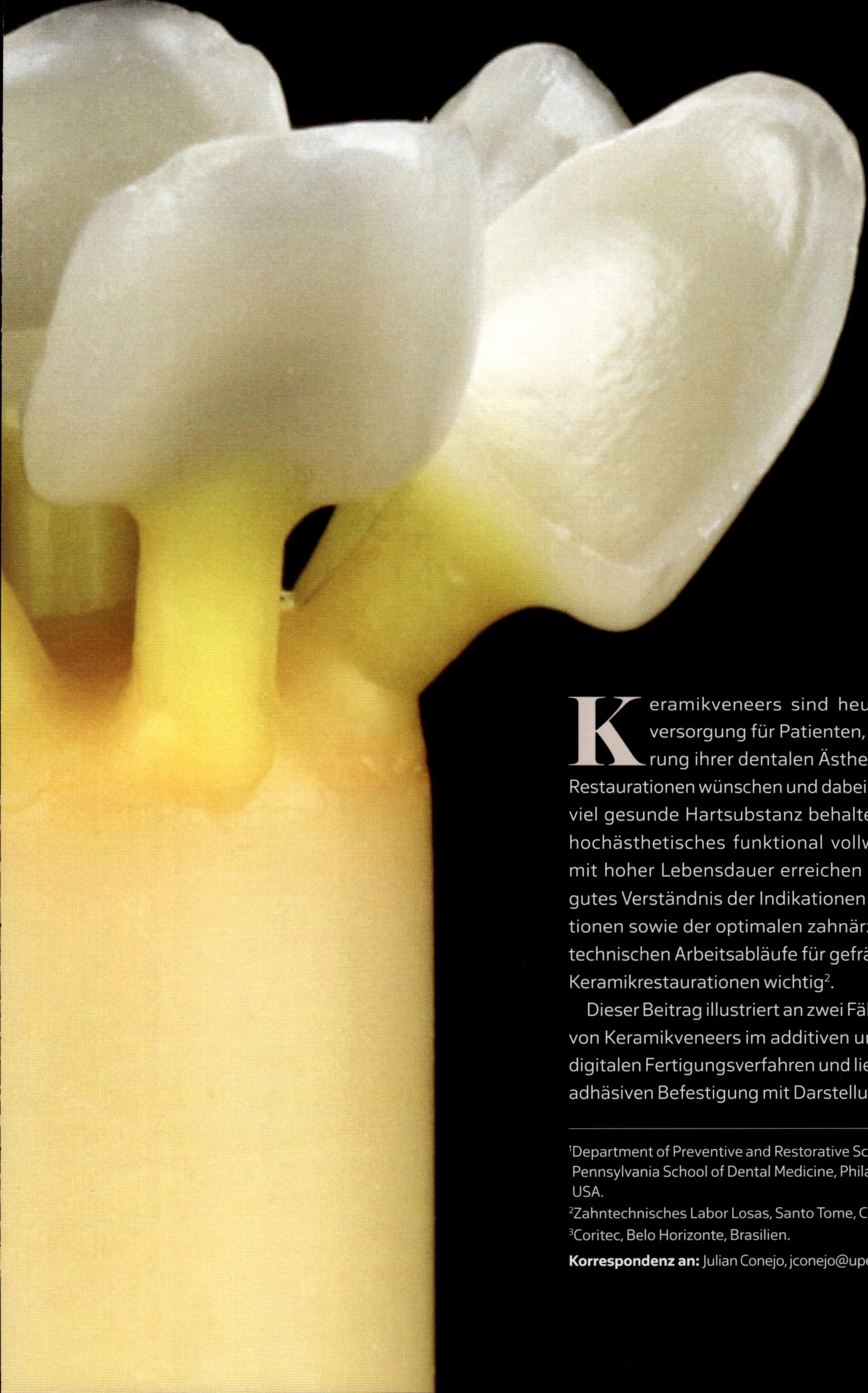

Keramikveneers sind heute di
versorgung für Patienten, die ei
rung ihrer dentalen Ästhetik du
Restaurationen wünschen und dabei zuglei
viel gesunde Hartsubstanz behalten wo
hochästhetisches funktional vollwertig
mit hoher Lebensdauer erreichen zu kö
gutes Verständnis der Indikationen und K
tionen sowie der optimalen zahnärztliche
technischen Arbeitsabläufe für gefräste u
Keramikrestaurationen wichtig[2].

Dieser Beitrag illustriert an zwei Fällen di
von Keramikveneers im additiven und im
digitalen Fertigungsverfahren und liefert ei
adhäsiven Befestigung mit Darstellung de

[1]Department of Preventive and Restorative Sciences,
Pennsylvania School of Dental Medicine, Philadelphia
USA.
[2]Zahntechnisches Labor Losas, Santo Tome, Corriente
[3]Coritec, Belo Horizonte, Brasilien.
Korrespondenz an: Julian Conejo, jconejo@upenn.edu

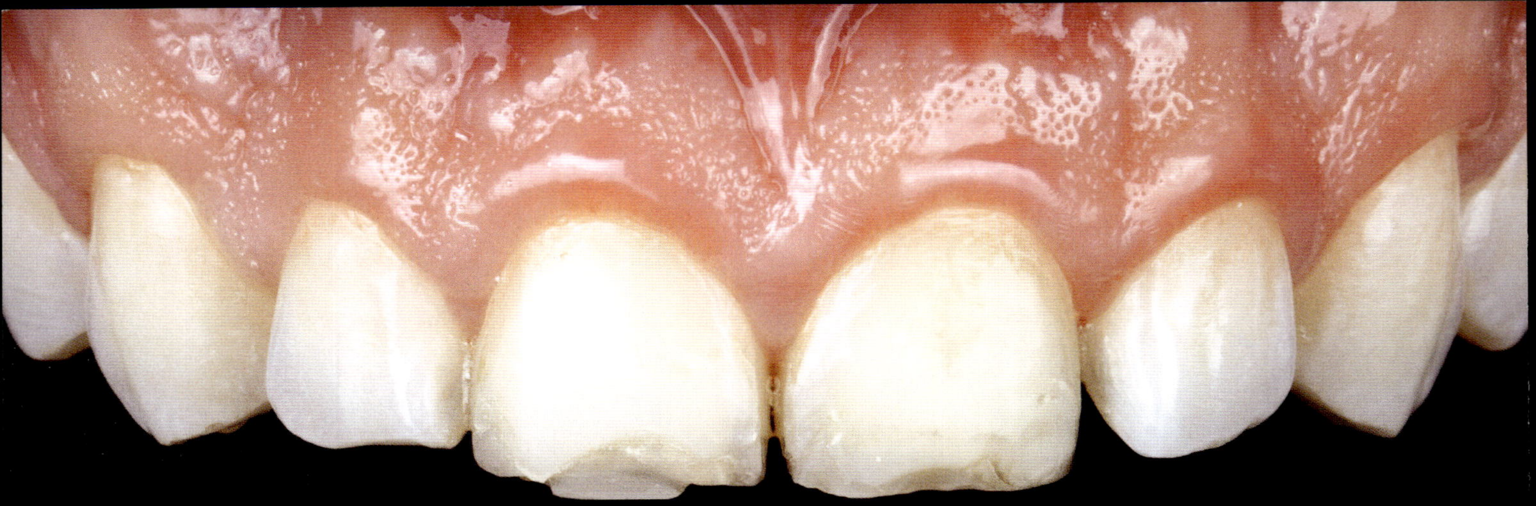

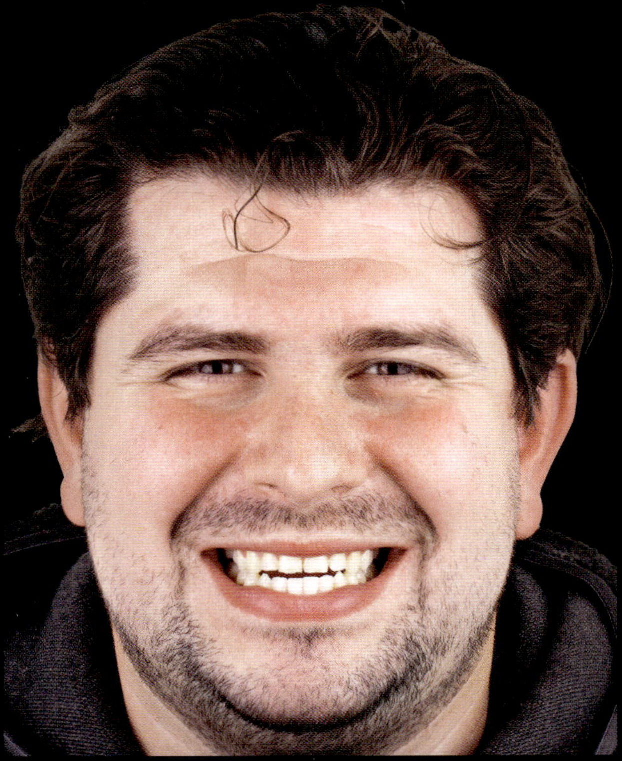

Abb. 1 bis 3 Extra- und intraorale fotografische Dokumentation der Ausgangssituation als Grundlage für eine fazial orientierte Behandlungsplanung.

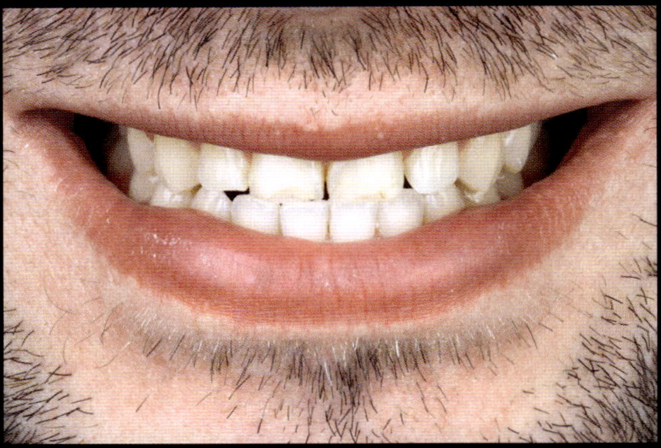

Fall 1

Der 30-jährige Patient stellte sich an der Zahnklinik vor und gab auf die Frage nach seinem Anliegen an, er sei ‚mit seinem Lächeln unzufrieden'. Zunächst wurden daher extra- und intraorale Fotoaufnahmen und digitale diagnostische Abformungen durchgeführt (Abb. 1 bis 3) und die digitalen Daten über eine sichere Online-Plattform mit dem Zahntechniker geteilt.

Dieser führte die Intraoralscans und die Porträtaufnahme des (forciert) lächelnden Patienten in der Konstruktionssoftware zusammen und richtete sie zueinander aus. Auf diese Weise lassen sich der Ober- und Unterkiefer in ihrer räumlichen Lage entsprechend der realen Situation beim Patienten darstellen. Derselbe Arbeitsablauf kann verwendet werden, wenn statt der 2D-Aufnahme des Gesichts ein 3D-Gesichtsscan genutzt werden soll[3].

Nach einer gründlichen dentalen und fazialen Analyse erstellte der Zahntechniker ein digitales Wax-up der Zähne 14 bis 24 nach ästhetischen Richtwerten. Anschließend wurde das Wax-up als STL-Datensatz exportiert und komplett als Modell 3D-gedruckt. Dieses wurde gewaschen, gehärtet, abgestiftet und mit einem langsam laufenden Filzschwabbel (6 000 U/min) poliert, um eine ideale Wiedergabe der Labialflächen zu erreichen (Abb. 4 und 5). Dieser Schritt verbessert die Ästhetik des Mock-ups und Provisoriums, da das Wax-up-Modell nun mithilfe eines Silikonschlüssels in den Mund übertragen wird.

Das Mock-up wurde mit einem Bisacryl-Material erstellt (Abb. 6), woraufhin erneut Fotografien aufgenommen

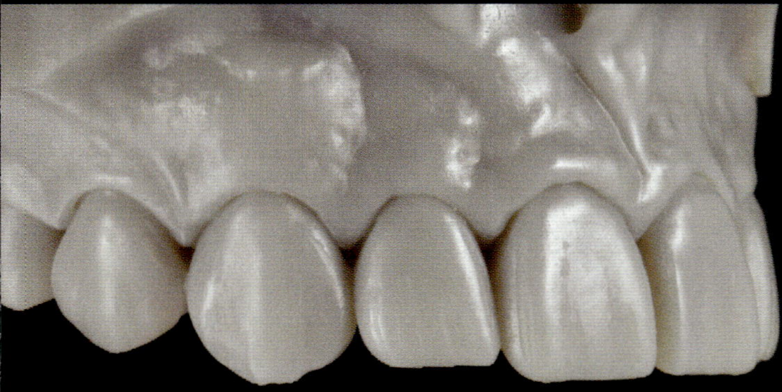

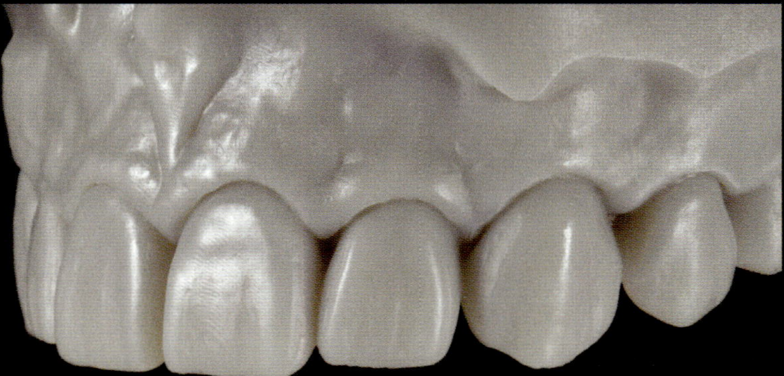

Abb. 4 und 5 Das 3D-gedruckte Modell des digitalen Wax-ups wurde poliert, um die Oberflächenqualität zu verbessern.

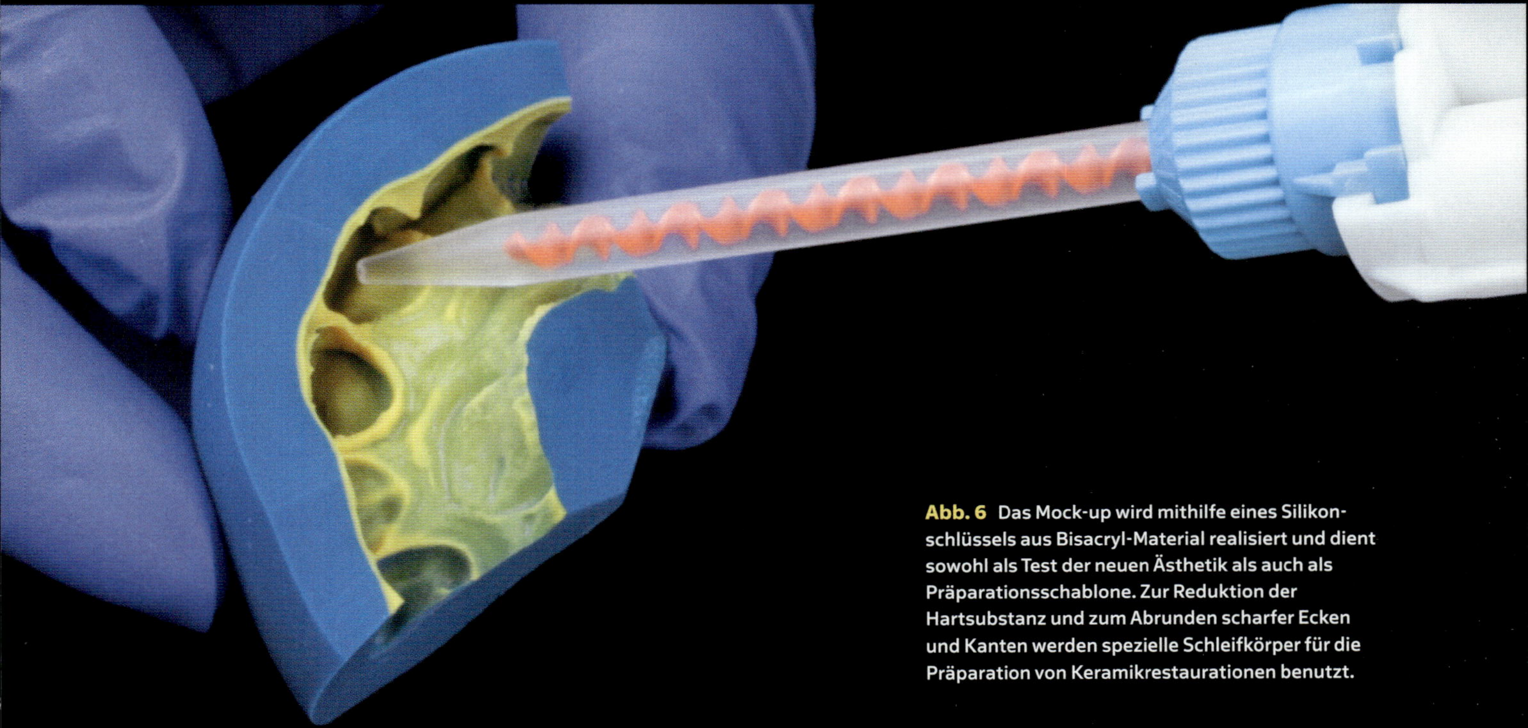

Abb. 6 Das Mock-up wird mithilfe eines Silikonschlüssels aus Bisacryl-Material realisiert und dient sowohl als Test der neuen Ästhetik als auch als Präparationsschablone. Zur Reduktion der Hartsubstanz und zum Abrunden scharfer Ecken und Kanten werden spezielle Schleifkörper für die Präparation von Keramikrestaurationen benutzt.

und evaluiert wurden. Nachdem der Patient das neue Lächeln begutachtet und bestätigt hatte, diente das Mock-up als Präparationsschablone. Zuerst wurden mit einem 0,3 mm-Tiefenmarkierer Rillen angelegt, um die erforderliche Präparationstiefe für das Keramikmaterial zu markieren. Mit einem feinen Diamantschleifer erfolgte dann die labiale und inzisale Reduktion und das Anlegen der Präparationsgrenze auf Gingivahöhe nach Platzierung eines Retraktionsfadens (Größe #000) im Sulkus. Diese Präparationsgestaltung hilft, alle eventuell vorhandenen Verfärbungen und die Übergänge zwischen Zahn und Veneer zu kaschieren, und respektiert die biologische Breite, da keine subgingivalen Ränder zu erwarten sind.

Anschließend wurde ein zweiter Retraktionsfaden (Stärke #00) zur horizontalen Gewebeverdrängung eingelegt und unmittelbar vor der definitiven digitalen Abformung wieder aus dem Sulkus entfernt, um eine detaillierte Wiedergabe zu erhalten. Die Scandaten werden sofort chairside begutachtet. Sollten noch Anpassungen an den Präparationen nötig sein, werden diese direkt ausgeführt und erneut gescannt, um eine Wiederholung der Arbeitsschritte in einer der folgenden Sitzungen zu vermeiden. Im gezeigten Fall wurden die neuen Scans an das Labor übermittelt und zum eingangs erstellten Projekt in der Software hinzugefügt. Auf diesem Weg bleiben die bestätigten Restaurationsformen (Wax-up) für die definitiven Keramikveneers erhalten. In einem Online-Meeting zwischen Zahnarzt und Zahntechniker wurden alle Präparationsränder bestätigt und die Restaurationen abschließend gestaltet (Abb. 7 und 8).

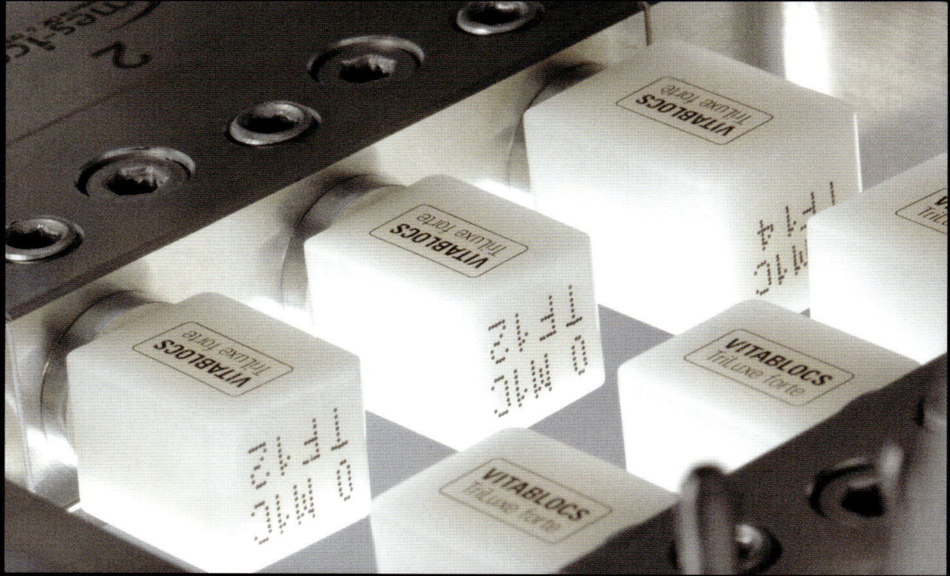

Abb. 9 und 10 Fräsen der Keramikveneers aus einer polychromen Feldspatkeramik.

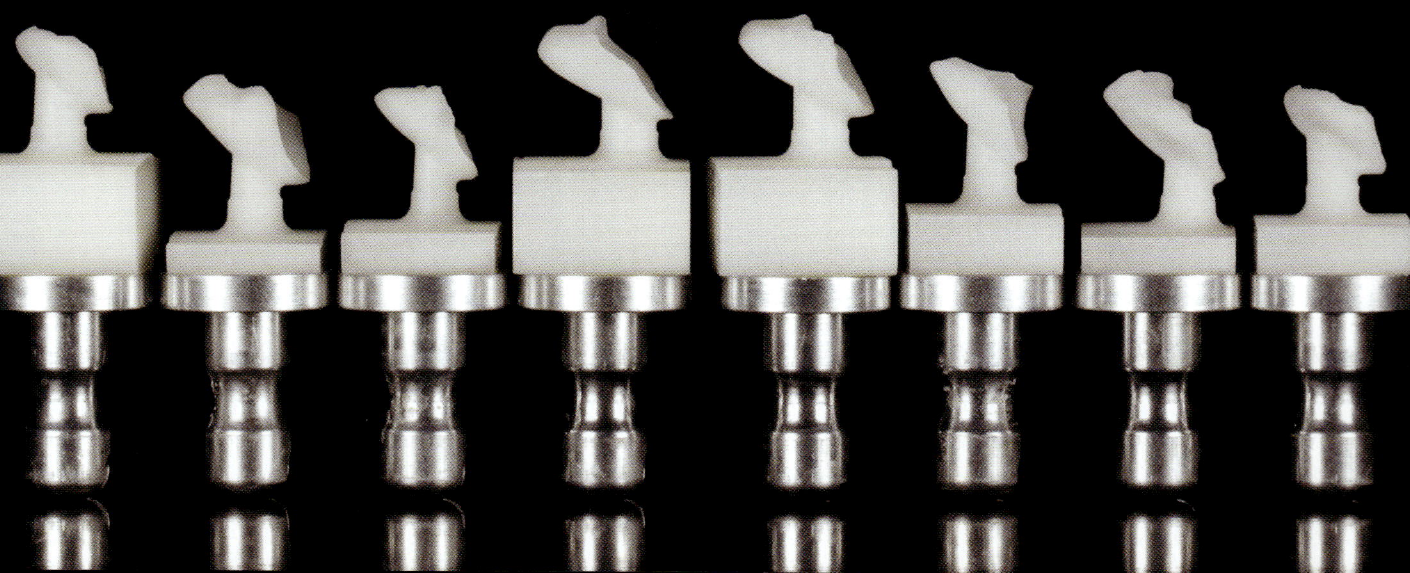

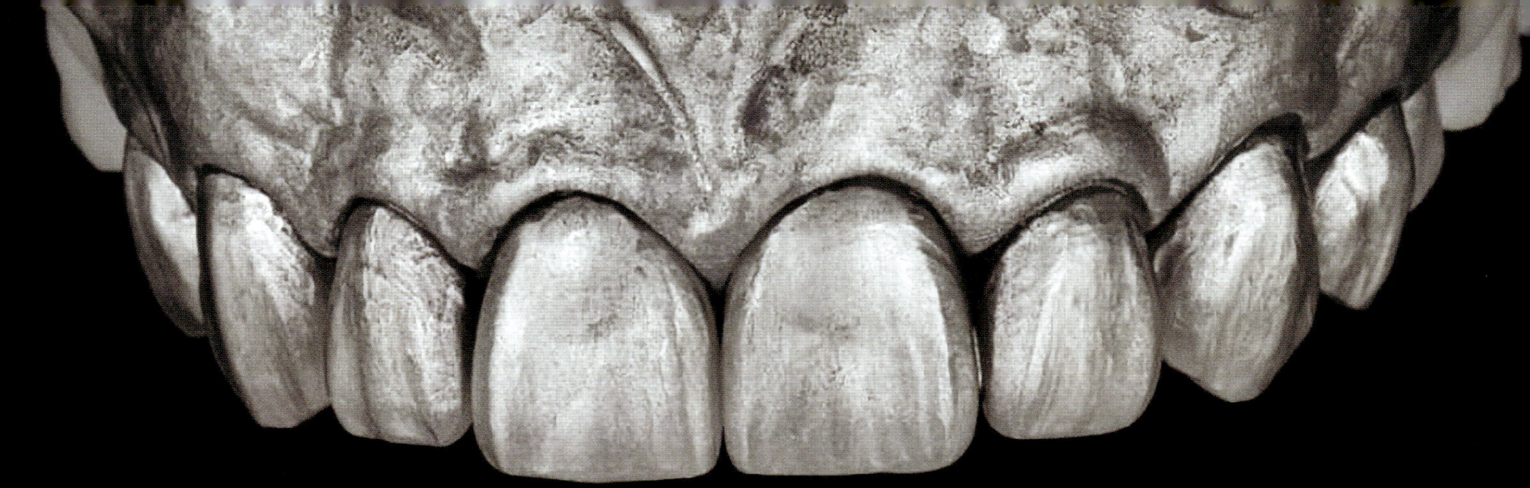

Abb. 11 bis 13 Die gefrästen Veneers wurden auf das 3D-gedruckte Modell gesetzt, um die Formen und die Passung insgesamt zu optimieren.

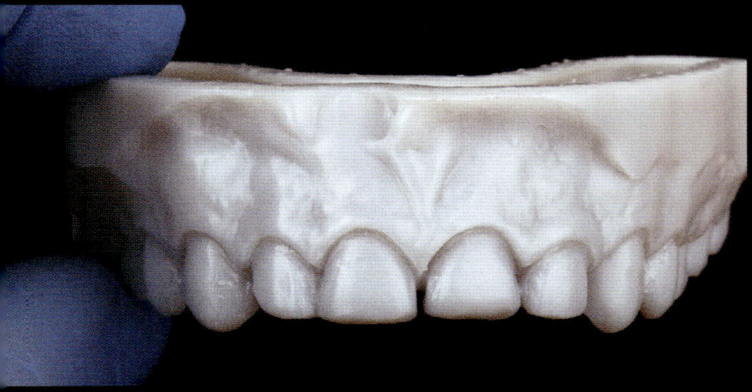

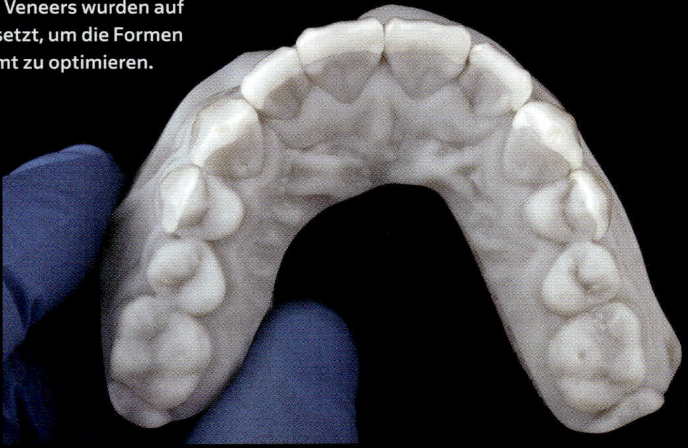

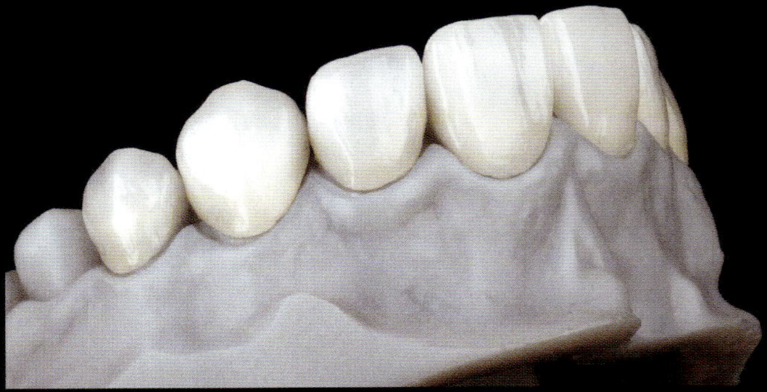

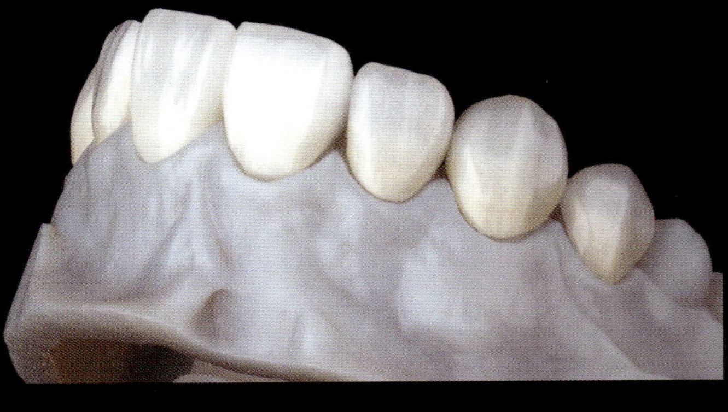

Abb. 14 und 15 Die Kombination aus Blöcken mit Farbverlauf und einer Färbe-/Glasurtechnik gewährleistet eine hervorragende Ästhetik der Veneers.

Die STL-Daten der Oberkieferpräparationen wurden bearbeitet, um eine ebene Grundfläche zu erzeugen, und dann in hoher Auflösung 3D-gedruckt. Dank der hohen Genauigkeit der 3D-gedruckten Kunststoffmodelle können die gefrästen Keramikveneers problemlos auf das Modell gesetzt und bezüglich ihrer Ästhetik und Passung begutachtet werden[4]. Die Konturen, die Symmetrie der Inzisalkanten, die Position der Randleisten, die Interdentalbereiche und die Oberflächentextur werden analysiert und im Detail ausgearbeitet (Abb. 11 bis 13). Nach kleineren Formkorrekturen werden die Veneers gefärbt und glasiert, wobei der natürliche Charakter des inzisalen Drittels mit grauen, blauen und weißen Malfarben (Akzent Plus, Fa. Vita Zahnfabrik) nachempfunden wird. Im zervikalen Drittel wurden gelbe und rosa Farben verwendet, um die Weichgewebeintegration zu optimieren und eine größere Dicke des Dentinkerns zu simulieren. Bei polychromen Materialien, wie dem hier verwendeten Feldspatkeramik-Block, kann die gesamte farbliche Charakterisierung mit einem Fixationsbrand vorgenommen werden, an den sich ein Glasurbrand zum Verschließen der Poren und Schutz der Farben anschließt. Der letzte Schritt ist die manuelle Politur der glasierten Oberfläche mit feinen, diamantierten Polierspitzen. Er verleiht den Keramikoberflächen einen natürlichen Glanz (Abb. 14 und 15).

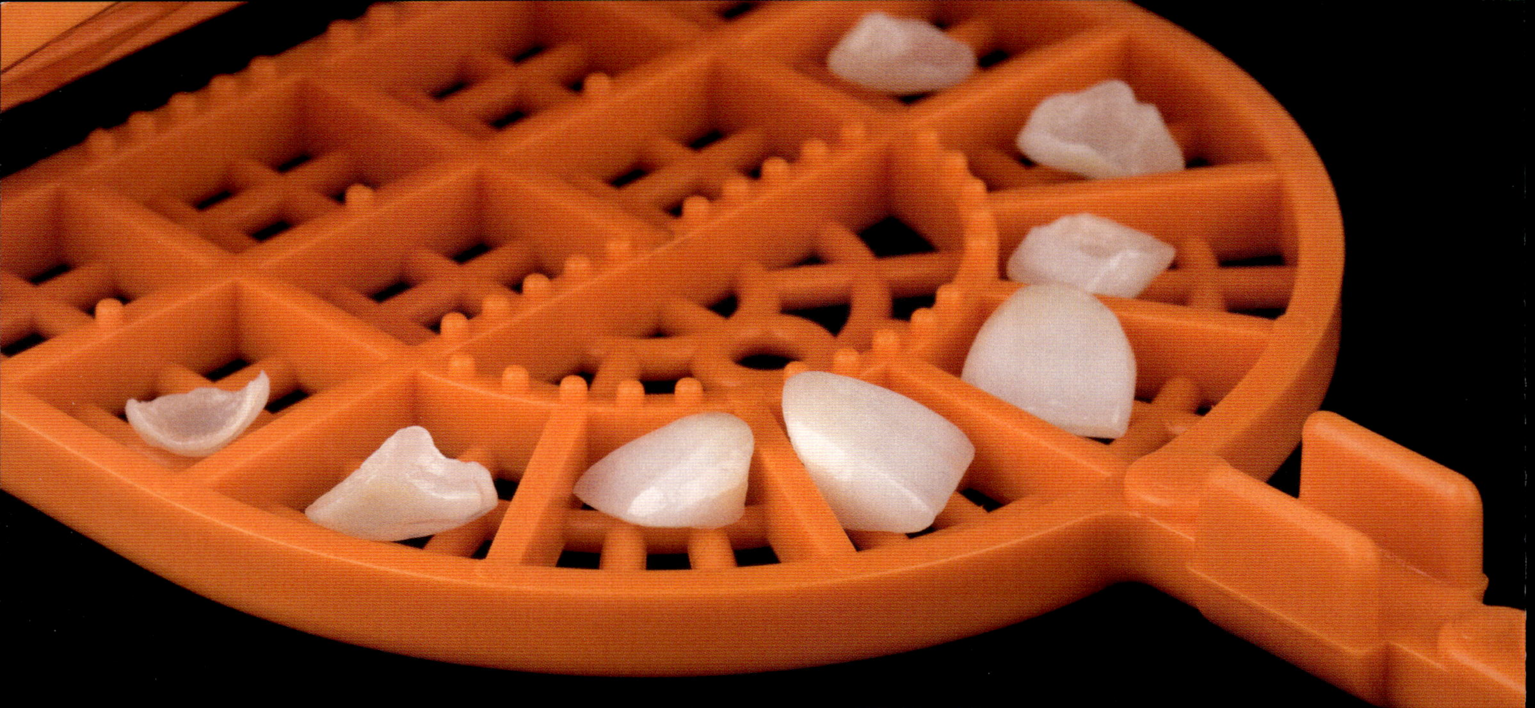

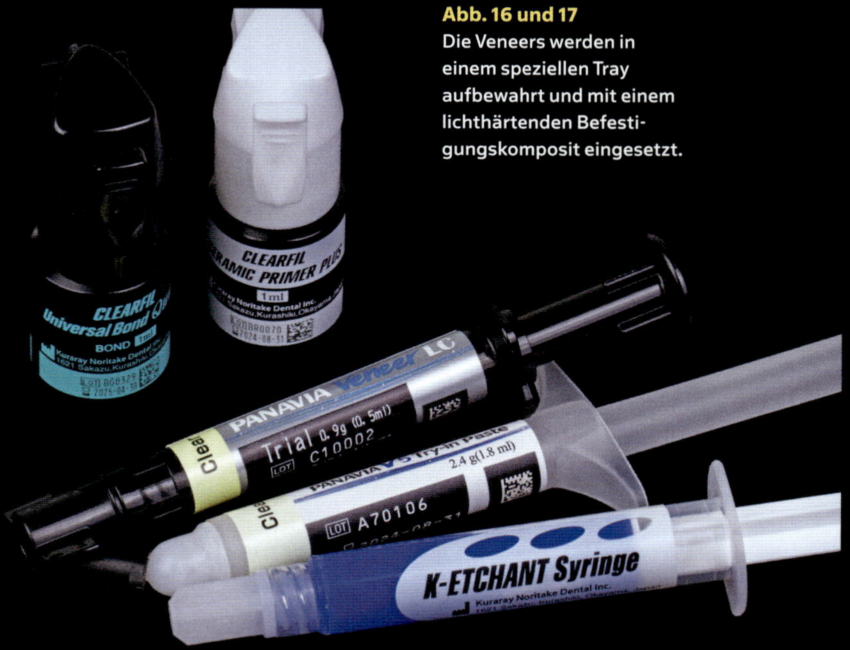

Abb. 16 und 17
Die Veneers werden in einem speziellen Tray aufbewahrt und mit einem lichthärtenden Befestigungskomposit eingesetzt.

In der Praxis wurden die aus dem Labor übersendeten fertigen Stücke sorgfältig unter optischer Vergrößerung in Bezg auf Randabplatzungen und Oberflächenmängel geprüft. Zur Aufbewahrung während der folgenden adhäsiven Oberflächenkonditionierung dient ein Kunststofftray. Er verringert die Gefahr einer fehlerhaften Vorbehandlung, die bei Feldspatkeramik wegen des hohen Glasphasenanteils katastrophal wäre (Abb. 16 und 17).

Für einen letzten Test wurden die Veneers mit einer Try-in-Paste auf den Zähnen befestigt. Nach extra- und intraoraler fotografischer Dokumentation zur Bestätigung durch den Patienten wurde Kofferdam angelegt und die Befestigung der Veneers vorbereitet: Die Feldspatkeramikveneers wurden 60 Sekunden mit Flusssäure geätzt und dann in einem Alkohol-Ultraschallbad 3 Minuten gereinigt. Nach der Trocknung mit dem Luftspray folgte die Silanisierung (Clearfil Ceramic Primer Plus, Fa. Kuraray, Tokio, Japan).

Die Präparationen wurden mit einem intraoralen Pulverstrahlgerät (Aquacare, Fa. American Dental Systems, Vaterstetten, Deutschland) gereinigt. Darauf folgte die

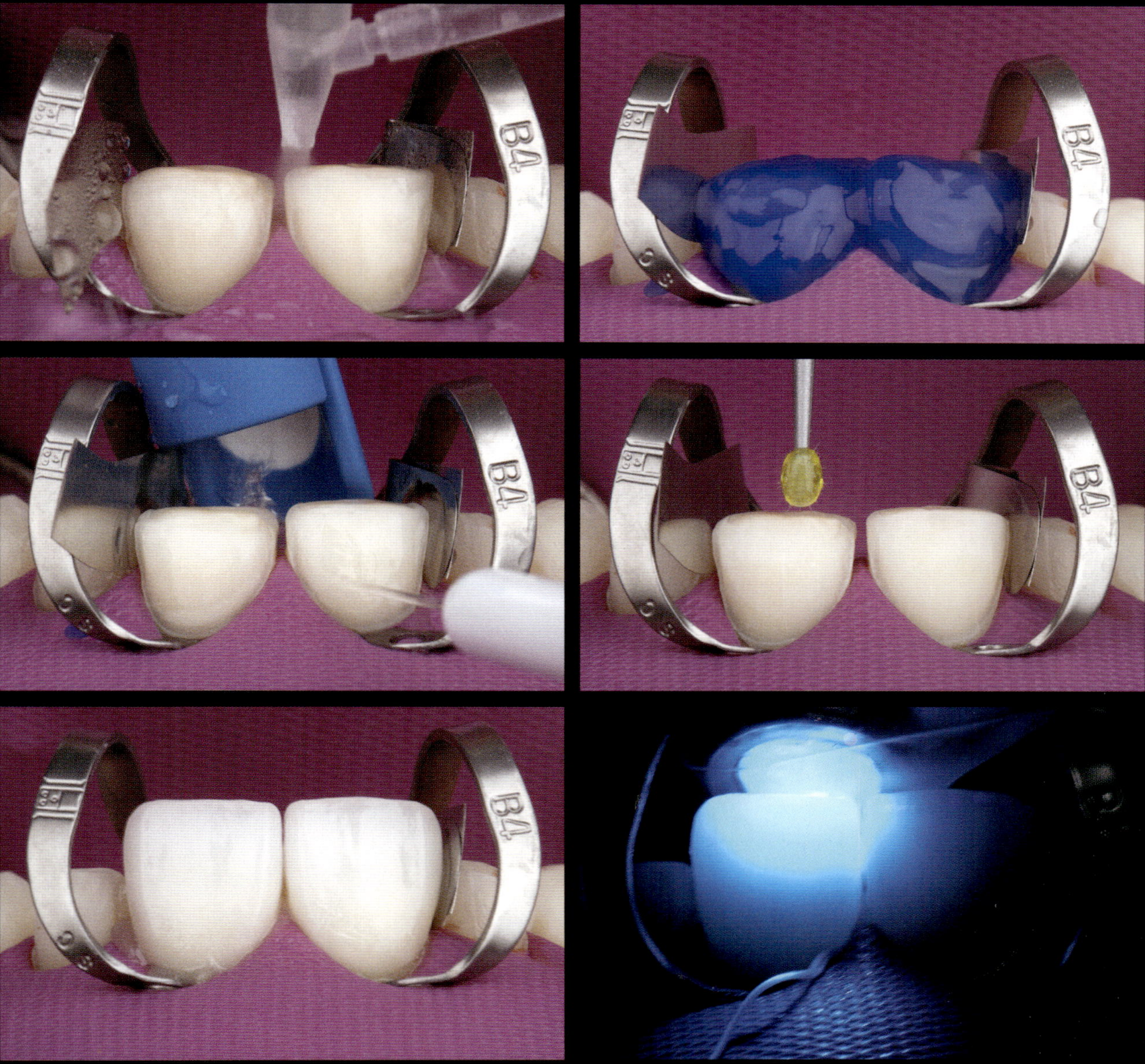

Abb. 18 bis 23 **Absolute Trockenlegung und eine sorgfältig durchgeführte adhäsive Konditionierung und Befestigung sind der Schlüssel zum langfristigen Erfolg der Veneerversorgung.**

20-sekündige Ätzung mit Phosphorsäure, die anschließend mit reichlich Wasser wieder abgespült wurde. Nach der Trocknung wurde ein Universaladhäsiv (Clearfil Universal Bond Quick, Fa. Kuraray) mit einem Microbrush aufgetragen und 5 Sekunden dünn verblasen. Ein dualhärtendes Adhäsiv ist für Veneers ideal geeignet, da es nicht lichtgehärtet werden muss, wodurch eine übermäßige Schichtstärke und damit einhergehende Fehlpassung vermieden wird. Die Innenflächen der Veneers wurden mit einem lichthärtenden Befestigungskomposit (Panavia Veneer LC, Fa. Kuraray) beschickt und die jeweilige Restauration eingesetzt. Nach Kontrolle des korrekten Sitzes auf der Präparation wurden alle Kompositüberschüsse mit einem Microbrush und Zahnseide entfernt und jede Fläche 20 Sekunden belichtet. Die längere Verarbeitungszeit lichthärtender Befestigungskomposite macht die Verklebung der Veneers weniger fehleranfällig und vermeidet Fehlplatzierungen (Abb. 18 bis 23)[5]. Die Abbildungen 24 bis 26 zeigen das Endresultat dieses Falls.

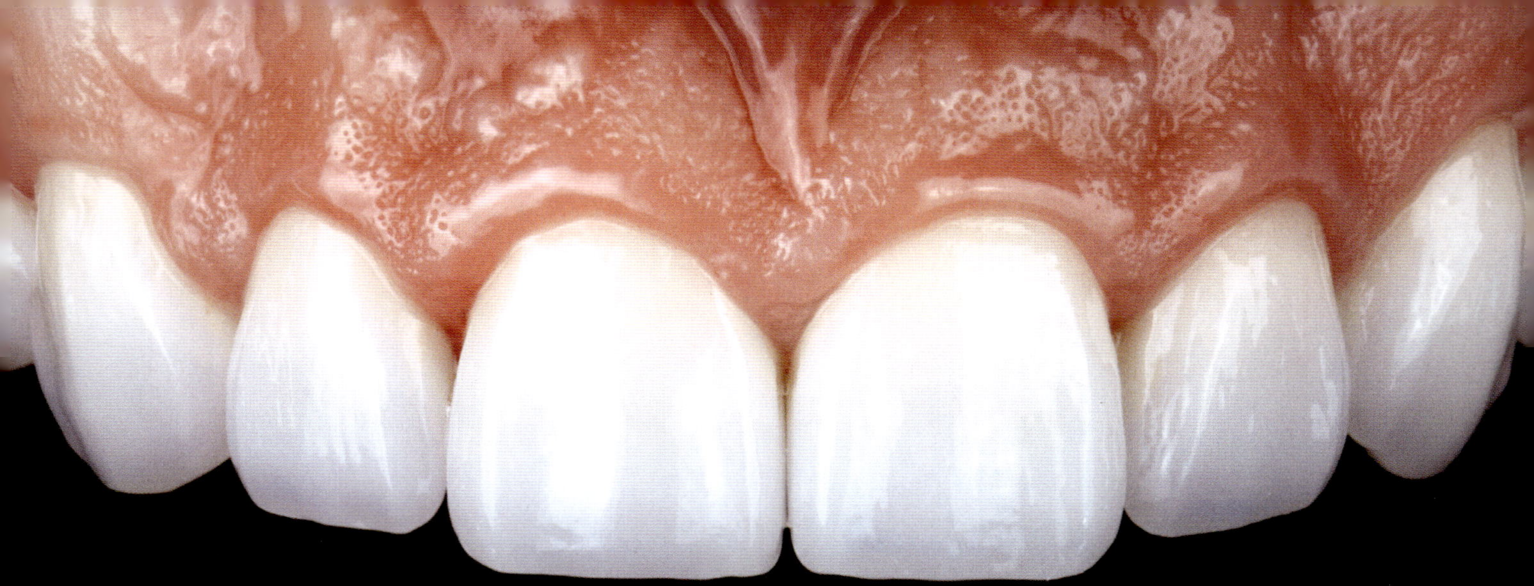

Abb. 24 bis 26 Die extra- und intraoralen Abschlussbilder der Behandlung zeigen die gute Weichgewebeintegration und Harmonie der Restaurationen mit dem Gesicht.

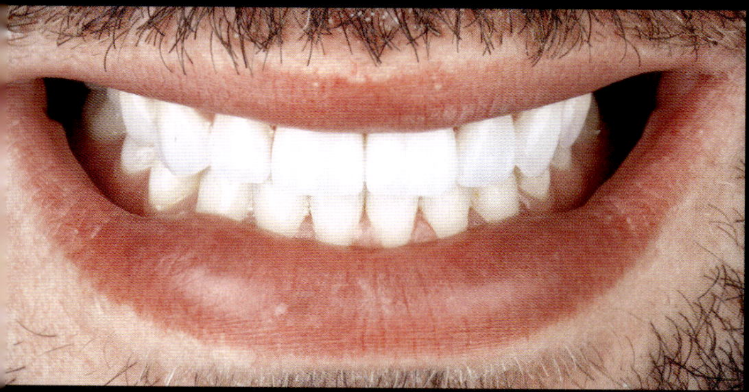

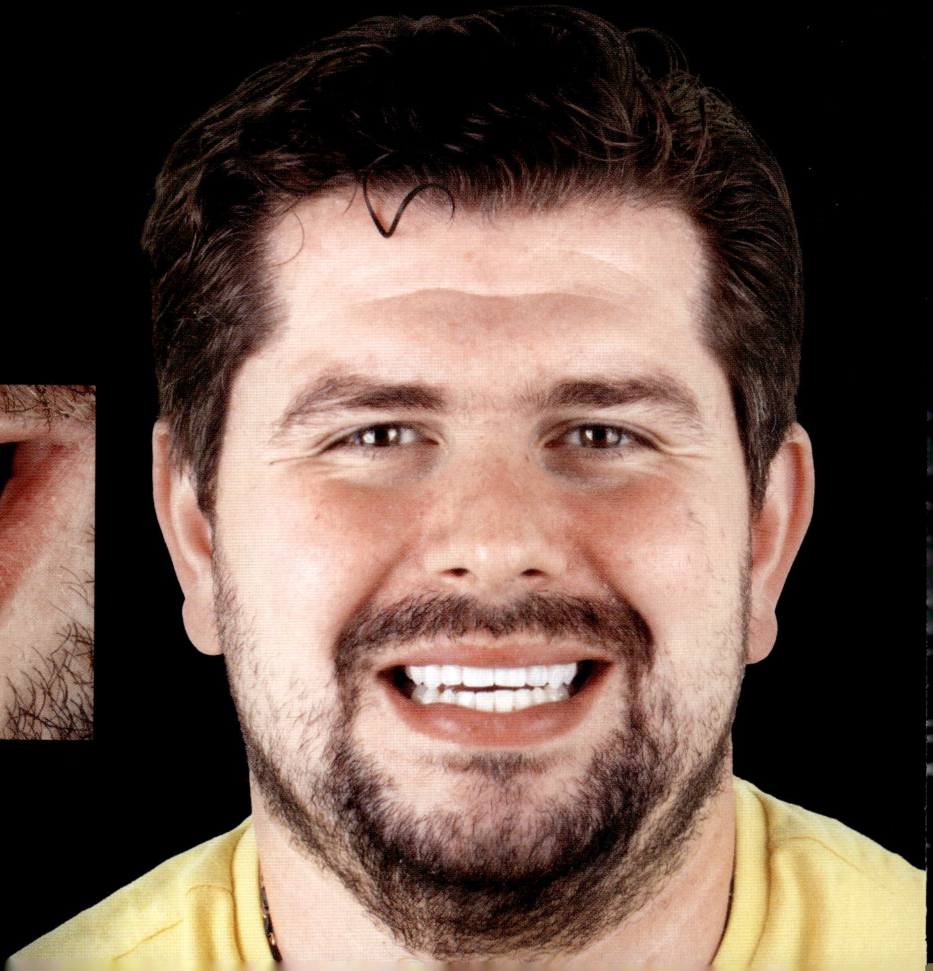

Fall 2

Die 35-jährige Patientin gab bei der Vorstellung in der Zahnklinik als primäres Anliegen an, dass sie sich ‚Sorgen um den Zustand ihrer Frontzähne' mache. Die extra- und intraorale Situation wurde fotografiert und die Kiefer wurden digital abgeformt (Abb. 27 bis 30). Der Zahntechniker erhielt die entsprechenden Datensätze und erstellte ein fazial orientiertes digitales Wax-up, das als Modell für ein intraorales Mock-up der oberen Schneidezähne und Prämolaren 3D-gedruckt wurde. Nach der Bestätigung des Mock-ups durch die Patientin erfolgten die Präparation der Zähne und die definitiven Intraoralscans. Auch diese Daten wurden zur Konstruktion und Herstellung der definitiven Restaurationen an das Labor übermittelt.

Im vorliegenden Fall kam eine 3D-Druck-Presskeramik-Technik zum Einsatz: Die Modellationen wurden in einem ausbrennbaren Kunststoff gedruckt (Abb. 31 bis 33) und nach dem Einbetten aus einer moderat opaken Silikat-Presskeramik (Ambria, Fa. Vita Zahnfabrik) gepresst. Nach dem Ausbetten wurden die Presskanäle entfernt und die Randpassung kontrolliert (Abb. 34 bis 35). Dann wurden alle Restaurationen auf das 3D-gedruckte Modell der präparierten Zähne gesetzt, im inzisalen Drittel mit blauen, grauen, orangen und weißen Malfarben individualisiert und schließlich glasiert, um die Poren zu schließen und die Farben zu fixieren (Abb. 36 und 37)[6].

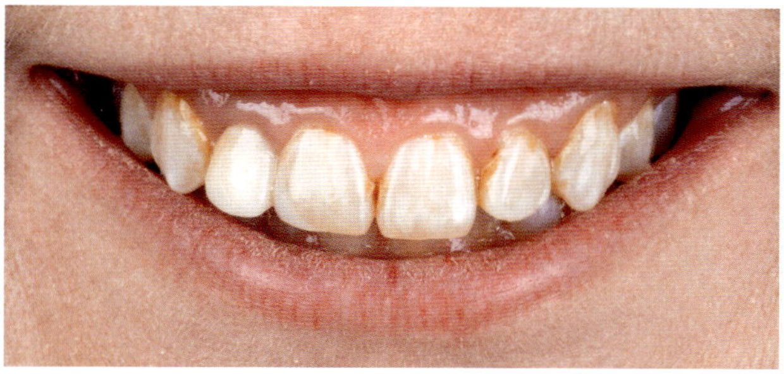

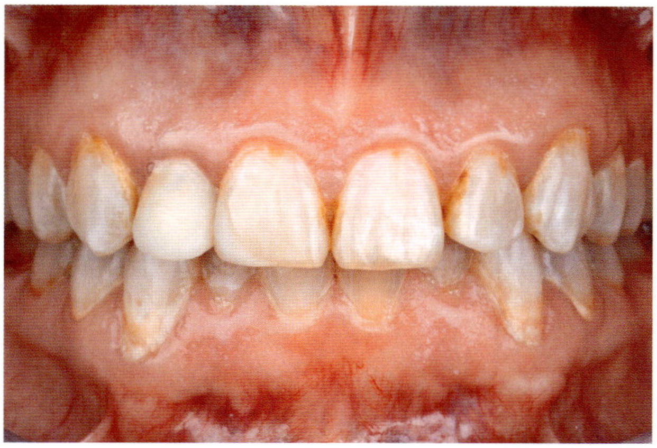

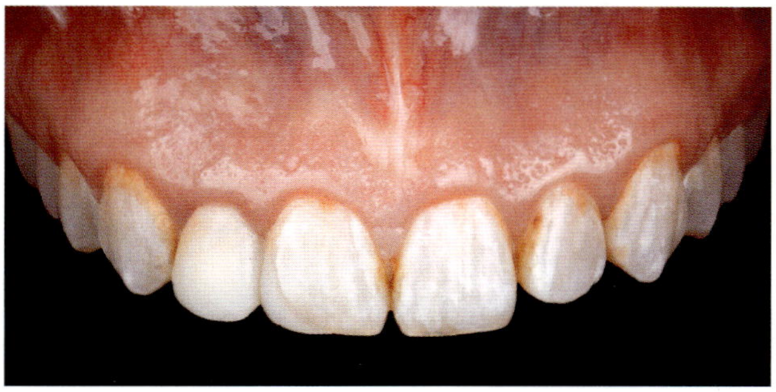

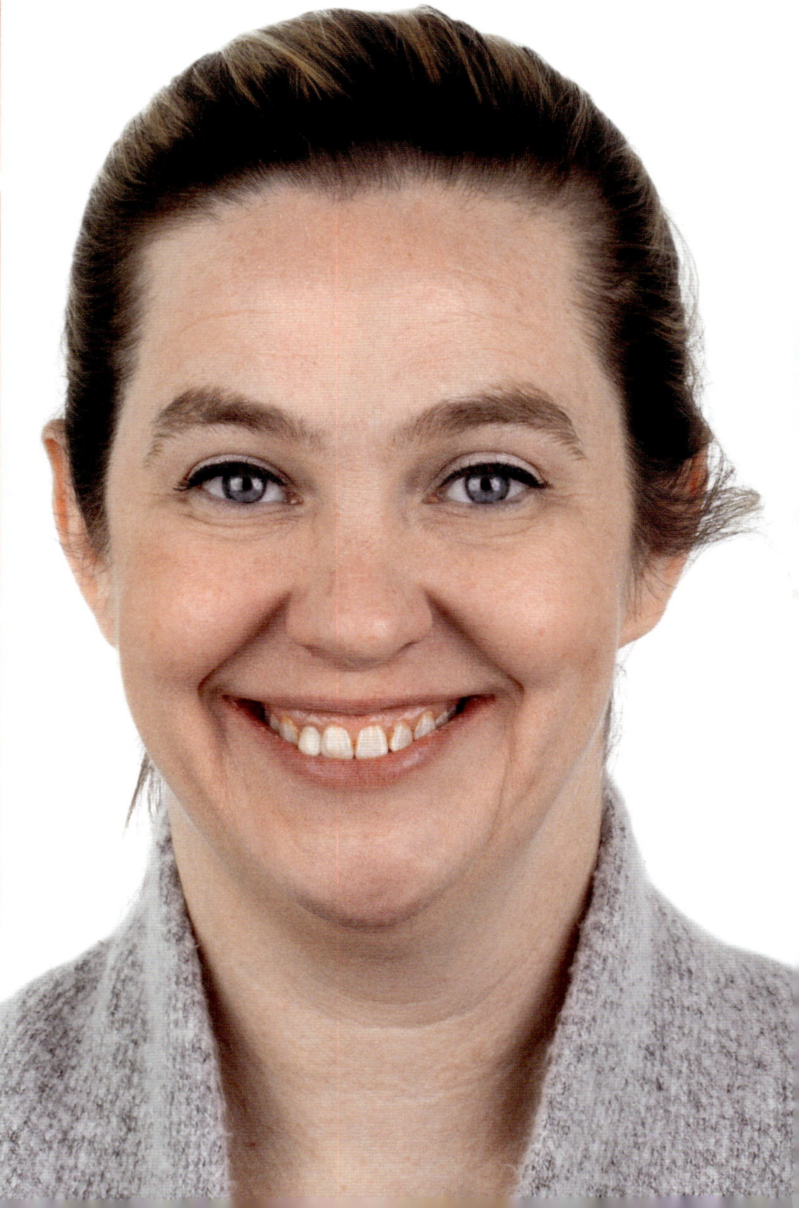

Abb. 27 bis 30 Initiale extra- und intraorale Aufnahmen für die fazial orientierte Behandlungsplanung.

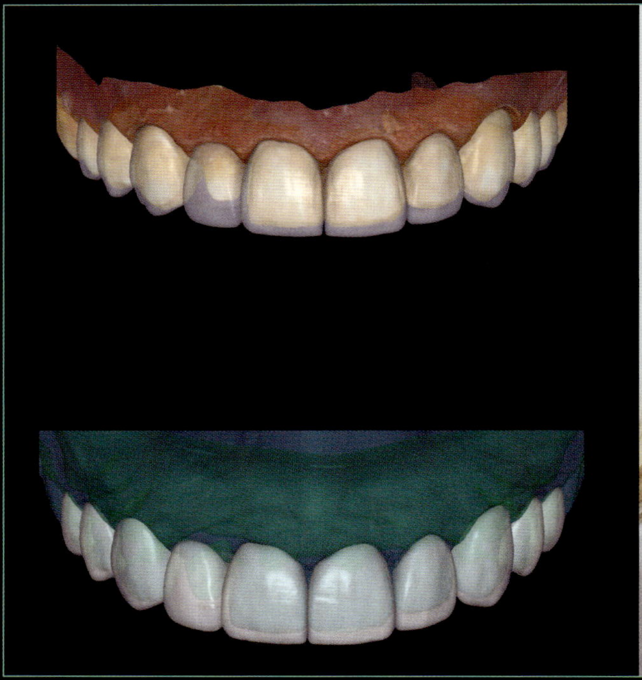

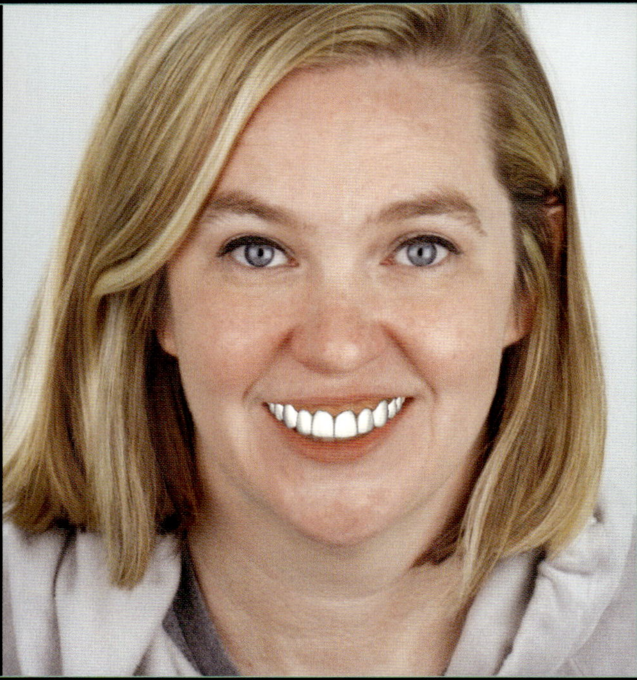

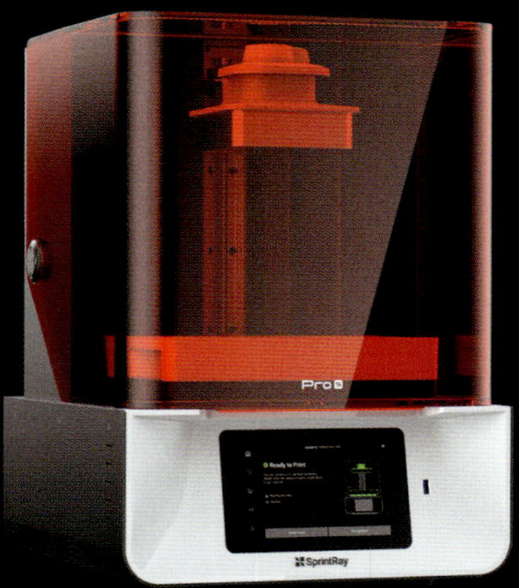

Abb. 31 bis 33 Bei der Konstruktion der definitiven Restaurationen dient das initiale Wax-up als Vorlage. Die Mittellinie und dentofaziale Harmonie werden anhand der Porträtaufnahme der Patientin bewertet. Anschließend werden die Modellationen aus einem geeigneten Kunststoff 3D-gedruckt und für das Pressen angestiftet.

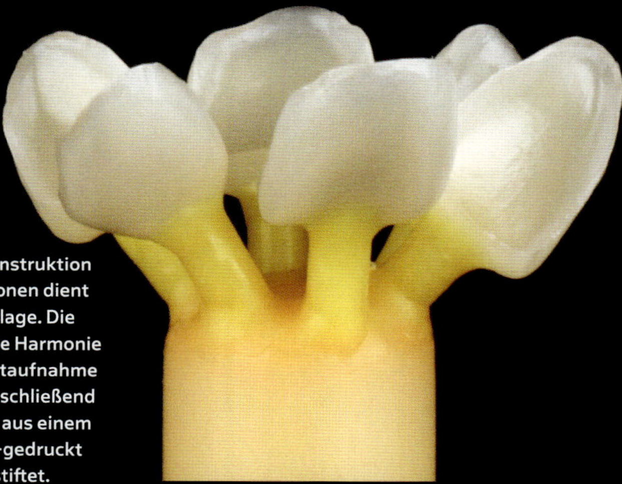

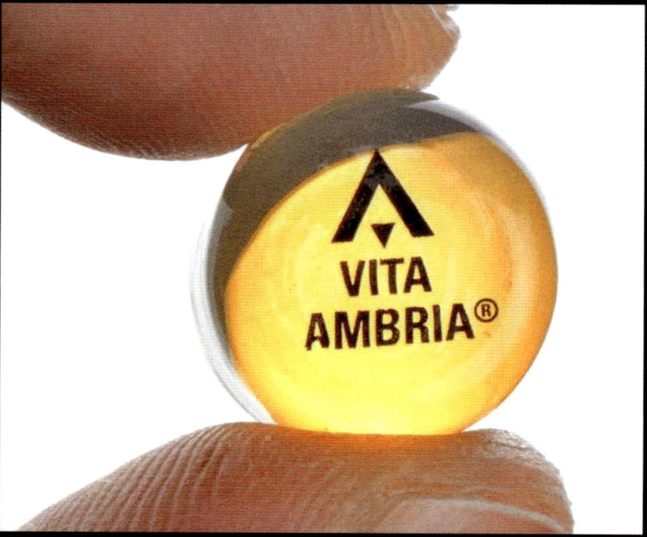

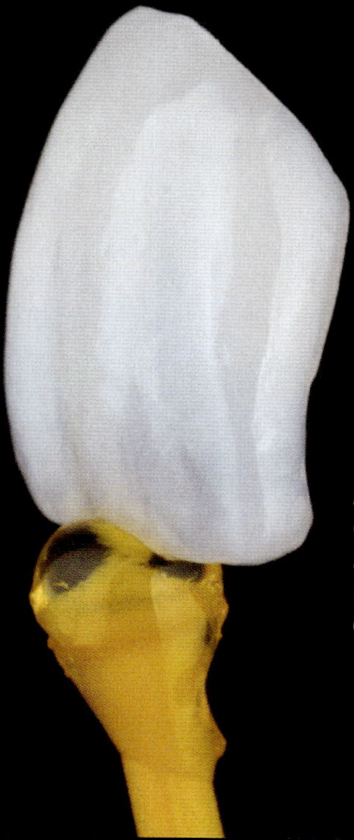

Abb. 34 und 35 Gepresst wurde aus einer Lithiumsilikat-Glaskeramik.

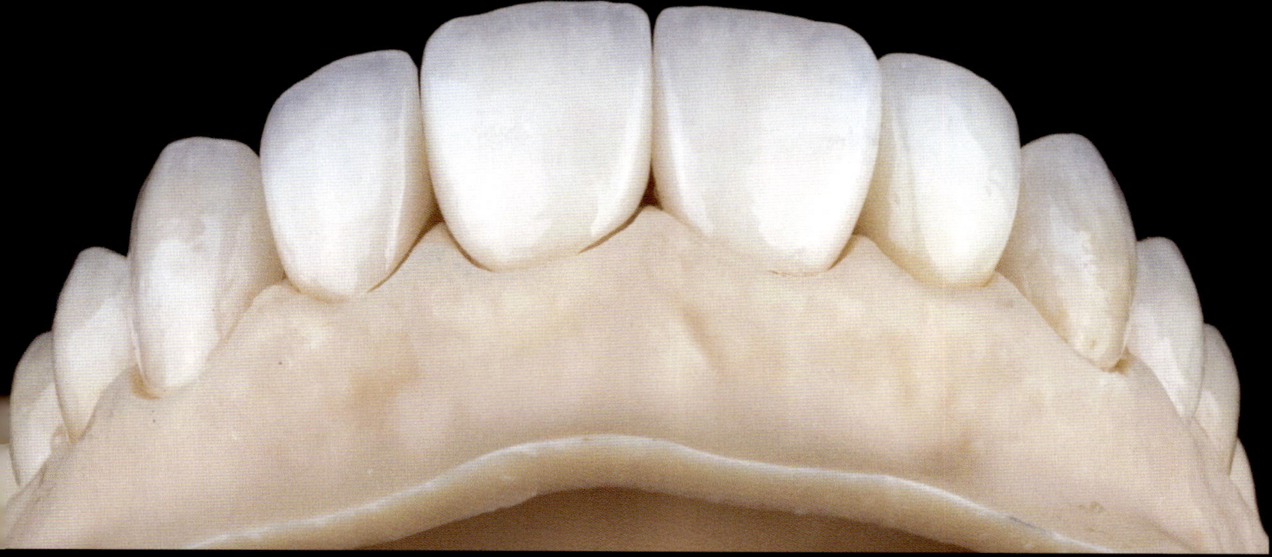

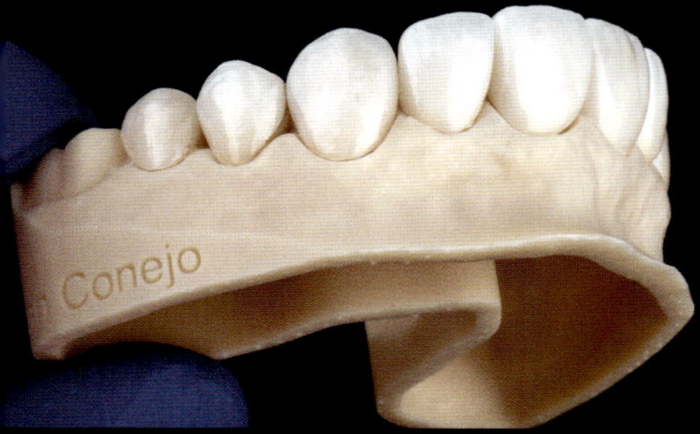

Abb. 36 und 37
Die Kombination von 3D-Druck- und Presstechnik mit Malfarben und Glasur ist eine hervorragende Alternative für die Herstellung von hochästhetischen Veneers.

Die Befestigung erfolgte mit einem lichthärtenden 3efestigungskomposit mit sanftem Weißton (Panavia /eneer LC Soft White 0.5, Fa. Kuraray), um die Gesamt-ıelligkeit der Restaurationen zu erhöhen und die Ästhe-:ik zu verbessern (Abb. 38 und 39)[7]. Zur Vorbehandlung vurden die Restaurationen 20 Sekunden mit Fluss-säure geätzt und silanisiert (Clearfil Ceramic Primer Plus) (Abb. 40 bis 42). Nach der Verklebung wurden alle Restaurationen unter einem Behandlungsmikroskop nspiziert, um sicherzustellen, dass sämtliche Kompo-sitüberschüsse entfernt waren. Hierdurch wird eine ascherе Heilung sowie die langfristige Stabilität des Weichgewebes nach der prothetischen Maßnahme erreicht (Abb. 43 bis 46). Die Abschlusssituation wurde erneut digital abgeformt, da die Patientin zum Schutz der Restaurationen und natürlichen Zähne eine gefräste PMMA-Aufbissschiene erhalten sollte (Abb. 47 und 48)[8]. Bei der Kontrolluntersuchung äußerte die Patientin große Zufriedenheit mit dem Behandlungsergebnis (Abb. 49).

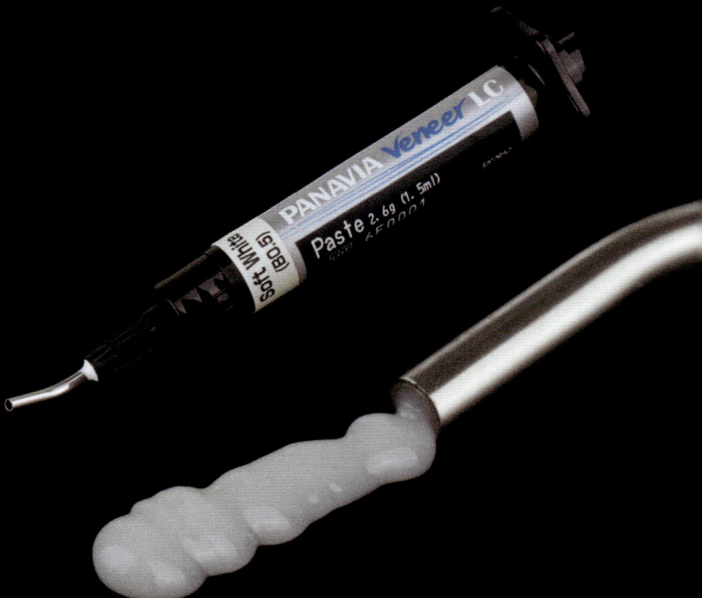

Abb. 38 und 39
Zur Befestigung wurde ein sanftweißes lichthärtendes Befestigungskomposit verwendet, um eine helle Restaurationsfarbe zu erreichen.

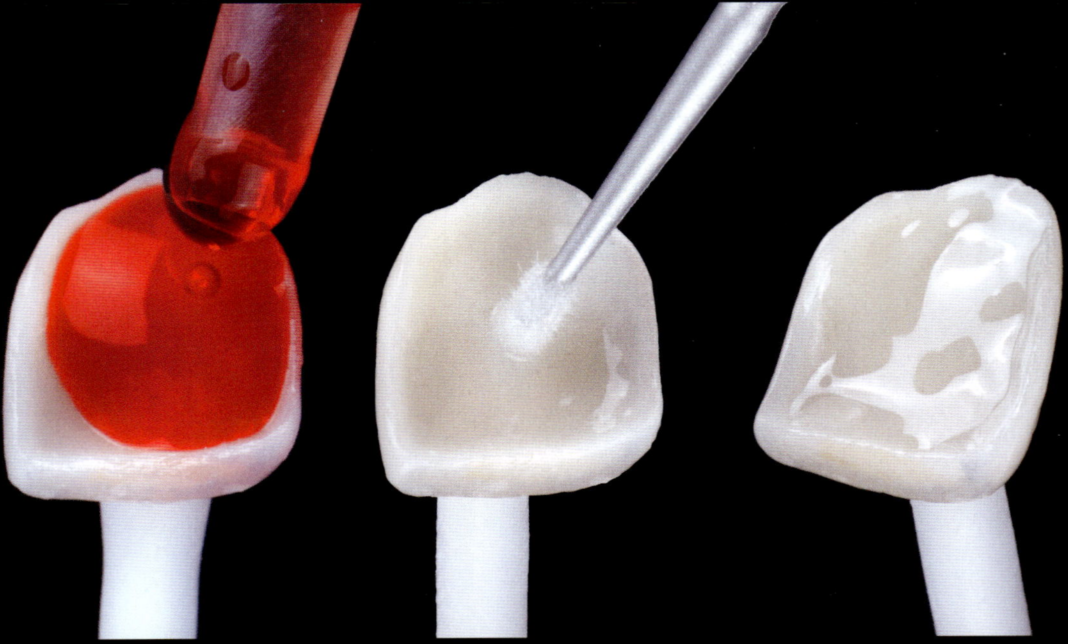

Abb. 40 bis 42 Vor der adhäsiven Befestigung werden die Keramikveneers geätzt und silanisiert.

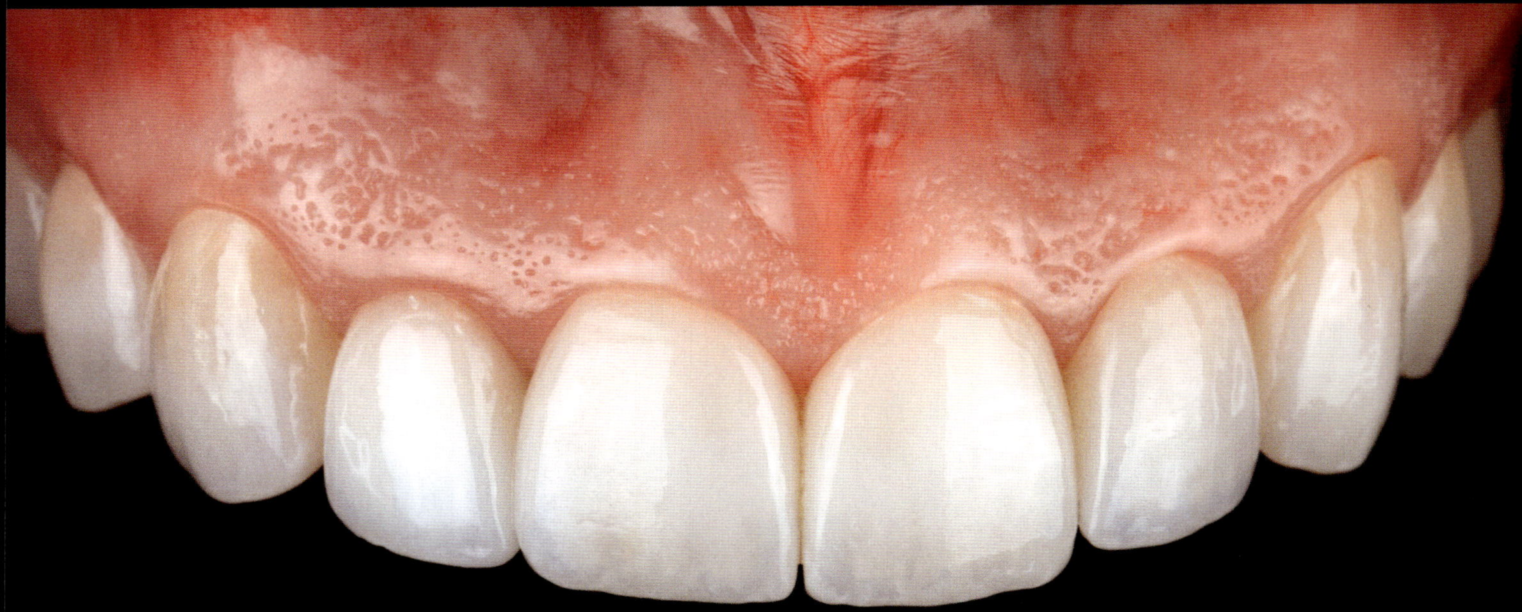

Abb. 43 bis 46 Die extra- und intraoralen Abschlussbilder der Behandlung zeigen die gute Weichgewebeintegration und Integration in den fazialen Rahmen.

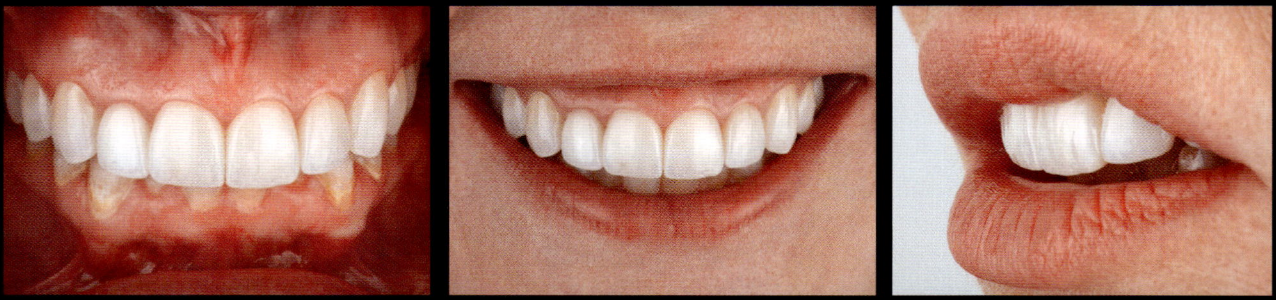

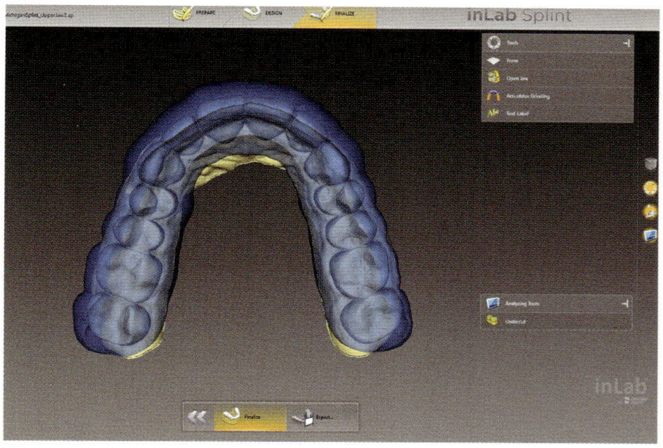

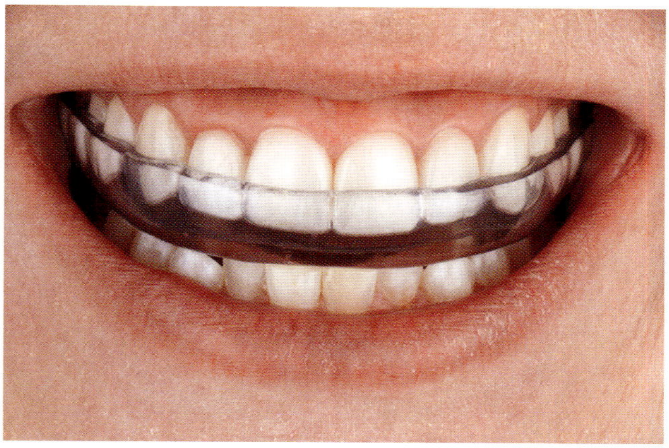

Abb. 47 und 48 Zum Schutz der Restaurationen wurde eine Aufbissschiene für den Oberkiefer konstruiert und aus einer PMMA-Scheibe gefräst.

Abb. 49
Die Patientin fühlte sich nach eigenem Bekunden dank ihres neuen Lächelns selbstbewusster.

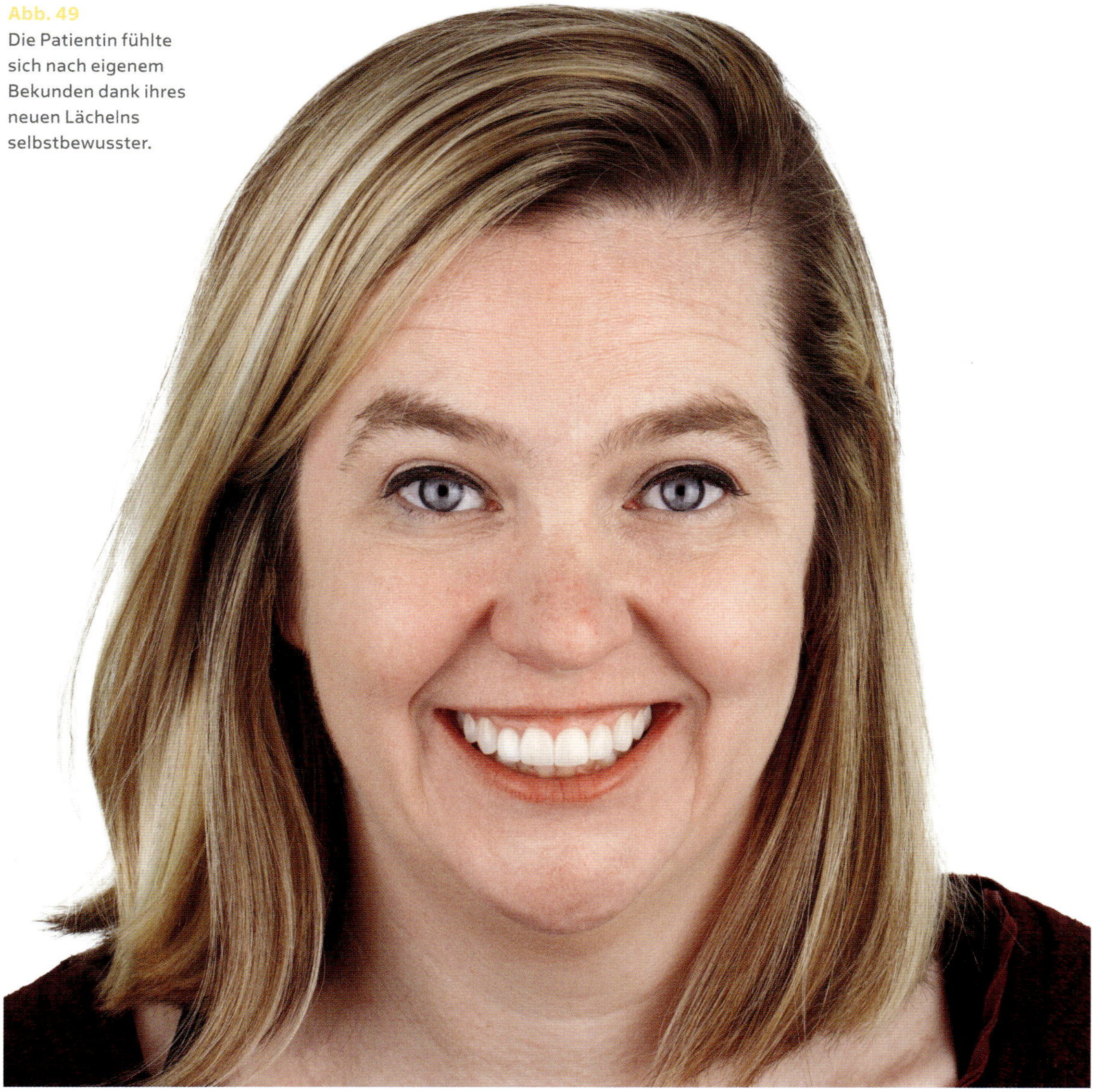

Schlussfolgerungen

Eine sorgfältige Planung und Ausführung der Behandlung unter Nutzung digitaler Hilfsmittel wie Intraoralscanner, dentaler CAD-Software, 3D-Drucker und Fräsmaschine führt zu ästhetisch wie funktionell hochwertigen und zuverlässigen Veneerversorgungen. Daneben sind Vertrautheit mit den Herstellerempfehlungen zur Verarbeitung und adhäsiven Befestigung der Materialien eine wichtige Grundlage für dauerhaften Erfolg der Restaurationen. Schließlich lassen sich durch eine sorgfältige, evidenzbasierte Auswahl und Verwendung aktueller Materialgenerationen und Workflows Komplikationen und Neuanfertigungen vermeiden, denn nicht alle am Markt verfügbaren Kunststoff- und Keramikmaterialien sind ausreichend durch klinische Daten gestützt[9].

Eine entscheidende Rolle bei Frontzahnversorgungen spielt die Digitaltechnik. Die Digitalisierung des gesamten Prozesses der restaurativen Behandlung in der ästhetischen Zone kann das Behandlungsergebnis verbessern, die Anzahl der benötigten Sitzungen reduzieren, Patientengespräche abkürzen und zu mehr Zufriedenheit mit der Behandlung führen[10].

Literatur

1. Blatz MB, Conejo J. The current state of chairside digital dentistry and materials. Dent Clin North Am 2019;63:175–197.
2. Blatz MB, Alammar A, Rojas F, Conejo J. How to bond to current CAD/CAM ceramics. Compend Contin Educ Dent 2023;44:560–565.
3. Conejo J, Dayo AF, Syed AZ, Mupparapu M. The digital clone: Intraoral scanning, face scans and cone beam computed tomography integration for diagnosis and treatment planning. Dent Clin North Am 2021;65:529–553.
4. Rungrojwittayakul O, Kan JY, Shiozaki K, et al. Accuracy of 3D printed models created by two technologies of printers with different designs of model base. J Prosthodont 2020;29:124–128.
5. Blatz MB, Conejo J, Alammar A, Ayub J. Current protocols for resin-bonded dental ceramics. Dent Clin North Am 2022;66:603–625.
6. Conejo J, Santos T, Tikreeti A, Atria PJ, Blatz M. The computer aided design/press technique: Fabrication of zirconia-reinforced lithium disilicate restorations for treatment of extensive noncarious cervical lesions. J Esthet Restor Dent 2022;34:763–768.
7. Hardan L, Bourgi R, Hernández-Escamilla T, et al. Color stability of dual-cured and light-cured resin cements: A systematic review and meta-analysis of in vitro studies. J Prosthodont 2024;33:212–220.
8. Grymak A, Waddell JN, Aarts JM, Ma S, Choi JJE. Evaluation of wear behaviour of various occlusal splint materials and manufacturing processes. J Mech Behav Biomed Mater 2022;126:105053.
9. Atria PJ, Bordin D, Marti F, et al. 3D-printed resins for provisional dental restorations: Comparison of mechanical and biological properties. J Esthet Restor Dent 2022;34:804–815.
10. Liu J, Maihemaiti M, Ren L, et al. A comparative study of the use of digital technology in the anterior smile experience. BMC Oral Health 2024;24:492.

Hauchdünne Veneers auf benachbarten Zähnen und Implantaten

Oscar Gonzalez-Martin, DMD, PhD, MSc[1,2,3]
Javier Pérez, CDT[4]
Gustavo Avila-Ortiz, DDS, MS, PhD[3,5]

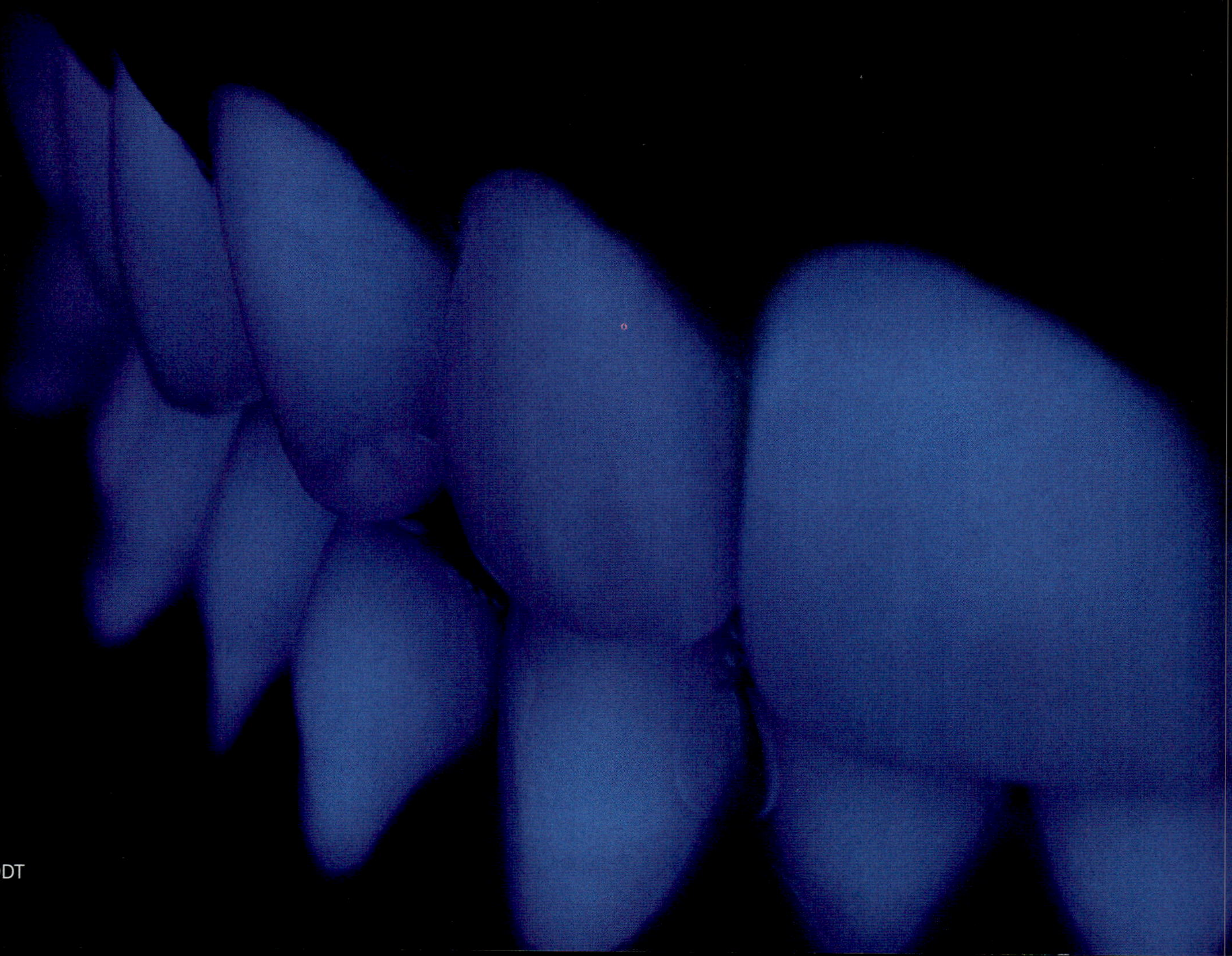

Die Rekonstruktion eines verlorenen Zahns durch natürlich aussehenden Zahnersatz erfordert ein hohes Maß an technischer und künstlerischer Erfahrung. In den letzten Jahren hat die Einführung neuer Materialien, Behandlungsansätze und Labortechniken stark dazu beigetagen, die Planbarkeit und Detailtreue von festsitzendem zahn- und implantatgetragenem Zahnersatz zu verbessern. Allerdings gibt es Situationen, in denen die farbliche Integration der Restaurationen für den Zahnarzt wie für den Zahntechniker eine erhebliche Herausforderung darstellt. Verfärbte Zähne und Implantatabutments sind hierfür gute Beispiele. Die Schwierigkeit nimmt noch deutlich zu, wenn diese beiden ungünstigen Situationen nebeneinander vorliegen. Häufig wird in solchen Fällen mehr Platz für das Restaurationsmaterial geschaffen, damit der Zahntechniker nicht nur anatomische Formen wiederherstellen, sondern auch die korrekte Farbsättigung, Helligkeit und Fluoreszenz der Gesamtversorgung realisieren kann[1]. Allerdings werden hierzu oft Implantatabutments benötigt, die eine ungünstige Biomechanik und Geometrie aufweisen, bzw. es muss unnötigerweise gesunde Hartsubstanz geopfert werden. Letzteres steht im Widerspruch zum Konzept einer minimalinvasiven modernen Zahnmedizin, das von Zahnärzten und Patienten in der Regel bevorzugt wird[2].

Während ein minimalinvasiver Ansatz unter Verwendung benachbarter ultradünner Keramikveneers (eines zahn-, das andere implantatgetragen) durchaus

[1]Private Praxis, Madrid, Spanien.
[2]Department of Restorative Dentistry and Biomaterials Sciences, Harvard School of Dental Medicine, Boston, Massachusetts, USA.
[3]Department für Parodontologie, Universidad Complutense Madrid, Madrid, Spanien.
[4]Zahntechniker, Lugo, Spanien.
[5]Department of Medicine, Infection, and Immunity, Harvard School of Dental Medicine, Boston, Massachusetts, USA.

Korrespondenz an: Oscar Gonzalez-Martin, Oscar_Gonzalez-Martin@hsdm.harvard.edu

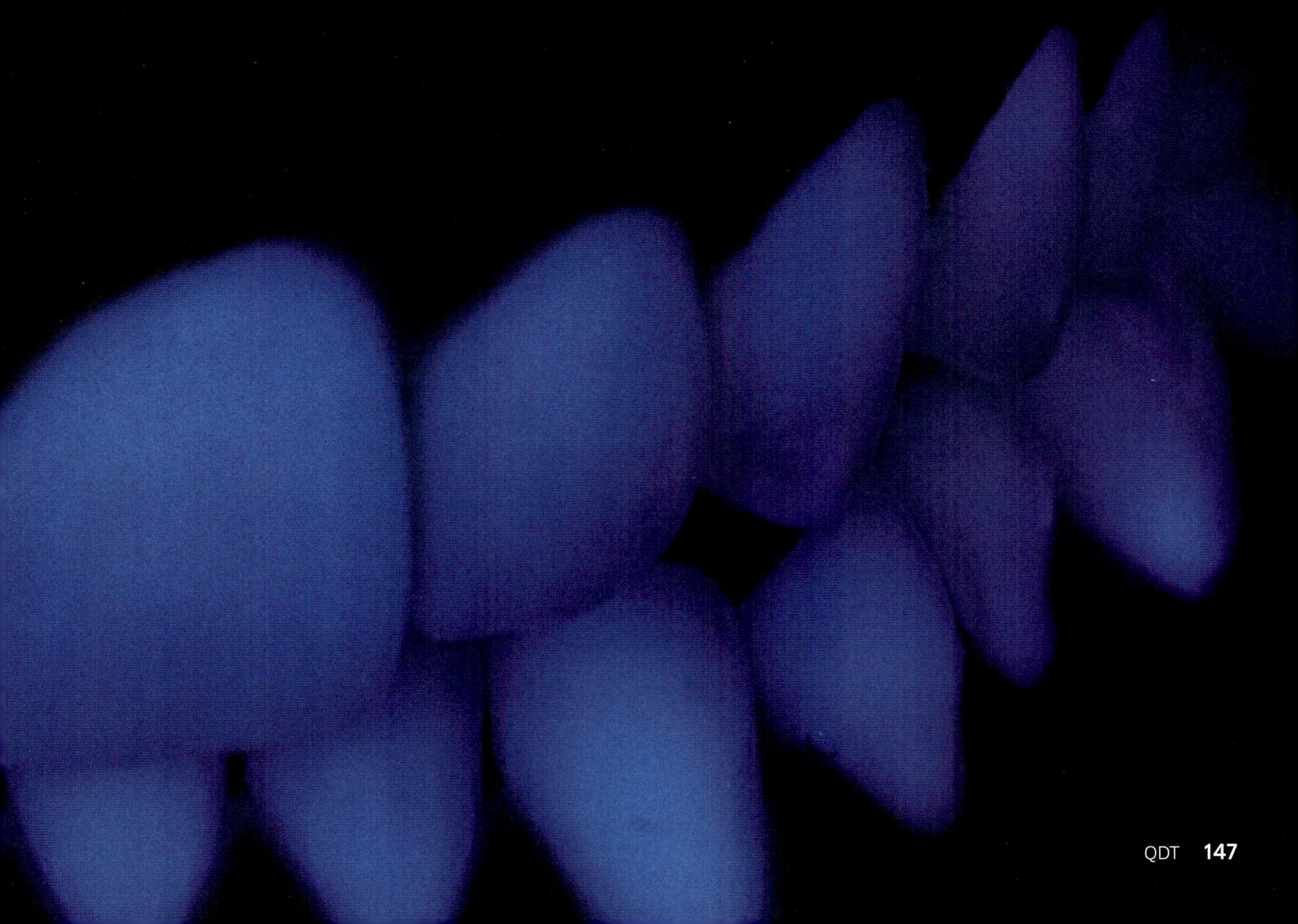

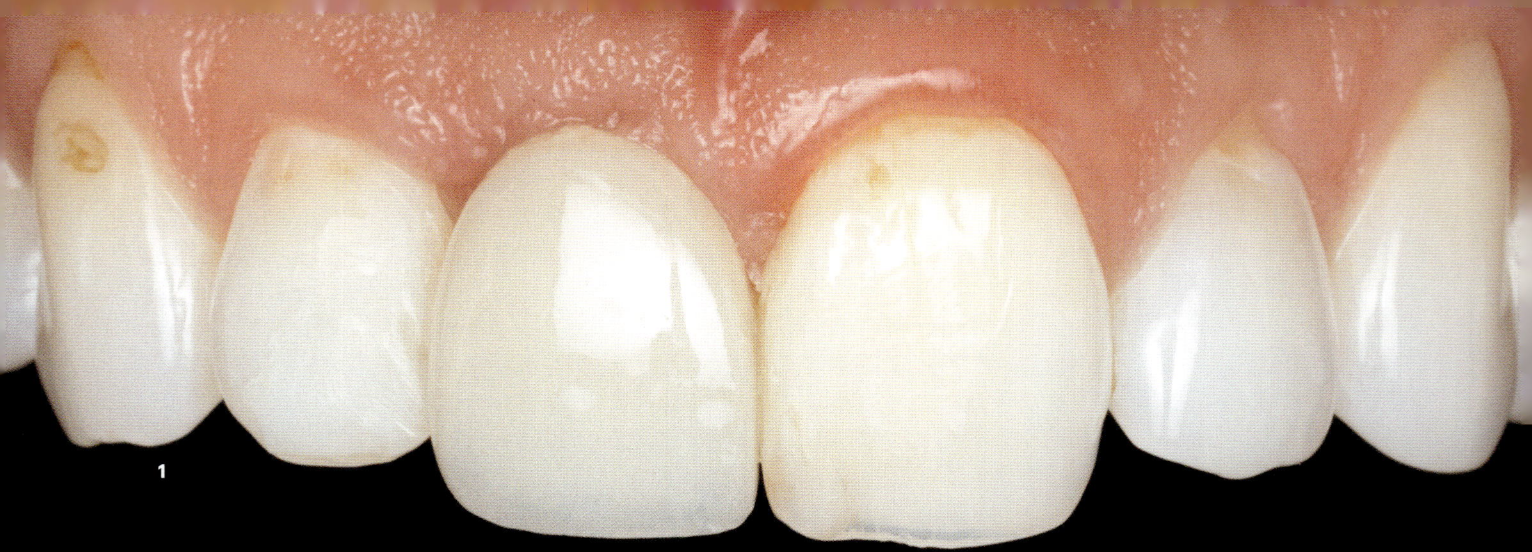

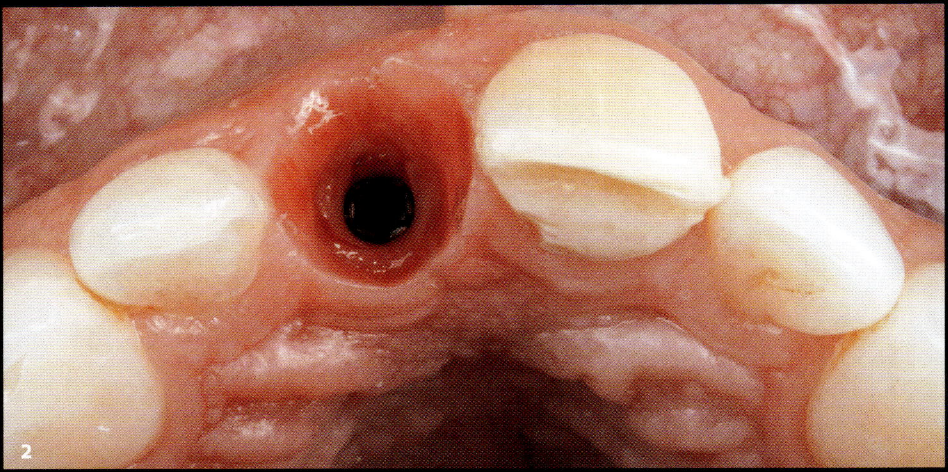

Abb. 1 Beispiel für benachbarte implantat- (Region 11) und zahngetragene (Zahn 21) Restaurationen in der ästhetischen Zone. Der Patient war nach der Implantatsetzung aus einer anderen Praxis überwiesen worden. Zur Konditionierung des periimplantären Weichgewebes war eine provisorische Krone auf dem Implantat eingesetzt worden.

Abb. 2 Okklusalansicht der Implantatstelle nach Entfernung des Provisoriums.

Abb. 3 Frontalansicht der oberen Schneidezähne nach Eingliederung der definitiven Implantatkrone, aber vor der Befestigung des Veneers auf dem Zahn 21.

Abb. 4 Behandlungsergebnis nach Einsetzen beider Restaurationen.

Abb. 5 Die Aufnahme unter Verwendung eines Polarisationsfilters macht den Farbunterschied zwischen den Restaurationen sichtbar.

umsetzbar ist, bleibt ein Ergebnis, bei dem beide Restaurationen voneinander (und von den natürlichen Zähnen) praktisch ununterscheidbar sind, aufgrund der sehr unterschiedlichen optischen Eigenschaften der Stümpfe eine Herausforderung, insbesondere in der ästhetischen Zone (Abb. 1 bis 5). Ein restauratives Vorgehen, das zunächst durch spezielle Techniken die strukturellen und optischen Unterschiede zwischen den beiden Stümpfen (d. h. nicht oder minimal präparierter Zahn und Implantatabutment) minimiert und dann ein transluzentes Befestigungskomposit zum Verkleben der ultradünnen Keramikveneers nutzt, kann die Vorhersagbarkeit des ästhetischen Resultats und damit die Patientenzufriedenheit deutlich verbessern.

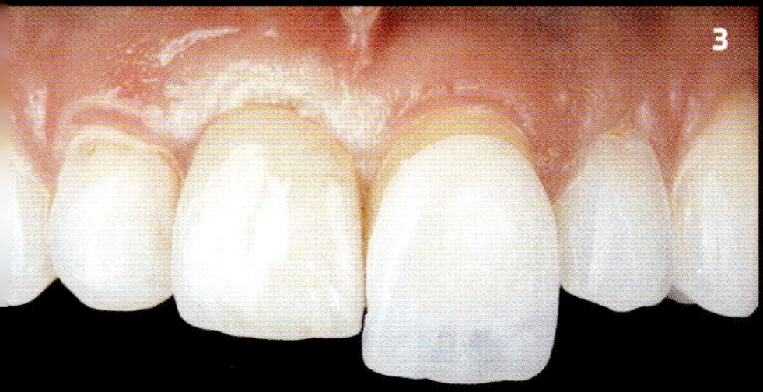

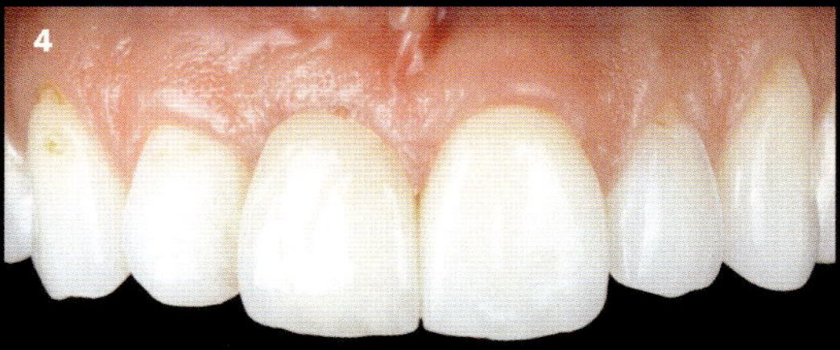

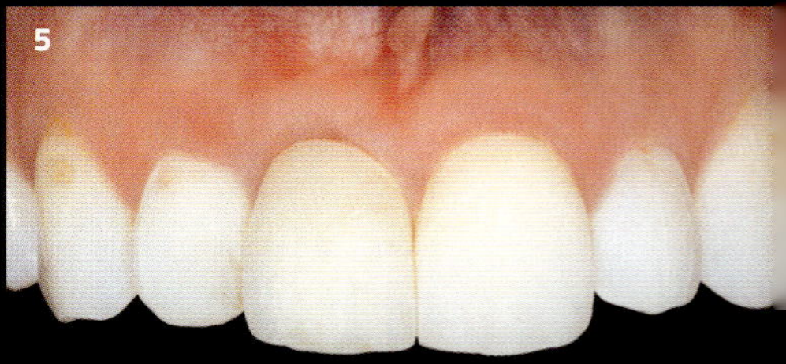

Beispielfall

Der folgende Fall zeigt die Verwendung von Keramikveneers zur ästhetischen Versorgung minimal präparierter Zähne und benachbarter Implantatabutments. Die systemisch gesunde 25-jährige Patientin mit Nichtanlagen der oberen seitlichen Schneidezähne wünschte einen Ersatz der fehlenden Zähne sowie eine allgemeine Verbesserung ihrer dentalen Ästhetik (Abb. 6 bis 8).

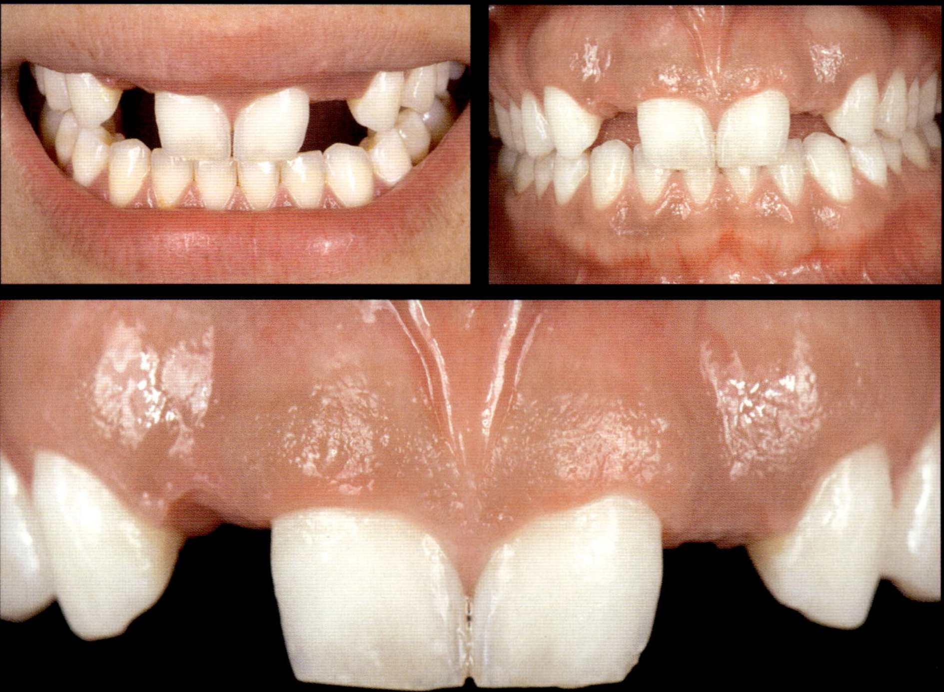

Abb. 6 bis 8
Ausgangssituation: junge Patientin mit Nichtanlagen der Zähne 12 und 22.

Auf beiden Seiten wurde ein Implantat (Nobel Replace, Fa. Nobel Biocare, Zürich, Schweiz) eingesetzt. Simultan erfolgte eine horizontale Kammaugmentation mittels GBR-Technik (Bio-Oss Collagen und Bio-Gide, Fa. Geistlich, Wolhusen, Schweiz). Nach 5-monatiger Heilung wurden, dem Konzept der kritischen und subkritischen Kontur[3] folgend, implantatgetragene Provisorien hergestellt und eingesetzt (Abb. 9).

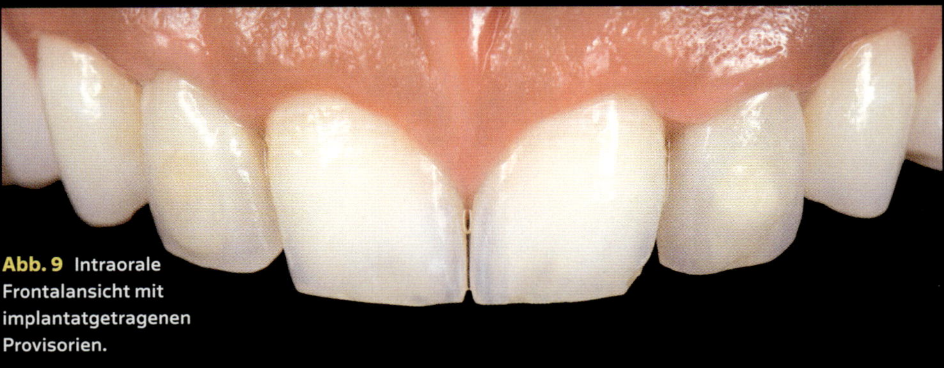

Abb. 9 **Intraorale Frontalansicht mit implantatgetragenen Provisorien.**

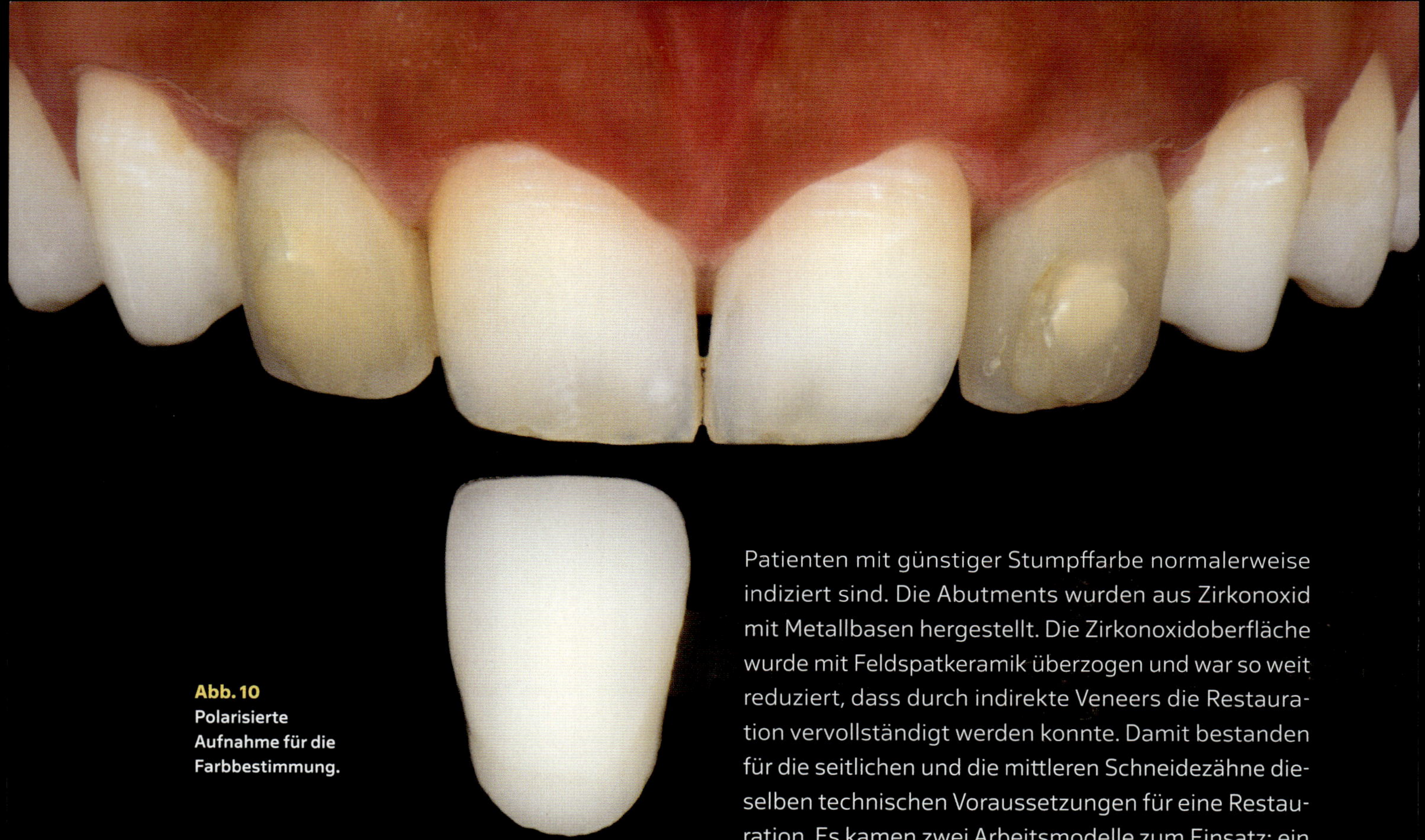

Abb. 10
Polarisierte Aufnahme für die Farbbestimmung.

Nach Erreichen des gewünschten Emergenzprofils und entsprechender Konditionierung des periimplantären Weichgewebes wurden die oberen mittleren Schneidzähne mit Polierscheiben minimal präpariert und die Zahnfarbe unter polarisiertem Licht bestimmt (Abb. 10). Der Behandlungsplan sah die Versorgung der mittleren Schneidezähne durch ultradünne, hochtransluzente Veneers aus Feldspatkeramik vor, die bei jungen Patienten mit günstiger Stumpffarbe normalerweise indiziert sind. Die Abutments wurden aus Zirkonoxid mit Metallbasen hergestellt. Die Zirkonoxidoberfläche wurde mit Feldspatkeramik überzogen und war so weit reduziert, dass durch indirekte Veneers die Restauration vervollständigt werden konnte. Damit bestanden für die seitlichen und die mittleren Schneidezähne dieselben technischen Voraussetzungen für eine Restauration. Es kamen zwei Arbeitsmodelle zum Einsatz: ein Geller-Modell mit Steckstümpfen für die Herstellung der Implantatabutments und ein monolithisches Modell für die Veneerherstellung. Während einer Einprobesitzung wurden die Wirkung des Emergenzprofils auf die rosa Ästhetik und die ästhetischen Eigenschaften der Abutments im Vergleich zu den Nachbarzähnen getestet. Nach einigen Modifikationen an den Abutments folgte die Herstellung der vier Feldspatkeramik-Veneers (zwei auf natürlichen Zähnen, zwei auf den Implantaten) auf feuerfesten Stümpfen (Abb. 11 bis 14).

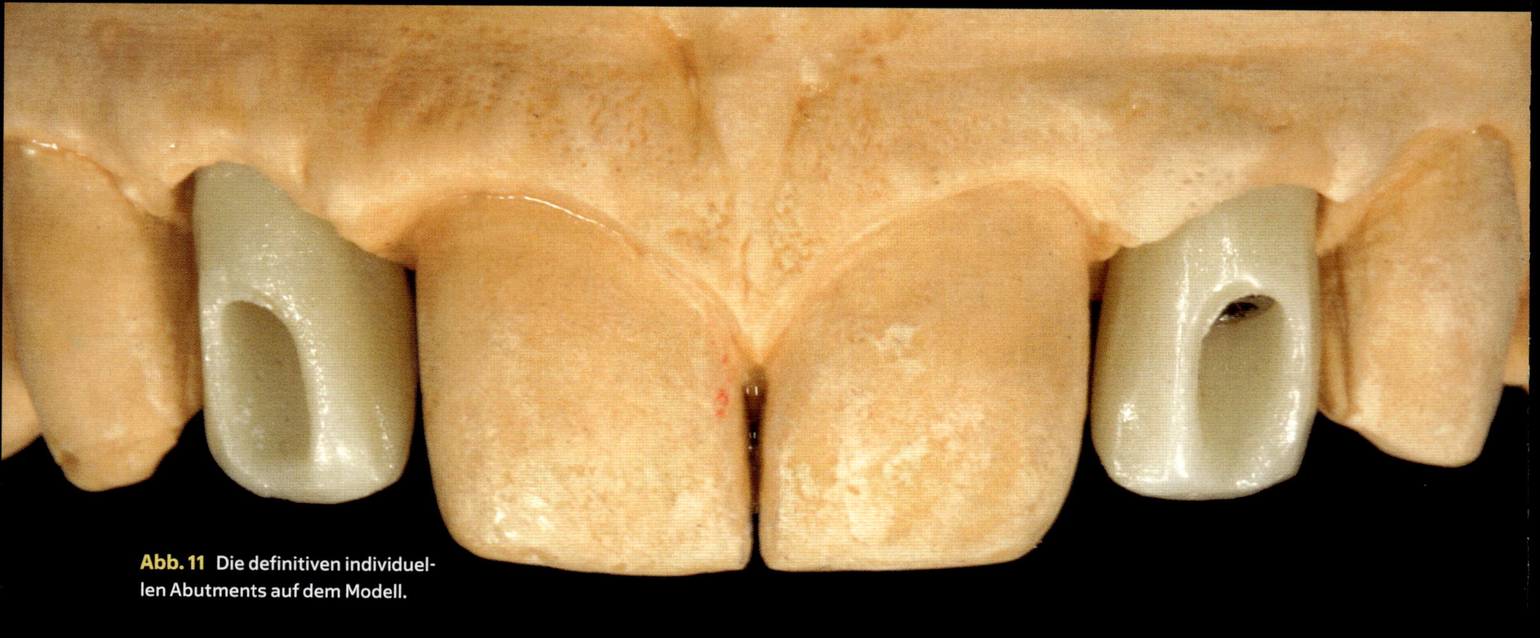

Abb. 11 **Die definitiven individuellen Abutments auf dem Modell.**

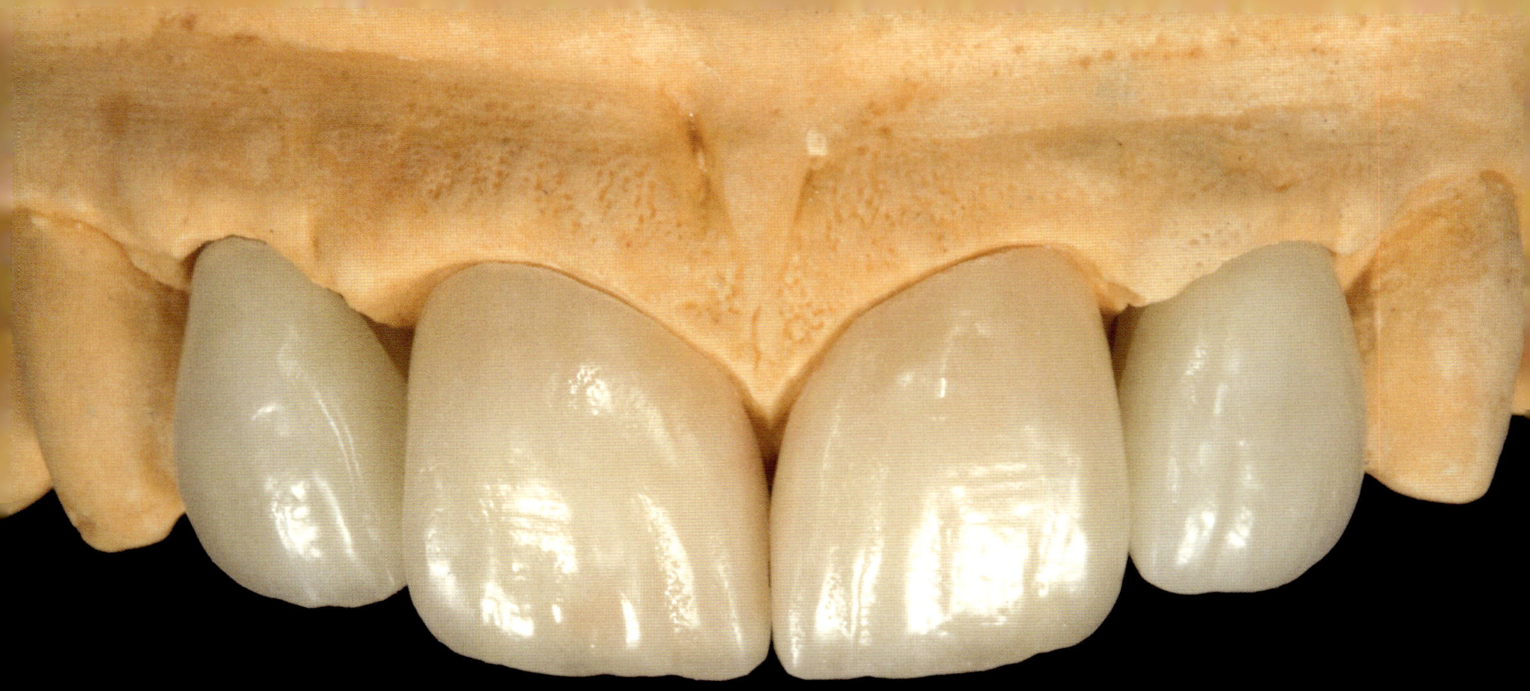

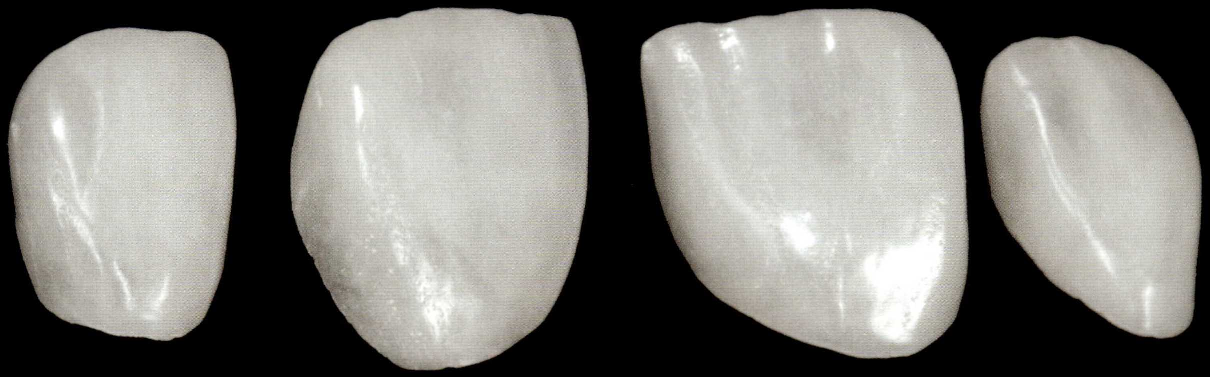

Abb. 12 und 13 Die fertiggestellten ultradünnen Keramikveneers.

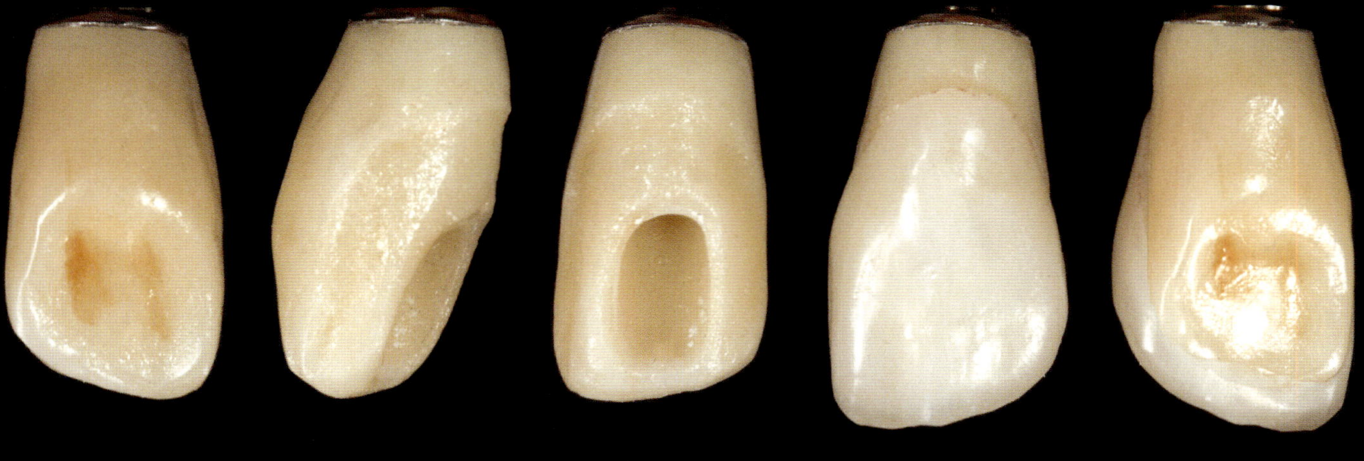

Abb. 14 Detailansichten des individuellen Abutments und Keramikveneers für das Implantat 22

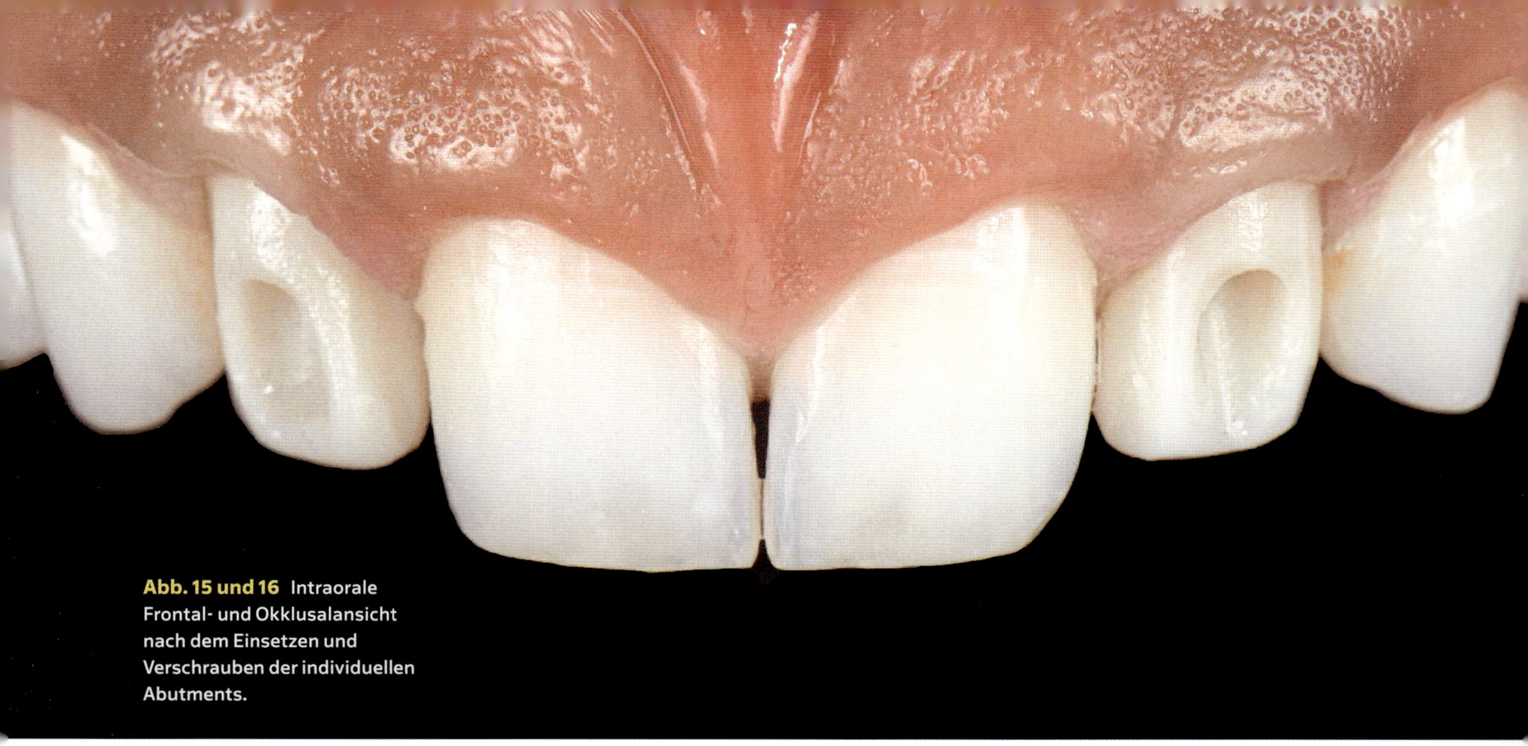

Abb. 15 und 16 Intraorale Frontal- und Okklusalansicht nach dem Einsetzen und Verschrauben der individuellen Abutments.

In der nächsten Sitzung wurden die definitiven Abutments eingesetzt (Abb. 15 und 16) und die Veneers auf den Zähnen und Implantaten verklebt (Abb. 17 und 18). Zur Befestigung der Veneers wurde ein an anderer Stelle beschriebenes Adhäsivprotokoll genutzt[4]. Zu beachten ist, dass die Implantatabutments bereits extraoral für die adhäsive Befestigung der Veneers konditioniert worden waren, wie im folgenden Abschnitt beschrieben. Die Patientin kehrte nach 2 Wochen zu einer Nachkontrolle zurück, bei der letzte Zementüberschüsse entfernt und die rosa und weiße Ästhetik evaluiert wurden (Abb. 19 bis 23). Das erzielte ästhetische Resultat war hervorragend und die Restaurationen zeigten eine natürliche optische Wirkung, wie sich unter Fluoreszenzlicht erkennen lässt (Abb. 24). Auch bei einer Nachuntersuchung nach etwa 3 Jahren war das Therapieergebnis biologisch stabil und ästhetisch ansprechend (Abb. 25).

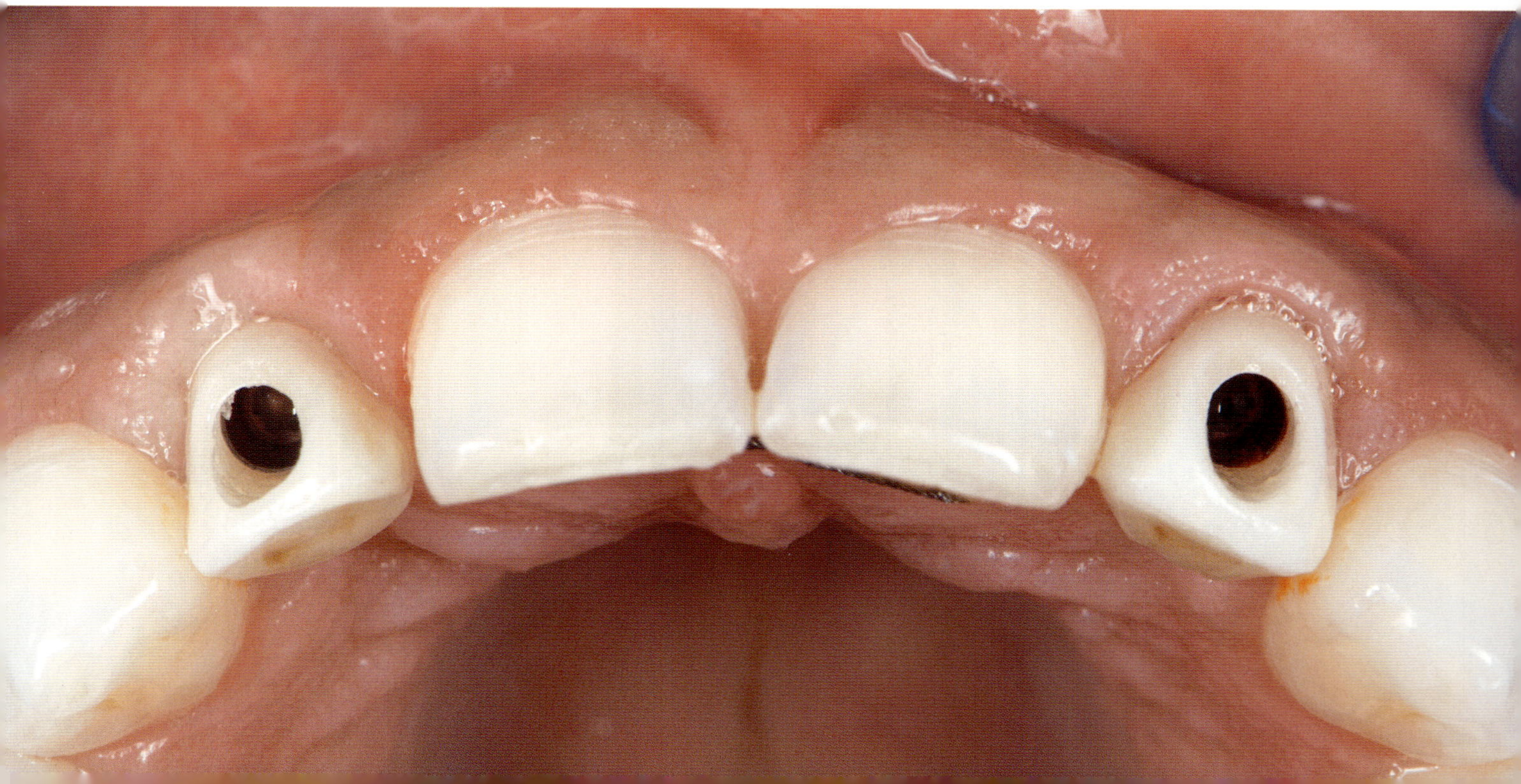

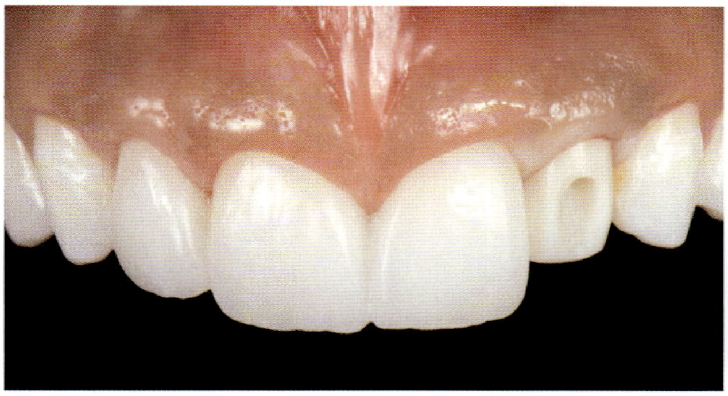

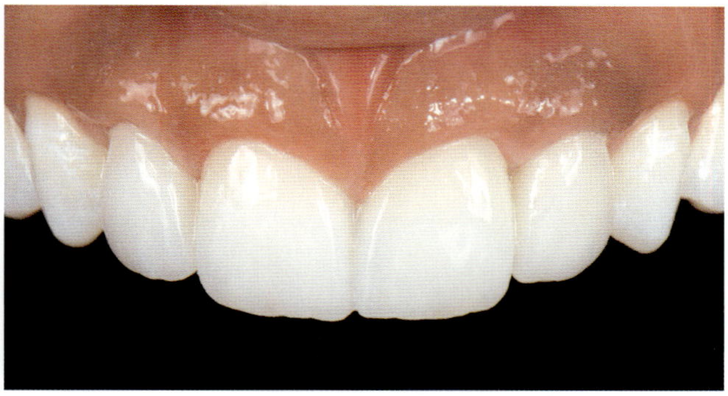

Abb. 17 und 18 Adhäsive Befestigung der ultradünnen Keramikveneers auf den Zähnen bzw. Implantaten 12 bis 22.

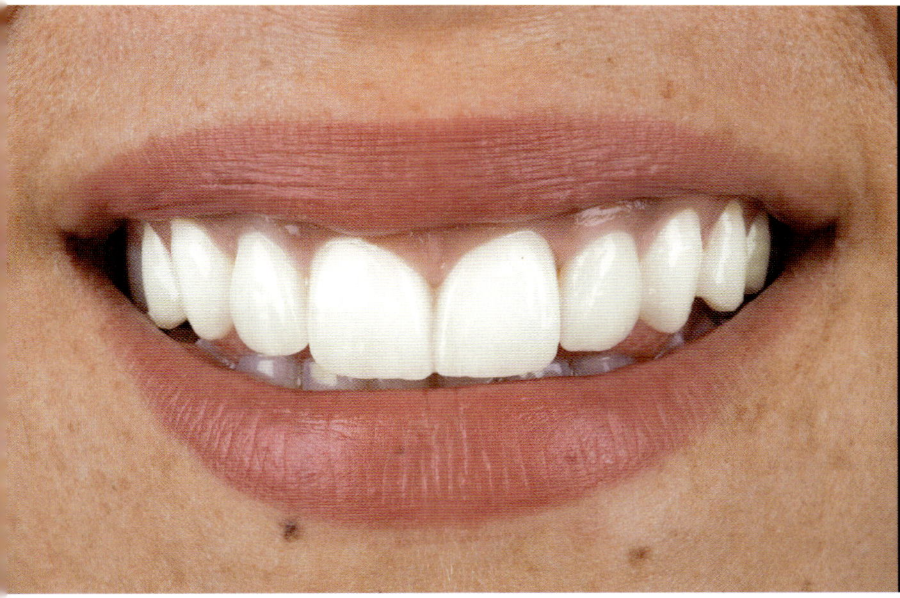

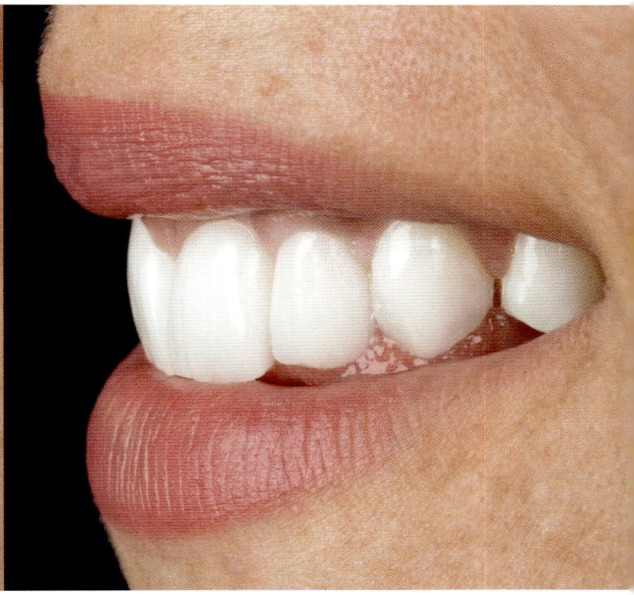

Abb. 19 und 20 Frontales und laterales Lippenbild 2 Wochen nach dem Einsetzen der Restaurationen.

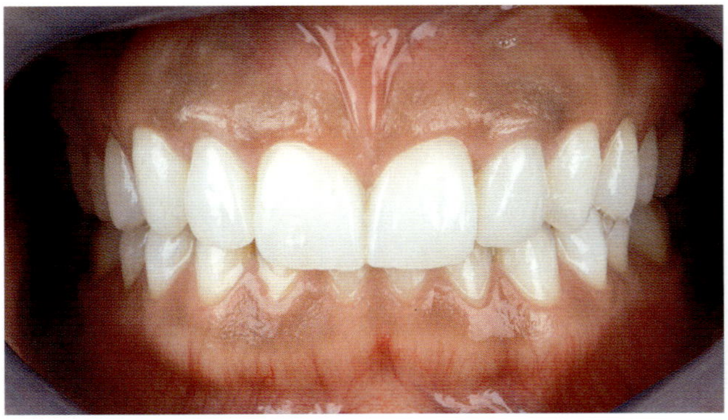

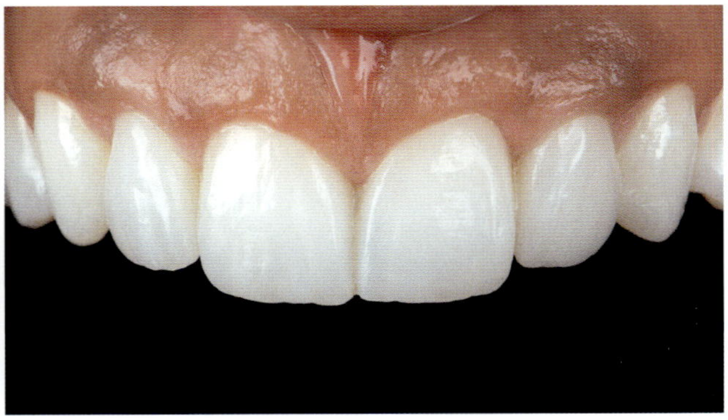

Abb. 21 und 22 Intraorale Frontalansichten der Abschlusssituation.

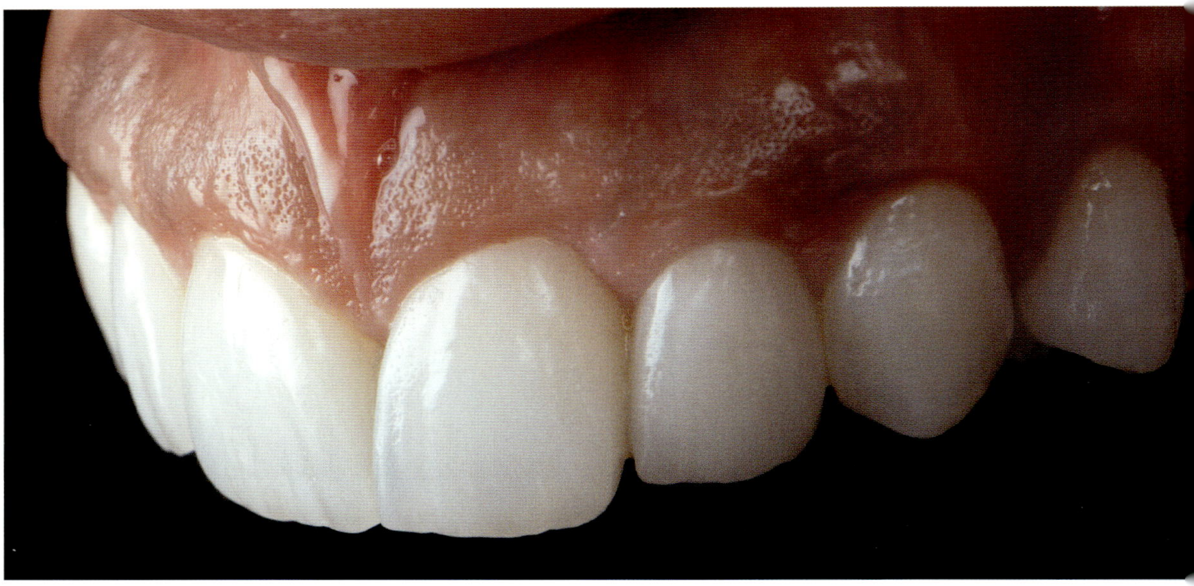

Abb. 23
Schräg-laterale Ansicht des Behandlungsergebnisses.

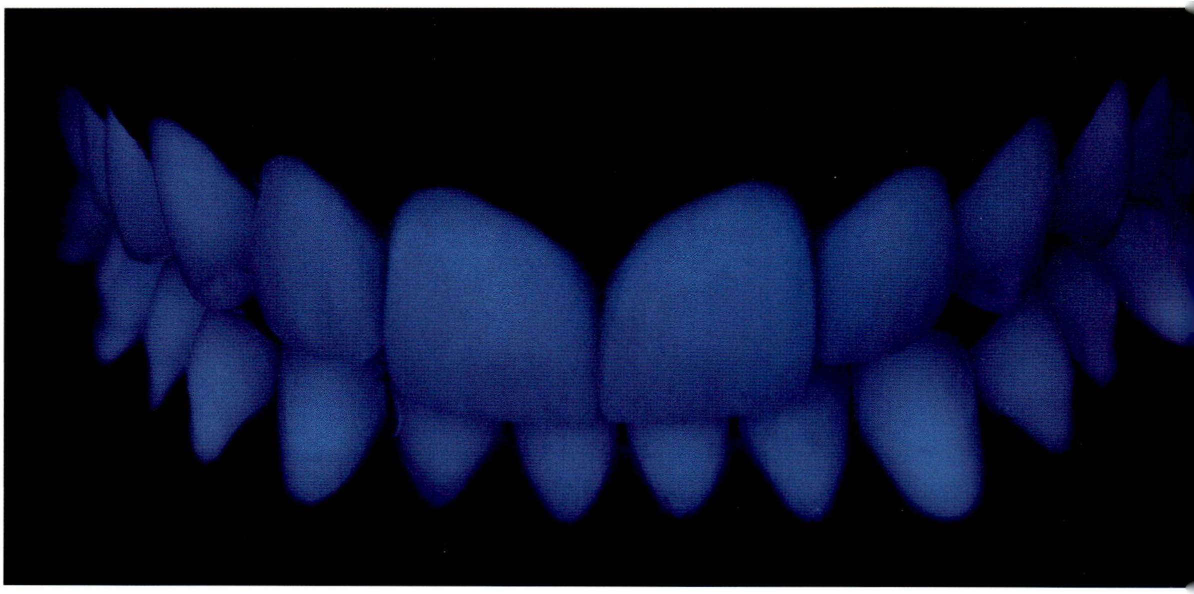

Abb. 24
Die Aufnahme bei ultravioletter Beleuchtung verdeutlicht die hervorragenden optischen Eigenschaften der Restaurationen.

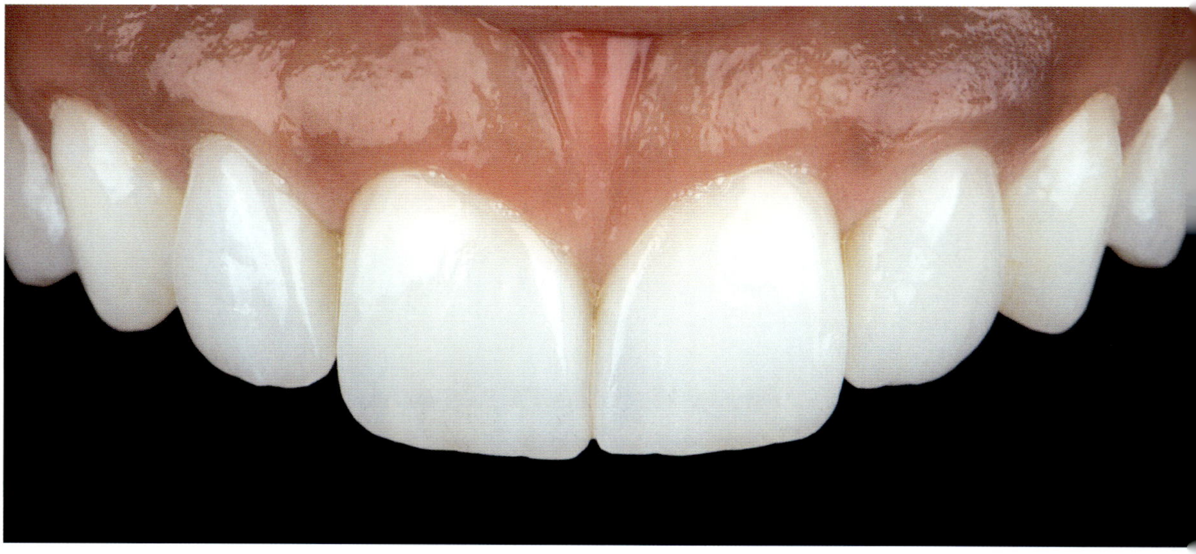

Abb. 25
Intraorale Frontalansicht etwa 3 Jahre nach Abschluss der Behandlung.

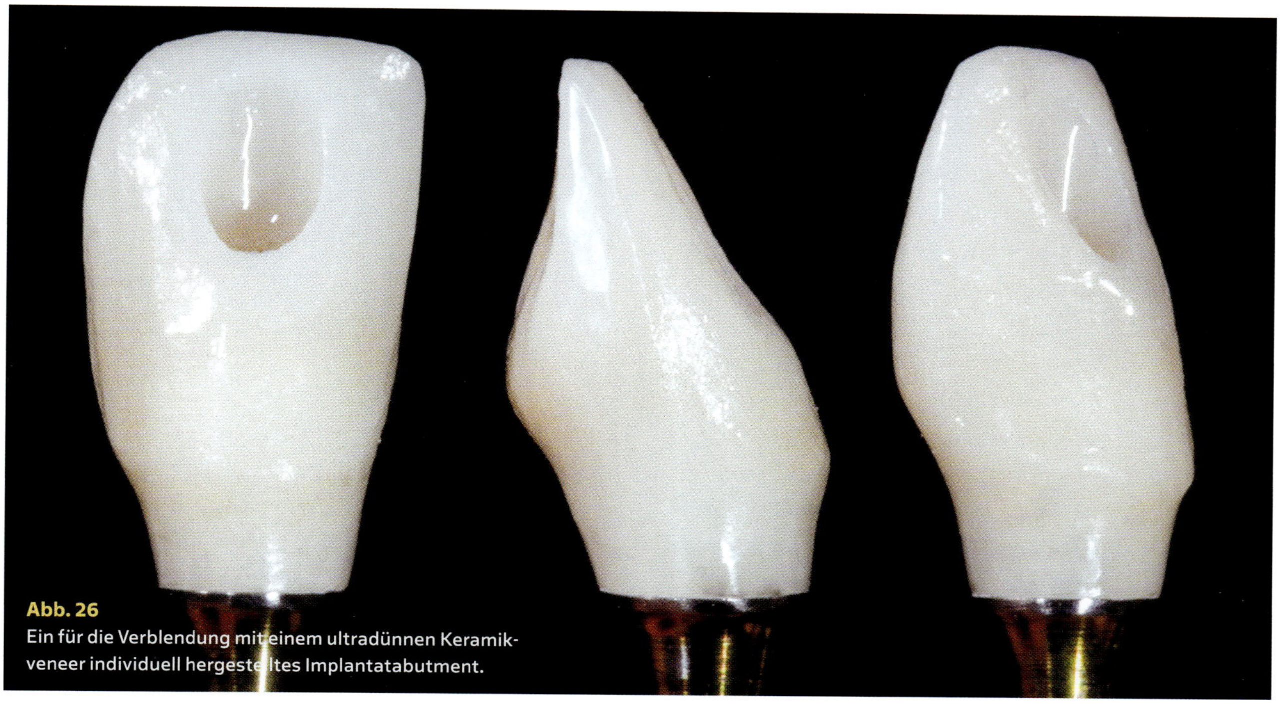

Abb. 26
Ein für die Verblendung mit einem ultradünnen Keramikveneer individuell hergestelltes Implantatabutment.

Technische Hinweise

Um die Wahrscheinlichkeit eines guten Ergebnisses in anspruchsvollen Situationen ähnlich der hier gezeigten zu erhöhen, ist die Gestaltung von Implantatabutments mit optischen Eigenschaften und einem Cutback (Restaurationsraum), die denen am benachbarten natürlichen Zahn möglichst nahekommen, wichtig (Abb. 26). Hierbei sollten beide Veneers (das zahn- wie das implantatgetragene) sehr ähnliche Dicken aufweisen und unter denselben Bedingungen hergestellt werden.

Für die Konstruktion und Fertigung des Implantatabutments lassen sich folgende Regeln zusammenfassen:

- Volumen der opaken Abutmentbasis, unabhängig vom Material (Titan oder Zirkonoxid), so weit wie möglich reduzieren. Für die Herstellung eines Abutments, das die anatomischen und optischen Eigenschaften eines präparierten Zahns weitestgehend imitiert, sind eine geeignete Wahl des Abutmentmaterials (Titan- bzw. Zirkonoxidtyp) und eine sorgfältige Gestaltung der Konturen und Kontaktflächen wichtig.
- Opake Abutmentbasis mit Feldspatkeramik überziehen. Hiermit werden sowohl Oberflächenformen und -konturen als auch Farbe und optische Eigenschaften dem benachbarten präparierten natürlichen Zahn angeglichen. Die Verwendung von Feldspatkeramik ermöglicht zudem ein leistungsfähiges Adhäsivprotokoll für Veneers aus demselben Material.
- Beide Veneertypen (zahn- wie implantatgetragen) gleich dick gestalten.
- Äquigingivale oder (besser noch) leicht supragingivale Präparationsgrenze für das Veneer anlegen. Hierdurch wird die vollständige Entfernung der Zementüberschüsse erleichtert.

Nach Herstellung der Abutments sollten bei einer Einprobe kritische und subkritische Konturen auf korrekte Weichgewebeunterstützung sowie ästhetische Aspekte wie Farbe und Transluzenz geprüft werden. Nach Fertigstellung der Abutments erfolgt in möglichst identischer Weise die Anfertigung der zahn- und implantatgetragenen Veneers. Zu beachten ist, dass im Fall einer labialen oder inzisalen Lage der Schraubenzugangsöffnung die Transluzenz der Stücke in diesem Bereich reduziert werden sollte, um spätere Farbprobleme zu vermeiden.

Ferner empfiehlt es sich in diesen Fällen, anstelle der klassischen Prinzipien der Retentions- und Widerstandsform für prothetische Pfeiler auf die von Magen und Cascione beschriebene Keramik-Keramik-Adhäsion zu setzen[5]. Ein vereinfachtes Protokoll für die adhäsive Befestigung ultradünner Keramikveneers auf Implantatabutments umfasst folgende Schritte:

1. Extraorales Ätzen der Abutmentoberfläche mit 9,6%iger Flusssäure am Behandlungsstuhl. Nach dem Ätzen werden die Stücke mit Wasser abgespült und getrocknet.
2. Applikation eines Haftvermittlers (Silan) zur Verbesserung der Keramikadhäsion nach dem Ätzen.
3. Vorsichtiges Einsetzen des Abutments im Mund und Verschraubung mit dem vom Hersteller empfohlenen Drehmoment.
4. In Fällen mit labialer oder inzisaler Öffnung des Schraubenzugangs sollte die Zugangsöffnung mit Teflonband gefüllt und mit einem Dentinkomposit verschlossen werden, das der Farbe des definitiven Abutments entspricht und keinen Störkontakt zum Veneer erzeugt. Außerdem muss der Zahntechniker den Metallkern kaschieren, entweder durch einen Opaker oder durch eine Höhenreduktion der Titanbasis, die allerdings nicht zulasten der Festigkeit des Abutments gehen darf.
5. Konditionieren und Verkleben der Keramikveneers nach einem konventionellen Adhäsivprotokoll[4]. Die Innenflächen der Restaurationen müssen, abhängig vom Material und der Labortechnik, die zu ihrer Herstellung verwendet wurden, passend geätzt werden[6].
6. Politur der Restaurationen unter besonderer Beachtung der Ränder.

Diskussion

Keramikveneers sind in der ästhetischen Zahnmedizin in den letzten Jahren immer beliebter geworden. Ultrakonservative oder sogar völlig präparationslose Techniken stellen inzwischen, dank großer Fortschritte bei Biomaterialien und technischen Innovationen, valide Versorgungsmöglichkeiten dar. Dass klassische Keramikveneers langfristig erfolgreich sind, ist umfangreich durch Daten belegt[7–10]. Deutlich weniger Evidenz liegt zur

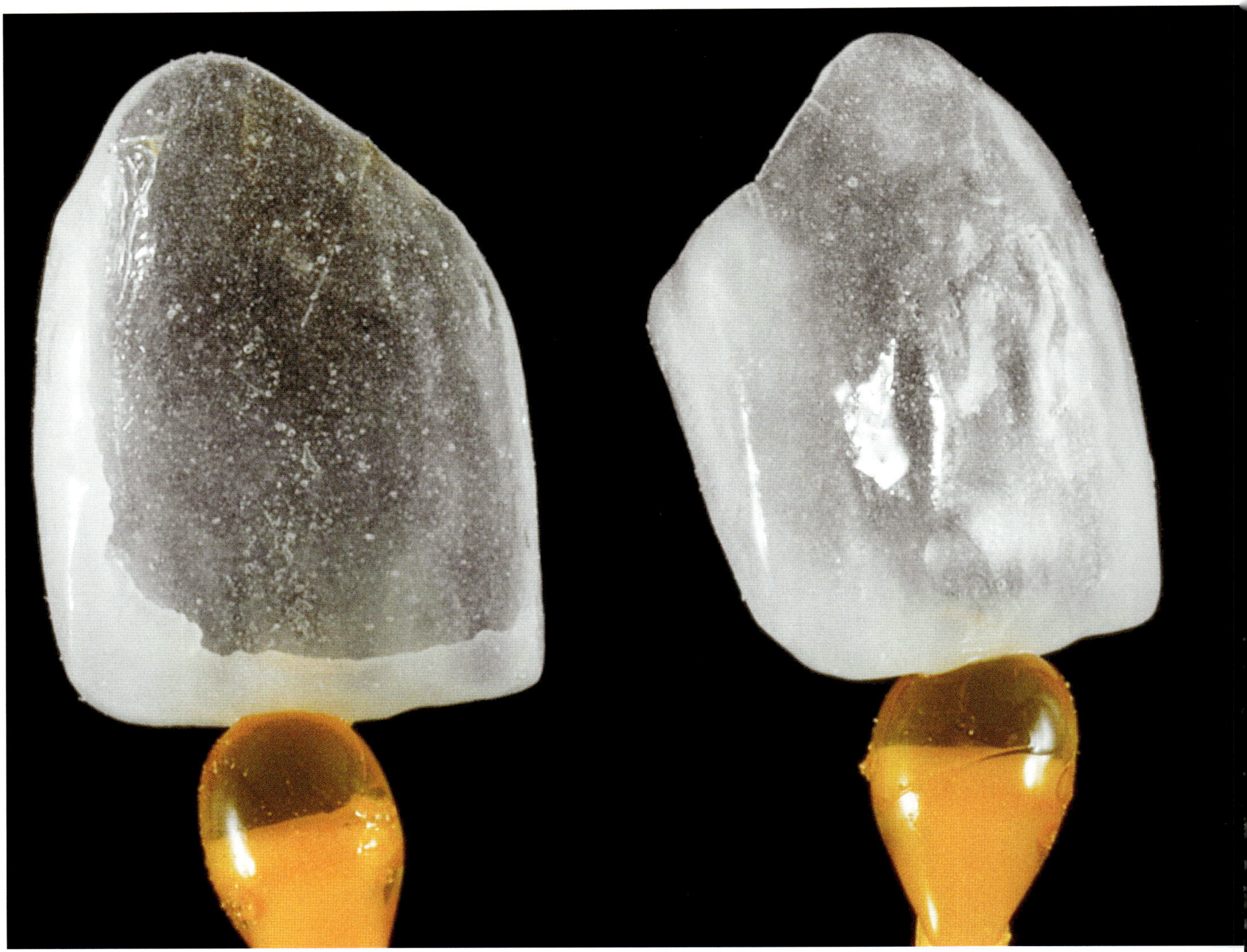

Bewährung ultradünner Keramikveneers vor, worunter Restaurationen mit Dicken von 0,1 bis 1,0 mm verstanden werden (Abb. 27).

Für die zahntechnische Herstellung solcher Veneers sind zwei Verfahren beschrieben: die Platinfolientechnik und die Technik mit feuerfestem Stumpf. Erstere nutzt bestimmte Eigenschaften von Platin, eines Edelmetalls mit relativ hohem Wärmeleit- und Reflexionsvermögen. Es ermöglicht eine gute Steuerung des Keramikbrands, sodass porenfreie dünne Veneers mit hochästhetischen Eigenschaften hergestellt werden können[6]. Eine prospektive klinische Studie zu in Platinfolientechnik hergestellten ultradünnen Veneers ergab eine sehr hohe Patientenzufriedenheit und eine Inzidenzrate für Abplatzungen von 9,8 % über 3 Jahre[4]. Letztere ist überwiegend durch von einigen Teilnehmern ausgeübte Parafunktion zu erklären und somit durch eine sorgfältige Patientenselektion, -aufklärung und -überwachung weiter zu reduzieren. Abgesehen von dieser Problematik bieten ultradünne Veneers zahlreiche Vorteile gegenüber dickeren Restaurationen, wozu der Erhalt natürlicher Hartsubstanz, hochästhetische Ergebnisse dank hoher Transluzenz und nicht zuletzt eine hohe adhäsive Verbundfestigkeit zählen, da die Adhäsion an Dentin vermieden wird.

Die Aufgabe, gleichzeitig ein Implantat und einen benachbarten Zahn in der ästhetischen Zone zu versorgen, stellt sich in der täglichen Praxis immer wieder. Wie bereits erwähnt, kann die Herstellung unterschiedlicher zahn- und implantatgetragener Keramikveneers mit ausgewogener Opazität und Transluzenz den Zahntechniker vor enorme Herausforderungen stellen. Eine mögliche Lösung ist die von Sulikowski und Yoshida[11] vorgeschlagene stärkere labiale Reduktion des Zahns, um dem Keramiker mehr Platz für die Rekonstruktion eines adäquaten Farbverlaufs mit der nötigen Sättigung, Helligkeit und Fluoreszenz zu geben. Die ausgedehnte Präparation widerspricht jedoch den aktuellen Prinzipien einer minimalinvasiven Zahnmedizin. Eine zweite

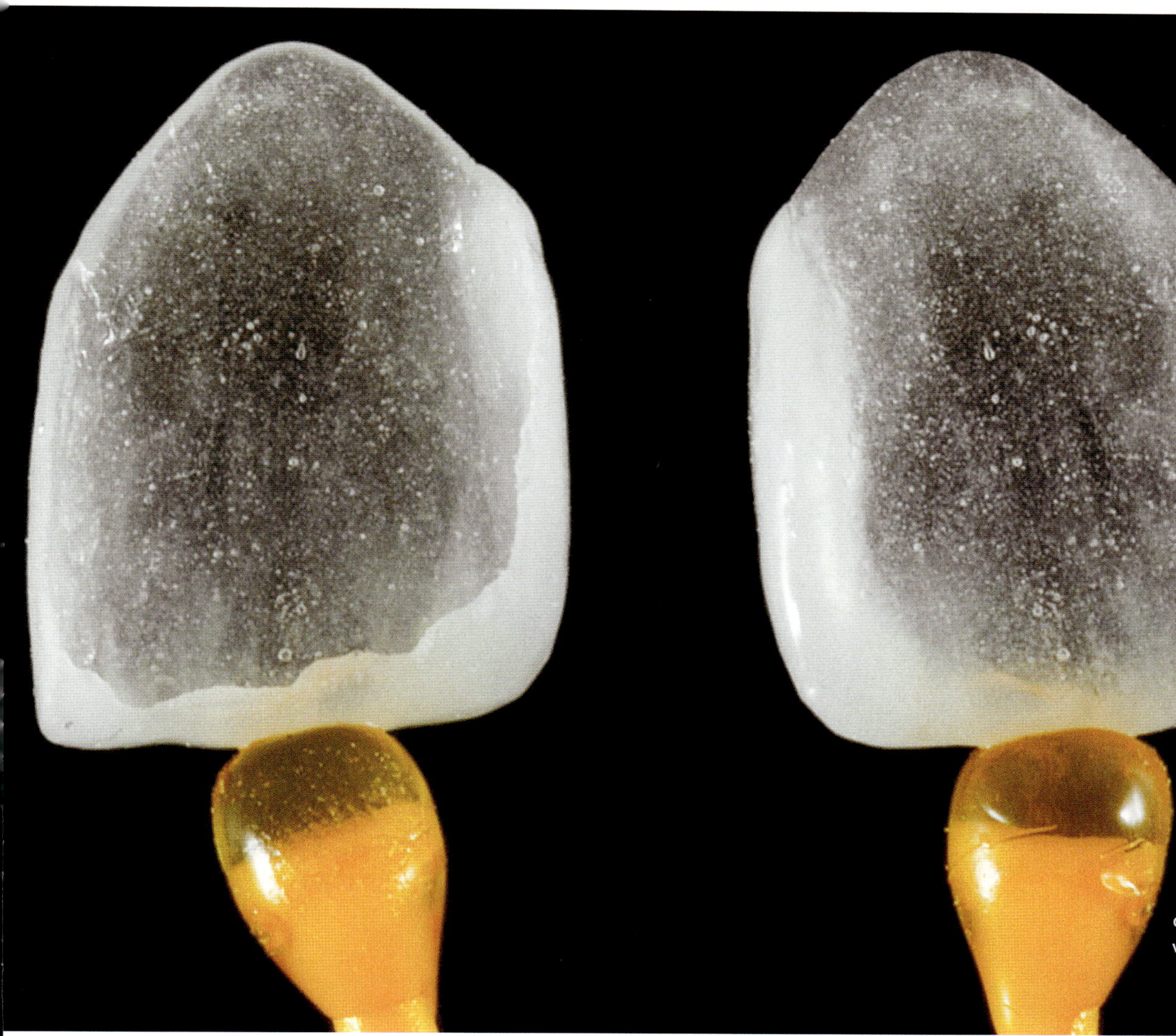

Abb. 27 Verschiedene Detailansichten eines ultradünnen Keramikveneers für einen oberen mittleren Schneidezahn.

Möglichkeit wäre die Wahl eines Restaurationsmaterials mit geringerer Transluzenz oder eines Befestigungskomposits mit hoher Opazität, um die optischen Unterschiede der verschiedenen Substrate zu kompensieren. Allerdings resultiert hieraus oftmals eine weniger zufriedenstellende Ästhetik.

Soares et al. untersuchten in einer In-vitro-Studie das Maskierungsvermögen monolithischer und zweischichtiger Keramiken unterschiedlicher Dicke über verschiedenen Abutmentmaterialien und unter Verwendung opaker und transluzenter Try-in-Pasten. Die Autoren bestätigen, dass die Art des keramischen Restaurationsmaterials, die Restaurationsdicke und die Opazität des Befestigungsmaterials Einfluss auf die primäre Ergebnisvariable (Transluzenz) hatten. Von allen getesteten Konfigurationen konnten zweischichtige Restaurationen mit einem Gerüst aus Yttrium-stabilisiertem Zirkonoxid und einer Feldspatkeramik-Verblendung farblich ungünstige Stümpfe, wie bspw. PEEK- oder Titanabutments, am wirksamsten maskieren. Zudem ist eine zuverlässige Maskierung verfärbter Stümpfe nur mit sehr dicken Restaurationen (> 2,5 mm) möglich[12].

Diese Studienergebnisse bestätigen die zentrale Bedeutung der Trias „Keramikmaterial – Restaurationsdicke – Befestigungskomposit" in der ästhetischen Zahnmedizin und insbesondere bei benachbarten zahn- und implantatgetragenen Restaurationen. Die Zusammensetzung und Mikrostruktur von Keramiken hat entscheidenden Einfluss auf deren Transluzenz, welche ihrerseits das ästhetische Resultat stark beeinflusst. Ebenso hat die Dicke der Restauration direkten Einfluss auf deren Erscheinungsbild. Je dicker die Restauration ist, um so eher kann sie einen verfärbten Untergrund maskieren, aber um so geringer ist auch ihre Transluzenz, was sich ungünstig auf die Ästhetik auswirken kann[12].

Auch die Opazität des Befestigungskomposits ist ein ambivalenter Parameter. Bacchi et al. berichten, dass opake Befestigungsmaterialien die Farbdifferenzen unterschiedlicher Substrate nach der Befestigung zahngetragener monolithischer Keramikkronen deutlich reduzieren[13]. Dagegen ist ihre Verwendung zur Verklebung ultradünner Keramikveneers nicht zu empfehlen, da sie die einzigartige Transluzenz dieses Restaurationstyps stören und damit meist zu einer enttäuschenden Ästhetik führen. Während zahlreiche Studien die biomechanische Bewährung verschiedener Implantat-Abutment-Verbindungen untersucht haben[14], fehlen Untersuchungen zu den optischen Resultaten von Restaurationen auf verschiedenen Abutmentmaterialien in Abhängigkeit vom Keramiktyp, der Restaurationsdicke und dem Befestigungskomposit.

Schlussfolgerungen

Der hier vorgestellte zahntechnische Ansatz stellt eine zuverlässige, minimalinvasive Möglichkeit dar, um vorhersagbar hochwertige ästhetische Ergebnisse bei der Versorgung benachbarter Zähne und Implantate mit ultradünnen Veneers zu erreichen. Er respektiert die Prinzipien der Minimalinvasivität und vermeidet technischen Maßnahmen, die das Ergebnis beeinträchtigen könnten.

Literatur

1. Chu SJ, Mieleszko AJ. Color-matching strategies for non-vital discolored teeth: Part 1. Laboratory ceramic veneer fabrication solutions. J Esthet Restor Dent 2014;26:240–246.
2. Magne P, Belser U. Biomimetic Restorative Dentistry. Quintessence, 2022.
3. Su H, Gonzalez-Martin O, Weisgold A, Lee E. Considerations of implant abutment and crown contour: Critical contour and subcritical contour. Int J Periodontics Restorative Dent 2010;30:335–343.
4. Gonzalez-Martin O, Avila-Ortiz G, Torres-Munoz A, Del Solar D, Veltri M. Ultrathin ceramic veneers in the aesthetic zone: A 36-month retrospective case series. Int J Prosthodont 2021; 34:567–577.
5. Magne P, Cascione D. Influence of post-etching cleaning and connecting porcelain on the microtensile bond strength of composite resin to feldspathic porcelain. J Prosthet Dent 2006;96:354–361.
6. Gonzalez-Martin O, Del Solar D, Perez J, Vargas M, Avila-Ortiz G. Ultrathin feldspathic ceramic veneers: A pilot SEM evaluation of etched intaglio surfaces. Int J Periodontics Restorative Dent 2024;44:59–69.
7. Aslan YU, Uludamar A, Ozkan Y. Clinical performance of pressable glass-ceramic veneers after 5, 10, 15, and 20 years: A retrospective case series study. J Esthet Restor Dent 2019;31:415–422.
8. Fradeani M, Redemagni M, Corrado M. Porcelain laminate veneers: 6- to 12-year clinical evaluation—A retrospective study. Int J Periodontics Restorative Dent 2005;25:9–17.
9. Friedman MJ. A 15-year review of porcelain veneer failure—A clinician's observations. Compend Contin Educ Dent 1998;19:625–628,630.
10. Ojeda GD, Naves LZ, Oosterhaven A, et al. 8-year multicenter retrospective study on partial laminate veneers. J Prosthodont Res 2023;67:206–213.
11. Sulikowski AV, Yoshida A. Management of traumatic injuries in the anterior region. Pract Proced Aesthet Dent 2001;13:527–529.
12. Soares PM, Cadore-Rodrigues AC, Packaeser MG, et al. Masking ability of implant abutment substrates by using different ceramic restorative systems. J Prosthet Dent 2022;128:496.e491–496.e498.
13. Bacchi A, Boccardi S, Alessandrev R, Pereira GKR. Substrate masking ability of bilayer and monolithic ceramics used for complete crowns and the effect of association with an opaque resin-based luting agent. J Prosthodont Res 2019;63:321–326.
14. Verma V, Hazari P, Verma P. Biomechanical effciency of different implant-abutment connection: A systematic review of studies using photoelastic stress analysis. Evid Based Dent 2023;24:92.

Veneers:

Das Wesen des natürlichen Zahns bewahren

Naoki Hayashi, RDT, MDT, MDC[1]

Bei restaurativen Behandlungen mit ästhetischem Schwerpunkt stehen meist die Frontzähne im Fokus. Hier werden als Restaurationen nicht selten Veneers gewählt, da diese sehr dünn ausgeführt werden können, nur eine minimale oder gar keine Präparation erfordern und daher als ideale Versorgungen im Sinne eines minimalinvasiven Ansatzes gelten können. Um bei geringem Platzangebot überzeugende Resultate zu erzielen, sind auf feuerfestem Stumpf modellierte Feldspatkeramikveneers gegenwärtig die beste Option. Allerdings ist die Veneerherstellung mit diesem Verfahren relativ anspruchsvoll und erfordert viel Erfahrung, gute Materialkenntnisse und eine hervorragende Technik. Die Versorgung mit solchen Veneers ist nur unter Verwendung klassischer zahntechnischer Methoden möglich.

Der vorliegende Artikel zeigt fünf Fälle, in denen auf feuerfestem Stumpf geschichtete Veneers aus Feldspatkeramik zum Einsatz kamen. Zu Vergleichszwecken wird darunter auch ein Fall gezeigt, in dem zusätzlich ein Lithiumdisilikatveneer zum Einsatz kam (s. Fall 5), das jedoch ebenfalls labial mit einer Keramik verblendet wurde.

[1]Zahntechniker, Irvine, Kalifornien, USA.
Korrespondenz an: Naoki Hayashi, info@ultimate-dl.com

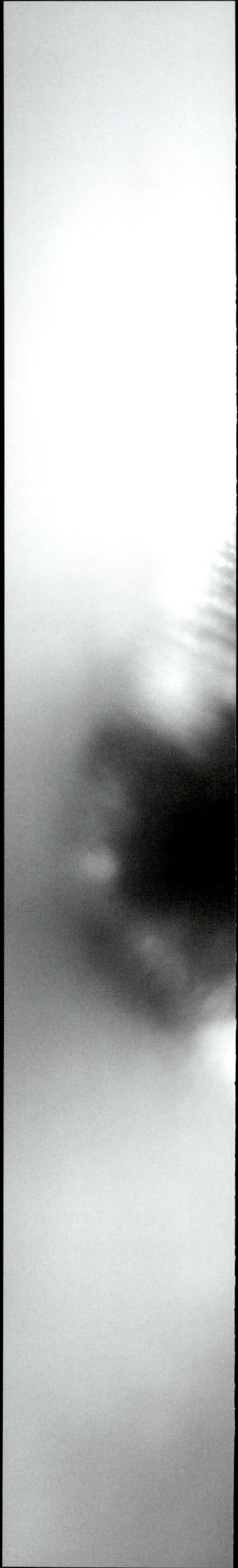

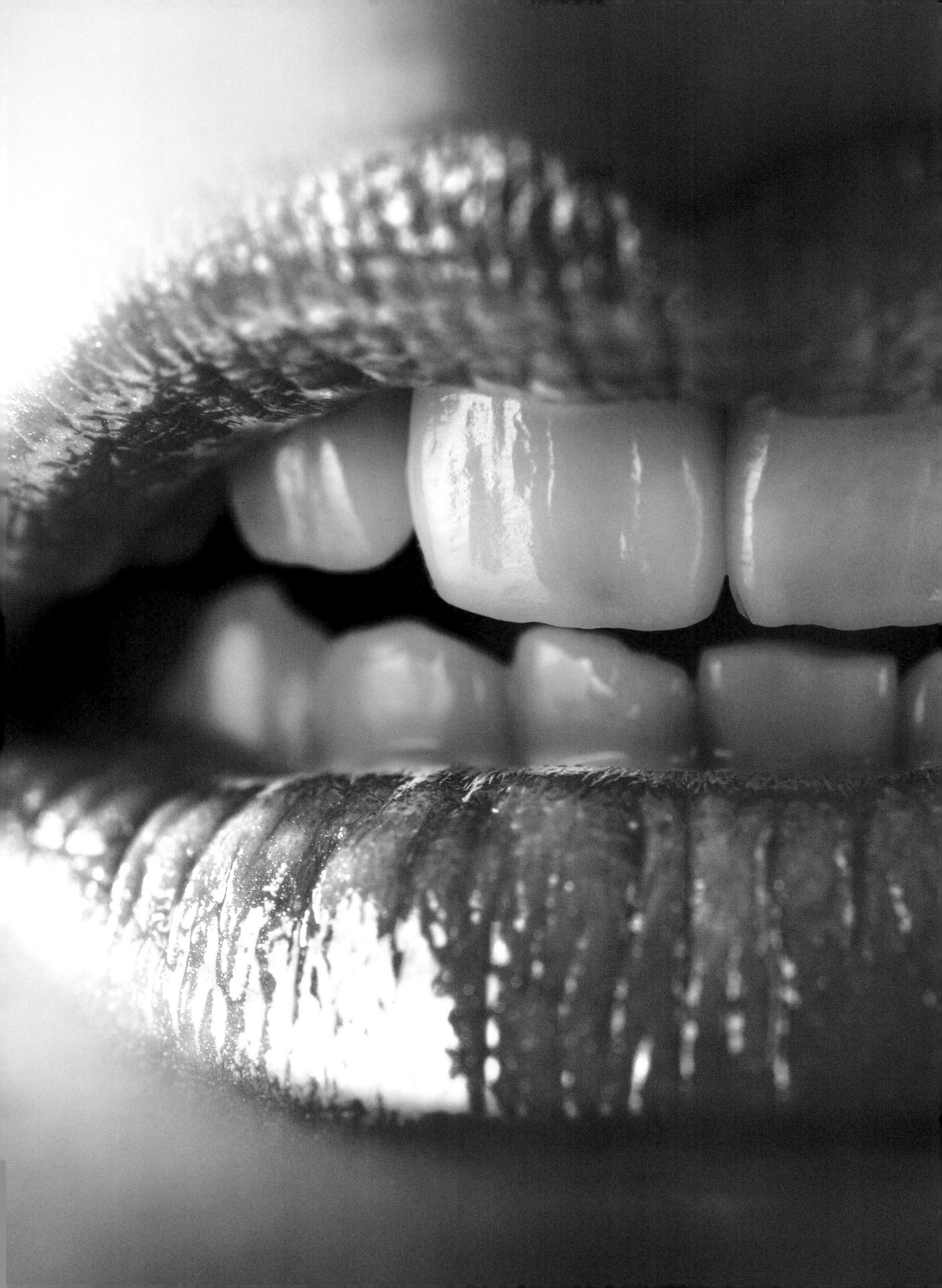

Fall 1

In Zusammenarbeit mit Shunya Sasaki, DDS

Primäre Motivation der Patientin für die Behandlung war ihre Unzufriedenheit mit der dentalen Ästhetik (Abb. 1). Der umfassende Behandlungsplan sah eine kieferorthopädische Behandlung sowie Keramikveneers (Noritake EX-3, Fa. Kuraray, Tokio, Japan) auf allen sechs oberen Frontzähnen und eine Einzelkrone auf dem Zahn 32 vor. Ziel war neben der ästhetischen auch eine funktionelle Verbesserung. Die Patientin war mit dem Ergebnis sehr glücklich (Abb. 2 bis 4).

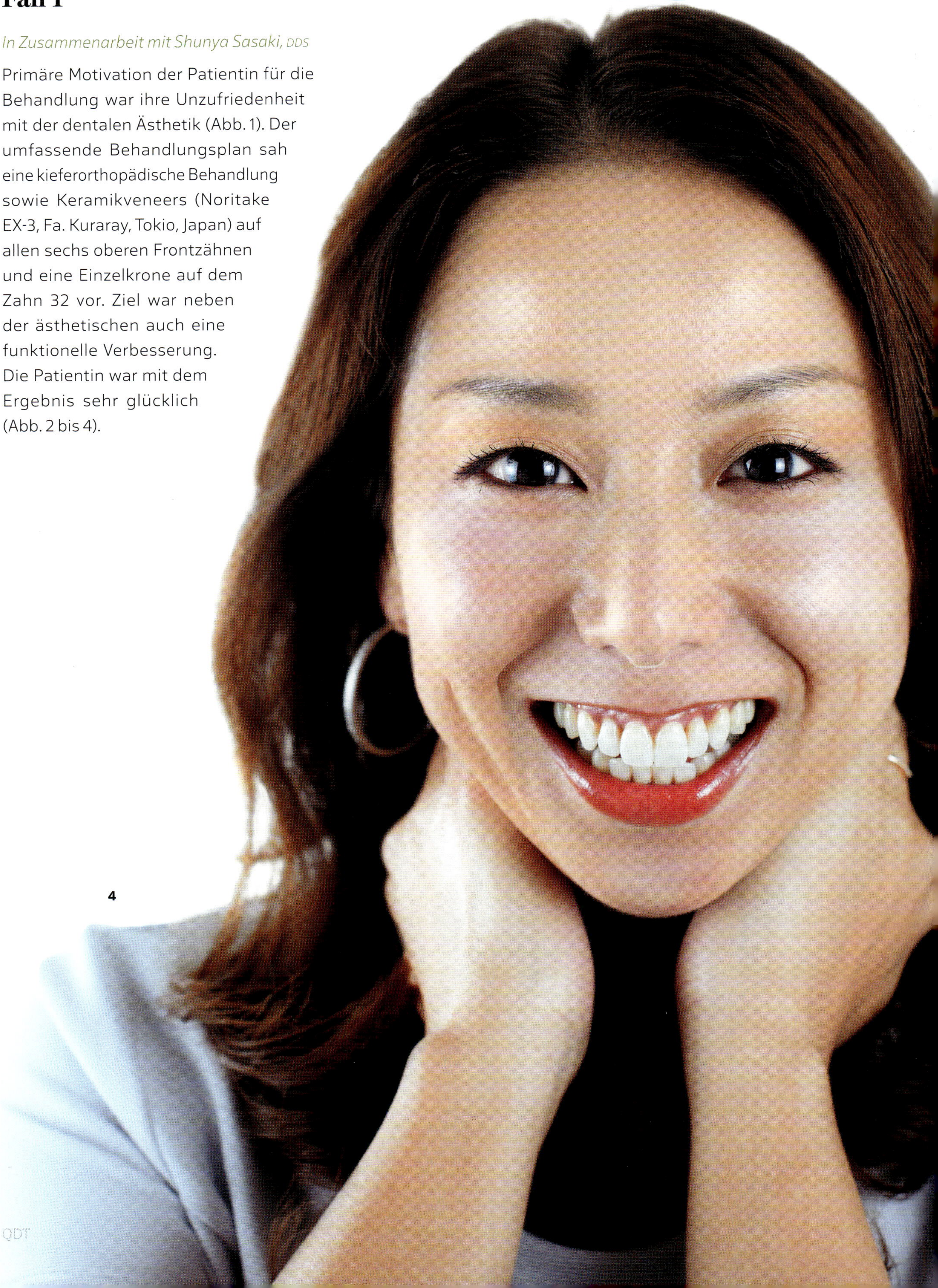

4

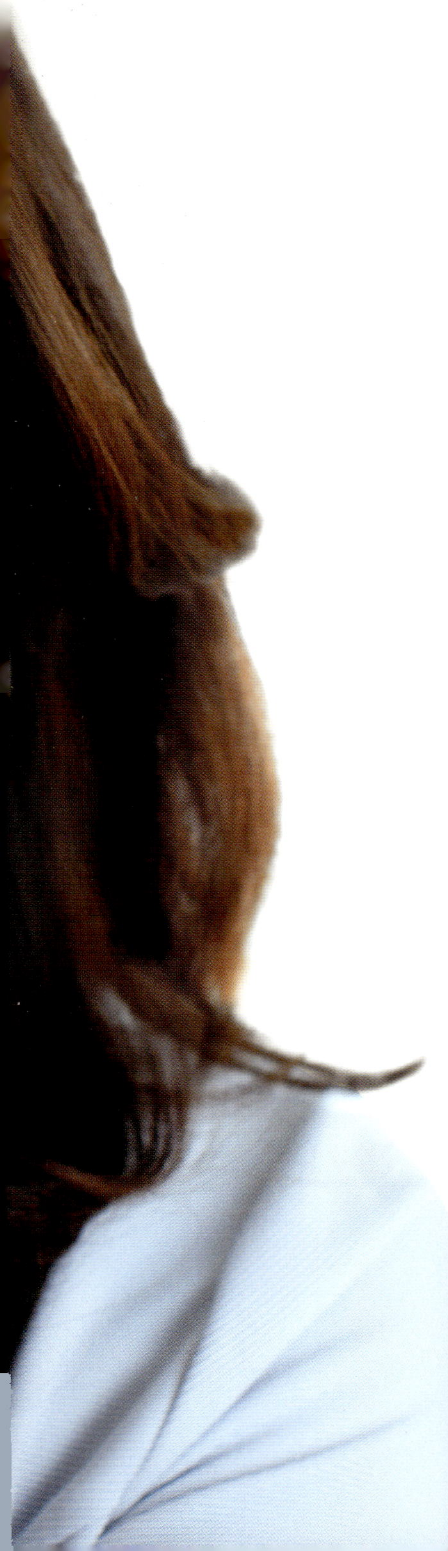

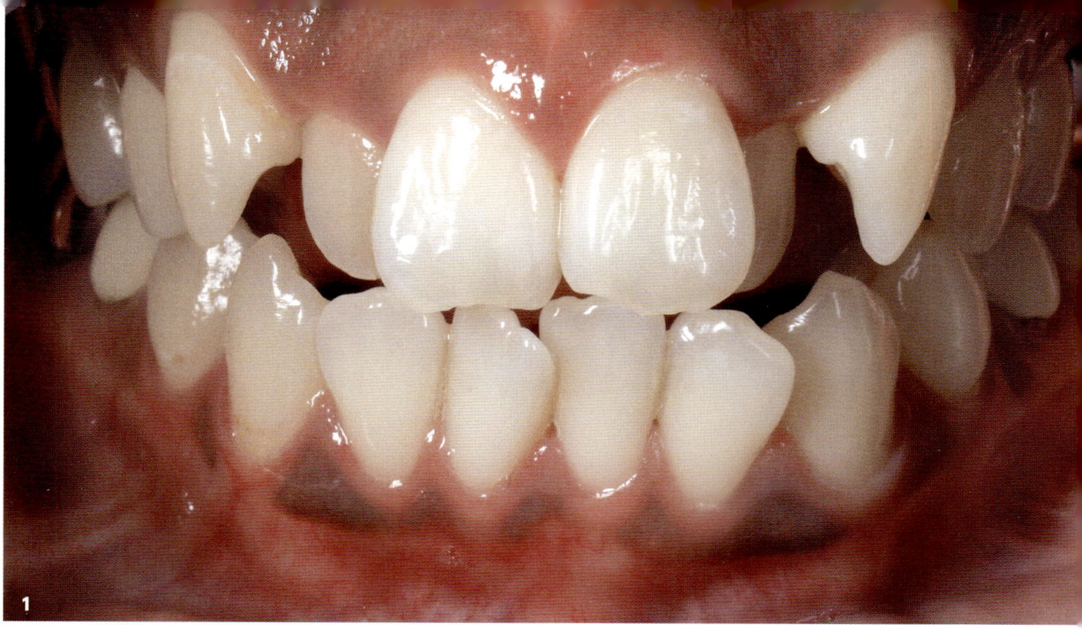

1

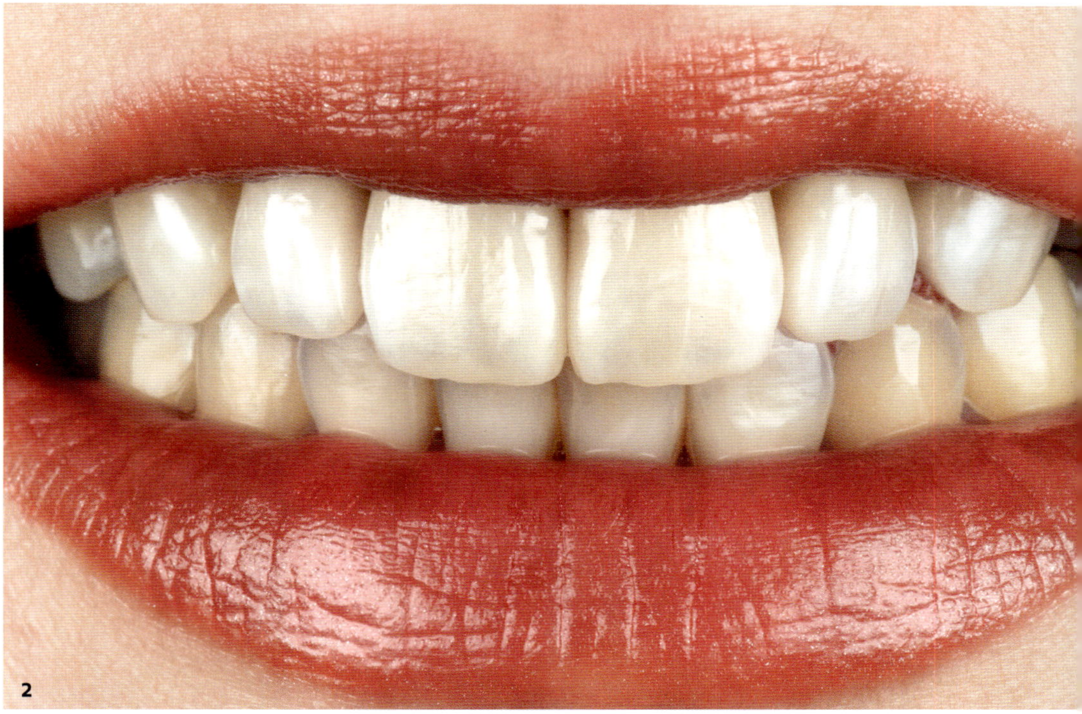

2

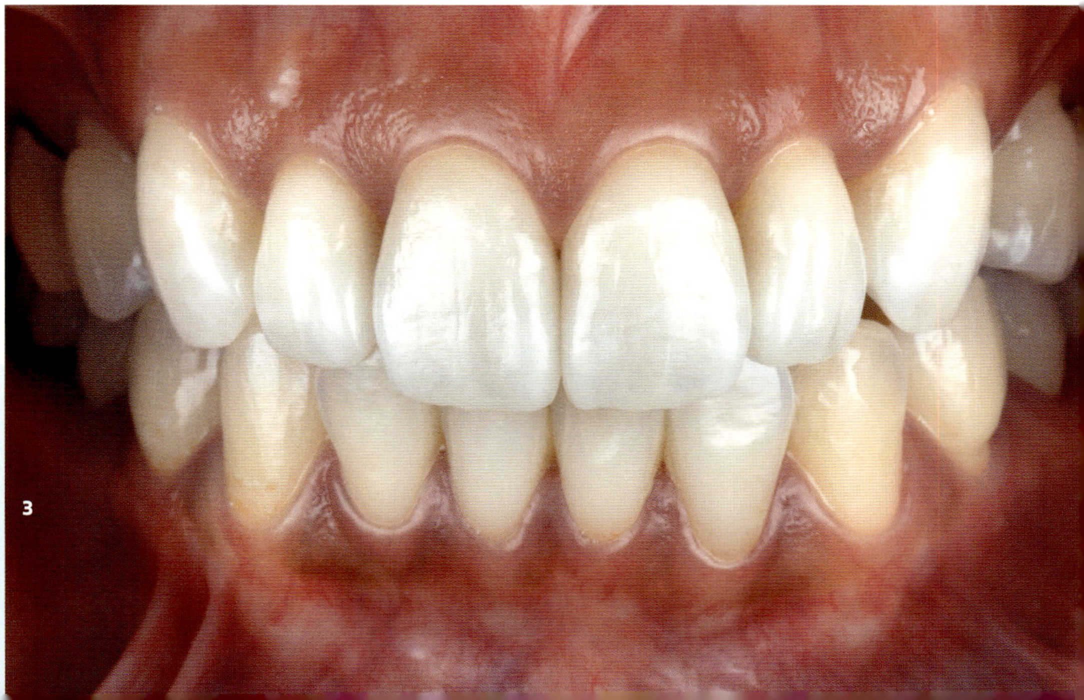

3

Fall 2

In Zusammenarbeit mit Po Sheng Shin, DDS

Die Patientin war mit ihrem Lächeln unzufrieden und wünschte eine Verbesserung der Ästhetik und Funktion (Abb. 5). Zur Korrektur des leichten Gummy Smiles, das durch eine relativ hohe Lippenlinie bedingt war, wurden eine Gingivektomie und inzisale Kürzung der Zähne geplant. Die klinischen Kronen der sechs Frontzähne sollten hierdurch etwa 1,5 mm apikal verlagert werden. Die Veneers wurden aus Noritake EX-3 hergestellt (Abb. 6) und gaben der Patientin das neue Lächeln, das sie sich gewünscht hatte (Abb. 7 und 8).

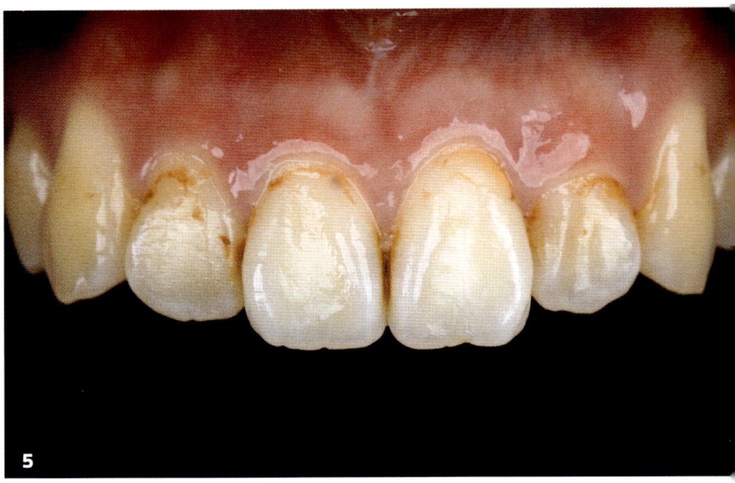

5

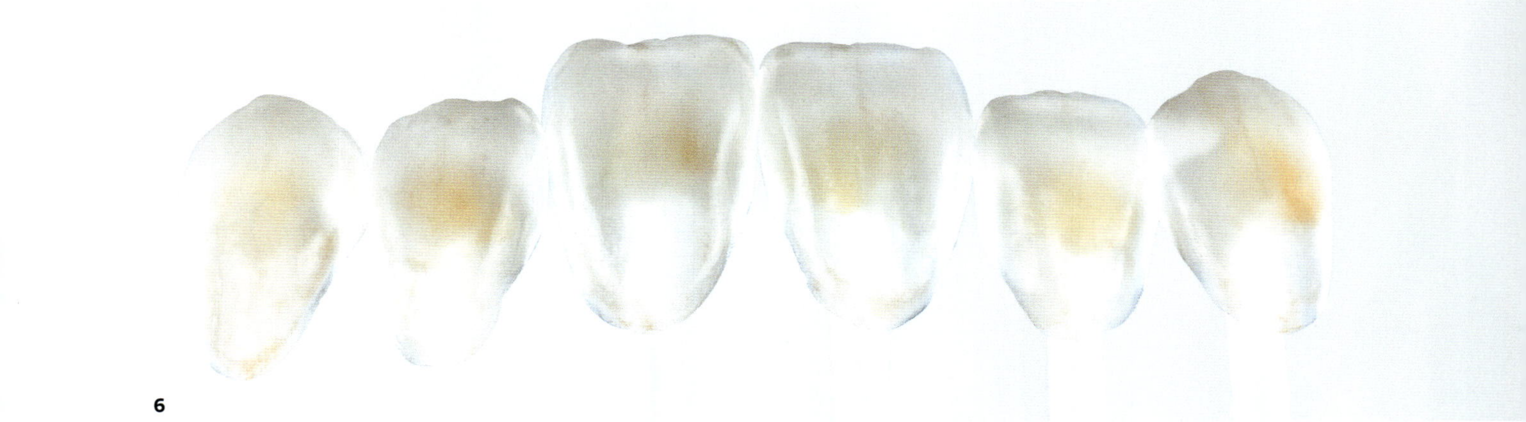

6

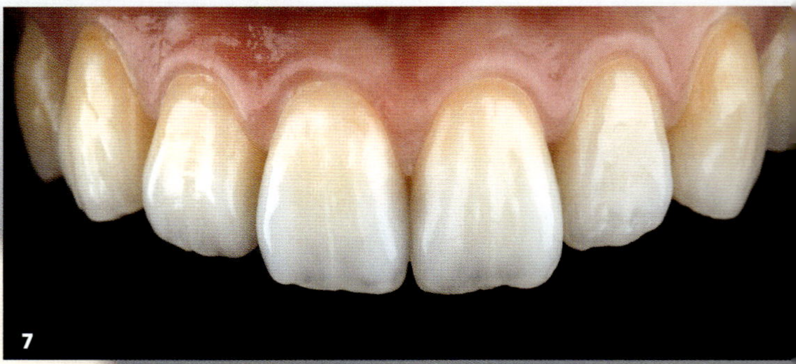

7

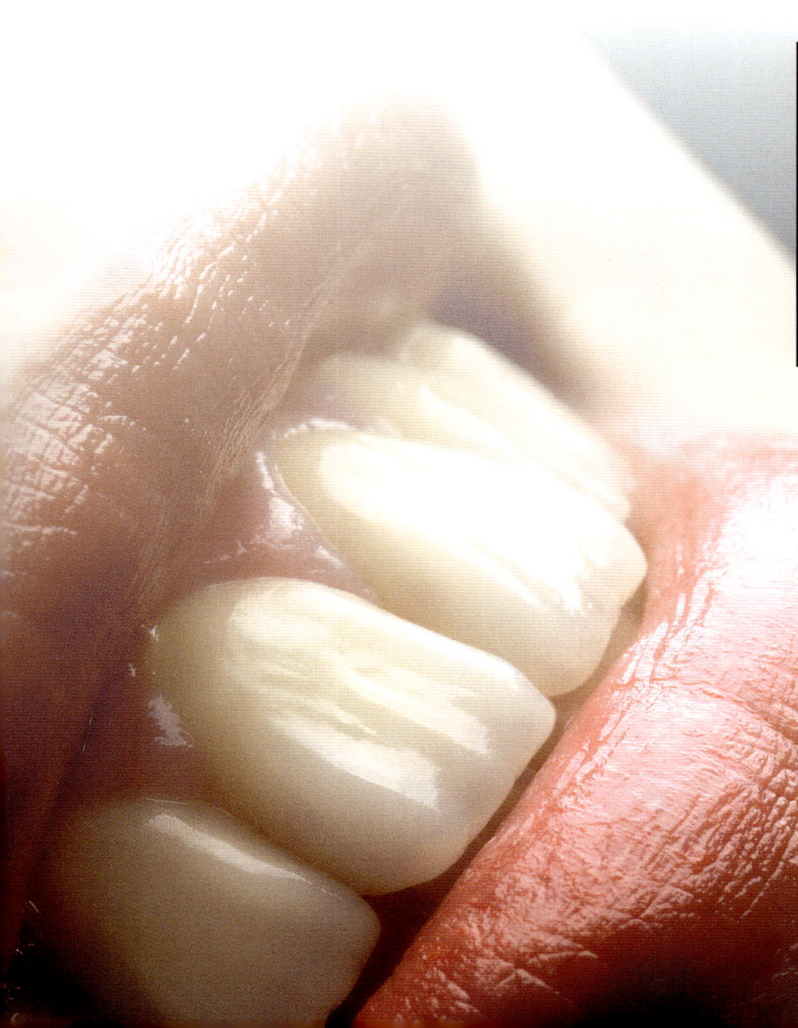

8

Fall 3

In Zusammenarbeit mit Marco Gresnigt, DDS

Die Patientin mochte die Formen und Farbe ihrer bereits mit Komposit restaurierten oberen mittleren Schneidezähne nicht. Der Zahn 11 zeigte sich leicht verfärbt gegenüber den Nachbarzähnen (Abb. 9). Um das Problem zu lösen, wurde eine spezielle Keramik-Schichttechnik (Noritake EX-3) verwendet. Damit konnte die Farbdifferenz zwischen den Zähnen kompensiert werden (Abb. 10). Das funktionelle und ästhetische Ergebnis war herausragend (Abb. 11 und 12).

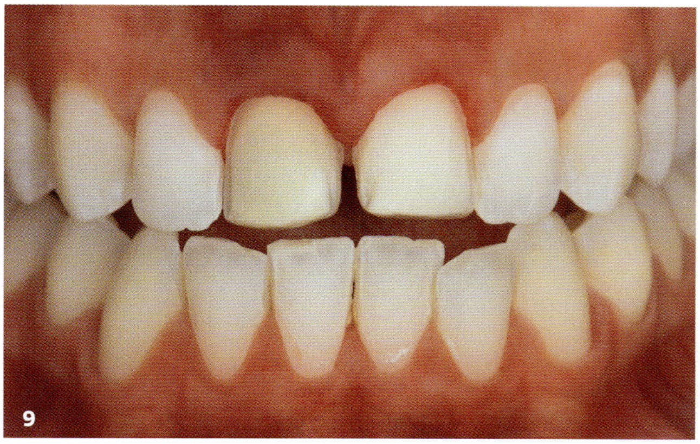

9

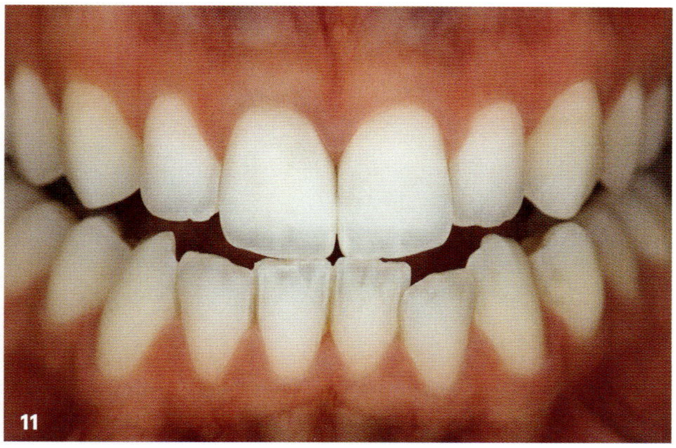

11

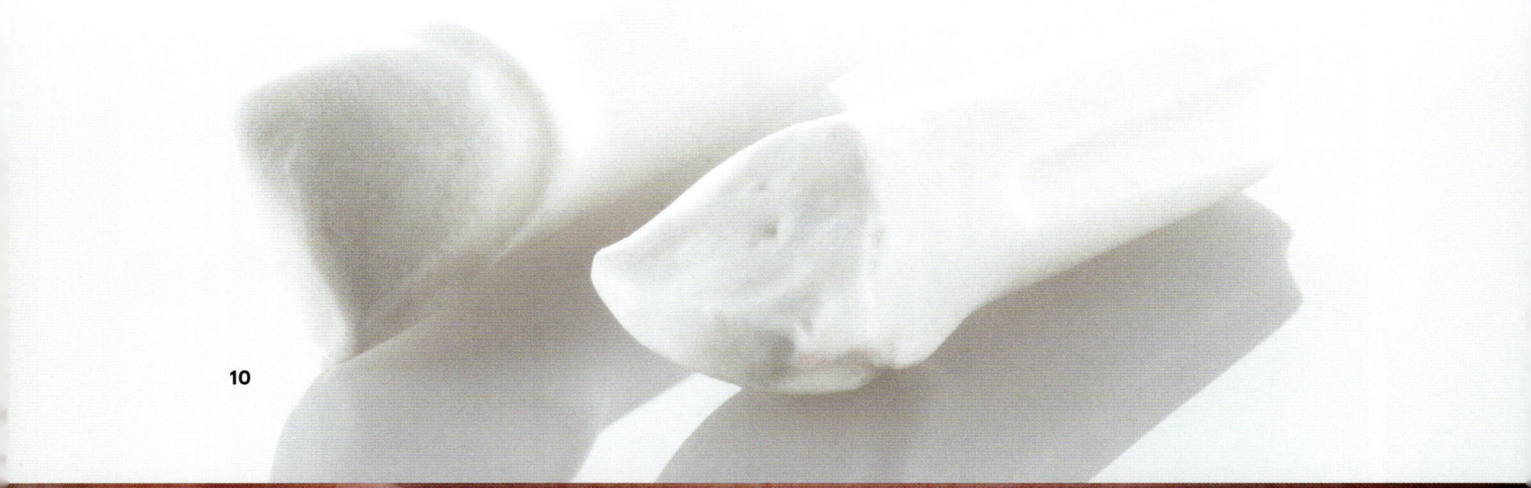

10

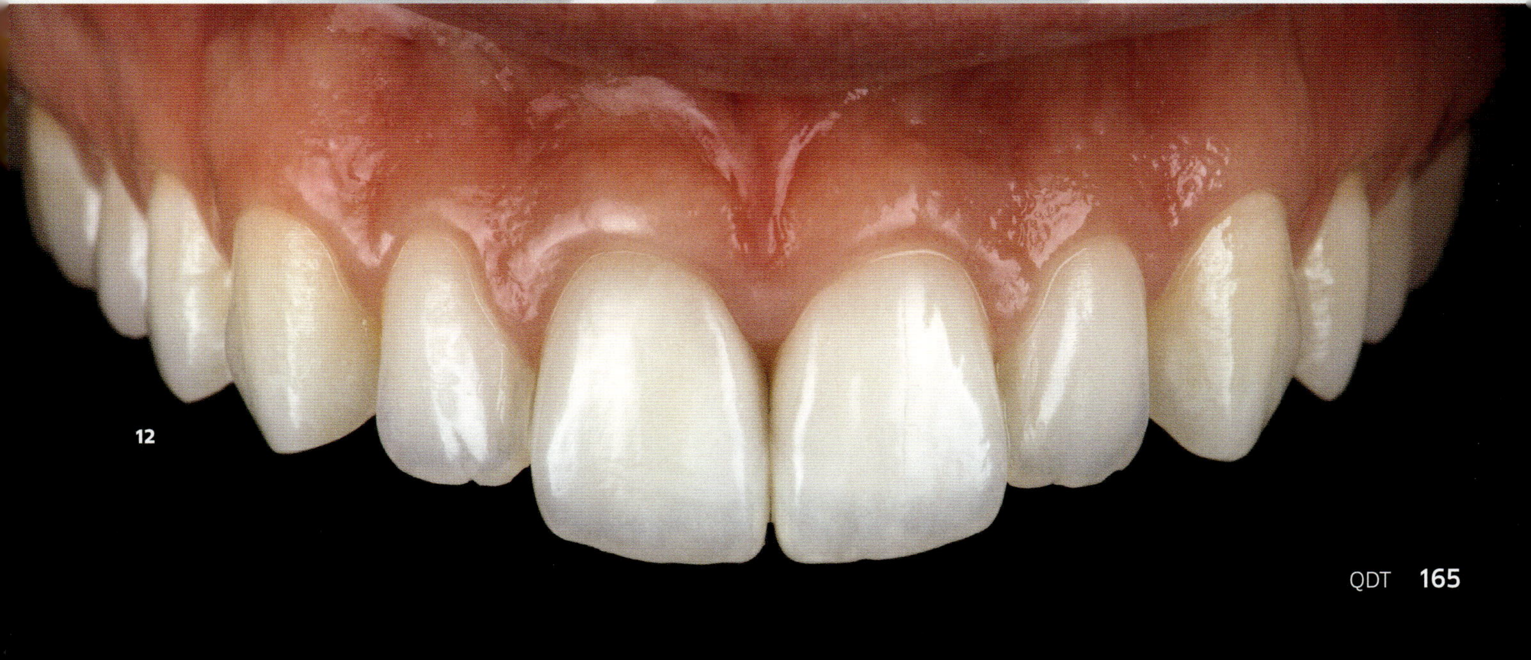

12

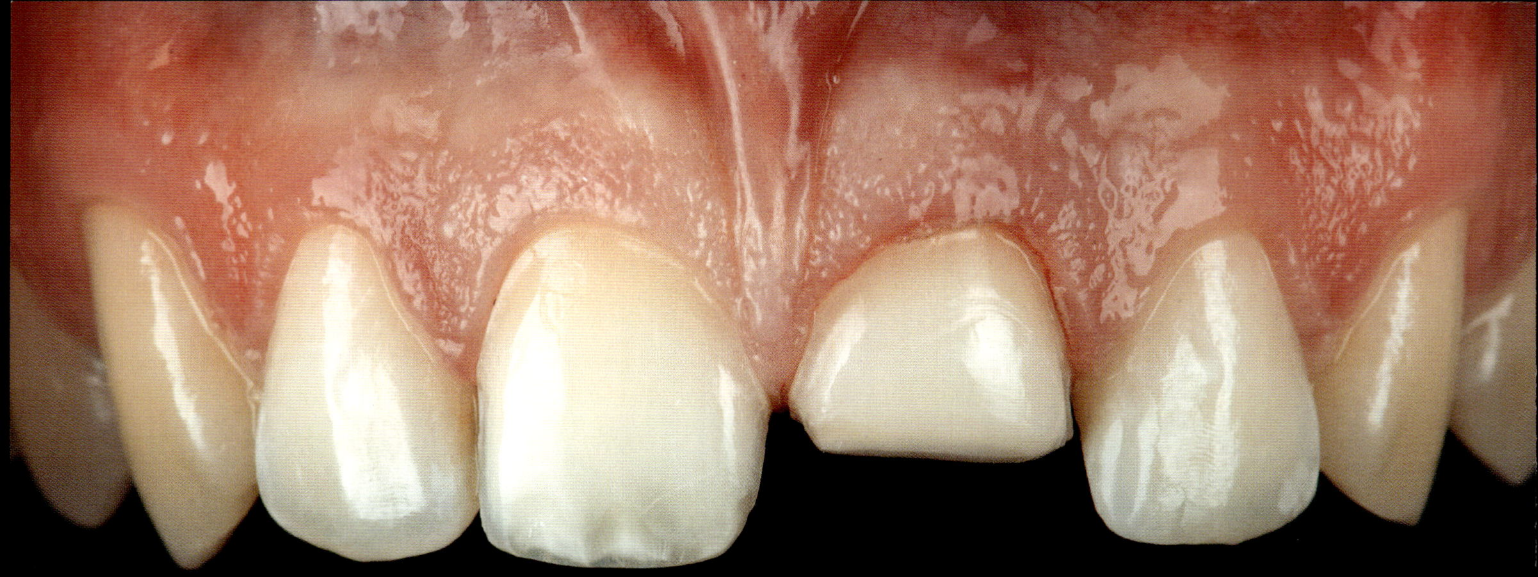

13

Fall 4

In Zusammenarbeit mit Marco Gresnigt, DDS

In diesem Fall hatte der Patient Teilveneers auf den Zähnen 11 und 21 erhalten, die jedoch frakturiert waren (Abb. 13). Er wünscht eine Korrektur, weshalb für beide Zähne neue Veneers aus Noritake EX-3 geplant wurden. Wegen ausgedehnter Sekundärkaries am Zahn 21 musste viel Hartsubstanz entfernt werden, was zu sichtlich unterschiedlichen Höhen der Pfeilerzahnkronen 11 und 21 führte (Abb. 14 bis 25). Die prothetische Behandlung lieferte ein funktionell und ästhetisch exzellentes Ergebnis (Abb. 26 und 27).

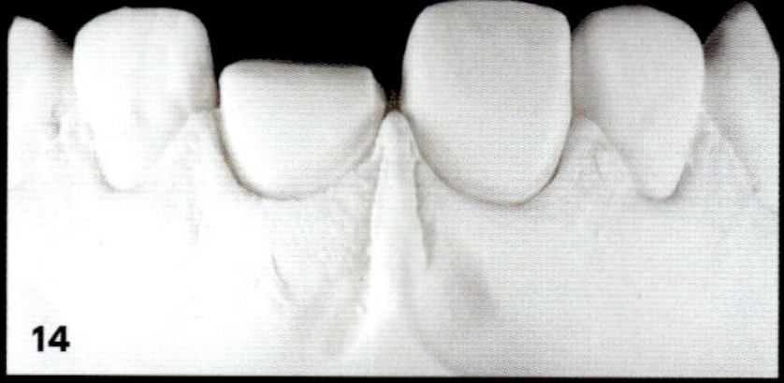

14

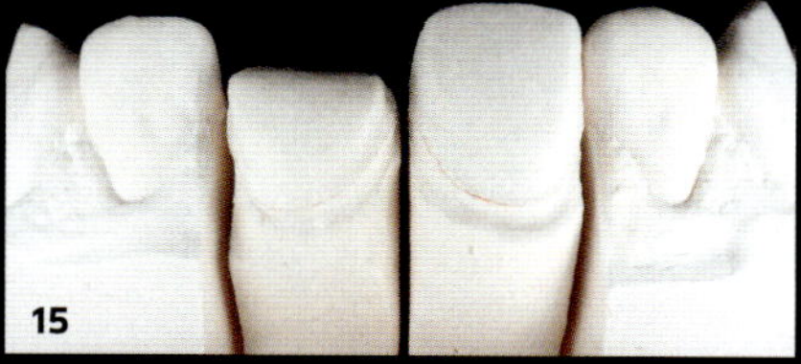

15

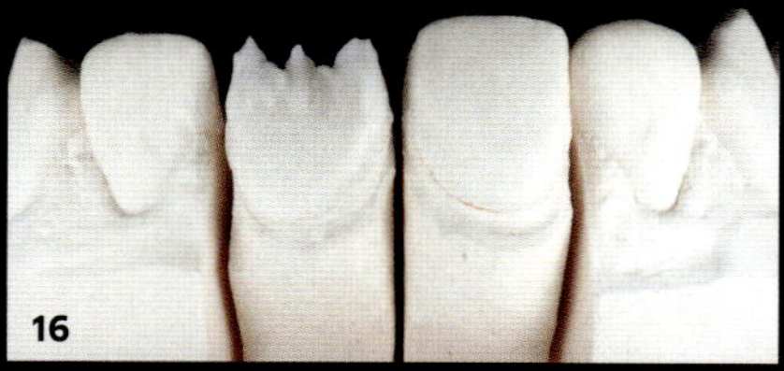

16

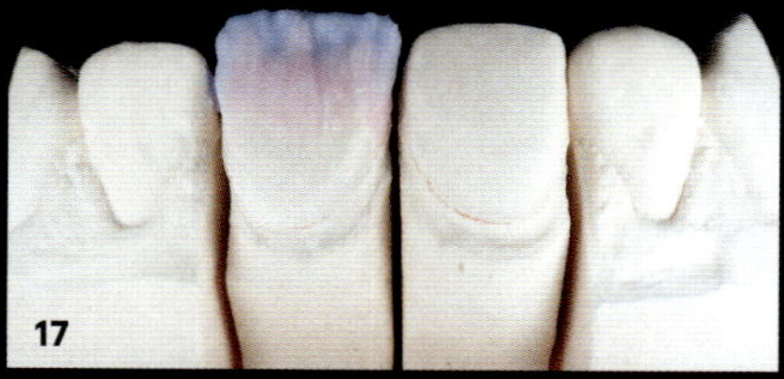

17

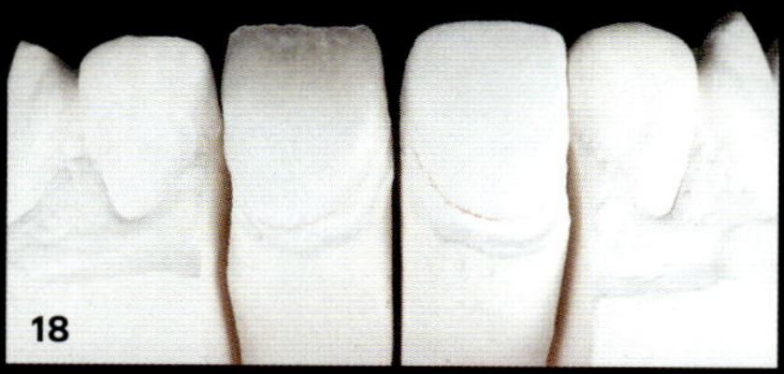

18

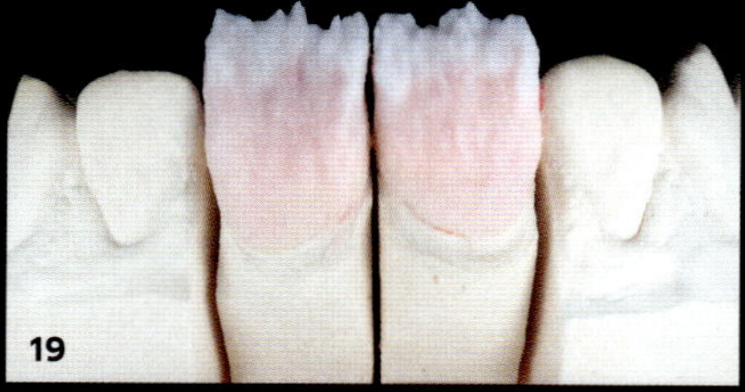

19

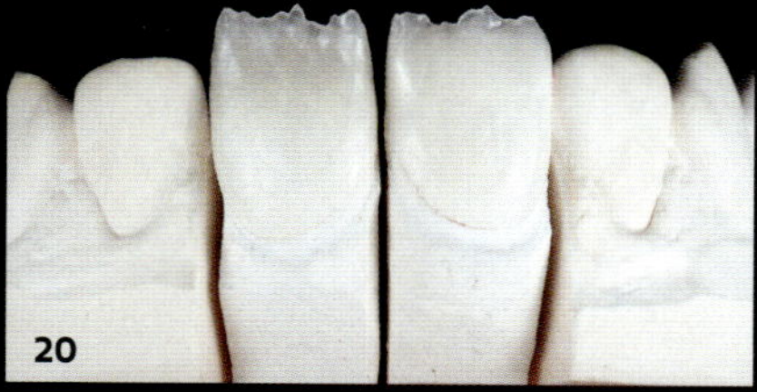

20

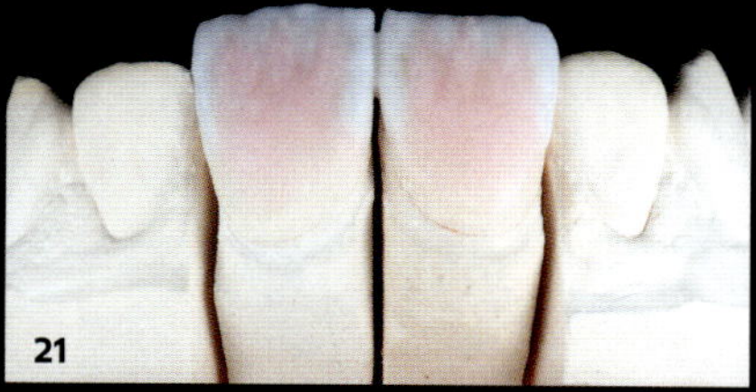

21

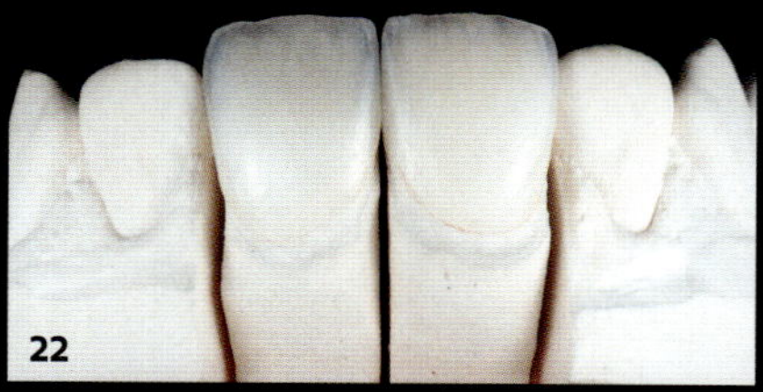

22

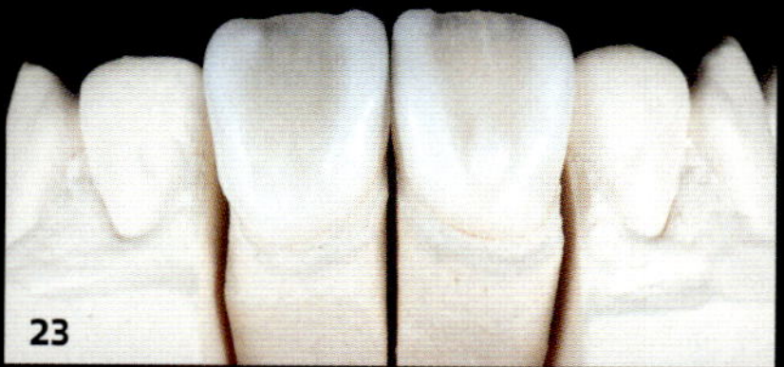

23

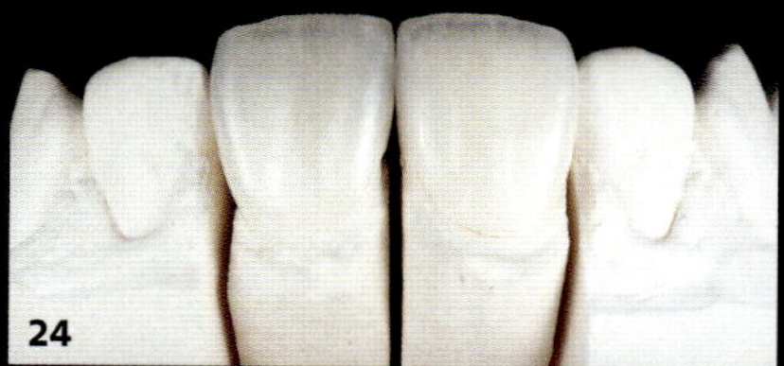

24

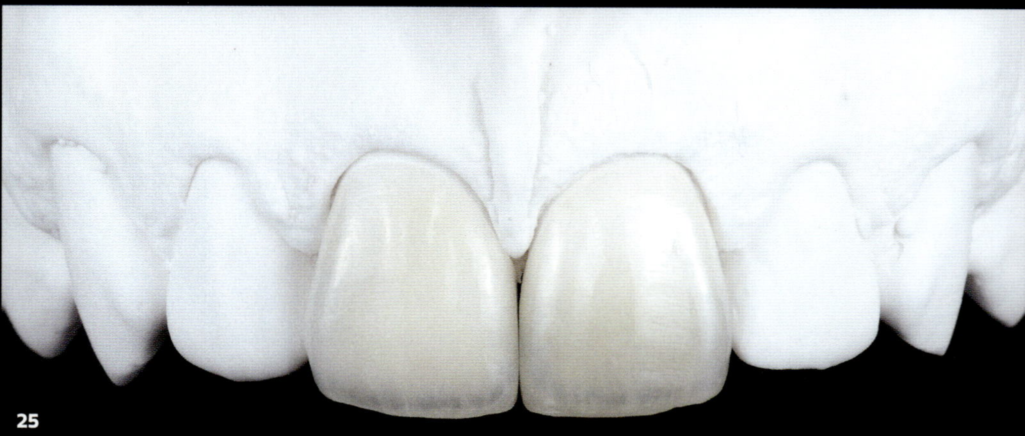
25

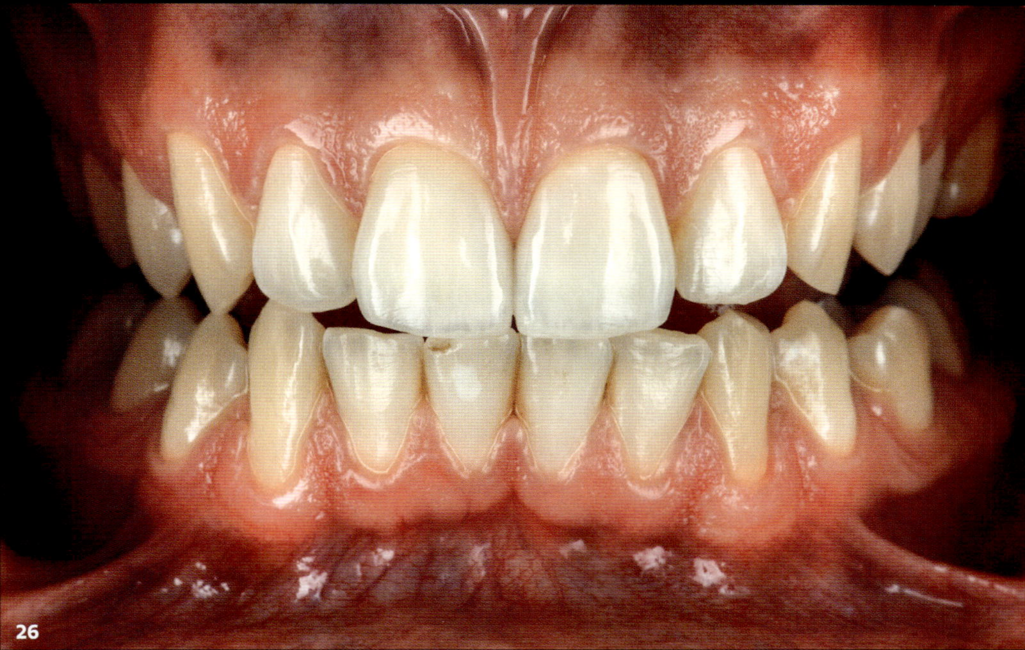
26

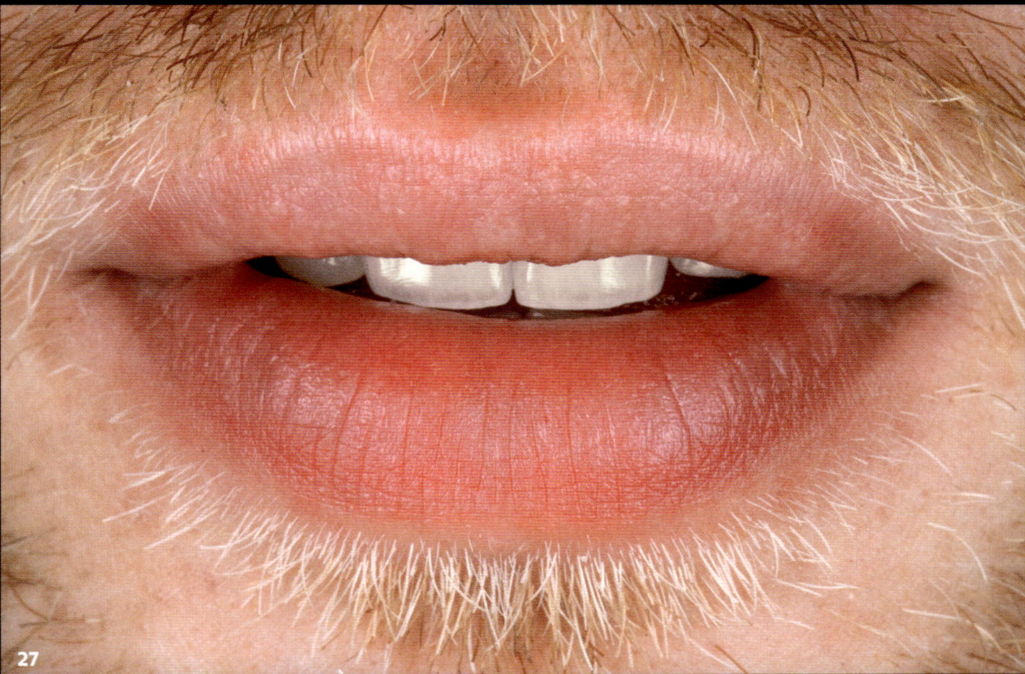
27

Fall 5

In Zusammenarbeit mit Tse Tak Ryan, DDS

Diese Patientin störte sich an der Form und Farbe ihrer beiden zentralen Schneidezähne im Oberkiefer. Der Zahn 11 war moderat verfärbt und zeigte einen klaren Farbunterschied zum benachbarten Zahn 21 (Abb. 28). Hier wurde eine spezielle Schichttechnik auf einem Lithiumdisilikatgerüst (IPS e.max, Fa. Ivoclar, Schaan, Liechtenstein) verwendet, um die Farben der beiden Zähne einander anzugleichen (Abb. 29 und 30). Das Ergebnis führte zu der von der Patientin ersehnten funktionellen und ästhetischen Verbesserung (Abb. 31 bis 34).

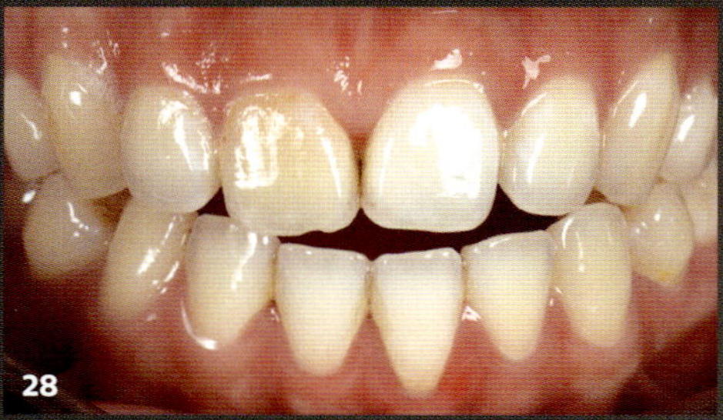
28

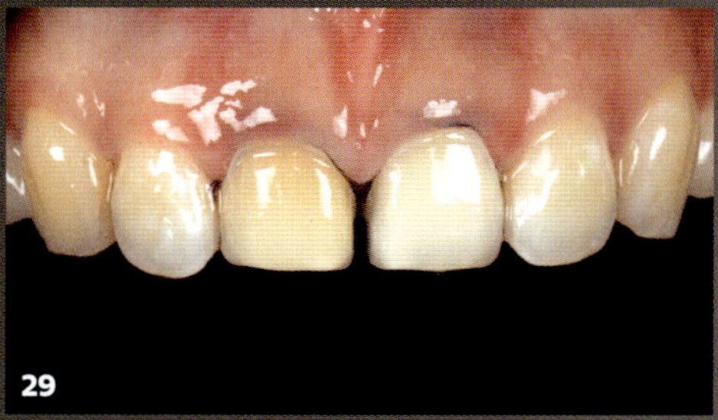
29

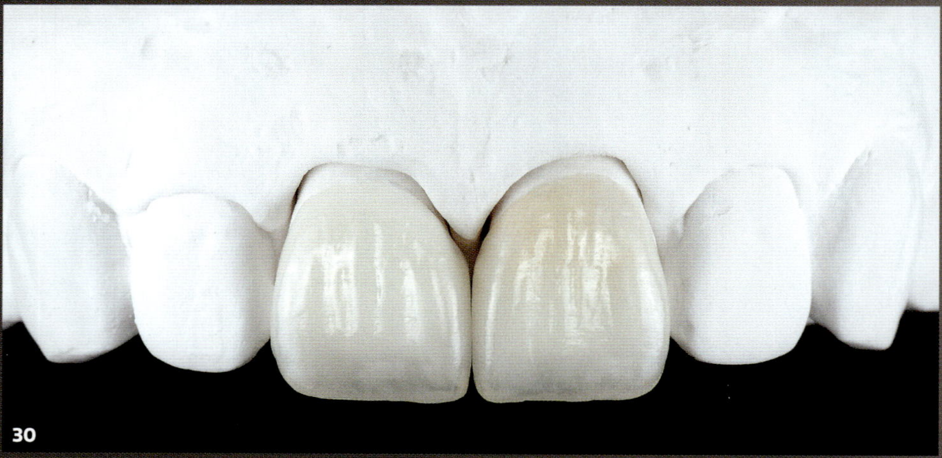
30

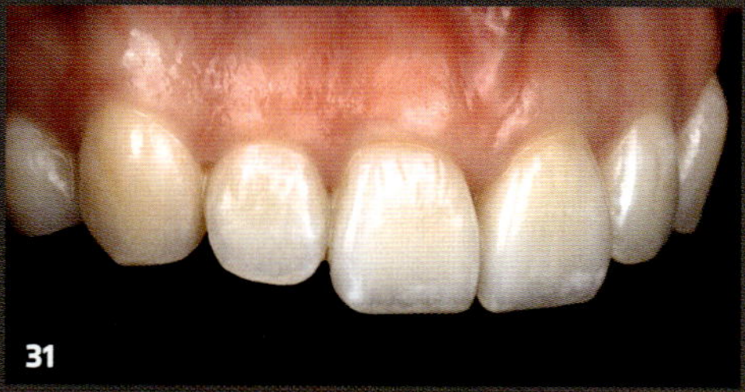
31

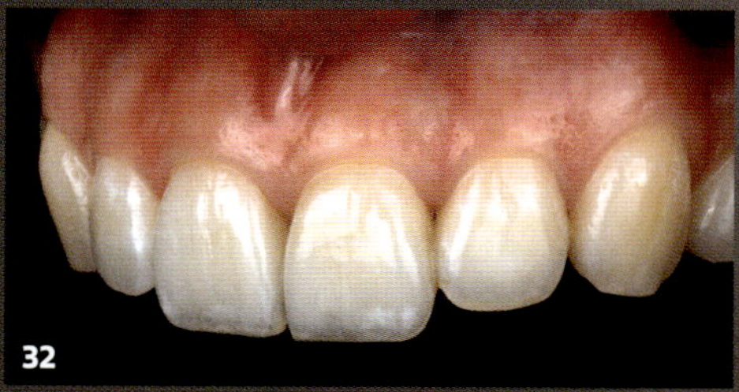
32

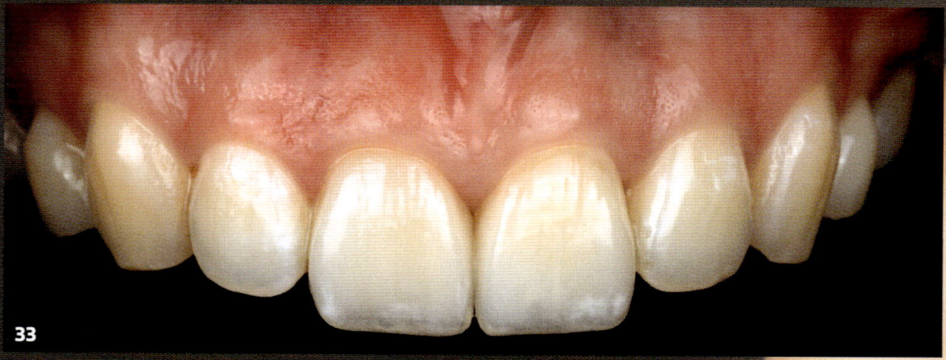
33

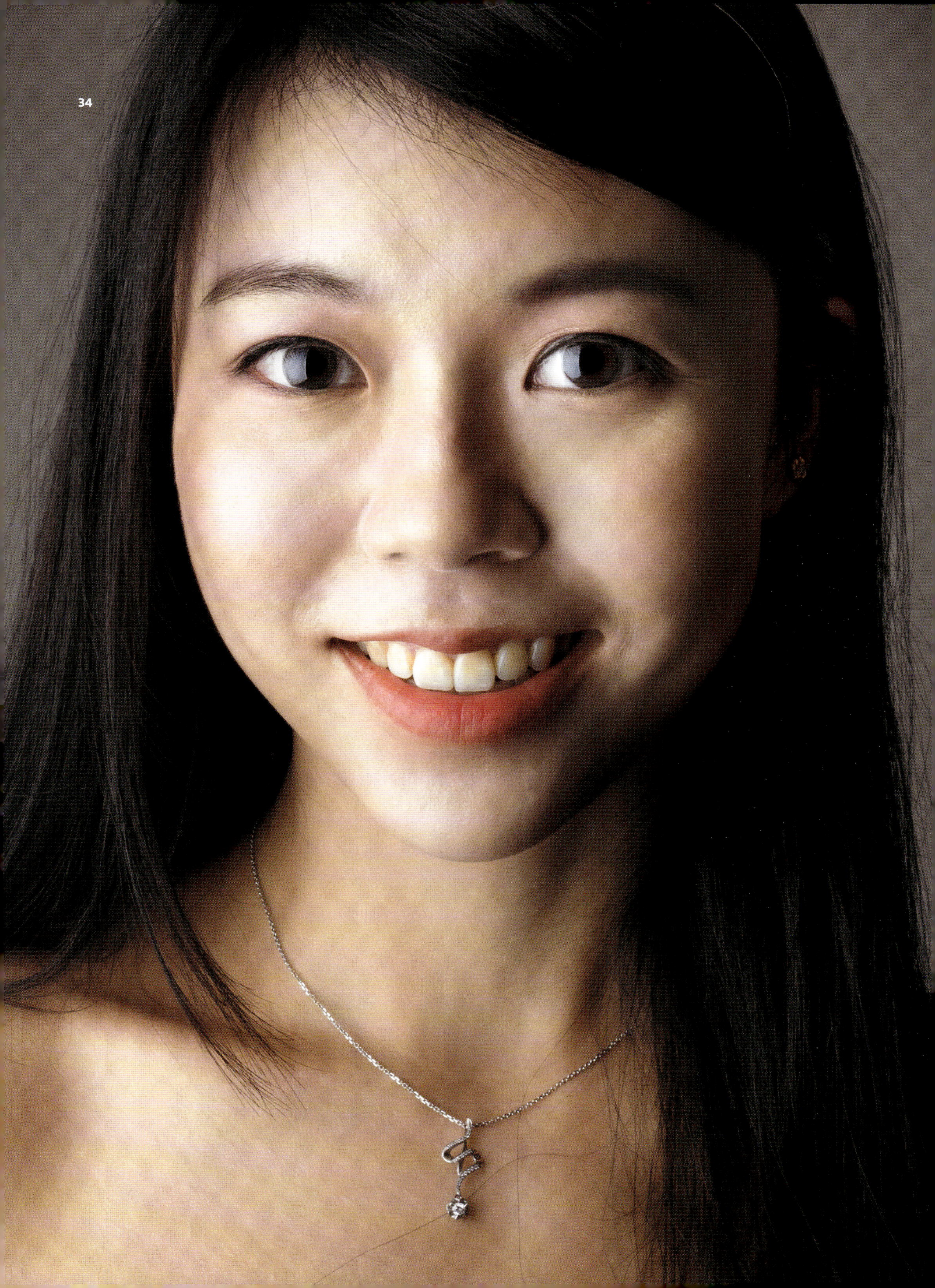

Einfache nichtinvasive Behandlung von lokalisiertem Zahnverschleiß mit Hybridkeramik (PICN):

Die kieferorthopädisch unterstützte One-Step-No-Prep-Technik

Amélie Mainjot, DDS, MS, PhD[1]

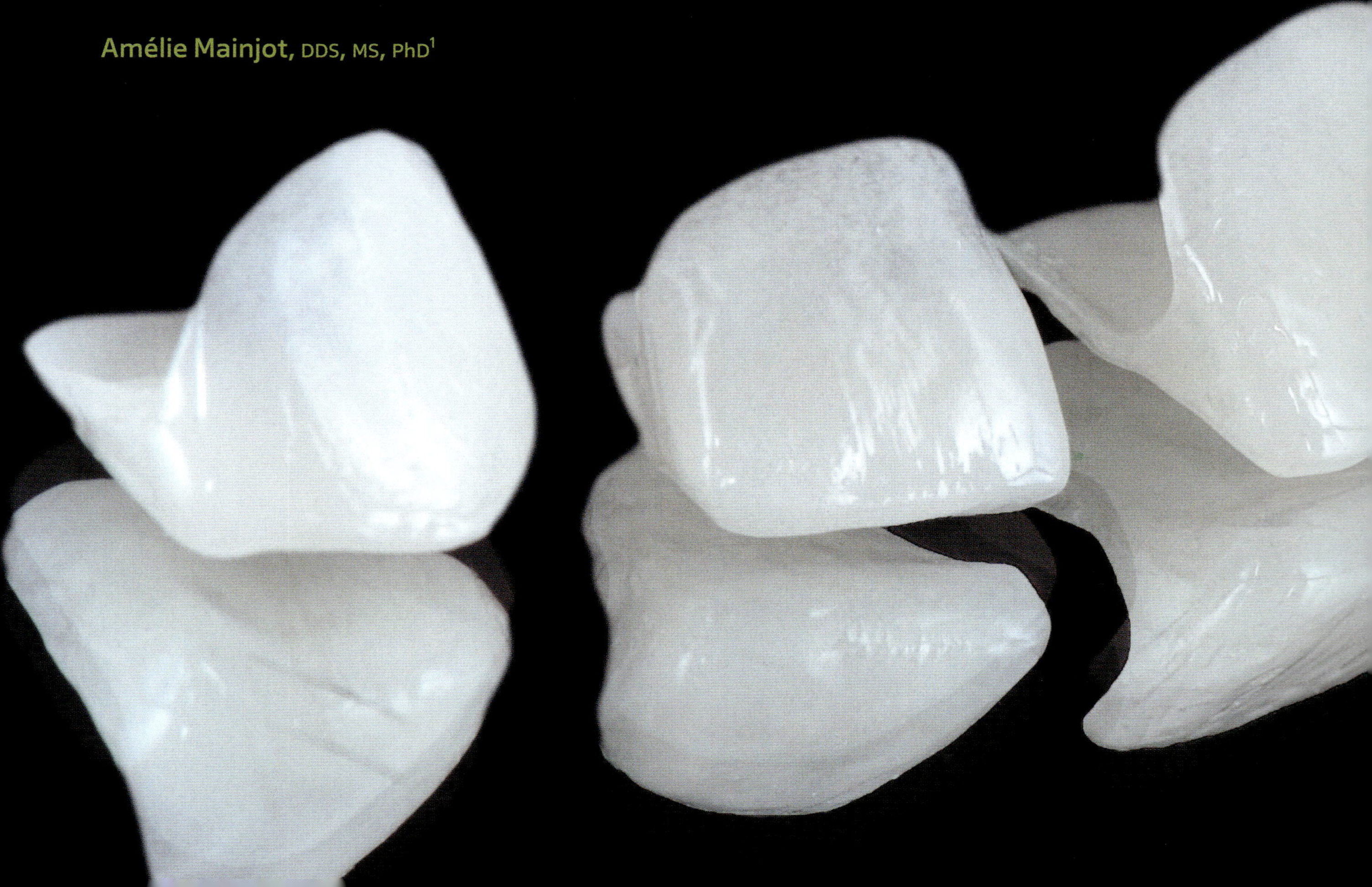

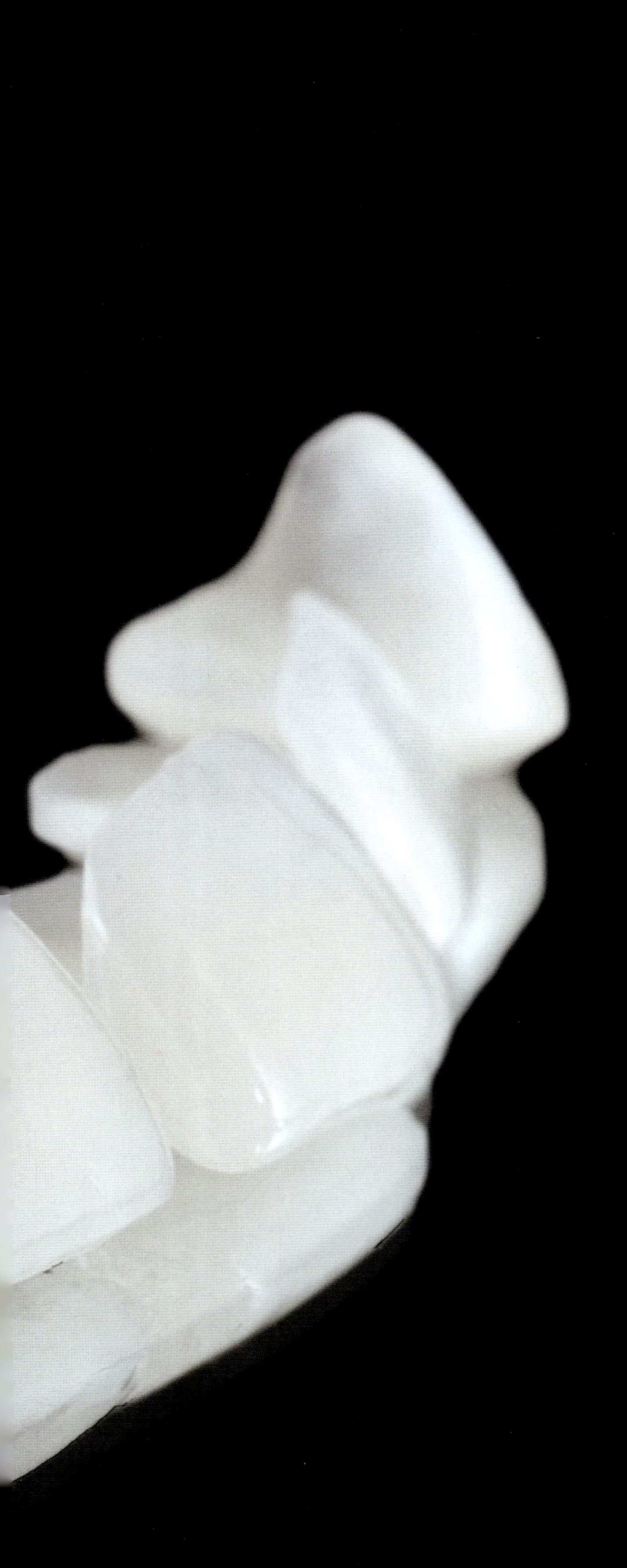

Ein universelles Restaurationsmaterial, das für alle klinischen Indikationen perfekt passt, existiert nicht. Jedes Material hat gewisse Vor- und Nachteile, die es für bestimmte Situationen besser oder schlechter geeignet machen. In der zahnärztlichen Prothetik kommen drei Gruppen ästhetischer Materialien zum Einsatz: Zirkonoxidkeramik, Glaskeramiken und CAD/CAM-Komposite. Bei den CAD/CAM-Kompositen lassen sich zwei Untergruppen unterscheiden: Materialien mit dispersen Füllstoffen und polymerinfiltrierte Keramiknetzwerke (***Polymer-Infiltrated Ceramic Network***, PICN), die auch als „Hybridkeramik" bezeichnet werden. Ein PICN entsteht durch Infiltration eines Glaskeramikblocks mit Monomeren, die bei hoher Temperatur und hohem Druck polymerisiert werden, wohingegen dispers gefüllte CAD/CAM-Komposite polymerisierte Mischungen von Glaskeramikpartikeln mit Kunststoff darstellen (Abb. 1). Der Herstellungsprozess von Vita Enamic, des einzigen am Markt verfügbaren PICN, wurde von der Firma Vita Zahnfabrik (Bad Säckingen, Deutschland) patentiert.

CAD/CAM-Komposite haben von den genannten prothetischen Materialien die geringste Biegefestigkeit und sind daher nur für eingliedrige Rekonstruktionen geeignet. Daneben bieten sie aber bedeutende Vorteile. Vita Enamic nimmt als PICN eine Zwischenstellung zwischen lichthärtenden Kompositen und reinen Keramiken ein, deren jeweilige Vorteile es kombiniert, ohne die Nachteile zu übernehmen[1–6]. So ist bietet das PICN verglichen mit direkten Kompositen einen hohen Polymerisationsgrad und zeichnet sich durch hohe Homogenität mit wesentlich weniger Defekten aus. Als Folge sind die Festigkeit, Verschleißbeständigkeit und chemische Stabilität (Wasserabsorption, Farbbeständigkeit) deutlich besser und die Toxizität (Monomerfreisetzung) reduziert. Im Vergleich zu reiner Keramik lassen sich PICN dünner ausfräsen (ein Vorteil für No-prep-Behandlungen), können sich verformen, starke okklusale Belastungen bei Bruxismuspatienten absorbieren (die Steifigkeit ähnelt der von natürlichem Schmelz, während reine Keramiken zu steif, dispers gefüllte Komposite zu weich sind) und ermöglichen eine leichte Anpassung der Okklusions- und Approximalkontakte und problemlose Reparatur. Sie sind zudem kostengünstiger und weniger abrasiv als Lithium(di)silikatkeramiken und zeigen dank des Kunststoffnetzwerks einen mit Kompositen vergleichbaren Chamäleon-Effekt.

[1]Dental Biomaterials Research Unit (d-BRU), Universität Lüttich (ULiège), Abteilung für festsitzende Prothetik, Universitätsklinikum (CHU) Lüttich, Belgien.

Korrespondenz an: Prof. Amélie Mainjot, amelie.mainjot@uliege.be

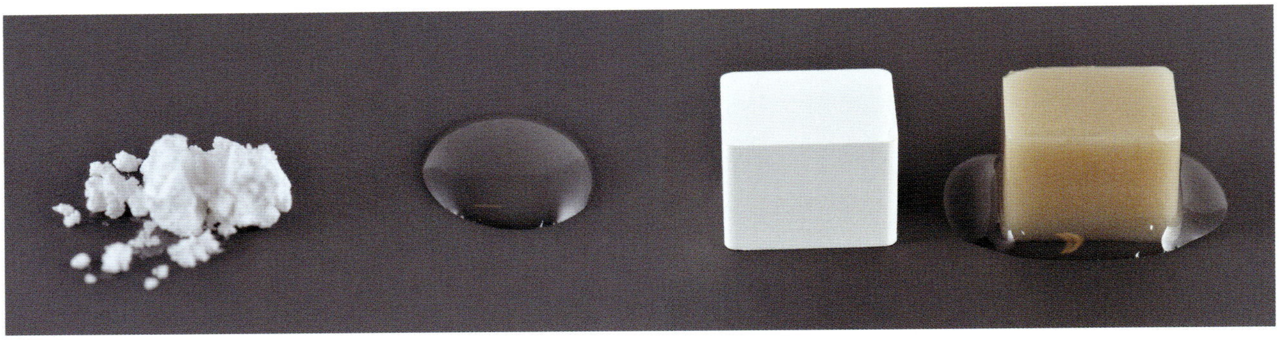

Abb. 1 CAD/CAM-Komposite lassen sich in zwei Untergruppen unterteilen: dispers gefüllte Materialien (links), bestehend aus mit Kunststoff vermischten glaskeramischen Füllstoffpartikeln, und polymerinfiltrierten Keramiknetzwerken (PICN, auch Hybridkeramik) (rechts), zu deren Herstellung ein Glaskeramikblock mit einem Kunststoff infiltriert wird, dessen Polymerisation dann bei hoher Temperatur und hohem Druck erfolgt. Das einzige gegenwärtig marktreife PICN-Material ist Vita Enamic (Fa. Vita Zahnfabrik).

(d. h. sie nehmen in gewissem Grad die Farbe des Zahns an). Schließlich wurde gezeigt, dass Vita Enamic einen festeren Verbund mit Befestigungskompositen bildet als andere CAD/CAM-Komposite[7,8].

Dank dieser Vorteile konnte die One-Step-No-Prep-Technik zur Behandlung von generalisiertem[9] und lokalisiertem[10] schwerem Zahnverschleiß entwickelt werden, die PICN als Restaurationsmaterial nutzt. Wie der Name bereits zeigt, erfordert diese Technik keine Präparation der betroffenen Zähne und wird in einem Behandlungsschritt, das heißt ohne provisorische Versorgung, durchgeführt. Ziel ist es, nur diejenigen Zähne zu versorgen, die wirklich restauriert werden müssen, und die fehlende Substanz nichtinvasiv zu rekonstruieren, wie die europäische Konsenserklärung zur Behandlung von schwerem Zahnverschleiß empfiehlt[11]. Die Technik kombiniert die Vorteile der direkter (Noninvasivität, ein Behandlungsschritt, gute Reparaturfähigkeit) und indirekter Restaurationen (Hochleistungsmaterial). Sie ist sehr einfach und unaufwendig, da keine Präparation oder provisorische Versorgung nötig ist und alle Restaurationen innerhalb von maximal 24 Stunden adhäsiv eingesetzt werden. Das Behandlungskonzept sieht außerdem eine Bruxismustherapie durch einen spezialisierten Physiotherapeuten vor.

Kasuistik

Fallanalyse

Die 40-jährige Patientin war 2019 von ihrer Hauszahnärztin überwiesen worden. Primäres Anliegen waren die beeinträchtigte dentale Ästhetik und phonetische Probleme aufgrund von schwerem Verschleiß der Frontzähne (BEWE-Score = 3, d. h. Hartsubstanzverlust mit Dentinfreilegung auf ≥ 50 % der Okklusalfläche) bei einem mittleren Verlauf der Lippenlinie beim Lächeln (Abb. 2 bis 4). In den Seitenzahnbereichen waren vom ersten Prämolaren zum ersten Molaren in beiden Kiefern die Spitzen der bukkalen Höcker und im Oberkiefer zusätzlich die palatinalen Höcker abgenutzt (Abb. 5 und 6). Als primäre Ursache des Zahnverschleißes ergab sich aufgrund der vorhandenen Schlifffacetten Bruxismus. Die Patientin war 7 Jahre zuvor von einem CMD-Spezialisten am Universitätsklinikum Lüttich behandelt worden, der einen Aufbissbehelf zur Dekompression der Kiefergelenke hergestellt hatte. Sie war allgemein gesund, berichtete aber bei der Vorstellung von Migräneepisoden sowie Nacken- und Rückenschmerzen.

Zunächst wurden Foto- und Röntgenaufnahmen sowie Intraoralscans durchgeführt. Bei der dentalen Untersuchung zeigten sich alle Zähne vital und frei von Lockerungen (Abb. 7). Die Erhebung des Parodontalstatus ergab Plaque-induzierte Gingivitis. Es lag eine Klasse-II-Okklusion mit Gruppenführung vor (Abb. 8). Die oberen Frontzähne zeigten deutliche Engstände und von Eckzahn bis Eckzahn gab es in maximaler Interkuspidation keine Okklusionskontakte (s. Abb. 4, 5 und 8).

Die digitale Ästhetikanalyse (Keynote, Fa. Apple, Cupertino, CA, USA) machte den deutlichen Hartsubstanzverlust der oberen Frontzähne deutlich (Abb. 9). Die zervikale Position der Zähne und die Gingivahöhen waren korrekt, ausgenommen am Zahn 13, der einen zu hohen Gingivazenit aufwies. Zur Behandlung der bruxismusassoziierten Symptome (Migräne, Muskelschmerzen) wurde die Patientin an einen auf CMD spezialisierten Physiotherapeuten überwiesen.

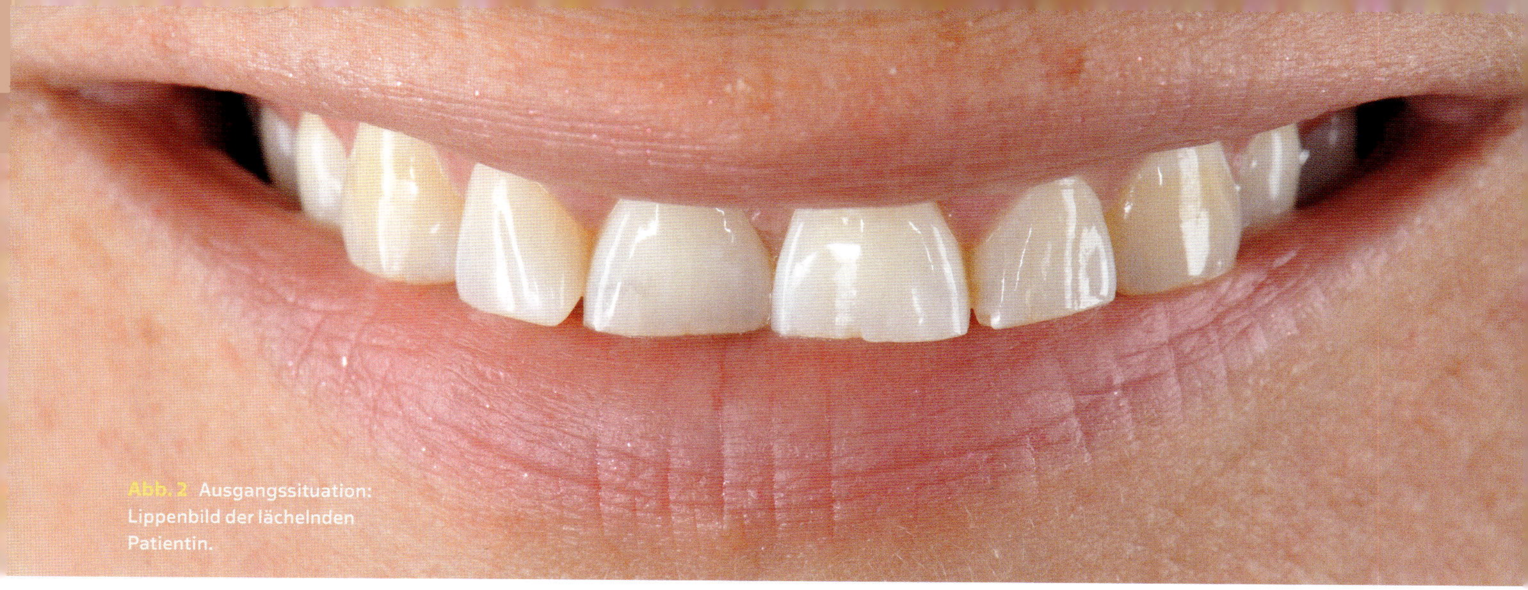

Abb. 2 Ausgangssituation: Lippenbild der lächelnden Patientin.

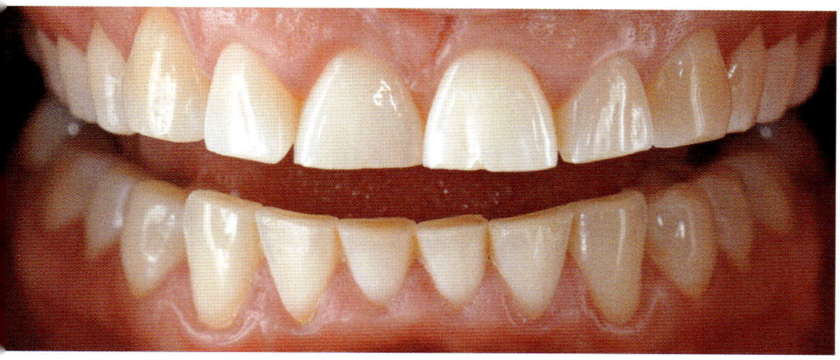

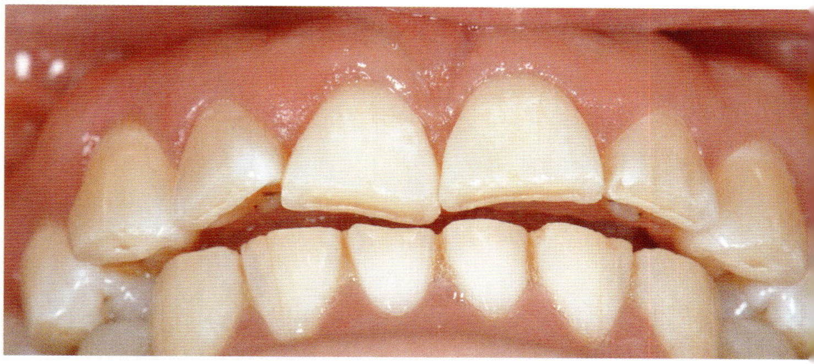

Abb. 3 und 4 Intraorale Ansichten: schwerer, bruxismusbedingter Zahnverschleiß in den Frontzahnbereichen und Engstand der oberen Schneidezähne.

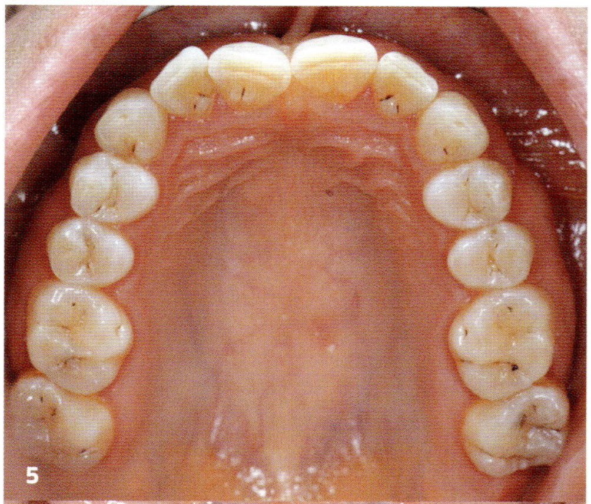

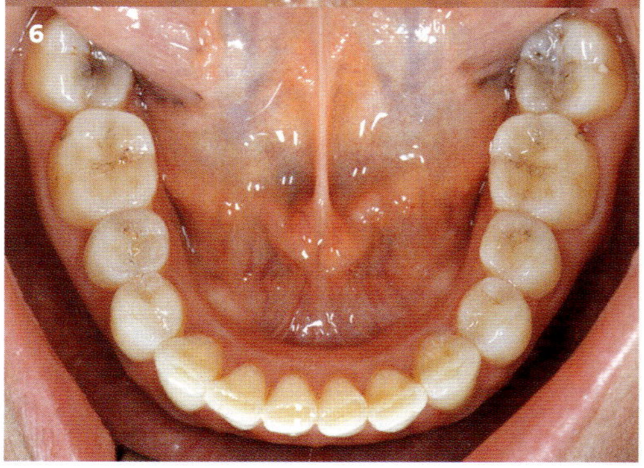

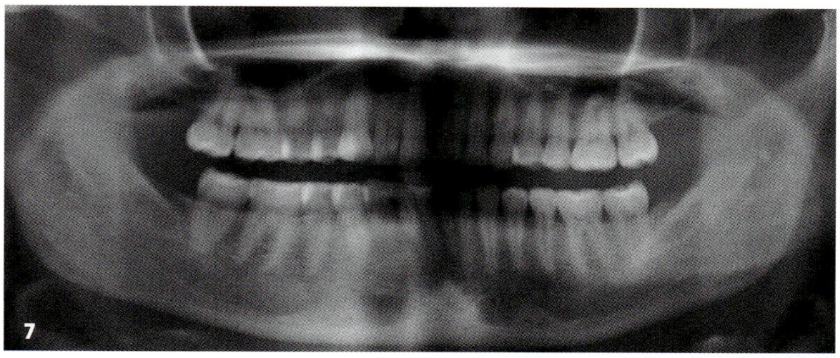

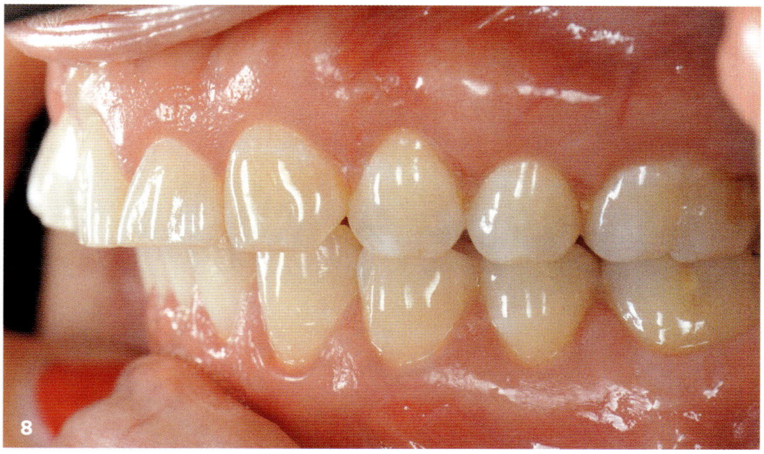

Abb. 5 und 6 Okklusalansichten: Abnutzung der bukkalen Höckerspitzen vom ersten Prämolaren zum ersten Molaren in beiden Kiefern sowie der palatinalen Höcker dieser Zähne im Oberkiefer.

Abb. 7 Panoramaschichtaufnahme der Ausgangssituation.

Abb. 8 Lateralansicht: Klasse-II-Bisslage.

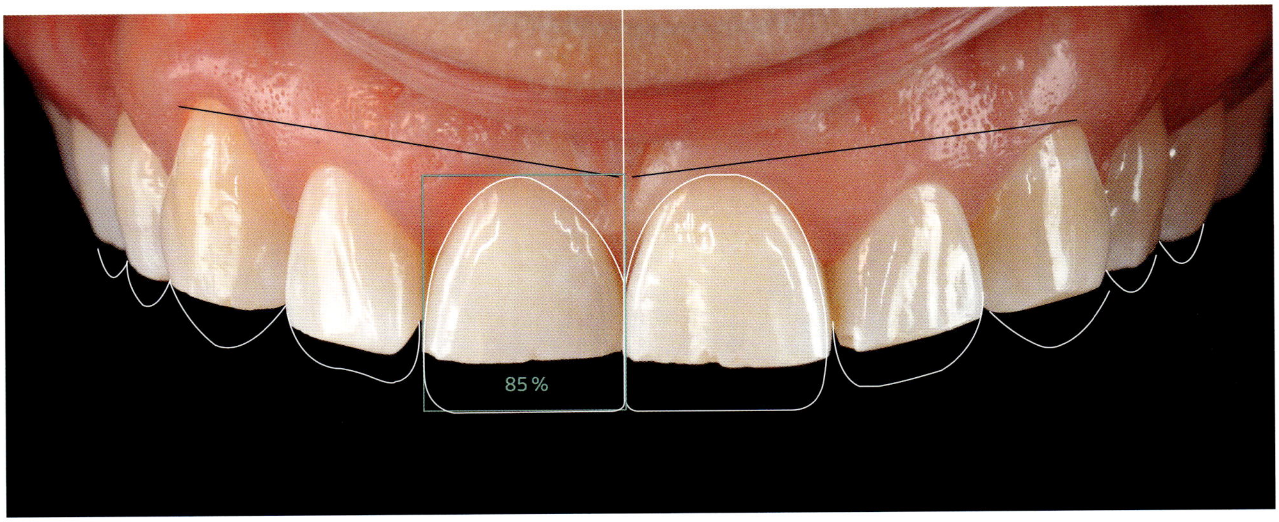

Abb. 9 Digitale Ästhetikanalyse in Keynote.

Einordnung der Frontzähne und Vorbehandlung

Nach Diskussion verschiedener kieferorthopädischer und chirurgischer Optionen entschied sich die Patientin gegen eine Korrektur ihrer skeletalen und dentalen Klasse-II-Dysgnathie. Deshalb wurden lediglich die oberen Frontzähne kieferorthopädisch eingeordnet, wobei es, während der COVID-19-Pandemie, zur Unterbrechung der Behandlung kam. Nach drei Aligner-Sätzen (Invisalign, Fa. Align Technology, San Jose, CA, USA) war noch keine völlig zufriedenstellende Korrektur der Drehstände erreicht. Daher wurde zu einer 7-monatigen Behandlung mit einer Bracket-Apparatur übergegangen (aus finanziellen Gründen entschied sich die Patientin gegen weitere Aligner). An die kieferorthopädische Behandlung schloss sich eine Zahnaufhellung durch die Hauszahnärztin an. Die Patientin wurde 2022 wieder am CHU vorstellig (Abb. 11 und 12) und die restaurative Behandlung begann Anfang 2023.

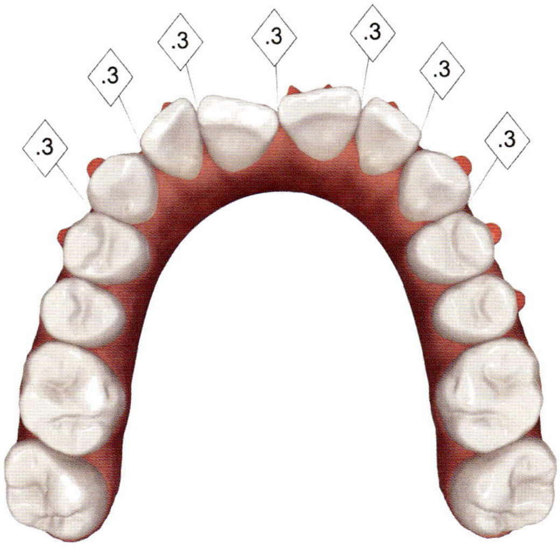

Abb. 10 ClinCheck-Planung der Alignerkorrektur für die oberen Frontzähne. *(Kieferorthopädie: Carole Charavet und Paul Kling, Universitätsklinikum Lüttich.)*

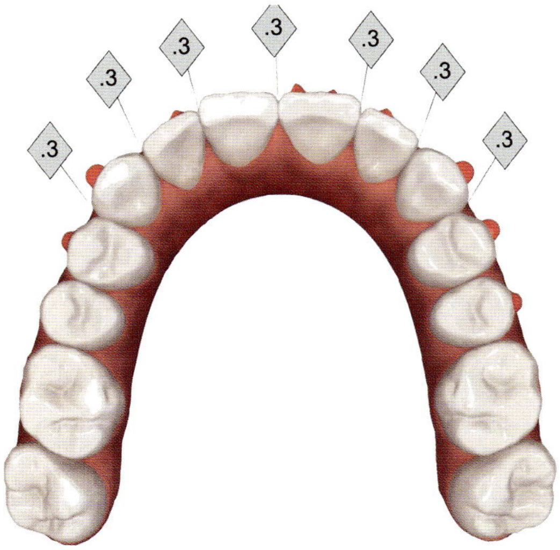

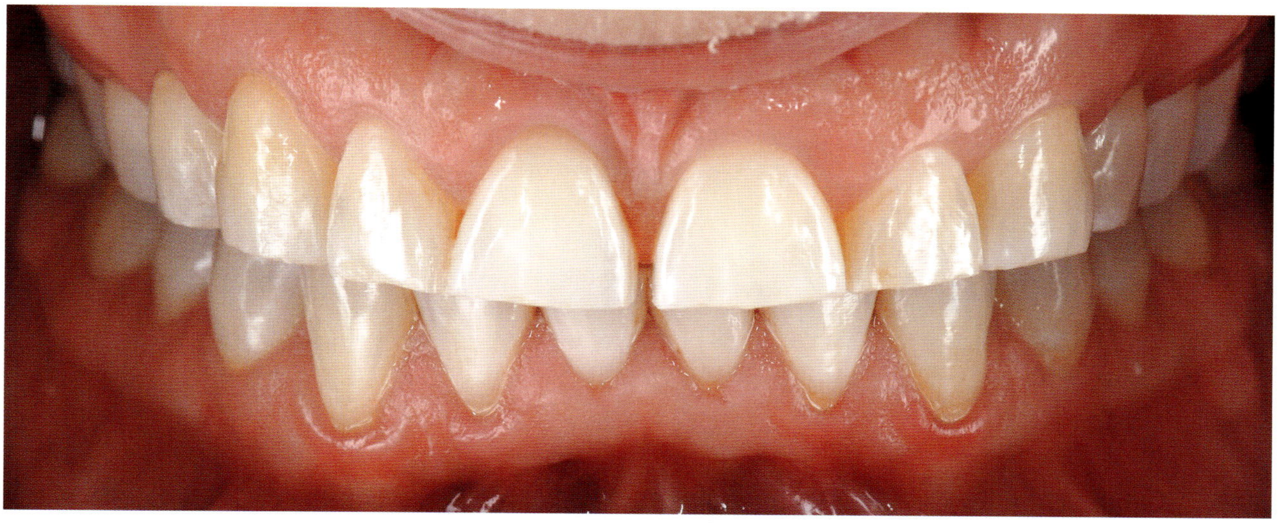

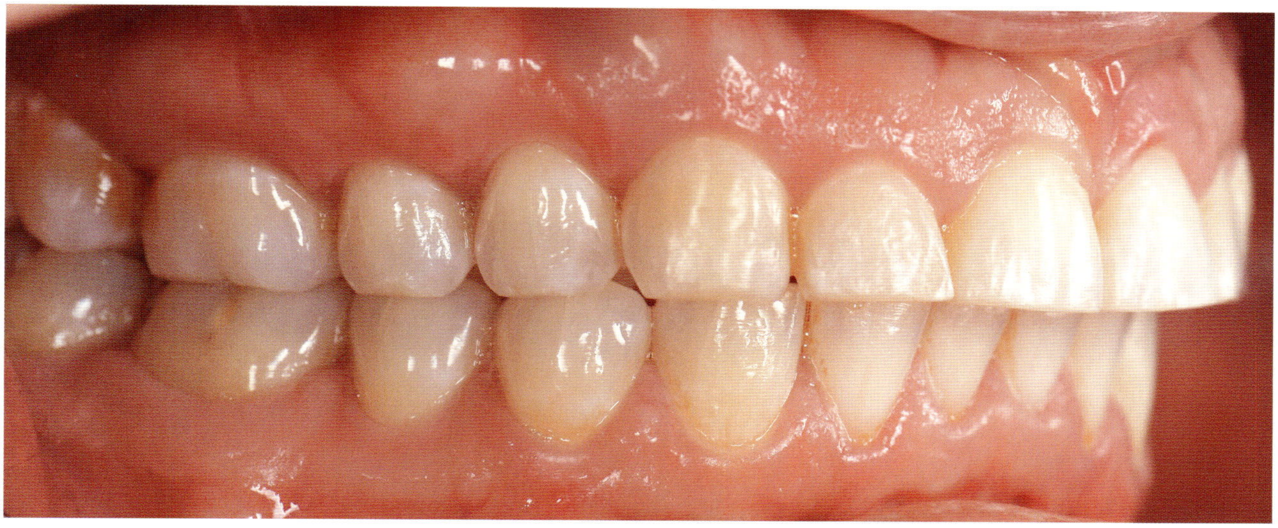

Abb. 11 und 12 Frontal- und Lateralansicht nach der kieferorthopädischen Behandlung.

Restaurative Behandlung: No-prep-PICN-Fronzahnrestaurationen und direkte Komposit-Seitenzahnrestaurationen

Die unpräparierten Zähne wurden direkt mit einem Intraoralscanner (Omnicam, Fa. Sirona, Bensheim, Deutschland) abgeformt. Anschließend erfolgte eine Okklusionsanalyse unter Verwendung eines Kunststoff-Aufbisses und eines elektronischen Systems (Modjaw, Fa. Modjaw, Villeurbanne, Frankreich) (Abb. 13 und 14). Der Aufbiss wurde einige Minuten eingesetzt, um eine Relaxation der Kaumuskulatur herbeizuführen. Ziel war das Erreichen einer korrekten Unterkieferposition, die Nahe an der zentrischen Kondylenposition liegen sollte. Nachdem eine neues digitales Smile Design erstellt und in die Zahntechnik übermittelt worden war, wurde dort ein digitales Wax-up (Ceramill System, Fa. Amann Girrbach, Mäder, Österreich) für die Frontzähne durchgeführt, das den geschätzten Substanzverlust und das Smile Design berücksichtigte und harmonische Schneidezahnproportionen wiederherstellte. Diese Technik liefert eine empirisch geschätzte neue Vertikaldimension mit supraokkludierenden Restaurationen.

Für die oberen Frontzähne wurden Mock-ups aus einem CAD/CAM-Wachs gefräst und zur Bestätigung der neuen Zahnlängen einprobiert (Abb. 15). Zudem erfolge eine Farbbestimmung mit dem Vita 3D-Master (Fa. Vita Zahnfabrik) und polarisiertem Licht (Abb. 16 und 17).

Für den Oberkiefer wurden sechs palatinale Veneers (Zähne 13 bis 23), für den Unterkiefer vier „Chips" (Zähne 44 bis 34) gestaltet (Abb. 18 bis 21) und aus einem polychromen PICN-Material (Vita Enamic multiColor,

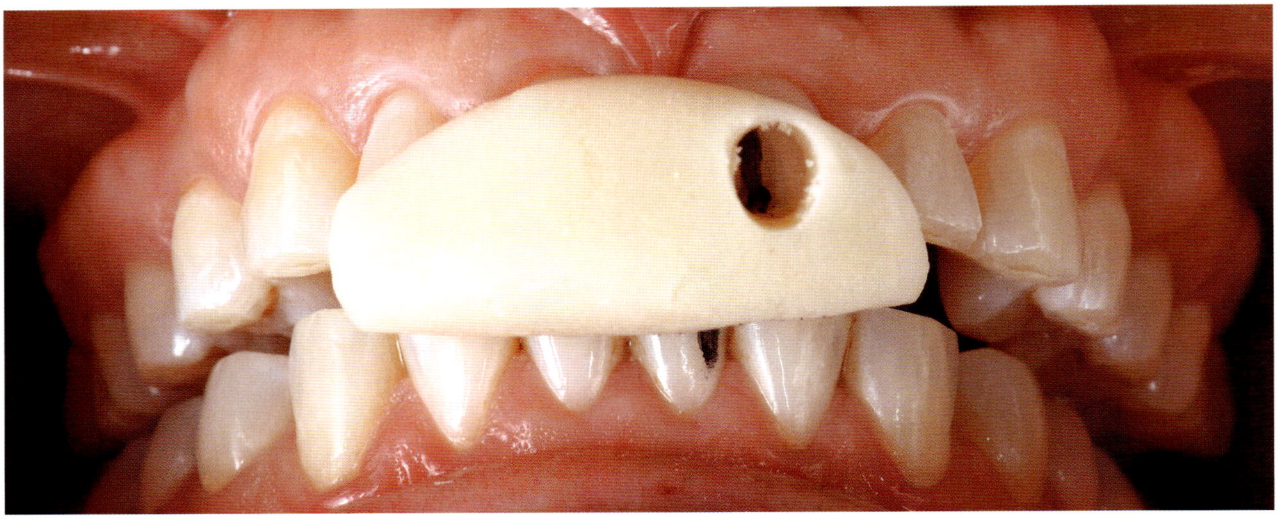

Abb. 13 Vor der Kieferrelationsbestimmung wird die Kaumuskulatur zur korrekten Positionierung des Unterkiefers mithilfe eines Kunststoffaufbisses entspannt.

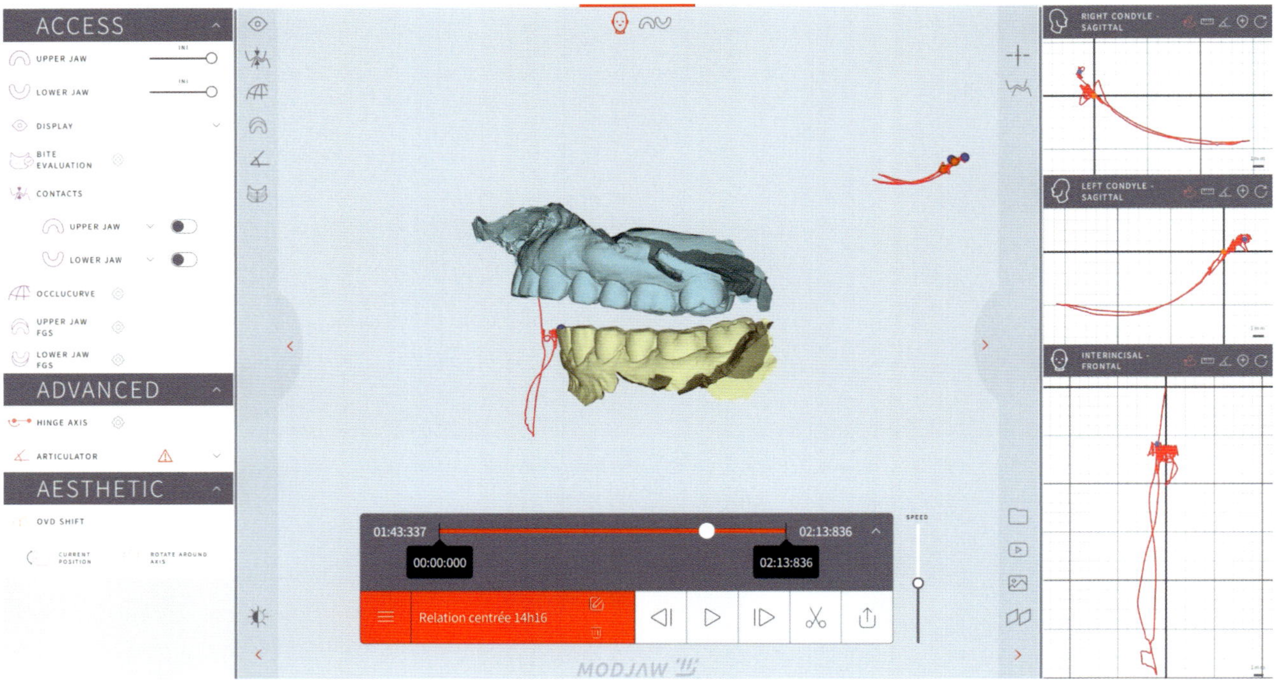

Abb. 14 Screenshot der Okklusionsanalyse mit dem Aufbiss und dem Modjaw-System.

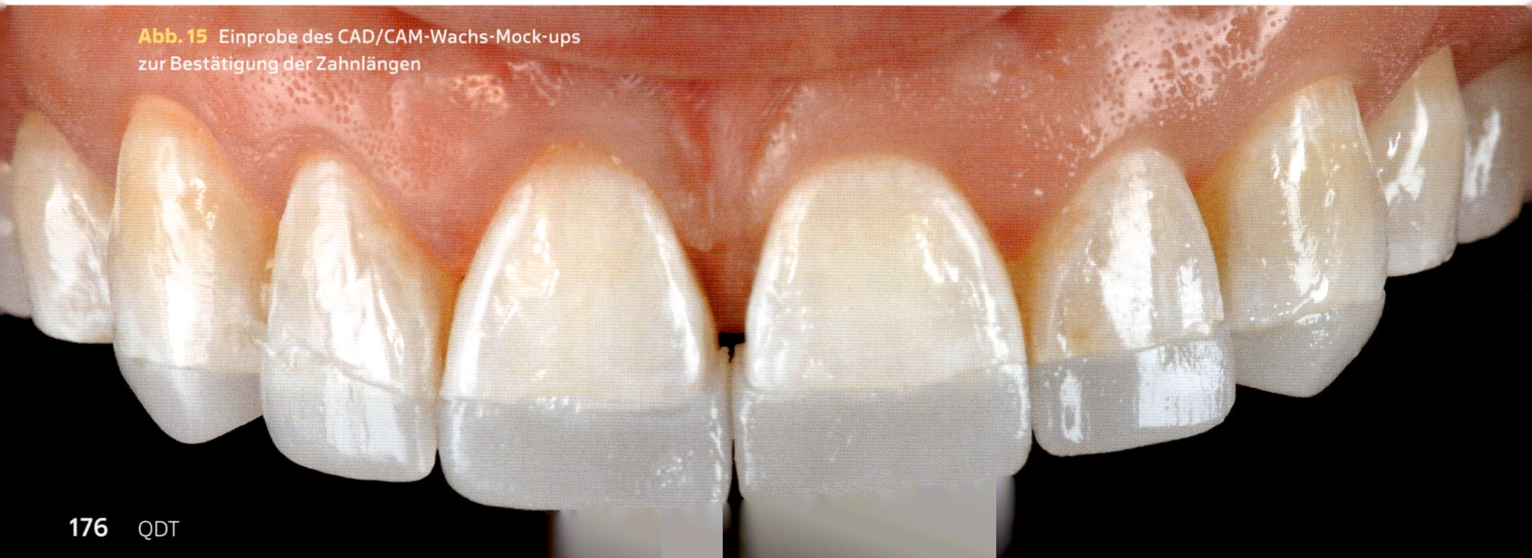

Abb. 15 Einprobe des CAD/CAM-Wachs-Mock-ups zur Bestätigung der Zahnlängen

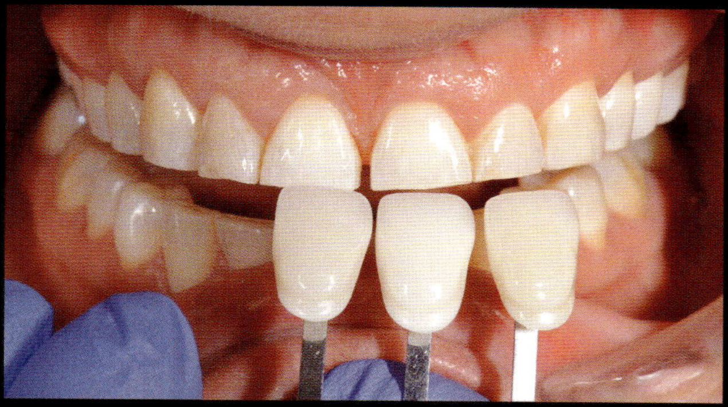
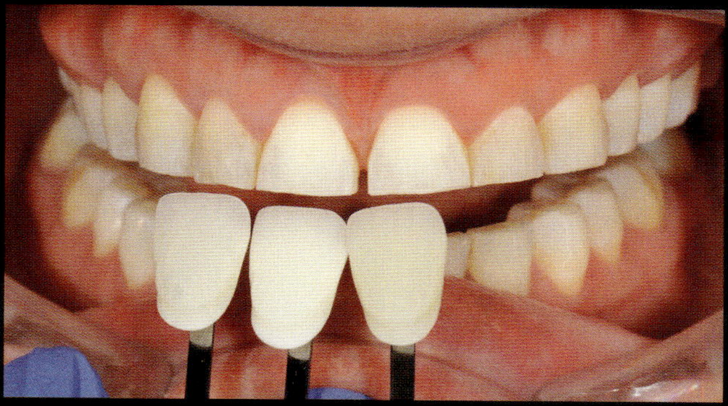

Abb. 16 und 17 Farbbestimmung mit dem Vita-3D-Master und polarisiertem Licht.

Fa. Vita Zahnfabrik) gefräst (Ceramill Motion 2, Fa. Amann Girrbach) (Abb. 22 bis 27). Der polychrome Block besteht aus einer Dentin- und einer Schmelzschicht und liefert damit bessere ästhetische Resultate als monochrome Blöcke. Die Restaurationen müssen lediglich poliert, nicht gefärbt werden (s. Abschnitt „Ästhetische Nachbearbeitung"). Zudem ist davon auszugehen, dass der spezifische Herstellungsprozess des verwendeten polychromen Blocks den Oberflächenglanz und die Verschleißbeständigkeit der Restaurationen verbessert. Die gewählte Restaurationsform überdeckt auch einen Teil der Labialfläche, um einen gleichmäßigen Übergang zwischen Restauration und Zahn sicherzustellen. Im Bereich der Palatinalflächen der oberen Frontzähne waren Restaurationskonturen angestrebt, die Okklusionskontakte in maximaler Interkuspidation wiederherstellen sollten. Auf den seitlichen Schneidezähnen war dies jedoch nicht möglich (da sonst enorm dicke Restaurationen nötig gewesen wären). Die Restaurationsformen und neue Vertikaldimension wurden anschließend durch Einprobe der Restaurationen intraoral getestet.

Die abgenutzten Höckerspitzen der Seitenzähne (Prämolaren, erste Molaren) und die unteren Eckzähne wurden durch ein Wax-up wiederaufgebaut, von dem ein transparenter Silikonschlüssel zum direkten Aufpressen von Komposit (Regofix, Fa. Dreve Dentamid, Unna, Deutschland) abgeformt wurde (Abb. 28 bis 31).

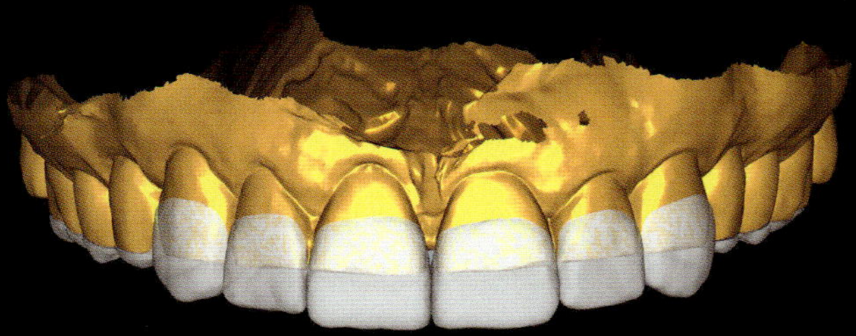
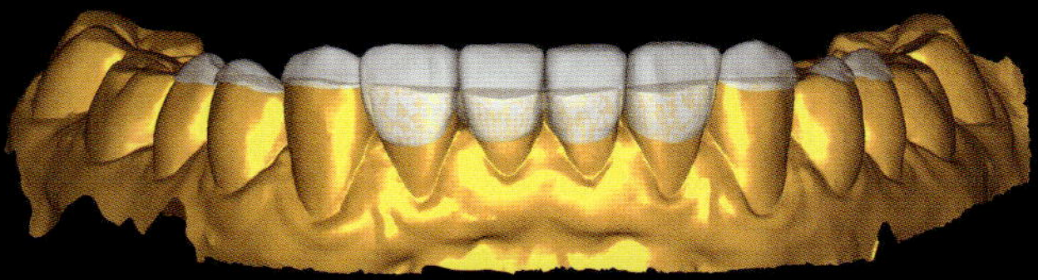

Abb. 18 und 19 Digitale Konstruktion der PICN-Restaurationen für den Oberkiefer (Zähne 13 bis 23).

Abb. 20 und 21 Digitale Konstruktion der PICN-Restaurationen für den Unterkiefer (Zähne 42 bis 32).

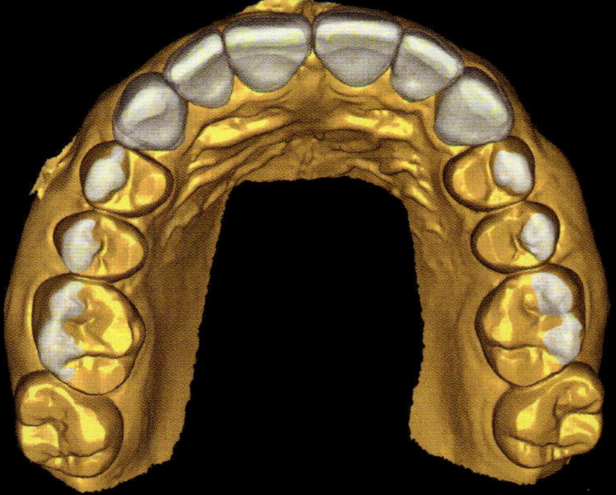
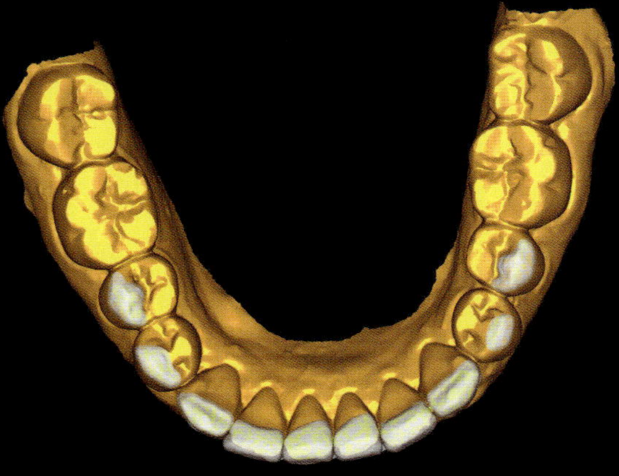

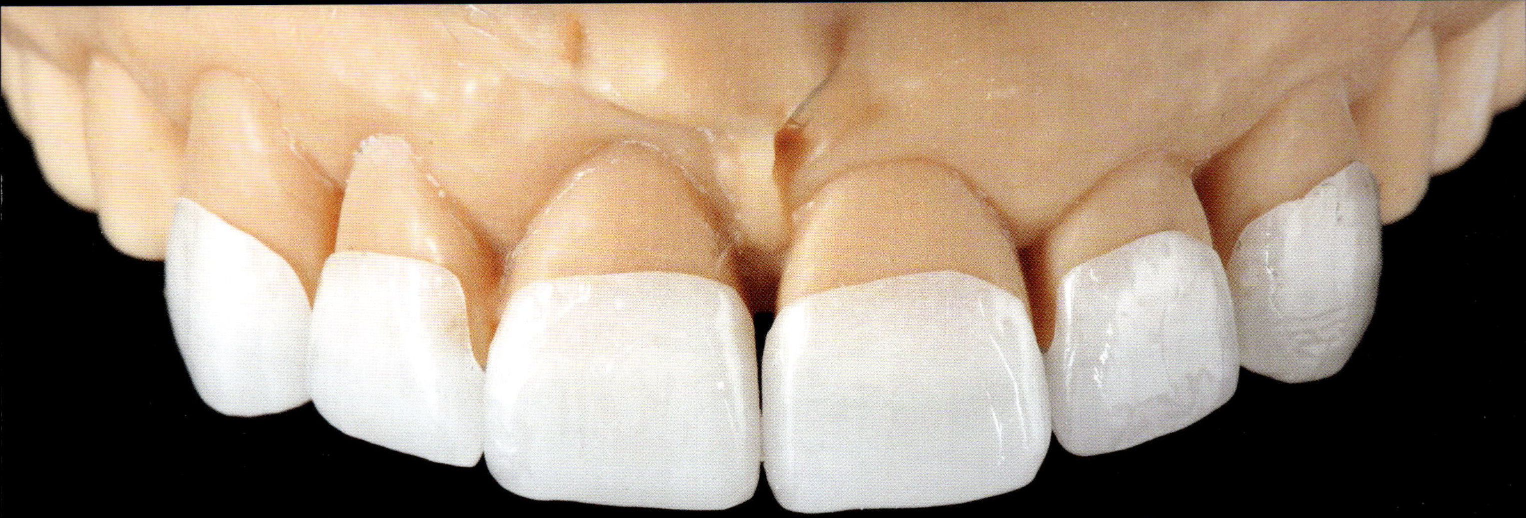

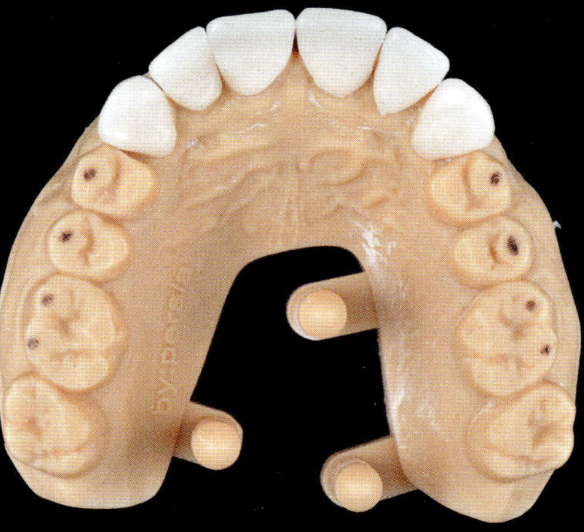

Abb. 22 bis 26 Die palatinalen PICN-Veneers für den Oberkiefer. Die Restaurationen überdecken einen Teil der Labialfläche, was einen sanften Übergang zwischen Restaurationsmaterial und Zahn ermöglicht. *(Zahntechnik: Jean-Michel Paulus, Philippe Blanpain und Ali Khajeh-Veysi, Zahntechniklabor Jean-Michel Paulus, Lüttich.)*

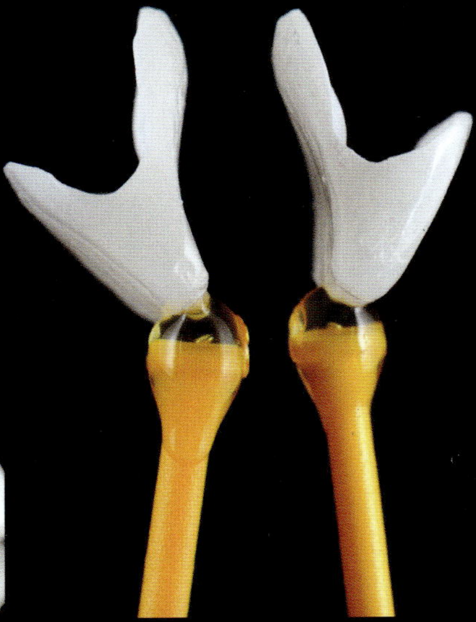

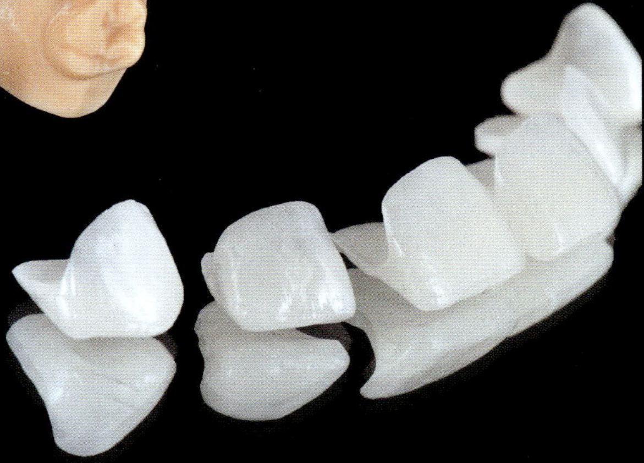

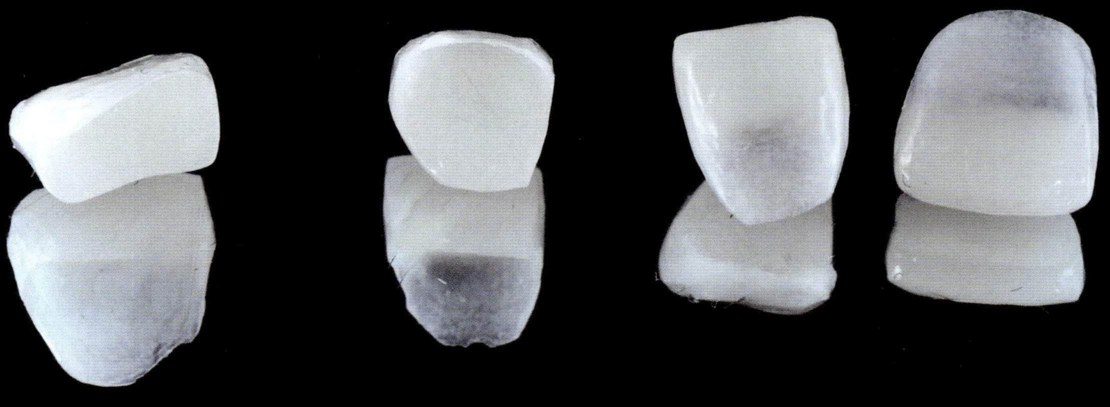

Abb. 27 Die PICN-Chips für den Unterkiefer. Auch hier bezieht die Restaurationsgestaltung die Labialflächen partiell mit ein, um einen sichtbaren Übergang zwischen Restauration und Zahn zu vermeiden.

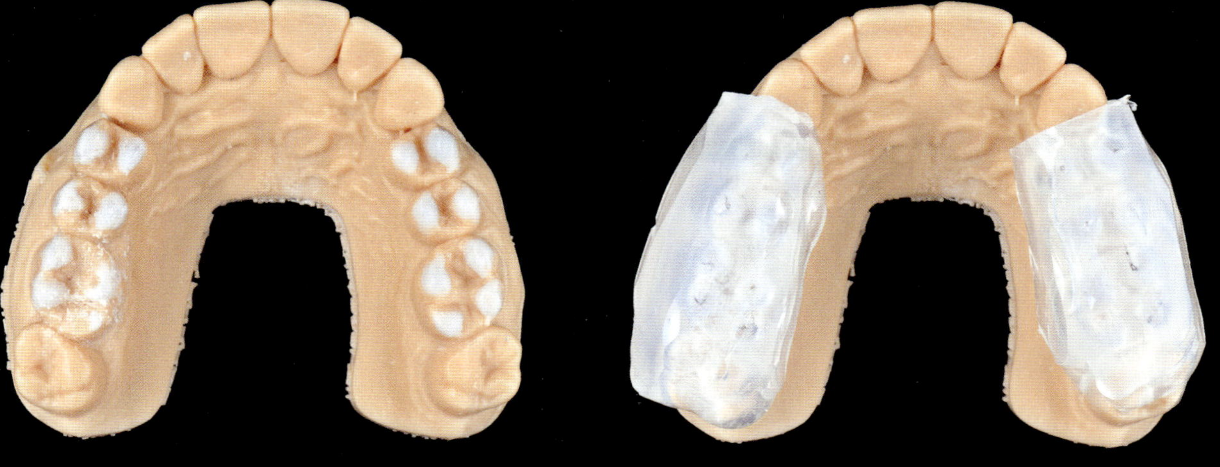

Abb. 28 bis 31 Wax-up der direkten Restaurationen auf den Seitenzähnen und Silikonschlüssel für die Formgebung des Komposits.

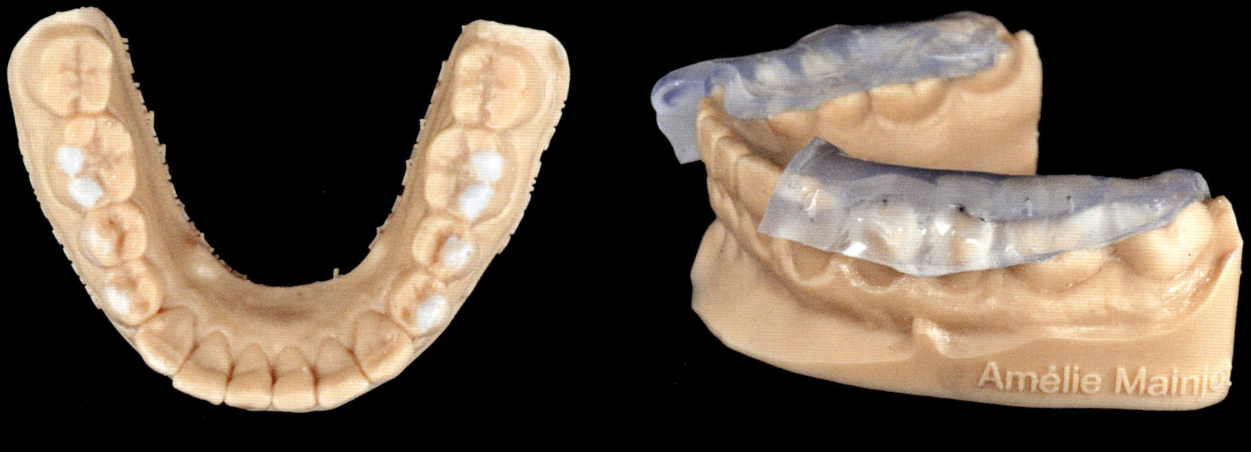

Im Sinne der One-Step-No-Prep-Technik wurden innerhalb von 24 Stunden die PICN-Restaurationen verklebt und die direkten Kompositrestaurationen (Inspiro, Fa. Edelweiss, Zug, Schweiz) hergestellt[9,10]: Der Unterkiefer wurde am ersten, der Oberkiefer am folgenden Tag versorgt (Abb. 32 bis 37). Für die PICN-Restaurationen erfolgte eine adhäsive Vorbehandlung gemäß Herstellerempfehlungen: 60 Sekunden Flusssäureätzung der Oberflächen, Reinigung im Ethanol-Ultraschallbad, Silanisierung (Monobond S, Fa. Ivoclar, Schaan, Liechtenstein). Die direkten Restaurationen wurden nach Anlegen von Kofferdam mithilfe des Silikonschlüssels realisiert. Vor der Verklebung der PICN-Restaurationen wurden die entsprechenden Zahnflächen mit Bimsstein gereinigt und anschließend mit einem zweischrittigen Etch-and-Rinse-Adhäsiv (Adhese, Fa. Ivoclar) konditioniert. Für die Verklebung kam ein lichthärtendes Befestigungskomposit (Variolink Esthetic DC, Fa. Ivoclar) zum Einsatz. Nach der gründlichen Entfernung der Kompositüberschüsse wurde polymerisiert, und die abschließende Lichthärtung erfolgte durch eine Glycerinschicht hindurch, um die Polymerisation nicht zu beeinträchtigen (s. Video 1, das einen ähnlichen Fall wiedergibt). Da beim CAD/CAM-Fräsen gewisse Grenzen bezüglich der minimalen Materialdicke bestehen, wurden die Restaurationen labial leicht überkonturiert, weshalb die Ränder in einem späteren Schritt finiert und poliert werden mussten (s. Abschnitt „Ästhetische Nachbearbeitung").

Es folgten die okklusale Feineinstellung mit einem Arkansas-Steinchen und anschließende Politur mit Silikonpolierern. Die okklusalen Anpassungen bestanden lediglich im Ausgleichen der Okklusionskontakte auf den oberen Frontzahnrestaurationen. Die Behandlung bis zu diesem Punkt führte zu einer deutlichen lateralen Bissöffnung und unbalancierten Okklusionskontakten der Seitenzähne.

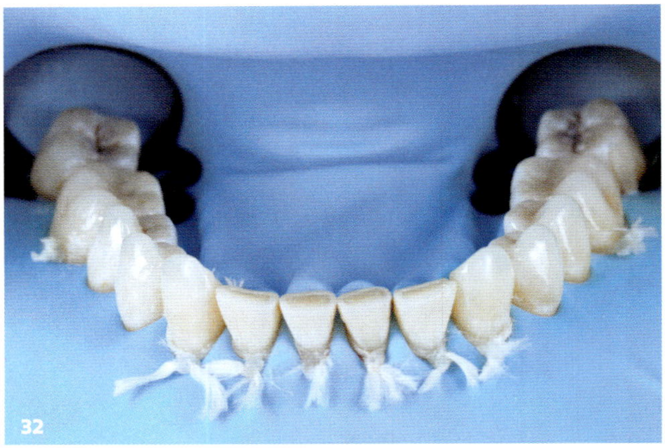
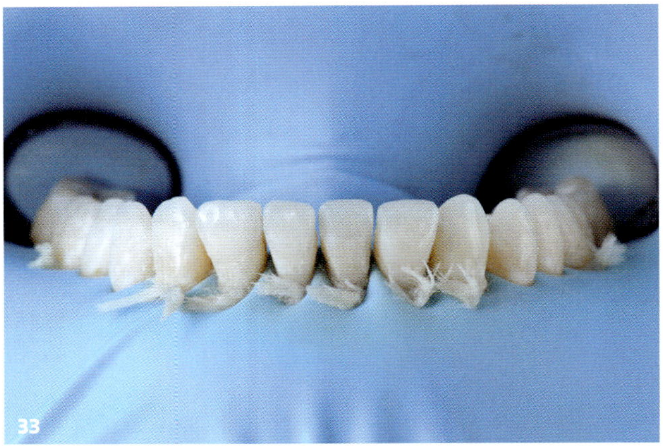
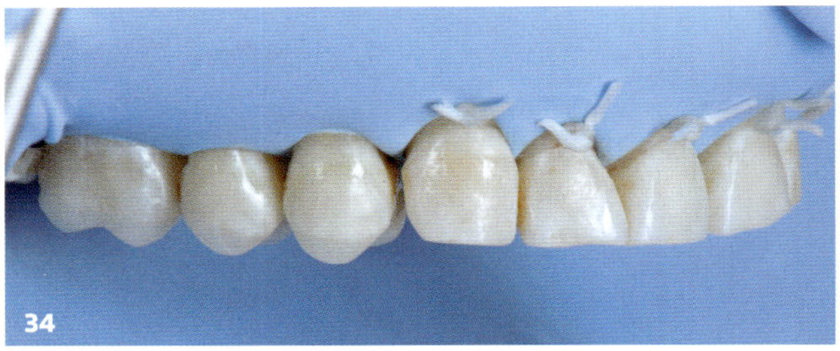
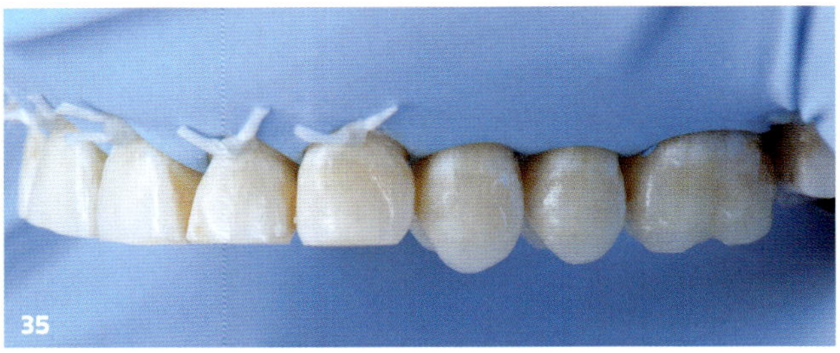
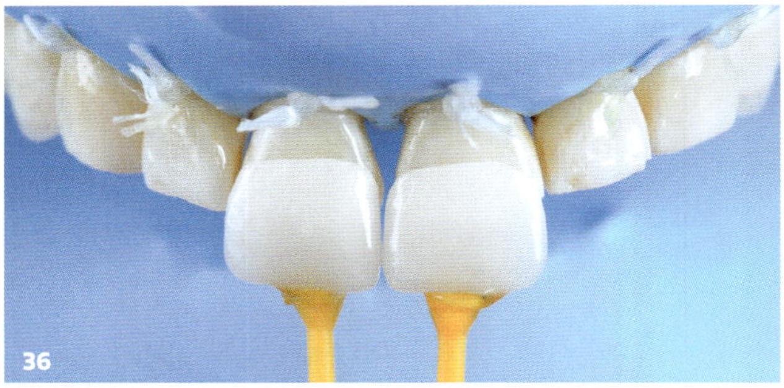
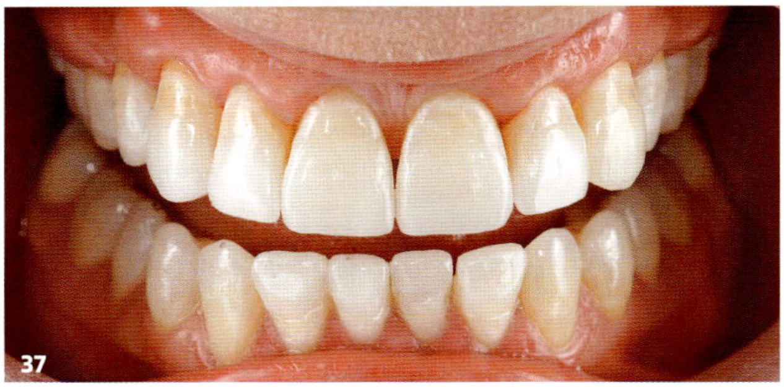

Abb. 32 Situation nach Durchführung der direkten Kompositrestaurationen (Inspiro) zur Wiederherstellung der bukkalen Höcker der unteren Prämolaren und Molaren.

Abb. 33 Situation nach der Befestigung der PICN-Restaurationen auf den Zähnen 42 bis 32. Das Diastema wird später kieferorthopädisch geschlossen.

Abb. 34 und 35 Situation nach Erstellung der direkten Kompositrestaurationen (Inspiro) zur Wiederherstellung der bukkalen und palatinalen Höcker der Prämolaren und ersten Molaren im Oberkiefer. Aufgrund der Austrocknung der Zähne während der Trockenlegung mittels Kofferdam ist die Grenze zwischen Zahn und Komposit deutlich sichtbar.

Abb. 36 Adhäsive Befestigung der PICN-Restaurationen auf den Zähnen 11 und 21.

Abb. 37 Frontalansicht unmittelbar nach der restaurativen Behandlung und Entfernung des Kofferdams. Die gesamte Behandlung wurde innerhalb von 24 Stunden in zwei Sitzungen abgeschlossen. Da die mittels CAD/CAM-Fräsen mögliche Dicke gewissen Grenzen unterliegt, waren die Labialflächen der Restaurationen leicht überkonturiert und die Ränder müssen im Nachgang noch finiert und poliert werden.

Video 1

Kieferorthopädische Extrusion

Eine Woche nach der restaurativen Behandlung wurden Metallknöpfchen (Curved Caplin Hook, Eurolia Orthodontics) auf die Molaren geklebt und die Patientin erhielt intermaxilläre Gummizüge (Nummer 7, 128 g, Fa. Dentaurum, Ispringen, Deutschland) zwischen allen Knöpfen, die 24 Stunden täglich (außer beim Essen, Trinken und Zähneputzen) getragen werden sollten, um den lateral offenen Biss zu schließen (Abb. 38 bis 41). Jeder Gummizug war zweimal täglich zu wechseln. Zusätzlich wurde zum Diastemaschluss im Unterkiefer eine Gummikette für 5 Tage über den Schneidezähnen platziert. Anschließend wurde ein Retainer geklebt, um die Frontzahnstellung permanent zu stabilisieren. Nach 3-monatiger Extrusion waren die ersten Molaren wieder in Kontakt (Abb. 42 bis 44) und einen weiteren Monat später zeigten sich die Okklusionskontakte voll wiederhergestellt (Abb. 45 bis 46). Die Prämolaren, die noch in leichter Infraokklusion standen, wurden dem weiteren passiven Durchbruch überlassen.

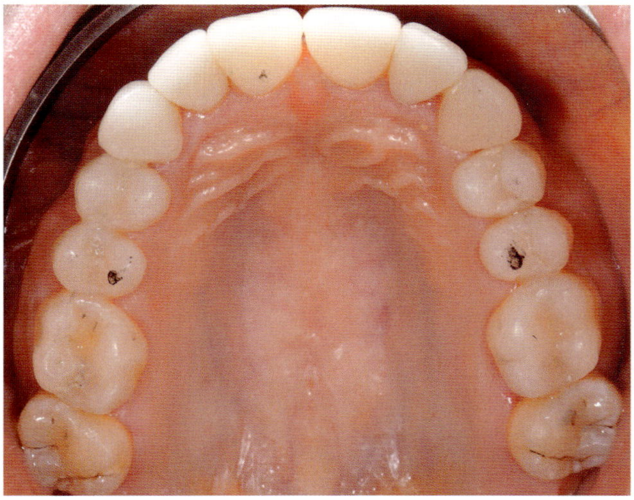

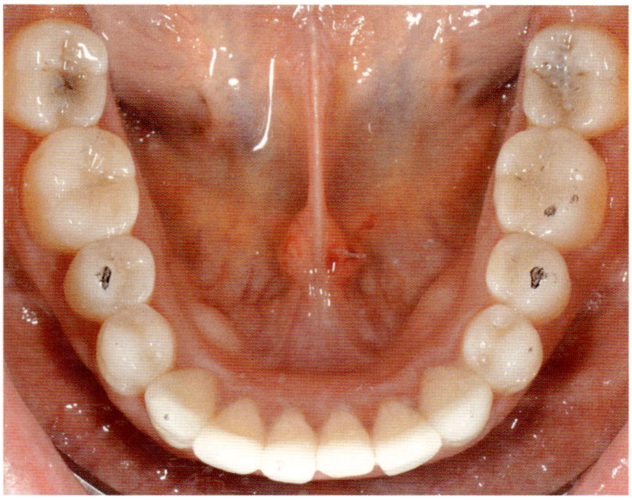

Abb. 38 und 39 Die Restaurationen auf den Frontzähnen führten zu einer deutlichen lateralen Bissöffnung und instabilen Seitenzahnkontakten.

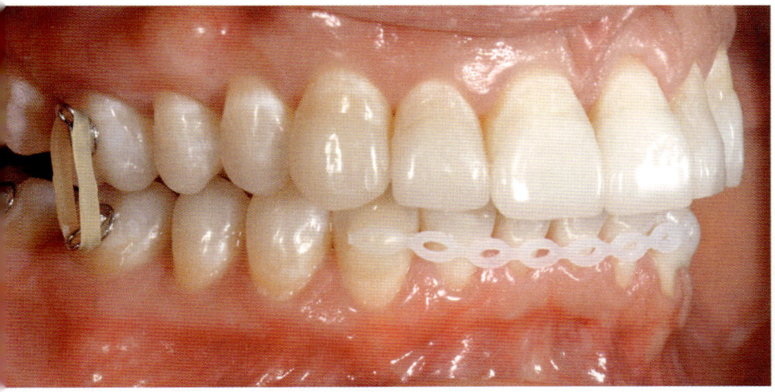

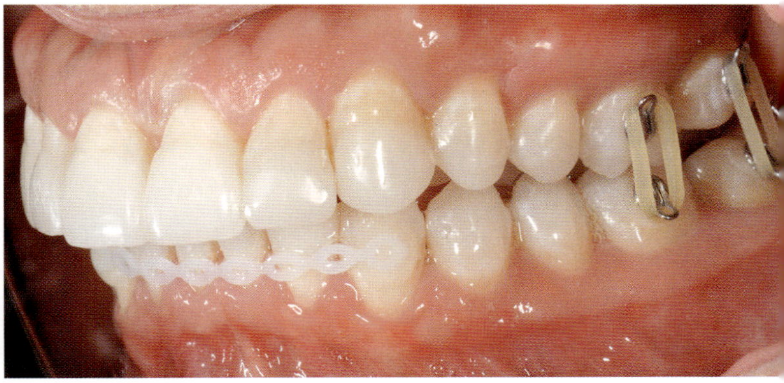

Abb. 40 und 41 Kieferorthopädische Extrusion der Molaren mit intermaxillären Gummizügen an Metallknöpfchen. Über den unteren Schneidezähnen wurde für 5 Tage eine Gummikette platziert, um das Diastema zu schließen. *(Kieferorthopädie: Jean-Claude Bernard, Universitätsklinikum Lüttig.)*

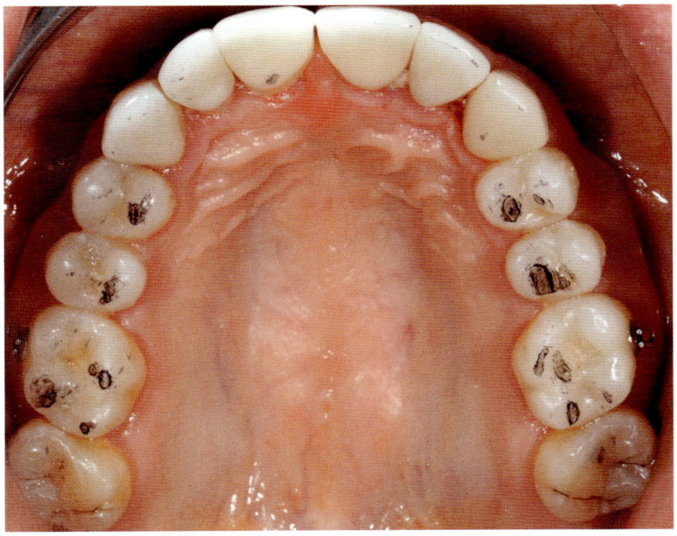

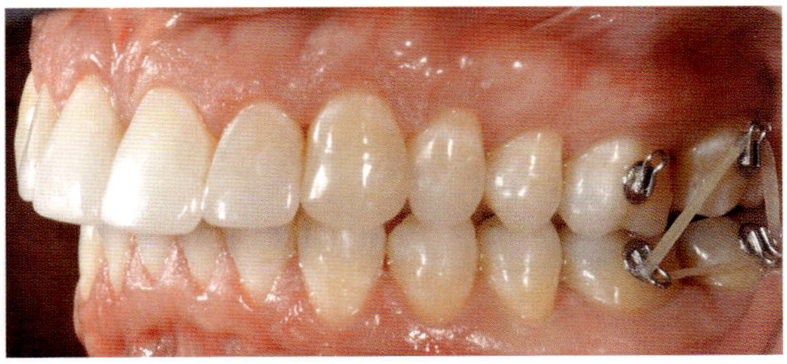

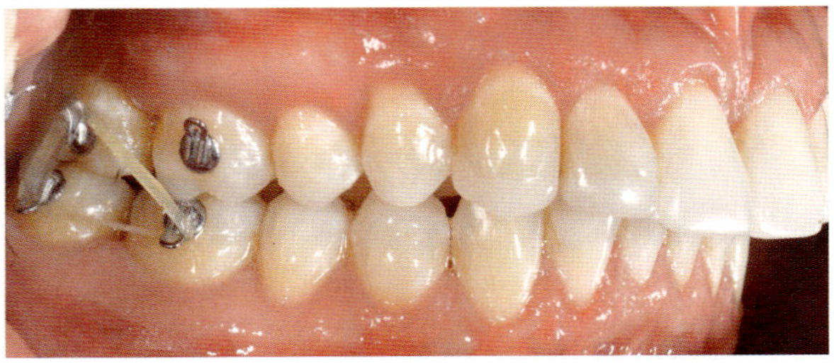

Abb. 42 bis 44 Nach 3 Monaten ist die Okklusion der ersten Molaren wiederhergestellt.

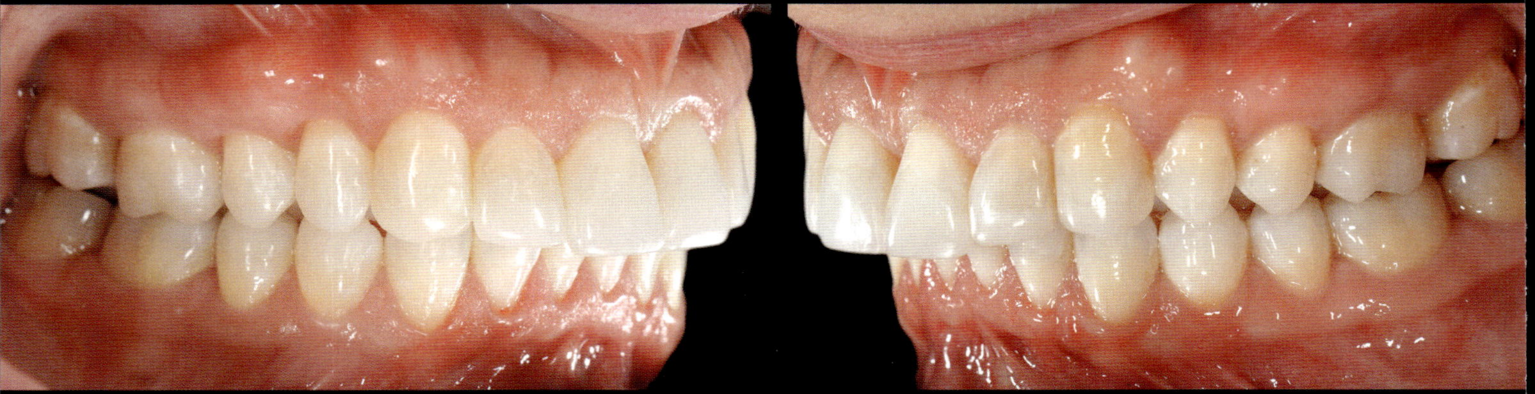

Abb. 45 und 46 Nach 4 Monaten liegen vollständig wiederhergestellte Okklusionskontakte vor. Die Prämolaren, die noch in leichter Infraokklusion stehen, werden passiver Elongation überlassen.

Ästhetische Nachbearbeitung

Die Restaurationsränder wurden finiert und poliert, um leichte Überkonturen zu beseitigen und federrandartige, glatte Übergänge zwischen Zahn und Restauration herzustellen. Das Vita-Enamic-Politurset für Zahntechniker enthält Silikonpolierer für die Vor- und die Hochglanzpolitur (Video 2). Alternativ können auch Polierinstrumente für Feldspatkeramik in Kombination mit Bison-Polierbürsten und Polierpaste eingesetzt werden. Wichtig zu wissen ist, dass die Politur ein beständigeres ästhetisches Ergebnis liefert als die Glasur und Färbung mit speziellen lichthärtenden Kompositen. Auch die Verwendung polychromer PICN-Blöcke (Vita Enamic multiColor) verbessert das ästhetische Resultat. Falls erforderlich, können die labialen Restaurationsränder zusätzlich mit direkt appliziertem Komposit kaschiert werden, nachdem eine leichte Hohlkehle über dem Restaurationsrand und angrenzenden Schmelz präpariert wurde. Im vorliegenden Fall war die Patientin mit dem ästhetischen Resultat sehr zufrieden – auch im Unterkiefer, wo der Übergang während des Sprechens nicht sichtbar war (Abb. 47 bis 49). Die Abbildungen 50 bis 52 zeigen das Lächeln der Patientin nach Abschluss der Behandlung.

Video 2

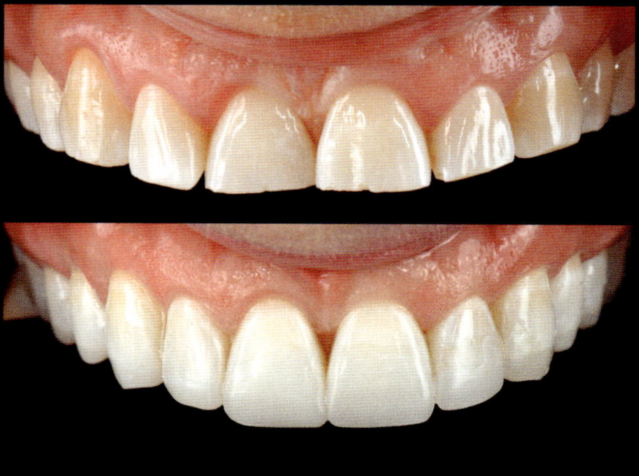

Abb. 47 Frontalansichten der Oberkieferzähne vor und nach der Behandlung.

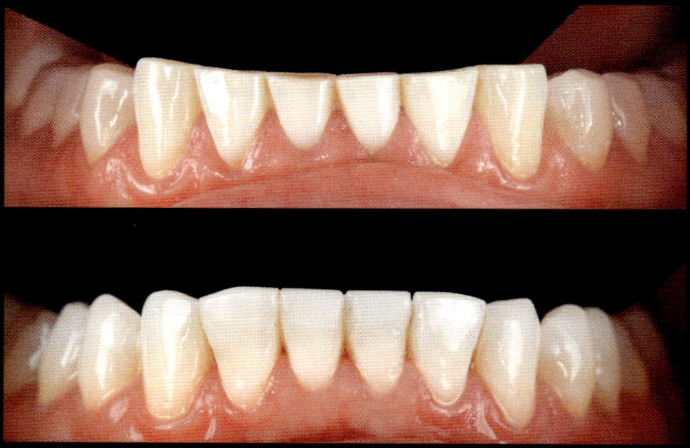

Abb. 48 Gegenüberstellung der Unterkieferzähne vor und 15 Monate nach der Behandlung. Da die Übergänge zwischen Restauration und Zahn beim Sprechen nicht sichtbar waren, verzichtete die Patientin auf eine Maskierung dieser Übergänge durch direkt appliziertes Komposit.

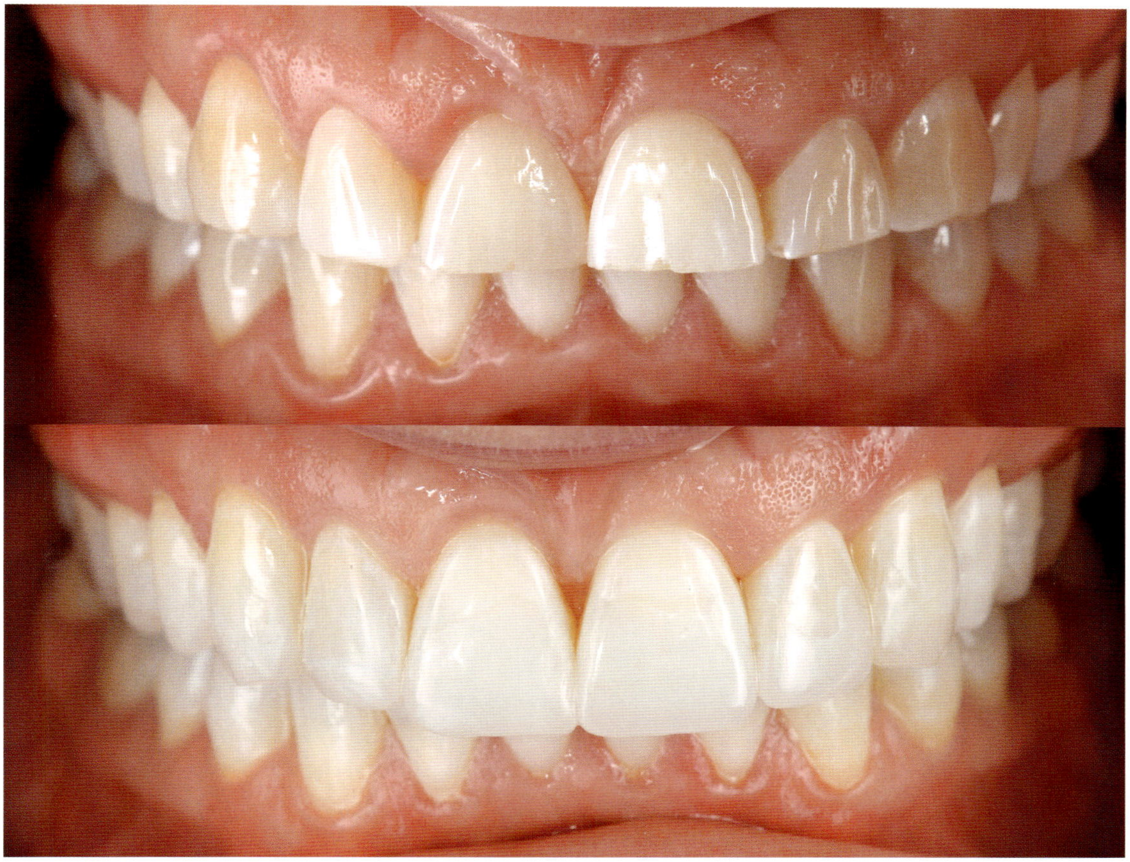

Abb. 49 Gegenüberstellung der intraoralen Situation vor und nach der Behandlung.

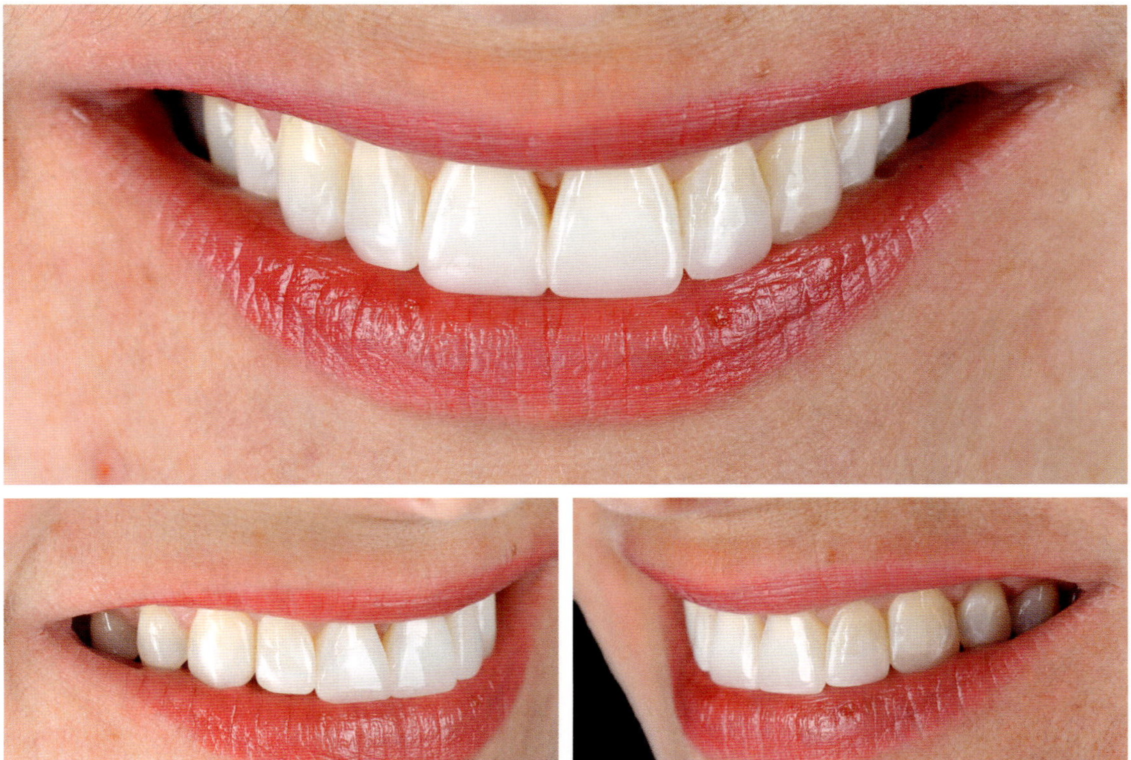

Abb. 50 bis 52 Lächeln der Patientin nach Abschluss der Behandlung.

Patientenbezogene Ergebnisse

Die Patientin zeigte sich mit dem ästhetischen und funktionellen Resultat der Behandlung, der schnellen Versorgung ohne provisorische Zwischenphase sowie der Bequemlichkeit und Ästhetik des PICN-Materials sehr zufrieden. Auch die kurze Dauer der kieferorthopädischen Extrusion und der damit verbundenen ästhetischen und funktionellen Beeinträchtigung bewertete sie sehr positiv. Schließlich schätzte sie die noninvasive Natur ihrer Behandlung (Abb. 53), ein Aspekt, der in einer früheren Publikation zur kieferorthopädisch unterstützten One-Step-No-Prep-Technik diskutiert wird[10].

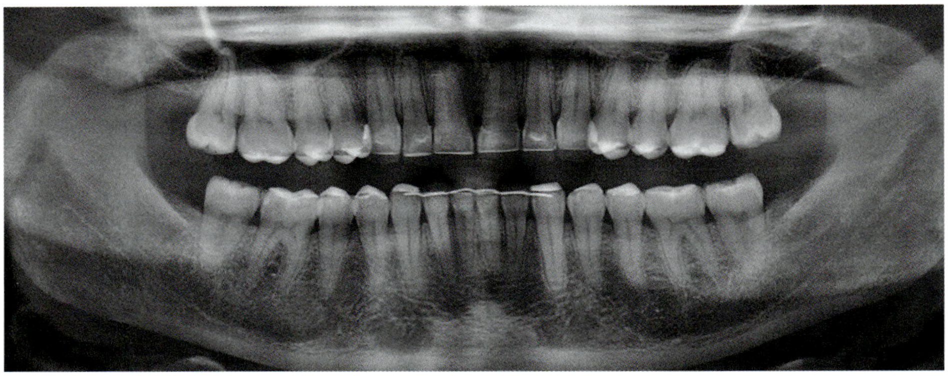

Abb. 53 Die Panoramaschichtaufnahme des Behandlungsresultats verdeutlicht die Nichtinvasivität der Restaurationen.

Nachbeobachtung

Nach der Behandlung wurde ein Aufbissbehelf aus einem Acryl-Kunststoff (für die oberen Frontzähne) hergestellt, um die Restaurationen vor parafunktioneller Schädigung zu schützen; die Schiene diente zugleich als kieferorthopädischer Retainer (Abb. 54). Leider nahm die Patientin den Termin beim CMD-Physiotherapeuten nicht war und benötigt nach wie vor eine Bruxismusbehandlung, zu welcher sie remotiviert wurde. Die direkten Kompositrestaurationen auf den Zähnen 15 und 16 mussten nach 15 Monaten repariert werden, vermutlich weil die Patientin immer noch aktiv ihren Wachbruxismus ausübte. Dies verdeutlicht, welche Bedeutung der Patientenedukation bei parafunktionell bedingtem Zahnverschleiß zukommt. Dagegen zeigten die PICN-Restaurationen aufgrund ihrer höheren mechanischen Festigkeit bis zu dieser Nachuntersuchung eine gute Bewährung. Die Patientin erhielt aufgrund der verbesserungswürdigen Mund-

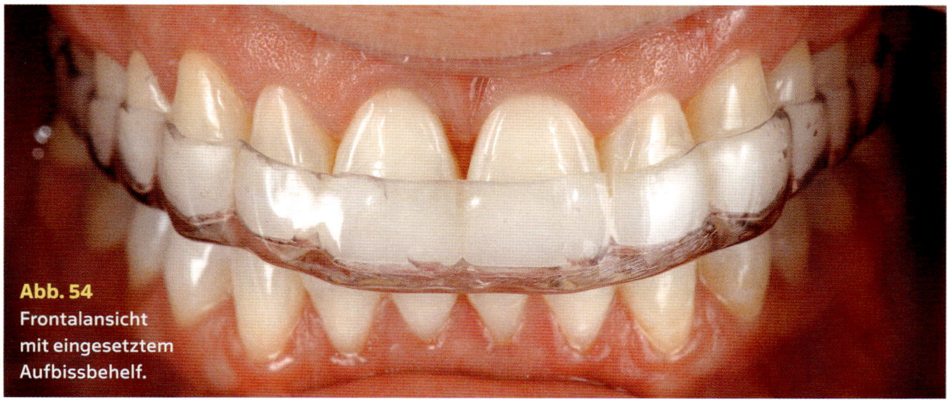

Abb. 54 Frontalansicht mit eingesetztem Aufbissbehelf.

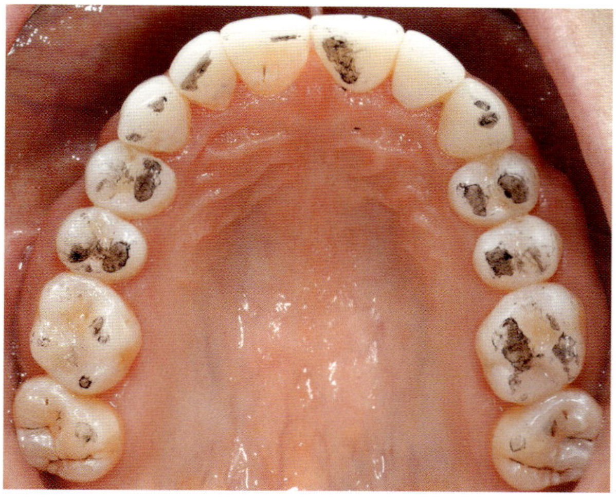

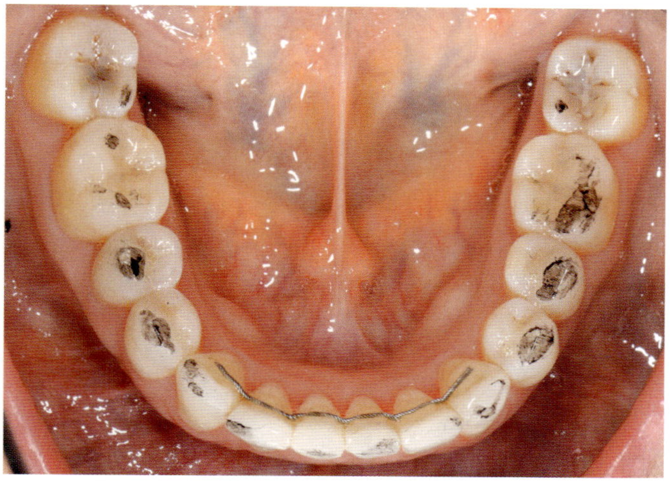

Abb. 55 und 56 In beiden Kiefern sind 15 Monate nach der Behandlung stabile Okklusionskontakte zu erkennen.

hygiene einen Termin bei einem Dentalhygieniker. Die Abbildungen 55 und 56 belegen die stabile Okklusion 15 Monate nach der restaurativen Behandlung.

Schlussfolgerungen

Eine hippokratische Maxime lautet: „Erstens, nicht schaden!". Nichtinvasive, aber zugleich wirksame und kostengünstige Behandlungen sollten der künftige Standard in der Zahn- wie der Allgemeinmedizin sein. Teamarbeit und neue technische Entwicklungen ermöglichen eine entsprechende Ausrichtung unserer Arbeit. Vor diesem Hintergrund sollten Zahntechniker und Zahnärzte ihre Kenntnisse dentaler Materialien weiterentwickeln, um deren Vor- und Nachteile in konkreten klinischen Situationen einschätzen zu können – im Wissen, dass ein universales Material nicht existiert. PICN-Materialien (Hybridkeramiken) sind für No-prep-Einzelzahnrestaurationen in Situationen mit erhöhter okklusaler Belastung gut geeignet und nehmen als Material eine Zwischenstellung zwischen Komposit und reiner Keramik ein, indem sie die Vorteile beider kombinieren.

Hinweise

Die Autorin dankt Jean-Claude Bernard, Paul Kling und Carole Chavret vom Universitätsklinikum Lüttich für die kieferorthopädische Behandlung sowie Jean-Michel Paulus, Philippe Blanpain und Ali Khajeh-Veysi vom Zahntechnischen Labor Jean-Michel Paulus, Lüttich.

Amélie Mainjot ist mit dem Gründer der Firma MaJEB verheiratet, die an der Entwicklung von PICN-Materialien arbeitet.

Literatur

1. Laborie M, Naveau A, Menard A. CAD-CAM resin-ceramic material wear: A systematic review. J Prosthet Dent 2024;131:812–818.
2. Oudkerk J, Herman R, Eldafrawy M, et al. Intraoral wear of PICN CAD-CAM composite restorations used in severe tooth wear treatment: 5-year results of a prospective clinical study using 3D profilometry. Dent Mater 2024;40:1056–1063.
3. Grenade C, De Pauw-Gillet MC, Pirard C, et al. Biocompatibility of polymer-infiltrated-ceramic-network (PICN) materials with human gingival keratinocytes (HGKs). Dent Mater 2017;33:333–343.
4. Grenade C, De Pauw-Gillet MC, Gailly P, Vanheusden A, Mainjot A. Biocompatibility of polymer-infiltrated-ceramic-network (PICN) materials with human gingival fibroblasts (HGFs). Dent Mater 2016;32:1152–1164.
5. Mainjot AK, Dupont NM, Oudkerk JC, Dewael TY, Sadoun MJ. From artisanal to CAD-CAM blocks: State of the art of indirect composites. J Dent Res 2016;95:487–495.
6. Lebon N, Tapie L, Vennat E, Mawussi B. Influence of CAD/CAM tool and material on tool wear and roughness of dental prostheses after milling. J Prosthet Dent 2015;114:236–247.
7. Eldafrawy M, Ebroin MG, Gailly PA, Nguyen JF, Sadoun MJ, Mainjot AK. Bonding to CAD-CAM composites: An interfacial fracture toughness approach. J Dent Res 2018;97:60–67.
8. Eldafrawy M, Greimers L, Bekaert S, et al. Silane influence on bonding to CAD-CAM composites: An interfacial fracture toughness study. Dent Mater 2019;35:1279–1290.
9. Mainjot AKJ. The one step-no prep technique: A straightforward and minimally invasive approach for full-mouth rehabilitation of worn dentition using polymer-infiltrated ceramic network (PICN) CAD-CAM prostheses. J Esthet Restor Dent 2020;32:141–149.
10. Mainjot AKJ, Charavet C. Orthodontic-assisted one step-no prep technique: A straightforward and minimally-invasive approach for localized tooth wear treatment using polymer-infiltrated ceramic network CAD-CAM prostheses. J Esthet Restor Dent 2020;32:645–661.
11. Loomans B, Opdam N, Attin T, et al. Severe tooth wear: European Consensus Statement on Management Guidelines. J Adhes Dent 2017;19:111–119.

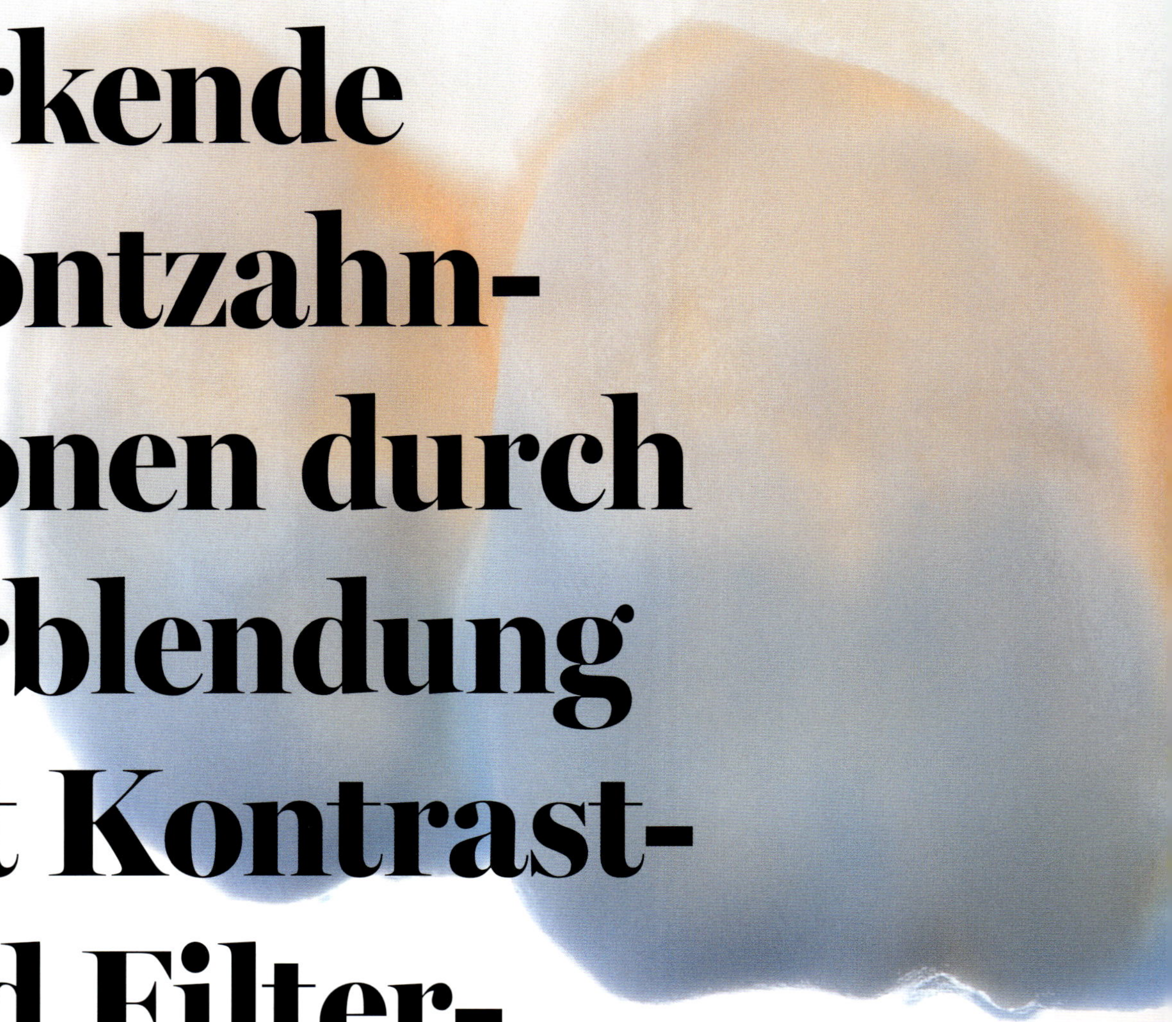

Natürlich wirkende Frontzahn-kronen durch Verblendung mit Kontrast- und Filter-technik

Hans Joit, ZTM[1]

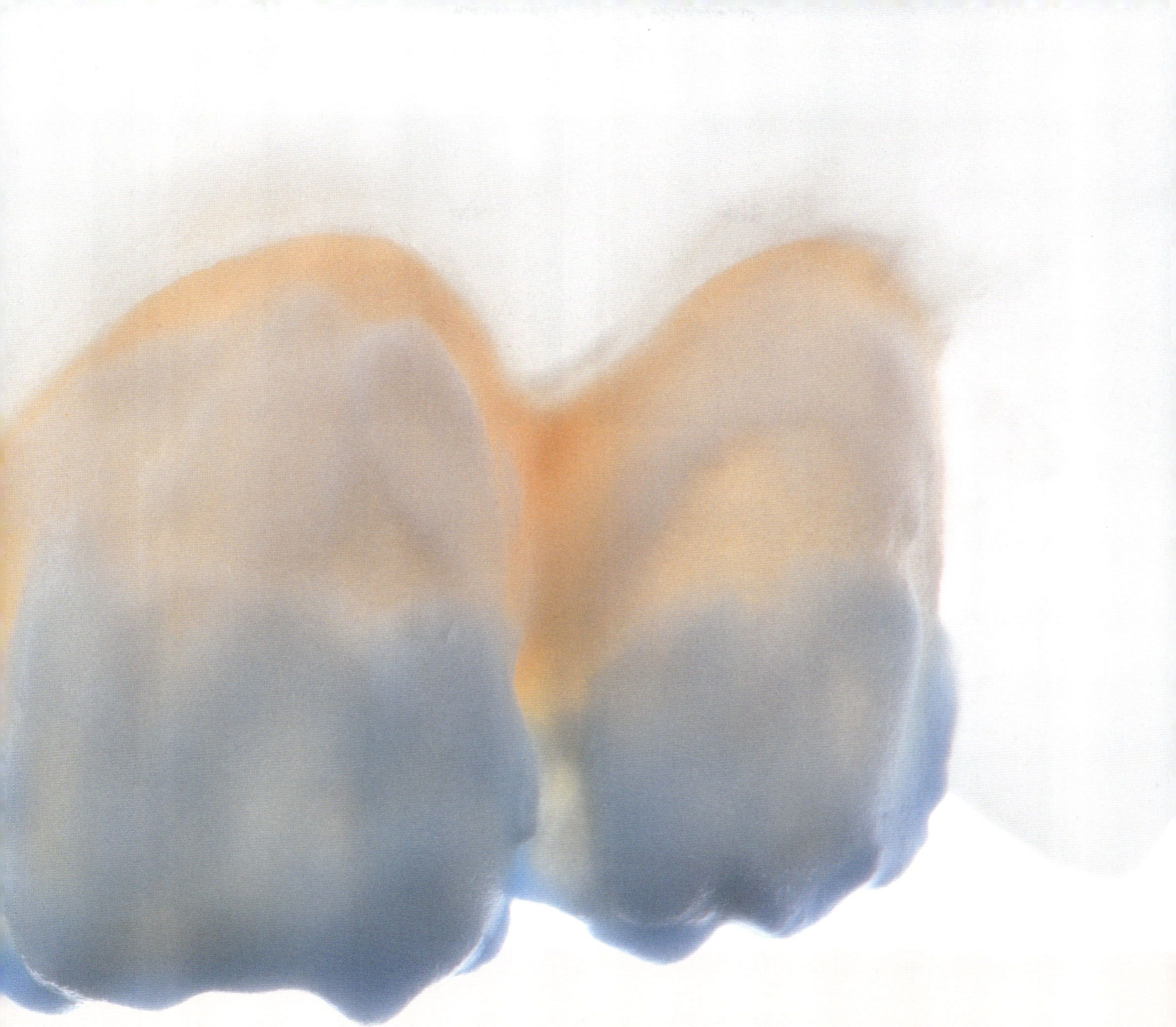

Die moderne Zahntechnik wird von digitalen Prozessen dominiert und ihre Materialien sind im Lauf der Jahre immer besser, anwenderfreundlicher und effizienter geworden. Moderne digitale Workflows und Dentalmaterialien ermöglichen die Herstellung äußerst natürlich wirkender Kronen und prothetischer Gerüste. Aber selbst wenn der Zahnarzt alle Arten moderner Digitaltechnik nutzten möchte, wie Digitalfotografie, digitale Farbbestimmung und -messung, Intraoral- und Gesichtsscans, Frästechnik und 3D-Druck, sollte die Herstellung der Restauration von einem Zahntechniker geplant und umgesetzt werden. Unterschiede liegen lediglich im erforderlichen Grad der Nachbearbeitung. Handelt es sich nur um leichtes Beschleifen, Polieren und einen Glasurbrand? Oder um einen hochkomplexen Prozess, der von einem sehr geschickten und erfahrenen Fachmann durchgeführt werden muss?

Mein Dentallabor befindet sich im Herzen Deutschlands in einer bevölkerungsreichen Gegend. Mit 40 Angestellten ist es ein mittelgroßes Labor. Der Schwerpunkt liegt auf der Herstellung vollkeramischer Kronen und Brücken. Die meisten von uns bearbeiteten Fälle sind „Ergebnisfälle", was bedeuten soll, dass das (funktionelle und ästhetische) Ergebnis wichtiger ist als der Preis. Die meisten unserer Patienten träumen von frischen, hellen Zähnen und strahlenden Kronen oder Veneers, die wie natürliche Zähne aussehen.

[1]Zahntechniker, Düsseldorf, Deutschland.

Korrespondenz an: Hans Joit, joit@graf-zahn.de

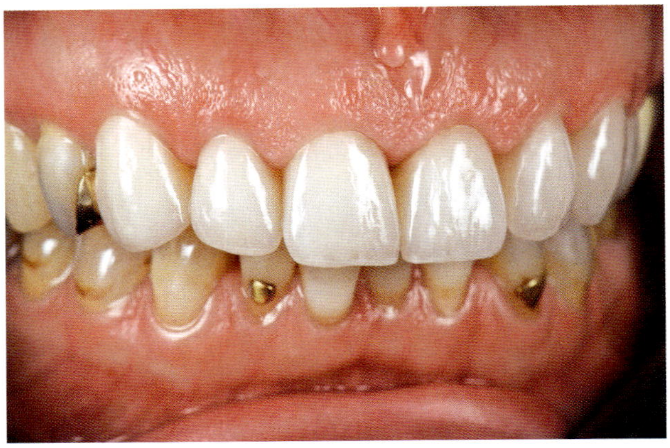

Abb. 1 Sechs Celtra-Press-Restaurationen mit individueller Verblendung.

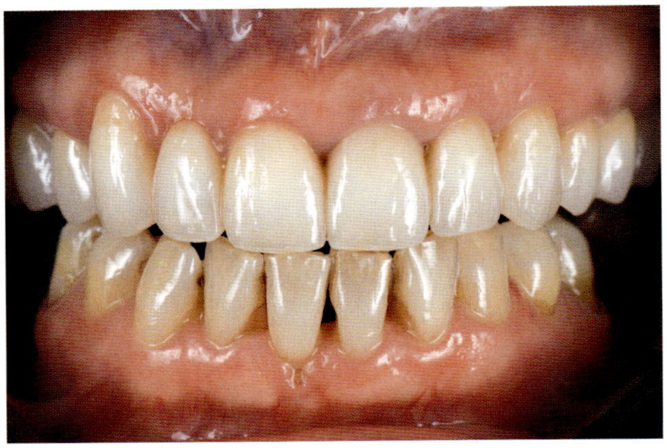

Abb. 2 Full-arch-Brücke im Oberkiefer einer 70-jährigen Frau.

Die Herausforderung bei der Herstellung dieser einzigartigen Stücke liegt darin, dass jeder Fall anders gelagert ist. Dasselbe Material kann bei verschiedenen Patienten nicht auf dieselbe Art und Weise verwendet werden. Jeder Fall erfordert eine eigene Strategie. Kennt der Zahntechniker die Farbe des präparierten Zahns und das Volumen der Restauration, ist mit speziellen Materialien und Techniken eine sehr erfolgreiche Versorgung möglich.

Im Folgenden möchte ich zeigen, wie die Opazität, Helligkeit und Transluzenz von Schichtkeramikmassen in einem konkreten Fall eingesetzt werden, um ein natürliches, räumliches Erscheinungsbild mit stabiler Helligkeit zu erreichen.

Beispiele natürlicher Wirkung

Bei den meisten in meinem Labor bearbeiteten Fällen trifft der Zahntechniker den Patienten vor Beginn der prothetischen Behandlung. Der Zahnarzt und der Zahntechniker haben die Pflicht, sich die Wünsche des Patienten genau verständlich zu machen. Natürlich wünscht sich praktisch jeder einen harmonischen, schönen und frischen Look. Wenn alle Zähne restauriert werden, lässt sich der Helligkeitsgrad frei wählen. Werden dagegen nur wenige Zähne versorgt, wünschen die Patienten zwar immer noch strahlende Zähne, bevorzugen aber meist ein natürlicheres Aussehen. (Möchte man einzigartige Zähne oder wie eine beliebige Barbie-Puppe aussehen?) Ob ein guter Kompromiss zwischen schönen Zähnen und künstlich wirkenden Masken gefunden wird, hängt von den Eigenschaften des gewählten Materials und der Erfahrung des Zahntechnikers mit der natürlichen Zahnmorphologie ab. Die folgenden Beispiele sind Frontzahn-Teilrestaurationen, die die Einzigartigkeit des Patienten bewahren und zugleich den Zähnen ein frisches Aussehen geben.

Abbildung 1 zeigt sechs Celtra-Press-Einheiten (Fa. Dentsply Sirona, Bensheim, Deutschland) mit individueller Verblendung. Die Farbhelligkeit des Restaurationsmaterials liegt über derjenigen unbehandelter Zähne, aber das Material hat dank seiner Glasphase eine hohe Transluzenz, sodass die Helligkeit nicht zu stark reflektiert. Die Kronenmorphologie ist ebenfalls sehr natürlich und die Approximalbereiche zeigen sich warm und voller Tiefe.

Abbildung 2 zeigt eine Full-arch-Brücke im Oberkiefer einer 70-jährigen Patientin. Auf einem Gerüst aus Lucent Supra (Fa. Shofu, Ratingen, Deutschland) wurden helles Celtra Ceram und Creation LS (Fa. Creation Willi Geller, Meiningen, Österreich) in kontrastreicher Schichtung aufgebracht. Die Verbinder wurden durch eine Mischung aus Orange und Pink separiert, um die einzelnen Glieder visuell abzugrenzen.

In Abbildung 3 sind vier IPS-e.max-Oberkieferrestaurationen (MO 0, Fa. Ivoclar) zu sehen, die mit Celtra Ceram und Creation LS verblendet wurden. Die hohe Farbhelligkeit harmoniert mit der oralen Umgebung.

Abbildung 4 zeigt eine sechsgliedrige Versorgung, hergestellt aus Celtra Press, mit einer dünnen Celtra-Ceram-Verblendung. Die Eckzähne entsprechen farblich den natürlichen Zähnen, während die Schneidzahnrestaurationen heller sind als die Schneidezähne im Unterkiefer. Die tiefreichende Transluzenz von Celtra sorgt trotzdem für ein natürliches Aussehen.

In Abbildung 5 sind vier Celtra-Oberkieferveneers mit guter Helligkeit und Opazität wiedergegeben. Auch wenn die Mundhygiene verbesserungswürdig ist, fügen

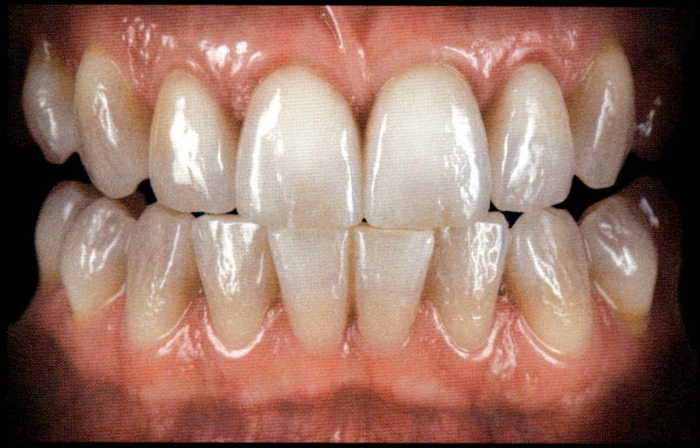

Abb. 3 Vier Oberkieferrestaurationen mit Gerüsten aus IPS e.max MO 0, verblendet mit Celtra Ceram und Creation LS.

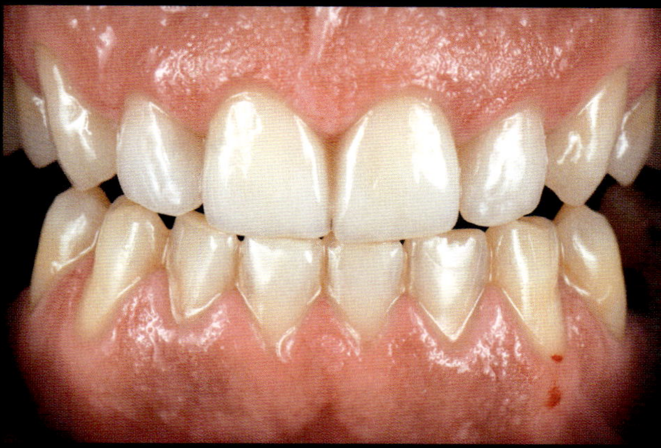

Abb. 4 Sechs Celtra-Press-Einheiten mit dünner Celtra-Ceram-Verblendung im Oberkiefer.

Abb. 5 Vier Celtra-Oberkieferveneers mit erfrischender Helligkeit und Opazität.

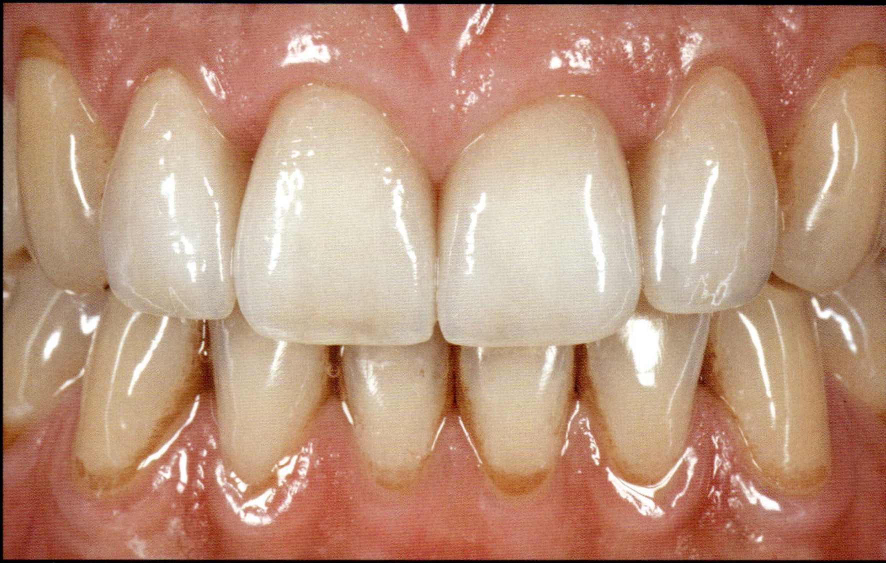

Abb. 6 Zwei Celtra-Veneers im Oberkiefer in perfekter Harmonie mit der oralen Umgebung und den Lippen der Patientin.

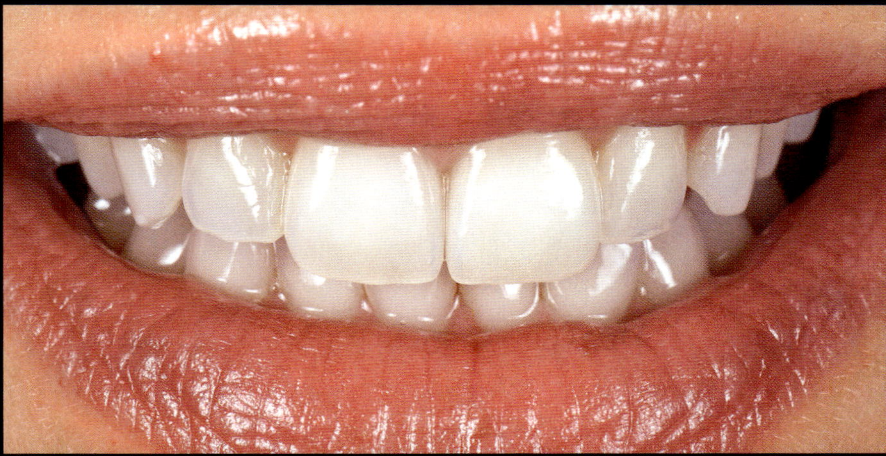

sich die Veneers gut in ihre Umgebung ein. Das frischere Aussehen resultiert aus einem gegenüber den natürlichen Zähnen veränderten Verhältnis zwischen der Farbe des Restaurationskörpers und den helleren Partien.

Abbildung 6 schließlich zeigt zwei Celtra-Veneers im Oberkiefer, die sich ideal in die orale Umgebung und das Lippenbild integrieren.

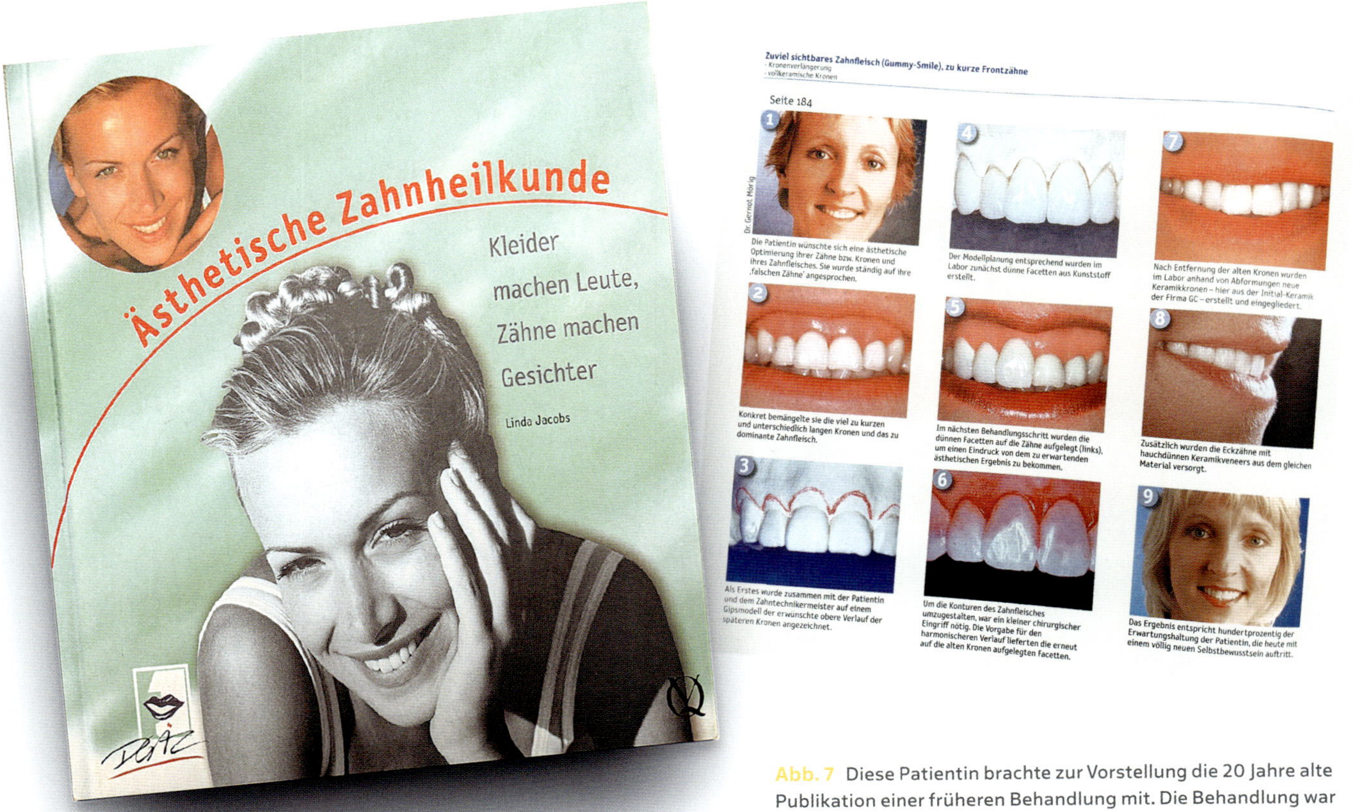

Abb. 7 Diese Patientin brachte zur Vorstellung die 20 Jahre alte Publikation einer früheren Behandlung mit. Die Behandlung war auf sehr spezielle Art und Weise erfolgt. *(Abdruck mit freundlicher Genehmigung von Jacobs[1])*

Kasuistik

Die Patientin war bei einer Praxis in Behandlung, die normalerweise mit einem anderen Zahntechniker zusammenarbeitet. Ihre Zähne waren bereits präpariert und mit einem Chairside-Provisorium versorgt. Der Fall war insofern besonders interessant, als die Patientin 20 Jahre zuvor (in 2003/2004) bereits Restaurationen von einem führenden Düsseldorfer Zahntechniker erhalten hatte, die in einem Buch der DGÄZ veröffentlicht worden waren. Der damalige Techniker wollte die Neuversorgung jedoch nicht mehr übernehmen, weshalb sich die Patientin mit der Bitte um neue Restaurationen an mein Labor wandte. Zur Vorstellung brachte sie die 20 Jahre alte Publikation mit, um zu zeigen, wie die Restaurationen damals gestaltet worden waren und welches Qualitätsniveau sie erwartete (Abb. 7). Natürlich bot sich uns damit zugleich eine große Chance, die Rangliste renommierter Zahntechniker in der Region neu zu ordnen.

Die Ausgangssituation mit Chairside-Provisorium ist in Abbildung 8 dargestellt. Alle für Zahntechnik Düsseldorf arbeitenden Zahntechniker und Zahnärzte nutzen zur initialen fotografischen Dokumentation das Easy-Photo-State-Protokoll. Damit werden alle Informationen erfasst, die für die weitere zahntechnische Arbeit nötig sind. Da die Farbbestimmung nur für die „Dentinanteile" der Zähne erfolgt, empfiehlt es sich, das Farbmuster horizontal und auf gleicher Höhe mit den Zähnen zu platzieren (Abb. 9).

Zur Planung einer Vollkeramikrestauration und Wahl eines geeigneten Materials muss der Zahntechniker das Kronenvolumen und die geforderte Zahnfarbe kennen (Abb. 10). Das Material gibt die Art der Konstruktion vor. So muss eine Lithiumdisilikatkrone eine andere Gerüstform erhalten als eine Zirkonoxidkrone, und hochtransluzentes Zirkonoxid erfordert eine andere Form als solches mit geringer Transluzenz.

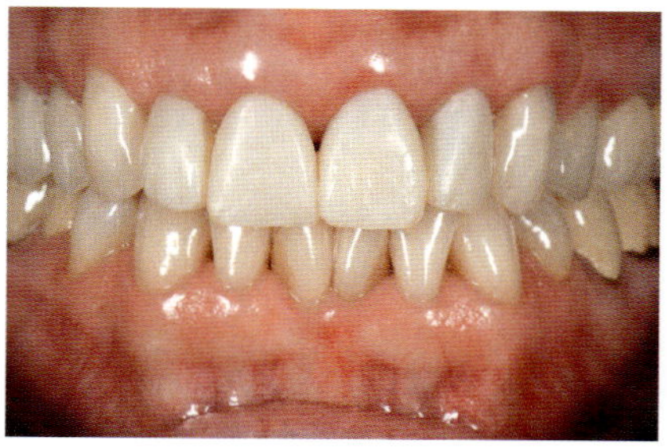

Abb. 8 Die aktuelle Ausgangssituation mit einem chairside hergestellten Provisorium.

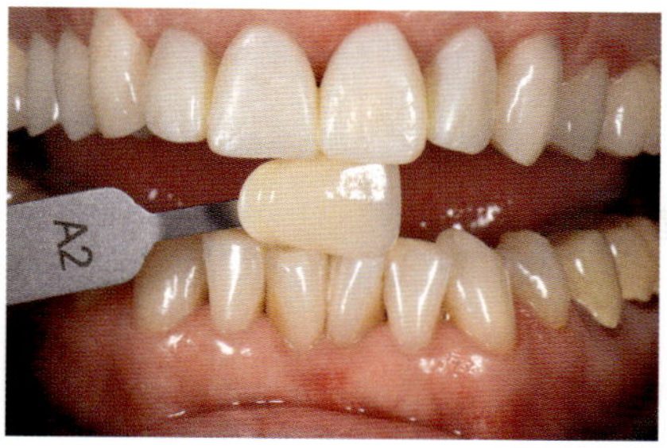

Abb. 9 Horizontal und auf Höhe der Zähne platziertes Farbmuster.

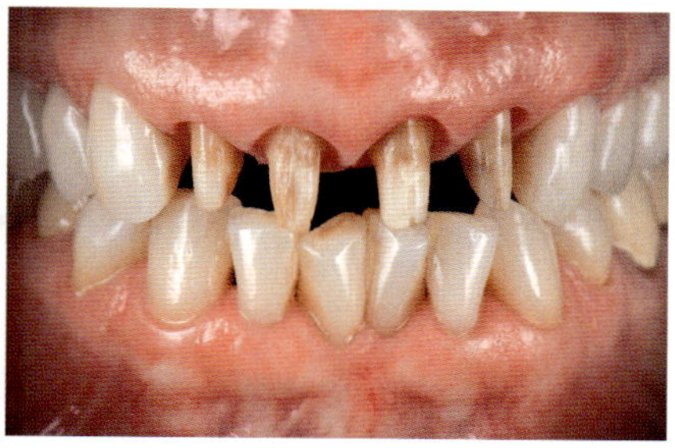

Abb. 10 Farbe der präparierten Stümpfe.

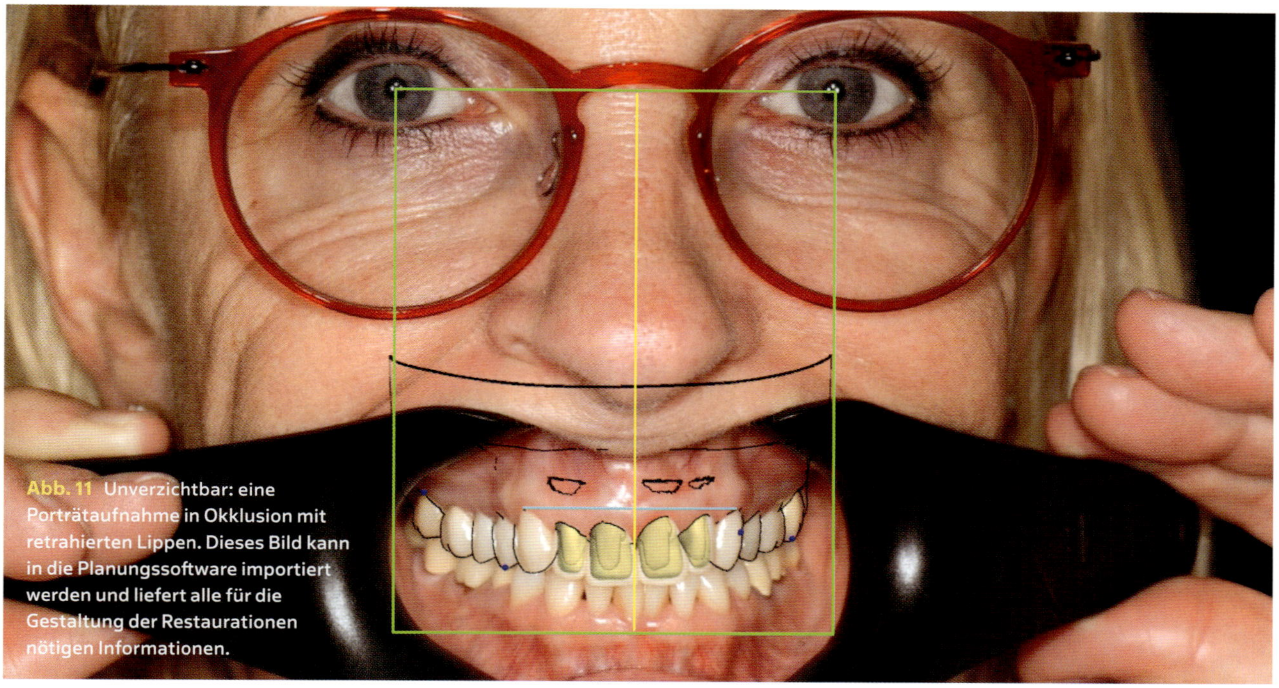

Abb. 11 Unverzichtbar: eine Porträtaufnahme in Okklusion mit retrahierten Lippen. Dieses Bild kann in die Planungssoftware importiert werden und liefert alle für die Gestaltung der Restaurationen nötigen Informationen.

Stark verfärbte Stümpfe müssen durch opakeres Zirkonoxid maskiert werden. Selbst Gerüste aus IPS-emax-MO-Lithiumdisilikat erscheinen glasig und können grau schimmern. Andererseits kann ein natürlich gefärbter Zahn(stumpf) die Farbwirkung einer Restauration aus transluzenterem Material gut unterstützen. Am natürlichsten wirken vermutlich Restaurationen, die aus reiner Feldspatkeramik (bspw. Creation CC, Fa. Creation Willi Geller) auf einem feuerfesten Stumpf geschichtet werden. Allerdings muss der Zahnarzt hierfür eine optimale adhäsive Befestigung sicherstellen, denn die Biegefestigkeit dieser Keramik liegt lediglich bei 120 MPa, was ihren Indikationsbereich einschränkt.

Celtra Press, eine sehr natürlich wirkende zirkonoxidverstärkte Lithiumsilikatkeramik, die zudem mit Celtra Ceram oder Creation LS verblendet werden kann, erreicht dagegen eine Biegefestigkeit von 550 MPa. Neben hoher Festigkeit bietet sie den Vorteil, dass eine Einprobe und Formkorrektur des Gerüstes möglich ist. Ebenfalls möglich ist die Verarbeitung im digitalen Workflow mittels 3D-Druck und Pressen. Brückengerüste auf präparierten natürlichen Pfeilern sollten aus Zirkonoxid als noch stabilerem Material hergestellt werden. Ich empfehle aufgrund seiner wunderbaren Farbe und sehr hohen Biegefestigkeit von über 1 000 MPa ZR Lucent Supra (Fa. Shofu), das für bis zu 14-gliedrige Rekonstruktionen genutzt werden kann.

Für die Herstellung von ästhetisch befriedigendem Zahnersatz werden Informationen zur Bisshöhe, zur rosa und weißen Ästhetik und zu den Randleisten benötigt. Deshalb muss eine Porträtaufnahme mit retrahierten Lippen und okkludierenden Zähnen aufgenommen werden. Auf Grundlage dieser Aufnahme lässt sich eine Restauration planen und herstellen, die mit der dentalen Mittellinie und Vertikaldimension der Okklusion harmoniert. Zudem kann das Bild in die Konstruktionssoftware importiert werden (Abb. 11).

Schichttechniken

Die Schichtung für die vier Kronen beginnt auf dem Zirkonoxid mit einer 50:50-Mischung von PD5 (oranges Power Dentin) und DG2 (rötlich bis rosa) aus dem Celtra-Ceram-System, die als zervikale Einrahmung bis auf das Niveau der Approximalkontakte platziert wird. Das zervikale Drittel wird mit Celtra Ceram PD1 bedeckt, um eine knöcherne Wirkung zu erreichen. Im Bereich der Inzisalkanten wird PD3 (graues Power Dentin) platziert (Abb. 13).

Von inzisal/okklusal betrachtet ist es wichtig, die Schneidekanten so aufzubauen, dass genug Raum für inzisale Effekte und Tiefe bleibt (Abb. 14). Auch die Lage der Inzisalkanten kann an diesem Punkt determiniert werden.

Schlüsselelement dieser Schichttechnik ist der helle Zentralbereich, der durch zarte Reflexion aus der Tiefe der Restauration resultiert. Hierzu wird ein 50:50-Mix von BL2 (Bleach Dentin) und EO6 (heller opaleszenter Schmelz) aus dem Celtra-Ceram-System unter dem Dentin, bis in die Schmelzschicht sowie über der Schichtung platziert. Wir bezeichnen diese Mischung auch als Weiß/Weiß-Mix (Abb. 15).

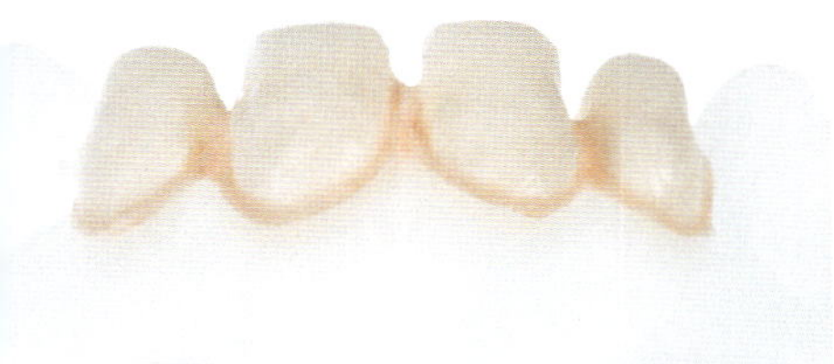

12

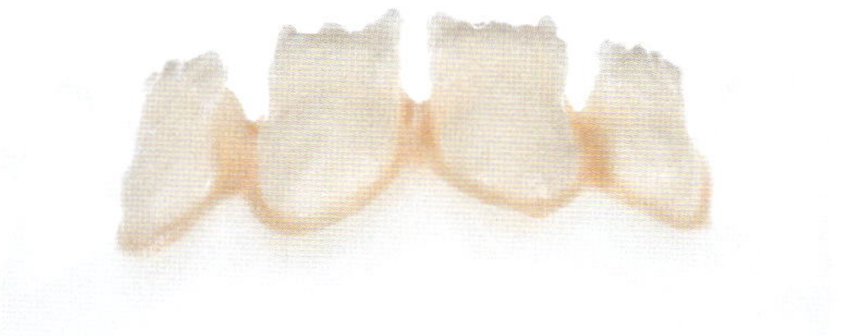

13

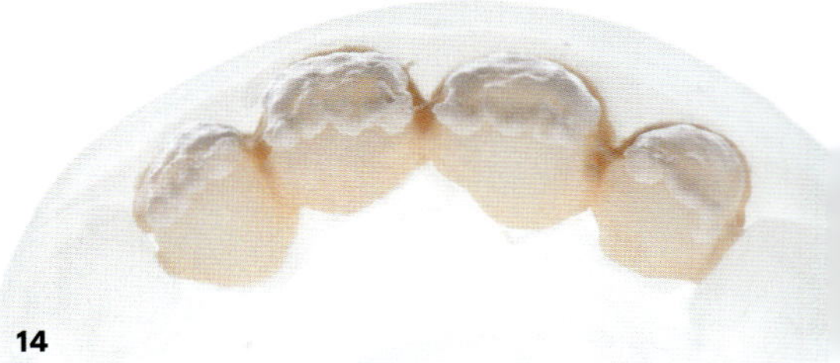

14

Abb. 12 Orange-Pink-Mix als zervikaler Rahmen und PD1 zur Simulation eines knochenartigen Zahnkörpers.
Abb. 13 Beginnender Aufbau der Inzisalkanten mit Celtra Ceram PD3, einem grauen Power Dentin.
Abb. 14 Sehr wichtig und meist vergessen: die inzisale Rotation des Zahns.
Abb. 15 Aufhellen des Zahnzentrums mit einem Weiß/Weiß-Mix.

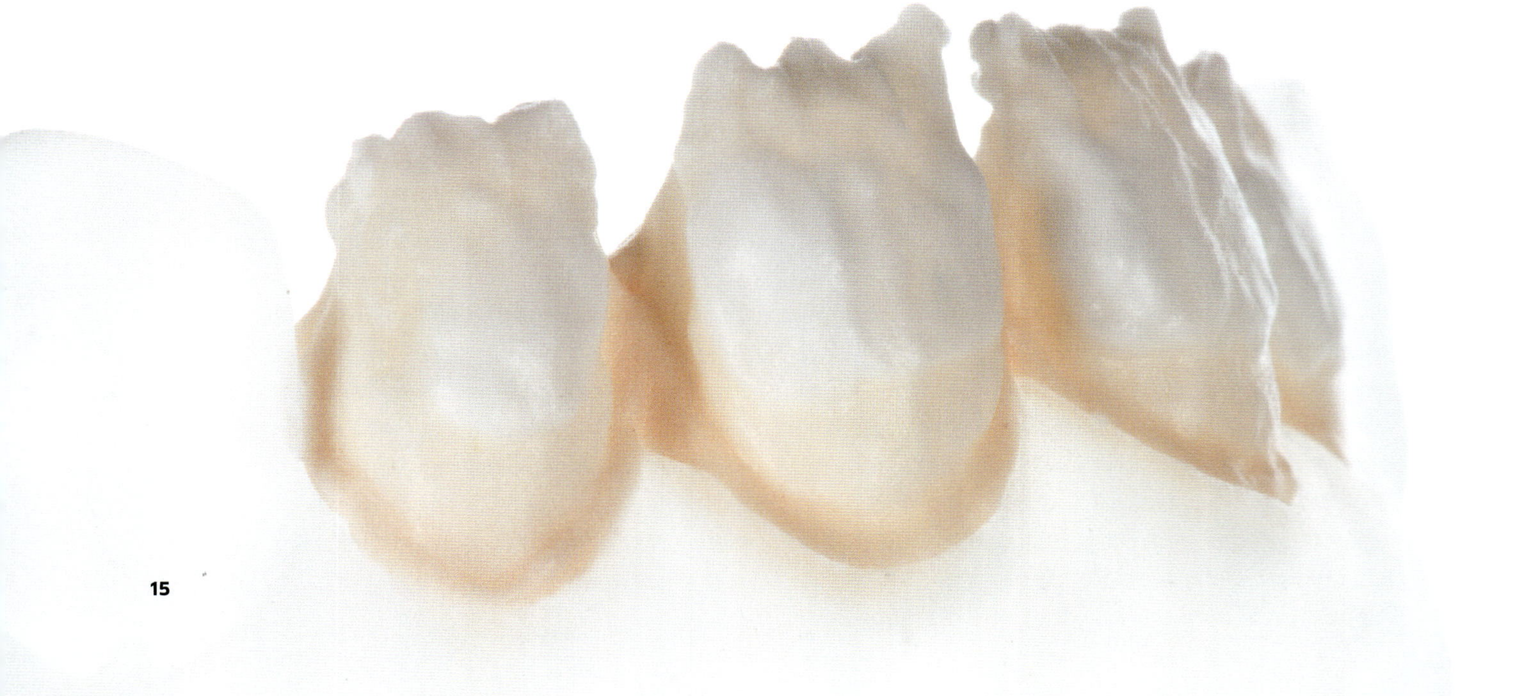

15

Die Abbildungen 16 bis 18 zeigen die Dentinschichtung. Die Höhe der Restauration wird mit Dentinmasse weiter aufgebaut, der Zahnkörper erhält sein endgültiges Volumen, während das inzisale Drittel so weit reduziert bleibt, dass gerade nur die Zirkonoxidkante bedeckt ist. Für eine natürlich wirkende Kronenform muss die inzisale Rotation der Schneidezähne reproduziert werden.

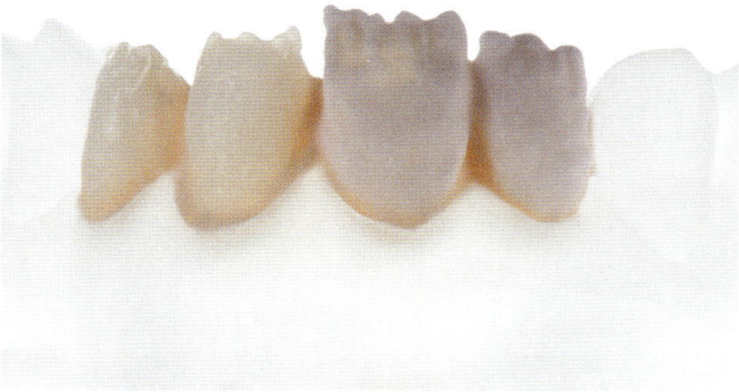

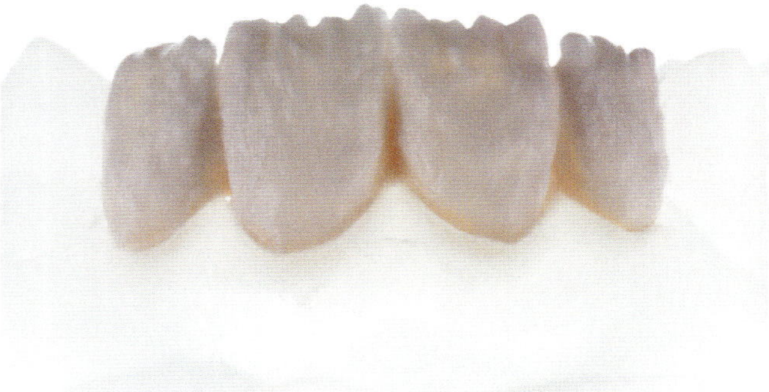

Abb. 16 bis 18 Dentinschichtung.

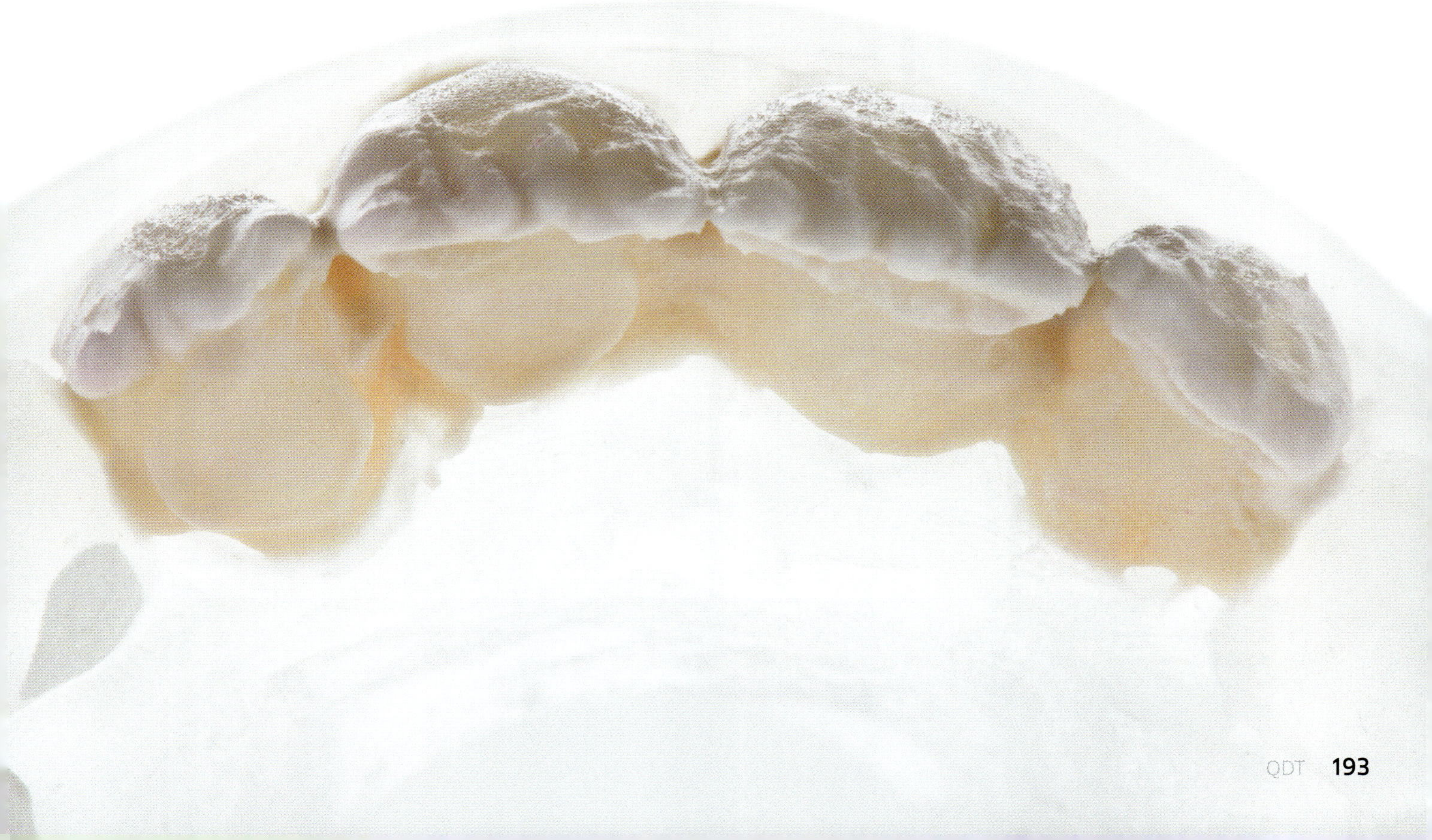

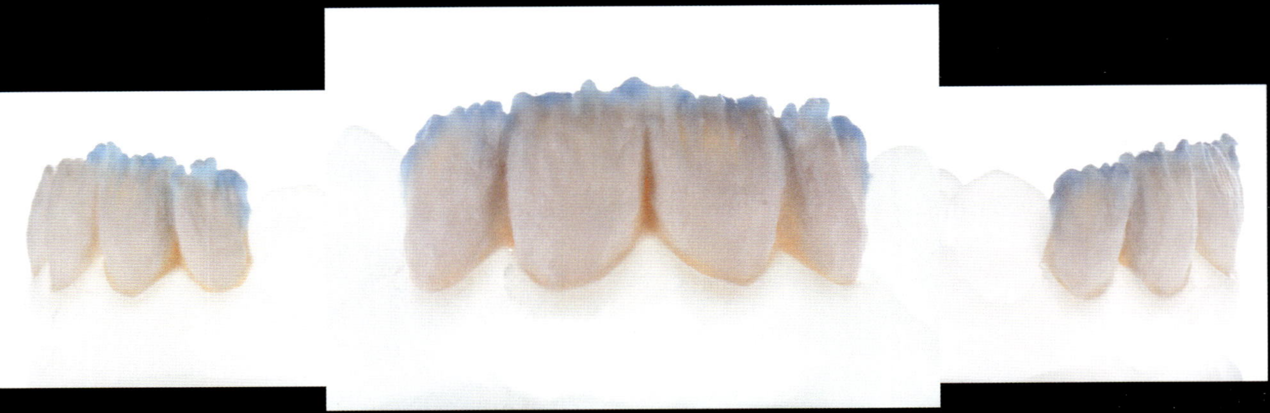

Abb. 19 bis 21 Frontal- und Lateralansichten der Schneidekanten, die mit Schmelzmasse verlängert wurden.

In Verlängerung der Dentinschichtung wird Celtra Ceram E2 und E3 aufgetragen, um den Rahmen für die Platzierung der internen Effekte zu schaffen (Abb. 19 und 21). Ein solcher warmer interner Effekt wird durch Platzierung der zervikalen Mischung (PD5/DG2) im Übergangsbereich zwischen Dentin und Schmelz erzeugt (Abb. 22). Auf diesem warmen internen Mix wird ein helleres Power Dentin (hier PD1) unregelmäßig aufgetragen, um einen auffälligen internen Effekt mit abwechselnd hoher und geringer Reflexion zu erreichen (Abb. 23 und 24). Entlang der seitlichen Kronenränder wird eine dünne Schicht EE2 (das transluzente Celtra-Pendant zur „Illusion"-Masse des Systems Creation Willi Geller) aufgetragen (Abb. 25). An Schmelzmassen werden E1 zentral und E2 im Inzisalbereich platziert (Abb. 26). Schließlich wird die gesamte Restauration mit CL-O aus dem System Creation LS überzogen (Abb. 27) und der inzisale Halo mit Celtra Ceram PD1 erzeugt (Abb. 28).

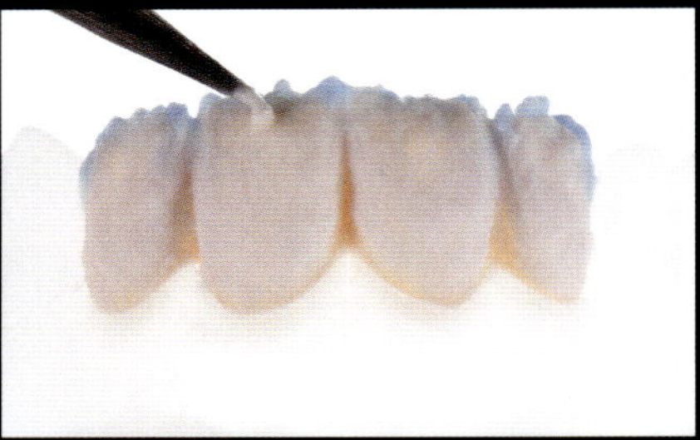

Abb. 22 Auftragen des Orange-Pink-Mixes für interne inzisale Effekte.

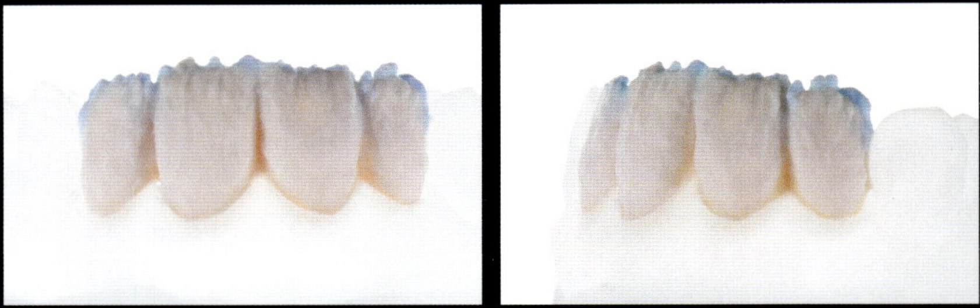

Abb. 23 und 24 Über dem Orange-Pink-Mix wird PD1 platziert.

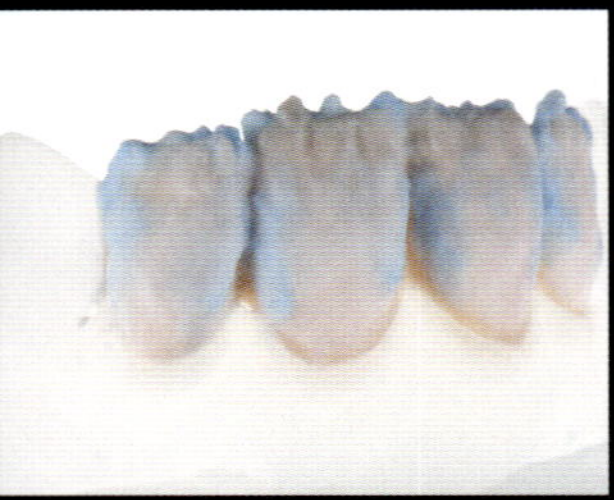

Abb. 25 EE2 violett (entspricht „Illusion" im Creation-System) wird aufgetragen.

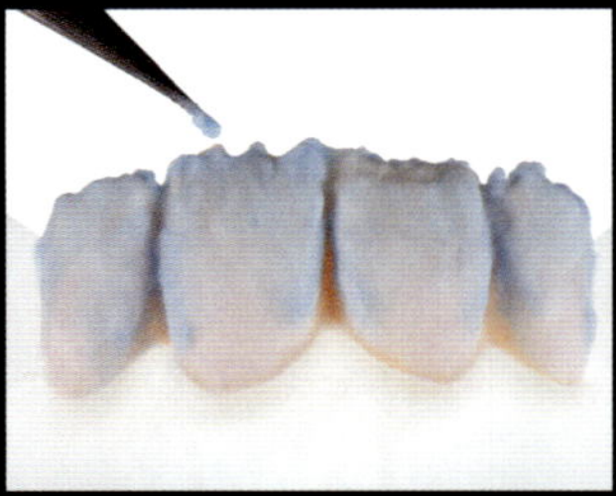

Abb. 26 Auftragen von Schmelzmassen: E1 im Zentrum, E2 im Inzisalbereich.

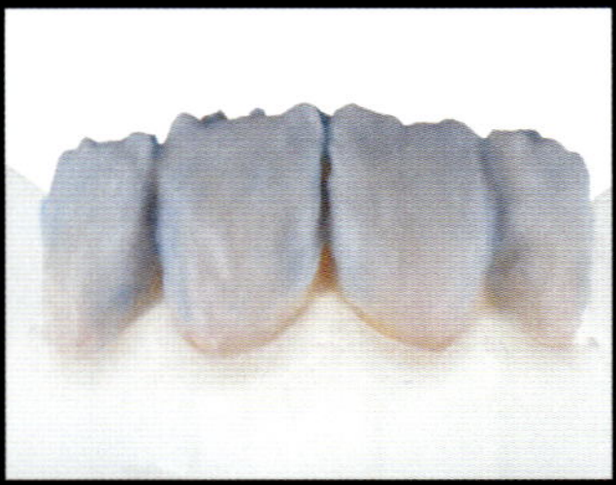

Abb. 27 Die gesamte Restauration wird mit Creation CL-O überzogen.

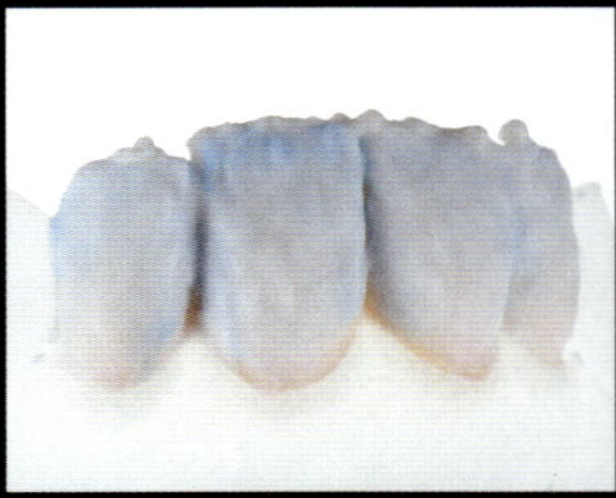

Abb. 28 Erzeugen des inzisalen Halo mit PD1.

Nach dem Brennen, Beschleifen und einem ersten Glasurbrand, aber vor der manuellen Politur, wurden die vier Glieder einprobiert, um eine Vorstellung vom Endresultat zu bekommen (Abb. 29 bis 32). Die Wirkung der Kronen mit dem zervikalen Orange-Pink-Mix und inzisalen Halo in Kombination mit den weichen internen Effekten war erstaunlich.

Wir hatten geplant, zwei Kronenvarianten herzustellen, eine Version, die sich an den früher von der Patientin getragenen Kronen orientiert, und diese Version der ersten Einprobe mit zurückhaltenderen, schmaleren mittleren Schneidzähnen. Diese zweite Variante passte der Patientin sofort und wurde auch von mir bevorzugt, aber die erste Variante blieb noch zu testen.

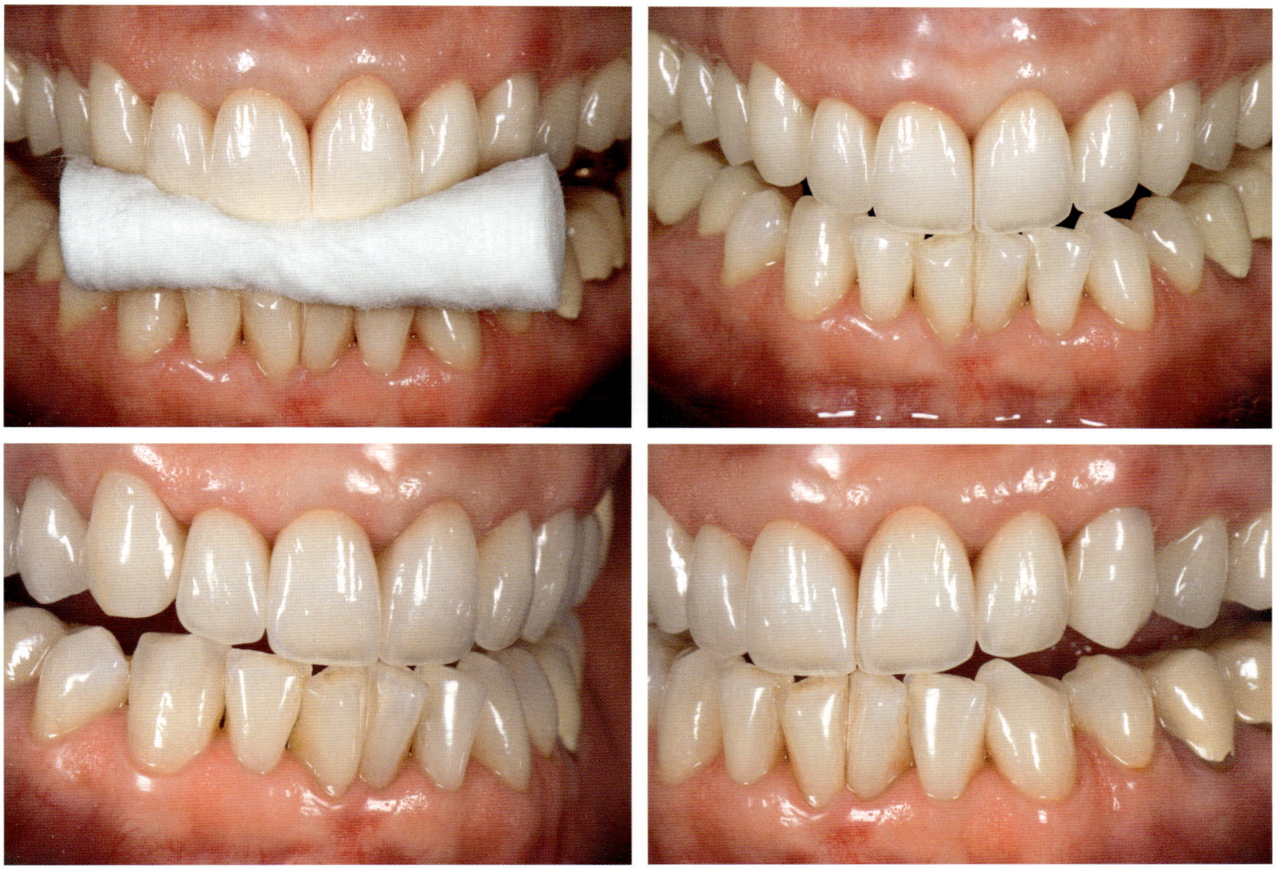

Abb. 29 bis 32 Gutes Ergebnis mit ansprechenden Formen und inzisalem Halo bei der ersten Einprobe.

Die Abbildungen 33 und 34 zeigen die bereits beschriebene Schichtung der tiefen Lage mit leicht anderen Positionen der einzelnen Massen und einem Brand vor der Platzierung des Schmelzes. Der Dentinkern war nach dem Brand infolge der Schrumpfung etwas unterkonturiert, und es wurde eine weitere Schicht Dentin aufgetragen (Abb. 35). Das Volumen ist im Bereich des Zahnkörpers wieder größer als im inzisalen Drittel. Die Effekte des Creation-LS-Systems erscheinen, verglichen mit den Power Dentins des Celtra-Systems, hoch fluoreszent und sehr opak. Im inzisalen Übergangsbereich wurden, analog zur Herstellung der ersten Variante, MI-63 (Honey Yellow) und MI-61 (Ivory) platziert (Abb. 36). Die Schichtung wurde mit den Schmelzmassen E1 und E2 aus dem Celtra-Ceram- (Abb. 37) und CL-O aus dem Creation-LS-System abgeschlossen (Abb. 38 und 39). Während der Schichtung ist die Keramikoberfläche auf Ebenheit und Glätte zu kontrollieren, bevor die Kronen in den Ofen (Austromat, Fa. Dekema, Freilassing, Deutschland) gehen. Eine goldene Regel der Keramikschichtung lautet: Aus dem Ofen kann man nur das herausholen, was man hineingelegt hat.

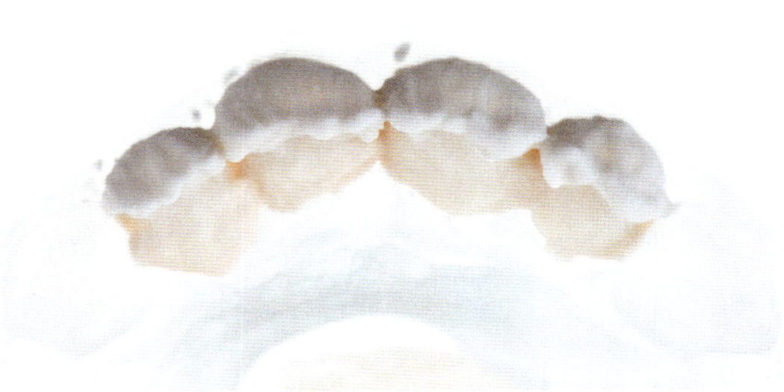

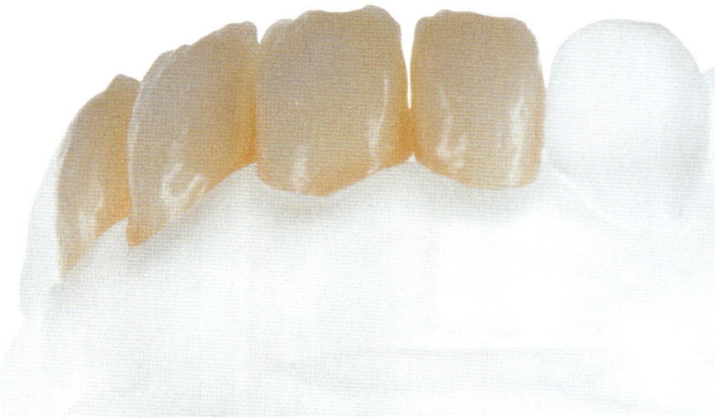

Abb. 33 und 34 Gleiche Grundschicht wie bei der ersten Variante, aber mit leicht veränderten Positionen.

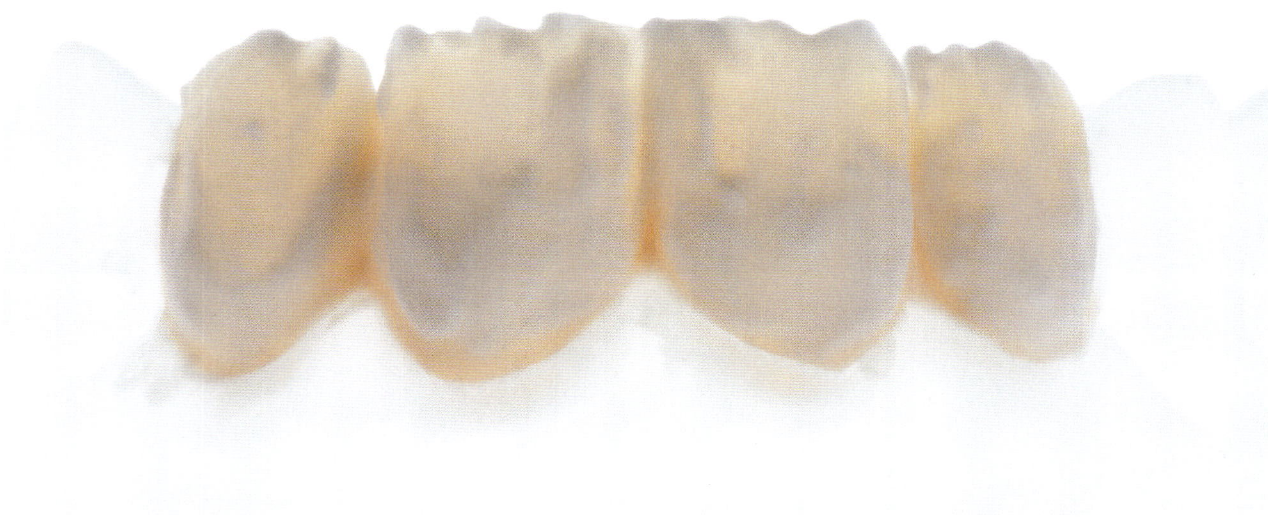

Abb. 35 Die Dentinkerne.

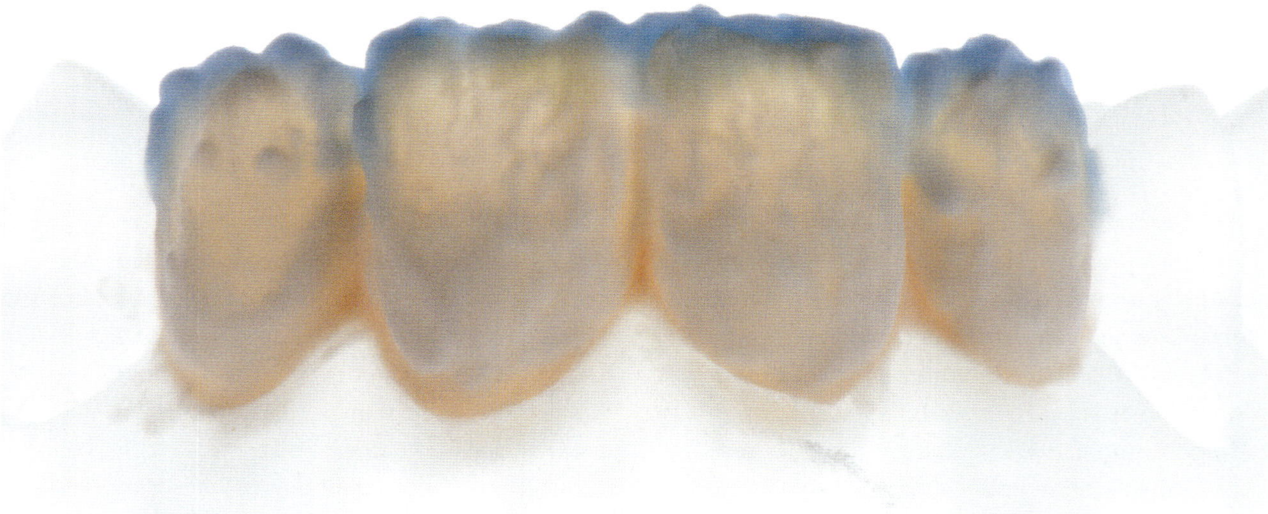

Abb. 36 Für diese Variante wurden die internen Effekte mit MI-61 und MI-63 gestaltet.

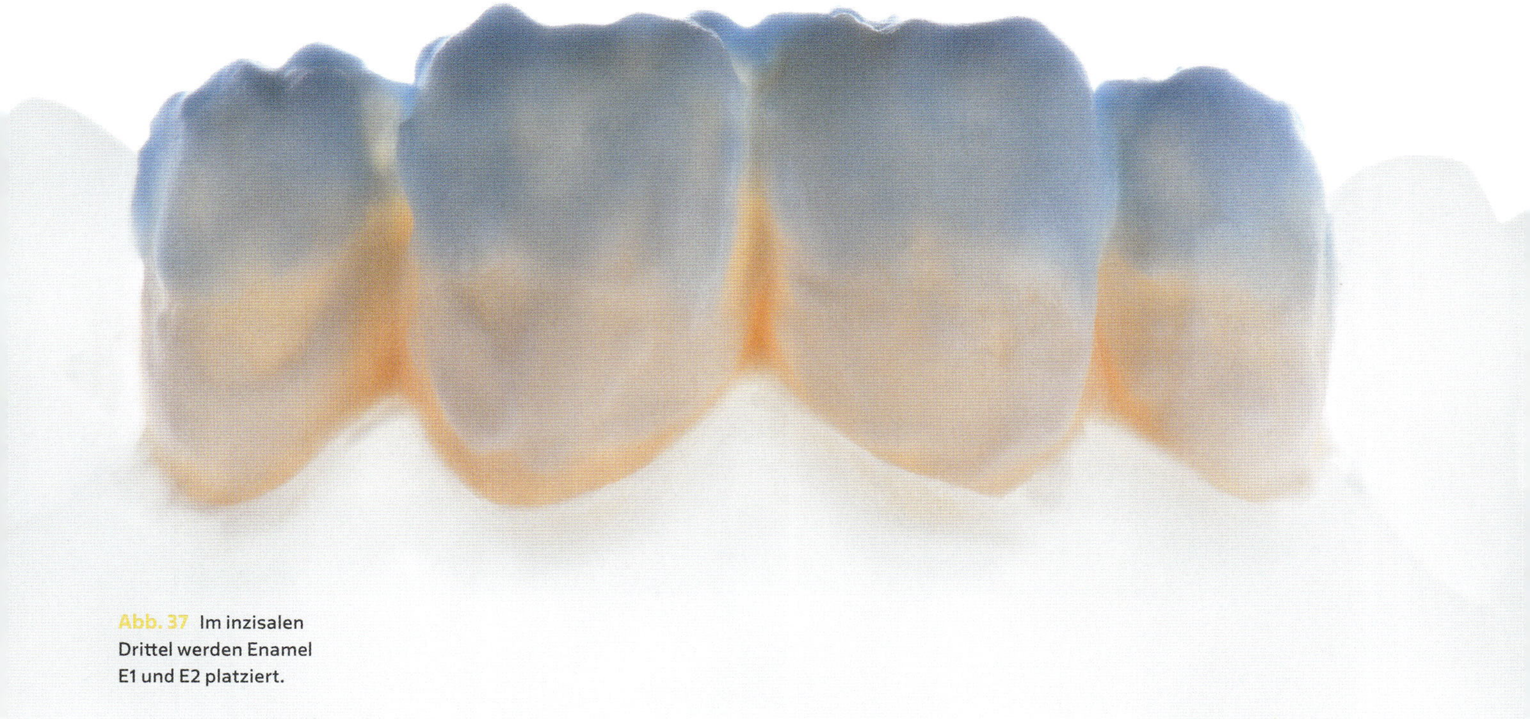

Abb. 37 Im inzisalen Drittel werden Enamel E1 und E2 platziert.

Abb. 38 und 39 Ausgleichen und Glätten der Oberfläche mit CL-O.

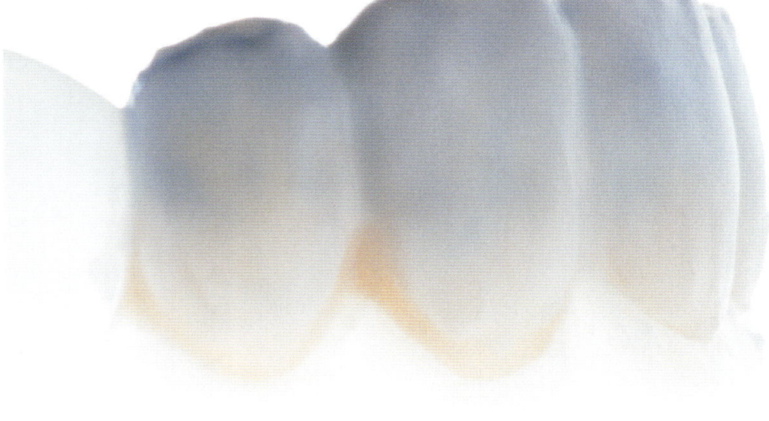

Abbildung 40 zeigt die Einprobe dieser Kronenvariante nach dem Brennen und Ausarbeiten,
aber vor der Glasur. Immer noch sind einige Formkorrekturen nötig und die schwarzen Drei-
ecke müssen mit dem Glasurbrand geschlossen werden. Nach der manuellen Politur werden
die fertiggestellten Kronen zunächst auf das Modell gesetzt (Abb. 41).

Die Entscheidung fiel zugunsten dieser Kronenvariante aus. Zwei Wochen nach der Befesti-
gung zeigten sich die Zirkonoxidrestaurationen gut integriert (Abb. 42). Die Interdentalräume
waren geschlossen und die geschichteten Filter und Kontraste maskierten die dunklere Farbe
der präparierten Zähne auf natürlich wirkende Art und Weise. Die Kontraste und Intensitä
der internen MI-Schichtung waren sehr auffällig, aber die Patientin mochte diesen besonde
ren Effekt sehr. Aus unterschiedlichen Blickwinkeln ist bei reduziertem Licht die komplexe
Schichtung mit Kontrasten von Violett, Weiß und Orange und die ausgewogene Dentinfarbe
zu erkennen (Abb. 43 bis 45). Die approximalen Kontaktlinien sind perfekt und das Ergebnis
erweist sich als ästhetisch und flach, unterstützt aber die Gingiva ausreichend. Auf Fotos, die
mit mehr Licht und Reflektoren aufgenommen wurden, erscheinen die Zähne hell, ausgewogen
und gut integriert (Abb. 46).

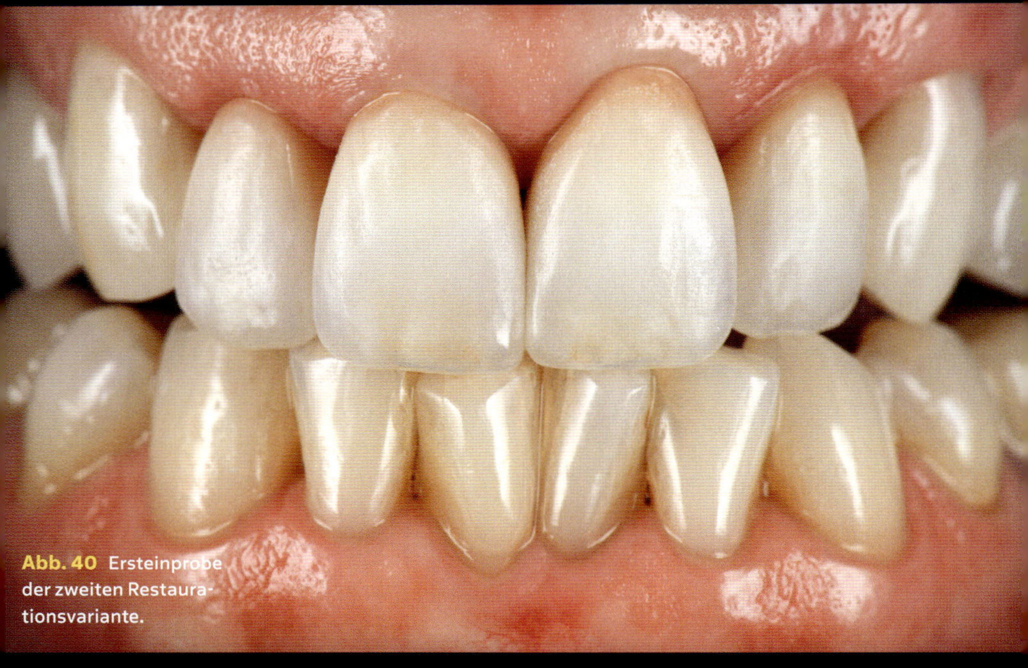

Abb. 40 Ersteinprobe der zweiten Restaurationsvariante.

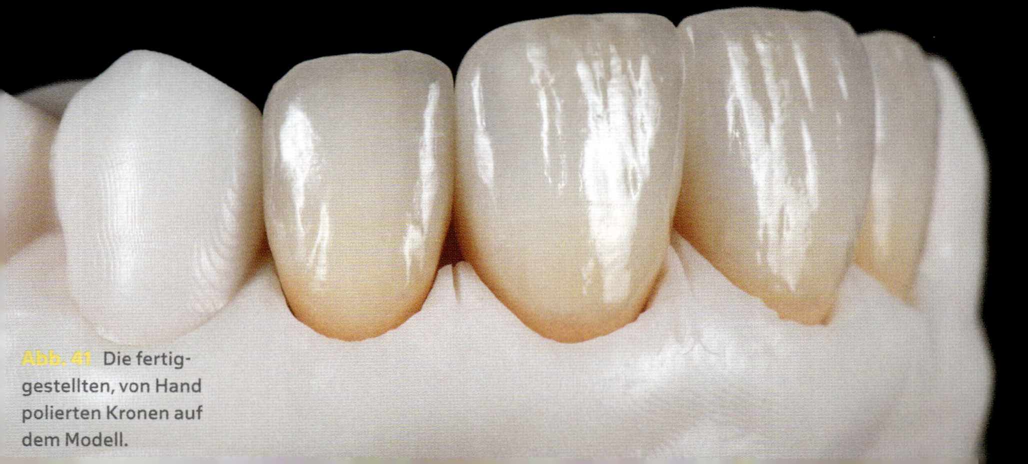

Abb. 41 Die fertiggestellten, von Hand polierten Kronen auf dem Modell.

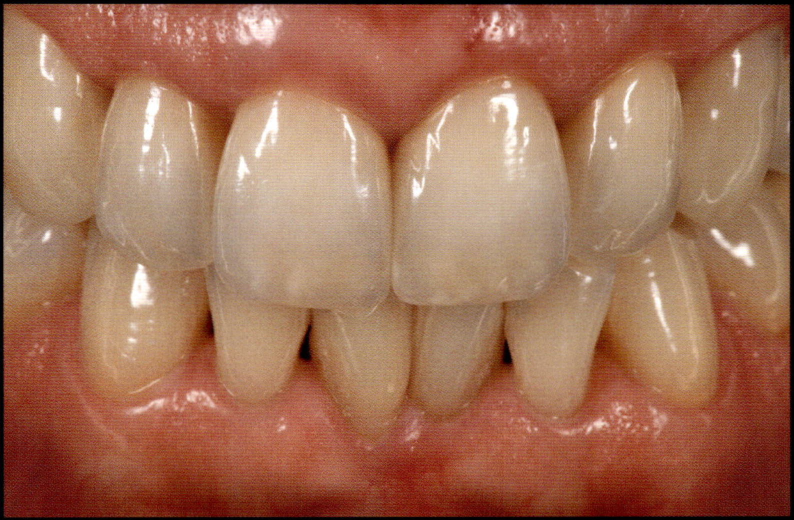

Abb. 42 Gute Weichgewebeintegration des Zahnersatzes aus verblendetem Zirkonoxid 2 Wochen nach Eingliederung.

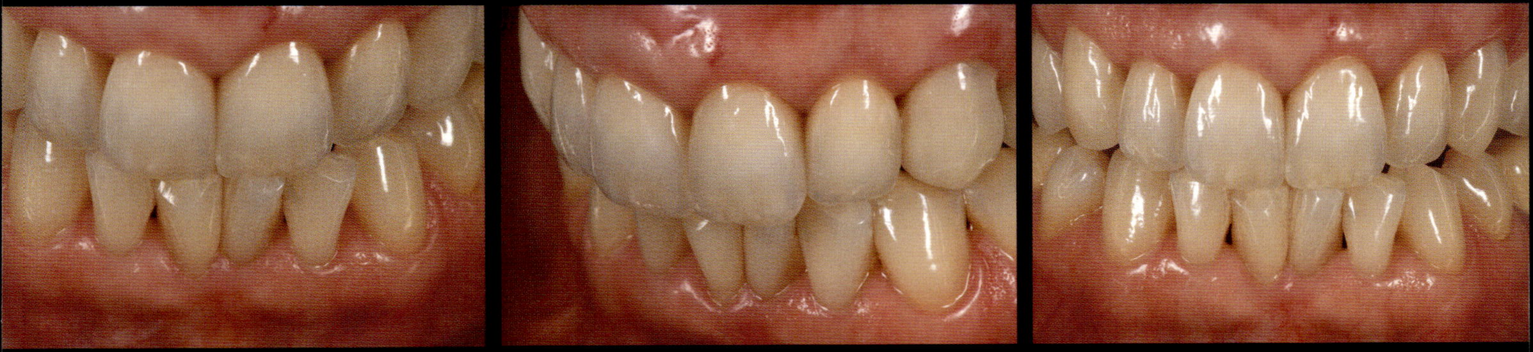

Abb. 43 bis 45 Bei gedämpfter Beleuchtung werden die Kontraste der komplexen Schichtung aus violetten, weißen und orangen Massen und ein farblich ausgewogener Dentinkern sichtbar. Alle Interdentalräume sind geschlossen.

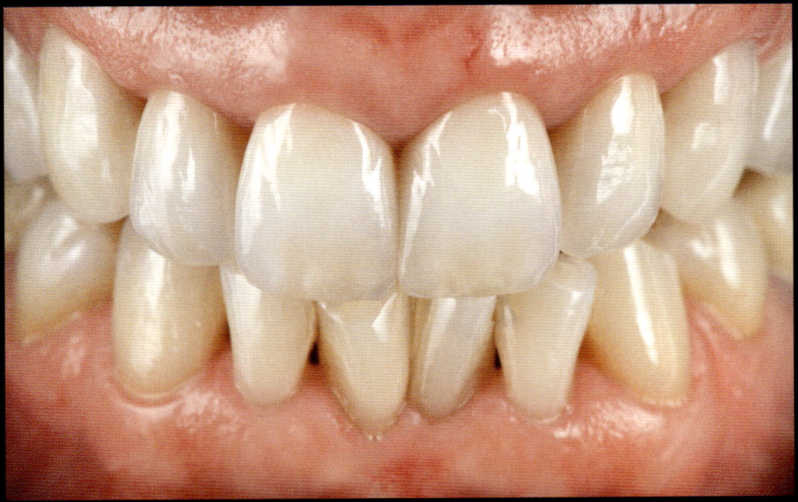

Abb. 46 Bei stärkerer Beleuchtung unter Verwendung von Reflektoren aufgenommene Fotografie. Die rekonstruierten Zähne sind ansprechend, strahlend, harmonisch und gut integriert.

Die Restaurationsoberflächen sind glatt, aber strukturiert (Abb. 47). Ein mit einem Polarisationsfilter (Polar-Eyes, Fa. Bio-Emulation, Aigio, Griechenland) aufgenommenes Bild macht die Helligkeit der Kronen deutlich (Abb. 48), die nicht unbedingt höher ausfällt als die der natürlichen Zähne, sich aber über eine größere Fläche ausdehnt als an den natürlichen Nachbarzähnen, weshalb die Restaurationen frisch und hell wirken, aber dennoch optisch mit der oralen Umgebung verschmelzen (Abb. 49).

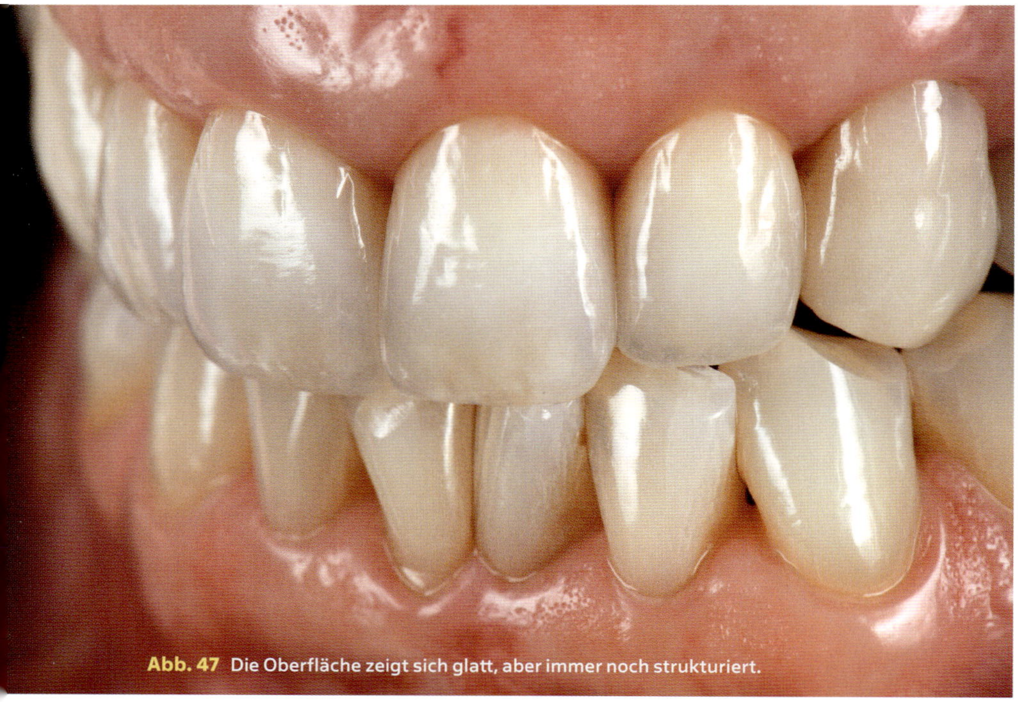

Abb. 47 Die Oberfläche zeigt sich glatt, aber immer noch strukturiert.

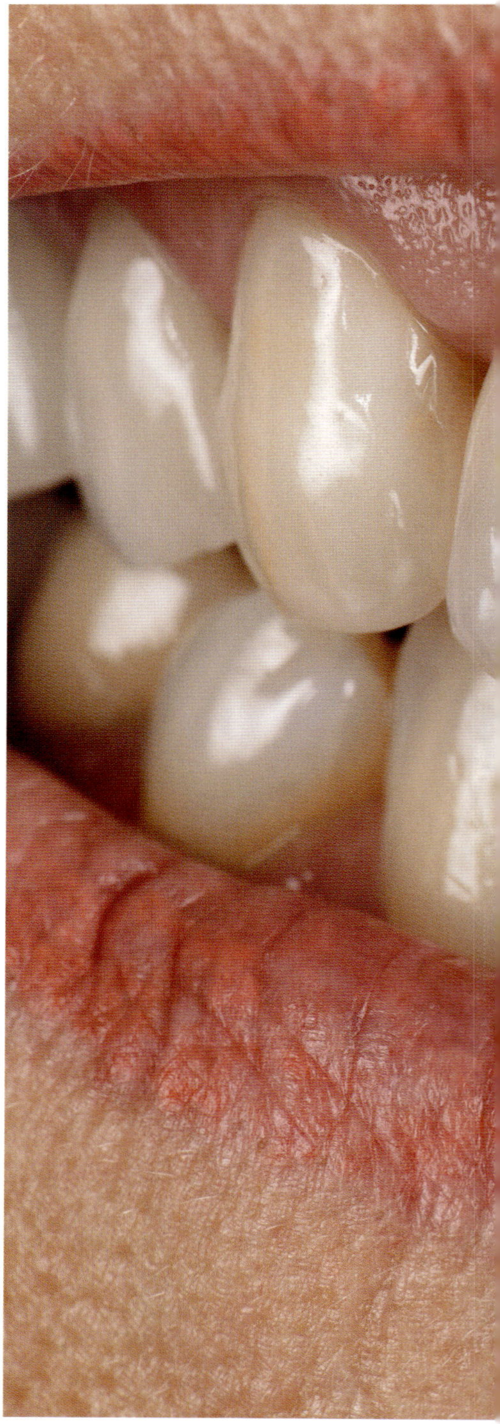

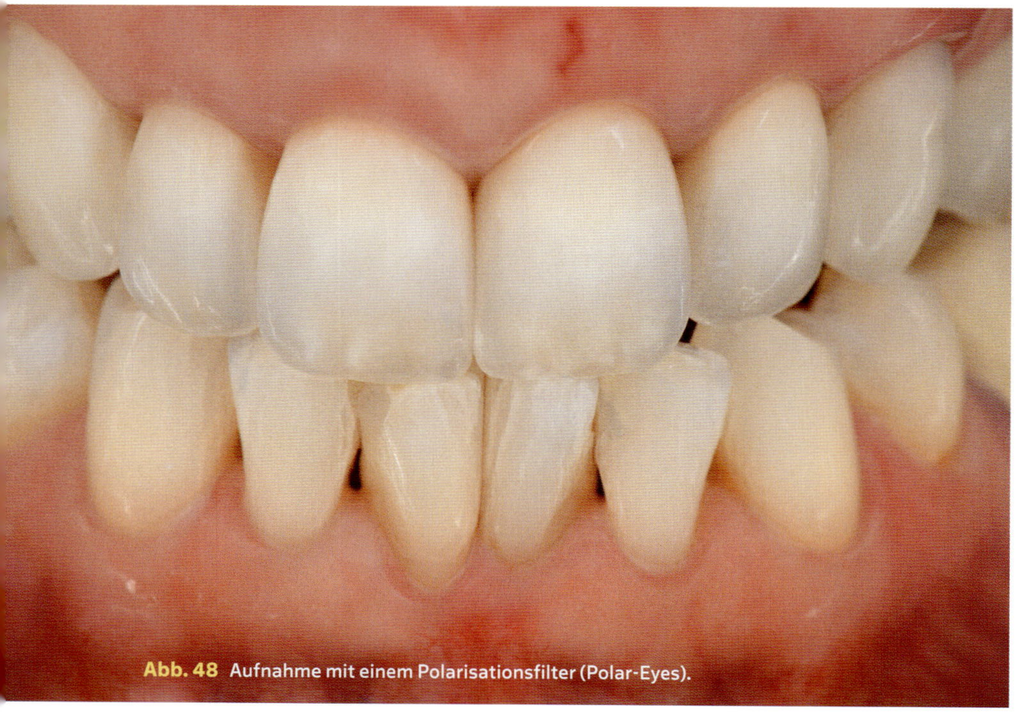

Abb. 48 Aufnahme mit einem Polarisationsfilter (Polar-Eyes).

Literatur

1. Jacobs L. Ästhetische Zahnheilkunde: Kleider machen Leute, Zähne machen Gesichter. Quintessenz, 2004.

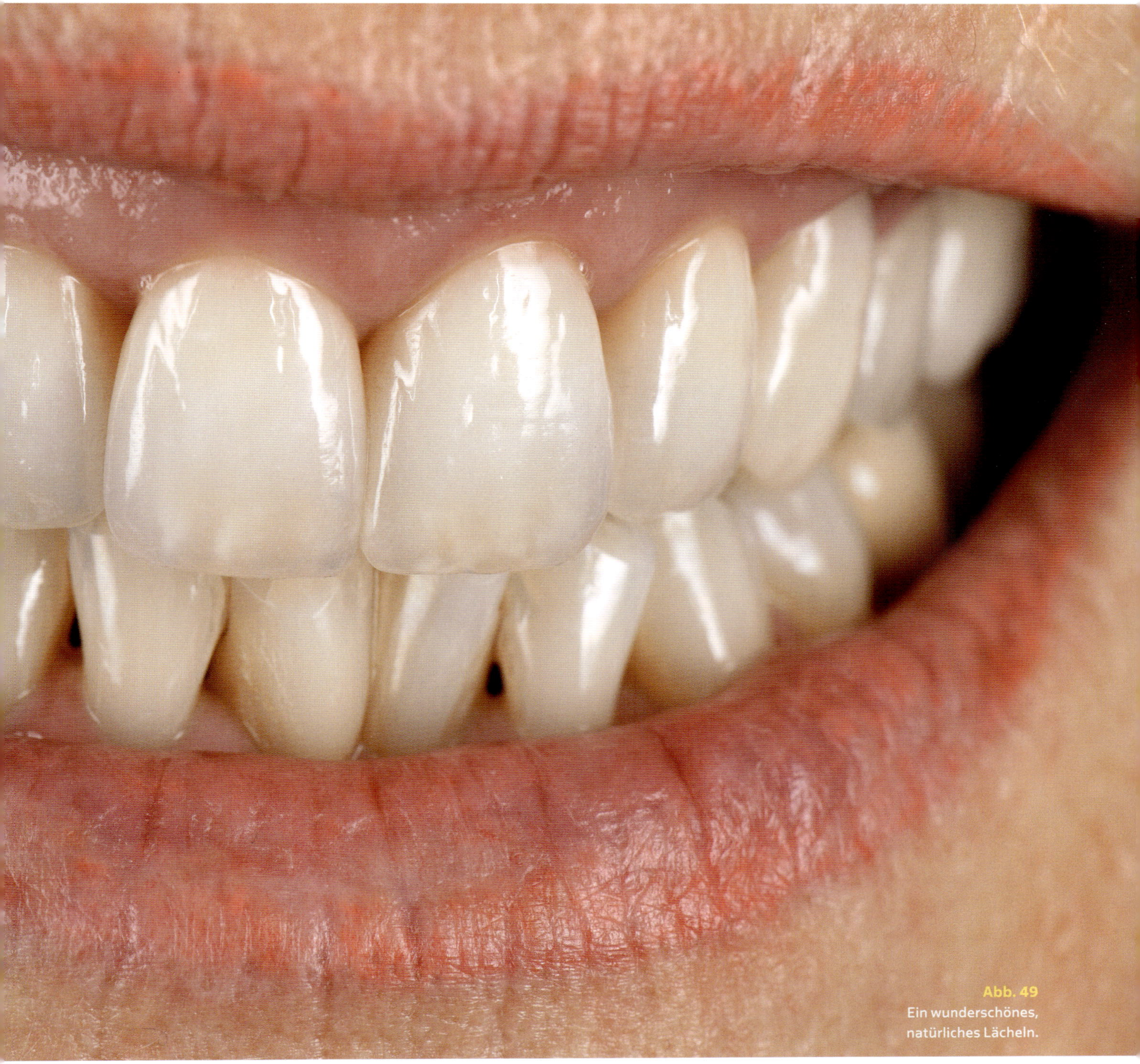

Abb. 49
Ein wunderschönes, natürliches Lächeln.

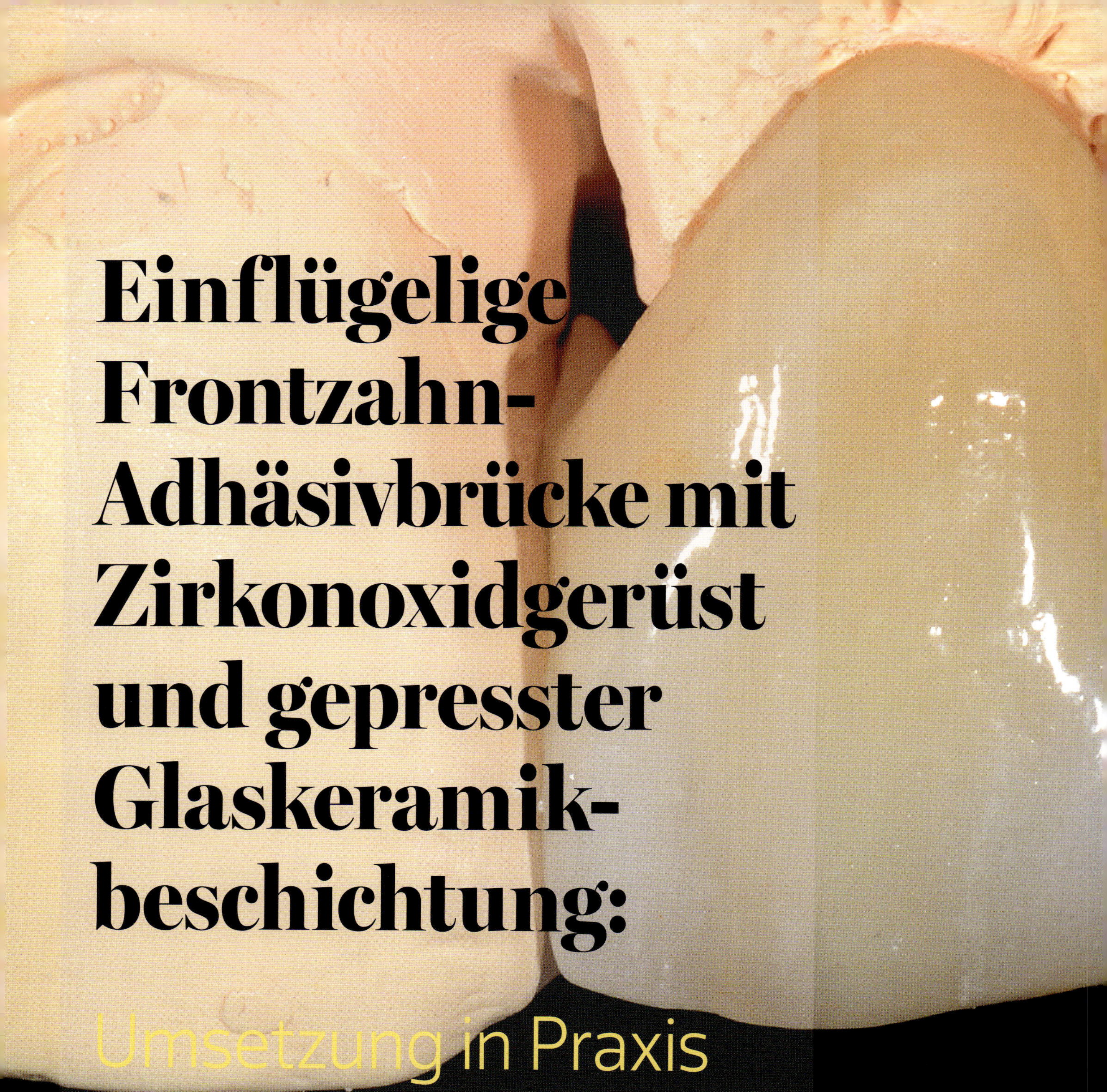

Einflügelige Frontzahn-Adhäsivbrücke mit Zirkonoxidgerüst und gepresster Glaskeramikbeschichtung:

Umsetzung in Praxis und Labor

Romain Ceinos, DDS, PhD[1]
Jean Richelme, DDS[2]
Flore Moradei, DDS[2]
Fabio Levratto, MDT[3]

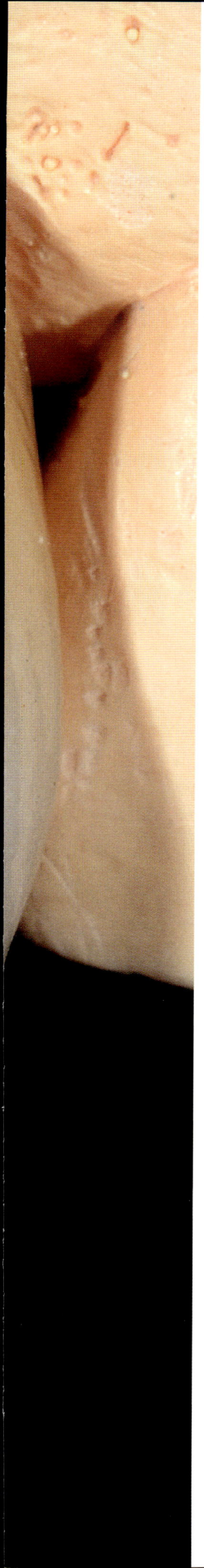

Zahnverluste im Frontzahnbereich haben unterschiedliche Ursachen: Nichtanlagen, Zahnunfälle sowie Parodontitis und/oder Karies können dazu führen, dass einer oder mehrere Zähne im Lächeln fehlen. Die Therapiemöglichkeiten finden sich in der Literatur ausgiebig diskutiert. Von diesen erfordern klassische Brücken aufgrund der Vollkronenpräparationen der Pfeilerzähne eine deutliche Reduktion gesunder Restsubstanz und setzten die Zähne dem Risiko einer Pulpaschädigung aus[1]. Da sie den Prinzipien der Minimalinvasivität zuwiderlaufen, sollten sie grundsätzlich ausgeschlossen werden, sofern nicht die Lückennachbarn bereits stärker geschädigt sind[2]. Die Beziehung zwischen einer Brücke und dem anliegenden Weichgewebe ist sehr sensibel. Wird kein harmonisches Gleichgewicht hergestellt, kann die parodontale Gesundheit leiden, und direkte negative Auswirkungen auf die Biologie und Ästhetik können die Folge sein[3].

Wird die Lücke von intakten Zähnen begrenzt, bleibt die Implantattherapie die Behandlung der Wahl. Allerdings gibt es Punkte, die gegen eine routinemäßige Indikation von Implantaten, insbesondere an den Stellen der oberen seitlichen Schneidezähne sprechen. Hierzu zählen ein junges Alter, ein unzureichendes Platzangebot zwischen den die Lücke begrenzenden Zähnen/Wurzeln, mangelnde knöcherne Unterstützung oder einfach die Ablehnung des Eingriffs durch den Patienten[4]. Auch kann das fortschreitende Wachstum des Oberkiefers die Ästhetik und Funktion einer Implantatrekonstruktion im Frontzahnbereich langfristig beeinträchtigen. Dieses Problem und die Schwierigkeiten einer Wiederholung der Implantation sind ein starkes Argument gegen die implantatchirurgische Lösung.

Eine alternative Lösung ist der Ersatz des fehlenden Zahns durch eine einflügelige Adhäsivbrücke. Diese wird mit einem Pfeilerzahn verbunden, der seinerseits kaum oder gar nicht präpariert werden muss. Das Prinzip solcher Freiendbrücken, deren Extensionen zunächst durch eine perforierte gegossene Schiene aus einer goldhaltigen Legierung unterstützt waren, wurde vor rund 50 Jahren eingeführt[5,6]. Dieses Konzept mit Freiendglied und einer Gerüststruktur aus Metall entwickelte sich im Lauf der Zeit bezüglich Konstruktion und Befestigung immer weiter, um in seiner gegenwärtigen Form eine gute klinische Langzeitbewährung mit Überlebensraten von 84 % bis 90 % nach 9 Jahren zu erreichen[7]. Damit avancierte die einflügelige Adhäsivbrücke, die lange als Übergangslösung bei Jugendlichen vor einer definitiveren Implantatrekonstruktion galt, zu einer akzeptierten langfristigen Versorgung auch bei Erwachsenen[8]. Allerdings bleibt die Verwendung von Metall aufgrund der ungünstigen Ästhetik ein entscheidendes Problem[9]. Der Metallflügel unterbricht die Lichtleitung durch den Pfeilerzahn, verändert seine Transluzenz und natürliche Farbe erheblich und lässt ihn „grau" erscheinen[10].

[1]Universität Côte d'Azur, Fachbereich Zahnmedizin, Nizza, Frankreich.
[2]Private Praxis, Nizza, Frankreich.
[3]Zahntechniker, Monte Carlo, Monaco.

Korrespondenz an:
Romain Ceinos, romain.ceinos@univ-cotedazur.fr

Die Entwicklung dentaler Biomaterialien hat den Weg geebnet, um dieses Problem durch ästhetischere Materialalternativen wie insbesondere Zirkonoxidkeramik zu lösen. Einflügelige Vollkeramik-Adhäsivbrücken bieten mehrere Vorteile, zu denen die geringe Invasivität, parodontale Biokompatibilität, ästhetische Attraktivität und unproblematische Neuanfertigung zählen. Die Wahl zwischen einer Implantatlösung und einer Adhäsivbrücke im Frontzahnbereich ist somit für den Zahnarzt nicht mehr leicht zu treffen und erfordert eine genaue Analyse der Ausgangssituation bezüglich diverser Parameter (z. B. Alter, Platzangebot, Qualität und Quantität des Kammgewebes)[11].

Seit der Einführung vollkeramischer einflügeliger Adhäsivbrücken wurde immer wieder die Lebensdauer dieses Brückentyps als ein Hauptproblem betrachtet. Die klinische Bewährung als Ersatz oberer Schneidezähne (insbesondere der seitlichen) wurde von zahlreichen Autoren untersucht. Frühe Ergebnisberichte sprachen von einer vielversprechenden therapeutischen Alternative[12]. Tatsächlich legten ersten Studien den Schluss nahe, dass eine sorgfältige Patientenselektion (gute Compliance, strenge Befolgung von Hygieneinstruktionen, insbesondere parodontalen) gute klinische Ergebnisse garantiert[13] und dass einflüglige Adhäsivbrücken aus Keramik für junge Patienten hervorragend geeignet sind[14]. Der kurzfristige Therapieerfolg dieser Brücken im Frontzahnbereich wurde somit gleich zu Beginn bestätigt[15]. Inzwischen lassen Auswertungen der klinischen Daten durch Metaanalysen auch keinen Zweifel mehr an der langfristigen Bewährung vollkeramischer einflügliger Frontzahn-Adhäsivbrücken: Ermittelt wurden hervorragende Überlebensraten von mehr als 95 % nach 15 Jahren[16], und dies unabhängig vom verwendeten Keramiktyp[17].

Damit haben sich aus Keramik hergestellte einflügelige Adhäsivbrücken als zuverlässige, dauerhafte Alternative zu ihren Vorgängern mit Metallverstärkung etabliert[18]. Sie stellen die intelligenteste Form des Zahnersatzes für fehlende Schneidezähne dar und werden von vielen Autoren als bevorzugte Erstlinientherapie betrachtet[19].

Brückengestaltung und Okklusion

Beiträge verschiedener Forschungsgruppen und die bahnbrechende Arbeit von Matthias Kern haben die Grundlagen für die Präparation und Gestaltung von Adhäsivbrücken gelegt[20]. Das Konzept eines Freiendglieds, das über einen Klebeflügel an einem einzelnen Pfeilerzahn verankert ist, wurde in den frühen 1980er-Jahren eingeführt[21]. Die einflügelige Form wird als günstiger angesehen als Alternativen mit zwei oder mehr Pfeilerzähnen, da dort aufgrund der verschiedenen Lockerungsgrade der Zähne Adhäsionsverluste wahrscheinlicher sind. Das Hauptproblem bei mehr als einem Flügel sind unentdeckte partielle Ablösungen der Flügel, die Karies-Prädilektionsstellen im defekten Klebespalt erzeugen[22]. Die zweiflügelige Form scheint einen besseren Schutz vor Frakturen des Zwischenglieds zu bieten[23], aber die Überlebensraten zweiflügeliger Adhäsivbrücken sind signifikant geringer als diejenigen von Adhäsivbrücken mit nur einem Flügel[24]. Eine Übersichtsarbeit empfiehlt eindeutig die Verwendung von nur einem Adhäsivflügel, unabhängig von der Präparationsgestaltung am Pfeilerzahn[25].

Zusätzliche vertikale Rillen auf der Palatinalfläche des Brückenpfeilers verbessern die Überlebensrate des adhäsiv befestigten Brückenteils nicht und sind daher überflüssig[26]. Dagegen hilft eine kleine runde Vertiefung im Cingulum (zentral oder von der Lücke weg versetzt), die Brücke bei der Einprobe und Befestigung korrekt zu positionieren. Ein approximaler Kasten im Bereich des Verbinders zum Freiendglied verringert die Gefahr von Frakturen. Die Dimensionierung dieser Kästen bestimmt die Dicke des Restaurationsmaterials und sollte daher für die verwendete Keramik passend gewählt werden[27].

Das Pontic sollte so gestaltet sein, dass es eine ideale Ästhetik mit guter Hygienefähigkeit verbindet. Eine oval geformte Pontic-Basis (konvexe Oberfläche), die leichten Druck auf die Mukosa ausübt, verbessert die Ästhetik des Emergenzprofils. Allerdings erschwert der enge Kontakt die Reinigung und Plaquekontrolle unter dem Freiendglied. Daher sollte der Behandlung eine spezielle Mundhygieneinstruktion folgen (Verwendung ungewachster Zahnseide unter dem Pontic und Einsatz kleiner Interdentalbürstchen).

Die vertikalen Kräfte (in Längsachse des Zahns), die nötig sind, um einflügelige Adhäsivbrücken zu lockern, übertreffen diejenigen in vestibulooraler Richtung um den Faktor 7 bis 10. Vestibulooral wirkende Kräfte gelten

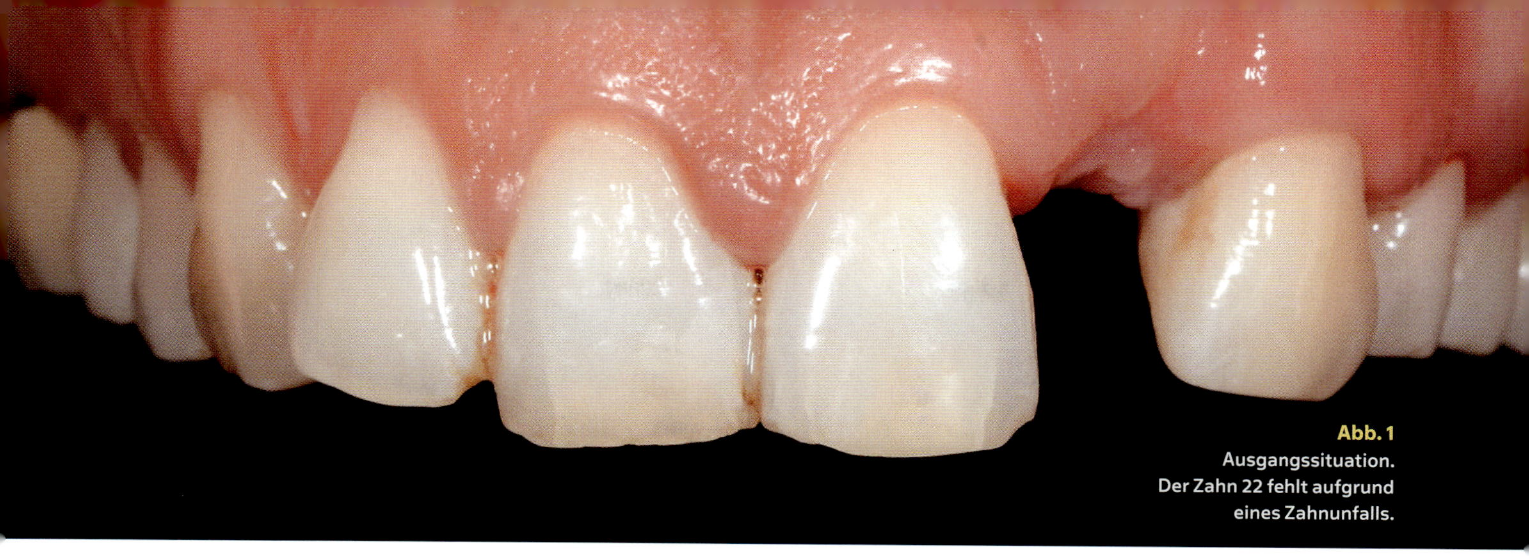

Abb. 1
Ausgangssituation. Der Zahn 22 fehlt aufgrund eines Zahnunfalls.

daher als hauptverantwortlich für Brückenlockerungen[28]. Okklusionskontakte auf dem Pontic sollten deshalb so gering wie möglich sein – insbesondere in dynamischer Okklusion[29].

Zirkonoxid vs. Lithiumdisilikat

Die Wahl der Keramik (Zirkonoxid oder Glaskeramik) hat Einfluss auf die Adhäsion des Klebeflügels sowie auf die Festigkeit und Ästhetik der Brücke. Bis heute ist Zirkonoxid die in den meisten Literaturbeiträgen bevorzugte Keramik für Adhäsivbrücken. Infolge der hohen mechanischen Festigkeit von Zirkonoxid und der geringeren Verbundfestigkeit mit dem Zahn (verglichen mit Glaskeramiken) neigen einflügelige Adhäsivbrücken aus Zirkonoxid eher zum Adhäsionsverlust als zur Fraktur. Streng genommen bedeuten Lockerungen von Adhäsivbrücken kein wirkliches Restaurationsversagen, da diese in der größten Zahl der Fälle ohne Schäden am Pfeilerzahn wiederbefestigt werden können. Allerding sollte hier die Suche nach den Ursachen für die Ablösung der Brücke ernst genommen werden[30]. Demgegenüber sind einflügelige Adhäsivbrücken aus verstärktem Lithiumdisilikat dank ihrer guten adhäsiven Eigenschaften weniger von Lockerungen, aber stärker von Frakturen betroffen[31].

Trotz erhöhter Frakturinzidenz ist verstärktes Lithiumdisilikat eine sinnvolle Alternative zu Zirkonoxid, da die Dicke des Verbinders zwischen Flügel und Pontic deutlich erhöht werden kann[32,33]. Die empfohlenen Verbinderdimensionen bestimmen auch die Größe des approximalen Kastens und die Dicke des Flügels auf dem Pfeilerzahn (und können daher mit der Gegenbezahnung interferieren, wenn enge Okklusionsbeziehungen im Bereich der Brücke bestehen):

- **Verstärktes Lithiumdisilikat[34]:** Verbinderquerschnitt von mindestes 8 bis 10 mm², idealerweise 12 bis 16 mm².
- **Zirkonoxid[35,36]:** Verbinderquerschnitt von 6 bis 8 mm².

Die hervorragenden optischen Eigenschaften von Lithiumdisilikat sind ein weiterer großer Vorteil bei der Verwendung für Adhäsivbrücken, da dieser Restaurationstyp primär für die ästhetische Zone gedacht ist[37,38].

Die ideale Adhäsivbrücke sollte einen ganzen Katalog von Anforderungen erfüllen: Sie sollte hoch ästhetisch sein, eine stabile Befestigung am Zahn unterstützen und eine hohe Festigkeit aufweisen. Ausgehend hiervon hat ZTM Fabio Levratto einen dritten Ansatz vorgeschlagen, der die besten Eigenschaften von Zirkonoxid und von Lithiumdisilikat in einer neuartigen hybriden bzw. dualkeramischen Adhäsivbrücke zusammenführt: einer Adhäsivbrücke mit Zirkonoxidgerüst und Beschichtung des Klebeflügels mit überpresster Glaskeramik.

Umsetzung einer hybriden Adhäsivbrücke (Zirkonoxid + Glaskeramik)

Im Folgenden wird ein klinisches Fallbeispiel gezeigt, um die Arbeitsschritte bei der Herstellung hybrider, dualkeramischer Adhäsivbrücken zu illustrieren.

Präparation und Planung in der Praxis

Nach dem Verlust ihres Zahns 22 infolge eines Zahnunfalls erschien diese Patientin mit dem Wunsch nach funktioneller und ästhetischer Rehabilitation (Abb. 1). Der Unfall hatte zu einem erheblichen Knochenverlust geführt, der eine Implantatlösung ohne tiefe Regenerationsmaßnahmen kontraindizierte. Daher wurde zum

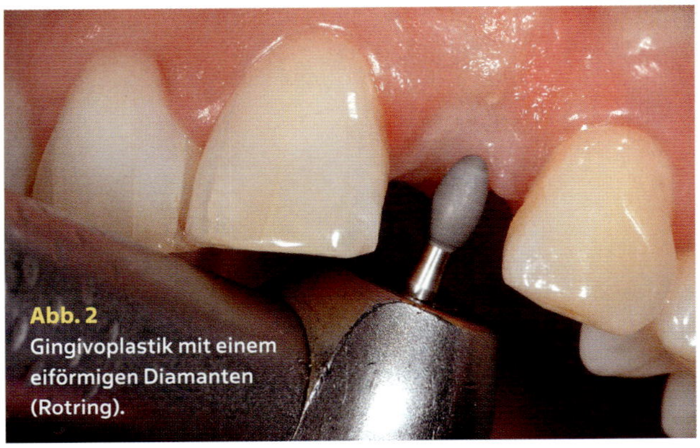
Abb. 2 Gingivoplastik mit einem eiförmigen Diamanten (Rotring).

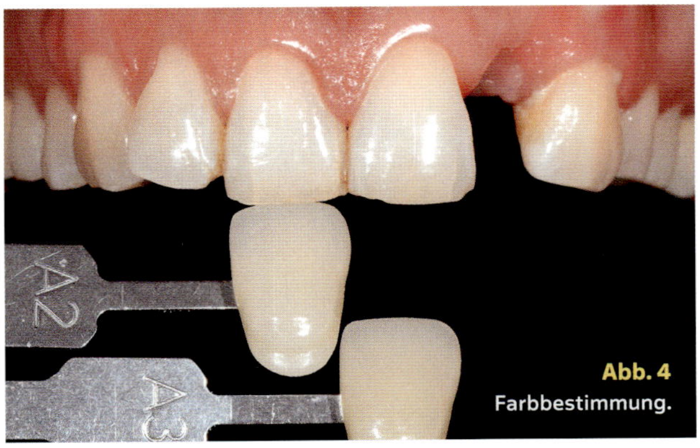
Abb. 4 Farbbestimmung.

Ersatz von Zahn 22 eine adhäsive prothetische Option in Form einer einflügeligen hybriden Adhäsivbrücke gewählt.

Der erste Behandlungsschritt war die Ausformung des Weichgewebes zu einem optimalen Pontic-Lager. Dabei werden symmetrische Gingivaränder und eine natürlich wirkende Emergenz des Zahnersatzes angestrebt. Die Modellierung des oberflächlichen Weichgewebes erfolgt durch kombiniertes Beschleifen und Ausformen mit einem Provisorium. Die Mukosa wird mit einem feinkörnigen, eiförmigen Diamanten entfernt (Abb. 2). Die Ausformung erfolgt mit einem handelsüblichen Prothesenzahn, der in eine tiefgezogene Schiene eingelassen wird, welche der Patient tagsüber trägt (Abb. 3). Durch Antragen von fließfähigem Komposit, das perfekt poliert wird, erhält der Prothesenzahn apikal eine eiförmige Basis (Ovoid Pontic), die leichten Druck auf die Mukosa ausübt. Das Beschleifen und Komprimieren der Mukosa durch zusätzliches Komposit wird eine Woche später wiederholt.

Für die Farbbestimmung kommt eine klassische Farbskala (Vita Classical, Fa. Vita Zahnfabrik, Bad Säckingen, Deutschland) zum Einsatz (Abb. 4). Sobald eine stabile Weichgewebearchitektur erreicht und die Mukosa abgeheilt ist, wird für den Adhäsivflügel der mittlere Schneidezahn präpariert, da dieser Zahn ungünstigen Kaubelastungen weniger ausgesetzt ist als der Eckzahn. Die Abformung erfolgt als Doppelmischabformung mit einem Light- und einem Putty-Silikon (Hydrorise, Fa. Zhermack, Badia Polesine, Italien) (Abb. 5 und 6).

Abb. 3 Ausformen der Gingiva durch Kompression mit einem handelsüblichen Prothesenzahn, der in einer starren tiefgezogenen Schiene platziert ist.

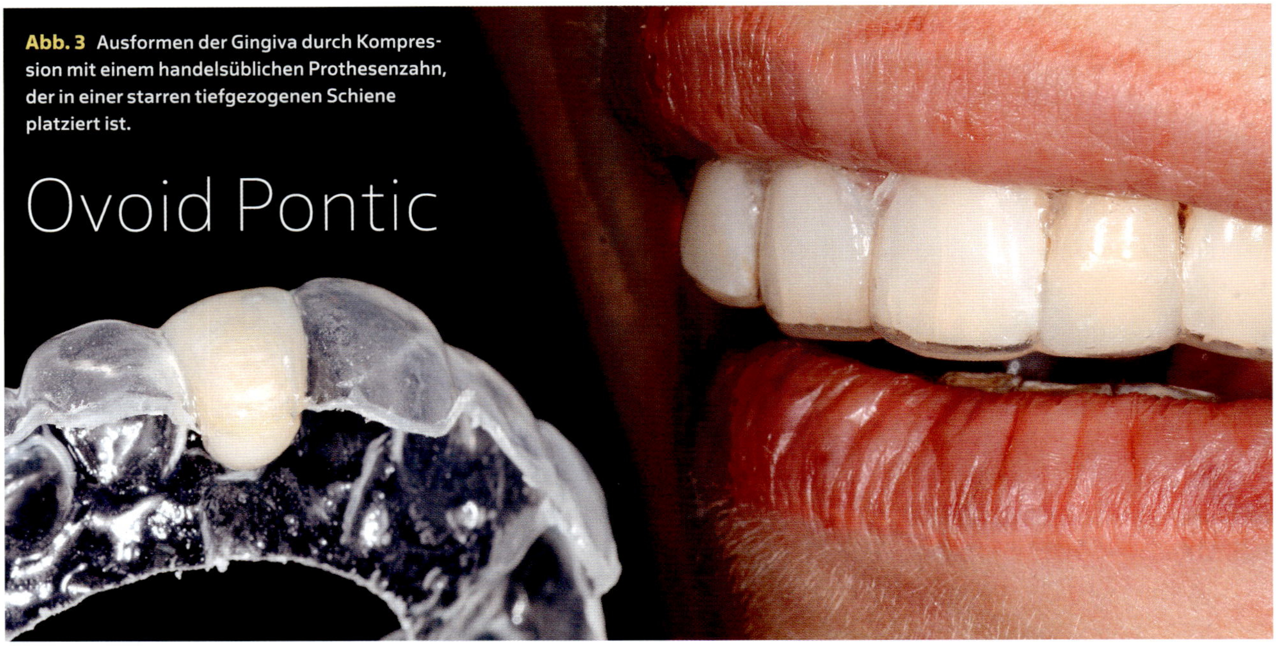

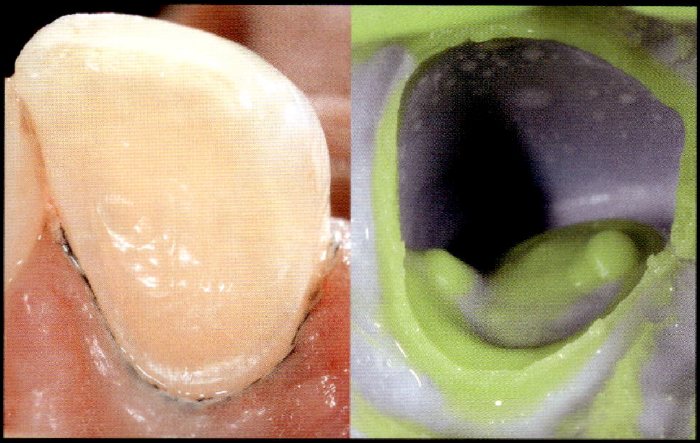

Abb. 5 Abformung mit Retraktionsfaden in Doppelmischtechnik. Die palatinale Präparation liegt vollständig im Schmelz.

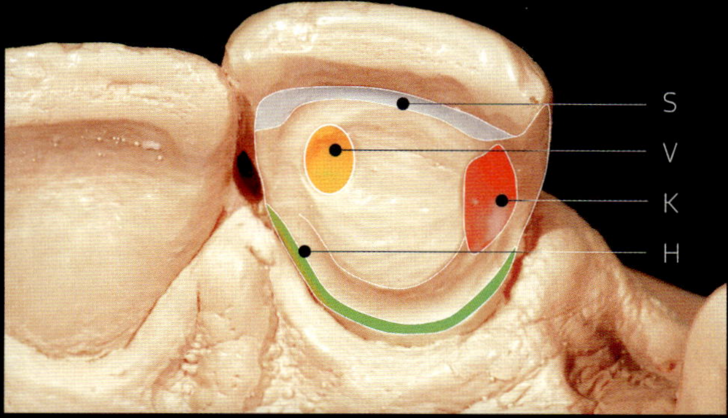

Abb. 6 Präparationsgestaltung: S = schlanke inzisale Schulter 2 bis 3 mm unterhalb der Inzisalkante, V = mesial versetzte Vertiefung im Cingulum als Positionierungshilfe, K = approximaler Kasten für den Verbinder, H = zervikale Hohlkehle.

Zahntechnische Herstellung

In den letzten Jahren sind etliche dentale CAD/CAM-Systeme auf den Markt gekommen, mit denen sich Zirkonoxidkeramiken sehr passgenau individuell fräsen lassen[39]. Im hier gezeigten Fall wurde das Brückengerüst aus Prettau-Zirkonoxid (Fa. Zirkonzahn, Gais, Italien) gefräst. Es gibt mehrere Gründe für die Wahl dieses Gerüstmaterials, darunter vor allem seine hohe mechanische Festigkeit und die attraktive Ästhetik aufgrund erhöhter Transluzenz[40]. Außerdem ist die abrasive Wirkung auf natürliche Gegenzähne gering. Damit erweist es sich als ideales Material zur Vermeidung von Störungen des Lichtflusses im Pfeilerzahn und von Schäden am gesunden Schmelz der Unterkieferzähne beim Gleiten entlang der Frontzahnführungsbahnen.

Die Konstruktion des Gerüstes beginnt mit dem Aufwachsen des Zwischenglieds. Das Wax-up wird als „Mock-up" in Kunststoff dubliert (Enamel Plus Temp, Fa. Micerium, Avegno, Italien), da sich der Kunststoff leichter zurückschleifen lässt, wenn die endgültige Form des Zirkonoxidgerüsts hergestellt wird (Abb. 7). Das Gerüst ist so zu gestalten, dass alle Spannungen (Zug und Druck) infolge von Kaukräften gleichmäßig verteilt werden, um Gerüstfrakturen und Abplatzungen der Verblendkeramik zu vermeiden[41].

Während dieser „Mock-up"-Phase ist die erforderliche Mindestdicke der Verblendschicht zu beachten. Das Gerüst sollte frei von scharfen Kanten sein und einen Mindestquerschnitt im Verbinderbereich aufweisen. Die Beachtung dieser Vorgaben in Verbindung mit der hervorragenden Qualität des Verbunds zwischen dem Zirkonoxid und der Verblendkeramik sorgen für eine hohe Lebensdauer der Adhäsivbrücke[42,43].

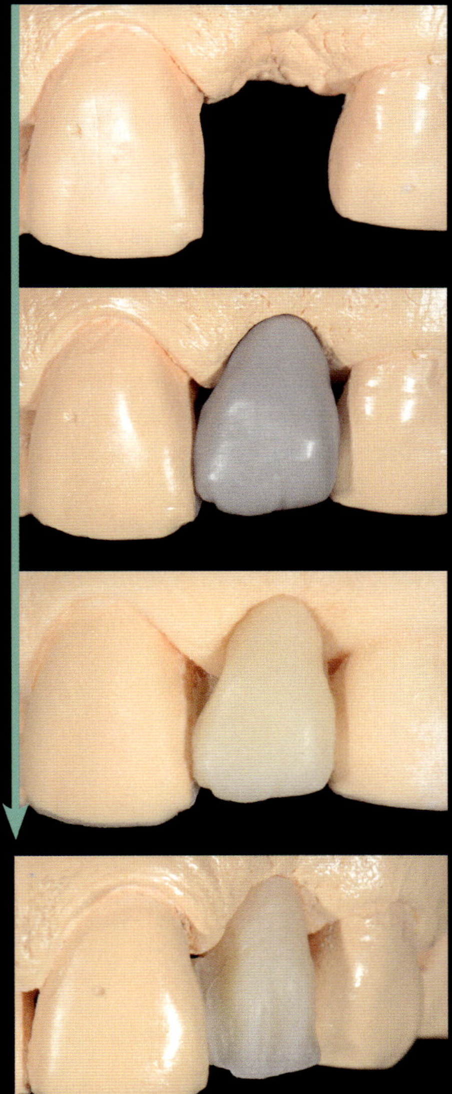

Abb. 7 Das Brückenglied wird in Wachs modelliert und als „Mock-up" in Kunststoff dubliert. Durch Beschleifen wird der Platz für die labiale ästhetische Verblendung geschaffen.

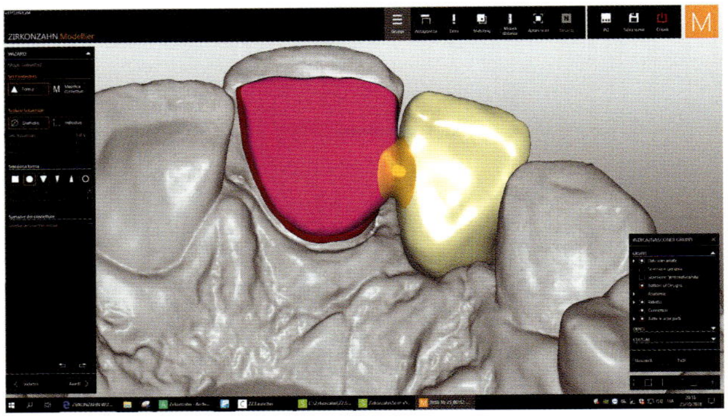

Abb. 8 Das Kunststoff-„Mock-up" wird gescannt, woraufhin eine Überarbeitung der Formen des Brückengerüstes in der Zirkonzahn-CAD-Software stattfindet.

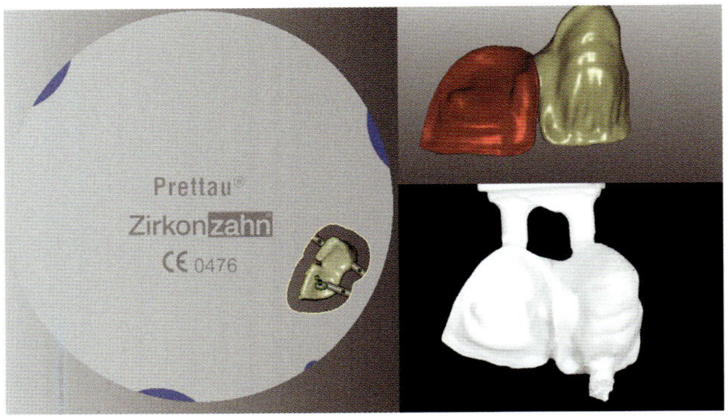

Abb. 9 Das Gerüst der einflügeligen Adhäsivbrücke wird aus Prettau-Zirkonoxid gefräst.

Nach dem Scannen des Kunststoff-„Mock-ups" und Arbeitsmodells wird die Gerüstkonstruktion in einer CAD-Software (in diesem Fall Zirkonzahn) fortgesetzt, wo alle wichtigen Merkmale, wie die allgemeine Form, die Ausdehnung des Flügels, der Verbinderbereich zwischen Flügel und Pontic und der Approximalkontakt zum Eckzahn optimiert werden (Abb. 8 und 9). Nach dem Fräsen wird das Stück von der Prettau-Disc getrennt, wobei jedoch die Basis zur Erleichterung der folgenden Arbeitsschritte am Brückengerüst belassen wird (Abb. 10). Vor dem Sintern werden zudem verschiedene Färbeflüssigkeiten (Colour Liquid Prettau Aquarell, Fa. Zirkonzahn) strategisch günstig aufgetragen, um die spätere farbliche Integration der Rekonstruktion zu erleichtern (Abb. 11).

Besonders wichtig ist die adäquate Konditionierung der Klebefläche des Adhäsivflügels und des Zahns für die gewählte Befestigungsmethode[44]. Prettau-Zirkonoxid ist zwar adhäsionsfähig, aber die Verbundfestigkeit bleibt deutlich hinter derjenigen von Glaskeramik zurück. Außerdem ist die adhäsive Konditionierung aufgrund von Maßnahmen, die in der Praxis durchgeführt werden müssen (Sandstrahlen), techniksensitiv und wird kontrovers diskutiert[45]. Als optimale Konstruktionsform für Klebebrücken wurde von Fabio Levratto die „Beschichtung" der Innenfläche des Klebeflügels durch Überpressen mit einer hervorragend adhäsionsgeeigneten Glaskeramik vorgeschlagen. Hierzu wird das Arbeitsmodell mithilfe eines Silikonschlüssels (Dubli Gum, Fa. C. Hafner, Wimsheim, Deutschland) in einem feuerfesten Material (G-Cera Orbit Vest, Fa. GC, Löwen, Belgien) dubliert (Abb. 12).

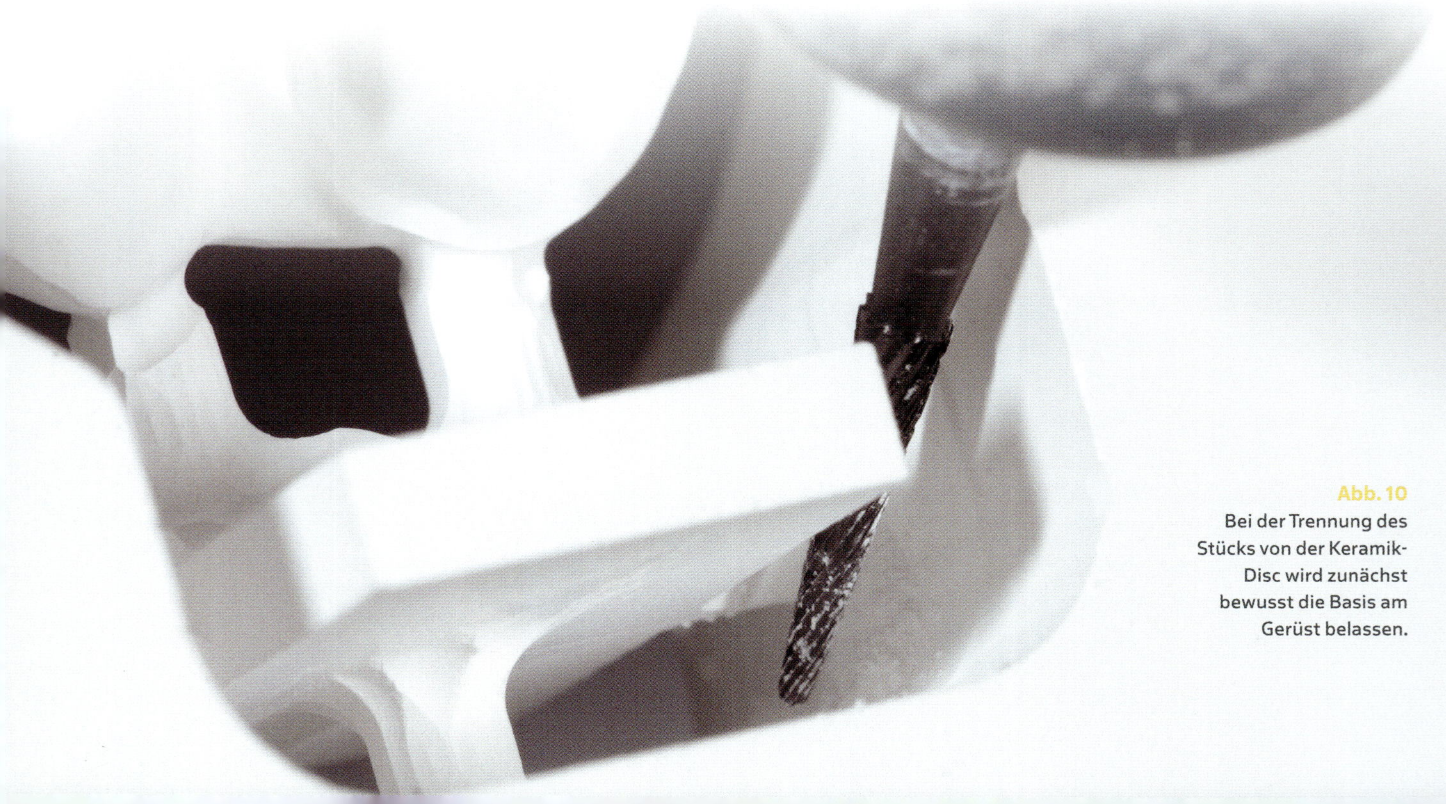

Abb. 10 Bei der Trennung des Stücks von der Keramik-Disc wird zunächst bewusst die Basis am Gerüst belassen.

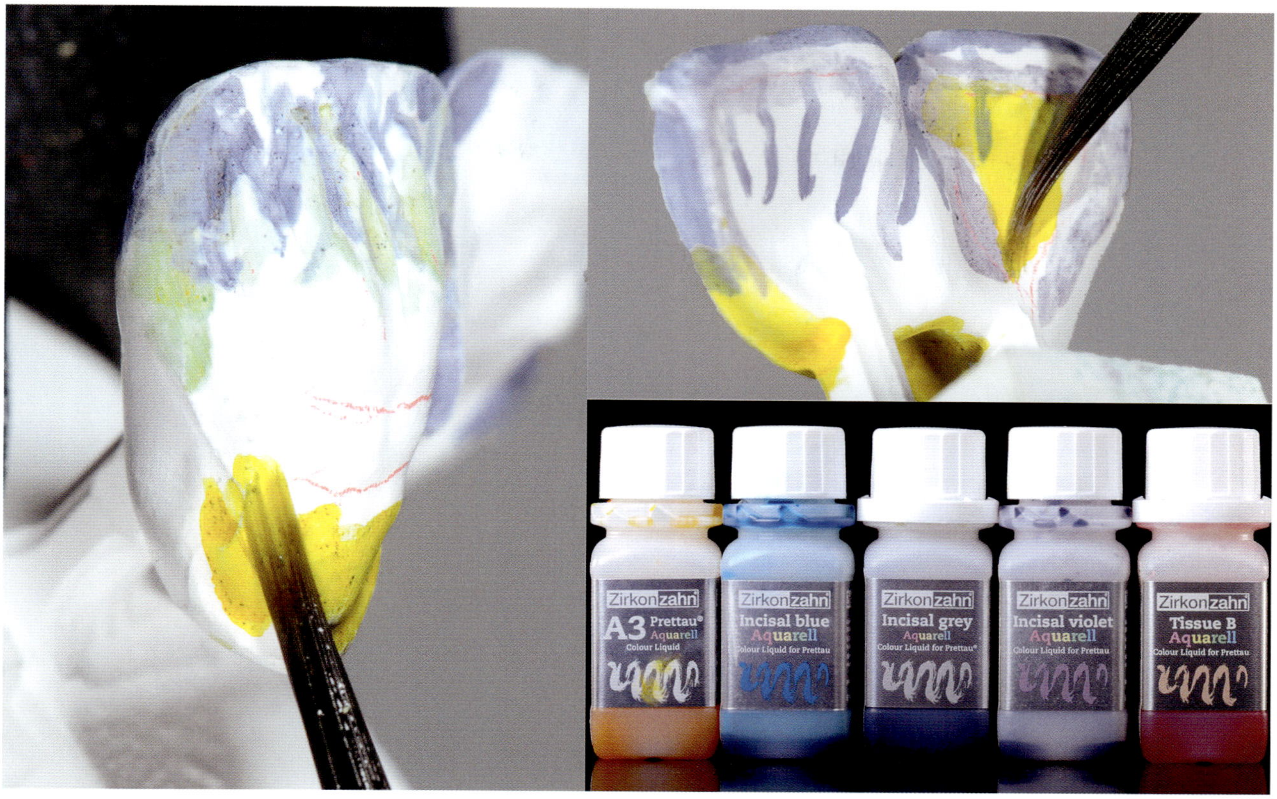

Abb. 11 Färben des Gerüstes mit Prettau Aquarell vor dem Sinterbrand.

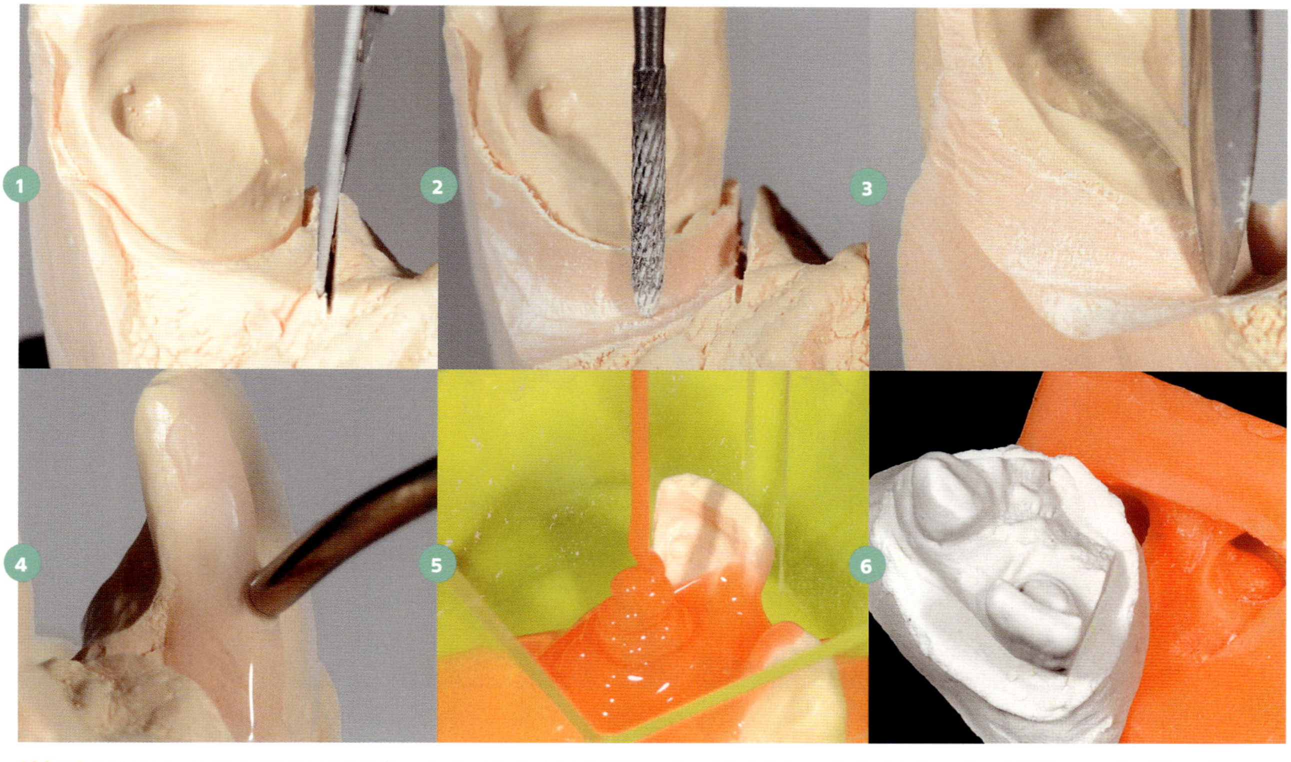

Abb. 12 Dublieren des Arbeitsmodells in feuerfestem Material: *(1)* Gießen eines Modellstumpfs des Pfeilerzahns, *(2)* Trimmen des Stumpfs, *(3)* präzise Darstellung der zervikalen Hohlkehle mit einem Instrument, *(4)* Verstärken dünner Ränder mit Wachs, *(5)* Abformung mit Dubli-Gum, *(6)* Dublieren des Stumps in feuerfestem Material.

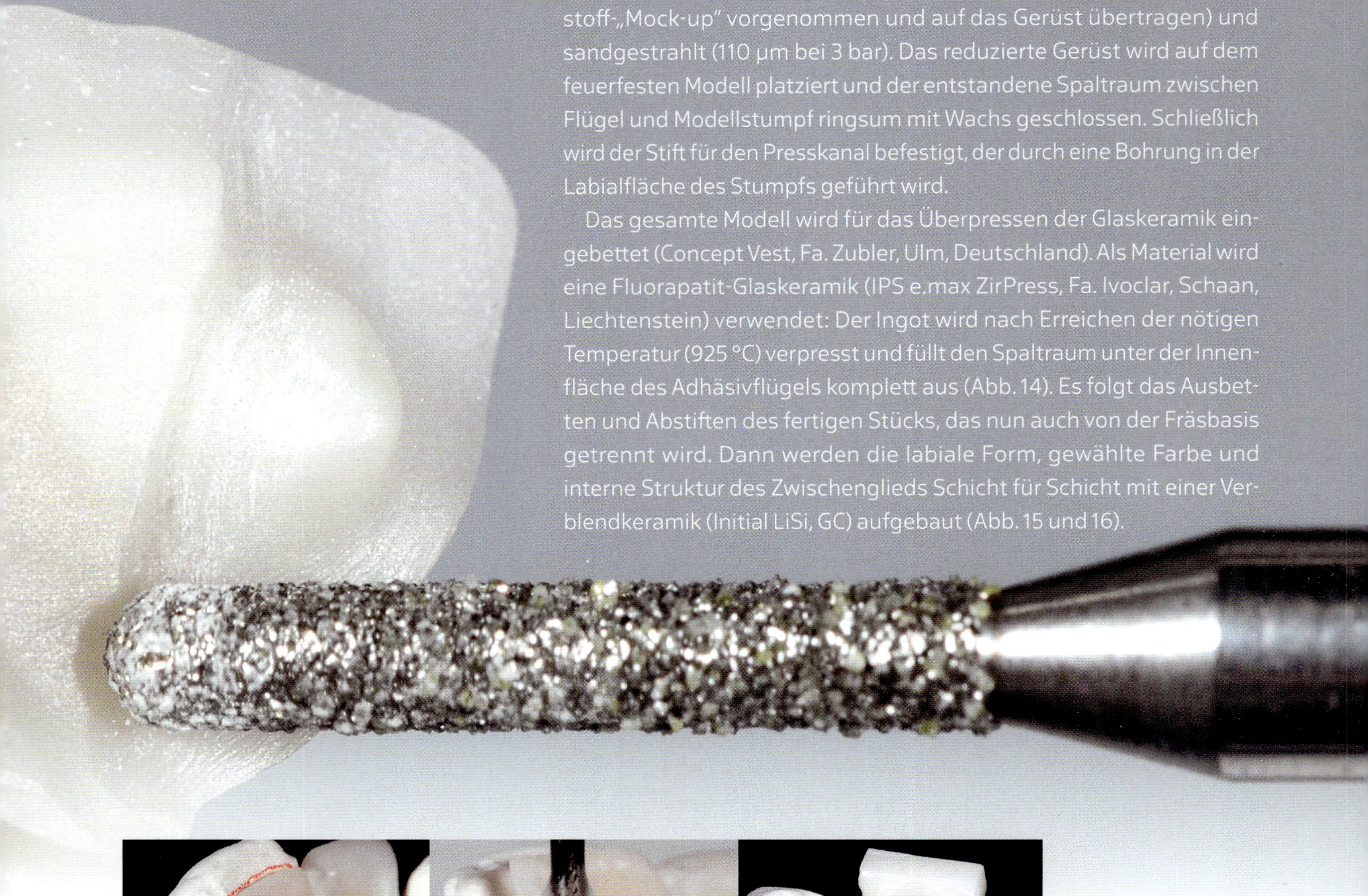

Abb. 13 Im unteren Bereich der Oberfläche des Flügels werden 0,5 mm Zirkonoxid entfernt.

Anschließend wird die Innenfläche des Flügels mit einem Kopierfräsgerät um 0,5 mm ausgedünnt (Abb. 13) (die Reduktion wird am Kunststoff-„Mock-up" vorgenommen und auf das Gerüst übertragen) und sandgestrahlt (110 µm bei 3 bar). Das reduzierte Gerüst wird auf dem feuerfesten Modell platziert und der entstandene Spaltraum zwischen Flügel und Modellstumpf ringsum mit Wachs geschlossen. Schließlich wird der Stift für den Presskanal befestigt, der durch eine Bohrung in der Labialfläche des Stumpfs geführt wird.

Das gesamte Modell wird für das Überpressen der Glaskeramik eingebettet (Concept Vest, Fa. Zubler, Ulm, Deutschland). Als Material wird eine Fluorapatit-Glaskeramik (IPS e.max ZirPress, Fa. Ivoclar, Schaan, Liechtenstein) verwendet: Der Ingot wird nach Erreichen der nötigen Temperatur (925 °C) verpresst und füllt den Spaltraum unter der Innenfläche des Adhäsivflügels komplett aus (Abb. 14). Es folgt das Ausbetten und Abstiften des fertigen Stücks, das nun auch von der Fräsbasis getrennt wird. Dann werden die labiale Form, gewählte Farbe und interne Struktur des Zwischenglieds Schicht für Schicht mit einer Verblendkeramik (Initial LiSi, GC) aufgebaut (Abb. 15 und 16).

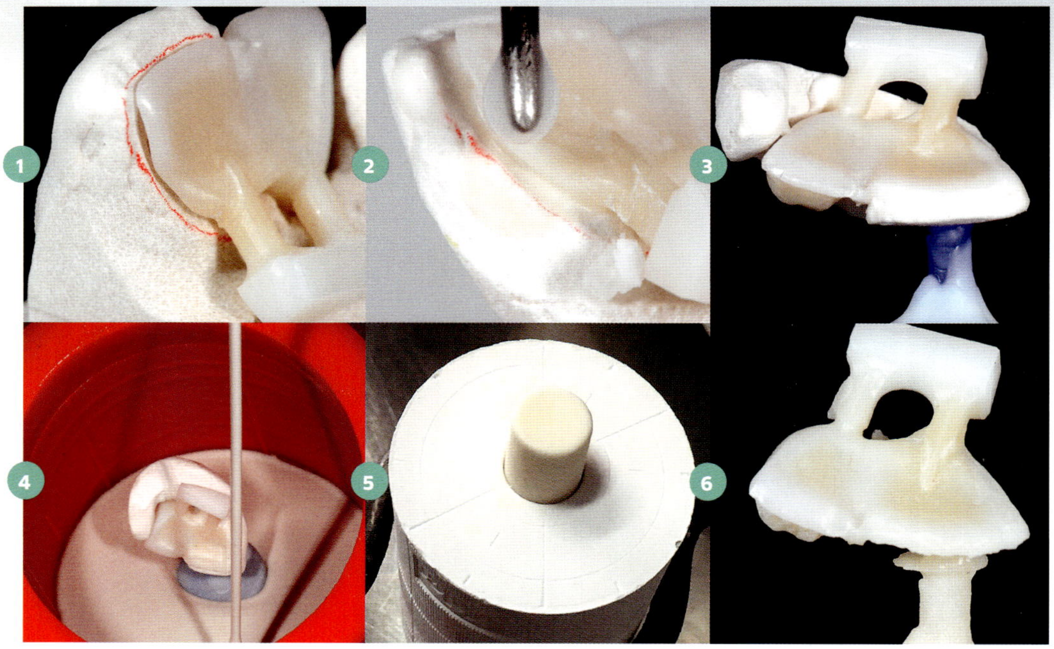

Abb. 14 Überpressen der Glaskeramik: *(1)* Korrekte Positionierung des Zirkonoxidgerüstes, dessen Flügel auf der Innenseite reduziert und sandgestrahlt wurde auf dem feuerfesten Modell. *(2)* Der Spaltraum zwischen dem Flügel und dem Stumpf wird ringsum mit Wachs abgedichtet. *(3 und 4)* Der Stift für den Presskanal läuft durch von der labialen Seite durch den Stumpf, in den zuvor ein zentrales Loch gebohrt wurde. *(5)* Der Glaskeramik-Ingot vor dem Pressen. *(6)* Nach dem Pressen ist die Innenfläche des Adhäsivflügels komplett mit Glaskeramik beschichtet.

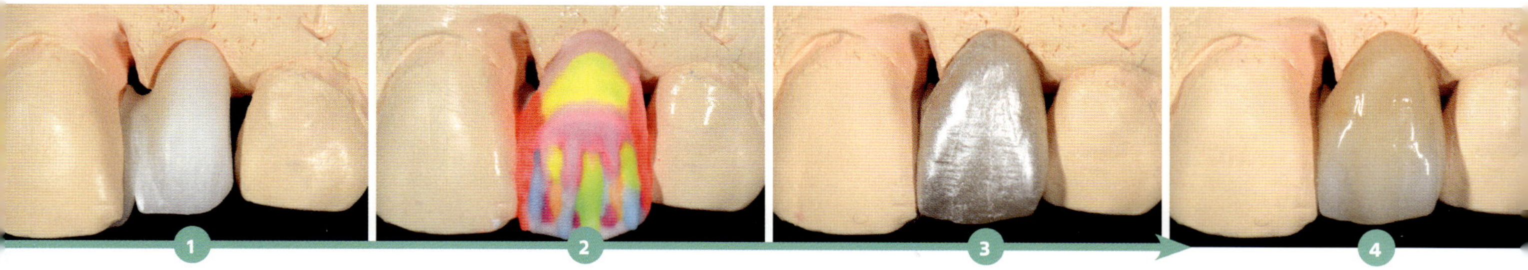

Abb. 15 Verblendung des Freiendglieds: *(1)* das vorbereitete Zirkonoxidgerüst, *(2)* initiale LiSi-Keramikschichtung, *(3)* Darstellung der Oberflächentextur, *(4)* die fertiggestellte Verblendung.

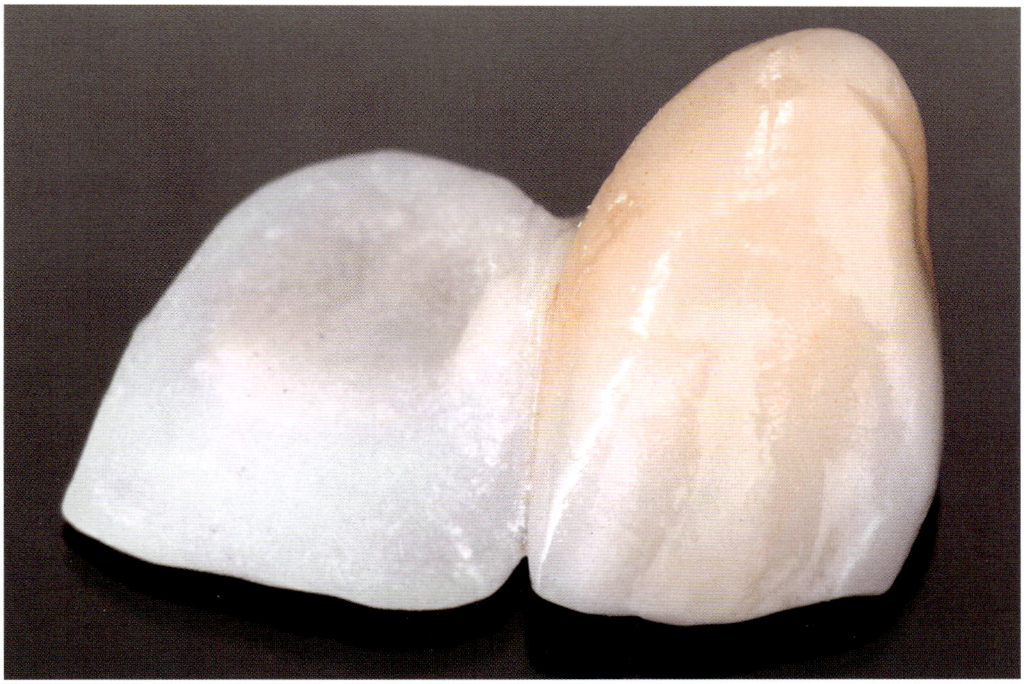

Abb. 16 Hybride, dualkeramische Adhäsivbrücke mit Zirkonoxidgerüst und Glaskeramik-beschichtetem Flügel (Zahntechnik: Fabio Levratto).

Einsetzen der Brücke

In der Praxis erfolgt zunächst eine Einprobe der Adhäsivbrücke (Abb. 17). Dank der hybriden Konstruktion ist die adhäsive Konditionierung des Klebeflügels stark vereinfacht. Typischerweise umfasst sie eine Ätzung mit 9%iger Flusssäure sowie, nach dem Abspülen und Trocknen, das Auftragen eines Silan-Haftvermittlers (Monobond, Fa. Ivoclar) (Abb. 18). Anschließend wird der Pfeilerzahn mit Kofferdam (Nic Tone, Fa. MDC Dental, Gardena, CA, USA) trockengelegt.

Die Vorbehandlung des Schmelzes besteht in einer Totalätzung und der Applikation eines Dreischritt-Adhäsivsystems (Syntac, Fa. Ivoclar) (Abb. 19). Die korrekte Position der Adhäsivbrücke wird mithilfe eines starren Schlüssels sichergestellt, der die Restauration in engen Kontakt mit der Präparation drückt und gegen jede Positionsabweichung beim Verkleben sichert (Abb. 20). Zur Verklebung wird ein lichthärtendes Befestigungskomposit (Variolink LC, Fa. Ivoclar) (Abb. 21) verwendet. Nach sorgfältiger Entfernung der Kompositüberschüsse (Abb. 22) folgt die abschließende Politur. Dann erhält die Patientin Hygieneinstruktionen zur langfristigen Erhaltung der parodontalen Gesundheit (Abb. 23).

Das Endresultat wird nach der vollständigen Rehydrierung der Zähne dokumentiert (Abb. 24). Nachuntersuchungen nach 6 Monaten, 1 Jahr und 2 Jahren belegen die fortschreitende funktionelle und ästhetische Integration der Adhäsivbrücke, bedingt vor allem durch die Reifung des Weichgewebes in den Interdentalräumen (Abb. 25).

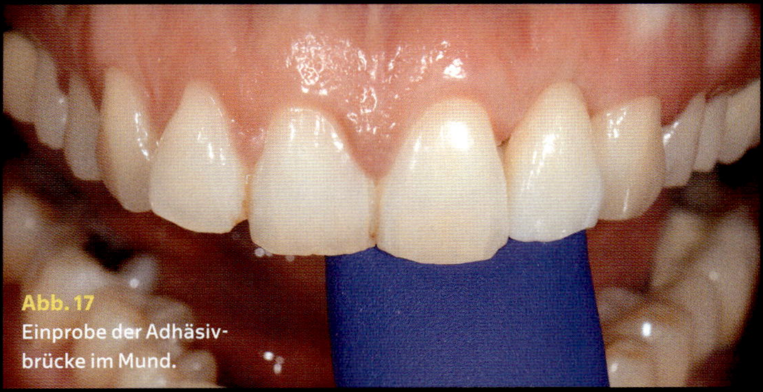

Abb. 17 Einprobe der Adhäsivbrücke im Mund.

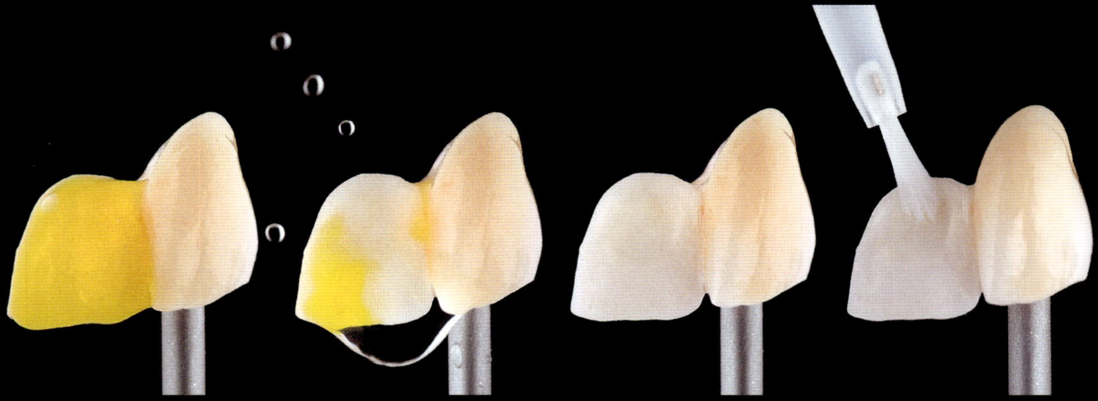

Abb. 18 Adhäsive Konditionierung des Flügels.

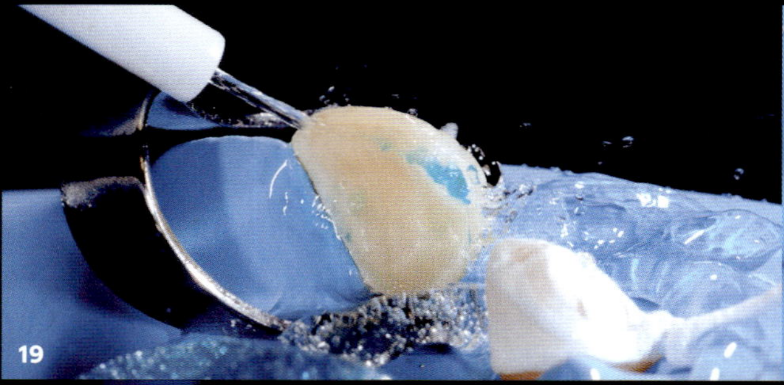

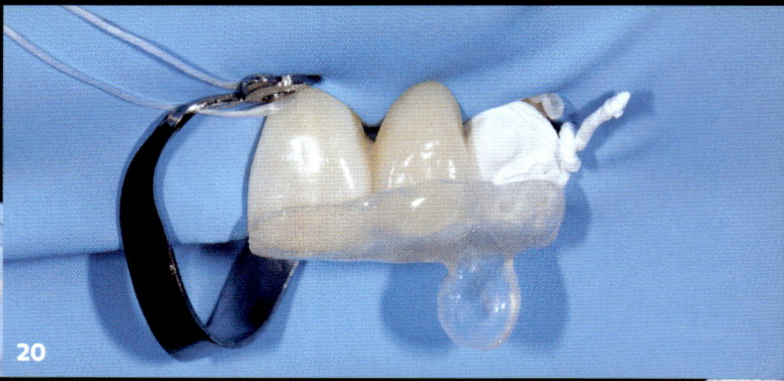

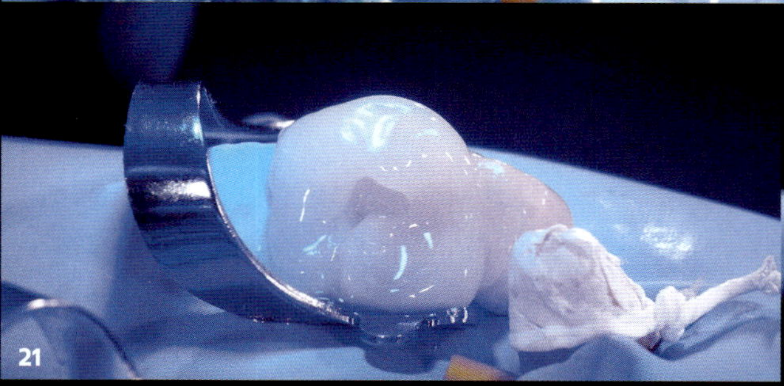

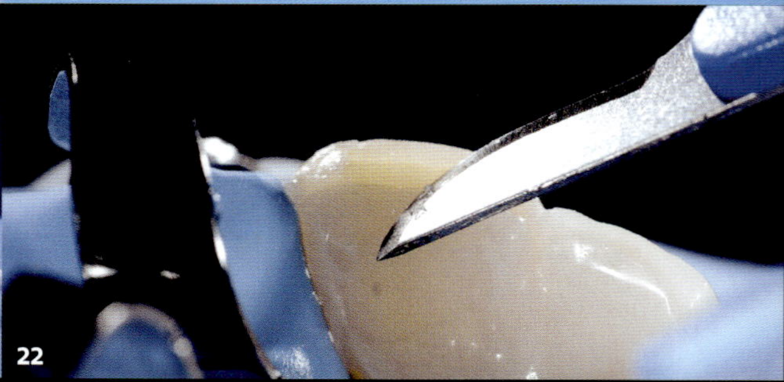

Abb. 19 Adhäsive Konditionierung des Pfeilerzahns.

Abb. 20 Während der Befestigung wird die Adhäsivbrücke mit einem starren Schlüssel in der korrekten Position gehalten.

Abb. 21 Lichthärtung. Der Flügel wird zunächst einmal belichtet, bevor eine weitere Lichthärtung von jeder Seite durch einen Glycerinfilm hindurch erfolgt.

Abb. 22 Überschüssiges Befestigungskomposit wird mit einem Skalpell entfernt und die Ränder werden sanft poliert.

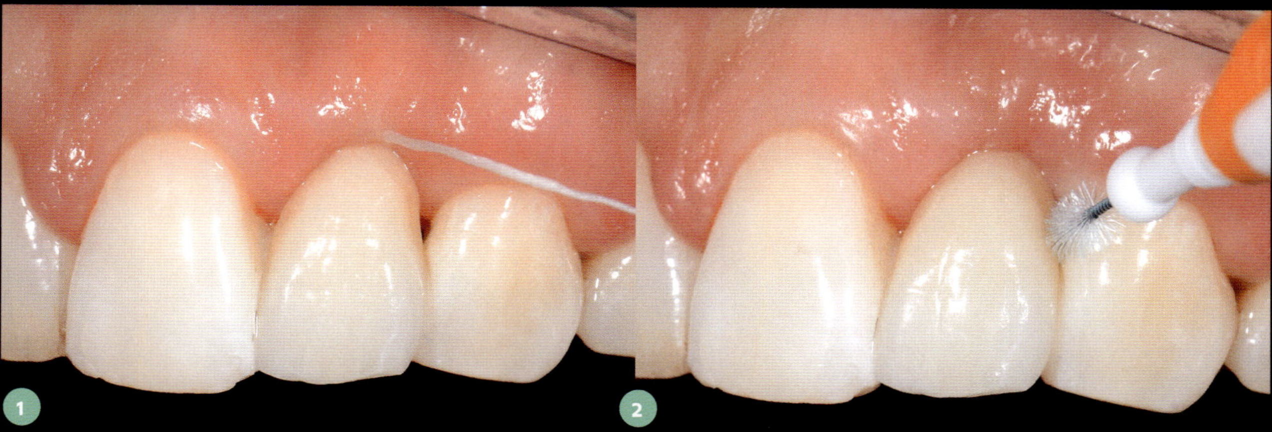

Abb. 23 Spezielle Mundhygieneinstruktion der Patientin: *(1)* Reinigung der Pontic-Basis mit Zahnseide, *(2)* Reinigung der Interdentalräume mit einer feinen Bürste.

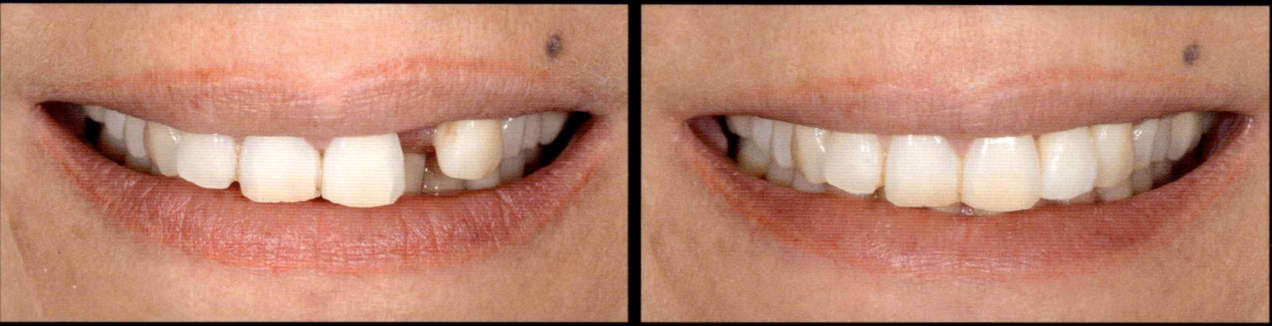

Abb. 24 Lächeln der Patientin vor *(links)* und nach *(rechts)* dem Einsetzen der hybriden Adhäsivbrücke.

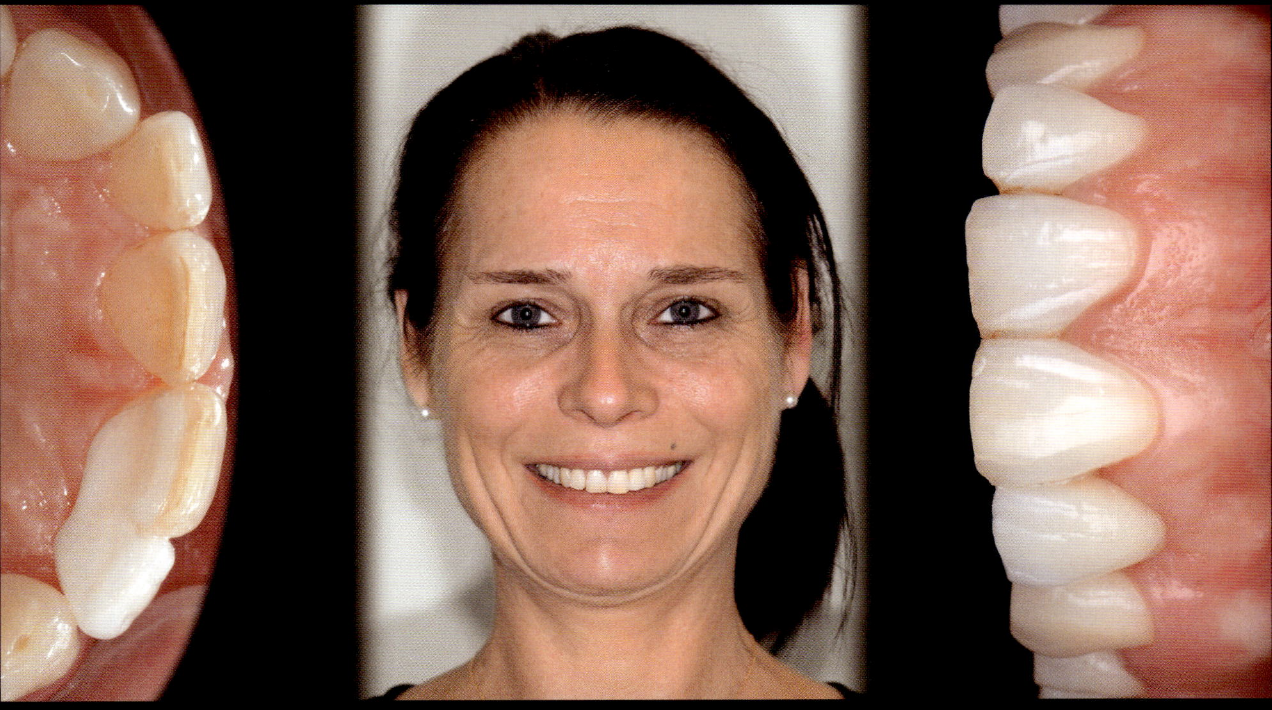

Abb. 25 Endresultat nach der Rehydrierung der Zähne und Ausreifung des Weichgewebes.

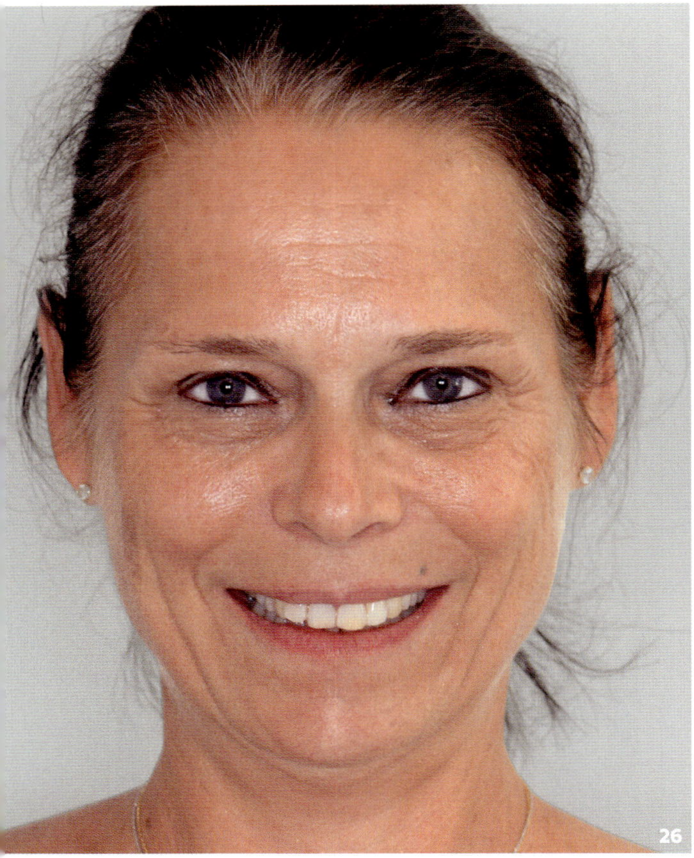
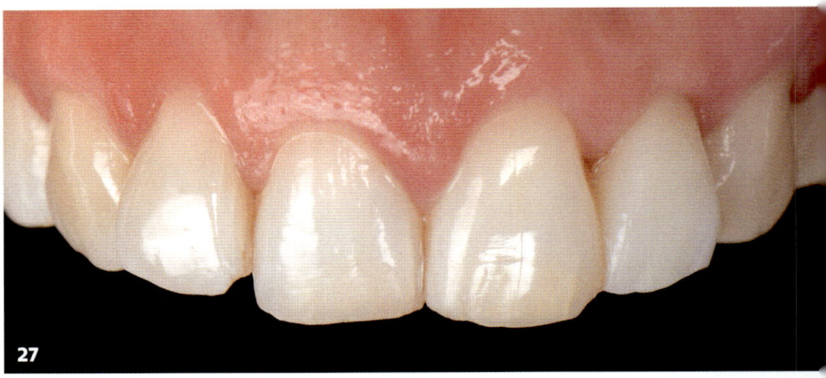
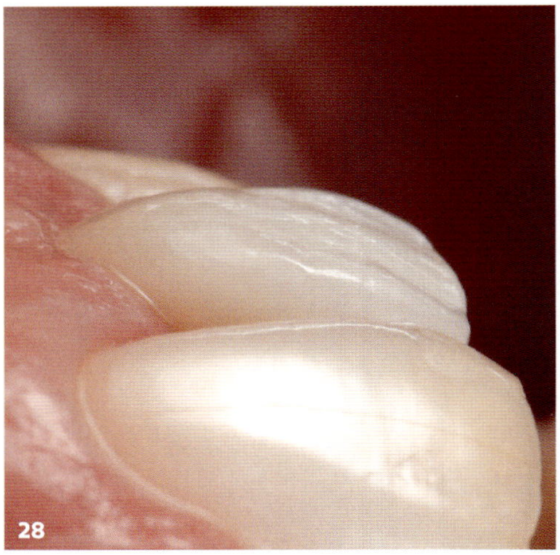
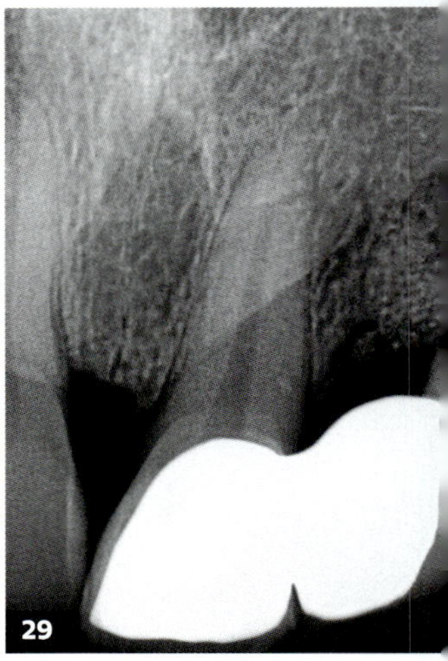

Abb. 26 Porträtaufnahme mit Langzeitresultat fast 10 Jahre nach der Behandlung.
Abb. 27 und 28 Intraorale Ansichten bei der Langzeit-Nachkontrolle. Perfekte Weichgewebeintegration mit ausgereiften Papillen am Pontic.
Abb. 29 Röntgensituation bei der Nachuntersuchung.

Schlussfolgerung

Einflügelige Adhäsivbrücken sind das Mittel der Wahl zum Ersatz einzelner fehlender Schneidezähne. Während Zirkonoxid die am häufigsten hierfür verwendete Keramik ist, bildet Lithiumdisilikat eine attraktive Alternative, da die Dicke der Verbindung zwischen dem Freiendglied und dem Klebeflügel deutlich erhöht werden kann.

Eine strenge Patientenselektion, geeignete Präparationsgestaltung und adäquate Befestigung tragen zur Lebensdauer der Restauration bei[46]. Die hier vorgestellte „hybride Adhäsivbrücke" könnte sich als klar vorteilhaft bezüglich des Arbeitsaufwandes in der Praxis (klassisches Adhäsivprotokoll für Glaskeramik), des Substanzerhalts (minimierte präparierte Oberfläche im Verbinderbereich und der langfristigen Bewährung der Brücke (geringere Fraktur- und Lockerungsgefahr) erweisen. Der Indikationsrahmen einflügeliger Adhäsivbrücken im Frontzahnbereich könnte bei Verwendung von Zirkonoxidgerüsten mit überpresster Glaskeramikbeschichtung auf auch Eckzahnersatz erweitert werden. In dieser Indikation kamen Adhäsivbrücken bislang nur anekdotisch zum Einsatz und werden kontrovers diskutiert[47]. Trotz äußerst vielversprechender klinischer Langzeitergebnisse (fast 10 Jahre) mit dualkeramischen einflügeligen Adhäsivbrücken (Abb. 26 bis 29) möchten die Autoren darauf hinweisen, dass deren routinemäßige Verwendung noch durch zusätzliche Laborstudien bestätigt werden muss.

Literatur

1. Edelhoff D, Sorensen JA. Tooth structure removal associated with various preparation designs for anterior teeth. J Prosthet Dent 2002;87:503–509.
2. Tirlet G, Attal JP. Le gradient thérapeutique, un concept médical pour les traitements esthétiques. ID 2009;41/42:2561–2568.
3. Gopakumar A, Boyle EL. A bridge too far—The negative impact of a bridge prosthesis on gingival health and its conservative management. Br Dent J 2013;215:273–276.
4. Ceinos R, Ruitort R, Sers L, Griet M. L'incisive latérale maxillaire, une dent capricieuse. BioMatériaux Cliniques Dentaires, L'Information Dentaire 2019;4:88–98.
5. Rochette AL. Attachment of a splint to enamel of lower anterior teeth. J Prosthet Dent 1973;30:418–423.

6. Howe DF, Denehy GE. Anterior fixed partial dentures utilizing the acid-etch technique and a cast metal framework. J Prosthet Dent 1977;37:28–31.
7. Botelho MG, Ma X, Cheung GJK, Law RKS, Tai MTC, Lam WYH. Long-term clinical evaluation of 211 two-unit cantilevered resin-bonded fixed partial dentures. J Dent 2014;42:778–784.
8. Zitzmann NU, Ozcan M, Scherrer SS, Buhler JM, Weiger R, Krastl G. Resin-bonded restorations: A strategy for managing anterior tooth loss in adolescence. J Prosthet Dent 2015;113:270–276.
9. Shimizu H, Kawaguchi T, Takahashi Y. The current status of the design of resin-bonded fixed partial dentures, splints and over-castings. Jpn Dent Sci Rev 2014;50:23–28.
10. Rosentritt M, Kolbeck C, Ries S, Gross M, Behr M, Handel G. Zirconia resin-bonded fixed partial dentures in the anterior maxilla. Quintessence Int 2008;39:313–319.
11. Cortasse B. Traitement des agénésies des incisives latérales: Implant ou bridge collé cantilever? Cahier de Prothèse 2017;179:8–15.
12. Wyatt CCL. Resin-bonded fixed partial dentures: What's new? J Can Dent Assoc 2008;73:933–938.
13. Brignardello-Petersen R. All zirconia resin-bonded fixed dental prostheses replacing missing incisors probably have a high 10-year survival rate in patients who are highly compliant. J Am Dent Assoc 2017;148:e202.
14. Chan AWK, Barnes IE. A prospective study of cantilever resin-bonded bridges: An initial report. Aust Dent J 2000;45:31–36.
15. Shahdad S, Cattell MJ, Cano-Ruiz J, Gamble E, Gamboa A. Clinical evaluation of all-ceramic zirconia framework resin bonded bridges. Eur J Prosthodont Restor Dent 2018;26:203–211.
16. Kern M. Fifteen-year survival of anterior all-ceramic cantilever resin-bonded fixed dental prostheses. J Dent 2017;56:133–135.
17. Mourshed B, Samran A, Alfagih A, Samran A, Abdulrab S, Kern M. Anterior cantilever resin-bonded fixed dental prostheses: A review of the literature. J Prosthodont 2018;27:266–275.
18. Saker S, El-Fallal A, Abo-Madina M, Ghazy M, Ozcan M. Clinical survival of anterior metal-ceramic cantilever resin bonded fixed dental prostheses over a period of 60 months. Int J Prosthodont 2014;27:422–424.
19. Kuijs R, Van Dalen A, Roeters J, Wismeijer D. The resin-bonded fixed partial denture as the first treatment consideration to replace a missing tooth. Int J Prosthodont 2016;29:337–339.
20. Kern M. Advantages and disadvantages of single-retainer RBFDPs. In: Resin-Bonded Fixed Dental Prostheses. Quintessence, 2018: 51–62.
21. Hopkins C. An immediate cantilevered Rochette bridge. Br Dent J 1981;151:292–295.
22. Tezulas E, Yildiz C, Evren B, Ozkan Y. Clinical procedures, designs, and survival rates of all-ceramic resin-bonded fixed dental prostheses in the anterior region: A systematic review. J Esthet Restor Dent 2018;30:307–328.
23. Rosentritt M, Ries S, Kolbeck C, Westphal M, Richter EJ, Handel G. Fracture characteristics of anterior resin-bonded zirconia-fixed partial dentures. Clin Oral Investig 2009;13:453–457.
24. Kern M. Clinical long-term survival of two-retainer and single-retainer all-ceramic resin-bonded fixed partial dentures. Quintessence Int 2005;36:141–147.
25. Wei YR, Wang XD, Zhang Q, et al. Clinical performance of anterior resin-bonded fixed dental prostheses with different framework designs: A systematic review and meta-analysis. J Dent 2016;47:1–7.
26. Abuzar MA, Locke J, Burt G, Clausen G, Escobar K. Longevity of anterior resin bonded bridges: Survival rates of two tooth preparation designs. Aust Dent J 2018;63:279–284.
27. Kern M. All-ceramic RBFDPs detailed. In: Resin-Bonded Fixed Dental Prostheses. Quintessence, 2018:139–186.
28. Bhakta S, Van Noort R, Cardew G. Improved retention of anterior cantilever resin-bonded prostheses by design alteration: An experimental and finite element study. J Prosthet Dent 2006;95: 209–217.
29. Klink A, Huttig F. Zirconia-based anterior resin-bonded single-retainer cantilever fixed dental prostheses: A 15- to 61-month follow-up. Int J Prosthodont 2016;29:284–286.
30. Sasse M, Kern M. All-ceramic resin-bonded fixed dental prostheses: Treatment planning, clinical procedures, and outcome. Quintessence Int 2014;45:291–297.
31. Devji T. Low-certainty evidence suggests high 5-year survival rate of all-ceramic resin-bonded fixed dental prostheses and framework design and ceramic material may be associated with survival and complication rates. J Am Dent Assoc 2018;149:e51.
32. Sailer I, Bonani T, Brodbeck U, Hämmerle CHF. Retrospective clinical study of single-retainer cantilever anterior and posterior glass-ceramic resin-bonded fixed dental prostheses at a mean follow-up of 6 years. Int J Prosthodont 2013;26:443–450.
33. Sun Q, Chen L, Tian L, et al. Single-tooth replacement in the anterior arch by means of a cantilevered IPS e.max Press veneer-retained fixed partial denture: Case series of 35 patients. Int J Prosthodont 2013;26:181–187.
34. Attal JP, Tirlet G. Le cantilever: Une nouvelle géométrie pour les bridges collés - Revue de la littérature. Réalités Cliniques 2015;26:25–34.
35. Kern M, Passia N, Sasse M, Yazigi C. Ten-year outcome of zirconia ceramic cantilever resin-bonded fixed dental prostheses and the influence of the reasons for missing incisors. J Dent 2017;65:51–55.
36. Kern M, Sasse M. Ten-year survival of anterior all-ceramic resin-bonded fixed dental prostheses. J Adhes Dent 2011;13:407–410.
37. Tirlet G, Attal JP. Les bridges collés cantilever en vitrocéramique renforcée au disilicate de lithium - Raisons du choix et mise en œuvre clinique. Réalités Cliniques 2015;26:35–46.
38. Laferte N, Lecerf J, Perrin J, Plard H. Restaurations collées: Zircone vs disilicate de lithium. Stratégie Prothétique 2019;19:35–40.
39. Almeida ESJS, Erdelt K, Edelhoff D, et al. Marginal and internal fit of four-unit zirconia fixed dental prostheses based on digital and conventional impression techniques. Clin Oral Investig 2014;18:515–523.
40. Noack F. Comment expliquer la translucidité de l'oxyde de zirconium ? Quintessence Revue Internationale de Prothèse Dentaire 2015;2:137–145.
41. Aboushelib MN, Feilzer AJ, Kleverlaan CJ, Salameh Z. Partial-retainer design considerations for zirconia restorations. Quintessence Int 2010;41:41–48.
42. Pfundtner M. Bridge sur inlays-onlays collé: Association zircone et céramique pressée. Quintessence Int Francaise 2012;14:34–38.
43. Broseghini C, Broseghini M, Gracis S, Vigolo P. Concept AFAP de prevention du risque d'écaillage de la céramique cosmétique recouvrant des infrastructures réalisées en zircone. QRIPD Quintessence Int 2015;2:124–127.
44. Blatz MB, Vonderheide M, Conejo J. The effect of resin bonding on long-term success of high-strength ceramics. J Dent Res 2018;97:132–139.
45. Mainjot A. Zircone – À la rencontre de céramiques pas comme les autres. BioMatériaux Cliniques, L'Information Dentaire 2018;3:22–32.
46. El-Mowafy O, Rubo MHM. Resin-bonded fixed partial dentures—A literature review with presentation of a novel approach. Int J Prosthodont 2000;13:460–467.
47. Foitzik M, Lennon AM, Attin T. Successful use of a single-retainer all-ceramic resin-bonded fixed partial denture for replacement of a maxillary canine: A clinical report. Quintessence Int 2007;38:241–246.

Farbmanagement für Zirkonoxid-Vollkronen

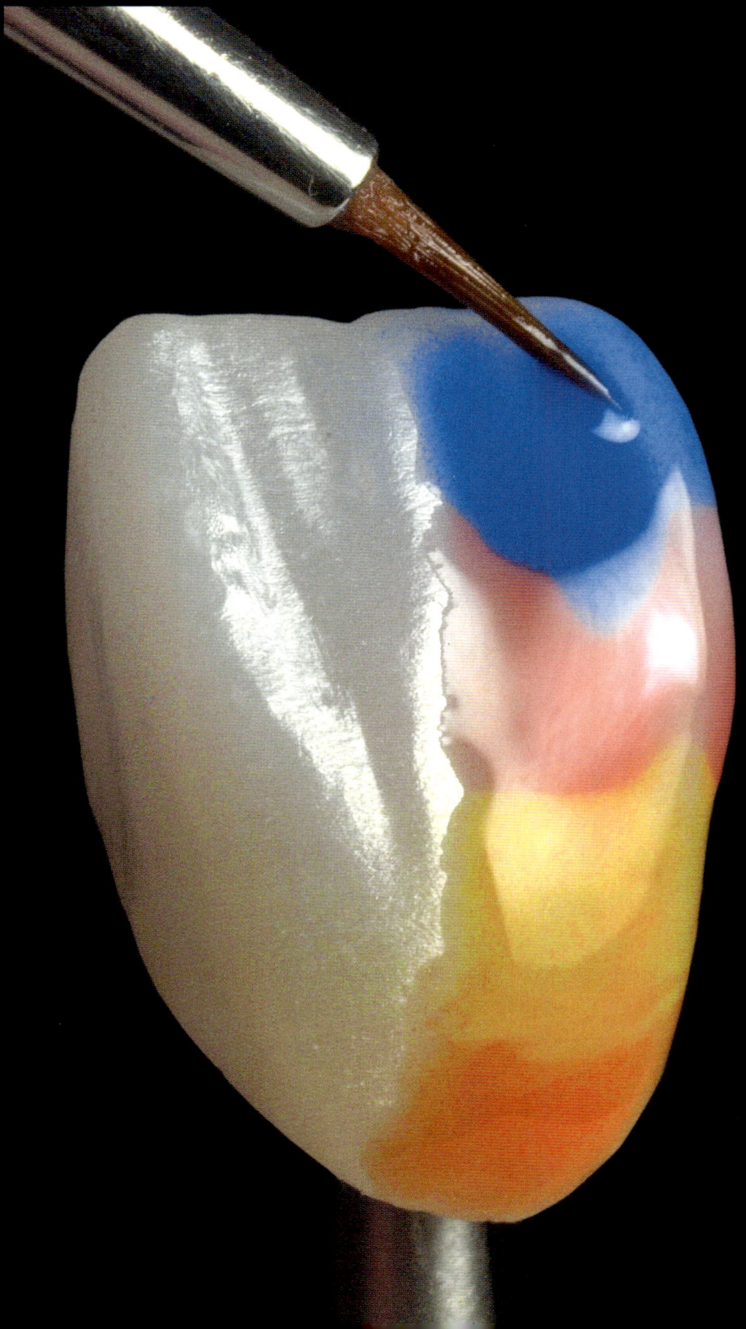

Hiro Tokutomi, RDT[1]
Kimiyo Sawyer, RDT[2]
Julian Conejo, DDS, MSc[3]
Markus B. Blatz, DMD, PhD[3]

Die Farbe einer indirekten Restauration an die vorhandenen Zähne anzugleichen, ist ein primäres Ziel der ästhetischen Zahnmedizin[1], aber auch eine der großen Herausforderungen, denen sich der Zahntechniker immer wieder stellen muss (Abb. 1)[2–5]. Diese Herausforderung zu meistern, gehört zu den höchsten Leistungen eines Dentalkeramikers und ist gleichzeitig unverzichtbar, um zuverlässig vorhersagbare Resultate für jeden einzelnen Patienten zu erreichen (Abb. 2 bis 4)[2]. Denn man findet keine zwei natürlichen Zähne, die sich in ihren optischen Eigenschaften (Farbton, Sättigung, Helligkeit, Transluzenz, optische Effekte) völlig gleichen. Außerdem haben der Umfang der Substanzreduktion beim Präparieren, das Restaurationsmaterial sowie dessen Brechungsindex und Dicke großen Einfluss auf das ästhetische Ergebnis.

[1]Zahntechniklabor Art Box Boston, Tewksbury, Massachusetts, USA.

[2]Zahntechniklabor Cusp Dental Laboratory, Bedford, Massachusetts, USA.

[3]Department of Preventive and Restorative Sciences, School of Dental Medicine, University of Pennsylvania, Philadelphia, Pennsylvania, USA.

Korrespondenz an: Markus B. Blatz, mblatz@upenn.edu

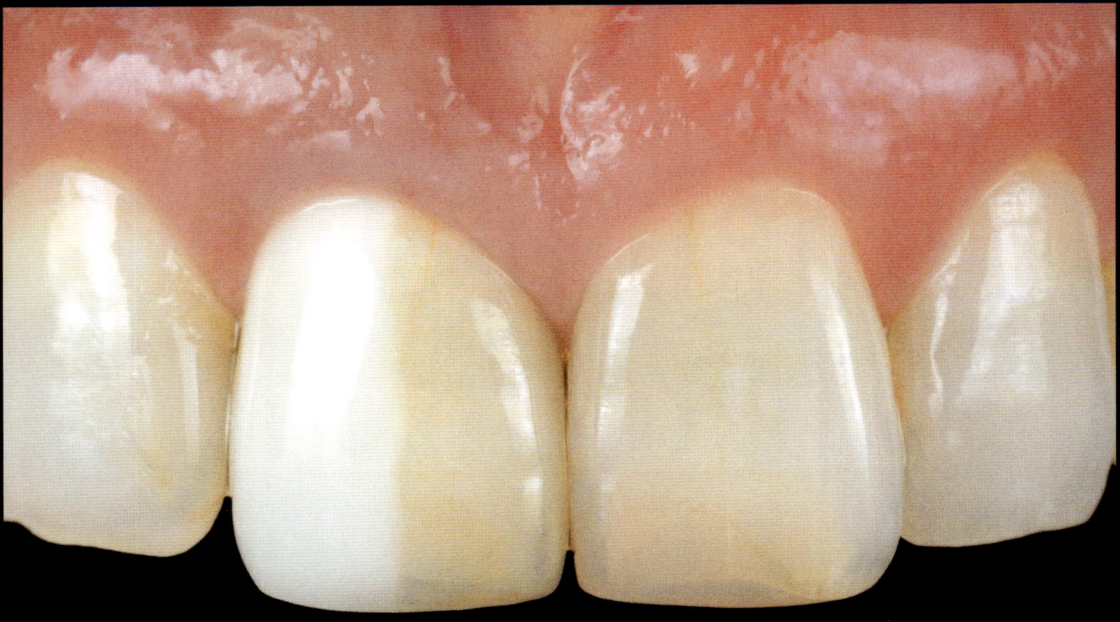

Abb. 1 Monolithische Zirkonoxid-Vollkrone auf dem Zahn 11: Unterschied zwischen der Grundfarbe und dem gefärbten Zirkonoxid.

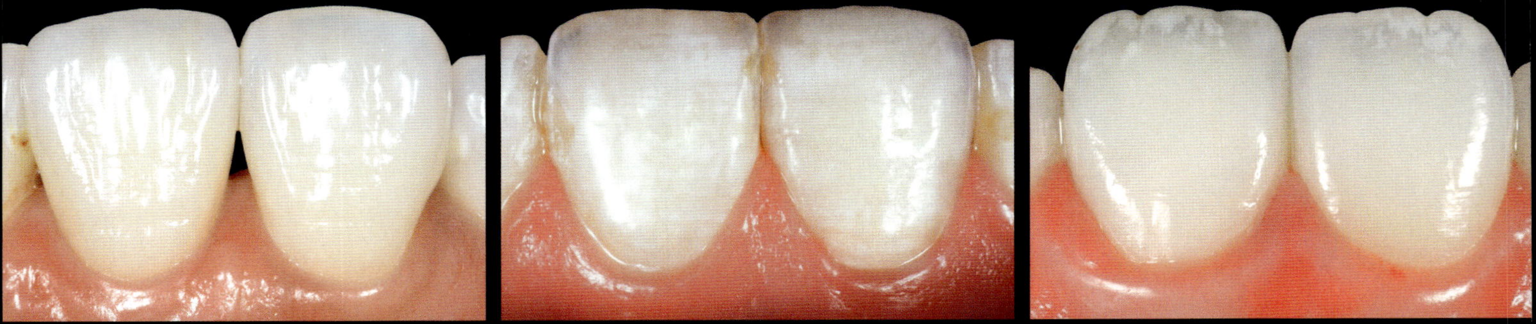

Abb. 2 bis 4 Klinische Beispiele für individualisierte mittlere Schneidezahnkronen, die den natürlichen Zahn nachahmen.

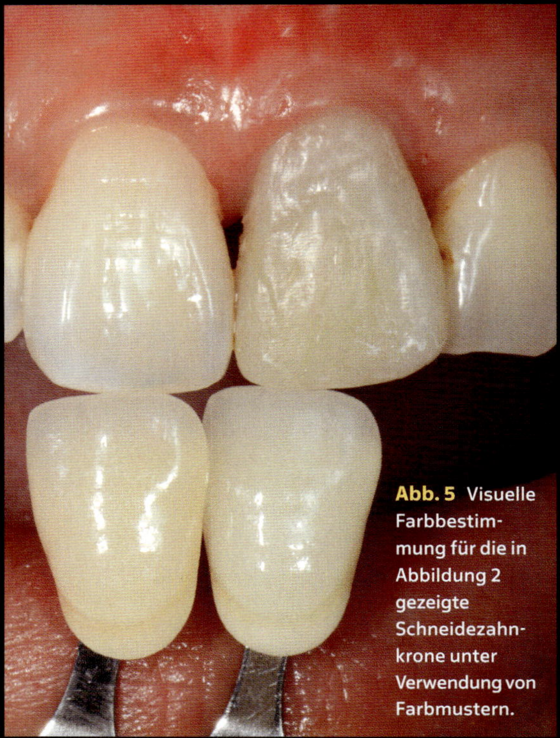

Abb. 5 Visuelle Farbbestimmung für die in Abbildung 2 gezeigte Schneidezahnkrone unter Verwendung von Farbmustern.

Ein Standardinstrument für die visuelle Farbbestimmung und Reproduktion ist die Mitte der 1950er-Jahre eingeführte Vita-Classical-Farbskala (Fa. Vita Zahnfabrik, Bad Säckingen, Deutschland)[6–8]. Die visuelle Technik ist allerdings subjektiv und von physiologischen und psychologischen Faktoren beeinflusst, zu denen unter anderem die Farbwahrnehmung des Untersuchers, die Ermüdung seiner Augen und die Hintergrundfarbe zählen (Abb. 5)[3].

Eine interessante Untersuchung von Udiljak et al. fand bezüglich der Genauigkeit der visuellen Farbnahme keine signifikanten Unterschiede zwischen Zahntechnikern, Prothetikern in Fachzahnarztausbildung, spezialisierten Prothetikern und Zahnmedizinstudenten[9]. Allerdings zeigten Zahntechniker signifikant geringere Abweichungsfehler bei der Farbbestimmung. Die Autoren kamen zu dem Schluss, dass klinische Erfahrung kein signifikanter Einflussfaktor auf die Genauigkeit der visuellen Farbbestimmung ist und Zahntechniker Zahnfarben erfolgreicher bestimmen können als andere Gruppen[9].

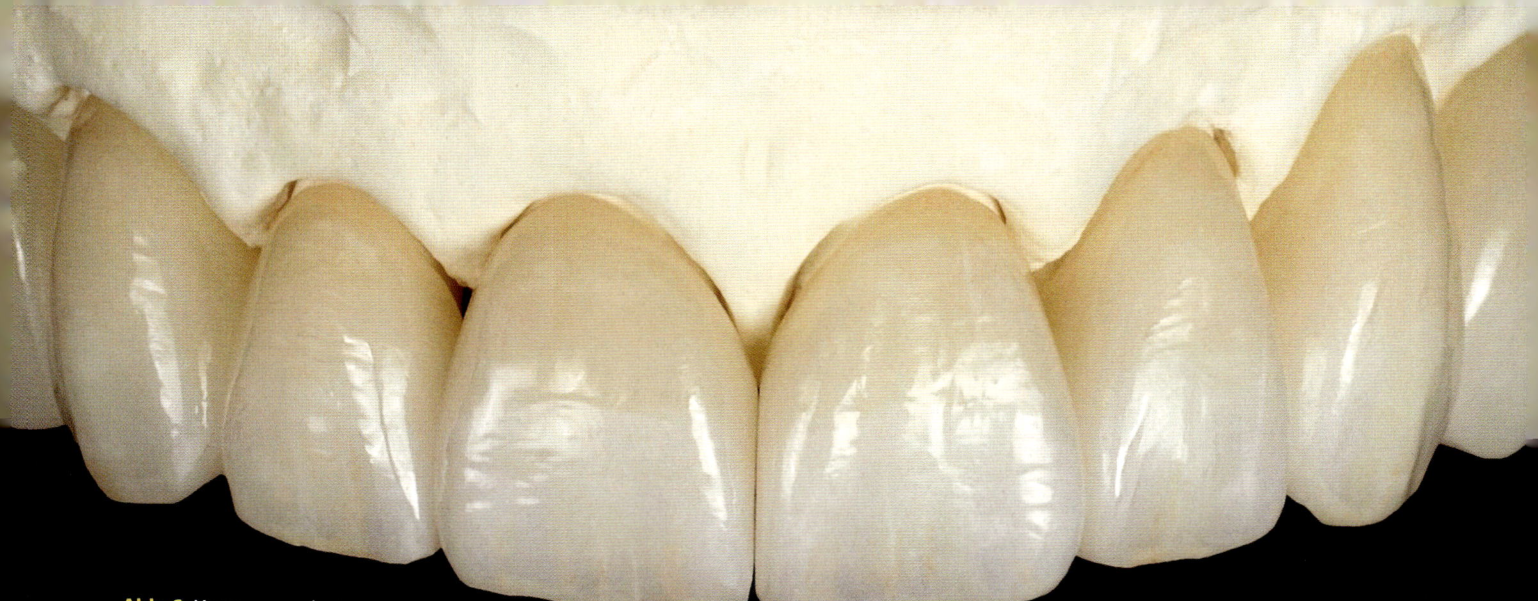

Abb. 6 Versorgung eines kompletten Oberkiefers mit monolithischen Zirkonoxidkronen.

Um die Mängel der visuellen Farbbestimmung zu überwinden und die Genauigkeit und Zuverlässigkeit der Farbwahl zu verbessern, wurden elektronische Farbmessgeräte, wie Spektralfotometer, Kolorimeter, Spektralradiometer, Digitalkameras und Intraoralscanner, entwickelt[3–5]. Da diese Geräte aber typischerweise die Oberflächenfarbe messen und nicht in der Lage sind, Transluzenzgrade zu unterscheiden, haben auch sie ihre Grenzen; zudem ist die Anwendung techniksensitiv und von der Erfahrung des Bedieners abhängig[10].

Allerdings darf auf keinen Fall übersehen werden, dass die Farbbestimmung nur der erste Schritt hin zu einem ästhetisch ansprechenden Ergebnis ist. Die gewonnenen Farbinformationen in eine farblich gut passende Restauration zu „übersetzen" ist eine noch größere Herausforderung für den Zahntechniker. Die Bereitstellung möglichst genauer Angaben zur Grundfarbe ist wichtig, reicht dem Dentalkeramiker aber bei Weitem nicht, um die mannigfaltigen ästhetischen und morphologischen Eigenheiten natürlicher Zähne nachzugestalten.

Über die Jahre haben viele führende Dentalkeramiker eigene Techniken für die Herstellung optisch gut angeglichener Kronen entwickelt und publiziert, die auf der Verblendung von Gerüsten aus Metalllegierungen oder hochfester Keramik mit geschichteter Feldspatkeramik beruhen. Diese Schichttechniken können zahnähnliche Strukturen liefern, wobei der Schmelz durch eine überwiegend transluzente Schale über einem die Farbe determinierenden Dentinkern reproduziert wird. In den letzten Jahren wurde jedoch auch die Entwicklung neuer Zirkonoxidgenerationen mit höherem Stoffmengenanteil an Yttriumoxid (4 bzw. 5 Mol-%) vorangetrieben, um speziell die optische Wirkung von Zirkonoxidrestaurationen und insbesondere monolithischen Vollrekonstruktionen zu verbessern[11]. Diese neuen Materialgenerationen enthalten etwa 30 bis 50 % kubische Kristallphase, was ihre Transluzenz erhöht und die Neigung zur Niedrigtemperatur-Zersetzung gegenüber herkömmlichem 3Y-TZP (mit 3 Mol-% Yttriumoxid teilstabilisiertes Zirkonoxid) verringert. Während ihre reduzierte Bruchzähigkeit und Biegefestigkeit die Indikation für solche Materialien auf Einzelkronen, Teilrestaurationen und kurzspannige Brücken in Bereichen mit geringer Kaubelastung eingrenzt, lassen die verbesserten optischen Eigenschaften einen Einsatz als monolithische Vollrestauration in der ästhetischen Zone mit guter optischer Angleichung an die Nachbarzähne zu.

Die Herausforderung für den Zahntechniker, diese Zirkonoxidrestaurationen an die Farbe der Nachbarzähne anzupassen, unterscheidet sich erheblich von der herkömmlichen Schichttechnik, da die individuelle Anpassung hierbei nicht durch das Auftragen von Schichten aus Keramik, sondern mit externen Farbpigmenten und Glasuren erreicht werden muss. Gegenwärtig sind Zirkonoxidblöcke mit Farbverläufen und Transluzenzgradienten sehr beliebt, deren Grundfarbe allerdings nur durch externe Malfarben und nur innerhalb enger Grenzen modifiziert werden kann. Eine korrekte Farbnahme ist hier also noch wichtiger. Monolithische CAD/CAM-Restaurationen aus Zirkonoxid bieten jedoch den Vorteil, dass Form und Morphologie eines digitalen oder analogen Wax-ups unmittelbar und ohne Zutun durch den Zahntechniker auf die definitive Versorgung übertragen werden kann (Abb. 6).

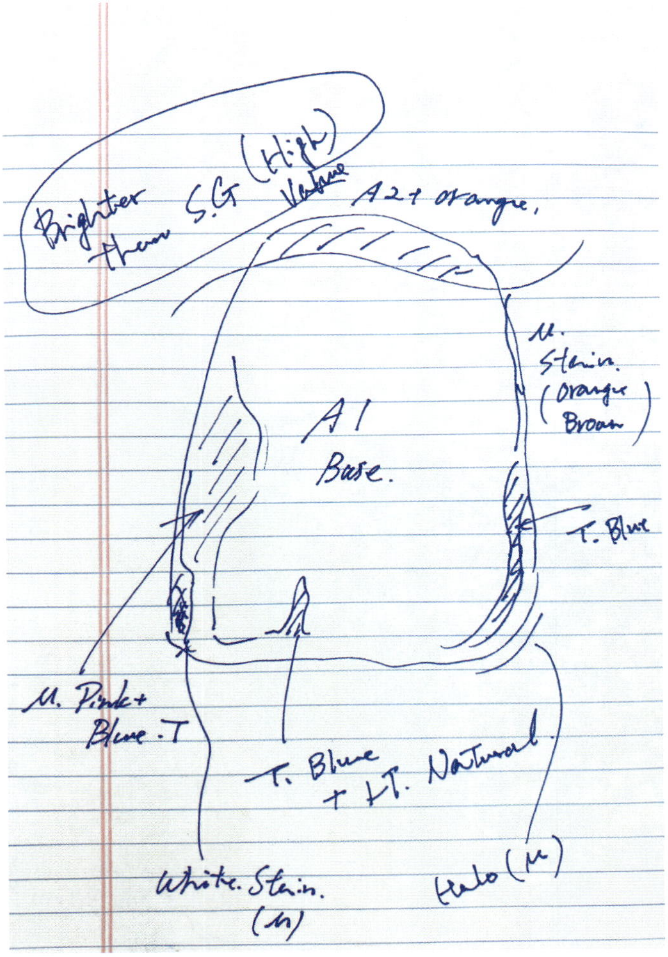

Abb. 7 Vom Zahntechniker erstellte detaillierte Notizen und Farbkartierung der ästhetischen Merkmale des zu reproduzierenden Zahns.

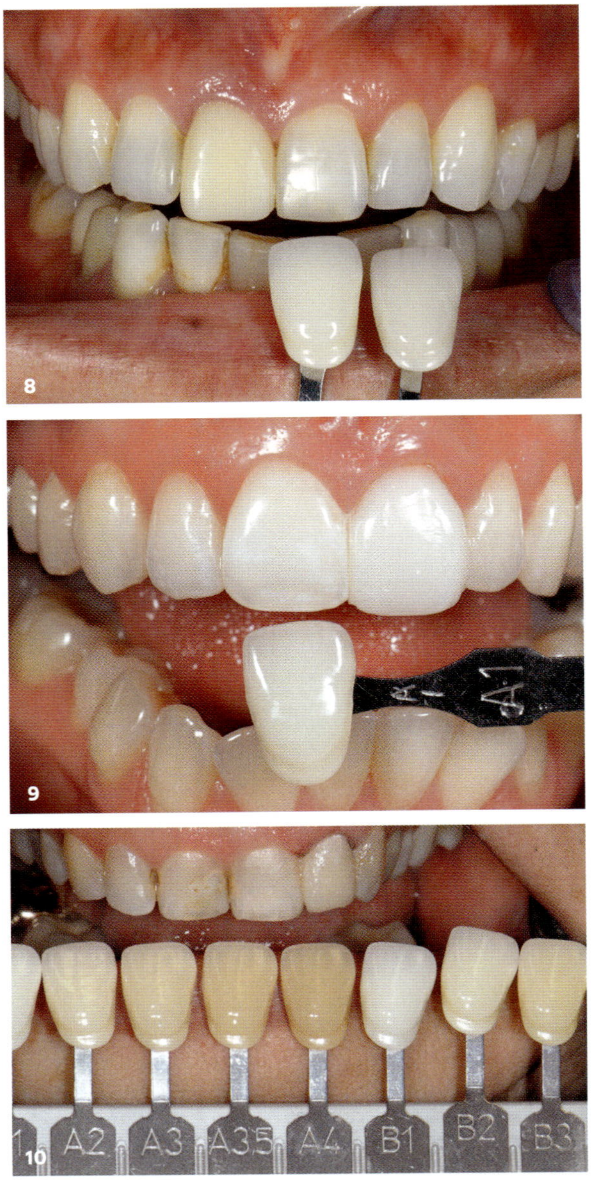

Abb. 8 bis 10 Fotos mit ein oder zwei Farbmustern, die dem zu reproduzierenden Zahn farblich am nächsten kommen und Kante an Kante mit diesem platziert werden, sind gegenüber Aufnahmen mit vielen unterschiedlichen Farbmustern zu bevorzugen.

Der vorliegende Beitrag stellt eine Technik vor, mit der sich eine gute farbliche Übereinstimmung und ästhetischer Erfolg bei der Versorgung mit monolithischen Zirkonoxidkronen zuverlässig erreichen lassen.

Farbnahme

Meist erfolgt die Farbnahme in der Praxis. Sofern die Möglichkeit besteht, ist es jedoch günstiger, wenn der Zahntechniker die Farbe (in der Praxis oder im Labor) selbst bestimmen kann. Neben Fotos sollte er sich Notizen seiner Wahrnehmung der optischen Eigenschaften der nachzuahmenden natürlichen Zähne machen. Der Informationsgehalt eines Fotos ist begrenzt, weshalb detaillierte Notizen und Zeichnungen der Zähne hilfreich sind (Abb. 7).

Die Autoren bevorzugen Fotos, die nur diejenigen ein oder zwei Farbmuster abbilden, die der gewünschten Farbe möglichst nahekommen. Bei Unsicherheiten ist es besser, mehrere Fotos mit einzelnen Farbmustern als ein Foto mit vielen verschiedenen Farbmustern aufzunehmen (Abb. 8 bis 10). Das Bild sollte immer alle sechs Frontzähne zeigen und das Farbmuster Kante an Kante und in derselben Ebene mit (nicht vor oder hinter) dem maßgeblichen Zahn platziert werden. Gern werden Diffusoren für Blitzlichter bzw. Softboxen eingesetzt, um „harte" Reflexionen des Blitzlichts zu vermeiden und die Fotos „künstlerischer" aussehen zu lassen.

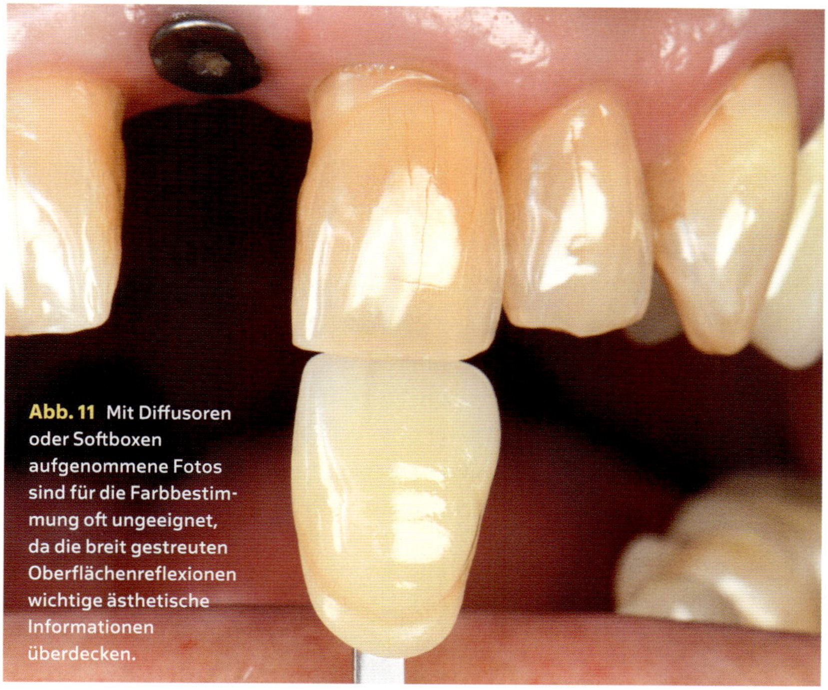

Abb. 11 Mit Diffusoren oder Softboxen aufgenommene Fotos sind für die Farbbestimmung oft ungeeignet, da die breit gestreuten Oberflächenreflexionen wichtige ästhetische Informationen überdecken.

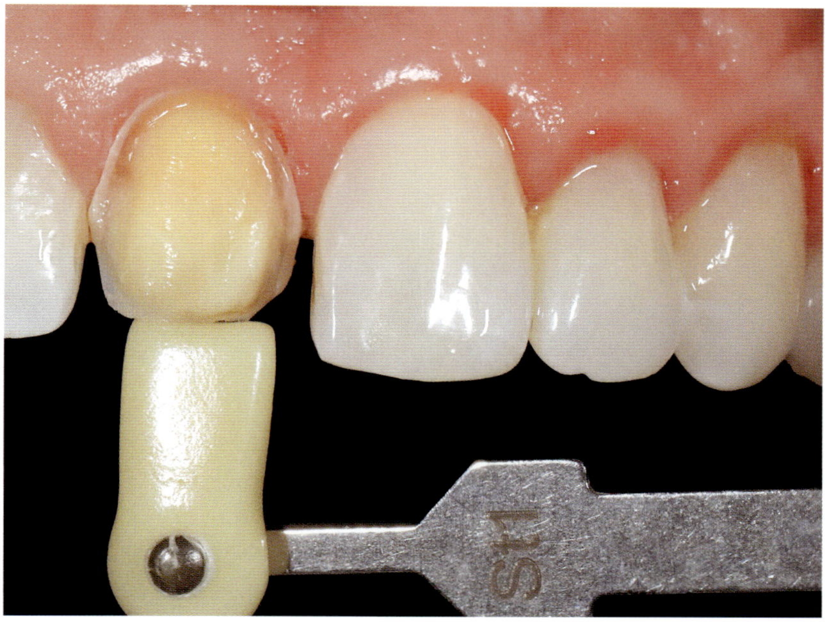

Abb. 12 Beim Arbeiten mit transluzenter Keramik sind Informationen und Fotos zur Stumpffarbe unverzichtbar.

Bei Aufnahmen für die Farbbestimmung ist der Einsatz dieser Hilfsmittel allerdings eher abträglich, da sie das Licht streuen und die Reflexionen breit über die Zahnoberfläche verteilt werden, was interne Strukturen des Zahns verschleiert, sodass ästhetisch relevante Informationen verloren gehen (Abb. 11). Allgemein lassen sich bei stärker eingestelltem Blitz die Oberflächenstrukturen, bei schwächerem die internen Merkmale des Zahns besser beurteilen. Fotos und Informationen zur Stumpffarbe sind bei der Arbeit mit transluzenten Keramiken (transluzente Zirkonoxid-, Lithiumsilikat-, Feldspatkeramik) essenziell (Abb.12).

Fallbericht

Wahl der Grundfarbe

Die Vita-Classical-Farbskala, die die Grundfarbtöne A (orange), B (gelb), C (grün-grau) und D (grün-blau) unterscheidet, ist noch immer einer der in Praxis und Labor am häufigsten verwendeten Farbschlüssel (Abb. 13). Im vorliegenden Fall wurden als Zielfarben für den Zahn 11 A1 bis A2 und inzisal C1 bestimmt (Abb. 14 und 15). Um diese Zielfarben mittels Färbetechnik zu erreichen, wurde für das Zirkonoxid als Grundfarbe B1 gewählt. B1 liefert eine gelbe Basis, sodass ein oranger A-Ton resultiert, wenn eine rote „Grundierung" auf die B1-farbene „Leinwand" aufgetragen wird. Zudem weist B1 eine geringere Farbhelligkeit auf als A1. A1 oder eine hellere Farbe wären zu hell gewesen, um hier ein inzisales C1 zu realisieren. Auch wenn die Zielfarbe nicht A sein sollte, ist ein Foto mit einem A-Farbmuster hilfreich. Mithilfe dieses Fotos können die Farbdifferenzen kalibriert und eine neue Farbkartierung erstellt werden, die die Zielfarbe liefert.

Wahl des Materials

In diesem Fall standen Katana Zirconia HTML (hochtransluzent, mehrlagig), STML (supertransluzent, mehrlagig) und UTML (ultratransluzent, mehrlagig; alle Fa. Kuraray Noritake, Tokio, Japan) als Materialoptionen zur Wahl. Allerdings war der präparierte Stumpf vor allem zervikal stark verfärbt. Daher schien das Material mit der höchsten Transluzenz (Katana UTML) bei 1 mm Substanzreduktion im Bereich der Ränder als ungeeignet. Auch das opakere Katana STML wäre

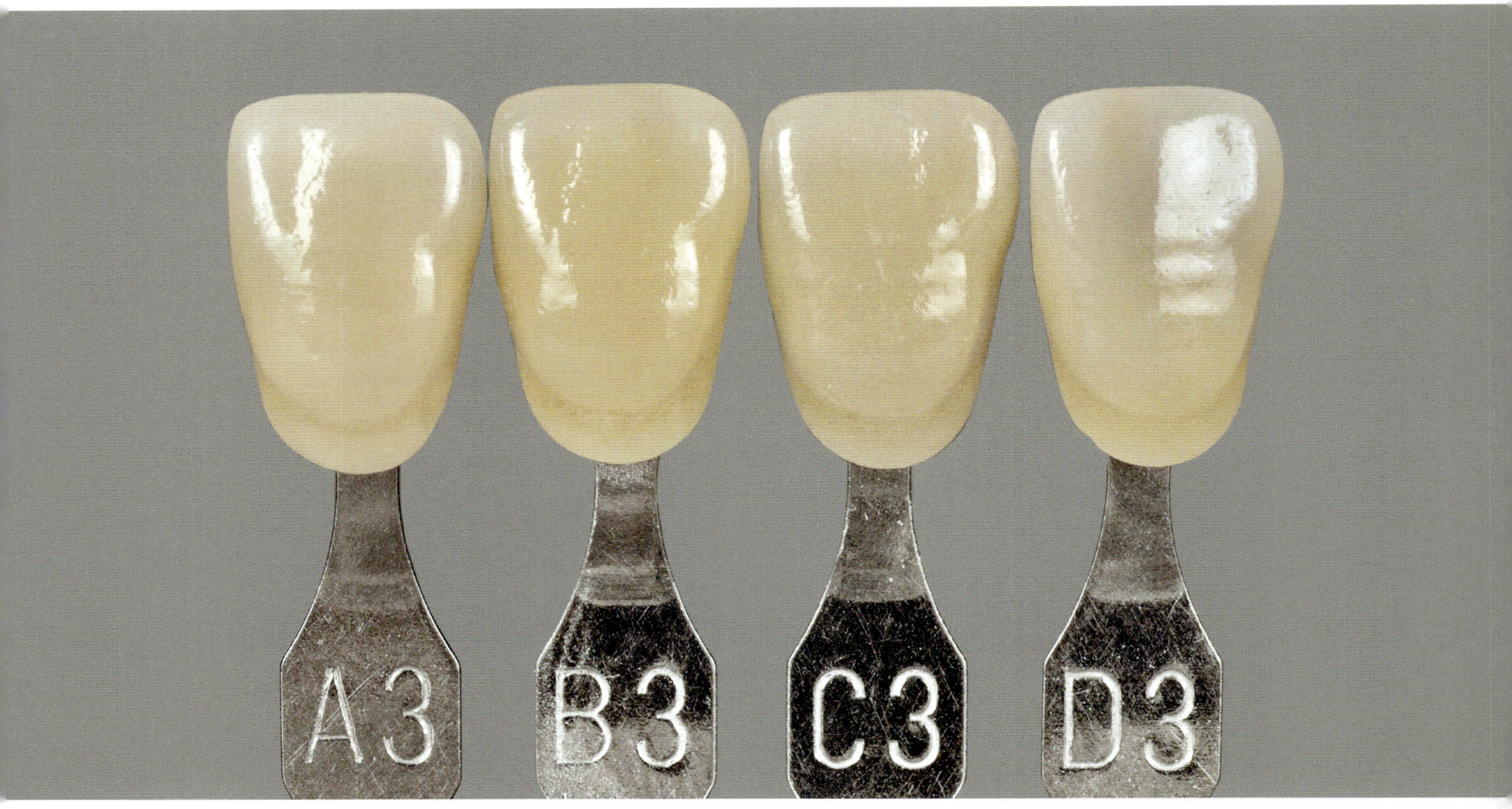

Abb. 13 Vita Classical unterscheidet zwischen den Grundfarben A (orange), B (gelb), C (grün-grau) und D (grün-grau) und ist immer noch die am häufigsten eingesetzte Farbskala.

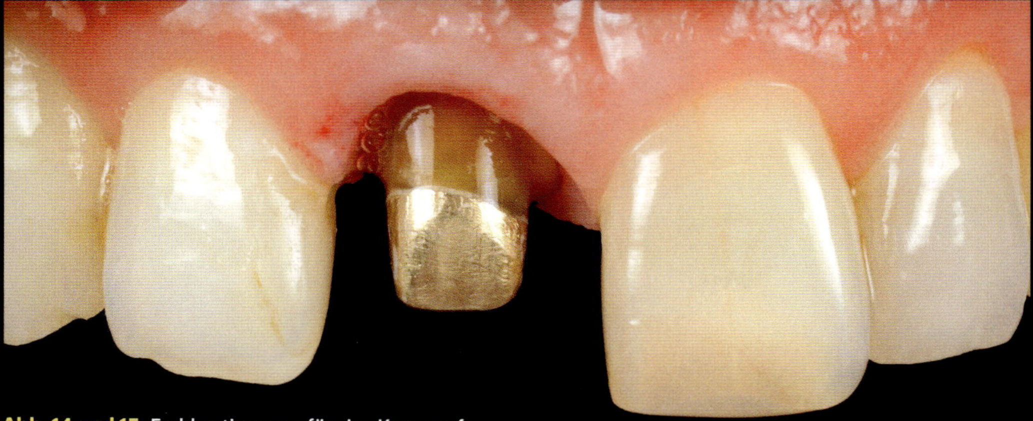

Abb. 14 und 15 Farbbestimmung für eine Krone auf dem Zahn 11. Aufgrund des stark verfärbten Stumpfes und des Stiftaufbaus aus Gold ist die Situation besonders anspruchsvoll.

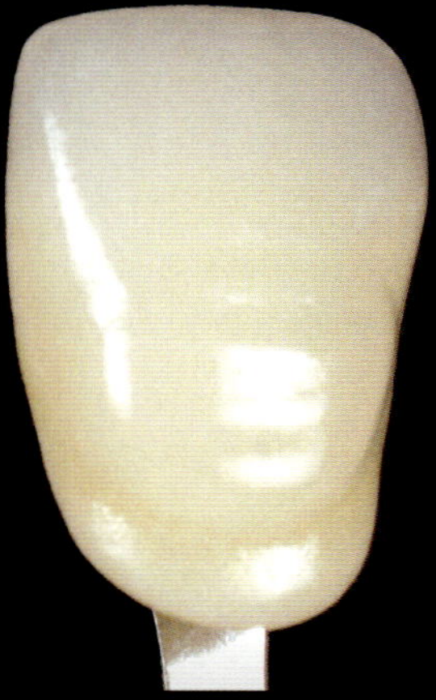

ohne eine Opakerschicht auf der Kroneninnenseite bei 1 mm Dicke nicht opak genug gewesen, um die dunkle Stumpffarbe zu maskieren. Während die wärmere goldgelbe Verfärbung leichter zu decken ist, bereitet die Maskierung schwarzer, grauer und silberner Verfärbungen generell mehr Probleme. In diesem Fall zeigte sich die zervikale Zone des Stumpfes dunkelbraun verfärbt. Daher waren Katana HTML oder aber Katana STML mit einer Opakerschicht (Esthetic Colorant für Katana Zirconia, Fa. Kuraray Noritake) auf der Kroneninnenseite die bevorzugten Materialoptionen.

Um die am besten passende Lösung zu finden, wurden drei Kronen hergestellt und daraufhin getestet, welche den dunklen Stumpf am besten maskiert: Katana HTML, Katana STML mit interner Opakerschicht oder Katana STML ohne Opakerschicht. Abbildung 16 gibt die Transluzenz der drei Varianten außerhalb des Mundes wieder, Abbildung 17 zeigt ihr intraorales Aussehen. Jeder Zahntechniker mag eigene Präferenzen zwischen den drei Kronenvarianten haben. Zu beachten ist, dass Katana HTML bei der Herstellung einer adäquaten Kronenform schwerer zu verarbeiten sein kann.

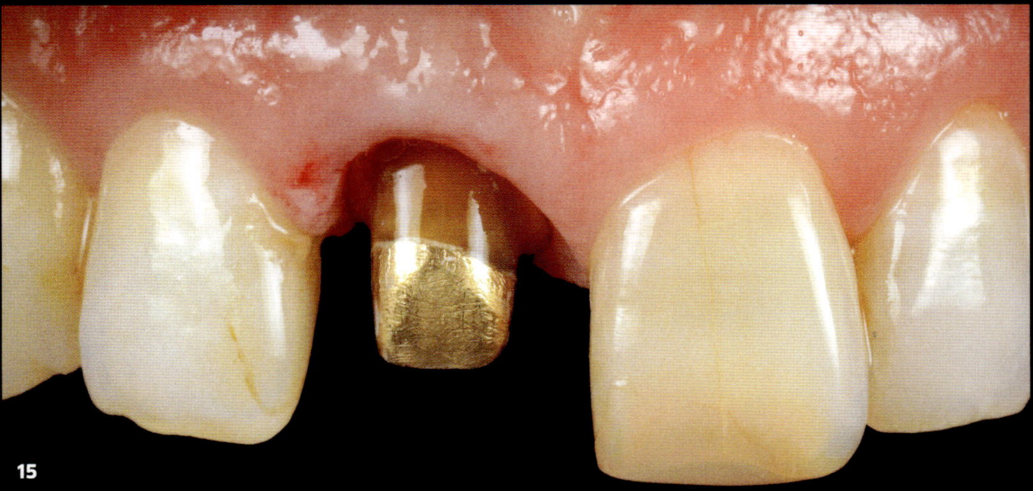

15

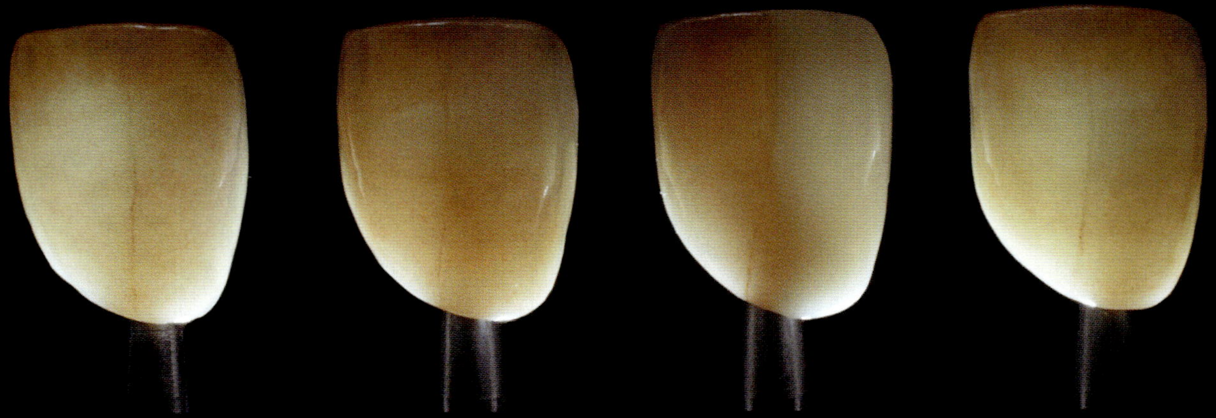

Abb. 16 Um die passendste Lösung zu finden, wurden drei Kronen hergestellt und auf ihr Maskierungsvermögen getestet *(v. l. n. r.)*: Katana STML (ohne Opaker), Katana STML (mit Opakerschicht), Katana STML mit partieller Färbung (mit Opakerschicht), and Katana HTML (ohne Opaker).

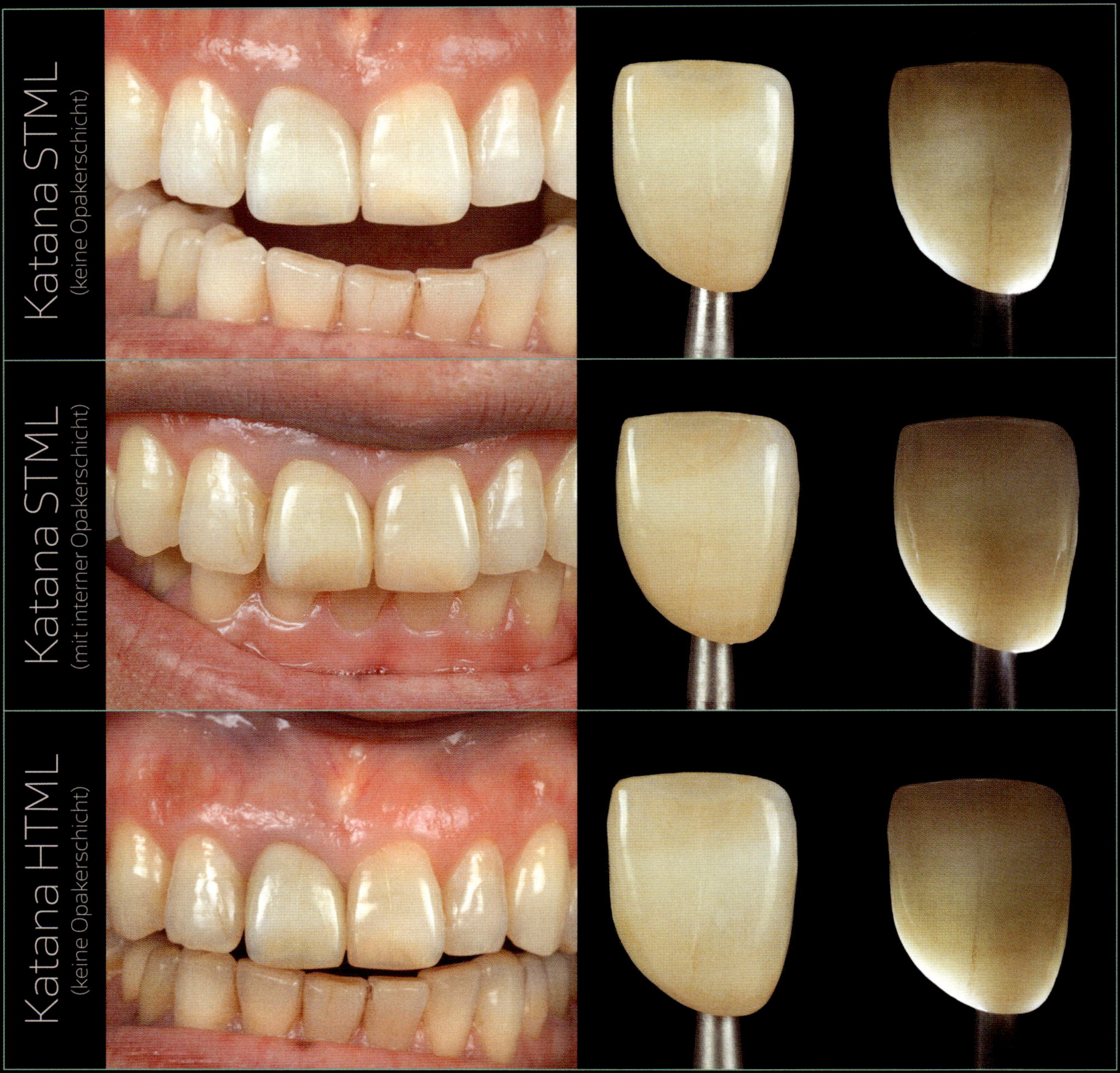

Abb. 17 Vergleich dreier Kronenmaterialien: *(oben)* Katana STML (ohne Opakerschicht), *(Mitte)* Katana STML (mit opaker Innenschicht) sowie *(unten)* Katana HTML (ohne Opakerschicht).

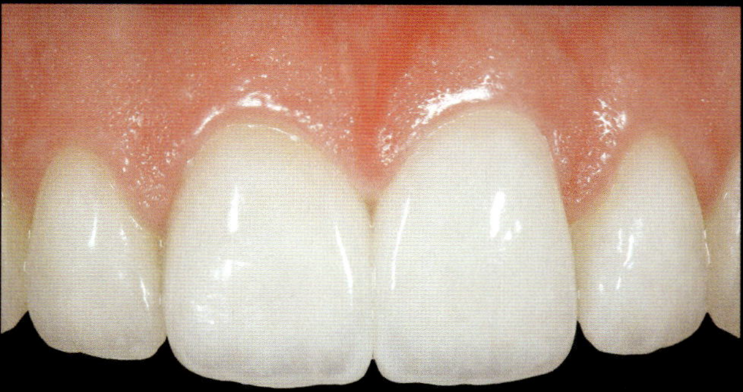

18

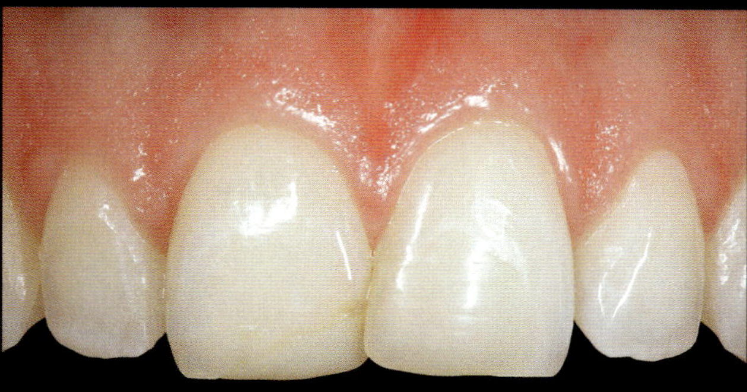

19

Abb. 18 und 19 In Fällen mit mehreren Restaurationen bzw. Gliedern und Überschreiten der Mittellinie, sollte die geplante Position der Inzisalkanten am Behandlungsstuhl verifiziert werden.

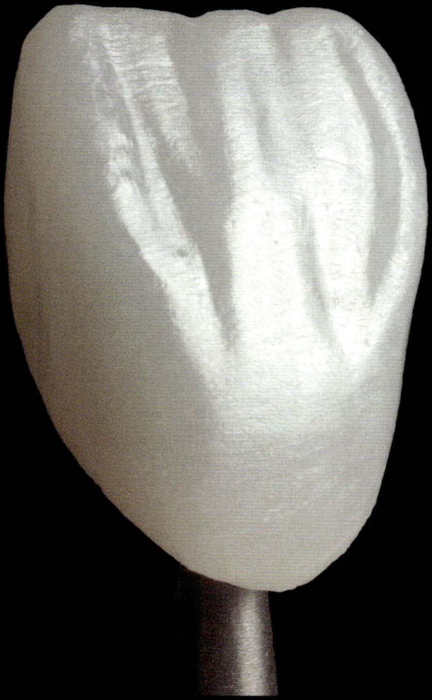

Abb. 20 An diesem Punkt werden etwa 80 % der Oberflächentextur erzeugt, während nur etwa 20 % im Zuge der Glasur folgen.

Entwickeln ästhetischer Restaurationsformen

Die Vorlage für die Idealform der Krone des Zahns 11 wurde in diesem Fall durch Spiegeln des Zahns 21 gewonnen. Eine solche Spiegeltechnik wird genutzt, wenn entweder die rechte oder die linke Seite (auch mehrgliedrig) restauriert werden. Mehrgliedrige Rekonstruktionen, die die Mittellinie überqueren, erfordern mehr Kommunikation mit dem Zahnarzt und dem Patienten und vor allem Informationen zur gewünschten Position der Inzisalkanten der mittleren Schneidezähne (Abb. 18 und 19). Letztere muss dann in der Praxis mithilfe eines Provisoriums oder Mock-ups validiert werden. Wünscht der Patient eine andere Form oder Länge bezogen auf das aktuelle Provisorium, wird dies an den Zahntechniker zurückgemeldet. Die Schneidekantenposition ohne intraorale Kontrolle beim Patienten festzulegen, ist ein reines Ratespiel. Ein einfaches Mittel für die Informationsübermittlung bildet das aktuelle Modell des Provisoriums, von dem ausgehend nötige Anpassungen vorgenommen werden können. Die Oberflächentextur ist ein häufig übersehener Schlüsselaspekt beim Spiegeln von Zähnen. Etwa 80 % der wichtigsten Rillen, Linien und Texturen werden an diesem Punkt der Kronenherstellung, nur die verbleibenden 20 % während der Glasurphase erzeugt (Abb. 20).

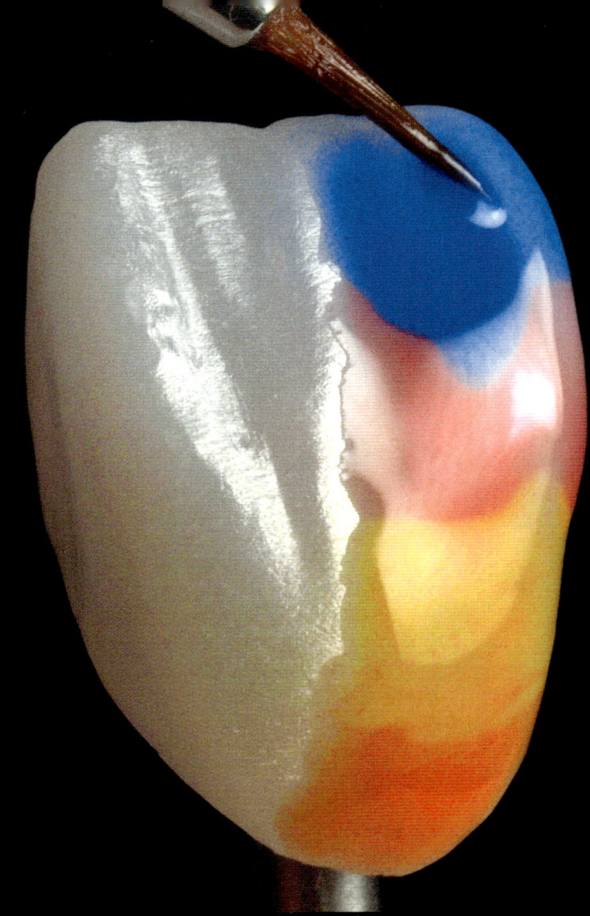

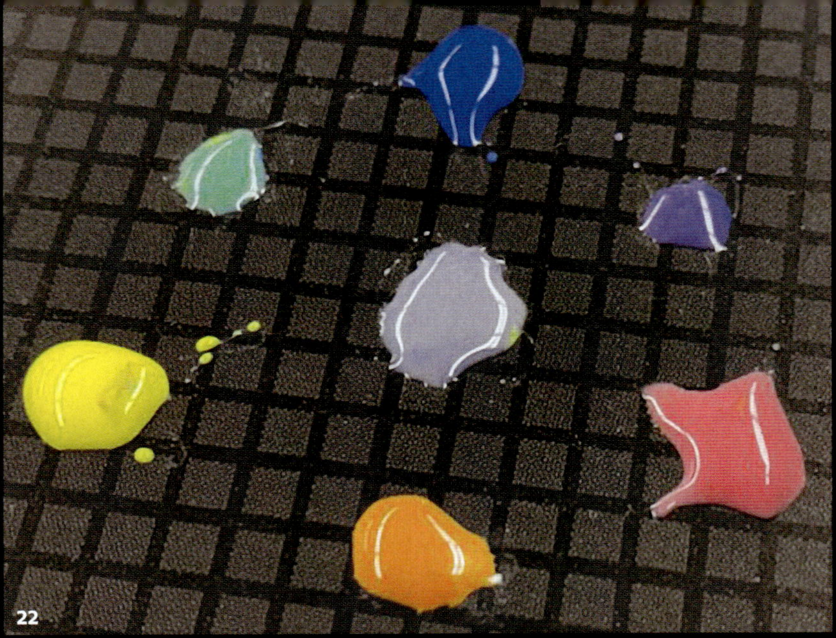

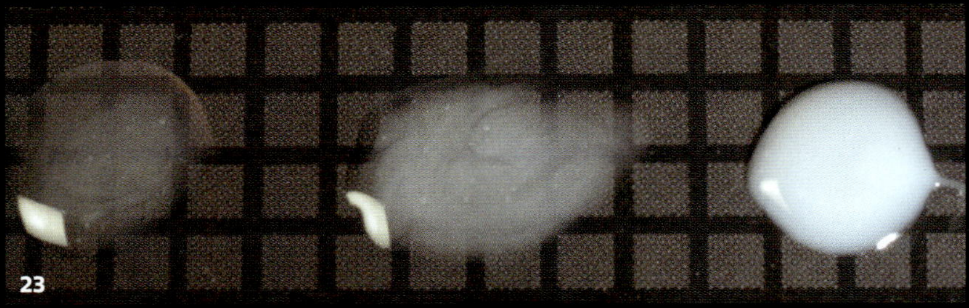

Abb. 21 „Malen" der Effektflüssigkeiten auf die Zirkonoxidkrone.

Abb. 22 Die Primärfarben sind Blau, Rot und Gelb.

Abb. 23 Transparentes Glasurpulver kann hinzugemischt werden, um Farben abzuschwächen.

Farbgestaltung

Bei monolithischer Verwendung von Zirkonoxid ist gezieltes Färben die einzige Möglichkeit, das Erscheinungsbild und die Farbe des fertigen Stücks zu individualisieren (Abb. 21). Hierzu muss der Zahntechniker mit dem Farbsystem, das drei primäre Farbtöne (Rot, Blau und Gelb) sowie sekundäre Farbtöne umfasst, wie auch mit der Bedeutung der Parameter Farbhelligkeit und Farbsättigung gut vertraut sein. Jeder Farbton kann durch Mischen der primären und sekundären Farbtöne in unterschiedlichen Verhältnissen erzeugt werden. Allerdings muss jede so gemischte Farbe erst gebrannt werden, bevor der endgültige Farbton verifiziert werden kann. Nötigenfalls lässt sich die Mischung durch transparentes Glasurpulver verdünnen (Abb. 22 und 23).

Der Markt bietet gegenwärtig zwei Arten von Zirkonoxidfarben, von denen die eine vor dem Sintern (Abb. 24), die andere danach angewendet wird (Abb. 25). Farbige Glasuren besitzen immer eine gewisse Transluzenz, deren Grad vom Hersteller abhängt. Beispielsweise sind die entsprechenden Farben von Kuraray Noritake transluzenter als Produkte anderer Hersteller. Aufgrund der speziellen Wirkung von Färbeflüssigkeiten und Glasuren

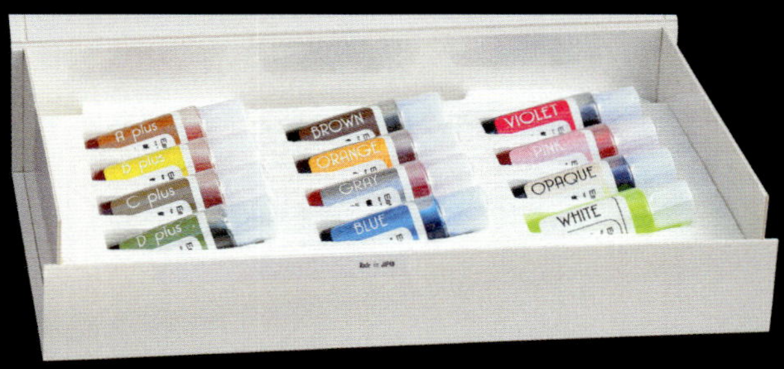

Abb. 24 Effektflüssigkeiten, die vor dem Sinterbrand aufgetragen werden (Esthetic Colorant für Katana Zirconia).

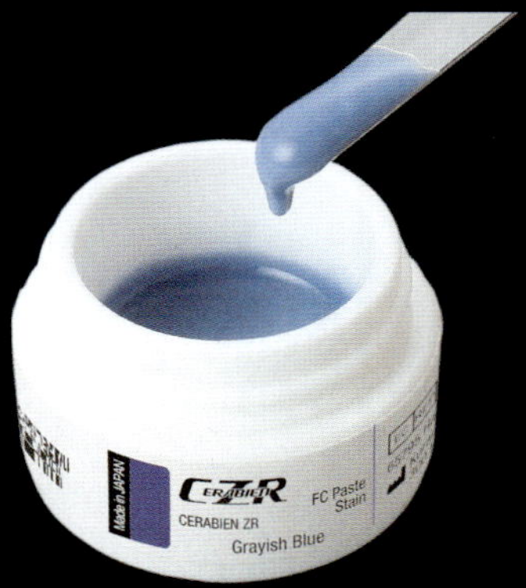

Abb. 25 Nach dem Sintern aufzutragende Glasurpaste (Cerabien CR FC Paste Stain, Fa. Kuraray Noritake).

ist es schwieriger, einen B-Farbton auf einer monolithischen Zirkonoxidrestauration mit der Grundfarbe A zu erzeugen, während ein A-Farbton auf B-Zirkonoxid leichter zu realisieren ist. Transluzenzen lassen sich durch Auftragen blauer, grauer oder violetter Färbeflüssigkeiten an den entsprechenden Stellen imitieren.

Oberflächentextur und Glanz

Die Oberflächentextur wird nach dem Färben und der Glasur hergestellt. Eine natürlich wirkende Textur lässt sich durch vorsichtiges Beschleifen mit einem alten, stumpfen Diamantinstrument kreieren (Abb. 26). Nach der Glasur zeigen die Stücke oft einen extremen Glanz, der den der natürlichen Zähne übertrifft (Abb. 27). Schleifkörper und Silikonspitzen können hier helfen, einen natürlichen Glanz zu erzeugen. Allerdings müssen sie sehr vorsichtig verwendet werden, da schnell zu viel Material entfernt ist. Auch eine Poliermaschine, bestückt mit einer weichen, kurzen Bürste, kann in Verbindung mit abrasiver Paste (bspw. Noritake Pearl Surface, Fa. Kuraray Noritake) natürlichen Oberflächenglanz liefern.

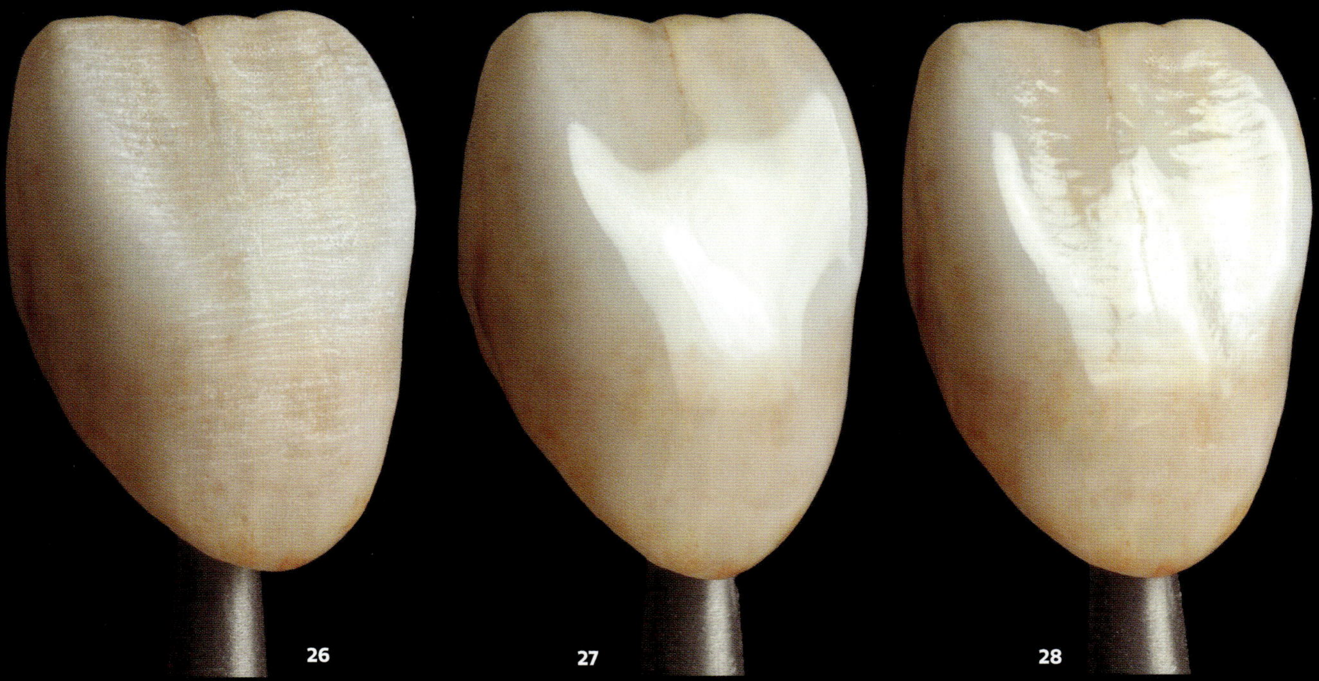

Abb. 26 Mit einem stumpfen Diamantinstrument lassen sich Mikroformen und Oberflächentexturen erzeugen.
Abb. 27 Die aufgetragene Glasur vor dem Brand.
Abb. 28 Natürlich wirkender Glanz nach der abschließenden Politur.

Politur und Fertigstellung

Entspricht die Restauration nach der maschinellen Politur den Erwartungen, kann sie eingesetzt werden (Abb. 28). Andernfalls muss die Farb- und Glasurschicht gegebenenfalls neu aufgebracht werden, bis das gewünschte Ergebnis erreicht ist.

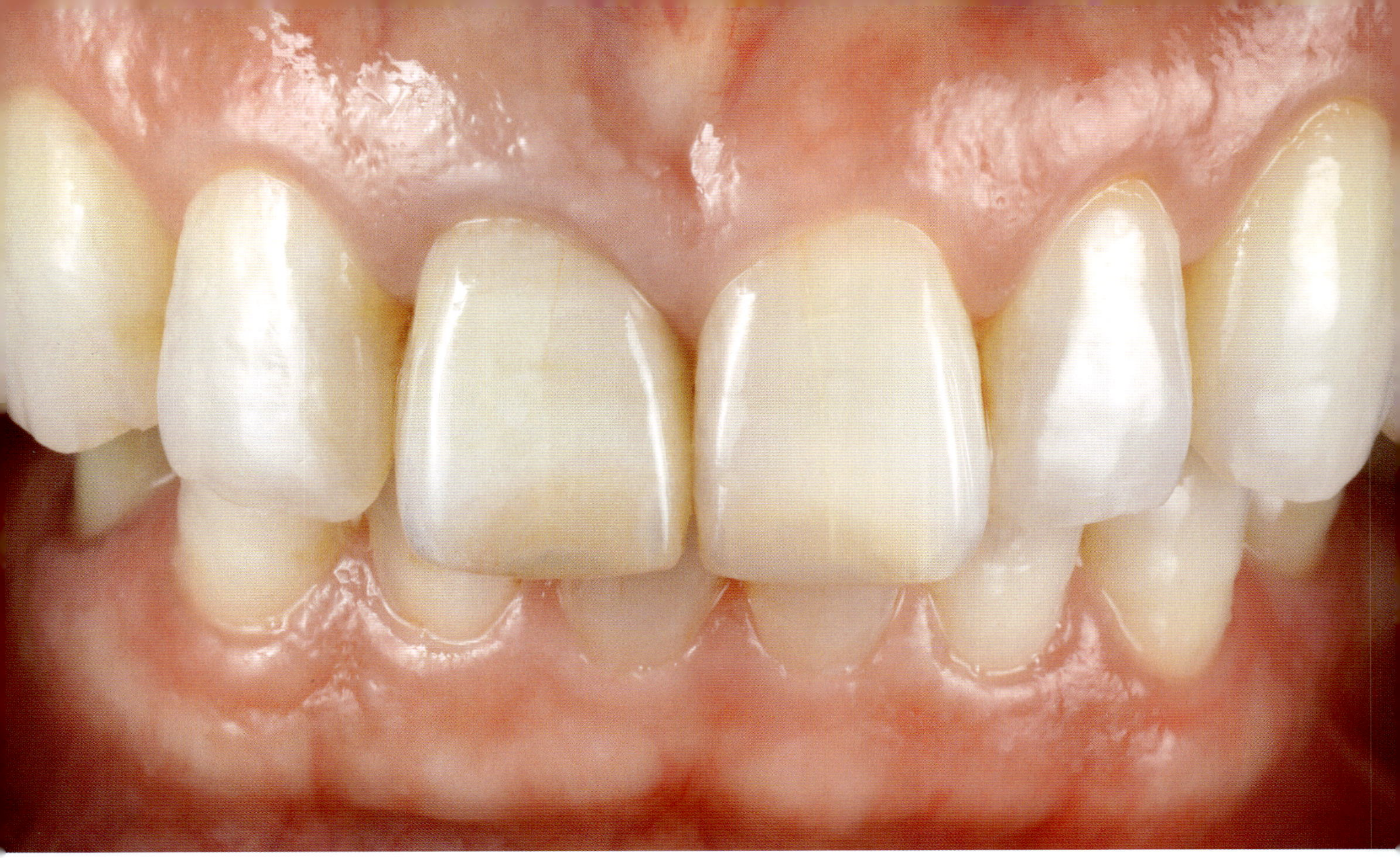

Maskieren dunkler Stümpfe und Eingliederung

Dass die Gesamtfarbe monolithischer Keramikrestaurationen nicht nur von der Art und Dicke der Keramik, sondern auch von der Farbe und vor allem der Helligkeit des Befestigungsmaterials abhängen, ist gut dokumentiert[12]. Deshalb sollte die Farbwirkung zunächst mit Try-in-Pasten, die mit dem gewählten Zement korrespondieren, getestet werden.

Ein besonderer Vorteil zirkonoxidbasierter Keramiken besteht darin, dass sie in der Form von Vollkronen nicht adhäsiv befestigt werden müssen. Vielmehr ist hier bei adäquater Retention und Passung eine klassische Zementierung ausreichend. Wenn keine ausreichende Retention gegeben ist oder der Restaurationstyp eine adhäsive Kunststoffverbindung erfordert, umfasst das Adhäsivprotokoll Schritte die unter dem Begriff „APC-Konzept" zusammengefasst werden: Abrasion durch Abstrahlen mit Korund oder silikatisiertem Korund (Schritt A), Primerbehandlung der abradierten Flächen mit 10-Methacryloyloxydecyldihydrogenphosphat (MDP) oder einem anderen Phosphatmonomer-haltigen Primer (Schritt P) und Verklebung mit einem dual- oder selbsthärtenden Befestigungskomposit (Schritt C)[11,13,14].

Die Phosphatgruppen funktioneller Monomere wie MDP gehen chemische Verbindungen mit den Metalloxiden im Zirkonoxid ein. Neue selbstadhäsive Befestigungskomposite (z. B. Panavia SA Universal, Fa. Kuraray Noritake) enthalten unter anderem MDP und sind eine einfache, weniger techniksensitive Option für Situationen mit geringeren adhäsiven Anforderungen, da sie ohne eine Konditionierung durch Primer oder Adhäsive auskommen[15]. Allerdings wird auch vor der Applikation eines selbstadhäsiven Befestigungskomposits die Vorbehandlung der Restaurationsinnenfläche durch Abstrahlen mit Korundpartikeln (50 µm) bei geringem Druck (2 bar) empfohlen[16].

Im hier gezeigten Fall wurde ein universelles selbstätzendes Befestigungskomposit (Panavia SA Cement Universal) in einem „weißen" Farbton verwendet, um den stark verfärbten Stumpf und den gegossenen Stiftaufbau aus Gold optimal zu maskieren. Die Abbildungen 29 und 30 zeigen das Behandlungsergebnis.

Schlussfolgerungen

Um mit monolithischen Zirkonoxid-Vollrestaurationen eine ansprechende Ästhetik zu erreichen, sind Verfahren

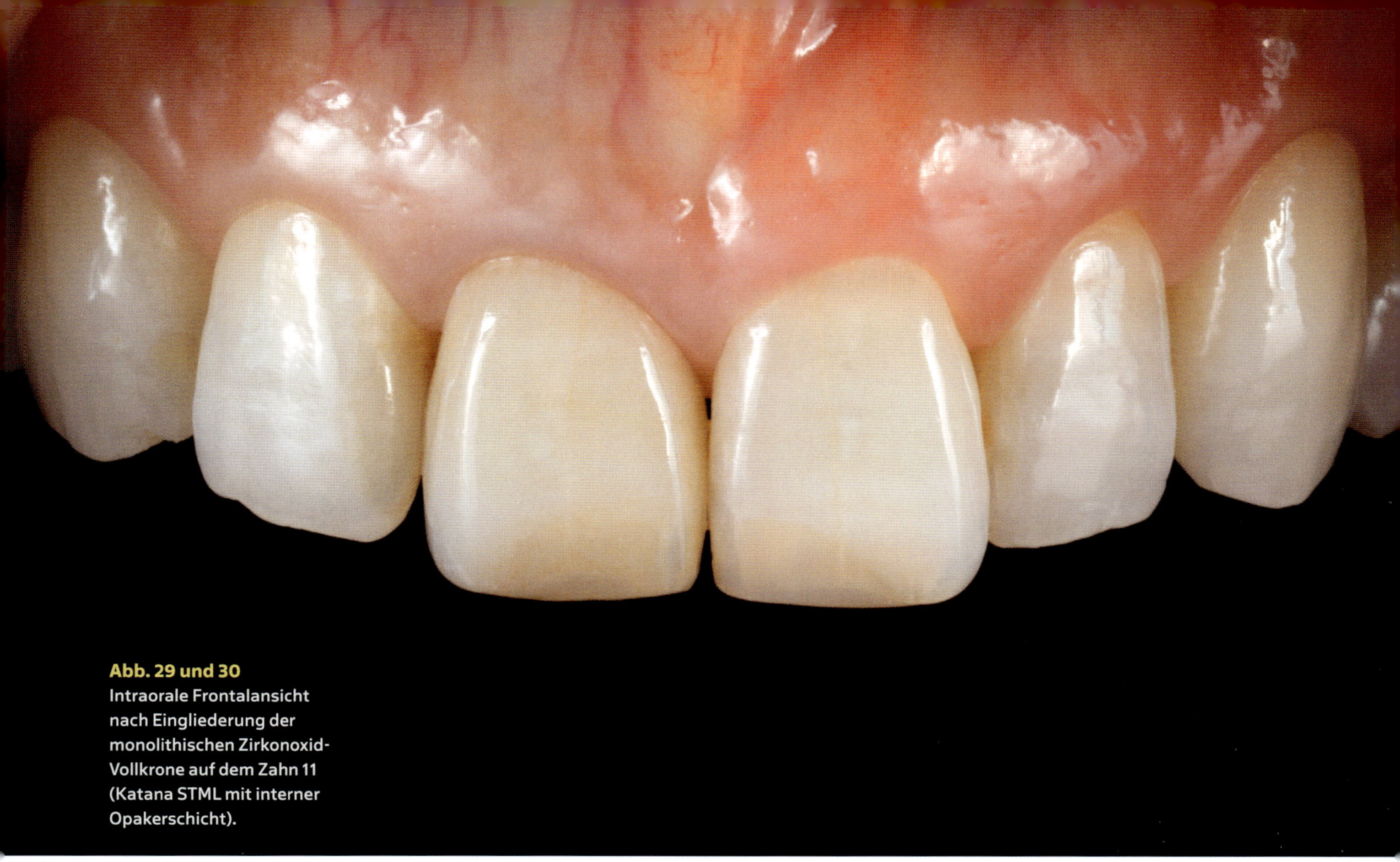

Abb. 29 und 30
Intraorale Frontalansicht nach Eingliederung der monolithischen Zirkonoxid-Vollkrone auf dem Zahn 11 (Katana STML mit interner Opakerschicht).

und Techniken gefragt, die sich deutlich von der klassischen Feldspatkeramikschichtung unterscheiden. Für den ästhetischen Erfolg ist es wichtig, die Wechselwirkungen zwischen der Grundfarbe und den zur Modifikation eingesetzten Effektflüssigkeiten und Glasuren zu verstehen. Dies gilt insbesondere für Einzelkronen auf oberen mittleren Schneidezähnen, wo der kontralaterale natürliche Zahn bezüglich Form, Farbe und Oberfläche möglichst genau gespiegelt werden muss. Ein stark verfärbter Pfeilerzahn erhöht den Schwierigkeitsgrad weiter und verlangt eine sorgfältige Wahl des Kronen- wie auch des Befestigungsmaterials.

Literatur

1. Blatz MB, Chiche G, Bahat O, Roblee R, Coachman C, Heymann HO. Evolution of aesthetic dentistry. J Dent Res 2019;98:1294–1304.
2. Bahannan SA, Awad MA. Effect of porcelain shade and application time on shade reproduction. J Prosthodont 2018;27:227–231.
3. Chen H, Huang J, Dong X, et al. A systematic review of visual and instrumental measurements for tooth shade matching. Quintessence Int 2012;43:649–659.
4. Abu-Hossin S, Onbasi Y, Berger L, et al. Comparison of digital and visual tooth shade selection. Clin Exp Dent Res 2023;9:368–374.
5. Borse S, Chaware SH. Tooth shade analysis and selection in prosthodontics: A systematic review and meta-analysis. J Indian Prosthodont Soc 2020;20:131–140.
6. Paravina RD, Powers JM, Fay RM. Dental color standards: Shade tab arrangement. J Esthet Restor Dent 2001;13:254–263.
7. Floriani F, Brandfon BA, Sawczuk NJ, Lopes GC, Rocha MG, Oliveira D. Color difference between the vita classical shade guide and composite veneers using the dual-layer technique. J Clin Exp Dent 2022;14:e615–e620.
8. Sproull RC. Color matching in dentistry. Part II. Practical applications of the organization of color. 1973. J Prosthet Dent 2001;86:458–464.
9. Udiljak Z, Illes D, Knezovic Zlataric D, Celic R. Effect of clinical experience on the shade matching accuracy in different dental occupational groups. Acta Stomatol Croat 2018;52:132–139.
10. Tabatabaian F, Beyabanaki E, Alirezaei P, Epakchi S. Visual and digital tooth shade selection methods, related effective factors and conditions, and their accuracy and precision: A literature review. J Esthet Restor Dent 2021;33:1084–1104.
11. Alammar A, Blatz MB. The resin bond to high-translucent zirconia: A systematic review. J Esthet Dent 2022;34:117–135.
12. Bacchi A, Boccardi S, Alessandretti R, Pereira GKR. Substrate masking ability of bilayer and monolithic ceramics used for complete crowns and the effect of association with an opaque resin-based luting agent. J Prosthodont Res 2019;63:321–326.
13. Blatz M, Vonderheide M, Conejo J. The effect of resin bonding on long-term success of high-strength ceramics. J Dent Res 2018;97:132–139.
14. Blatz MB, Alvarez M, Sawyer K, et al. How to bond zirconia: The APC concept. Compend Contin Educ Dent 2016;37:611–618.
15. Blatz MB, Bergler M. Clinical application of a new self-adhesive resin cement for zirconium-oxide ceramic crowns. Compend Contin Educ Dent 2012;33:776–781.
16. Blatz MB, Phark JH, Ozer F, et al. In vitro comparative bond strength of contemporary self-adhesive resin cements to zirconium oxide ceramic with and without air-particle abrasion. Clin Oral Investig 2010;14:187–192.

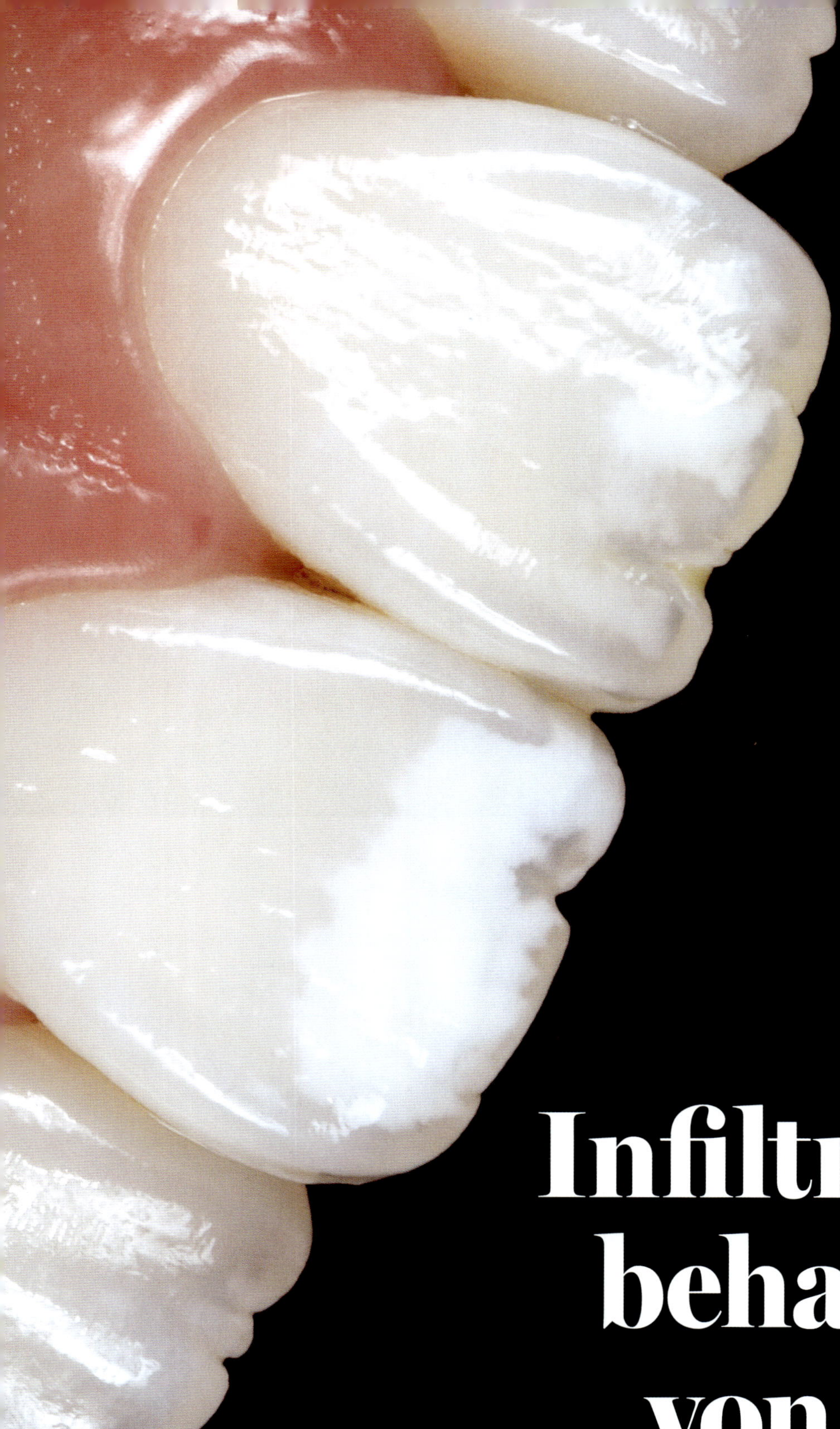

Infiltrationsbehandlung von White-Spot-Läsionen

Meiken Hayashi, DDS, PhD[1]

White-Spot-Läsionen (WSL) sind weißlich-opake Flecken auf der Oberfläche des Zahnschmelzes. Gegenwärtig wird davon ausgegangen, dass es sich um partielle Defekte im Schmelz oder initialkariöse, teildemineralisierte Areale handelt, in denen es zur Streuung des auf die Schmelzprismen treffenden Lichts kommt, was das weißliche Aussehen hervorruft. Der Brechungsindex des Hydroxylapatits im Schmelz liegt bei 1,62, derjenige von WSL im feuchten Zustand bei 1,33, im trockenen Zustand bei 1,00 (Tabelle 1)[1]. Diese Unterschiede der Brechzahlen sind dafür verantwortlich, dass der Schmelz im Bereich der WSL eine andere Farbe zu haben scheint.

Die meisten WSL sind lokal begrenzt, aber die Ausdehnung und Tiefe der Läsionen sind variabel. WSL auf den Labialflächen der oberen Frontzähne können ästhetisch sehr problematisch sein, und viele Patienten wünschen eine Korrektur, weil sie sich beim Lächeln in der Öffentlichkeit genieren (Abb. 1 bis 6). Bei Kindern kann auch die Angst vor Mobbing oder ein herabgesetztes Selbstwertgefühlt zum Behandlungswunsch führen.

Tabelle 1 **Brechungsindizes von Schmelz, White-Spot-Läsionen (WSL) und TEGDMA**

Material	Brechzahl
Schmelz	1,62
WSL trocken	1,00
WSL nass	1,33
TEGDMA	1,52

Private Praxis, Yokosuka, Kanagawa, Japan.

Korrespondenz an: Meiken Hayashi, meiken.hayashi@gmail.com @mkn_jpn

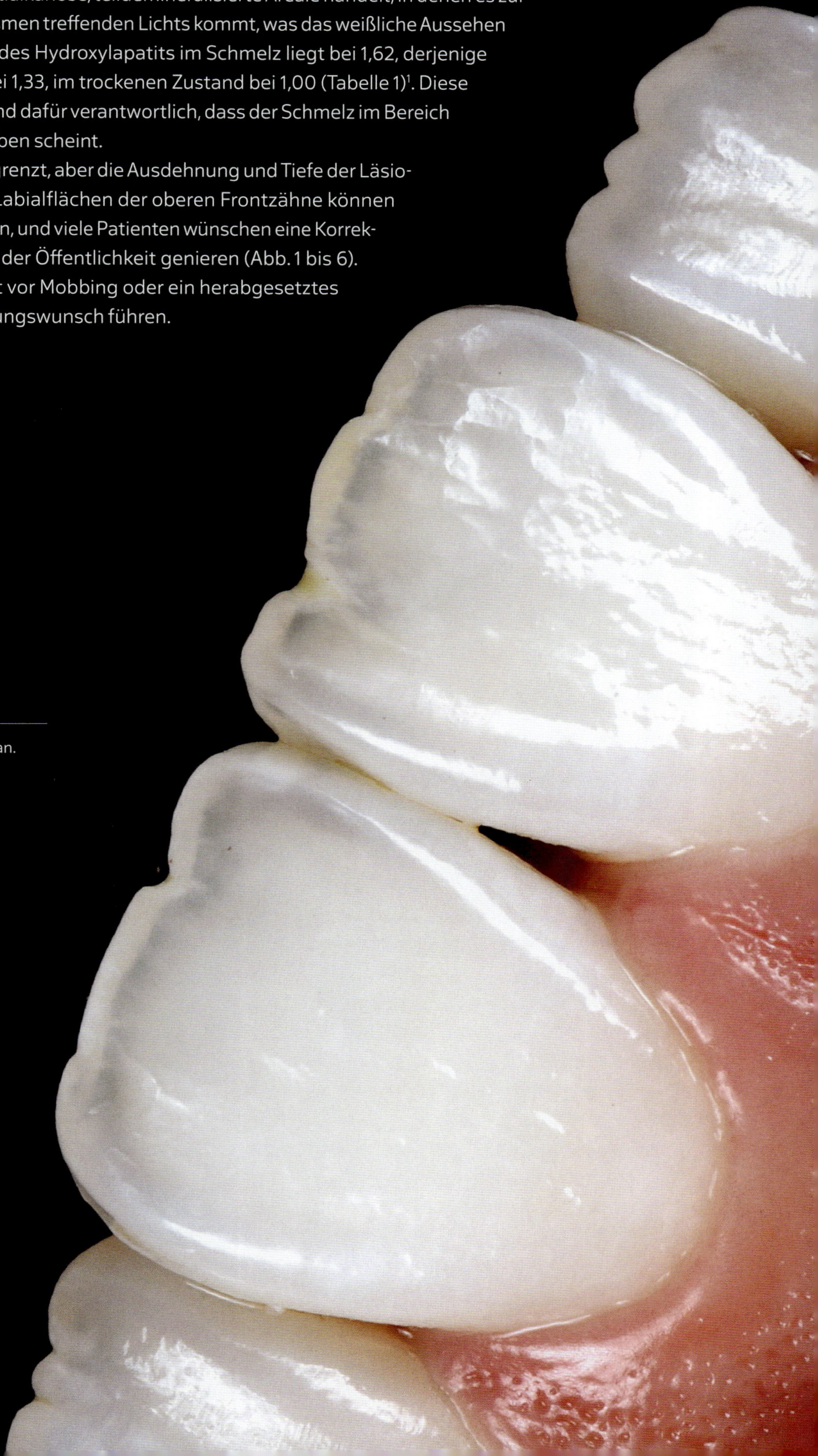

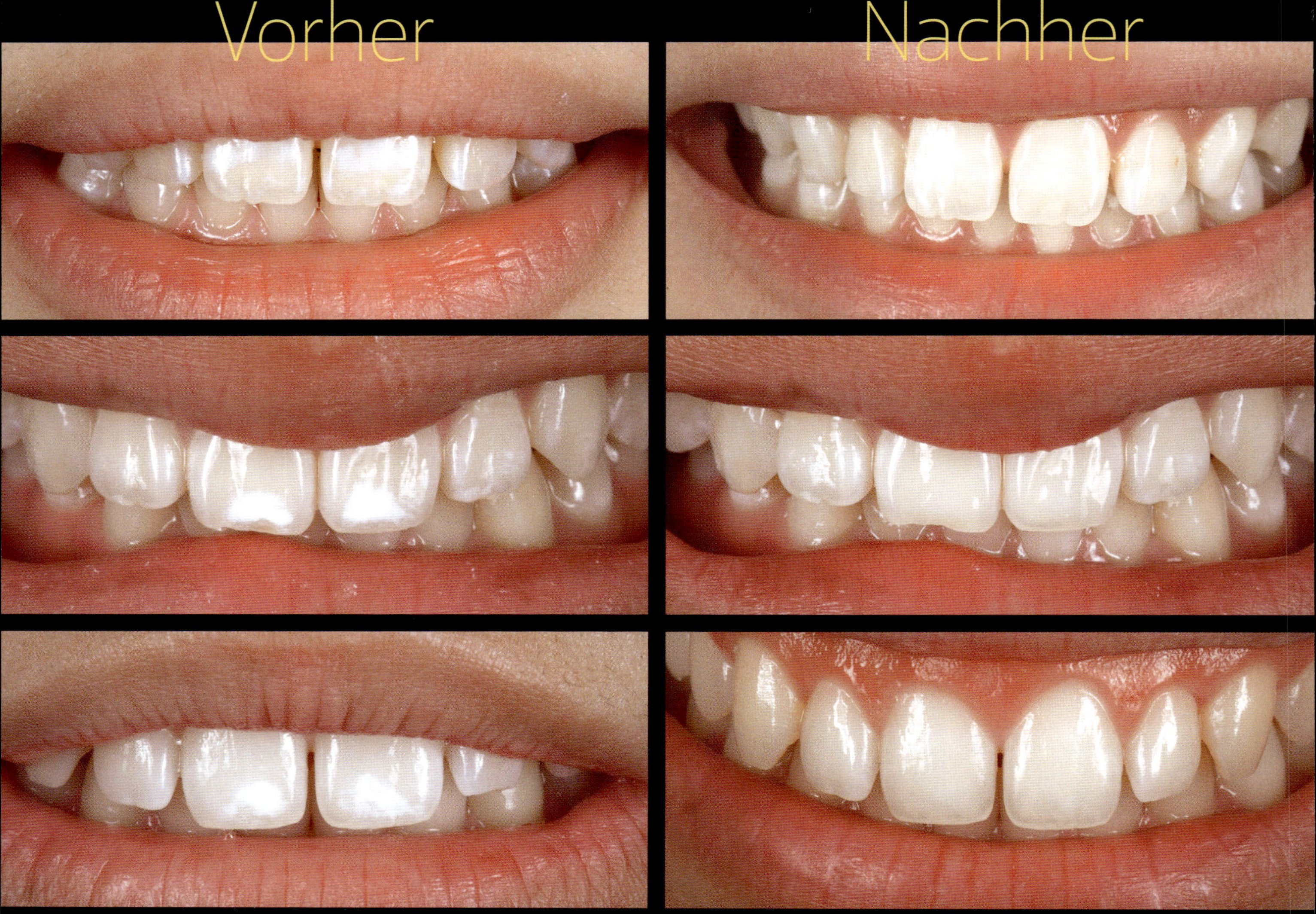

Abb. 1 bis 6 Ausgangssituationen und Infiltrationsergebnisse bei drei Patienten (14-jährige Patientin, 12-jähriger Patient, 17-jähriger Patient) mit dem Wunsch nach einer Behandlung der White-Spot-Läsionen auf ihren oberen Schneidezähnen.

Prävalenz und Ursachen von White-Spot-Läsionen

Ibusuki et al. geben an, dass WSL Tiefen von maximal 500 µm erreichen, und Schmelzquerschnitte lassen schüsselförmige und schichtförmige Läsionstypen unterscheiden, wobei der schichtförmige Typ auf der Schmelzoberfläche schwach mineralisierte Strukturen zeigt[2]. Dies legt den Schluss nahe, dass WSL entweder durch von der Oberfläche her fortschreitende Demineralisation oder durch angeborene partielle Strukturverluste in der Schmelzschicht bedingt sind.

Eine systematische Übersicht über 14 Primärstudien zur Prävalenz von WSL im Zusammenhang mit kieferorthopädischen Behandlungen berichtet, dass sich bei 935 von insgesamt 2041 Patienten (45,8 %) während der Behandlung neue WSL entwickelten. Die Prävalenz wurde an 1242 Patienten untersucht, von denen 850 WSL aufwiesen, was bedeutet, dass 68,4 % der Patienten vor einer kieferorthopädischen Behandlung WSL hatten[3]. Eine andere Untersuchung fand bei 97 % der beobachteten kieferorthopädisch behandelten Patienten nach der Behandlung WSL (Abb. 7), wobei 31 % der Zähne betroffen waren[4].

Hinzu kommt, dass Zahnaufhellungen die Farbhelligkeit von dunklen und hellen WSL ebenso wie die der angrenzenden Hartsubstanz erhöhen und die WSL damit noch prominenter machen können (Abb. 8 und 9).

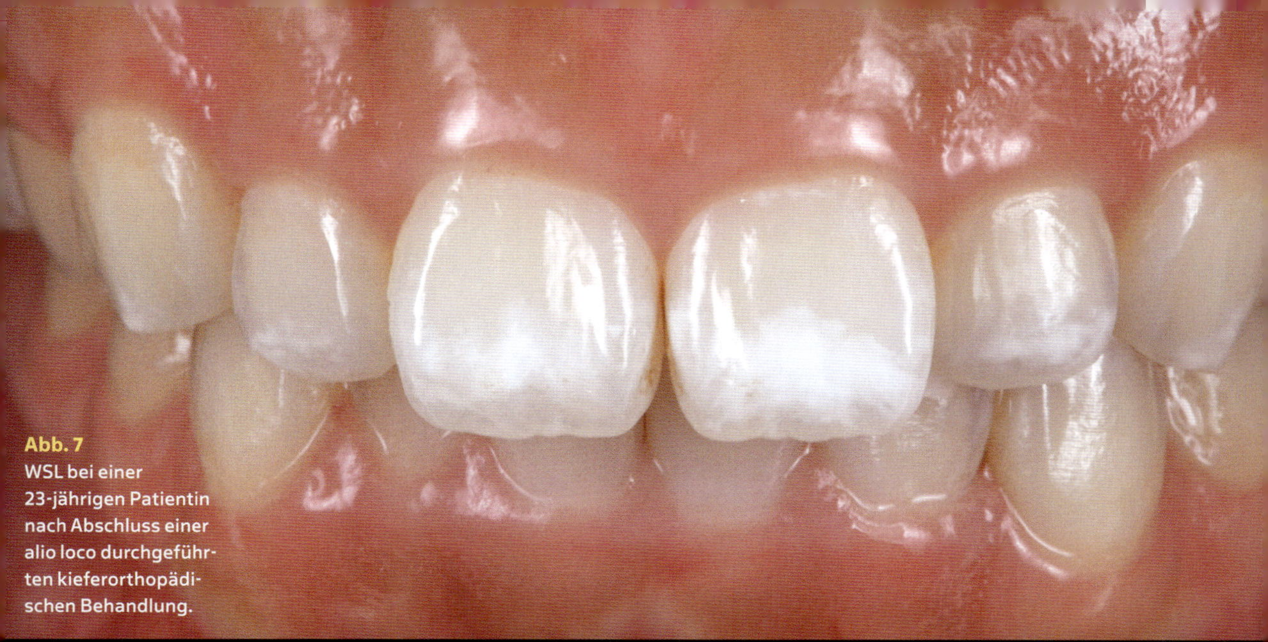

Abb. 7
WSL bei einer 23-jährigen Patientin nach Abschluss einer alio loco durchgeführten kieferorthopädischen Behandlung.

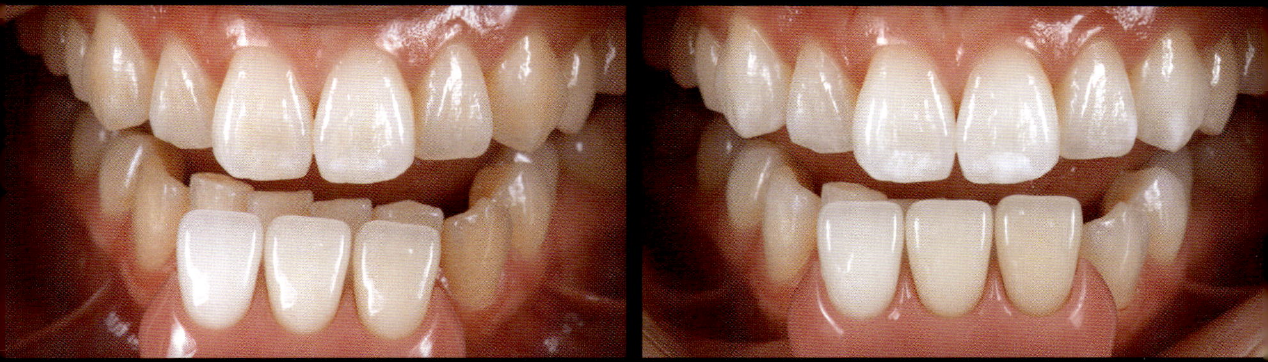

Abb. 8 und 9 Ausgangssituation und Aufhellungsergebnis nach einmonatigem Home-Bleaching bei einer Patientin mit WSL. Infolge der Zahnaufhellung hat die Opazität und Sichtbarkeit der WSL zugenommen.

Behandlungsmöglichkeiten für WSL

Zu den Therapieoptionen für WSL zählen Fluorid- oder Chlorhexidin-haltige Mundspülungen sowie Pasten mit Casein-Phosphopeptid (CPP) und amorphem Calciumphosphat (ACP), die zur Remineralisierung der WSL führen und die Opazität verringern. Allerdings ist die Wirkung bei WSL von mehr als 200 µm Tiefe fraglich und die zur Remineralisation benötigte Zeit wird als zu lang betrachtet[5].

Eine weitere Option ist die Infiltrationsbehandlung mit hochflüssigem Kunststoff. Hierbei wird poröser Schmelz mit reduziertem Mineralisationsgrad (wie er sich in WSL findet) durch Triethylenglycol-Dimethacrylat (TEGDMA) infiltriert. In der Läsion härtet der Kunststoff dann zu einem Brechungsindex von 1,52 aus, was gesundem Schmelz sehr ähnlich ist. Damit nimmt die Opazität der Läsion deutlich ab und das Aussehen des Zahns verbessert sich wieder (s. Tabelle 1)[6]. Auch wird berichtet, dass die Infiltrationsbehandlung die weitere Demineralisation inhibiert[7,8]. Schließlich kommt eine Übersichtsarbeit zu dem Schluss, dass die Kunststoffinfiltration einen signifikant größeren maskierenden Effekt hat als das regelmäßige Auftragen von Fluoridlack[6].

Ein bekanntes System für solche Infiltrationsbehandlungen ist Icon (Fa. DMG, Hamburg, Deutschland) (Abb. 10). Es umfasst drei Komponenten: Icon Etch (HCl 15 %)

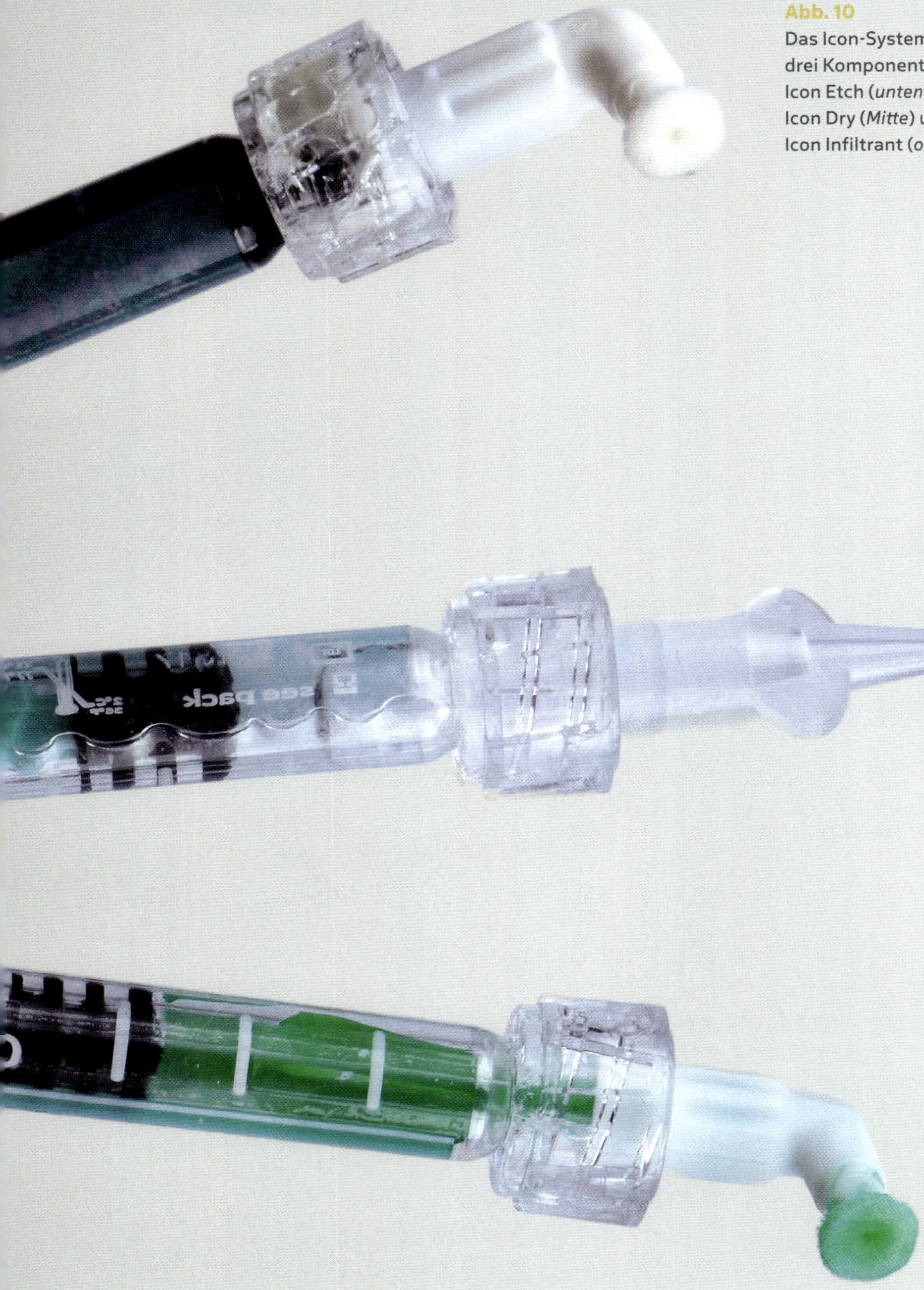

Abb. 10
Das Icon-System umfasst drei Komponenten: Icon Etch (*unten*), Icon Dry (*Mitte*) und Icon Infiltrant (*oben*).

Icon Dry (Ethanol) und Icon Infiltrant (TEGDMA). Jede dieser Komponenten erfüllt eine spezielle Aufgabe: Icon Etch löst durch die Wirkung der Salzsäure im ersten Schritt die Schmelzoberfläche auf. Das Ethanol in Icon Dry dehydriert anschließend die Hartsubstanz. Icon Infiltrant transportiert dann den enthaltenen Kunststoff in die Schmelzläsion. Die Verwendung und die Anwendungszeiten sind klar vorgegeben und bei Applikation gemäß der dem Produkt beiliegenden Anleitung ist das System in der Lage, die Opazität zu maskieren. Allerdings werden in der Literatur auch einige Fälle angeführt, in denen die Kunststoffinfiltration keine Abschwächung der WSL bewirkte[9], und der Autor hatte zu Beginn der Nutzung des Systems in seiner Praxis ebenfalls einige wenige Fälle, in denen die Kunststoffinfiltration keine optische Verbesserung von WSL herbeiführte (Abb. 11 bis 16).

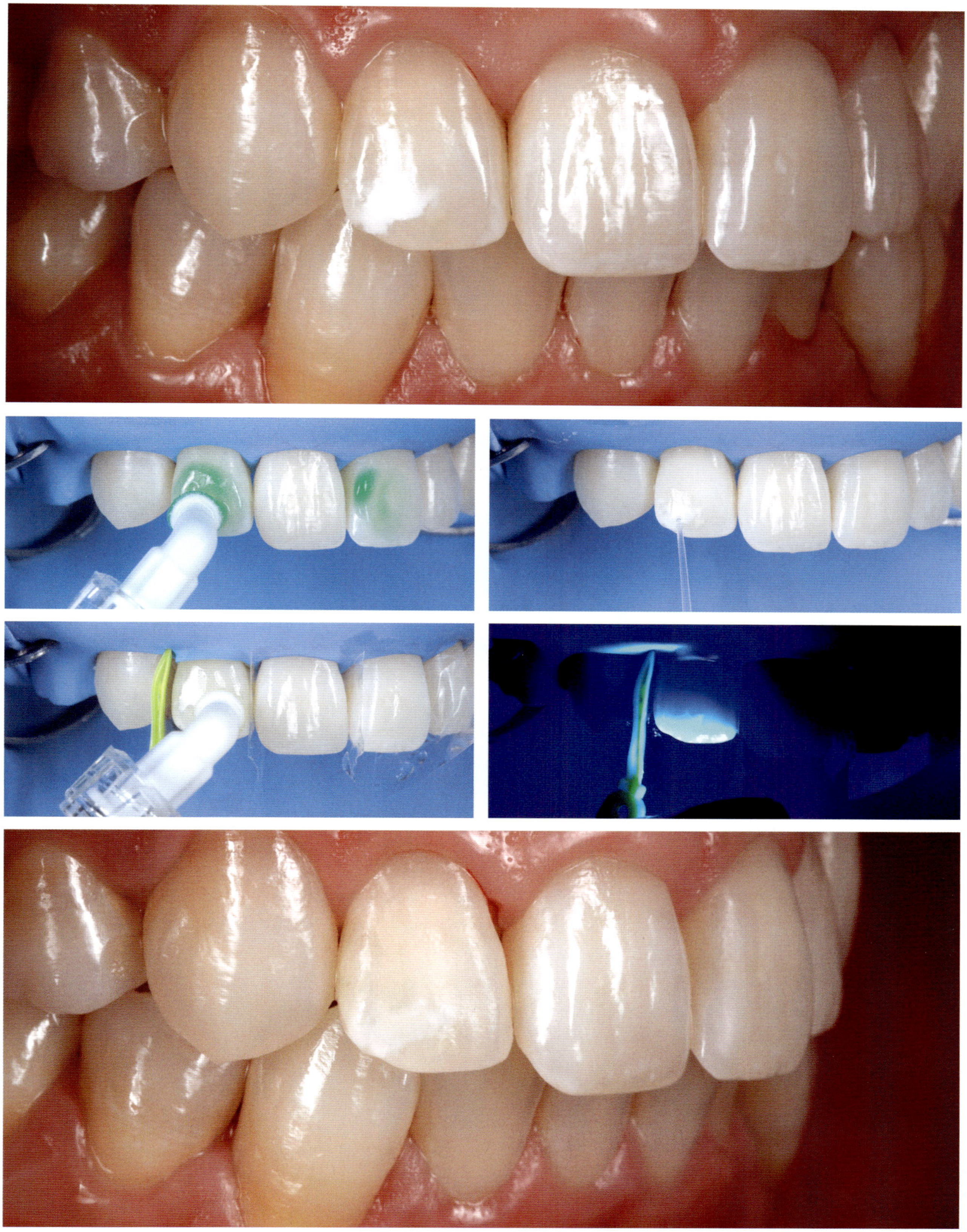

Abb. 11 bis 16 37-jähriger Patient mit WSL an den Zähnen 12 und 21. Die Behandlung erfolgte durch Kunststoffinfiltration mit dem Icon-System. Die WSL konnten gegenüber der Ausgangssituation abgeschwächt, aber nicht vollständig maskiert werden.

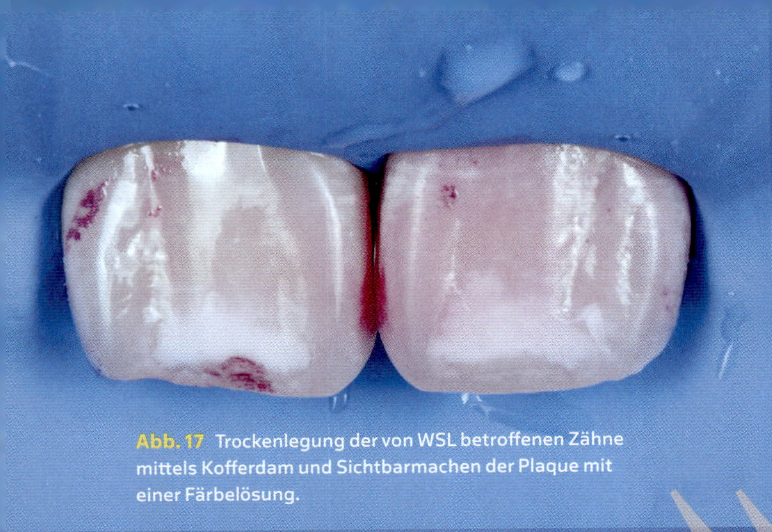

Abb. 17 Trockenlegung der von WSL betroffenen Zähne mittels Kofferdam und Sichtbarmachen der Plaque mit einer Färbelösung.

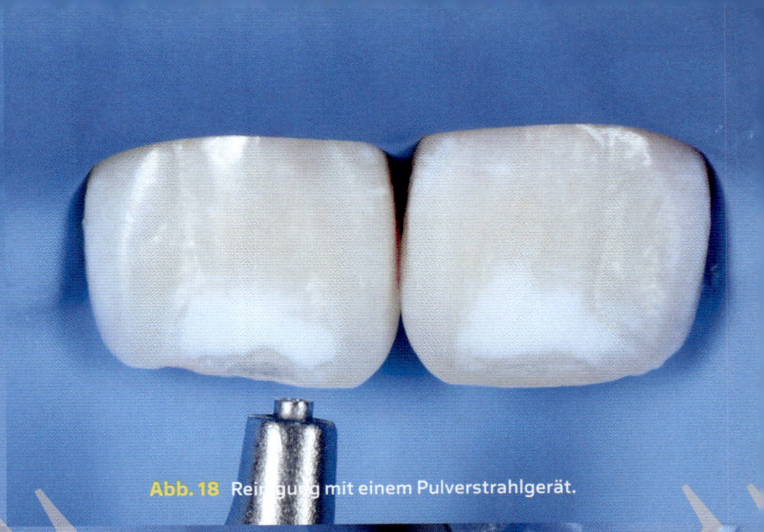

Abb. 18 Reinigung mit einem Pulverstrahlgerät.

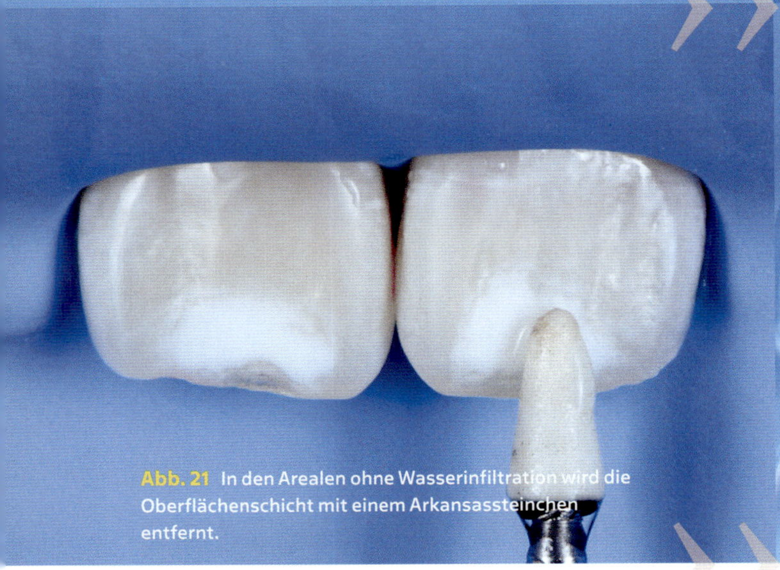

Abb. 21 In den Arealen ohne Wasserinfiltration wird die Oberflächenschicht mit einem Arkansassteinchen entfernt.

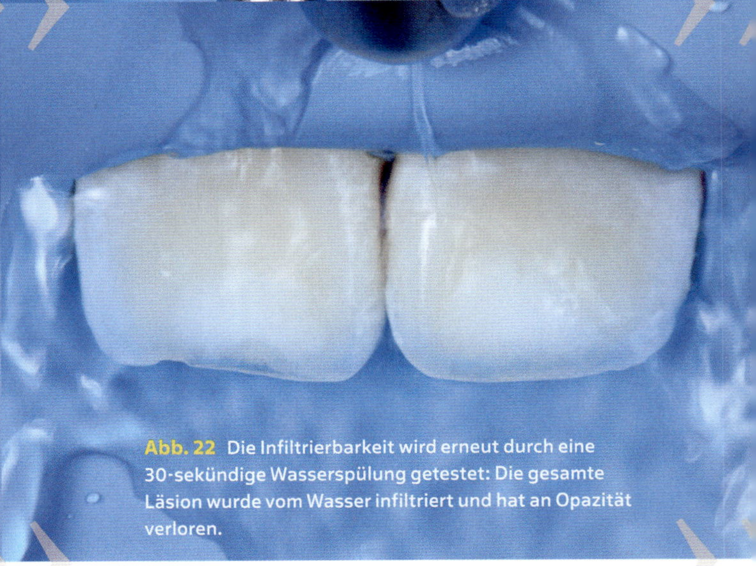

Abb. 22 Die Infiltrierbarkeit wird erneut durch eine 30-sekündige Wasserspülung getestet: Die gesamte Läsion wurde vom Wasser infiltriert und hat an Opazität verloren.

Schlüsselaspekte einer erfolgreichen Kunststoffinfiltration

Ibusuki et al.[2] zufolge weisen WSL an der Oberfläche eine hypermineralisierte Schicht auf, die der Infiltration im Weg steht. Ihre Dicke wird auf nicht mehr als 100 µm geschätzt[5] und sie muss vor der Applikation des Kunststoffs entfernt werden. Ferner wird berichtet, dass die Kombination aus Entfernung der Oberflächenschicht (50 bis 75 µm ab Schmelzoberfläche) und NaOCl-Behandlung die Remineralisation hypomineralisierter Läsionen bis in 200 µm Tiefe verbessert.

Für die Applikation von 15%iger Salzsäure (einer der Komponenten von Icon Etch) für 120 Sekunden wurde gezeigt, dass sie die Oberfläche von WSL bis etwa 50 µm auflösen kann[10], was bedeuten würde, dass die Anwendung von Icon Etch allein nicht ausreicht, um die hypermineralisierte Schicht auf WSL zu entfernen. In einigen Studien wurde die Oberfläche auch mit einer Sequenz abrasiver Siliciumcarbid-Scheiben (#400, #800, #1200, #2500 und #5000) unter konstanter Wasserspülung leicht poliert, um vor der Kunststoffinfiltration eine ebene Fläche zu erzeugen[8].

Schließlich berichten Studien, dass WSL vom schichtförmigen Typ und mit hypermineralisierter Oberflächenschicht durch angeborene Hypomineralisation im Inneren des Schmelzes bedingt sein können[2]. Andere Untersuchungen zeigen auch für WSL, die durch invasive Demineralisation von der Oberfläche her entstanden sind, dass die anschließende Remineralisation der Oberfläche eine Kunststoffinfiltration behindern kann[9].

Der Autor hält es daher für wichtig, klinisch zu unterscheiden, ob sich auf WSL eine hypermineralisierte Schicht befindet oder nicht, und schlägt folgende Methode vor (Abb. 17 bis 24):

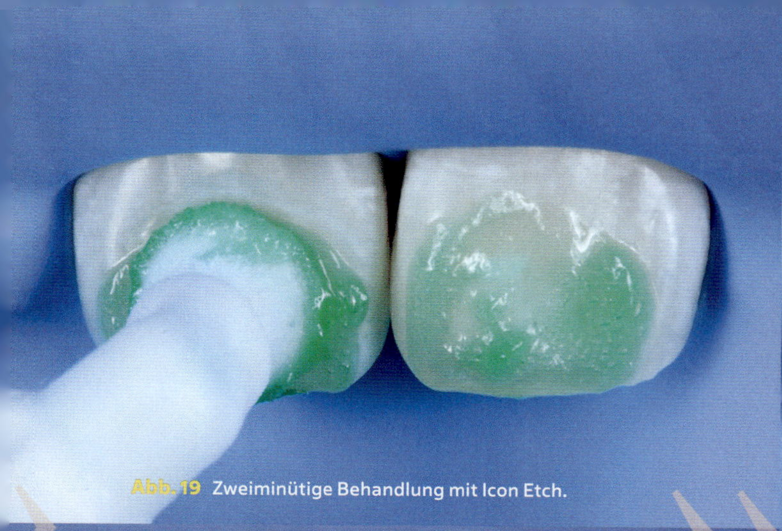

Abb. 19 Zweiminütige Behandlung mit Icon Etch.

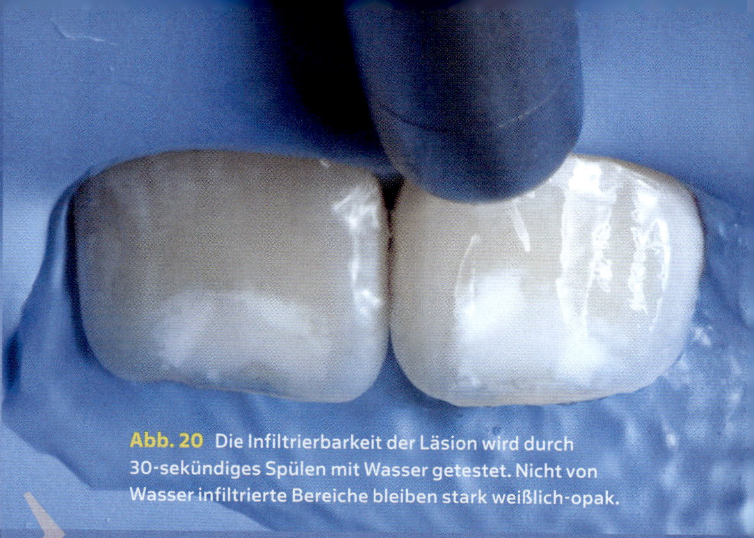

Abb. 20 Die Infiltrierbarkeit der Läsion wird durch 30-sekündiges Spülen mit Wasser getestet. Nicht von Wasser infiltrierte Bereiche bleiben stark weißlich-opak.

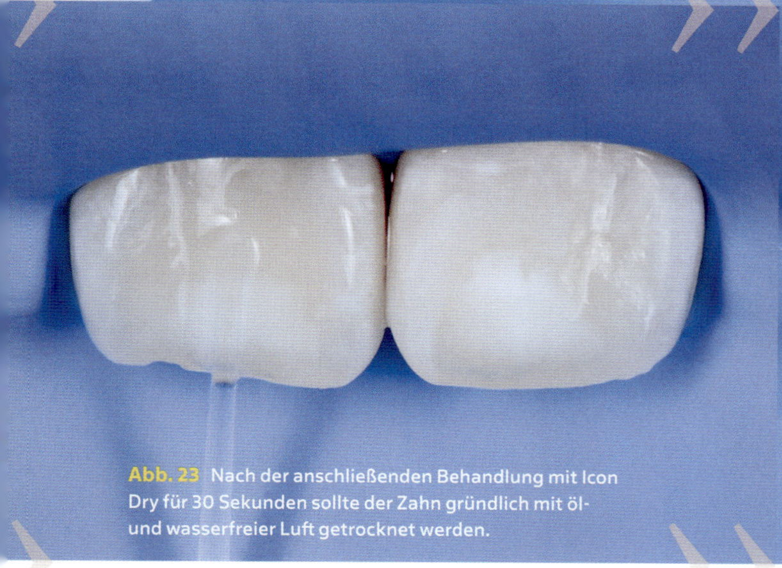

Abb. 23 Nach der anschließenden Behandlung mit Icon Dry für 30 Sekunden sollte der Zahn gründlich mit öl- und wasserfreier Luft getrocknet werden.

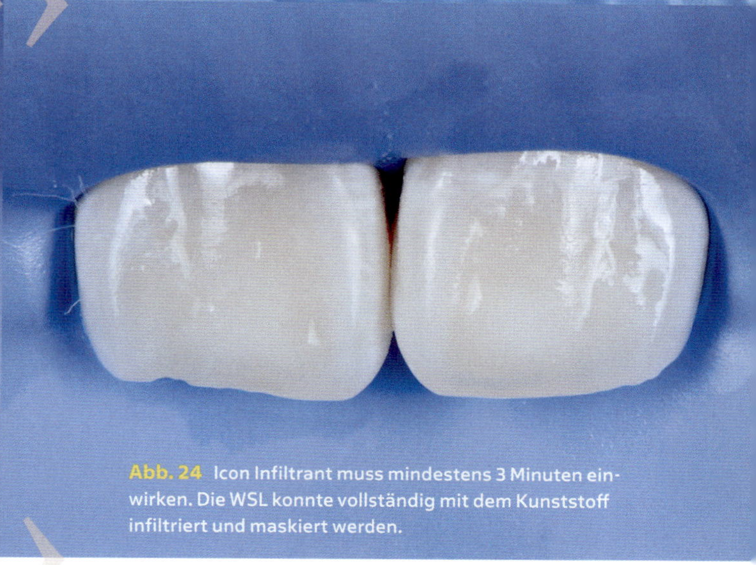

Abb. 24 Icon Infiltrant muss mindestens 3 Minuten einwirken. Die WSL konnte vollständig mit dem Kunststoff infiltriert und maskiert werden.

1. Alle von WSL betroffenen Zähne mittels Kofferdam trockenlegen.
2. Nach dem Anfärben mit einem Plaque-Detektor alle Verunreinigungen und Ablagerungen durch Pulverstrahlen entfernen (s. Abb. 17 und 18).
3. Icon Etch 2 Minuten lang anwenden (s. Abb. 19).
4. WSL 30 Sekunden mit fließendem Wasser spülen. Während dieses Schrittes erscheinen vom Wasser infiltrierte Stellen in ihrer Farbe schmelzähnlich, während nicht infiltrierte Bereiche weiterhin weiß aussehen (s. Abb. 20). Dieser Test zeigt klar an, ob eine Kunststoffinfiltration möglich ist.
5. An Stellen ohne erkennbare Wasserinfiltration die Oberfläche der WSL mit einem weißen Arkansassteinchen bei geringer Drehzahl (3000 U/min) entfernen (s. Abb. 21). Die Durchführung dieses Schrittes unter Entfernung einer einzelnen dünnen Lage schont die Hartsubstanz.
6. Icon Etch auftragen und 2 Minuten wirken lassen.
7. WSL erneut 30 Sekunden mit fließendem Wasser spülen, um die Wasserinfiltration zu testen. Die letzten Schritte werden so lange wiederholt, bis die gesamte WSL eine schmelzähnliche Farbe zeigt (s. Abb. 22).
8. Nach Bestätigung der Wasserinfiltration im gesamten Bereich der WSL Icon Dry auftragen und 30 Sekunden wirken lassen (s. Abb. 23). Anschließend wird der Zahn sorgfältig mit öl- und wasserfreiem Luftspray getrocknet.
9. Dreiminütige Infiltration mit Icon Infiltrant, gemäß Anleitung (s. Abb. 24) , abschließende Lichthärtung (40 s).

Der letzte Schritt hat besondere Bedeutung, da hier das TEGDMA die WSL infiltriert, um die Verfärbung zu maskieren. Für bessere Ergebnisse sollte nach dem Auftragen von Icon Infiltrant ein Lichtschutz genutzt werden, um zu verhindern, dass das Umgebungslicht eine vorzeitige Polymerisation vor Abschluss der Infiltration verursacht (Abb. 25).

Die Infiltrationsdauer für Icon Infiltrant ist aufgrund von Erkenntnissen aus Effizienzstudien mit 3 Minuten angesetzt: Ein Vergleich von Infiltrationsdauern von 30 Sekunden sowie 1, 3 und 5 Minuten bei WSL mit mehr als 500 µm Tiefe ergab, dass nach 3 und nach 5 Minuten eine ausreichende Infiltration erreicht war[11].

Abb. 25 Mit dem im System enthaltenen Lichtschutz wird eine Belichtung des Kunststoff während der Infiltration vermieden.

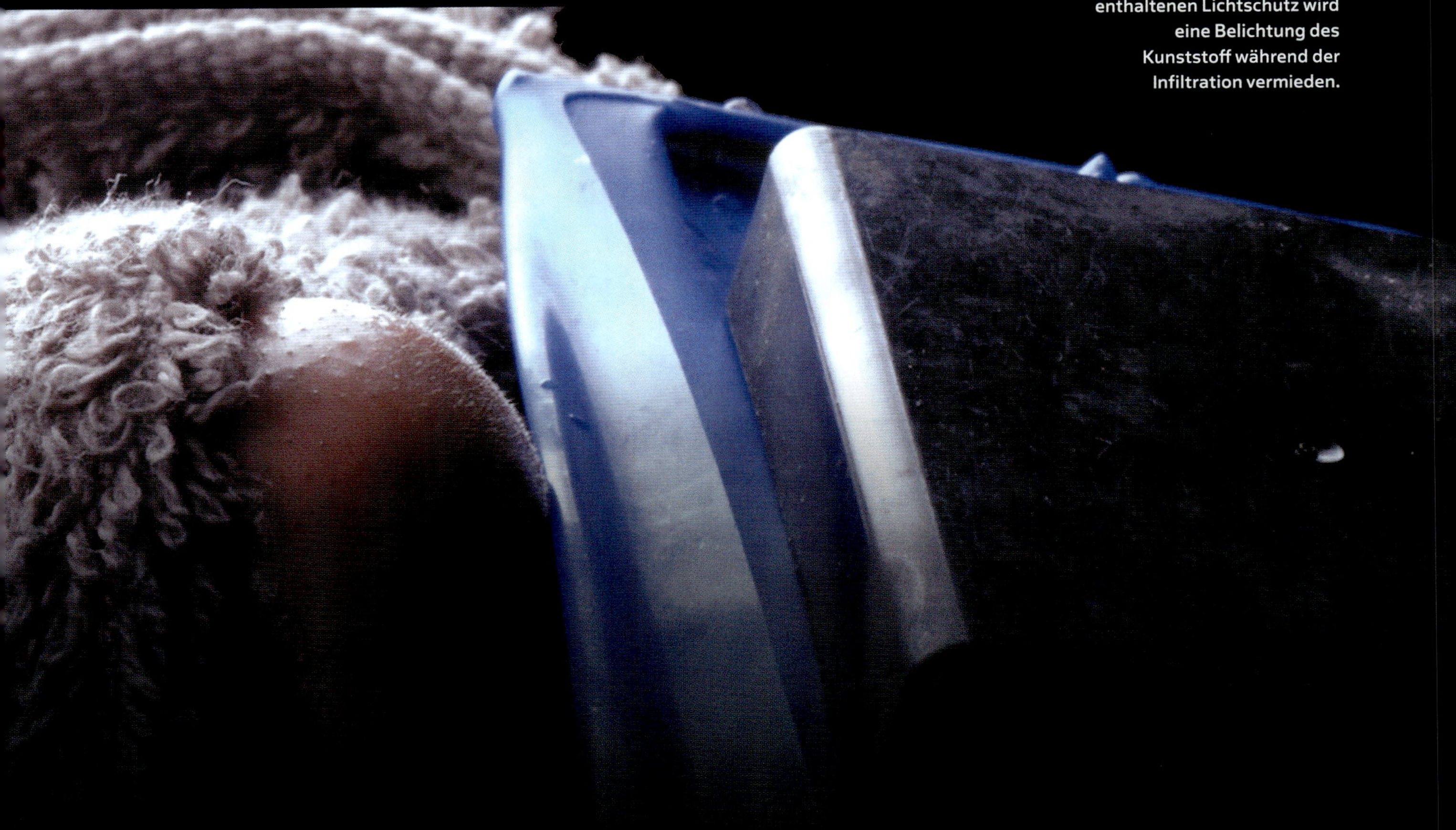

Abb. 26 und 27
Lippenbild und intraorale Ausgangssituation einer Patientin mit WSL an den Zähnen 11 und 21.

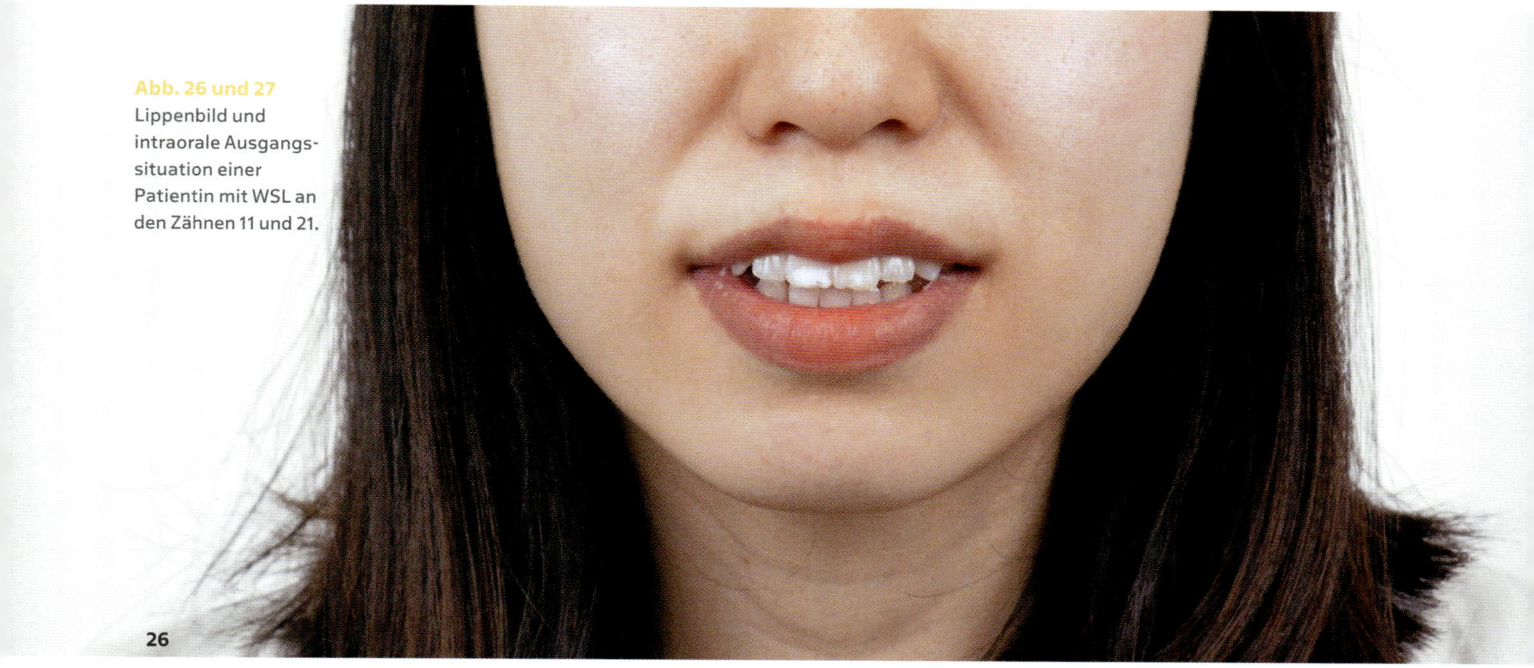
26

Beispielfall

Die 25-jährige Patientin wurde mit WSL auf den oberen mittleren Schneidezähnen vorstellig (Abb. 26 und 27). Sie gehörte zum Bodenpersonal eines internationalen Flughafens. Während ihre Kollegen nach dem Ende der Corona-Pandemie begonnen hatten ihre Masken abzulegen, war ihr ein maskenfreies Auftreten aufgrund der WSL unangenehm. Letztere waren offenbar angeboren, denn die Patientin berichtete, die weißen Flecken seien auf ihren Zähnen, solang sie zurückdenken könne.

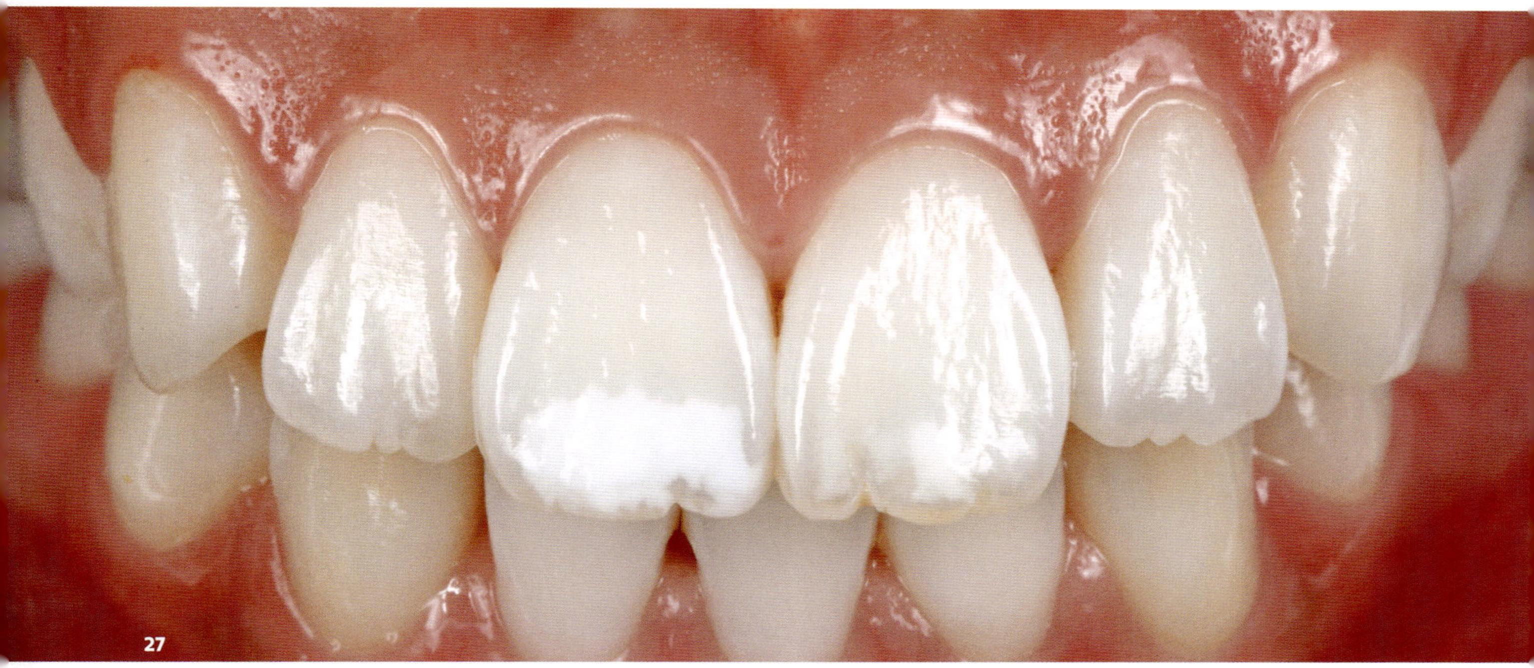
27

Die Untersuchung ergab, dass beide Zähne kariesfrei und vital waren. Nach Diskussion mehrerer Behandlungsoptionen entschied sich die Patientin für die Infiltrationsbehandlung, die weniger invasiv als mögliche Alternativen ist und die Maskierung in einer einzelnen Sitzung ermöglicht (Abb. 28 bis 36). Die Patienten war mit dem Ergebnis hochzufrieden (Abb. 37 bis 39).

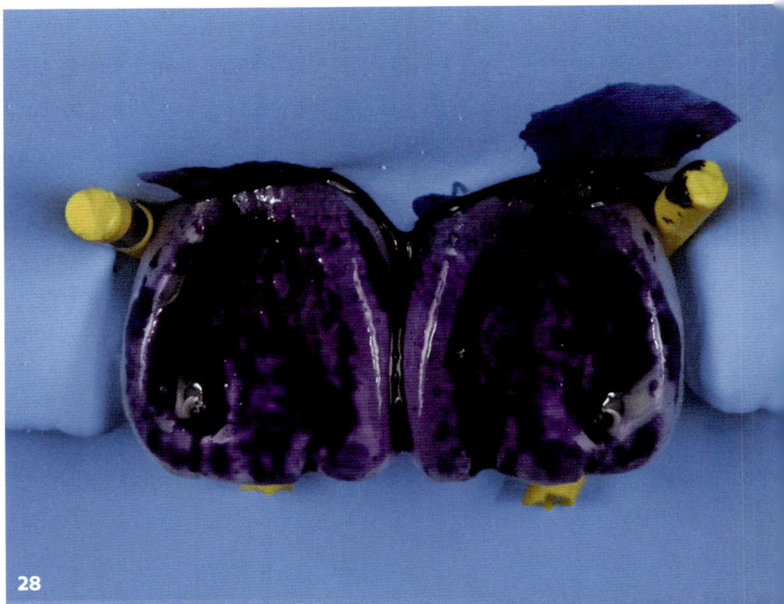
28

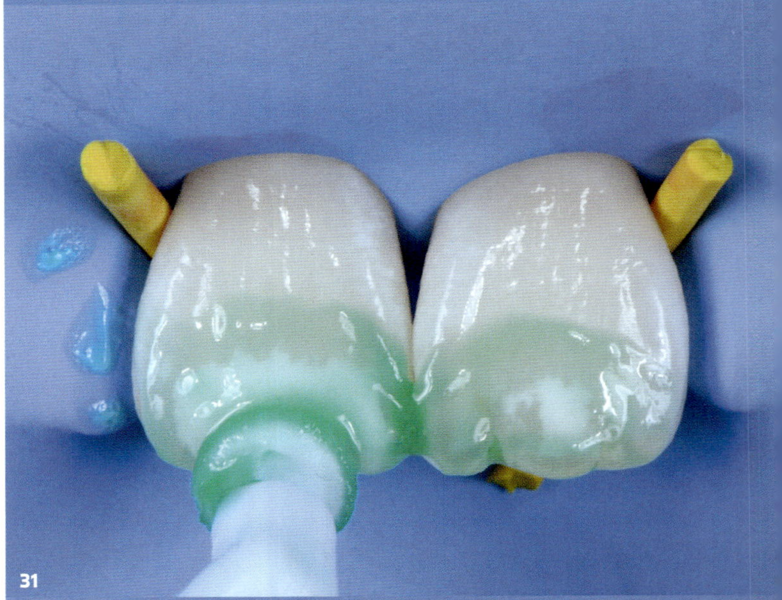
31

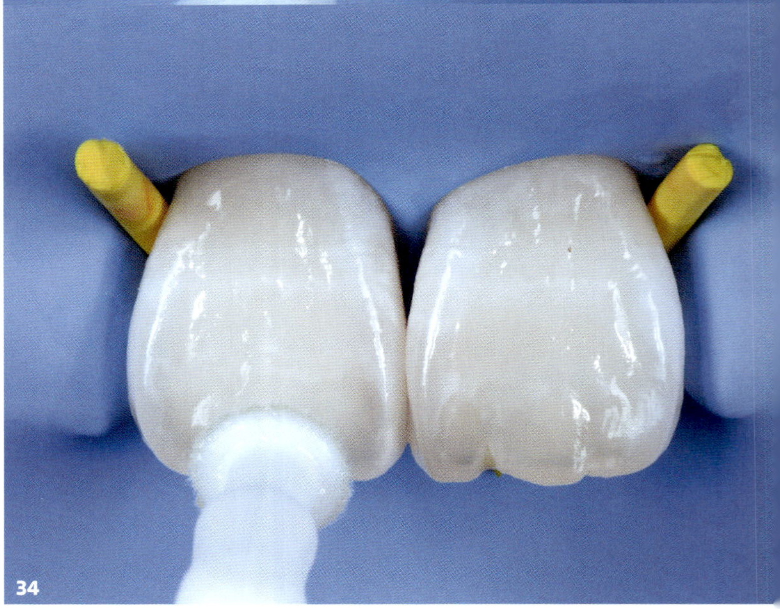
34

Abb. 28 Absolute Trockenlegung der von WSL betroffenen Zähne und Plaque-Detektion mit einer Färbelösung.

Abb. 29 Nach dem Abspülen zeigen sich Plaquereste.

Abb. 30 Vollständige Plaqueentfernung durch Pulverstrahlen.

Abb. 31 Applikation von Icon Etch für 2 Minuten. Um hypermineralisierte Oberflächenbereiche zu identifizieren, werden die Zähne 30 Sekunden mit Wasser gespült, an allen Stellen, an denen sich keine Wasserinfiltration zeigt, wird die Oberfläche mit einem weißen Arkansasstein entfernt. Der Wassertest wird wiederholt, bis das Wasser die WSL vollständige infiltrieren kann.

Abb. 32 Auftragen von Icon Dry für 30 Sekunden.

Abb. 33 Sorgfältiges Trocknen der Zähne mit öl- und wasserfreier Luft.

Abb. 34 Dreiminütige Infiltration mit Icon Infiltrant.

Abb. 35 Der Kunststoff wird 40 Sekunden lichtgehärtet.

Abb. 36 Aussehen der Zähne unmittelbar nach der Behandlung.

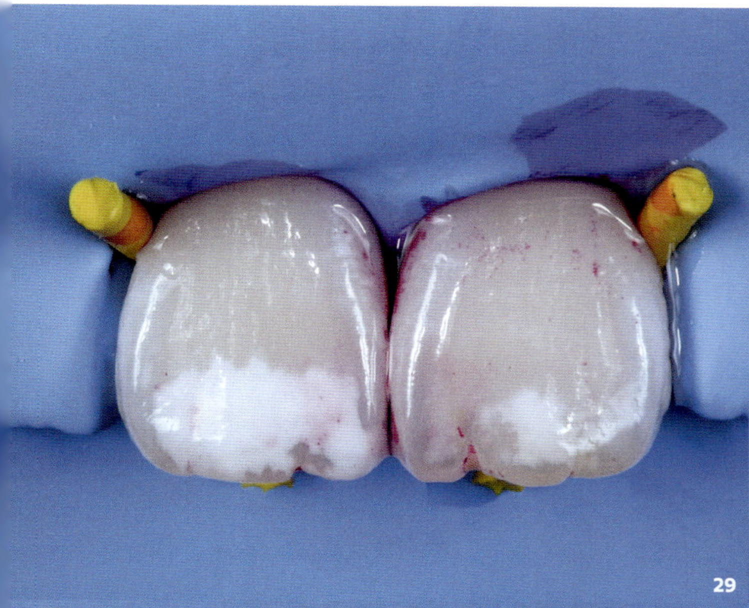
29

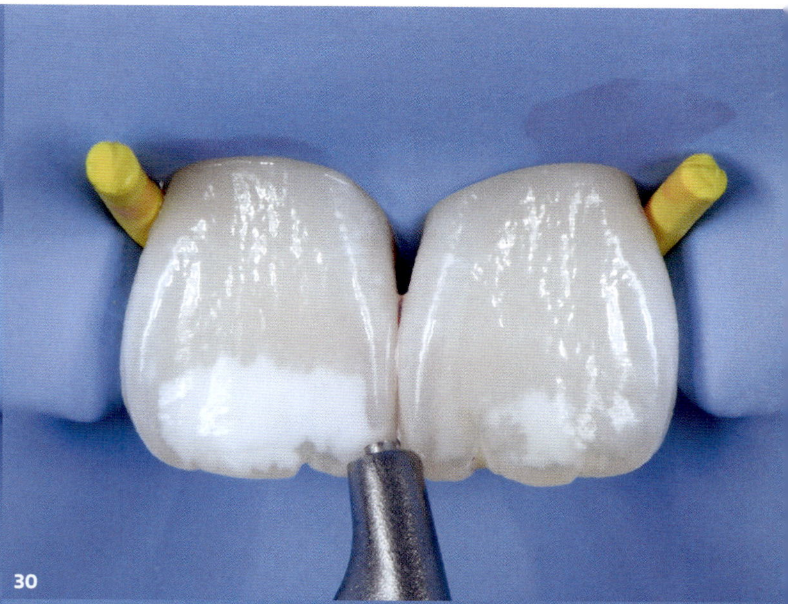
30

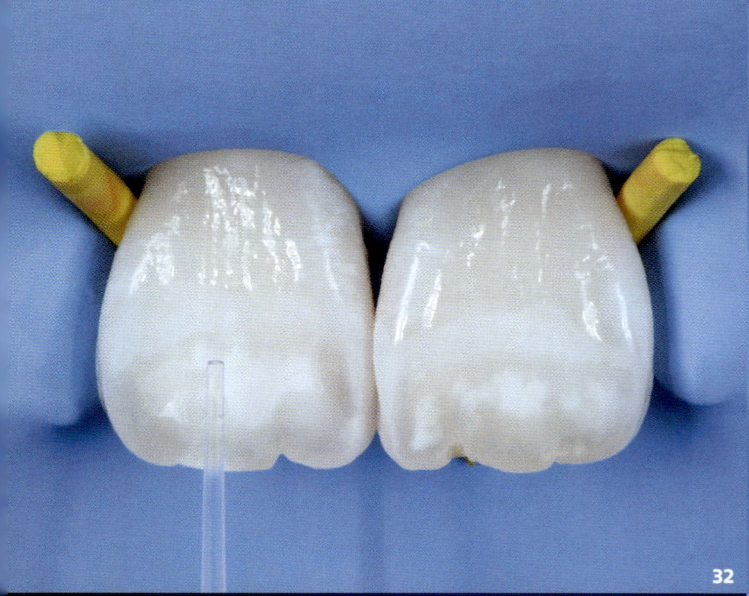
32

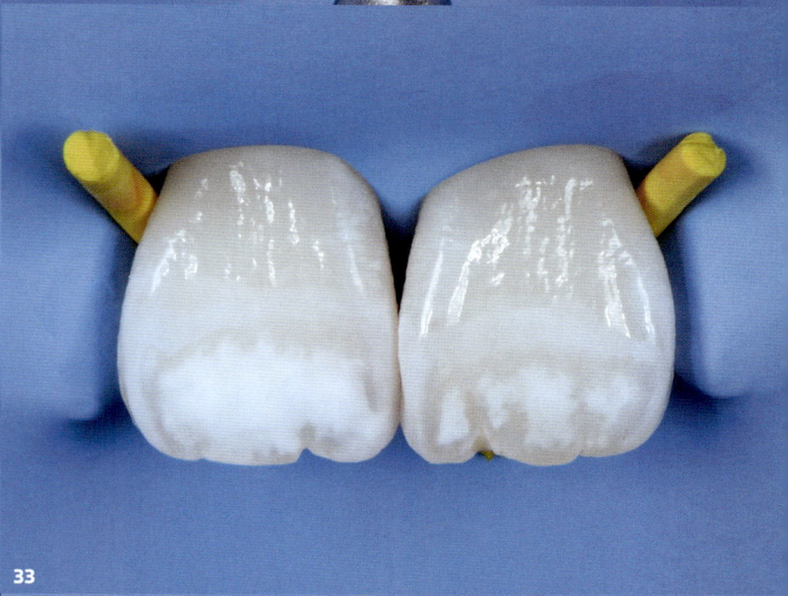
33

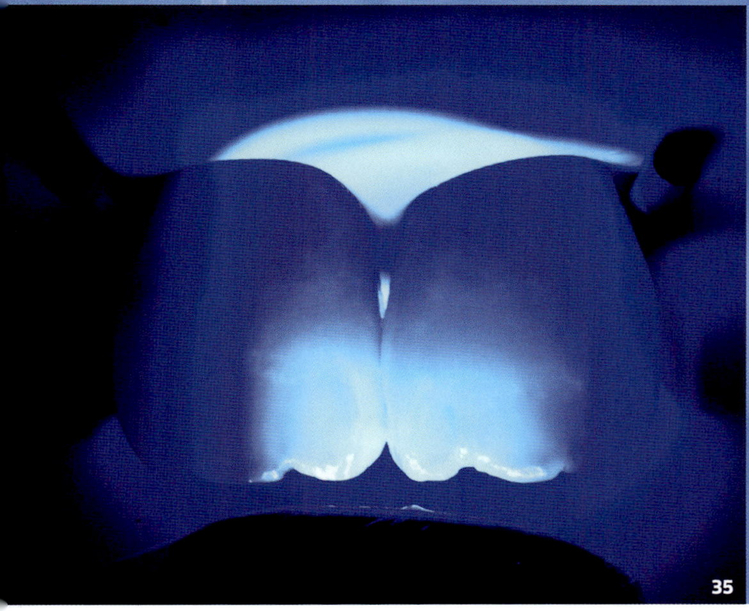
35

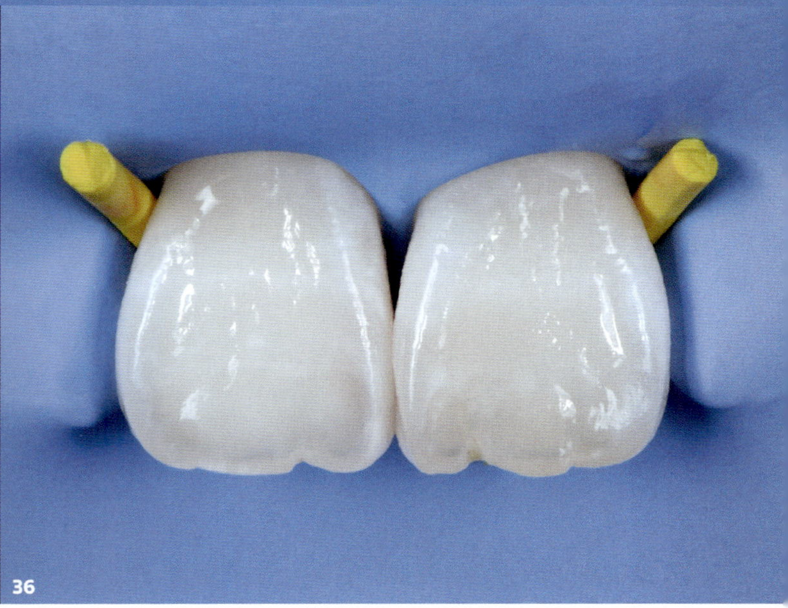
36

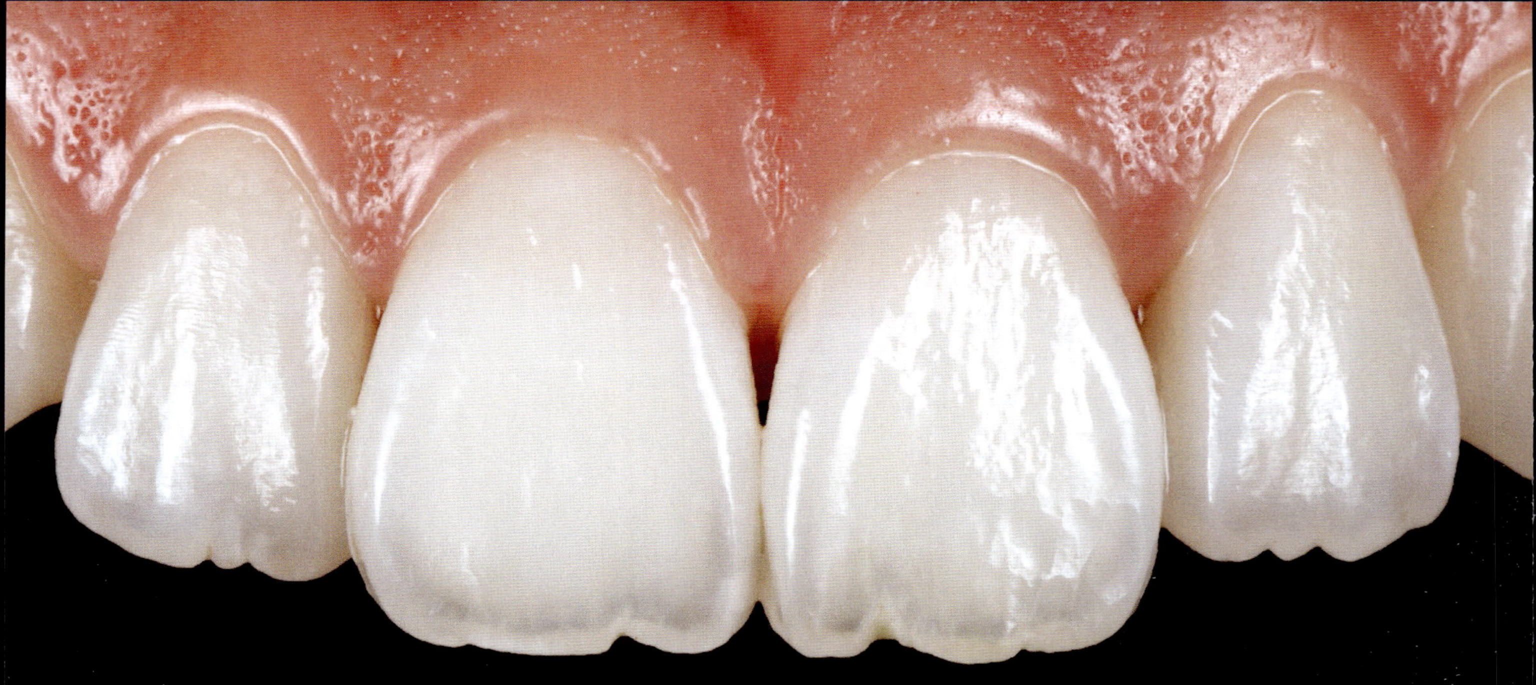

Abb. 37 und 38 Situation 1 Woche nach der Behandlung. Die Patientin war hoch zufrieden.

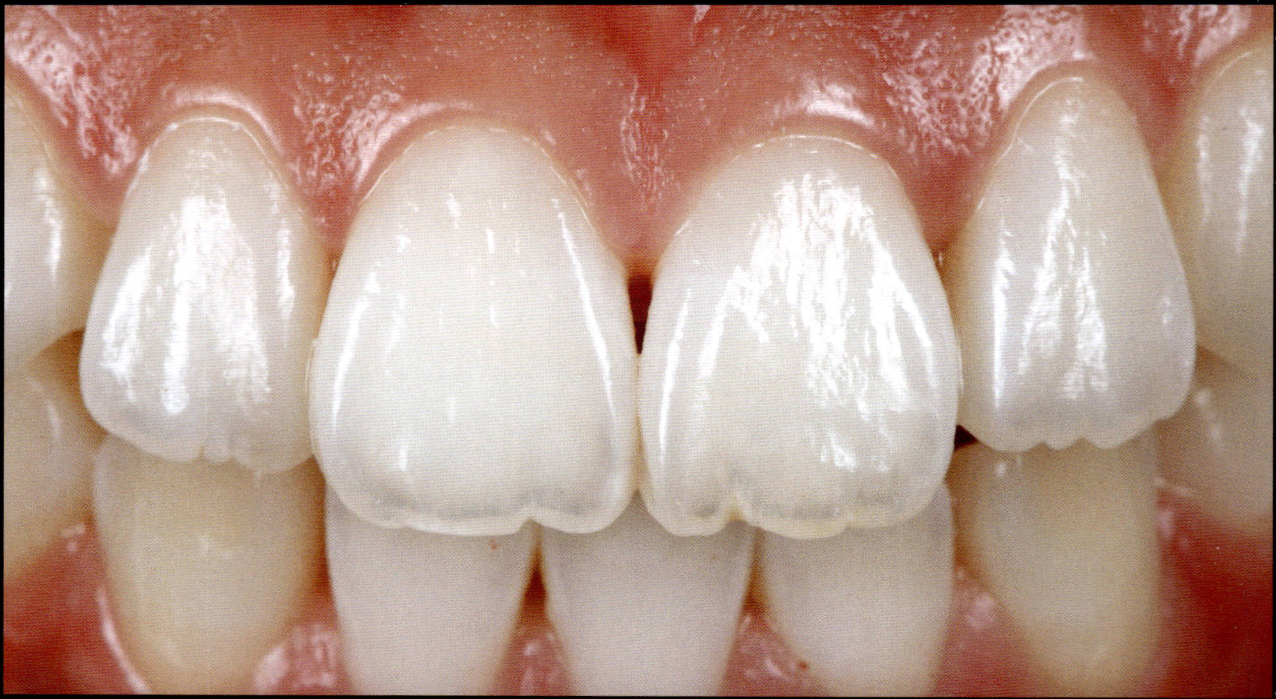

Schlussfolgerung

Die Infiltration von WSL mit hochflüssigem Kunststoff ist eine Behandlungsmethode, die eine sofortige Maskierung der Läsionen bewirken kann. Abhängig vom Zustand der Läsionsoberfläche ist gegebenenfalls die Entfernung einer dünnen Schicht, das heißt ein invasiver Schritt nötig, um die Infiltration zu ermöglichen. Gleichwohl hat diese Behandlungsmethode das Potenzial, langfristige ästhetische Probleme der Patienten in einer einzigen Sitzung zu beheben.

Die Anwendung der geringfügig invasiven Prozedur bei jungen Patienten wird kontrovers betrachtet, aber der Autor hat Patienten ab 12 Jahren mittels Kunststoffinfiltration behandelt. In vielen Fällen waren die WSL in der Wahrnehmung der Patienten aufgrund von Kommentaren ihrer Freunde oder Lehrer überrepräsentiert, und Mobbing- bzw. Schulangst erwies sich als relevante

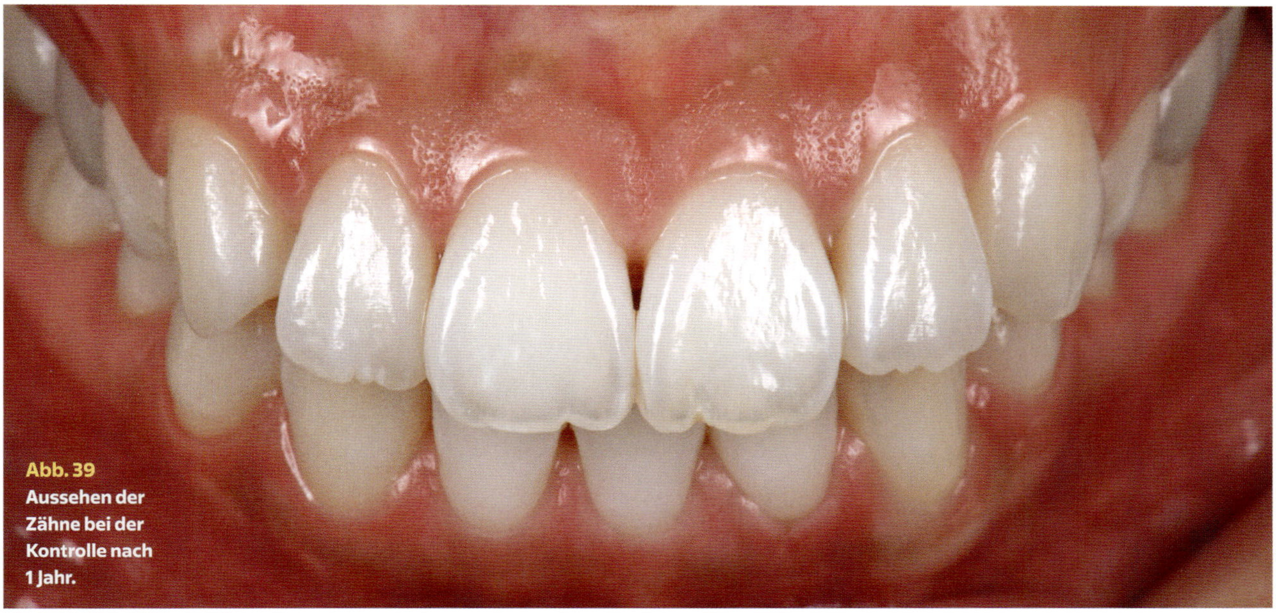

Abb. 39
Aussehen der Zähne bei der Kontrolle nach 1 Jahr.

Behandlungsmotivation. Vor Durchführung einer Infiltrationsbehandlung bei jungen Patienten ist ein gründliches Beratungsgespräch mit den Patienten und/oder ihren Eltern obligat, das klärt, ob diese Methode in Anbetracht des gegebenen Leidensdrucks angemessen ist.

Zu beachten ist, dass im Fall der Umwandlung der WSL in eine bräunliche Läsion andere Behandlungsoptionen in Betracht gezogen werden müssen. Bei sorgfältiger Indikationsstellung und wenn sichergestellt ist, dass der Kunststoff die Läsion infiltrieren kann, ist ein Misserfolg jedoch sehr unwahrscheinlich. Und bei WSL an Zähnen, für die zur Verbesserung des Aussehens eine Veneerversorgung in Betracht gezogen wird, stellt die Kunststoffinfiltration eine weniger invasive Behandlungsform dar.

Hinweise

Ich danke Yudai Ogawa, der mir Gelegenheit gab, dieses Projekt zu beginnen, und Masahiro Ohara für guten Rat und Anregungen. Außerdem möchte ich mich bei Takahide Ibusuki und Junji Tagami für ihre wertvolle Unterstützung und bei Vincent Fehmer, dem Herausgeber dieses Bandes, für den Vorschlag zur Publikation bedanken. Schließlich geht mein Dank an alle am Zustandekommen der QDT beteiligten Personen.

Literatur

1. Kidd EAM, Fejerskov O. What constitutes dental caries? Histopathology of carious enamel and dentin related to the action of cariogenic biofilms. J Dent Res 2004:83(special no. C):C35–C38.
2. Ibusuki T, Kitasako Y, Sadr A, et al. Observation of white spot lesions using swept source optical coherence tomography (SS-OCT): In vitro and in vivo study. Dent Mater J 2015;34:545–552.
3. Sundararaj D, Venkatachalapathy S, Tandon A, Pereira A. Critical evaluation of incidence and prevalence of white spot lesions during fixed orthodontic appliance treatment: A meta-analysis. J Int Soc Prev Community Dent 2015;5:433–439.
4. Boersma JG, van der Veen MH, Lagerweij MD, Bokhout B, Prahl-Andersen B. Caries prevalence measured with QLF after treatment with fixed orthodontic appliances: Influencing factors. Caries Res 2005;39:41–47.
5. Crombie FA, Cochrane NJ, Manton DJ, Palamara JEA, Reynolds EC. Mineralisation of developmentally hypomineralised human enamel in vitro. Caries Res 2013;47:259–263.
6. Bourouni S, Dritsas K, Kloukos D, Wierichs RJ. Efficacy of resin infiltration to mask post-orthodontic or non-post-orthodontic white spot lesions or fluorosis—A systematic review and meta-analysis. Clin Oral Investig 2021;25:4711–4719.
7. Paris S, Schwendicke F, Seddig S, Müller WD, Dörfer C, Meyer-Lueckel H. Microhardness and mineral loss of enamel lesions after infiltration with various resins: Influence of infiltrant composition and application frequency in vitro. J Dent 2013;41:543–548.
8. Li M, Yang Z, Huang Y, Li Y, Zhou Z. In vitro effect of resin infiltrant on resistance of sound enamel surfaces in permanent teeth to demineralization. Peer J 2021:9:e12008.
9. Knösel M, Eckstein A, Helms HJ. Durability of esthetic improvement following Icon resin infiltration of multibracket-induced white spot lesions compared with no therapy over 6 months: A single-center, split-mouth, randomized clinical trial. Am J Orthod Dentofacial Orthop 2013;144:86–96.
10. Meyer-Lueckel H, Paris S, Kielbassa AM. Surface layer erosion of natural caries lesions with phosphoric and hydrochloric acid gels in preparation for resin infiltration. Caries Res 2007;41:223–230.
11. Meyer-Lueckel H, Chatzidakis A, Naumann M, Dörfer CE, Paris S. Influence of application time on penetration of an infiltrant into natural enamel caries. J Dent 2011;39:465–469.

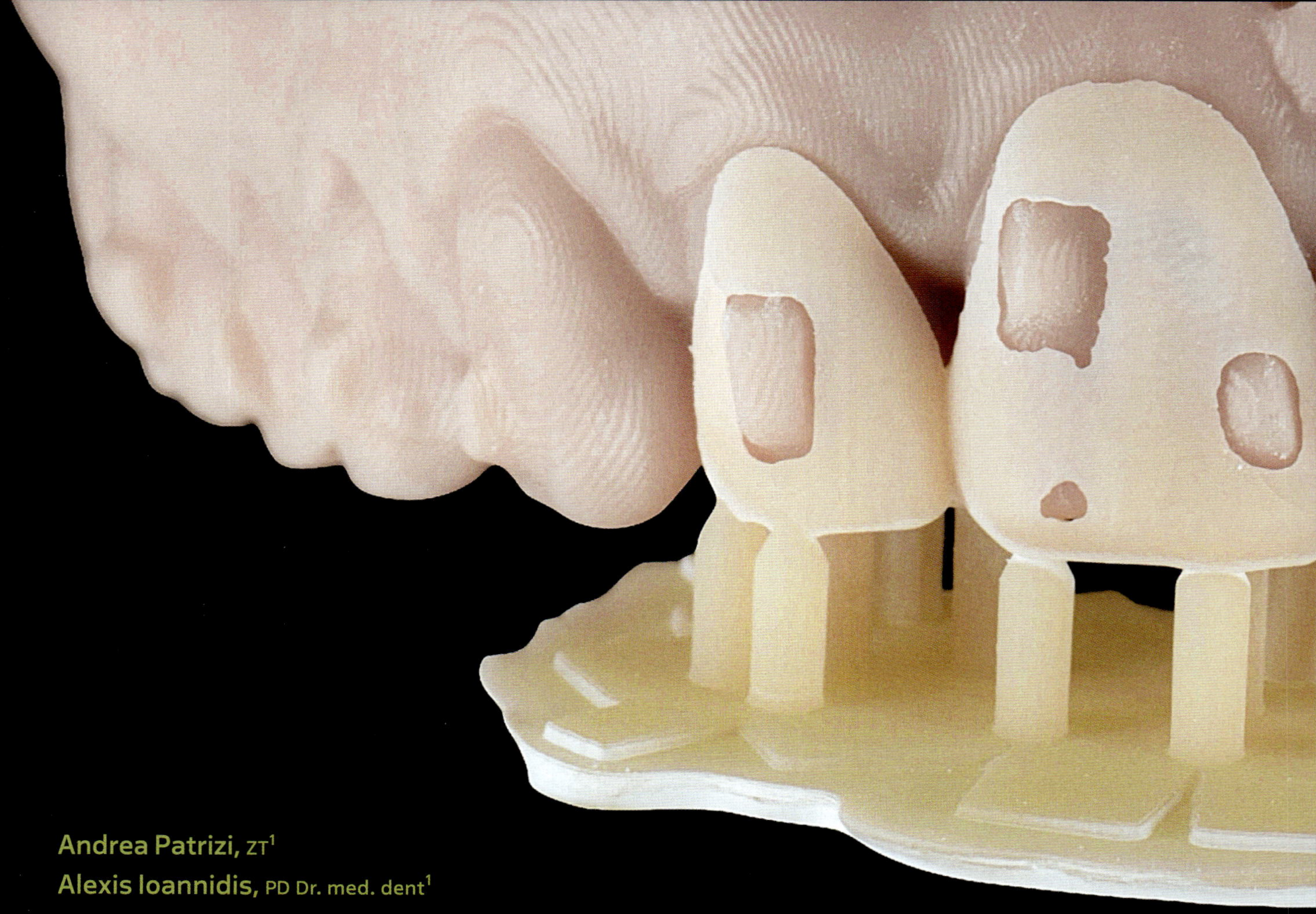

Andrea Patrizi, ZT[1]
Alexis Ioannidis, PD Dr. med. dent[1]

Ein digitaler Meilenstein in der kieferorthopädisch-restaurativen Zahnmedizin

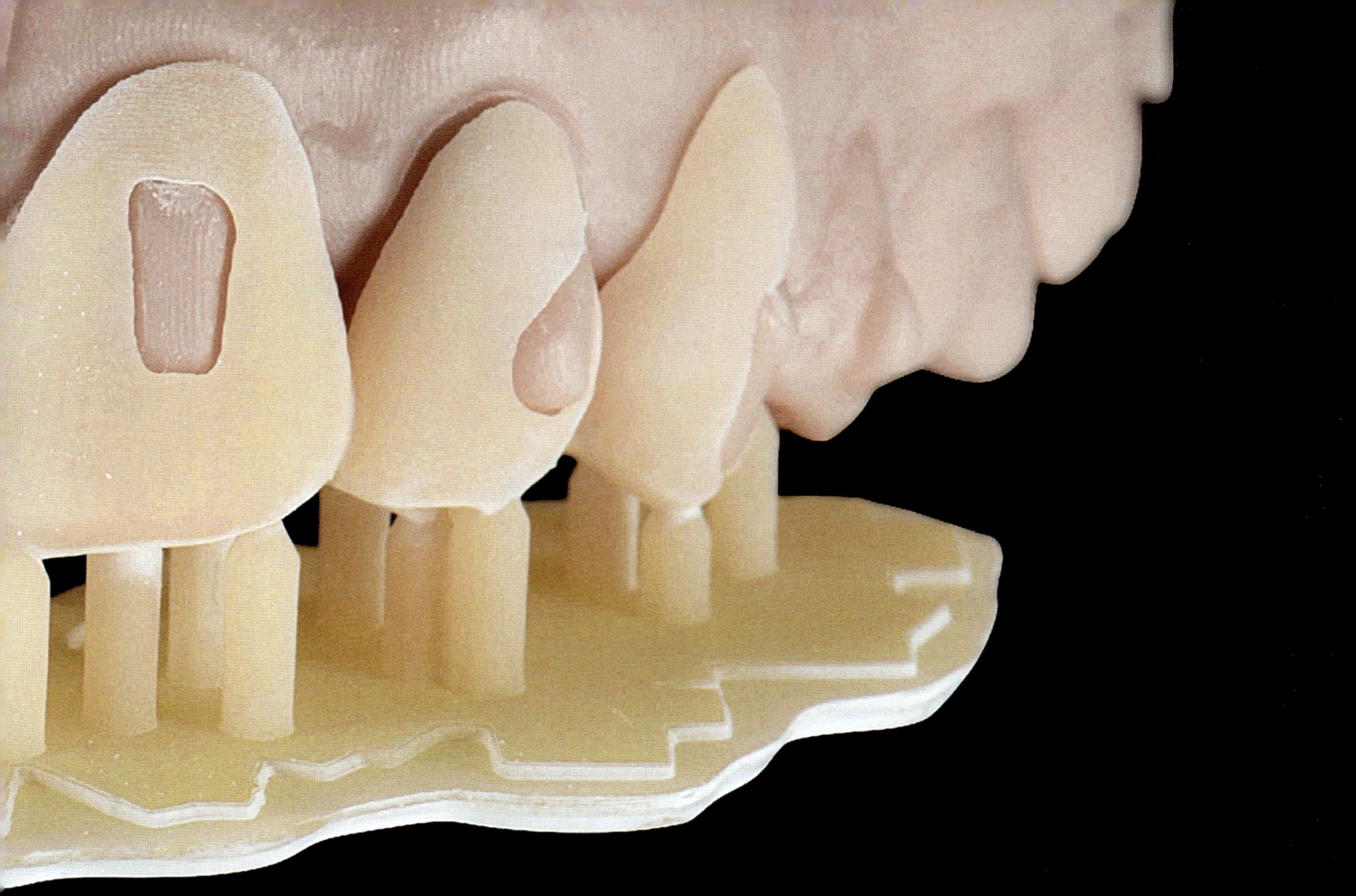

Minimalinvasive Restaurationen in Kombination mit Kieferorthopädie – Eine Kasuistik

Der Wunsch nach ästhetischen Verbesserungen ist in unserer stark visualisierten Gesellschaft einer der Hauptgründe dafür, dass Menschen zum Zahnarzt gehen. Infolge dessen werden Veneers als Restaurationsform immer beliebter. Die moderne Zahnmedizin legt bewusst großen Wert auf die Erhaltung gesunder Zahnsubstanz und vitaler Zähne, und Veneers mit ihren minimalinvasiven Präparationen sind hier besonders geeignet. In Fällen mit Fehlständen der Zähne lässt sich die Invasivität der Präparationen durch die Kombination einer kieferorthopädischen Behandlung mit der Veneerversorgung weiter verringern.

[1]Klinik für Rekonstruktive Zahnmedizin, Zentrum für Zahnmedizin, Universität Zürich, Zürich, Schweiz.

Korrespondenz an: Andrea Patrizi, andrea.patrizi@zzm.uzh.ch

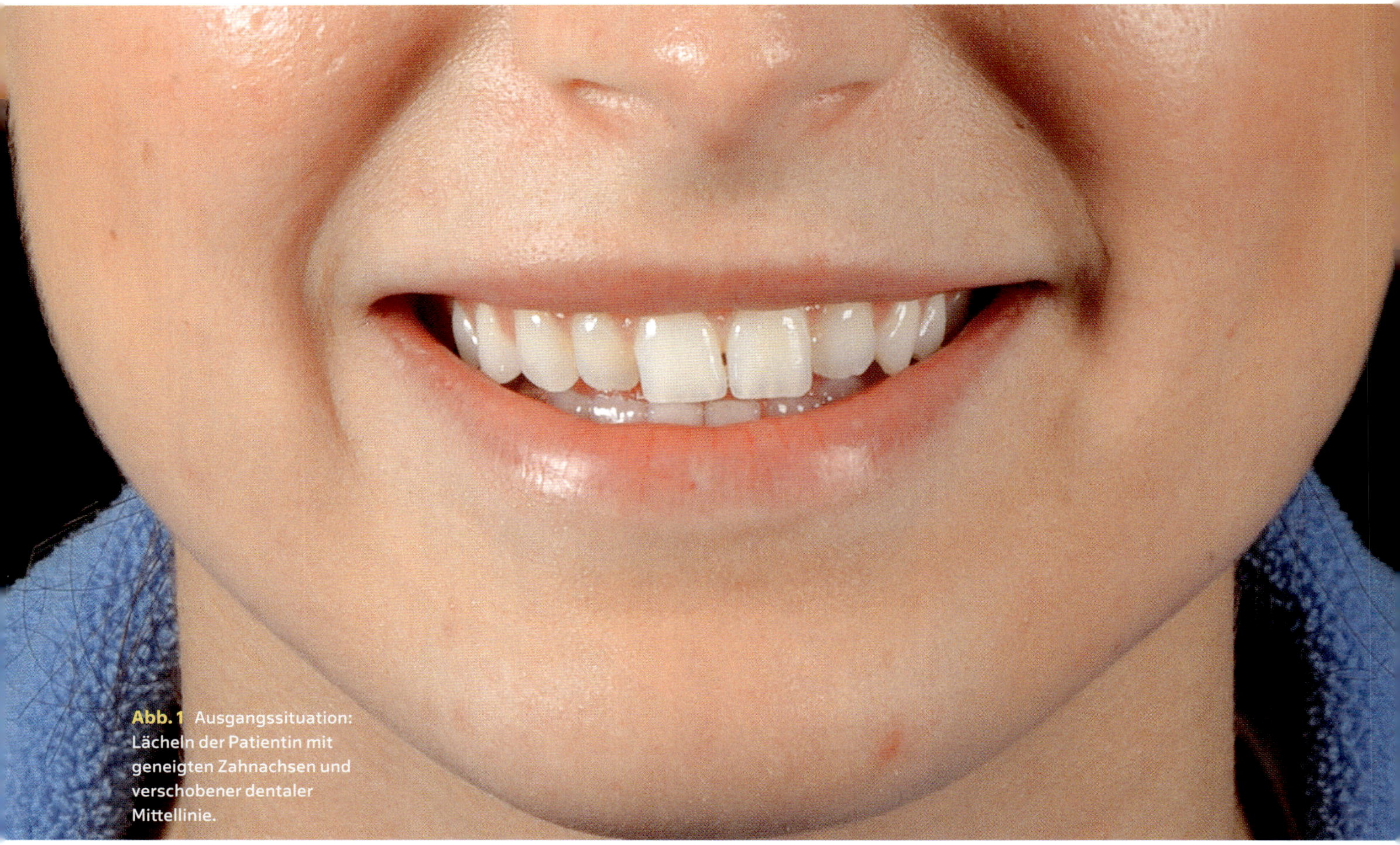

Abb. 1 Ausgangssituation: Lächeln der Patientin mit geneigten Zahnachsen und verschobener dentaler Mittellinie.

Früher war die kooperative Planung von Kieferorthopädie und restaurativer Behandlung alles andere als unproblematisch. Die klassische kieferorthopädische Behandlung hängt stark von den kognitiven und manuellen Fähigkeiten des Behandlers ab und in der Regel verdecken Brackets die Zähne, was die Koordination zwischen dem Kieferorthopäden und dem Prothetiker erschwert. Dass mögliche Ergebnisse nicht visualisiert werden konnten, bedeutete für die Patienten zudem, dass sie die jeweilige Behandlung im Vertrauen auf die Zahnärzte wählen mussten.

Mit den jüngsten Fortschritten in der Digitaltechnik sind die Präzision und Effizienz der Planung und Durchführung zahnärztlicher Behandlungen deutlich gewachsen. Während sowohl kieferorthopädische als auch prothetische Software schon lange verfügbar ist, fehlte bis vor Kurzem eine gemeinsame Softwarelösung für die interdisziplinäre Planung und Kommunikation. Eine neue Plattform ermöglicht jetzt die Zusammenführung von beidem und damit eine effiziente Kommunikation möglicher Ergebnisse vor Beginn der eigentlichen Behandlung. Der vorliegende Fallbericht aus der Praxis zeigt eine minimalinvasive kieferorthopädisch-restaurative Behandlung und illustriert den Planungsprozess, die Kommunikation, die Durchführung der Behandlung und das Endergebnis.

Kasuistik

Die 22-jährige Patientin wünschte sich eine ansprechendere dentale Ästhetik. Sie zeigte beim Lächeln eine mittlere Lippenlage und eine Abweichung der dentalen Mittellinie im Oberkiefer von 1,5 mm (Abb. 1). Außerdem bestand eine generalisierte Neigung der Frontzahnachsen nach links, die mit kleinen Diastemata einherging.

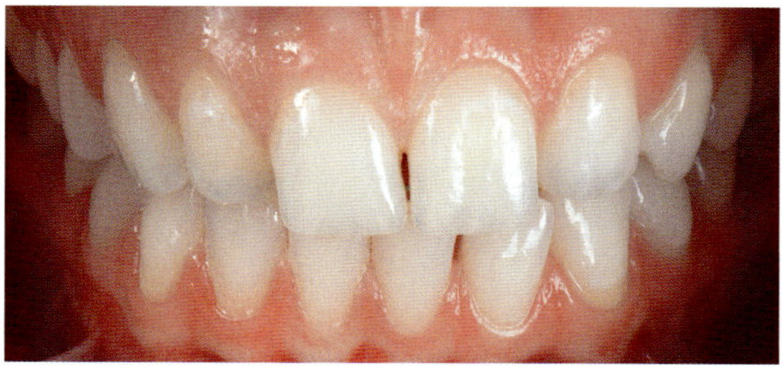

Abb. 2 Intraorales Bild der Ausgangssituation.

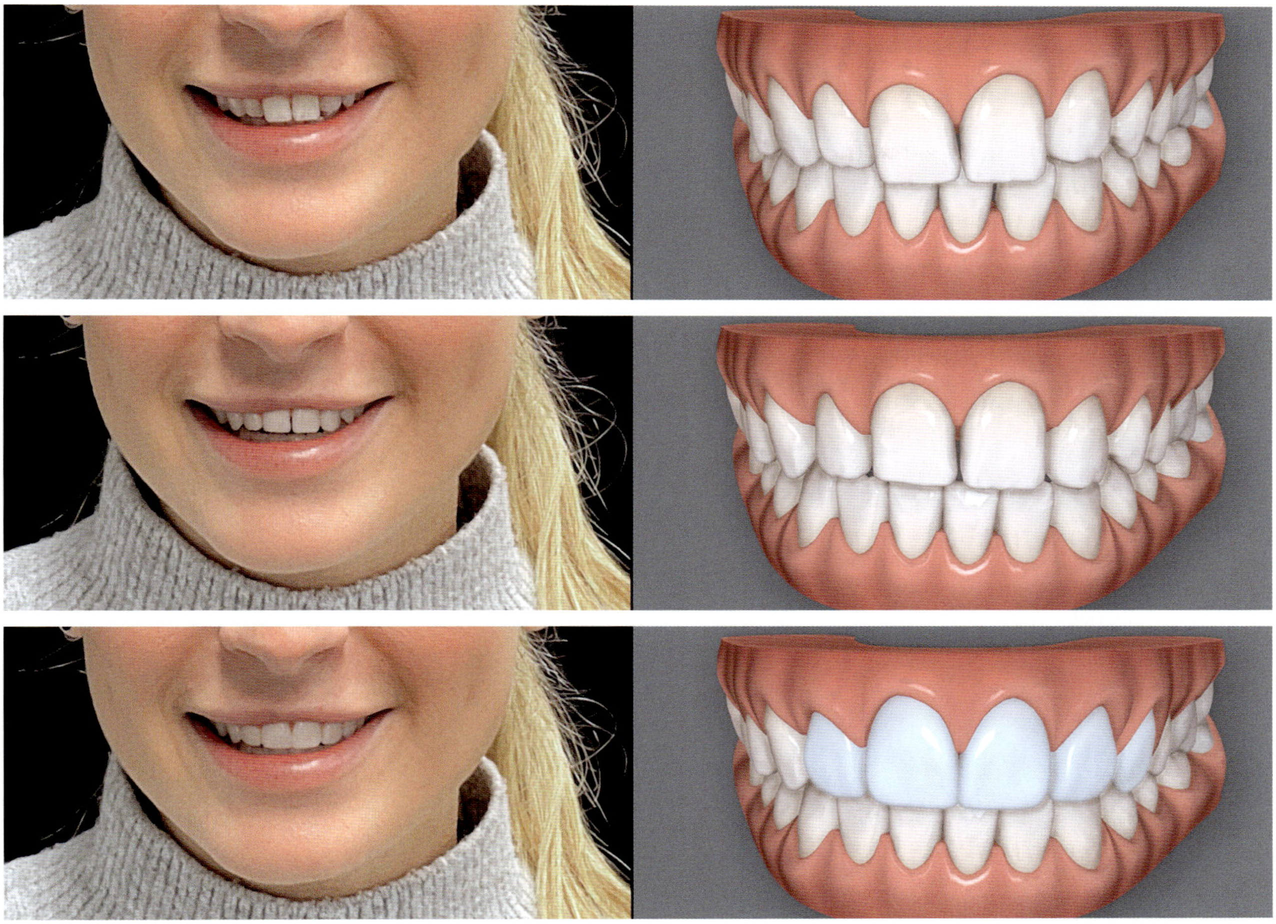

Abb. 3 Kieferorthopädische Planung mit fotorealistischer Simulation der Ausgangssituation *(oben)*, der Situation nach Abschluss der Zahnbewegungen *(Mitte)* und des Endergebnisses mit Veneers *(unten)*.

Der Zahn 22 fehlte und der Zahn 23 war an seine Stelle gerückt (Abb. 2). Auch im Unterkiefer waren schmale Diastemata und kleine Fehlstände der Frontzähne zu beobachten.

Datenerfassung

Zunächst wurden umfassend digitale Daten als Grundlage der Behandlung erfasst, darunter digitale Abformungen (iTero, Fa. Align Technology, Tempe, AZ, USA), eine extra- und intraorale fotografische Dokumentation sowie Videoaufnahmen des gesamten Gesichts, um eine digitale Patientin generieren zu können.

Behandlungsziel und Behandlungsplan

Primäre Ziele waren die Stellungskorrektur der Zähne mit Schluss der Diastemata in der ästhetischen Zone sowie eine minimalinvasive Verbesserung der Form und Farbe der oberen Frontzähne. Dabei wurde davon ausgegangen, dass dank der kieferorthopädischen Vorbehandlung ein Maximum an gesunder Substanz erhalten werden könnte. Die Behandlung wurde in drei Phasen gegliedert: *(1)* Diagnostik, *(2)* Kieferorthopädie, *(3)* Prothetik.

Diagnostik

Die virtuelle Diagnostik begann mit dem Import der umfassenden digitalen Patientendaten in eine spezielle kieferorthopädisch-restaurative Planungssoftware (Invisalign mit Smile Architekt, Fa. Align Technology). Hier wurde eine neue dentale Ästhetik kreiert, die mit dem Gesicht der Patientin harmonierte. In derselben Software wurden auch die erforderlichen kieferorthopädischen Korrekturen geplant, um strategisch exakt verteilte Lücken für die künftigen Veneers auf den Zähnen 12 bis 24 zu generieren. Diese integrierte Planung stellte eine optimale Zahnstellung und Lückennutzung für die restaurative Behandlung sicher. Anschließend wurden

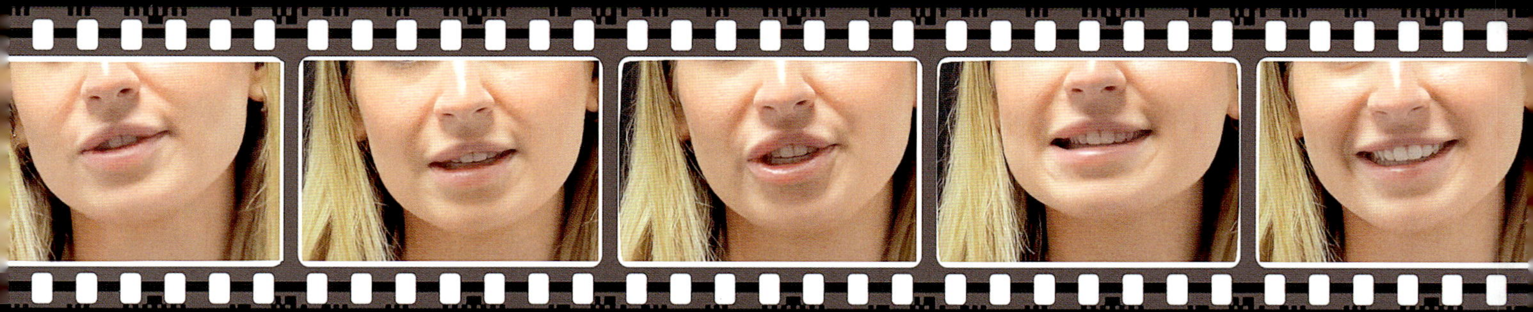

Abb. 4 Fotorealistische Videosimulation der geplanten kieferorthopädisch-restaurativen Therapie.

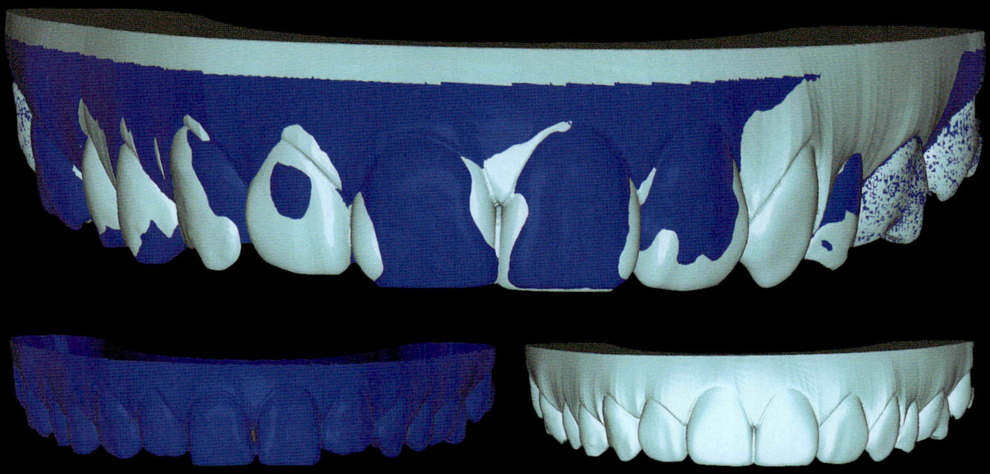

Abb. 5 Separate Modelle und Zusammenführung der initialen dentalen Situation *(dunkelblau)* und der Veneerplanung *(hellblau)*.

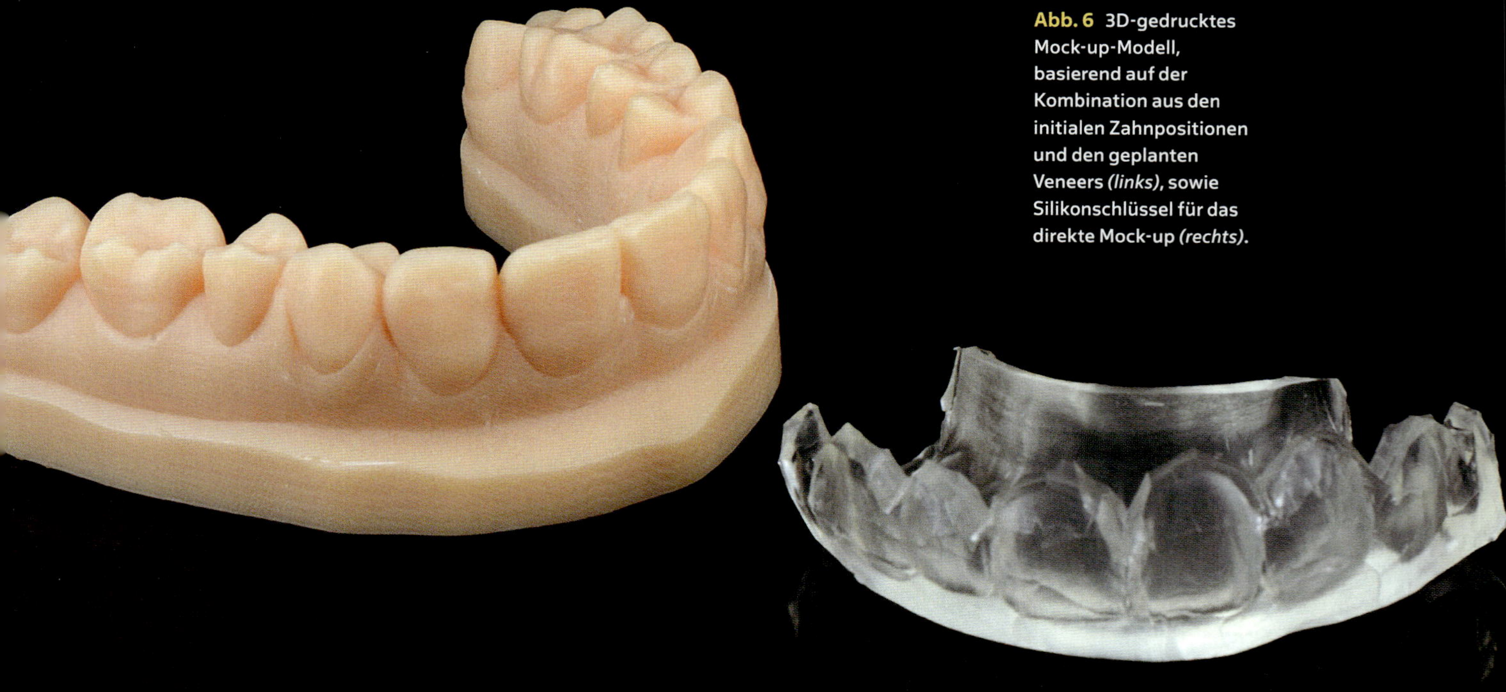

Abb. 6 3D-gedrucktes Mock-up-Modell, basierend auf der Kombination aus den initialen Zahnpositionen und den geplanten Veneers *(links)*, sowie Silikonschlüssel für das direkte Mock-up *(rechts)*.

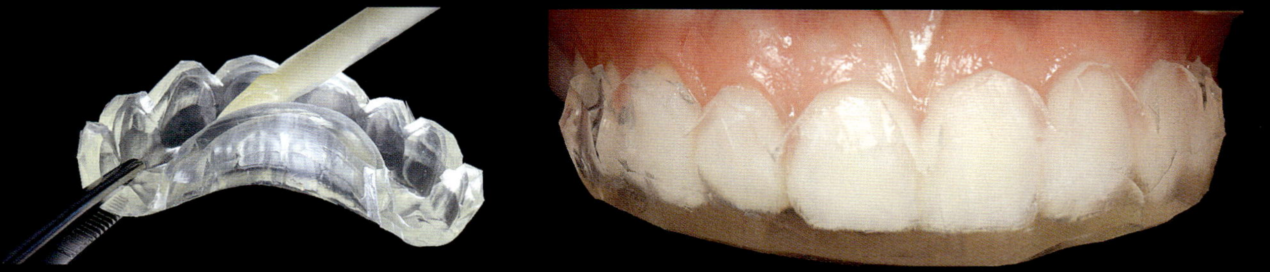

Abb. 7 Silikonschlüssel *(links)* und Herstellung des direkten intraoralen Mock-ups aus einem Acrylkunststoff *(rechts)*.

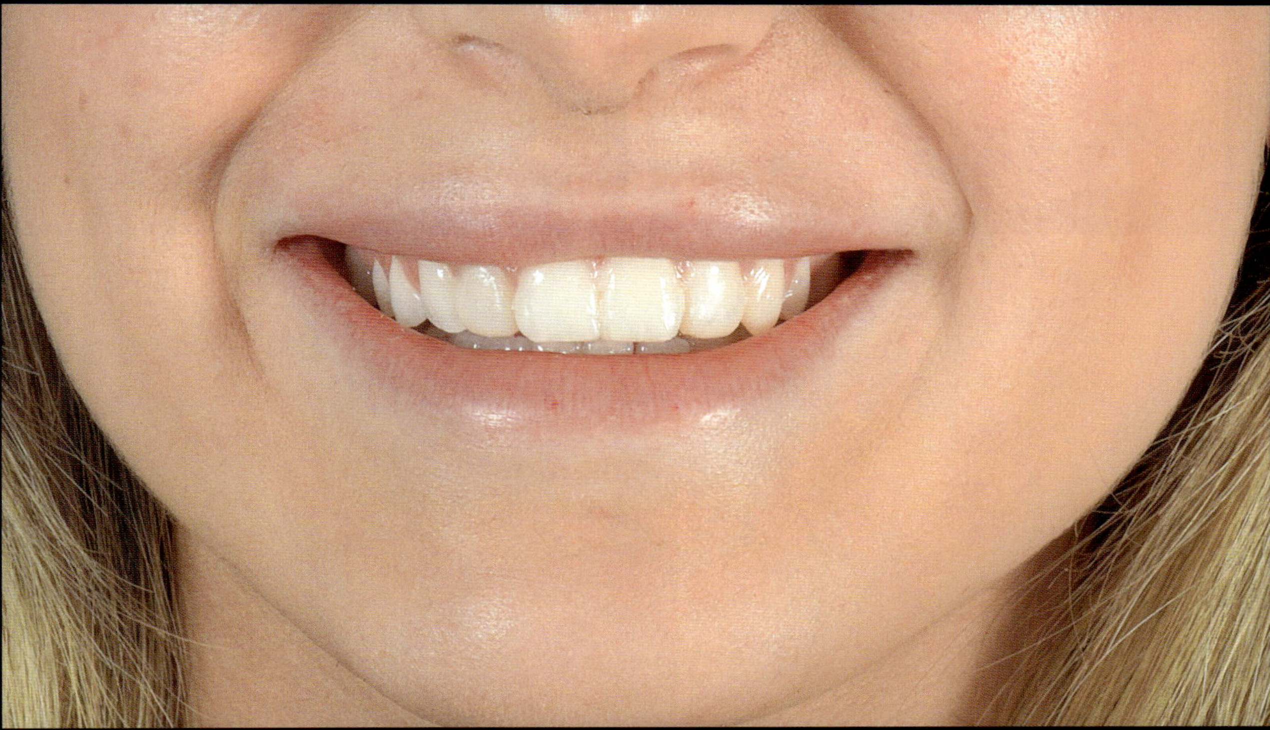

Abb. 8 Lächeln der Patientin mit dem direkten Mock-up über der Ausgangssituation.

fotorealistische Bild- und Videosimulationen errechnet, um die angestrebten Ergebnisses in der Kommunikation mit der Patientin visualisieren zu können (Abb. 3 und 4). Zusätzlich erfolgte in Zusammenführung der initialen Zahnpositionen mit dem integrierten kieferorthopädisch-restaurativen Plan die Konstruktion (Abb. 5) und der 3D-Druck eines Modells (Abb. 6). Von diesem Modell wurde ein transparenter Silikonschlüssel abgeformt (Abb. 7), mit dem in der nächsten Behandlungssitzung ein intraorales Mock-up der geplanten Behandlung ausgeführt werden sollte (Abb. 8).

Kieferorthopädie

Nach der Definition des Behandlungsziels in der diagnostischen Phase folgte das „Staging" der Alignertherapie, das heißt die Stückelung der Zahnbewegungen und Verteilung auf mehrere Aligner (Invisalign, Fa. Align Technology). Insgesamt wurden für beide Kiefer 25 Aligner hergestellt. In der finalen Phase der Alignertherapie fand, noch vor der Entfernung der Attachments, eine erneute Evaluierung des Behandlungsplans unter Verwendung eines indirekten Mock-ups

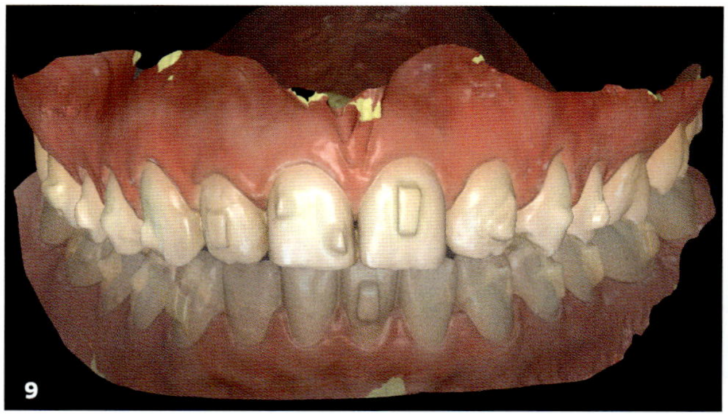

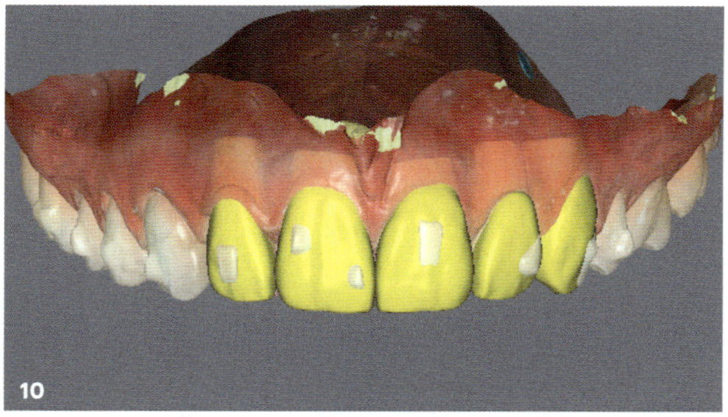

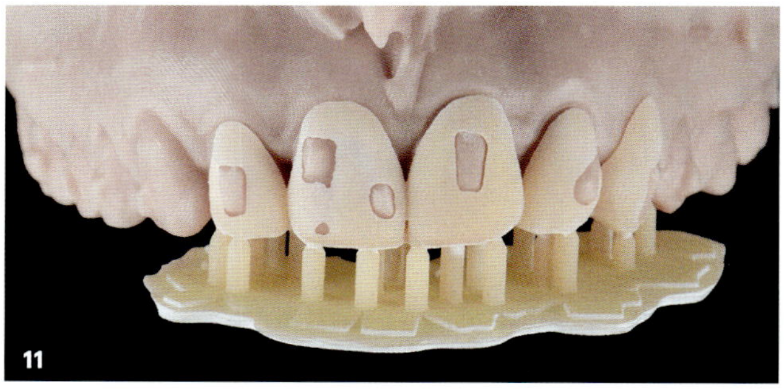

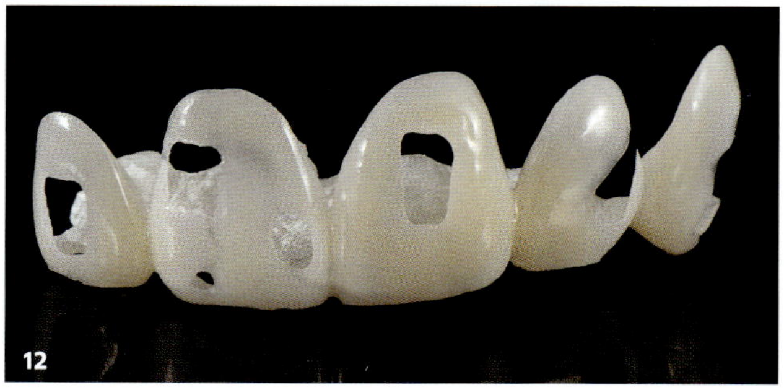

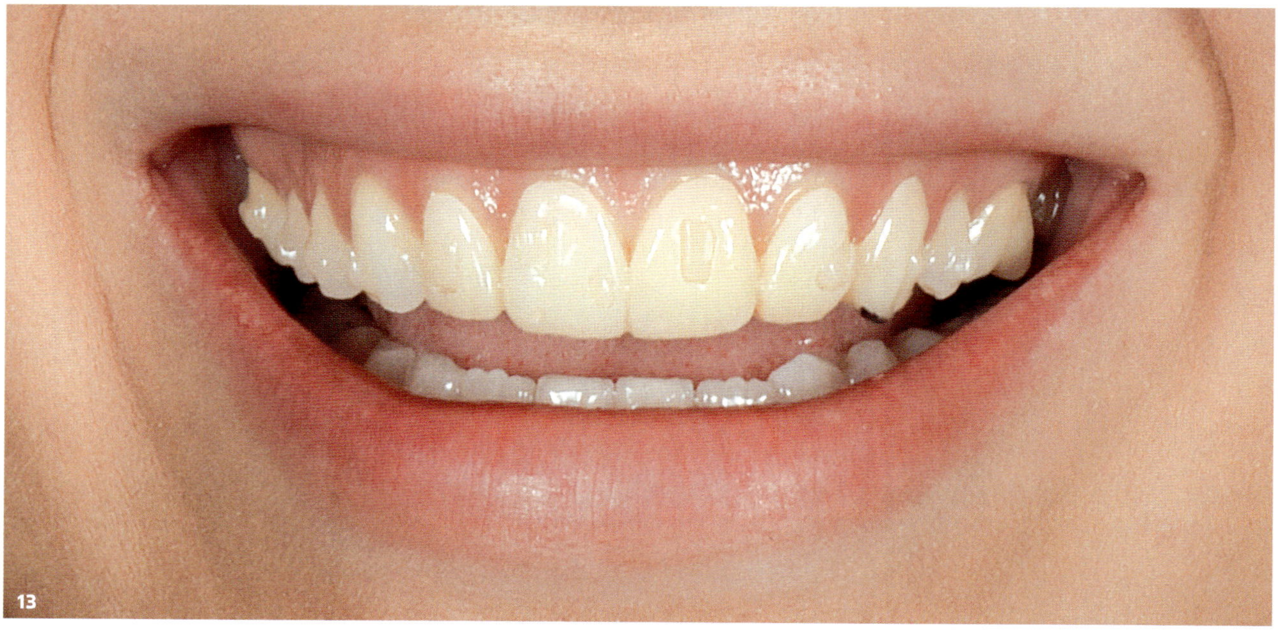

Abb. 9 Digitale Modelle beider Kiefer nach der Alignertherapie.

Abb. 10 Konstruktion eines indirekten Mock-ups für die Situation nach der Alignertherapie.

Abb. 11 Das 3D-gedruckte indirekte Mock-up.

Abb. 12 Farbliche Individualisierung des 3D-Druckstücks.

Abb. 13 Einprobe des indirekten Mock-ups.

Video 1: Virtuelle Planung mit Kombination aus kieferorthopädischer Simulation und virtuellem Mock-up.

statt. Hierzu wurde ein erneuter Intraoralscan durchgeführt (Abb. 9) und in eine CAD-Software (Exocad Rijeka 3.1, Fa. Exocad, Darmstadt, Deutschland) importiert, in der das Mock-up für die Zähne 12 bis 24 digital konstruiert wurde (Abb. 10 und Video 1). Dieses wurde anschließend in einem zahnfarbenen Material 3D-gedruckt (Pro 95S, Fa. SprintRay, Weiterstadt, Deutschland) (Abb. 11) und mit Kunststofffarben (Optiglaze, Fa. GC, Luzern, Schweiz) individualisiert (Abb. 12). Die Mock-up-Einprobe (Abb. 13) bestätigte, dass die oberen Frontzähne durch die Alignertherapie in die gewünschten Positionen gebracht waren und die prothetische Phase beginnen konnte.

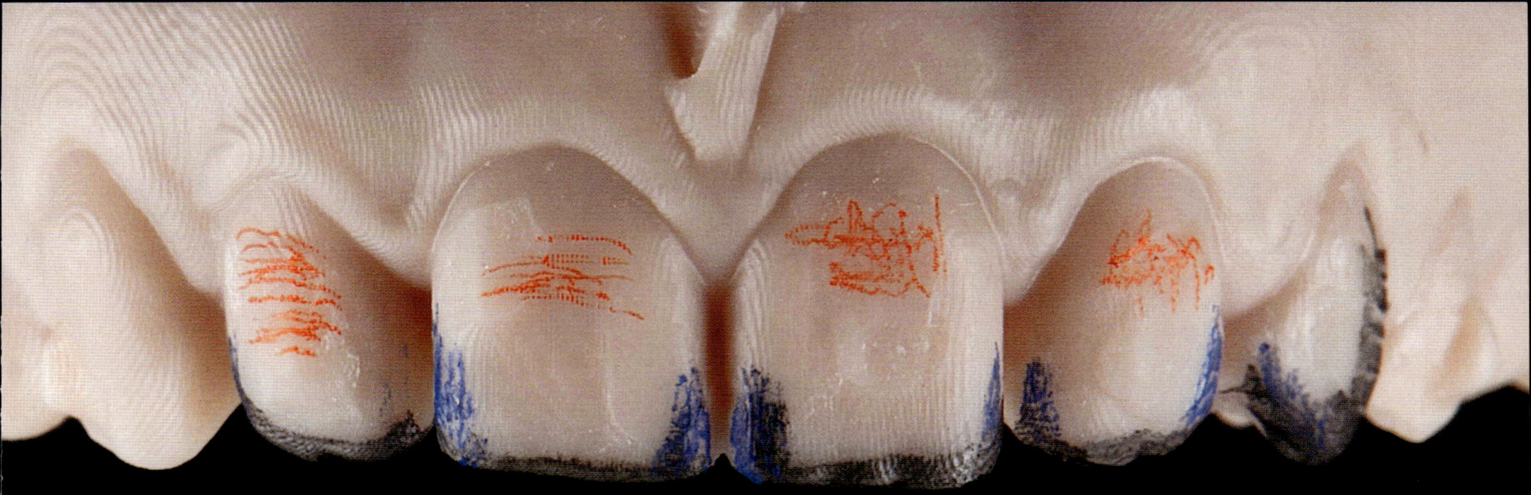

Abb. 14 Planung der Veneerpräparationen am Modell mithilfe von Farbmarkierungen: schwarz = gesamte Länge der Markierung einkürzen, blau = Reduktion um 0,5 mm, rot = Reduktion um 0,3 mm.

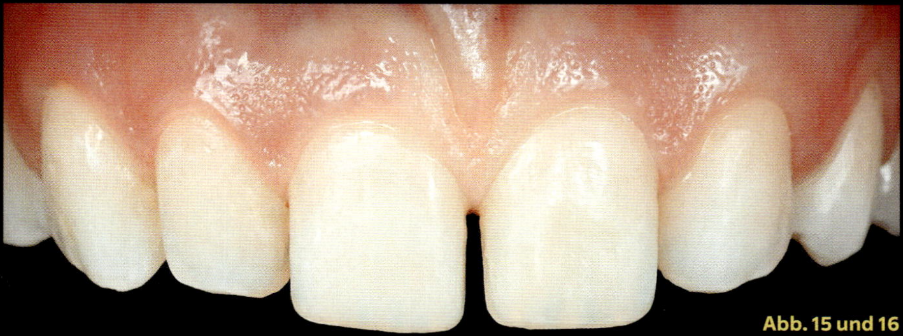

Abb. 15 und 16 Die oberen Frontzähne nach Ausführung der minimalinvasiven Veneerpräparationen.

Prothetik

Entsprechend der initialen Planung sollten fünf minimalinvasive Keramikveneers für die rechten Schneidezähne, den linken mittleren Schneidezahn sowie den linken Eckzahn (in der Position des seitlichen Schneidezahns) und linken ersten Prämolaren (in der Position des Eckzahns) hergestellt werden. Nach dem Entfernen der Aligner-Attachments, wurden die Zähne daher, gestützt auf eine Präparationsplanung am Mock-up-Modell (Abb. 14), minimalinvasiv und ohne horizontale Präparationsgrenze für Veneers präpariert (Abb. 15 und 16).

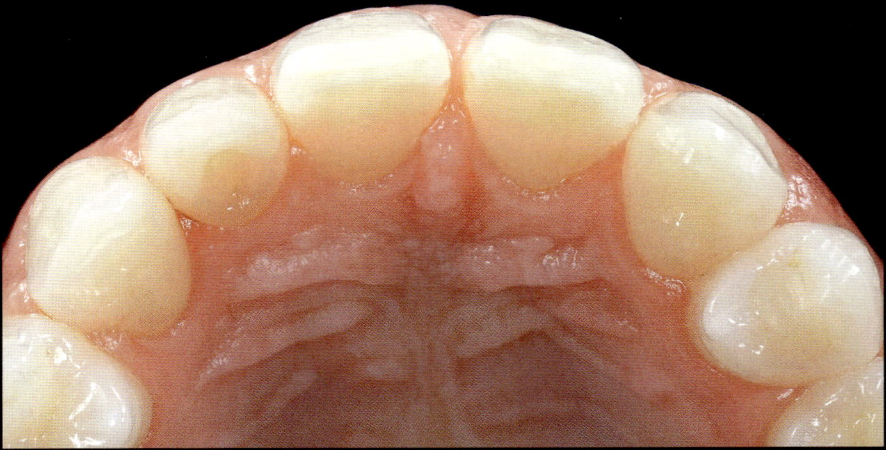

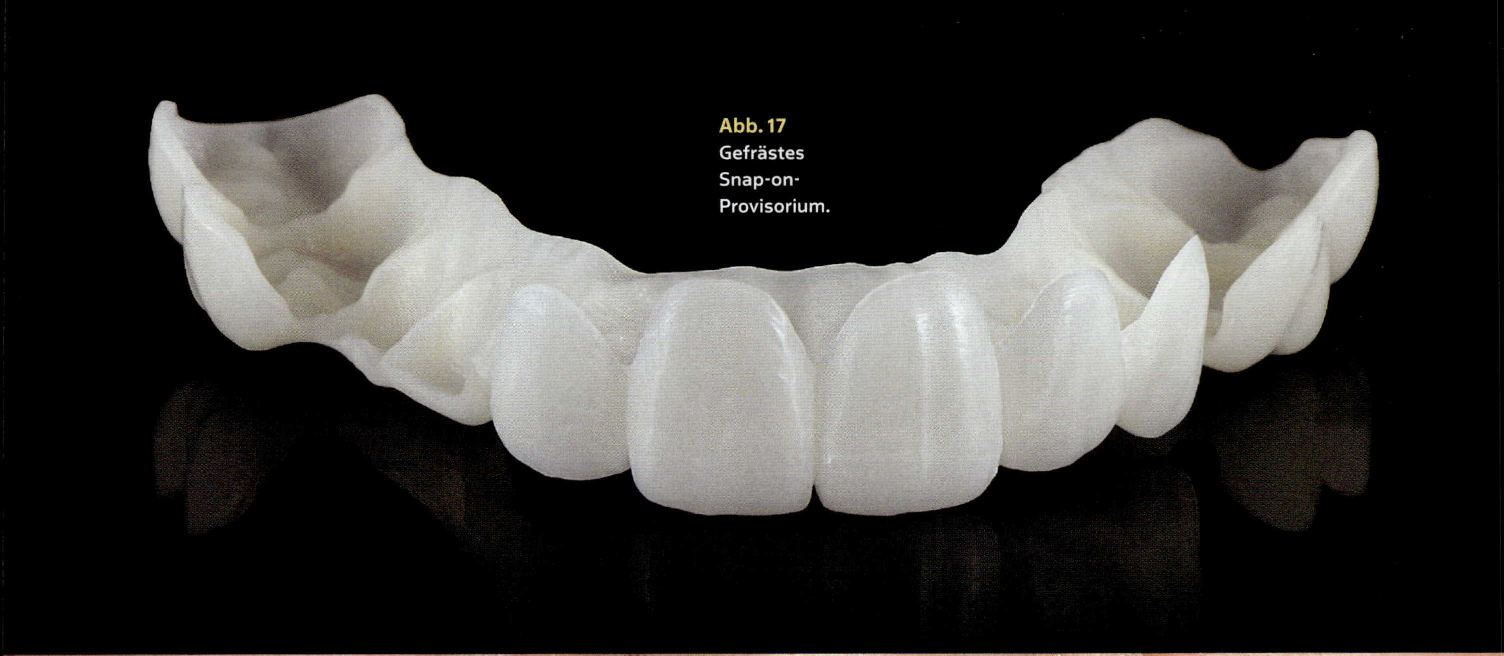

Abb. 17 Gefrästes Snap-on-Provisorium.

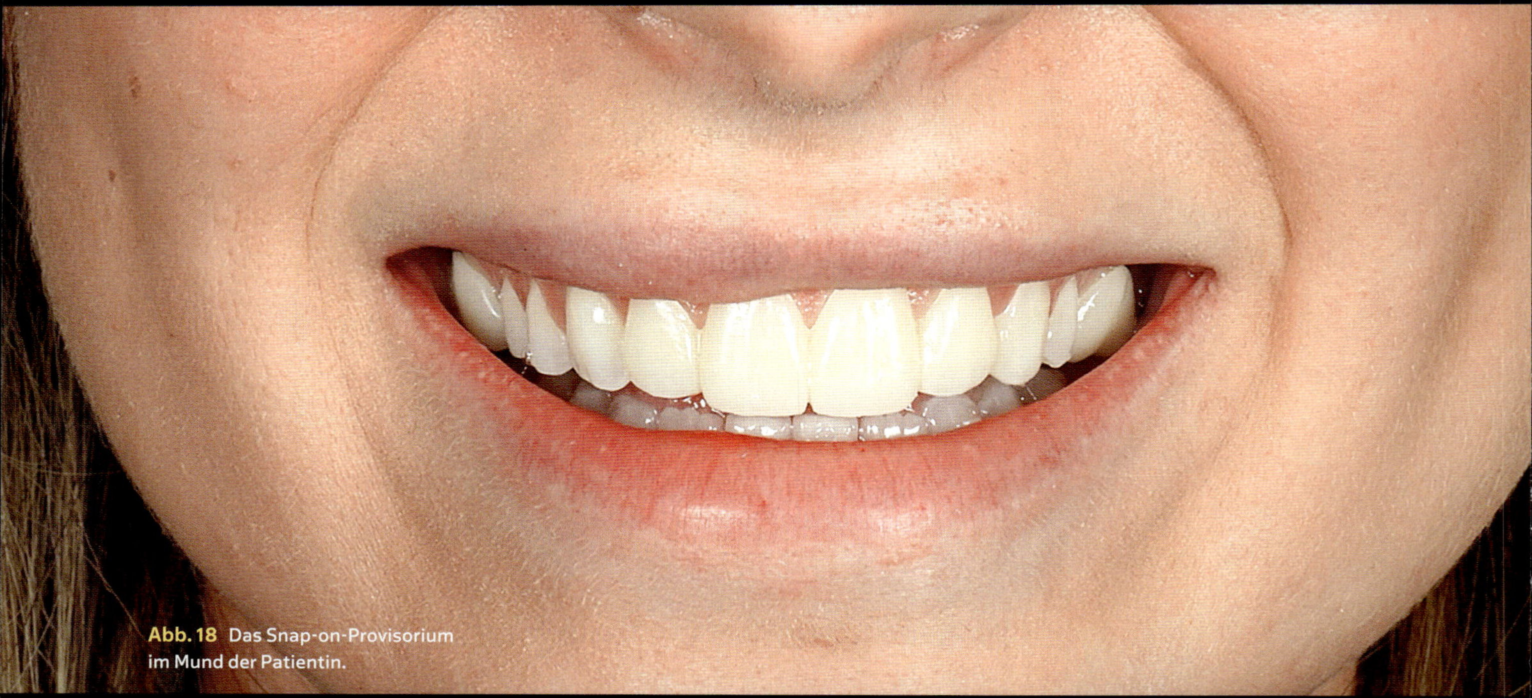

Abb. 18 Das Snap-on-Provisorium im Mund der Patientin.

Anschließend wurden die präparierten Zähne digital abgeformt. Am folgenden Tag erhielt die Patientin ein CAD/CAM-gefrästes indirektes Snap-on-Provisorium (Eldy, Fa. Dentalplus, Samerberg, Deutschland) (Abb. 17 und 18). Dieses Provisorium diente primär als Retainer nach der kieferorthopädischen Behandlung und in zweiter Linie zur Gewöhnung der Patientin an die neue dentale Ästhetik und zur Verbesserung des oralen Komforts bis zum Einsetzten der definitiven Restaurationen.

Für die Herstellung der Veneers wurde die digitale Abformung der Präparation in das CAD-Projekt mit den initialen diagnostischen Daten integriert, wo die Veneerränder auf einem supragingivalen Niveau definiert wurden (Abb. 19 und Video 2). Im nächsten Schritt wurden Lithiumdisilikatgerüste der Veneers mit einem minimalen labialen Cutback von 0,3 mm konstruiert und als Pressmodelle aus einem PMMA-Block (Cast, Fa. Dental Direkt) gefräst (Abb. 20). Die Modelle wurden eingebettet (Abb. 21) und die Veneergerüste im Ausschmelzverfahren bei 880 °C aus Lithiumdisilikat (IPS e.max Press, Fa. Ivoclar, Schaan, Liechtenstein) gepresst.

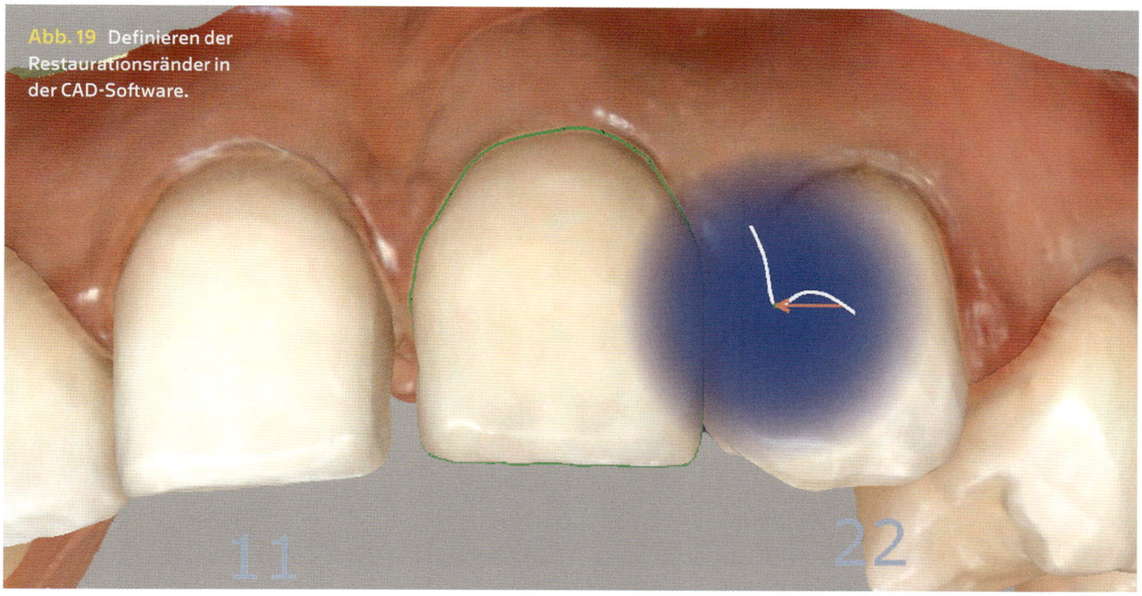

Abb. 19 Definieren der Restaurationsränder in der CAD-Software.

Video 2: Integration der endgültigen Abformung in das CAD-Szenario und Definieren der Restaurationsränder und des Cutbacks für die Verblendkeramik.

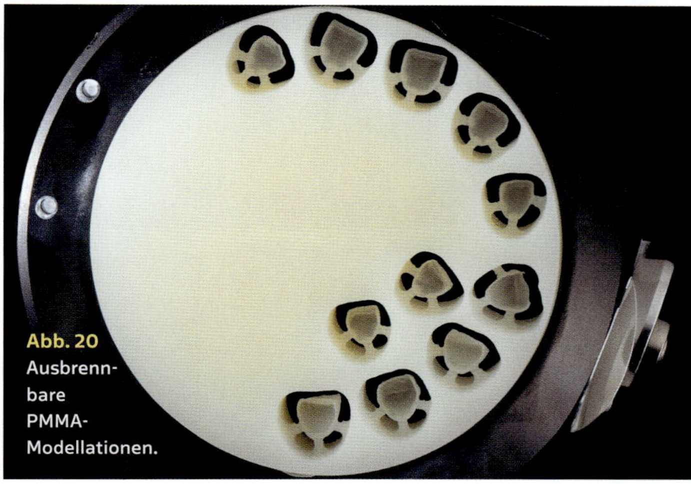

Abb. 20 Ausbrennbare PMMA-Modellationen.

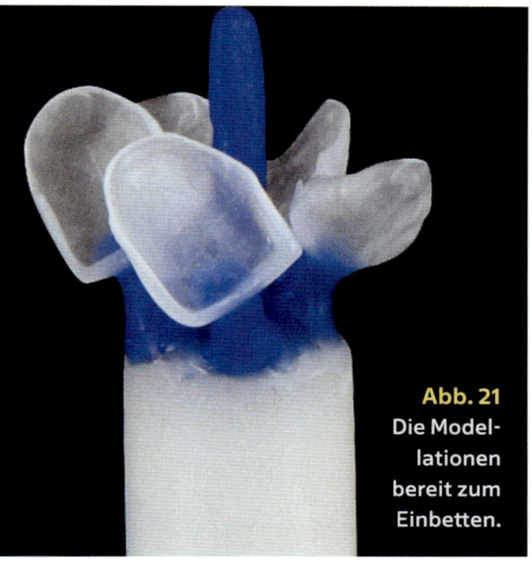

Abb. 21 Die Modellationen bereit zum Einbetten.

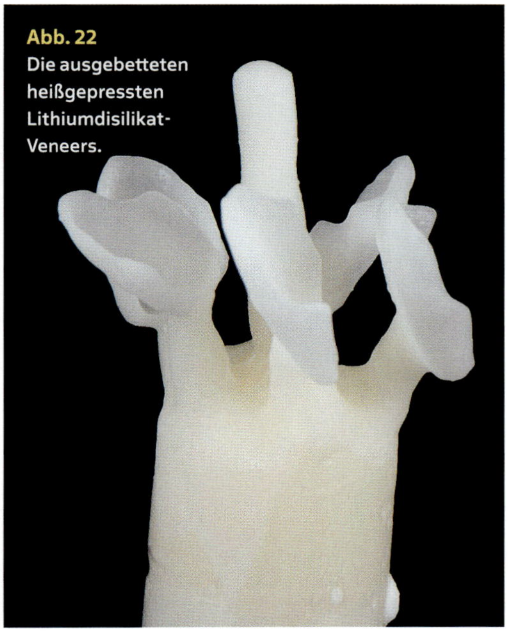

Abb. 22 Die ausgebetteten heißgepressten Lithiumdisilikat-Veneers.

Nach dem Ausbetten (Abb. 22) erfolgte eine Kontrolle der exakten Passung der Veneers auf einem 3D-gedruckten Geller-Modell (Model 2 Tan, Fa. Sprint Ray, Weiterstadt, Deutschland) (Fig 23). Hieran schloss sich die labiale Verblendung der Lithiumdisilikatgerüste mit einer dünnen Schicht Feldspatkeramik (Initial LiSi, Fa. GC) an, um die natürliche Anmutung der Restaurationen zu optimieren (Abb. 24).

Nach einer manuellen Ausarbeitung (Abb. 25) wurden die Veneers zusätzlich noch gefärbt und glasiert, wobei Farbakzente zur Verbesserung der Oberflächenzeichnung und intraoralen Integration gesetzt wurden (Abb. 26 und 27). Nach abschließender manueller Politur wurden die Veneers einprobiert und Ästhetik sowie Passung bestätigt. Es folgte die Ätzung der Stücke mit 5%iger Flusssäure zur Konditionierung der entsprechenden Oberflächen für die adhäsive Befestigung.

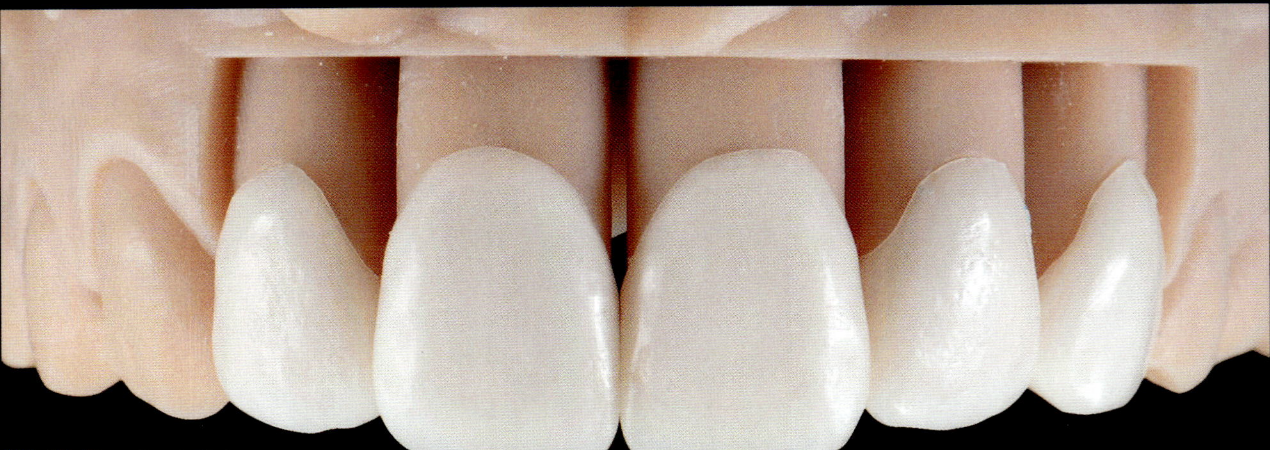

Abb. 23 Die unbearbeiteten Veneers werden auf ein 3D-gedrucktes Geller-Modell aufgepasst.

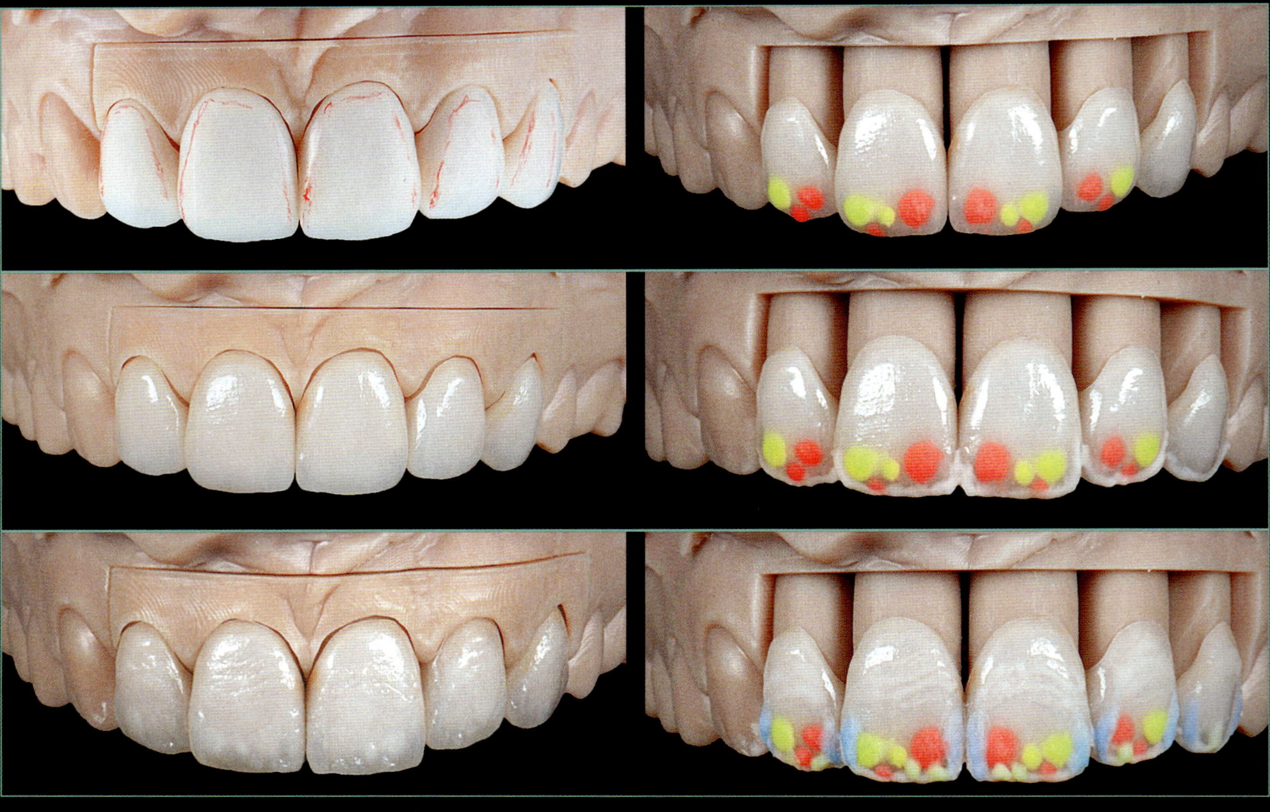

Abb. 24 Individuelle Mikroverblendung mit Feldspatkeramik.

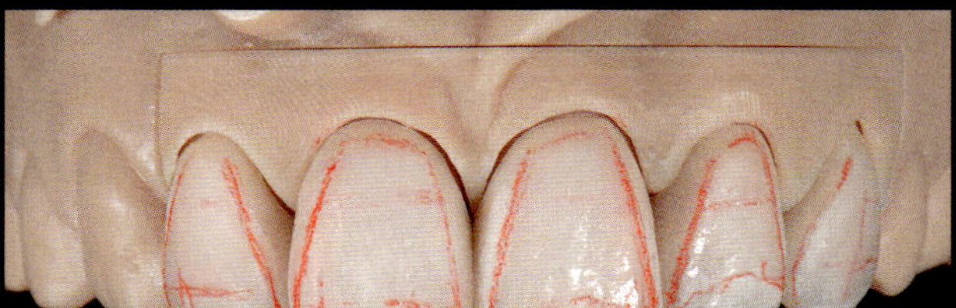

Abb. 25 Definieren der endgültigen Veneerformen.

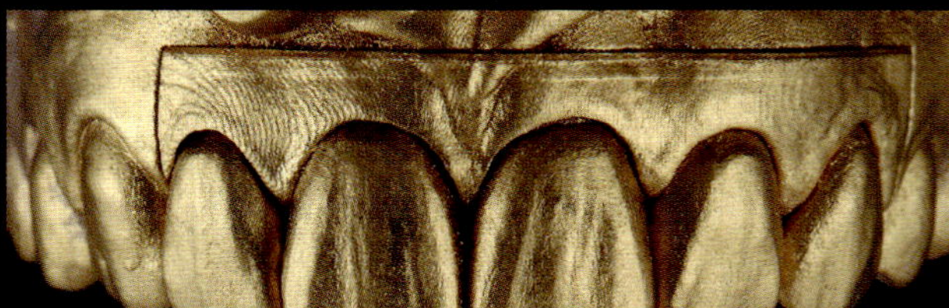

Abb. 26 Kontrolle der ausgearbeiteten Oberflächentextur mithilfe von Goldpuder.

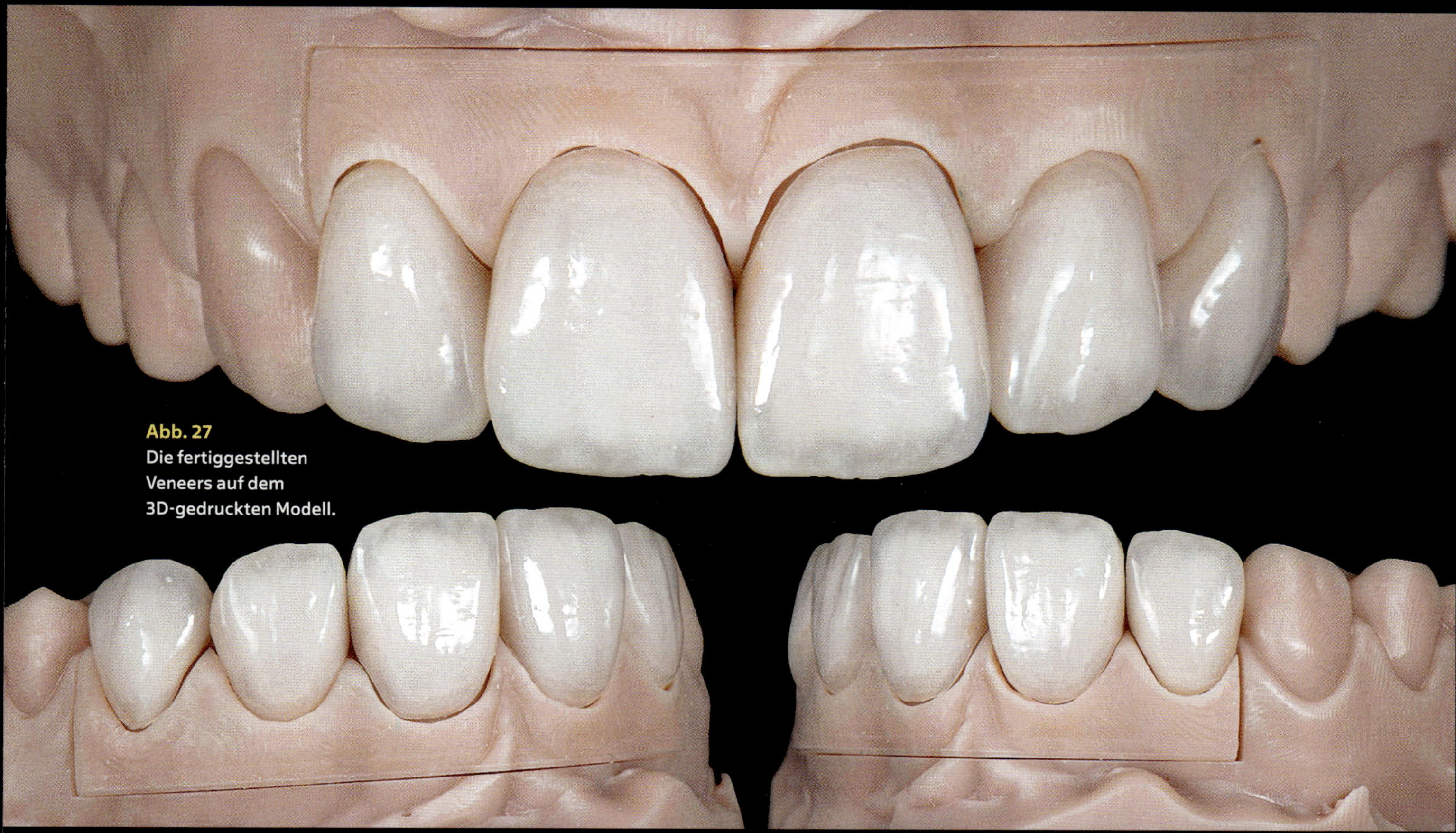

Abb. 27
Die fertiggestellten Veneers auf dem 3D-gedruckten Modell.

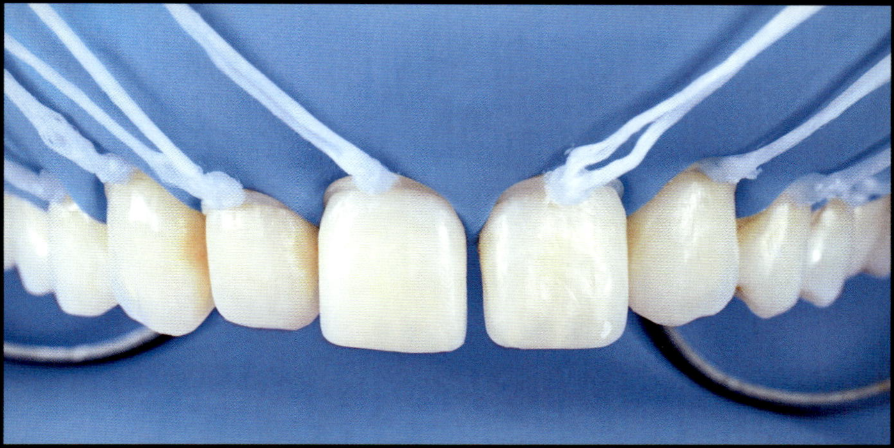

Abb. 28 **Absolute Trockenlegung mit Kofferdam und Zahnseideligaturen, um eine korrekte Verklebung der Veneers sicherzustellen.**

Video 3: Adhäsive Befestigung der Veneers unter Kofferdam.

Um ein sauberes und trockenes Arbeiten zu ermöglichen, wurde vor der Veneerbefestigung Kofferdam angelegt, der den Arbeitskomfort und die Zuverlässigkeit der Verklebung signifikant erhöht (Abb. 28 und Video 3). Zahnseitig begann die Konditionierung mit der Schmelzätzung unter Verwendung von Phosphorsäure, gefolgt von der Applikation eines Adhäsivsystems. Die Innenflächen der Restaurationen wurden chemisch gereinigt (Abb. 29) und anschließend silanisiert, um die Adhäsion zu ermöglichen (Abb. 30). Dann erfolgte die Verklebung der Veneers mit einem fließfähigen lichthärtenden Komposit (Abb. 31). Dabei wurden Kompositüberschüsse nach einem ersten Polymerisationsschritt (Abb. 32) entfernt,

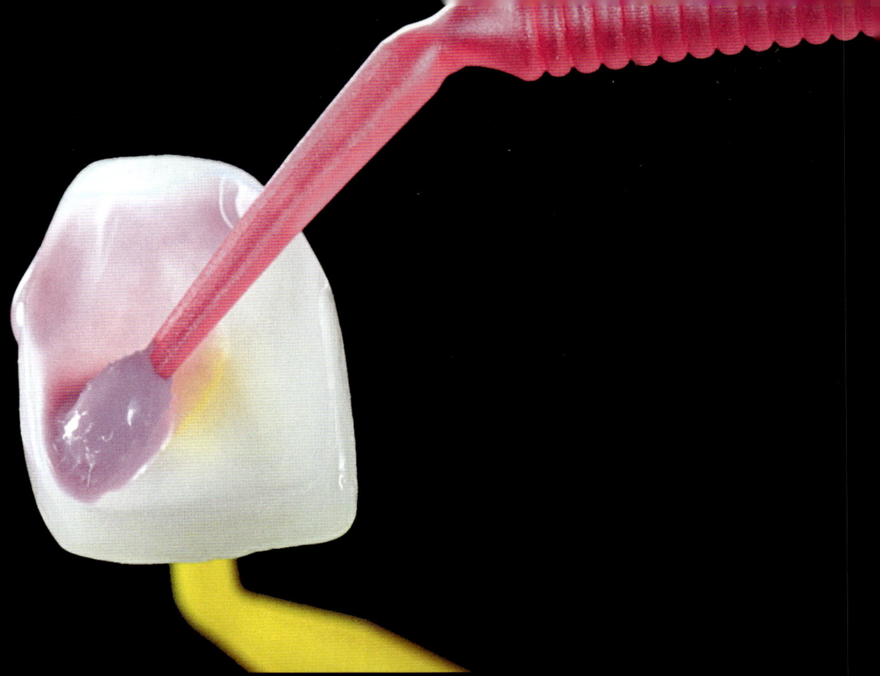

Abb. 29
Reinigung der Veneerinnenflächen nach der abschließenden Einprobe im Mund.

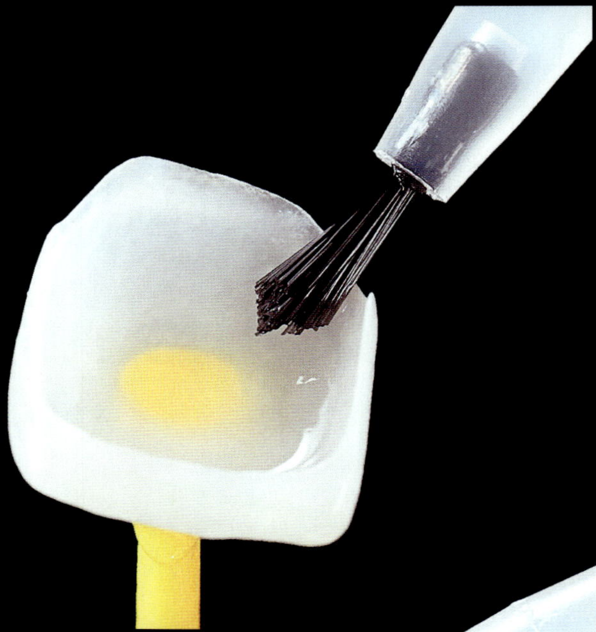

Abb. 30
Silanisieren der Veneerinnenflächen.

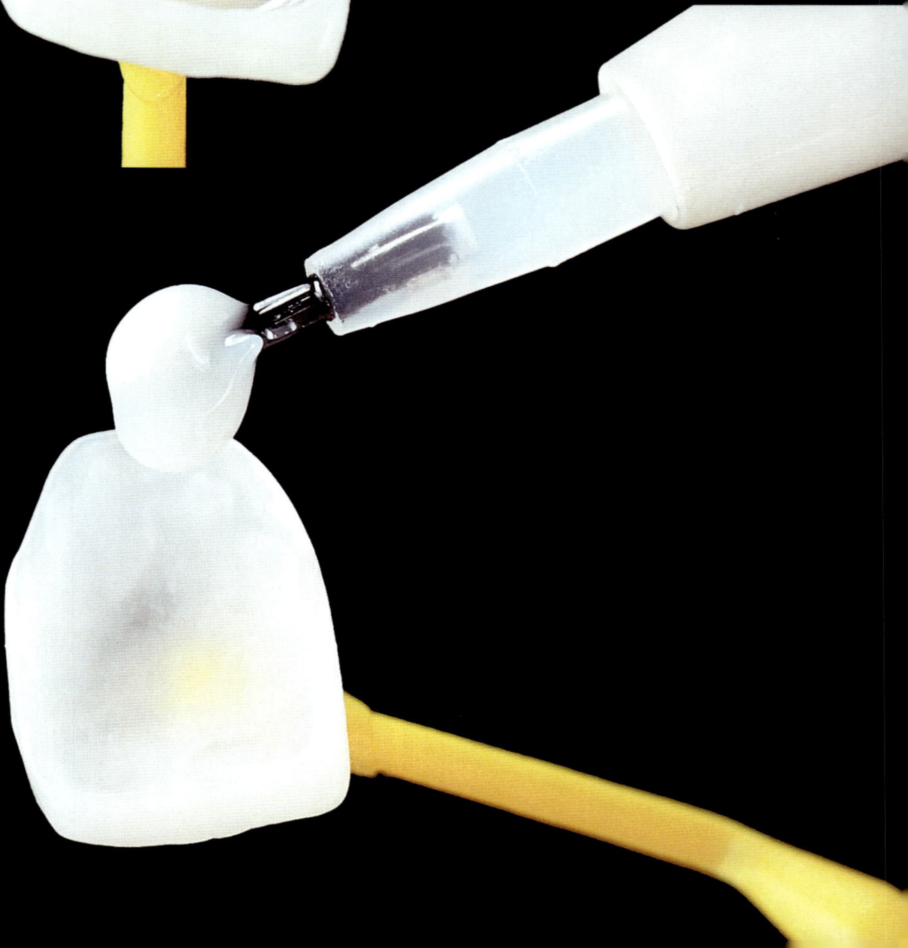

Abb. 31
Das lichthärtende Befestigungskomposit wird aufgetragen.

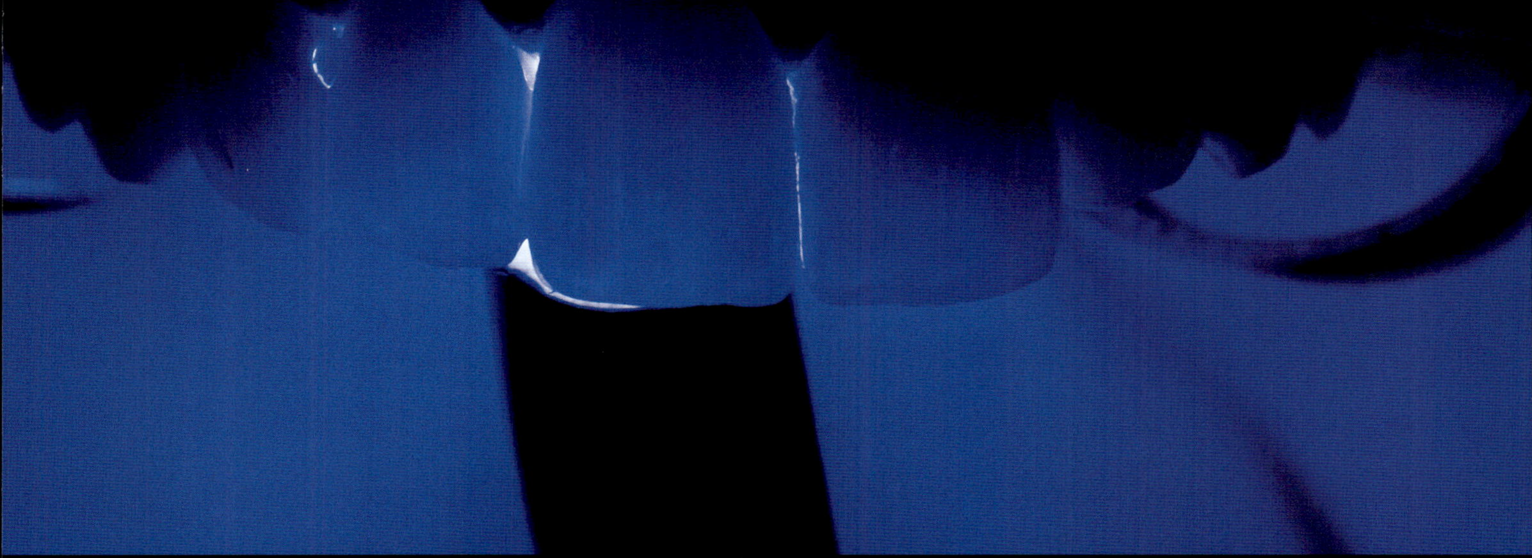

Abb. 32 Lichthärtung des Befestigungskomposits.

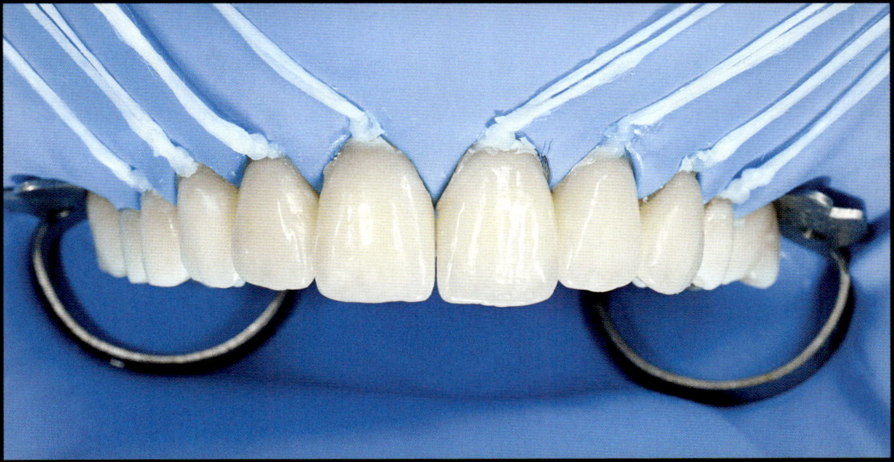

Abb. 33 Situation nach Befestigung aller fünf Veneers.

während vor der abschließenden vollständigen Lichthärtung ein Glyceringel auf die Ränder aufgetragen wurde, um die Bildung der sauerstoffinhibierten Schicht zu unterbinden (Abb. 33).

Nach Abschluss der Verklebung wurden sämtliche Kompositüberschüsse auf das Sorgfältigste entfernt und die Ränder gründlich poliert, um einen glatten Übergang sicherzustellen. Dies wirkt sich zudem positiv auf die Gesundheit der anliegenden Gingiva aus und trägt so zu einem optimalen Behandlungsergebnis bei. Die Abbildungen 34 und 35 und das Video 4 zeigen das Endresultat.

Video 4: Abschluss der Behandlung, Interview der Patientin.

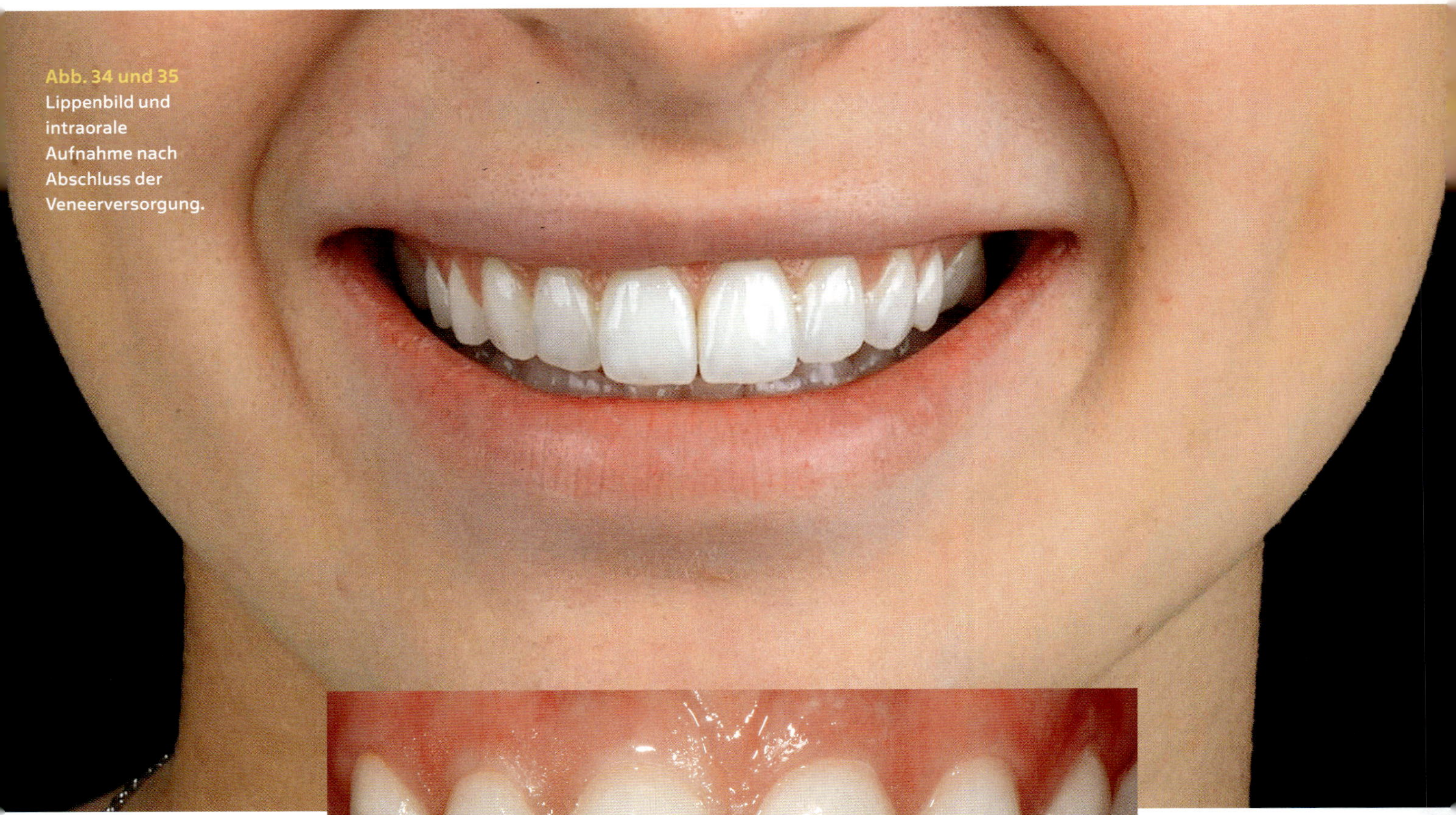

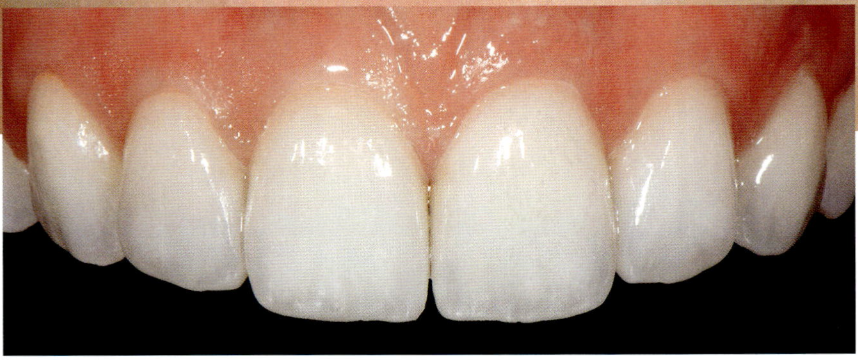

Abb. 34 und 35 Lippenbild und intraorale Aufnahme nach Abschluss der Veneerversorgung.

Schlussfolgerungen

Digitale Technik als zentrales Werkzeug ermöglicht die Vorab-Visualisierung von Behandlungsergebnissen und die effiziente multidisziplinäre Behandlung komplexer Fälle, wie des hier gezeigten. Die Zusammenführung der restaurativen und kieferorthopädischen Diagnostik auf einer gemeinsamen digitalen Plattform ist eine entscheidende Voraussetzung für die Koordination der verschiedenen Behandlungsabschnitte. Gegenwärtig ist allerdings noch keine detaillierte prothetische Planung in der hier verwendeten Software möglich, da die Gestaltungsmöglichkeiten gegenüber einer professionellen zahntechnischen CAD-Software reduziert sind. Als Folge hiervon muss die prothetische Planung nach der kieferorthopädischen Behandlung nochmals mithilfe einer zahntechnischen Software überarbeitet werden. Hierin liegt gegenwärtig noch ein klares Problem, das jedoch in der Zukunft leicht lösbar sein sollte. Ungeachtet dessen konnten mit dem gezeigten multidisziplinären Ansatz, gestützt auf moderne Digitaltechnik, die ästhetischen Erwartungen der Patientin erfüllt und zugleich durch Verzicht auf invasive Maßnahmen eine größtmögliche Unversehrtheit der natürlichen Zähne gewahrt werden.

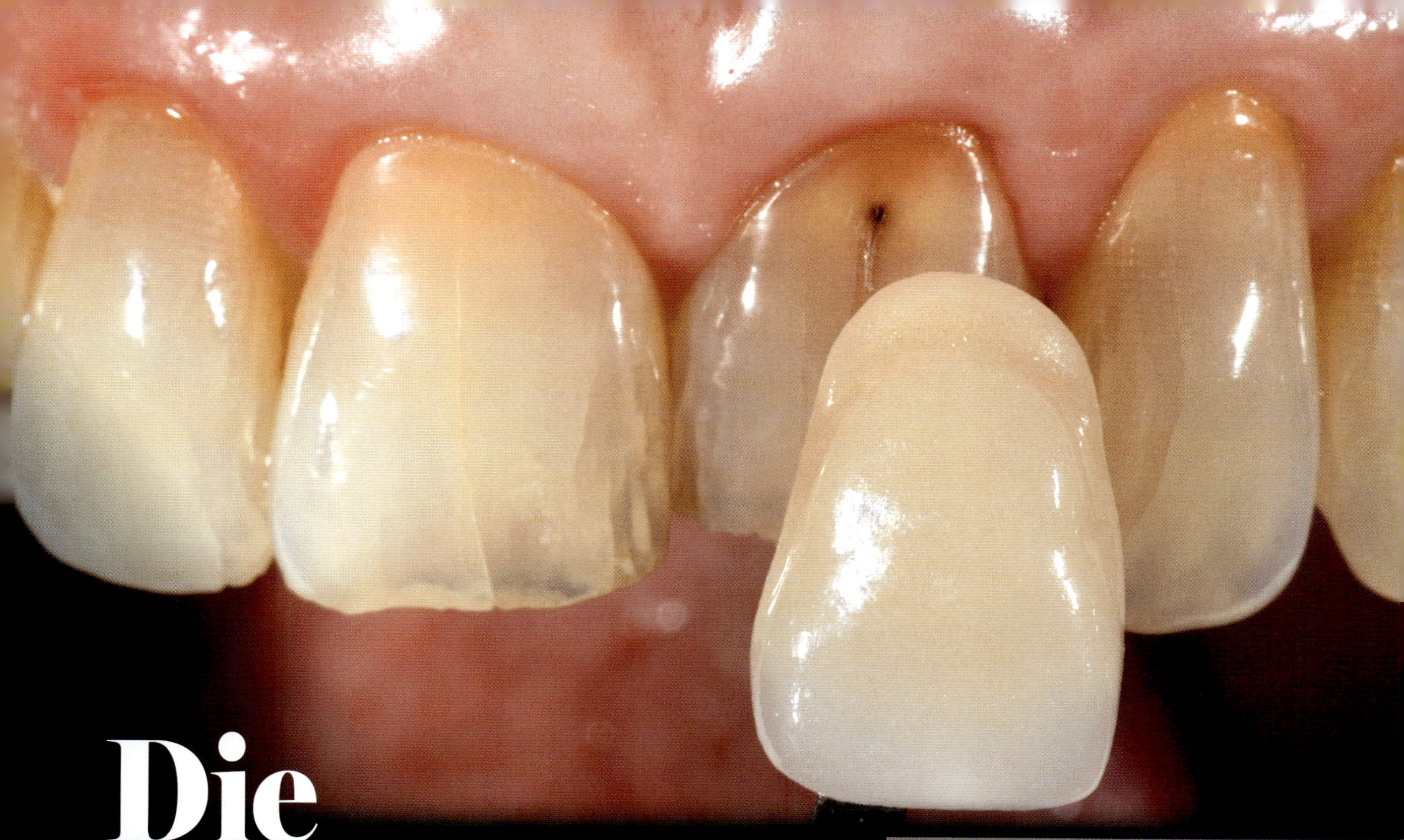

Die besondere Herausforderung: Der obere Einser

Yuki Momma, RDT[1]

Vermutlich hat jeder Zahntechniker schon die Erfahrung gemacht, dass er eine obere mittlere Schneidezahnkrone etliche Male neu anfertigen musste. Ich selbst jedenfalls war schon oft in dieser misslichen Lage. Meine erste Begegnung mit dieser Herausforderung hatte ich nach meiner Übersiedlung in die Vereinigten Staaten. Trotz 10 Jahren praktischer Erfahrung in Japan in meinem Gepäck hatte ich noch nie eine einzelne obere mittlere Schneidezahnkrone angefertigt. Entsprechend aufgeregt war ich, als ich mit einem solchen Fall betraut wurde. Das Ergebnis verfehlte alle mein Erwartungen ....

Inzwischen, nach ungefähr 5.000 betreuten Fällen, kann ich die Schlüsselaspekte der Rekonstruktion dieser Zähne gut benennen. Wer sie berücksichtigt, muss sich vor dem einzelnen oberen Einser nicht mehr fürchten.

[1]Dentalkeramiker, Weston, Massachusetts, USA.

Korrespondenz an: Yuki Momma, yukimomma7@gmail.com

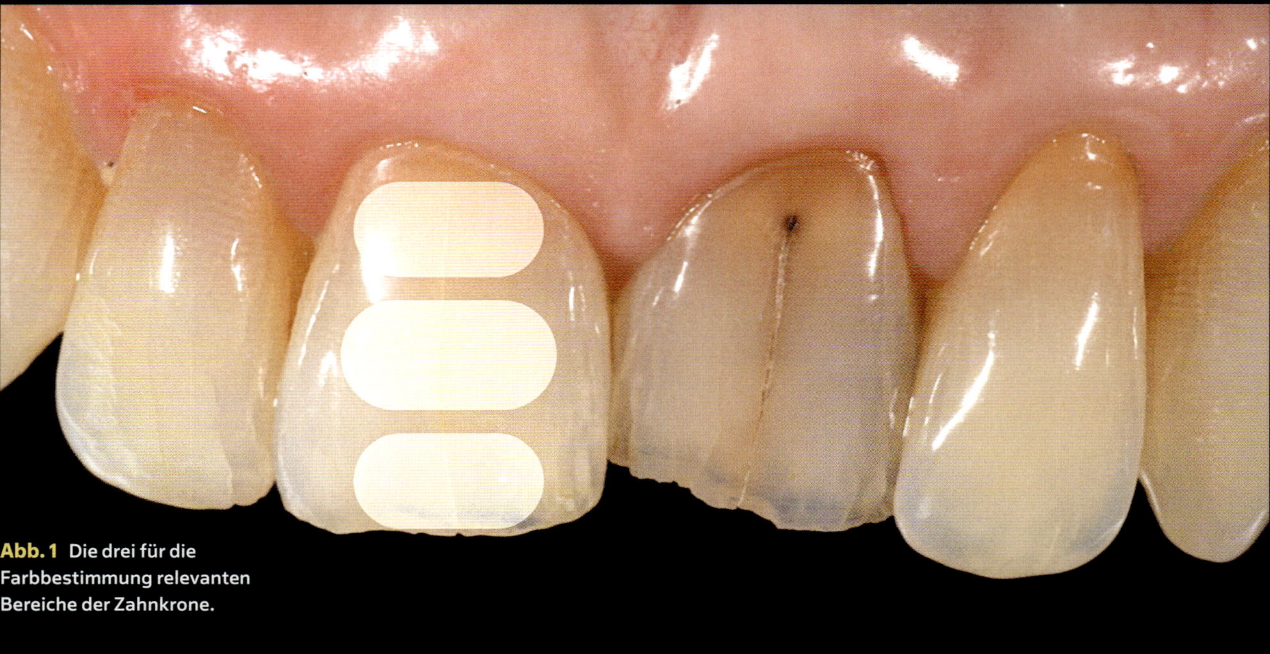

Abb. 1 Die drei für die Farbbestimmung relevanten Bereiche der Zahnkrone.

Farbbestimmung und Erfolgsgeheimnisse

Jeder weiß, dass der häufigste Grund für den Misserfolg von Restaurationen für einzelne obere mittlere Schneidezähne Fehler bei der Farbbestimmung sind. Oft stimmt das vom Zahnarzt geschickte Foto nicht mit dem gewählten Farbmuster überein, aber auch der Zahntechniker wählt oft nicht das korrekte Farbmuster.

Ohnehin ist es immer besser, die Zähne selbst und mit den eigenen Augen zu betrachten. Mein Zeitplan ist stets eng gepackt, und jeden Tag nehme ich drei Patienten persönlich in Augenschein, um für jede individuelle Restauration die Farbe, Sättigung und Helligkeit zu bestimmen. Zwischen dem, was ein Foto erfassen kann, und dem, was die Augen sehen, gibt es deutliche Unterschiede. Intraoral erscheint die transparente Schicht auf Fotos grau und die Farbsättigung weicht leicht ab. Wenn wir jedoch die Zähne anderer Menschen im Alltag betrachten, dann mit unseren eigenen Augen, und nicht durch eine Kamera. Also sollten wir dieselben Augen auch für die Farbbestimmung verwenden.

Wahl des Farbmusters

Der entscheidende Punkt für die Reproduktion der Farbe ist die Bestimmung der Farbmuster, die den Zähnen farblich am nächsten kommen. Diese Farbmuster sollten die Farben des zervikalen, mittleren und inzisalen Kronendrittels möglichst genau repräsentieren. Auch Menschen von gleichem Alter, Geschlecht und ethnischem Herkommen können komplett unterschiedliche Zahnfarben aufweisen. Da die Zahnfarben somit von Patient zu Patient stark variieren, sollte man eine große Zahl konfektionierter Farbmuster verfügbar haben. Um die Chancen einer korrekten Farbbestimmung zu verbessern, empfiehlt sich zudem die Herstellung individueller Farbmuster.

Für die Farbbestimmung wird die Zahnkrone gedrittelt (zervikal, zentral, inzisal) (Abb. 1). Die meisten Zahntechniker würden sicherlich das inzisale Drittel als wichtigsten Bereich für die Farbbestimmung nennen, aber gerade dieser Bereich neigt abhängig von der Feuchtigkeit des Zahns zu Farbveränderungen. Bei manchen Patienten kann die Zahnfarbe sogar zwischen Morgen und Nachmittag leicht schwanken. Je näher man dem Zahnhals kommt, um so geringer sind die durch Austrocknung bedingten Farbveränderungen, weshalb das zervikale und zentrale Drittel die wichtigeren Referenzen für die Farbbestimmung sind.

Große Bedeutung haben ferner die Opazität im Zervikalbereich und die Transparenz der Schneidekante. Auf einem Foto können Transparenzen aufgrund der Beleuchtungssituation grau erscheinen. Die tatsächliche Opazität ist dann schwer zu beurteilen, weshalb man die Zähne mit den eigenen Augen bewerten muss. Entsprechend sind die Muster zur Bestimmung der Transparenz und Opazität zu wählen. Sie sind die entscheidenden Bezugspunkte und bei entsprechender Beachtung ist die Wahrscheinlichkeit einer korrekten Farbreproduktion hoch.

Fall 1

Behandelt von Dr. Mario Gatti

Primäres Anliegen der 52-jährigen Patientin war die ungünstige Ästhetik (Abb. 2). Sie erschien in der Praxis, um die implantatgetragene Krone 11 austauschen zu lassen, die in einer anderen Praxis eingesetzt worden war. Die folgenden Abschnitte illustrieren den Prozess der individuellen Farbbestimmung und Herstellung einer Rekonstruktion für einen einzelnen oberen zentralen Schneidezahn anhand dieses Fallbeispiels.

Konfektionierte Farbmuster

Wie bereits erwähnt war der erste Schritt die Wahl der Farbmuster mit dem geringsten Farbunterschied zu den drei Kronendritteln (zervikal, zentral und inzisal). Bei der Bestimmung der Farbe des Zervikalbereichs schaut man am besten von hinter dem Patienten, um ein Auswaschen der Farbe durch die Beleuchtung zu vermeiden, wie es bei frontaler Betrachtung auftreten kann. Die zentrale und inzisale Farbe wird dagegen in der Frontalansicht bestimmt.

Für eine akkurate Farbbestimmung bringt man das Farbmuster am besten so nahe wie möglich an den betreffenden Bereich. Bei der Wahl einer konfektionierten Farbe sollte man die Sättigung, den Farbton und die Helligkeit mit den eigenen Augen beurteilten. Wie in Abbildung 3 gezeigt, wählte ich für den Zahnhalsbereich ein Farbmuster der Farbe DA3, für den zentralen Bereich 2R1.5 und für die Schneidekante 3M1. In meinen Augen erschien die Opazität im zervikalen Drittel etwas heller als in der Inzisalkante und der Zahn wies eine ausgeprägte Transparenz auf.

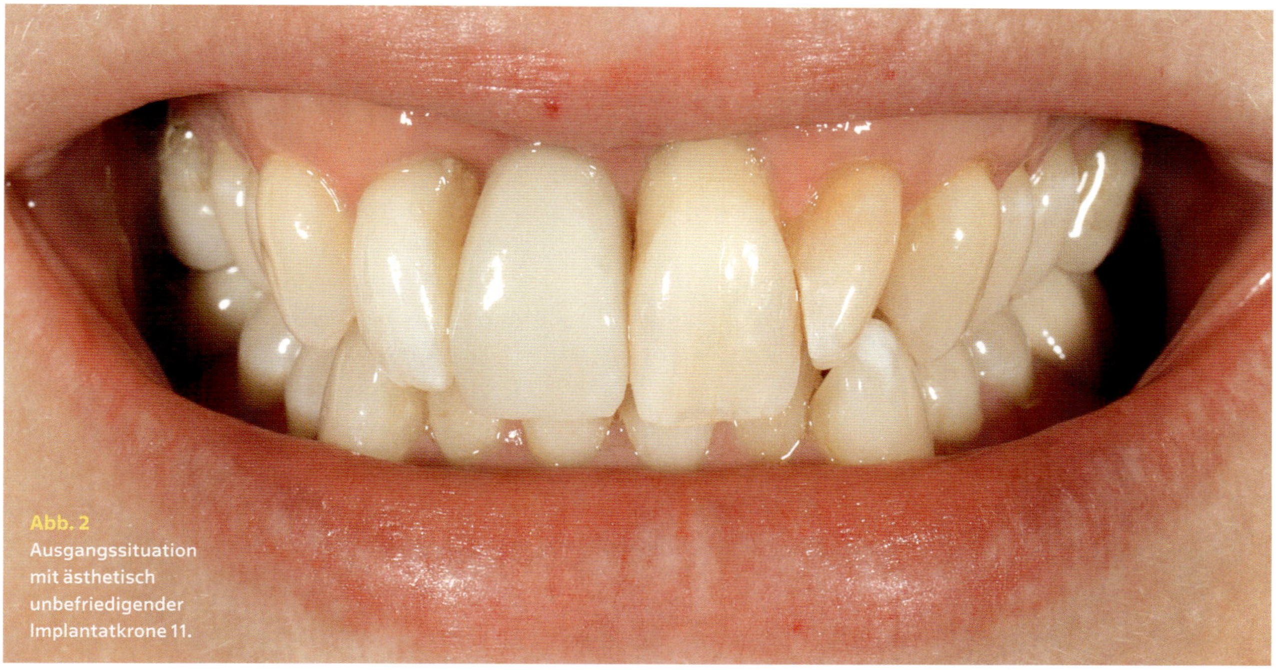

Abb. 2 Ausgangssituation mit ästhetisch unbefriedigender Implantatkrone 11.

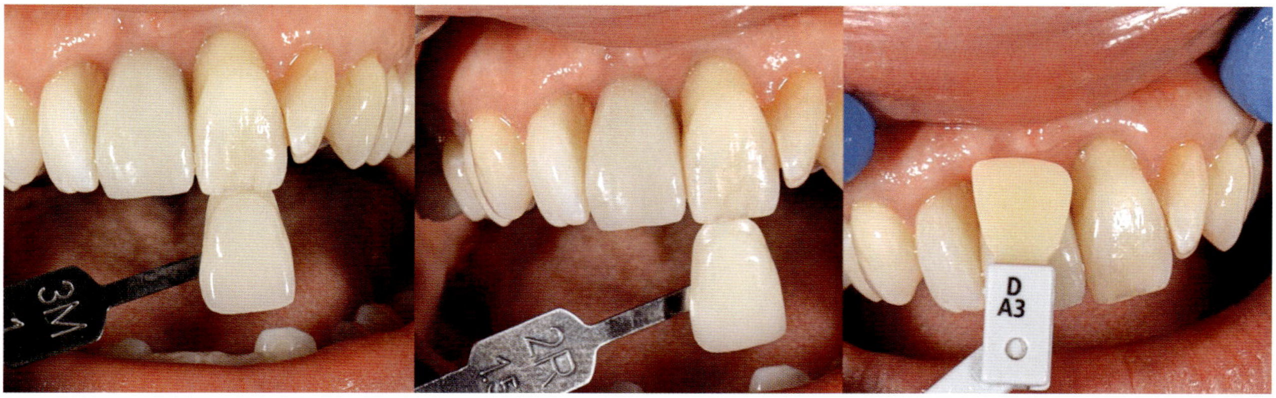

Abb. 3 Farbbestimmung mit einer Farbskala: für den Zervikalbereich wurde DA3, für das Zentrum 2R1.5 für den Inzisalbereich 3M1 gewählt.

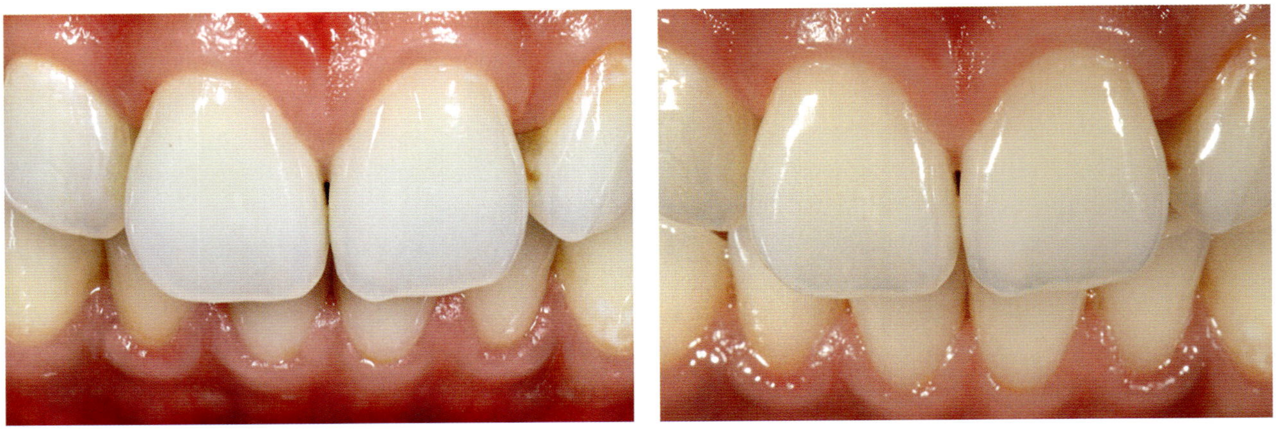

Abb. 4 Aufnahmen mit geringem Blitzabstand *(links)* zeigen eine Überbelichtung, die es schwierig macht, die Farbe in der Tiefe der Zähne zu erkennen *(rechts)*. Aufnahmen mit großem Blitzabstand machen diese Farben sichtbar.

Kamera

Die Farbe, Sättigung und Helligkeit wurden für diese Patientin mithilfe der konfektionierten Farbmuster festgelegt und die Kamera kam nur zum Einsatz, um den Charakter zu dokumentieren. Abbildung 4 stellt eine Aufnahme mit kurzem und eine weitere mit langem Blitzabstand gegenüber, die aus einem anderen Fall stammen. Bei der Aufnahme mit geringer Blitzdistanz macht der starke Blitz die Farbe der tieferen Zahnschichten unsichtbar. Ein Ringblitz führt zu demselben Ergebnis. Bei größerem Blitzabstand ist das Licht weicher und die Farben der tieferen Zahnschichten werden sichtbar. Zudem kann ein Diffusor bzw. Bouncer die Zähne „wolkig" erschienen lassen (Abb. 5). Während schöne Fotos, wie das hier gezeigte, vielen Zahnärzten gefallen, sind sie doch nicht sonderlich korrekt. Man kann nur reproduzieren, was man auch sehen kann. Das heißt, als Zahntechniker benötigt man ein Foto, das die Merkmale des Zahns deutlich erkennen lässt.

„Man kann nur reproduzieren, was man sehen kann."

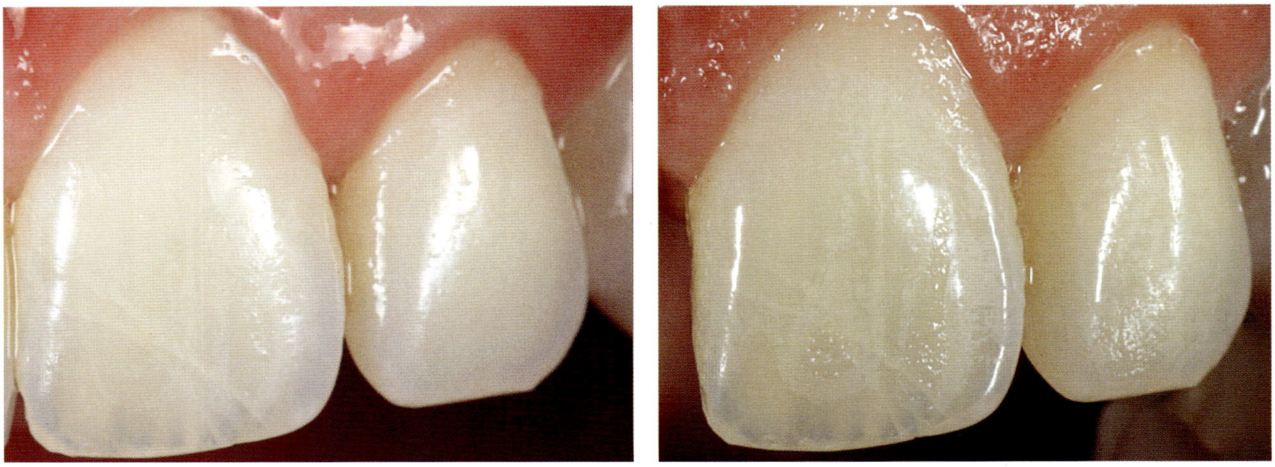

Abb. 5 Mit einem Diffusor oder Bouncer aufgenommen Fotos geben die Zähne „wolkig" wieder.

Zähne in 3D sehen lernen

Es lohnt sich zu trainieren, dass man sich Zähne dreidimensional vorstellen kann. Fotos sind zweidimensional, natürliche Zähne hingegen räumliche Strukturen (Abb. 6). Es erfordert Übung, aber mit etwas Geduld kann man Fotografien in 3D sehen lernen, indem man die Art ihrer Betrachtung verändert. Mit einer solchen Verschiebung der Perspektive können die Farben in der Tiefe des Zahns, die mittleren Farben und die Farben der Oberfläche alle sehr räumlich erscheinen. Auch eine Veränderung der Kontraste eines Fotos erleichtert das Sehen der Opazität und Farben in der Tiefe (Abb. 7).

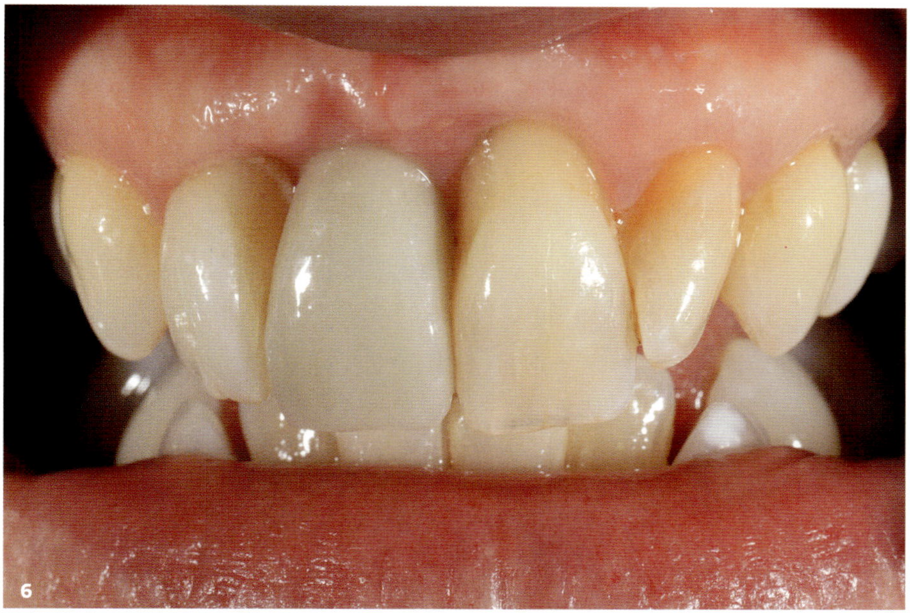

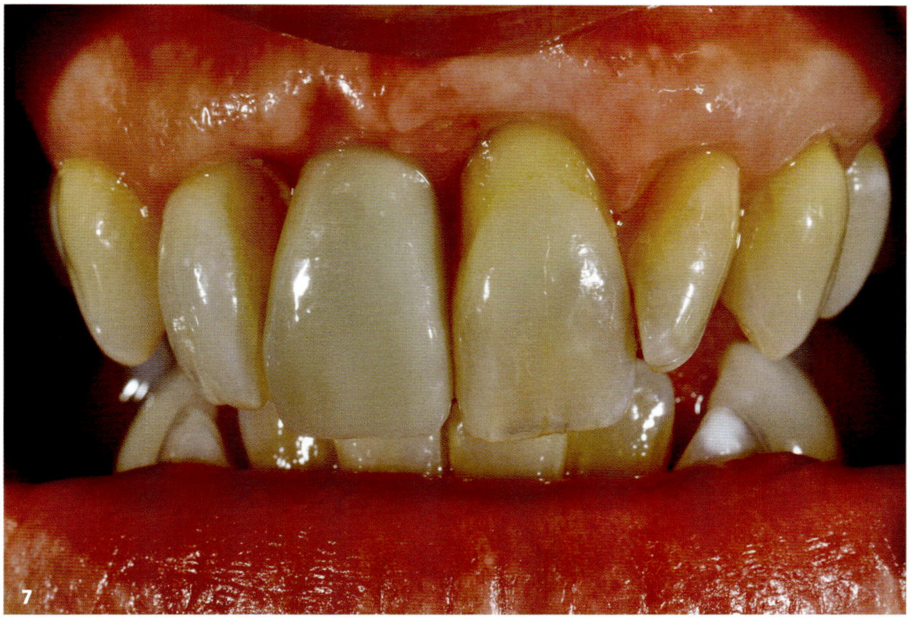

Abb. 6 Dieses Foto liefert eine flächige Darstellung (2D), aber die von uns kreierten Restaurationen sollten die räumliche Struktur (3D) der Farbe, Transparenz und Opazität natürlicher Zähne wiedergeben.
Abb. 7 Durch Regulieren der Kontraste lassen sich die Opazität und Farben in der Tiefe besser sichtbar machen.

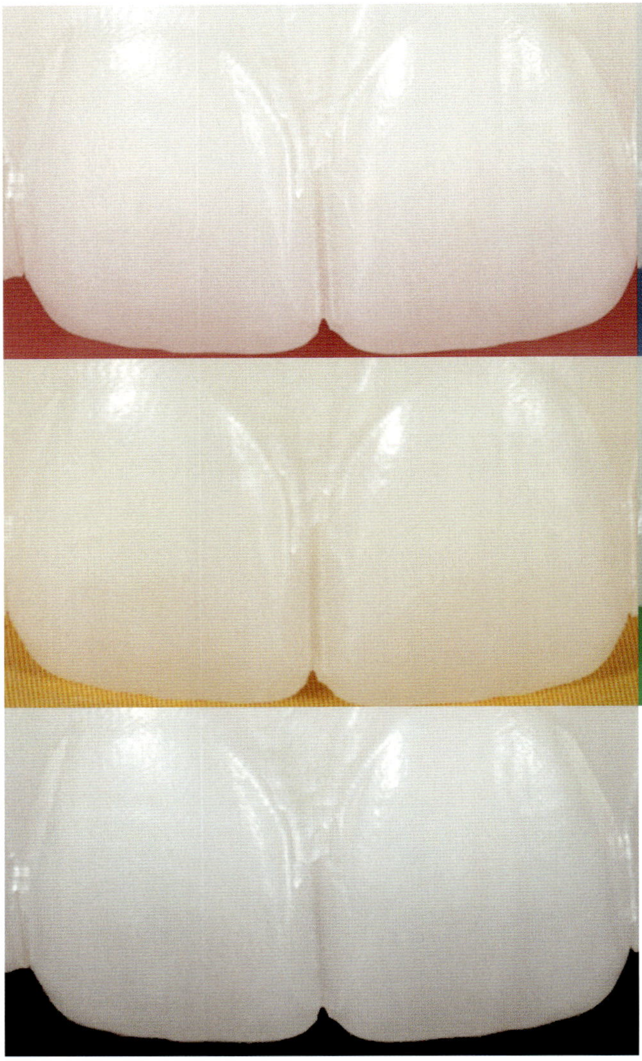
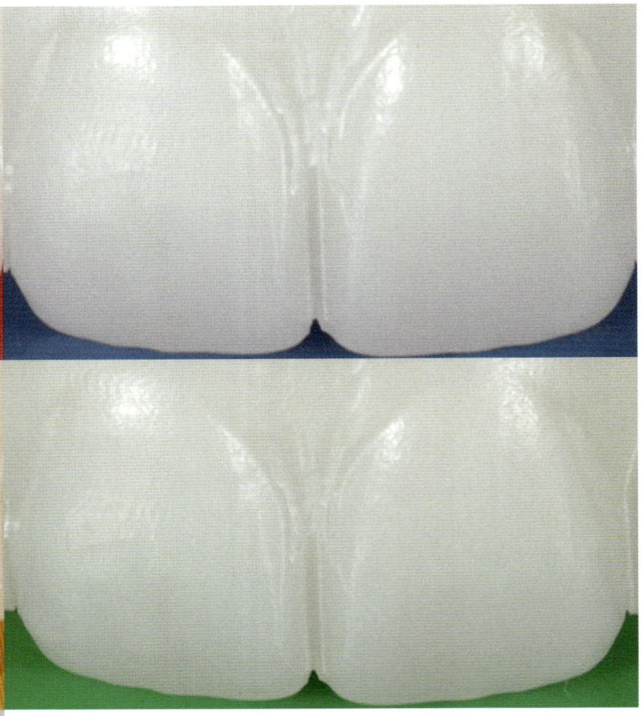

A1 = A1 Prime	OM1, OM2, OM3 = BL2 Prime
A2 = A1	1M1, B1 = BL2 Prime
A3 = A2	1M2, 2M1, 2R1.5 = A1 Prime
A3.5 = A3	2M2, 2R2.5, 3M1 = A1 Prime
A4 = A4	2M3, A3 = A2 Prime
B2 = B1	3R2.5 = A3 Prime
B3 = B2	4M2, 5M1, 5M2, 4R2.5 = A3.5 Prime
B4 = B4	2L1.5, 2L2.5, 3M2, 4L1.5 = B2 Prime
D2 = D2	3M3, 4L2.5, 4M3, 5M3 = B3 Prime
D3 = D2	3R1.5, 4R1.5, 4M1 = D2 Prime
D4 = D3	
C2 = C1	
C3 = C2	
C4 = C3	

Abb. 8 Zirkonoxid mit Transluzenzgradient und „Chamäleon"-Effekt (IPS e.max ZirCAD Prime).

Abb. 9 Auswahlkriterien für Prime Zirkonoxid.

Gerüst

Im vorliegenden Fall war das Volumen der aufgebauten Keramik sehr groß und damit auch die Schrumpfung nach dem Brand erheblich. Daher waren Erfahrung und Geschicklichkeit gefragt. Anders als vor 15 Jahren, als alle dentalen Zirkonoxidkeramiken opak waren, werden heute etliche transparente Varianten angeboten. Damit lassen sich voluminösere Gerüste gestalten, das Volumen der Verblendkeramik reduzieren und so die Schrumpfung besser kontrollieren.

Ich wählte ein Zirkonoxid mit Transluzenzgradienten (IPS e.max ZirCAD Prime, Fa. Ivoclar, Schaan Liechtenstein) und sogenanntem Chamäleon-Effekt, um das Gerüst so gestalten zu können, dass der Kronenrand aus Zirkonoxid besteht (Abb. 8). Die Palatinalfläche wurde komplett in Zirkonoxid belassen, um höchste Festigkeit zu erreichen. Da alle Ränder in Zirkonoxid gehalten waren, bestand kein Grund zur Sorge vor Abplatzungen im Randbereich. Zudem war auch die Schrumpfung der Verblendkeramik reduziert, weil die palatinale Seite komplett aus Zirkonoxid bestand.

Diese Gerüstgestaltung entspricht in ihrer Form dem Body-Anteil beim Schichten auf einem Metallgerüst, weshalb die Wahl der Gerüstfarbe ein ganz entscheidender Punkt ist: Wird opakes Zirkonoxid verwendet, resultiert eine opake Krone. Kommt dunkles Zirkonoxid zum Einsatz, wird die Krone dunkel erscheinen. Abbildung 9 zeigt die Auswahlkriterien für IPS e.max ZirCAD Prime.

Zurzeit liegt, da Zirkonoxid inzwischen transparent ist, eine minimale Verblendung mit einem Cutback von 0,2 bis 0,3 mm im Trend. Die Methode ist leicht durchführbar, sieht aber fast so zweidimensional-flach aus, wie die Individualisierung mit Malfarben. Natürliche Zähne sind räumliche Gebilde und haben mehr Tiefe. Wer sich für eine Verblendung entscheidet, sollte eine 3D-Krone mit Tiefe kreieren, die sich von der Malfarbenmethode unterscheidet. Dafür sind Schichttiefen von mindestens 0,7 bis 0,9 mm erforderlich.

Tiefe Farbschicht

Die Grundfarbe war 2R1.5, weshalb ich IPS e.max ZirCAD Prime A1 (s. Abb. 9) aus der Tabelle wählte. Man kann die Farbe und opaken Anteile in der Tiefe der Zähne durch gründliches Betrachten des Originalfotos finden (s. Abb. 6).

Begonnen wird immer mit der Reproduktion der tiefen Schichten des Zahns. Hierfür und für die tiefen opaken Partien nutzte ich im gezeigten Fall starke blaue und orange Farben in zwei Schritten (Abb. 10 und 11). Beim natürlichen Zahn sind die stärkeren Farben tendenziell in den tieferen Zahnschichten zu finden. Nach dem Brand (Starten bei 765 °C, Absenken der Temperatur in 5°-Schritten) werden die Farbe des gebrannten Stücks und des Farbmusters mit dem bloßen Auge verglichen. In die opaken Anteile kann DDBL1 eingemischt werden, um die Helligkeit zu erhöhen.

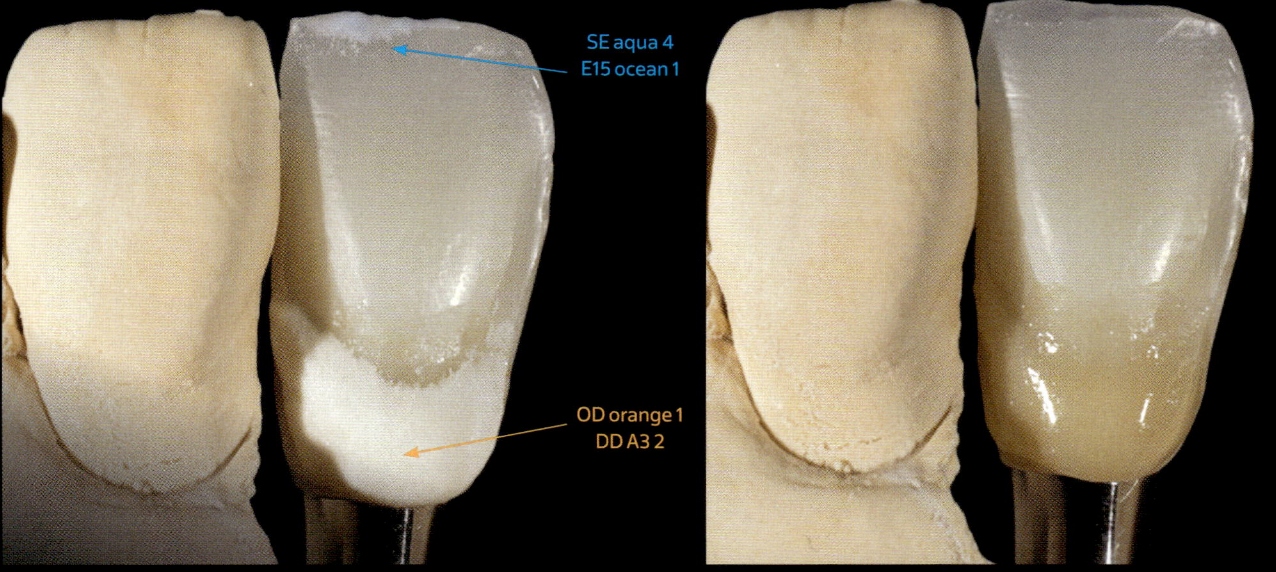

Abb. 10 und 11 Zuerst werden die Farbe und Opazität der tiefen Schicht reproduziert.

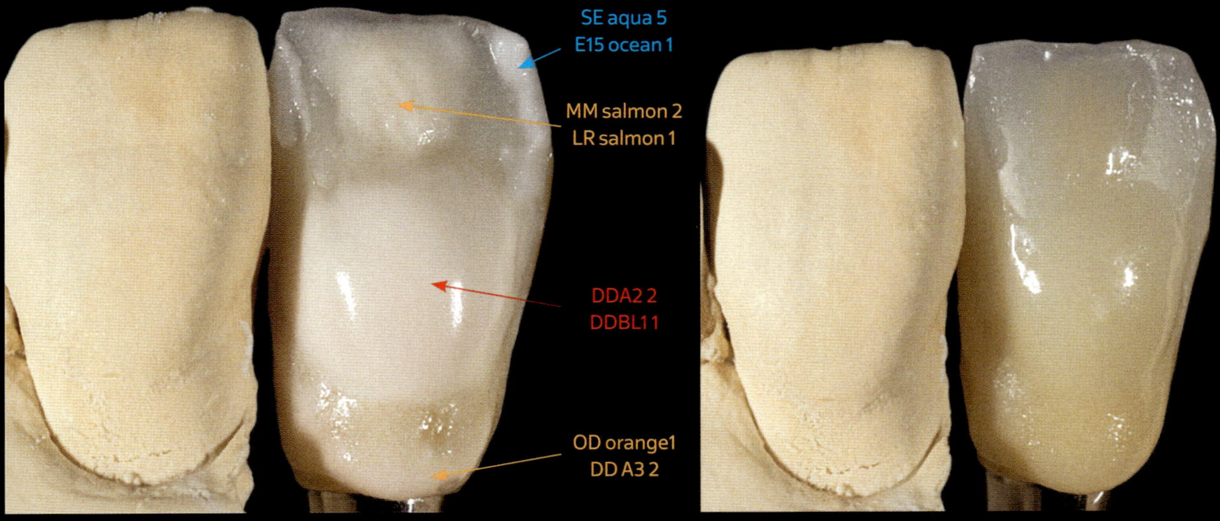

Mittlere Farbschicht

Nach dem Auftragen und Brennen der tiefsten Schichten wendete ich mich der mittleren Lage zu. Meine Empfehlung lautet, sich ein Grundrezept für das Keramiksystem zu erarbeiten, das man verwendet. Auf diese Weise lässt sich eine zuverlässige Reproduktion der gewünschten Farbe sicherstellen. Diese Farbe wird sowohl von der Brenntemperatur als auch von der Dicke der Keramik leicht beeinflusst, weshalb sich ein selbst entwickeltes Rezept auszahlt. Die Grundfarbe im vorliegenden Fall war 2R1.5. Deshalb verwendete ich PDD2, PDBL4 und OE5 im Verhältnis von 4 : 3 : 1, wie in Abbildung 12 gezeigt, denn um den Eindruck von Räumlichkeit zu verstärken, nutzt man weiche Blau- und Orangetöne und platziert in der tiefen Schicht kräftigere, in der mittleren Schicht dagegen weichere Farben (Abb. 13).

Da das Stück nach dem Brand sehr transluzent wirkte, platzierte ich eine Schicht T clear zum Abdecken. Eine übermäßige Reproduktion der Transparenz verringert die Helligkeit, sodass ein Ausgleich zwischen beiden Eigenschaften gefunden werden muss. Wenn eine transparente Schicht modelliert wird, sollte deshalb zur Kompensation Helligkeit hinzugefügt werden (Abb. 14).

Nach dem Brand werden die Farbe und Helligkeit mit de Augen kontrolliert. Dann folgt die Charakterisierung mit internen Malfarben. Auch die Farbsättigung und der Farbton können nun noch feinkorrigiert werden (Abb. 15).

2R1.5 = PDD2, PDBL4, OE5 (4 : 3 : 1)
2R2.5 = PDD2, OE5 (4 : 1)

3R1.5 = DC1, PDD2, OE5 (2 : 1 : 2)
3R2.5 = DA3.5, DD3, OE5 (2 : 1 : 1)

4R1.5 = DD3, OE5 (2 : 1)
4R2.5 = DA4, T orange-gray (2 : 1)

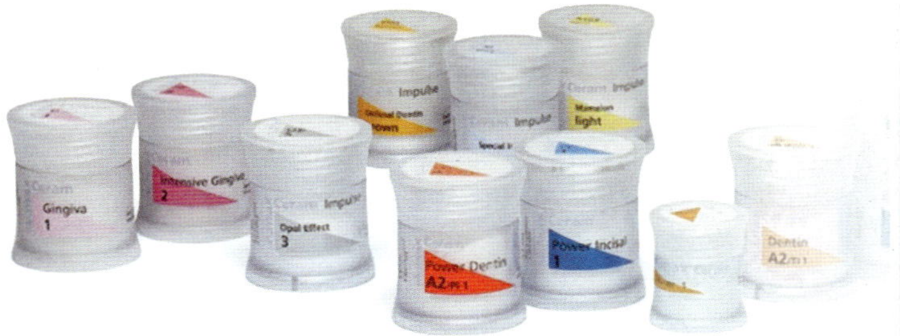

Abb. 12 Meine Rezepte für die hier verwendete Verblendkeramik (IPS e.max Ceram, Fa. Ivoclar)

Abb. 13
Reproduzieren der mittleren Schicht.

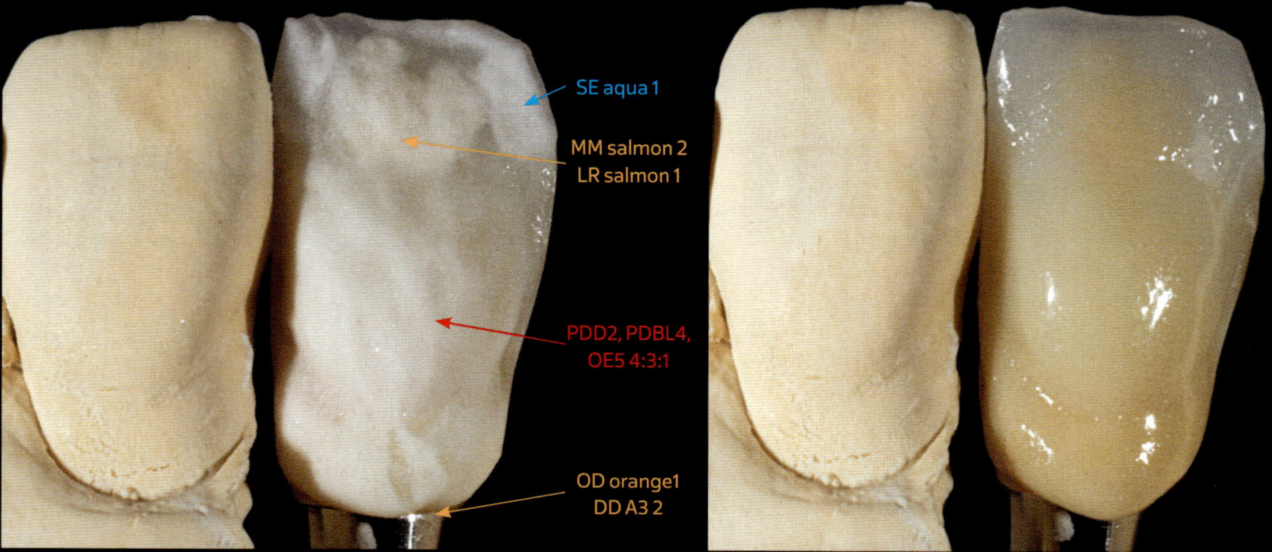

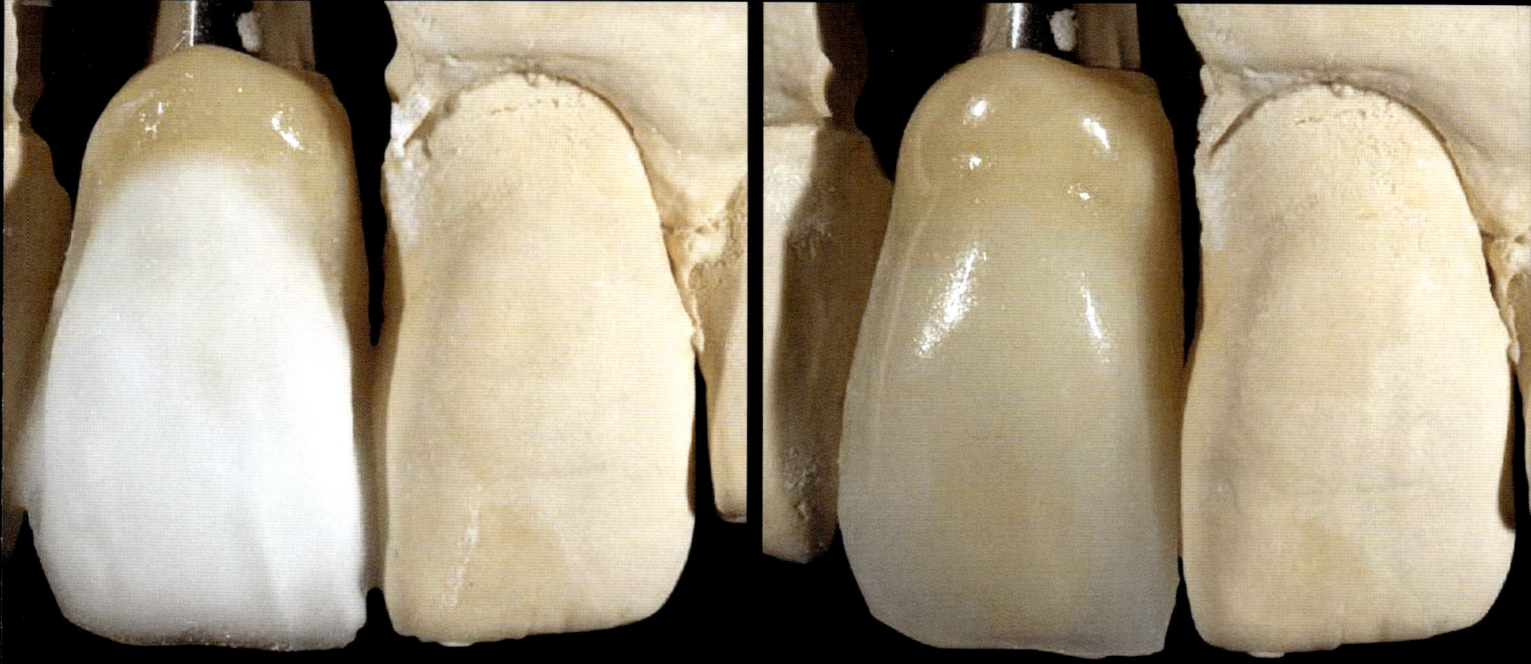

Abb. 14 Da die Zähne der Patientin sehr transparent waren, überzog ich die gesamte Labialfläche mit Transpa-Masse (T clear).

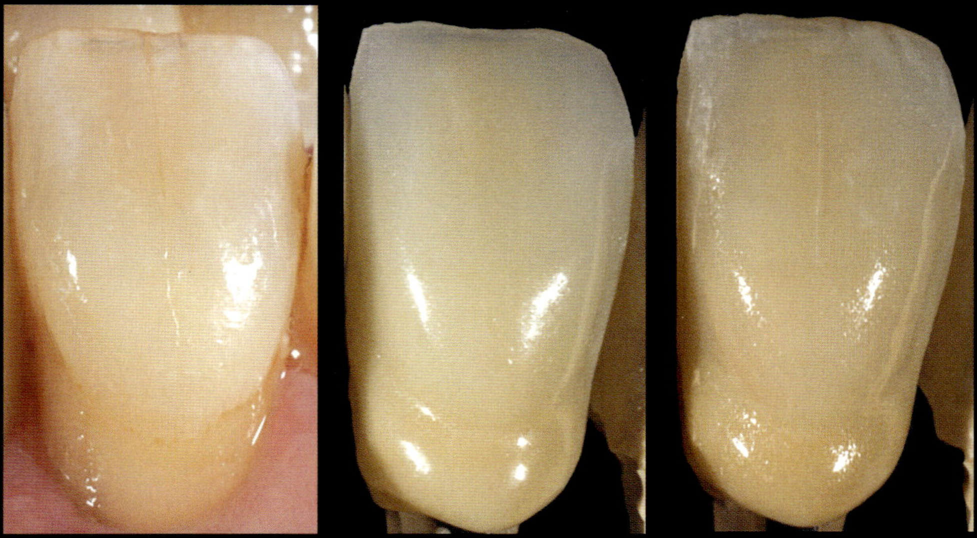

Abb. 15 Individualisieren mit internen Farben. Außerdem passte ich an diesem Punkt die Sättigung und den Farbton an.

Obere Farbschicht

Schließlich konnte die Farbe der Oberflächenschicht reproduziert werden. In seltenen Fällen haben Zähne keine transparente Schicht, aber das ist die Ausnahme. In der Regel ist die oberflächliche Schicht transparent. Nicht ausgetrocknete Zähne sind transparenter, als man annehmen würde. Die Farbe der Oberflächenschicht sollte genau gelesen

Abb. 16
Reproduktion der Oberflächenfarben.

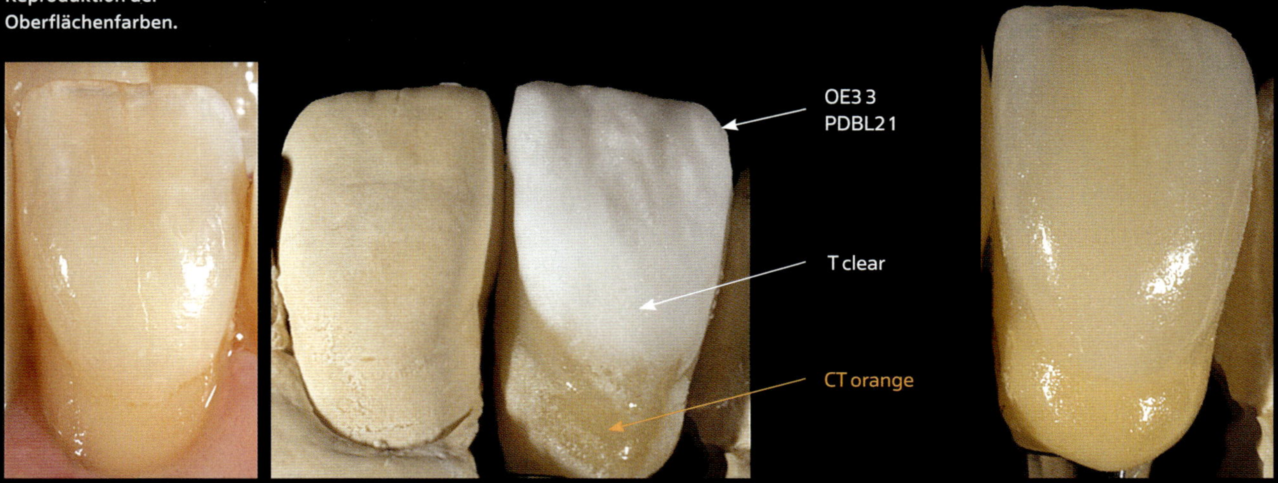

und in der Restauration sorgfältig reproduziert werden (Abb. 16). In diesem Fall hatte ich bereits erwartet, dass die Helligkeit leicht abnehmen würde, da T clear auf der Oberfläche platziert wurde, weshalb ich bei den tiefen Farben DDBL1 verwendet hatte, um die Helligkeit zu erhöhen.

Formkorrektur und Glasur

Für die abschließende Formgebung sollte die Restauration aus verschiedenen Blickwinkeln betrachtet und an den kontralateralen Zahn angeglichen werden. Wenn der Patient es nicht anders wünscht, empfiehlt es sich, sie so symmetrisch wie möglich zu gestalten. Schließlich werden der Farbton, die Sättigung und die Helligkeit der Glasur feinreguliert, um die Farbe an das gewählte Farbmuster anzupassen (Abb. 17).

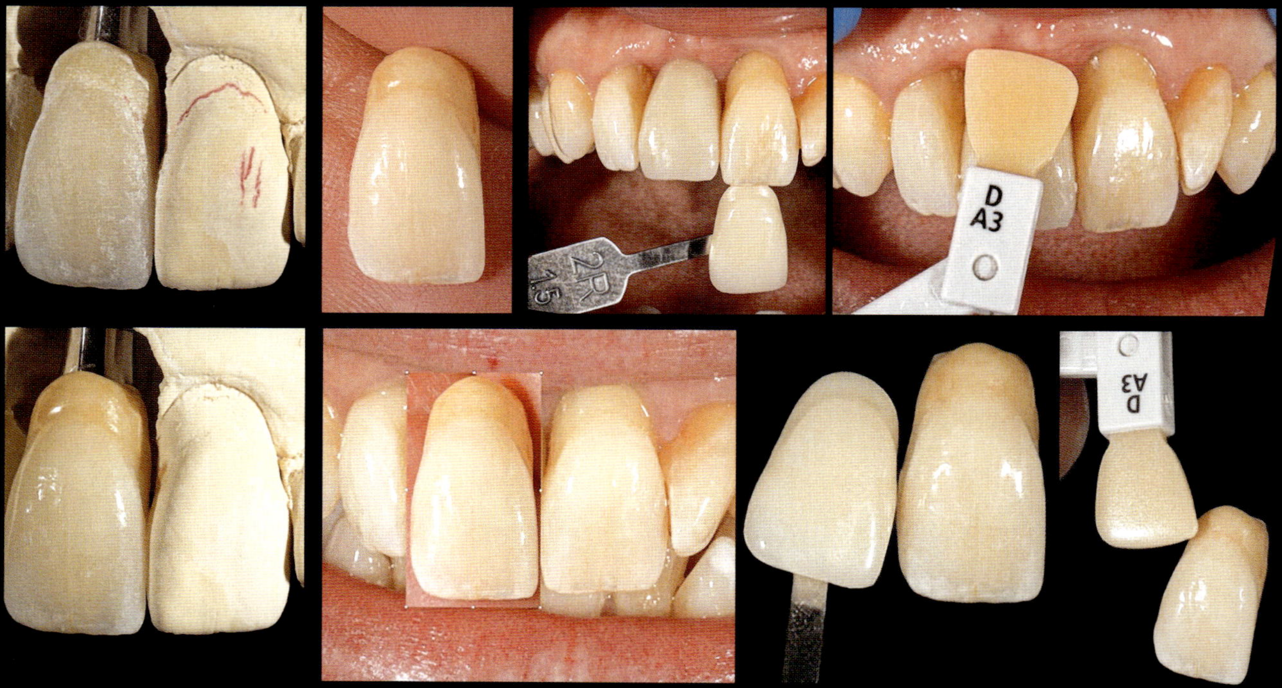

Abb. 17 **Feinkorrekturen der Zahnform sowie des Farbtons, der Farbsättigung und der Helligkeit der Glasur in Angleichung an das gewählte Farbmuster.**

Einprobe

Auch wenn die Farbe auf dem Foto leicht anders wirkte, sagte mir mein Gefühl, dass das Erscheinungsbild in der Realität durchaus ansprechend war. Auf jeden Fall lag ich im klinisch akzeptablen Rahmen. Das Ergebnis war von der alten Krone grundverschieden und sowohl die Patientin als auch der Zahnarzt zeigten sich sehr zufrieden (Abb. 18 und 19).

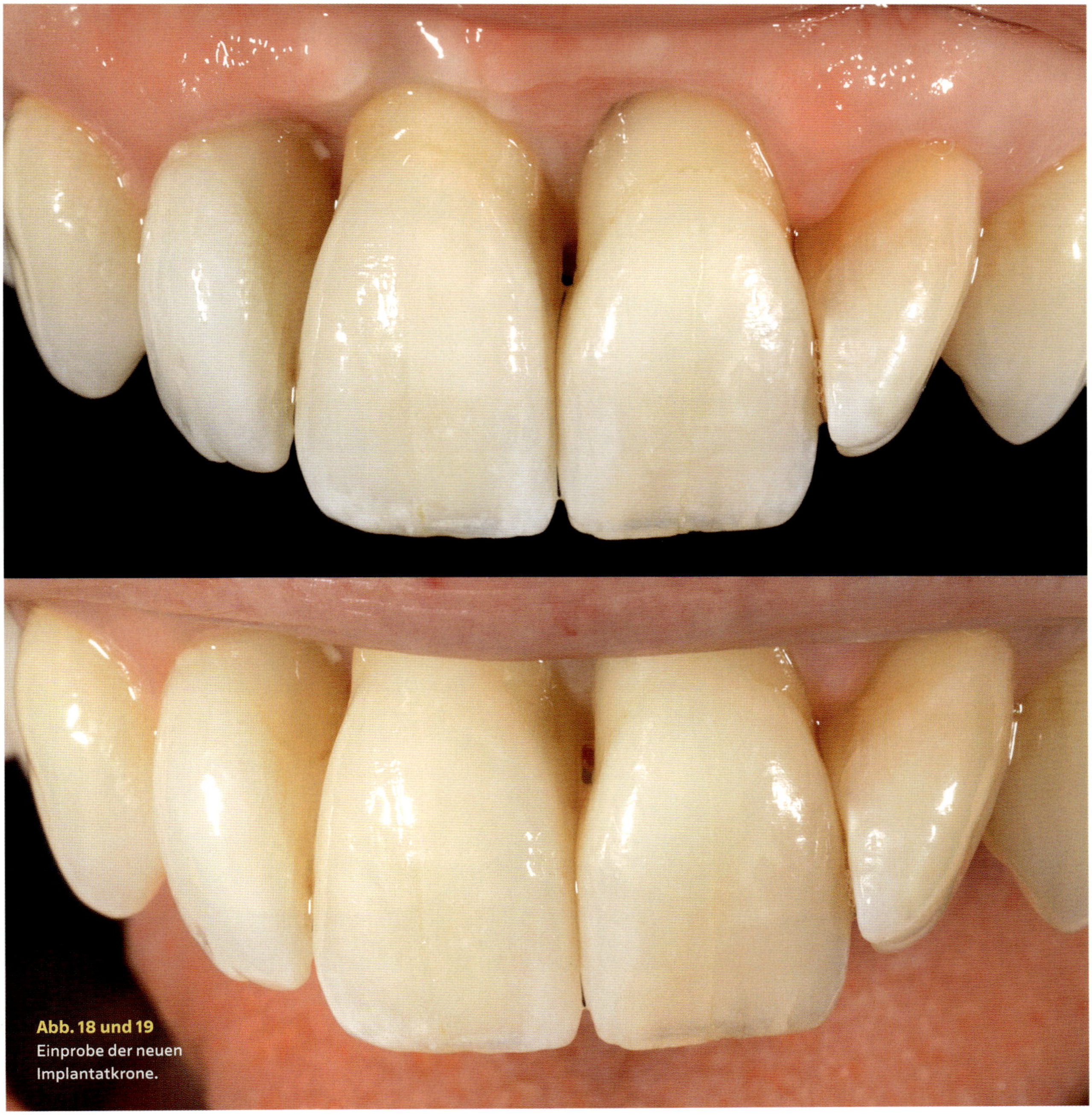

Abb. 18 und 19
Einprobe der neuen Implantatkrone.

Fall 2

Behandelt von Dr. Brett Stain

Diese 23-jährige Patientin erschien in der Praxis, weil ihr Zahn 11 verfärbt war (Abb. 20) und sie eine Angleichung an die übrigen Zähne wünschte. Besondere Beachtung verdiente die Farbe der Mamelons in der Tiefe des Zahns. Da das Zirkonoxidgerüst (IPS e.max ZirCAD Prime BL2) bis zur Inzisalkante reichte, konnte die Verblendkeramik, beginnend mit den tiefen Schichten, leicht in der korrekten Position aufgebaut werden. Die Abbildungen 21 bis 25 zeigen das Resultat.

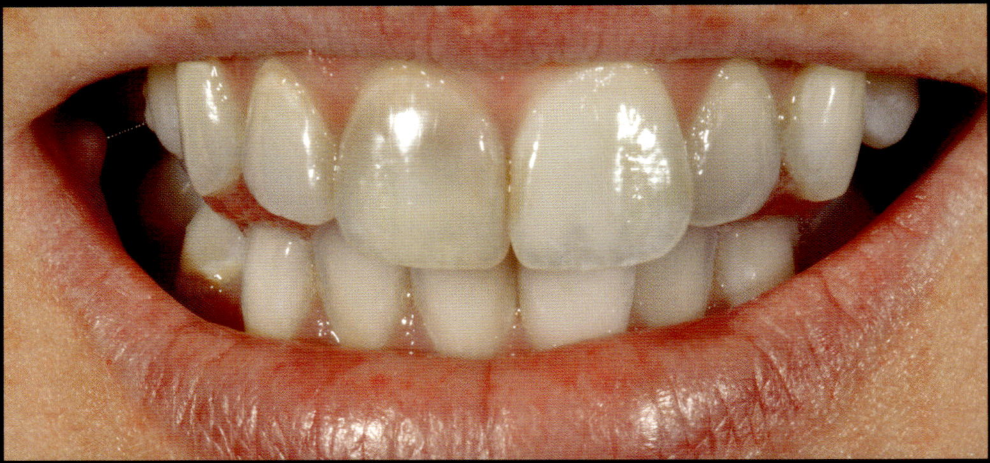

Abb. 20 Lippenbild der Ausgangssituation.

Abb. 21 Verfärbter Pfeilerzahn.

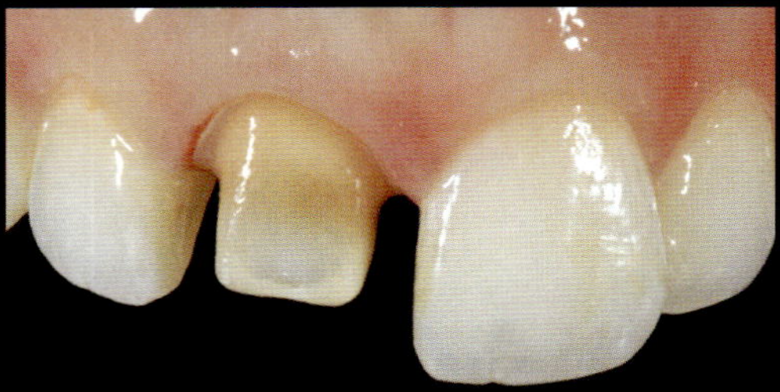

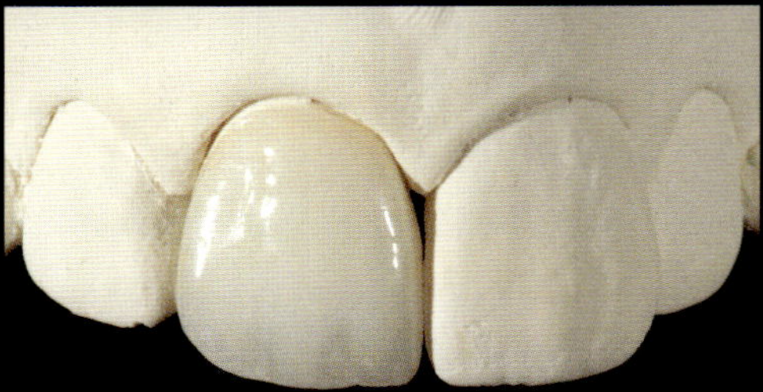

Abb. 22 Die Krone auf dem Modell.

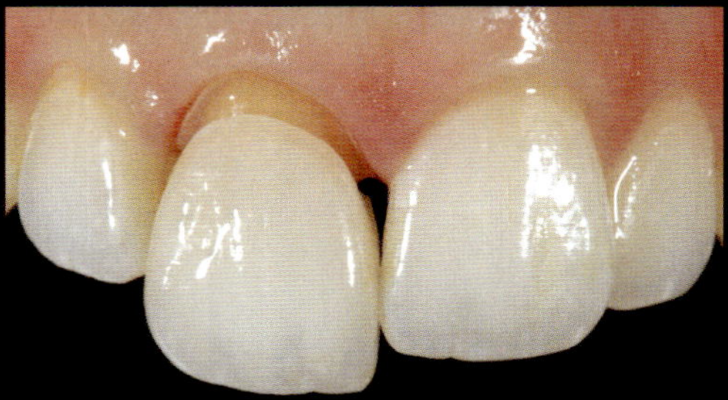

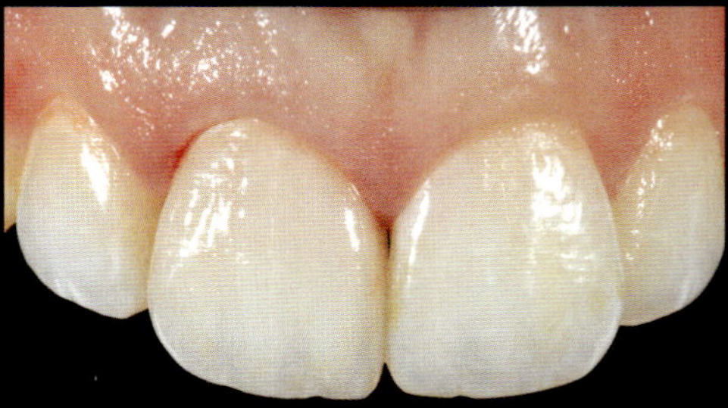

Abb. 23 und 24 Einprobe.

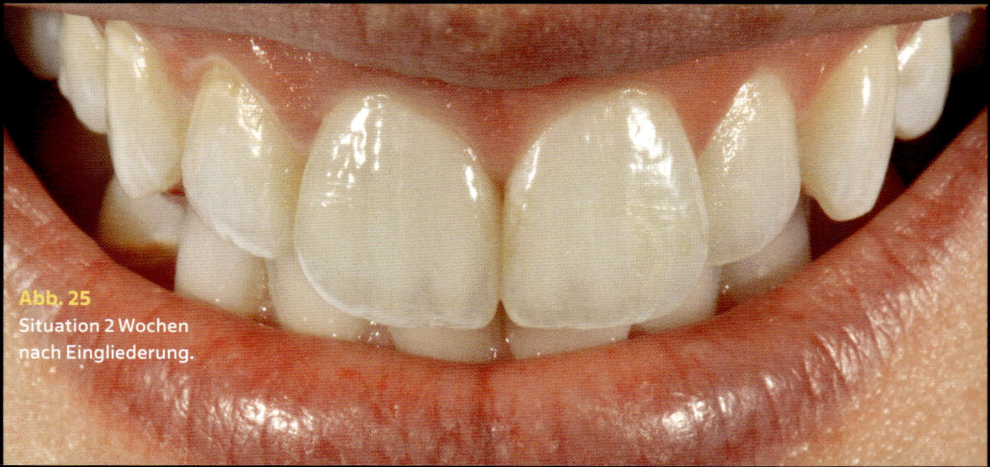

Abb. 25 Situation 2 Wochen nach Eingliederung.

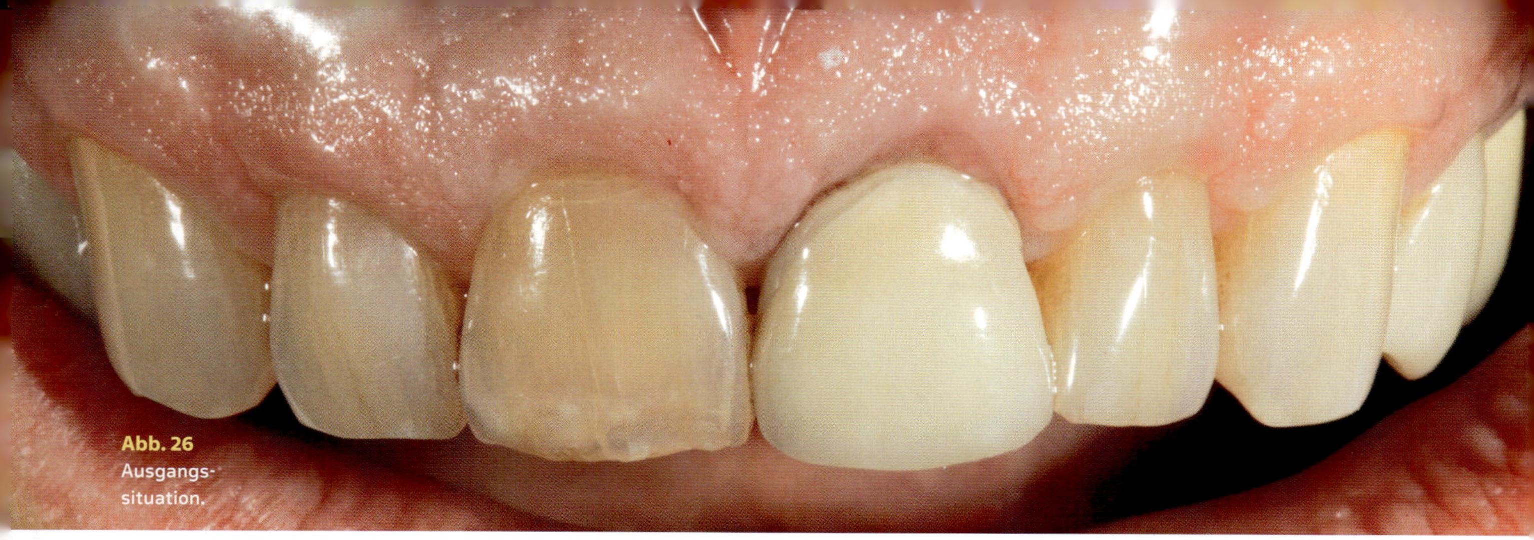

Abb. 26 Ausgangssituation.

Fall 3

Behandelt von Dr. Mario Gatti

Dieser 41-jährige Patient wurde vorstellig, weil er eine Neuversorgung seines Zahns 21 wünschte (Abb. 26). Die vorhandene Krone war zu opak und musste von Grund auf neu angefertigt werden. Da das Zirkonoxidgerüst bis zur Inzisalkante lief, konnte die Verblendkeramik bequem in der exakten Position platziert werden. Als Gerüstmaterial wählte ich IPS e.max ZirCAD Prime D2 (Abb. 27 bis 29).

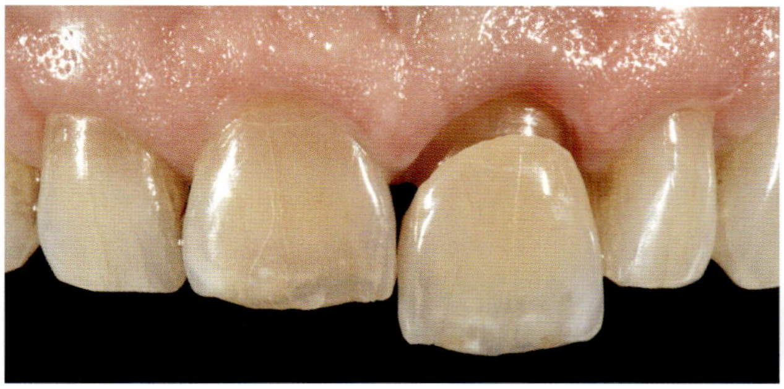

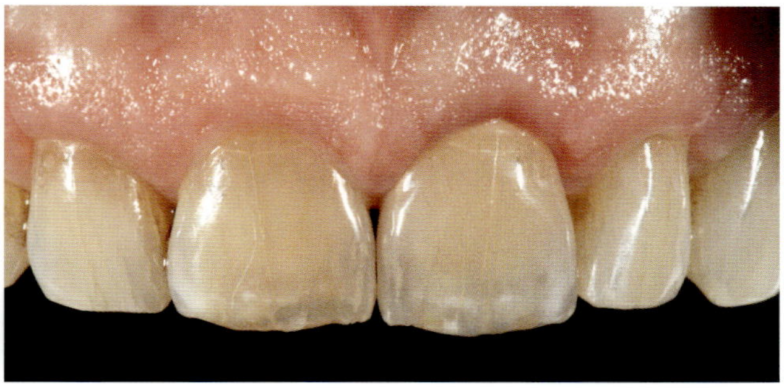

Abb. 27 und 28 Einprobe.

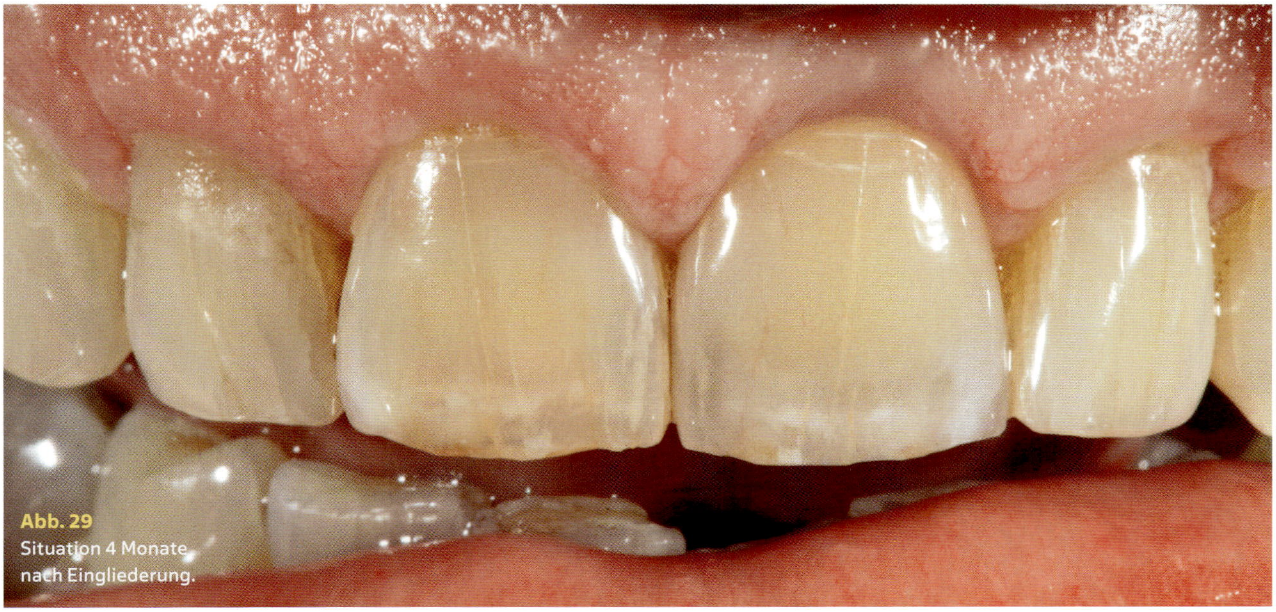

Abb. 29 Situation 4 Monate nach Eingliederung.

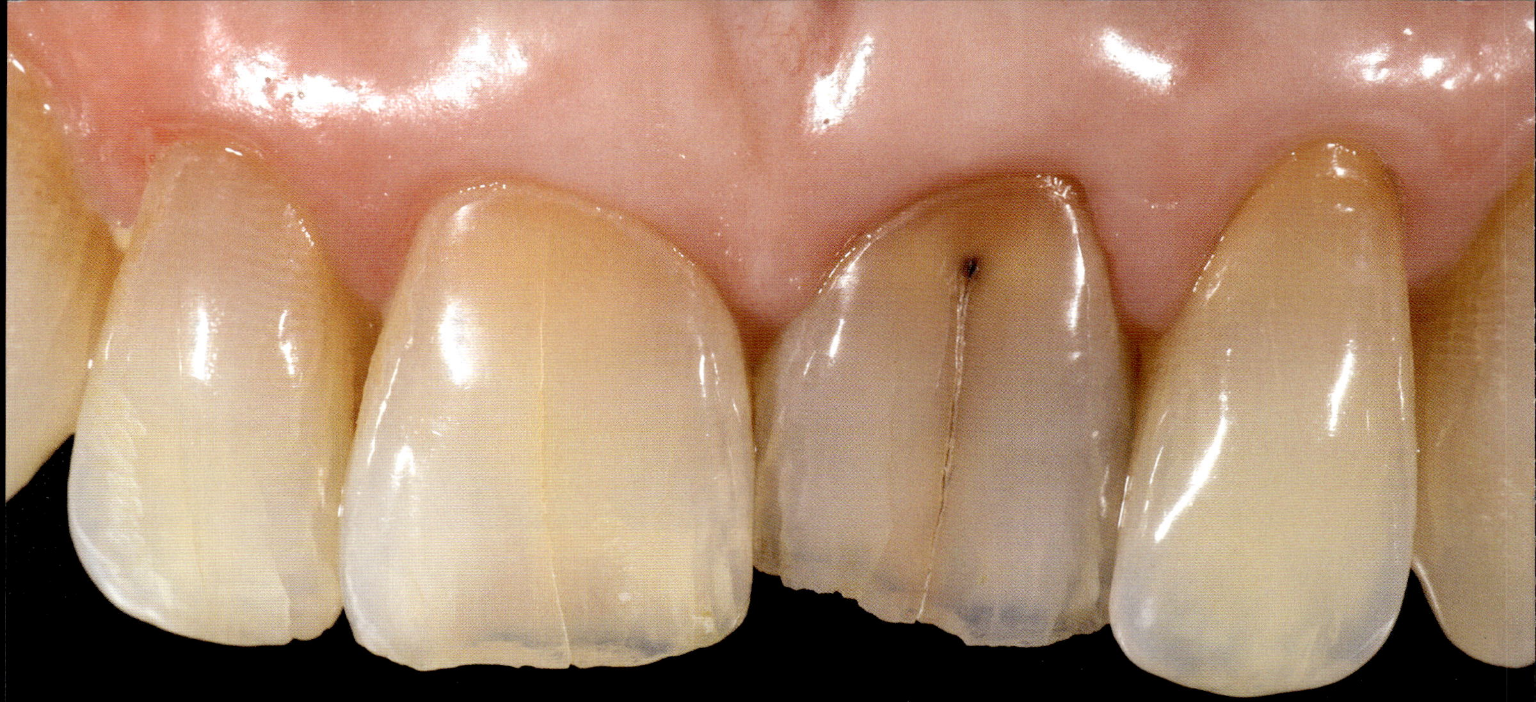

Abb. 30 Ausgangssituation.

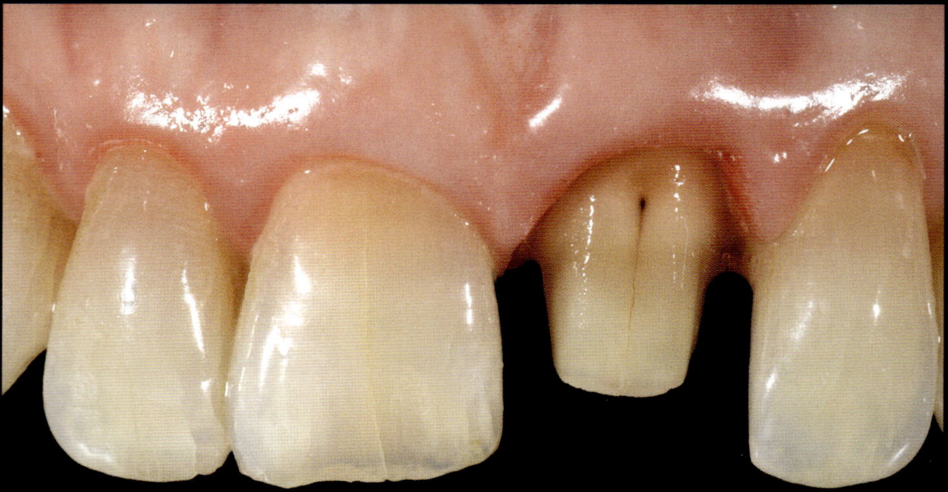

Abb. 31 Präparierter Pfeilerzahn.

Fall 4

Behandelt von Dr. Mario Gatti

Diese 52-jährige Patientin erschien mit einem verfärbten Zahn 21, der mehrere Abplatzungen aufwies (Abb. 30). Die neue Restauration auf einem Gerüst aus IPS e.max ZirCAD Prime D2 mit ausgeprägter Tiefe und räumlicher Wirkung führte zu einer deutlichen Verbesserung der Form und Farbe (Abb. 31 bis 34).

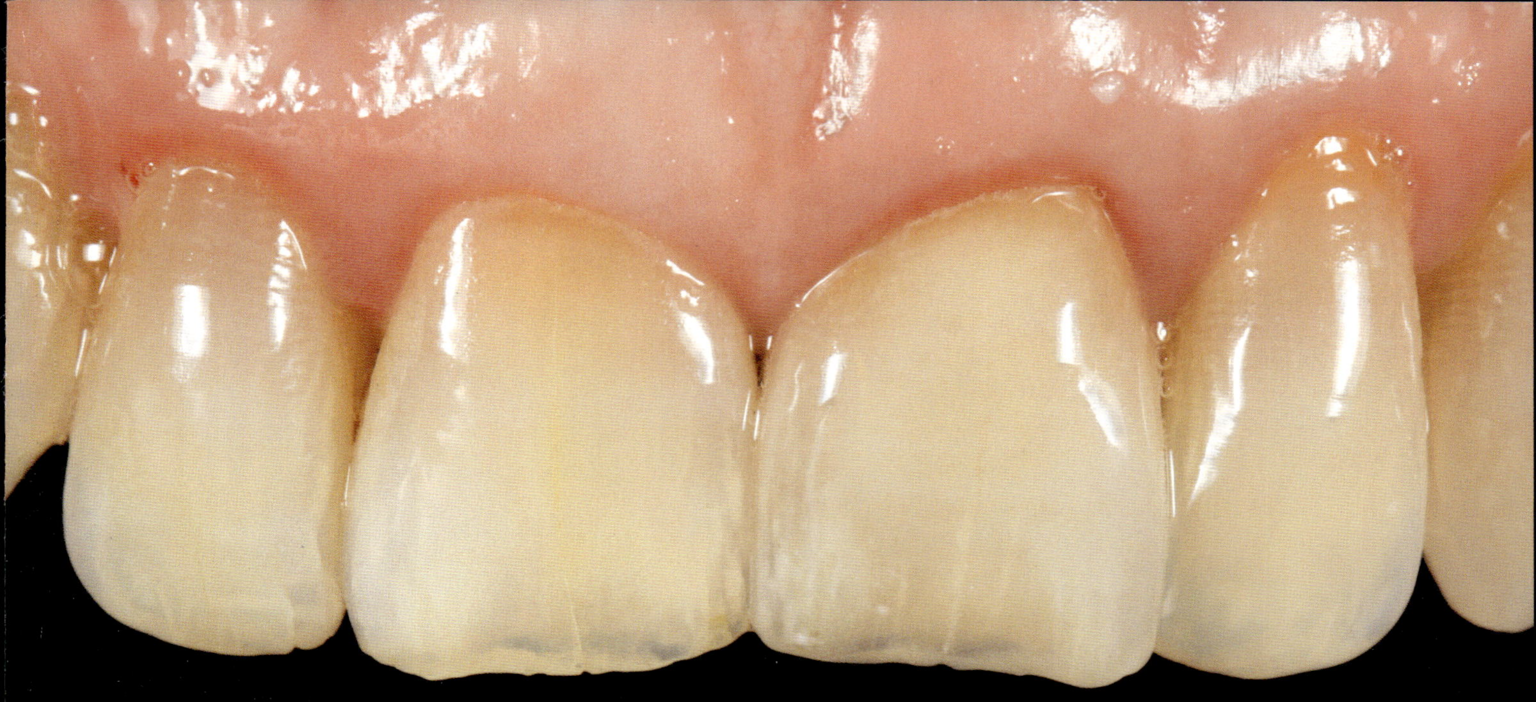

Abb. 34 Situation 1 Monat nach Eingliederung.

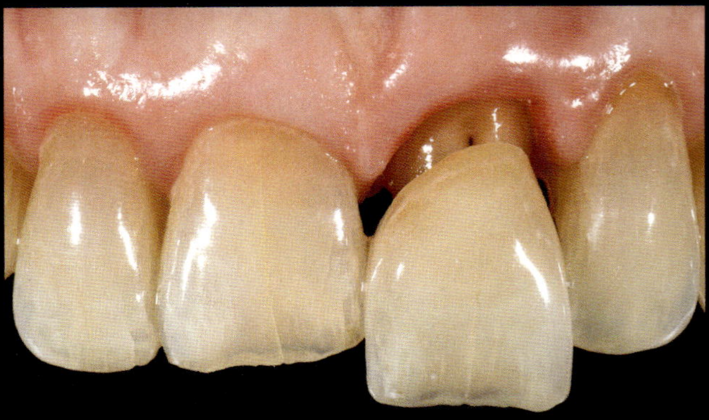

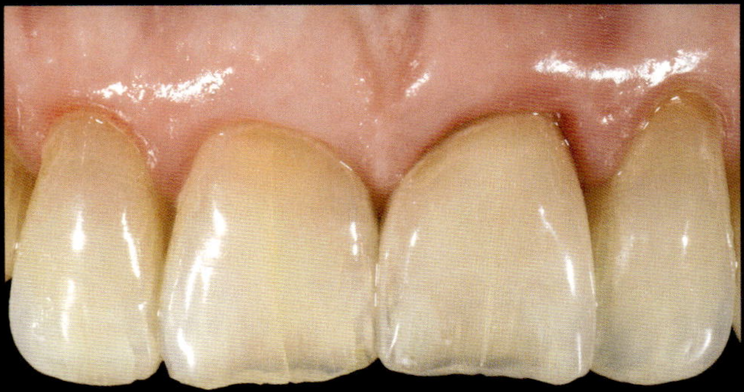

Abb. 32 und 33 Einprobe.

Schlussfolgerungen

In Fällen mit ästhetischem Schwerpunkt und insbesondere bei oberen mittleren Schneidezähnen empfehle ich die direkte Farbnahme mit Farbmustern. Fotoaufnahmen sind ein wichtiges Hilfsmittel für die Farbwahl, aber in vielen Fällen besteht ein mehr oder weniger großer Unterschied zwischen der Farbwiedergabe auf einem Foto und dem Aussehen in natura. Deshalb halte ich es für wichtig, als Zahntechniker das Aussehen nicht nach einem Foto zu beurteilen, sondern mit den eigenen Augen am Patienten – schließlich sehen wir einander so auch im realen Leben.